全国中医药行业高等教育"十四五"规划教材

全国高等中医药院校规划教材（第十一版）

内科护理学

（新世纪第四版）

（供护理学专业用）

主　编　陈　燕　孙志岭

中国中医药出版社

·北京·

图书在版编目（CIP）数据

内科护理学 / 陈燕，孙志岭主编 . —4 版 . —北京：
中国中医药出版社，2021.10（2024.5 重印）
全国中医药行业高等教育"十四五"规划教材
ISBN 978-7-5132-6918-6

Ⅰ . ①内… Ⅱ . ①陈… ②孙… Ⅲ . ①内科学—护理
学—中医学院—教材 Ⅳ . ① R473.5

中国版本图书馆 CIP 数据核字（2021）第 059856 号

融合出版数字化资源服务说明

全国中医药行业高等教育"十四五"规划教材为融合教材，各教材相关数字化资源（电子教材、PPT 课件、视频、复习思考题等）在全国中医药行业教育云平台"医开讲"发布。

资源访问说明

扫描右方二维码下载"医开讲 APP"或到"医开讲网站"（网址：www.e-lesson.cn）注册登录，输入封底"序列号"进行账号绑定后即可访问相关数字化资源（注意：序列号只可绑定一个账号，为避免不必要的损失，请您刮开序列号立即进行账号绑定激活）。

资源下载说明

本书有配套 PPT 课件，供教师下载使用，请到"医开讲网站"（网址：www.e-lesson.cn）认证教师身份后，搜索书名进入具体图书页面实现下载。

中国中医药出版社出版

北京经济技术开发区科创十三街 31 号院二区 8 号楼
邮政编码   100176
传真   010-64405721
河北省武强县画业有限责任公司印刷
各地新华书店经销

开本 889×1194   1/16   印张 36   字数 965 千字
2021 年 10 月第 4 版   2024 年 5 月第 3 次印刷
书号   ISBN 978-7-5132-6918-6

定价   136.00 元
网址   www.cptcm.com

服 务 热 线   010-64405510   微信服务号   zgzyycbs
购 书 热 线   010-89535836   微商城网址   https://kdt.im/LIdUGr
维 权 打 假   010-64405753   天猫旗舰店网址   https://zgzyycbs.tmall.com

如有印装质量问题请与本社出版部联系（010-64405510）

全国中医药行业高等教育"十四五"规划教材
全国高等中医药院校规划教材（第十一版）

《内科护理学》
编 委 会

主　编

陈　燕（湖南中医药大学）　　　　　　　孙志岭（南京中医药大学）

副主编

毕怀梅（云南中医药大学）　　　　　　　蒋运兰（成都中医药大学）

任　蓁（黑龙江中医药大学）　　　　　　刘　宇（北京中医药大学）

邓丽丽（广州中医药大学）

编　委（以姓氏笔画为序）

卜秀梅（辽宁中医药大学）　　　　　　　王金霞（甘肃中医药大学）

王秋玲（南京中医药大学）　　　　　　　伍永慧（湖南中医药大学）

刘永民（湖南医药学院）　　　　　　　　刘艳丽（山东中医药大学）

刘晓辉（河南中医药大学）　　　　　　　刘增霞（长春中医药大学）

李丽华（牡丹江医学院）　　　　　　　　杨　芳（江西中医药大学）

杨慧锋（天津中医药大学）　　　　　　　肖丽娜（贵州中医药大学）

沈　勤（浙江中医药大学）　　　　　　　宋　丹（山西中医药大学）

张华春（上海中医药大学）　　　　　　　宗义君（河北中医学院）

郝　丽（首都医科大学）　　　　　　　　蒋新军（海南医学院）

匡海学（黑龙江中医药大学教授、教育部高等学校中药学类专业教学指导委员会主任委员）

吕志平（南方医科大学教授、全国名中医）

吕晓东（辽宁中医药大学党委书记）

朱卫丰（江西中医药大学校长）

朱兆云（云南中医药大学教授、中国工程院院士）

刘　良（广州中医药大学教授、中国工程院院士）

刘松林（湖北中医药大学校长）

刘叔文（南方医科大学副校长）

刘清泉（首都医科大学附属北京中医医院院长）

李可建（山东中医药大学校长）

李灿东（福建中医药大学校长）

杨　柱（贵州中医药大学党委书记）

杨晓航（陕西中医药大学校长）

肖　伟（南京中医药大学教授、中国工程院院士）

吴以岭（河北中医药大学名誉校长、中国工程院院士）

余曙光（成都中医药大学校长）

谷晓红（北京中医药大学教授、教育部高等学校中医学类专业教学指导委员会主任委员）

冷向阳（长春中医药大学校长）

张忠德（广东省中医院院长）

陆付耳（华中科技大学同济医学院教授）

阿吉艾克拜尔·艾萨（新疆医科大学校长）

陈　忠（浙江中医药大学校长）

陈凯先（中国科学院上海药物研究所研究员、中国科学院院士）

陈香美（解放军总医院教授、中国工程院院士）

易刚强（湖南中医药大学校长）

季　光（上海中医药大学校长）

周建军（重庆中医药学院院长）

赵继荣（甘肃中医药大学校长）

郝慧琴（山西中医药大学党委书记）

胡　刚（江苏省政协副主席、南京中医药大学教授）

侯卫伟（中国中医药出版社有限公司董事长）

姚　春（广西中医药大学校长）

徐安龙（北京中医药大学校长、教育部高等学校中西医结合类专业教学指导委员会主任委员）

高秀梅（天津中医药大学校长）

高维娟（河北中医药大学校长）

郭宏伟（黑龙江中医药大学校长）

唐志书（中国中医科学院副院长、研究生院院长）

彭代银（安徽中医药大学校长）

董竞成（复旦大学中西医结合研究院院长）

韩晶岩（北京大学医学部基础医学院中西医结合教研室主任）

程海波（南京中医药大学校长）

鲁海文（内蒙古医科大学副校长）

翟理祥（广东药科大学校长）

秘书长（兼）

陆建伟（国家中医药管理局人事教育司司长）

侯卫伟（中国中医药出版社有限公司董事长）

办公室主任

周景玉（国家中医药管理局人事教育司副司长）

李秀明（中国中医药出版社有限公司总编辑）

办公室成员

陈令轩（国家中医药管理局人事教育司综合协调处处长）

李占永（中国中医药出版社有限公司副总编辑）

张峘宇（中国中医药出版社有限公司副总经理）

芮立新（中国中医药出版社有限公司副总编辑）

沈承玲（中国中医药出版社有限公司教材中心主任）

前　言

为全面贯彻《中共中央 国务院关于促进中医药传承创新发展的意见》和全国中医药大会精神，落实《国务院办公厅关于加快医学教育创新发展的指导意见》《教育部 国家卫生健康委 国家中医药管理局关于深化医教协同进一步推动中医药教育改革与高质量发展的实施意见》，紧密对接新医科建设对中医药教育改革的新要求和中医药传承创新发展对人才培养的新需求，国家中医药管理局教材办公室（以下简称"教材办"）、中国中医药出版社在国家中医药管理局领导下，在教育部高等学校中医学类、中药学类、中西医结合类专业教学指导委员会及全国中医药行业高等教育规划教材专家指导委员会指导下，对全国中医药行业高等教育"十三五"规划教材进行综合评价，研究制定《全国中医药行业高等教育"十四五"规划教材建设方案》，并全面组织实施。鉴于全国中医药行业主管部门主持编写的全国高等中医药院校规划教材目前已出版十版，为体现其系统性和传承性，本套教材称为第十一版。

本套教材建设，坚持问题导向、目标导向、需求导向，结合"十三五"规划教材综合评价中发现的问题和收集的意见建议，对教材建设知识体系、结构安排等进行系统整体优化，进一步加强顶层设计和组织管理，坚持立德树人根本任务，力求构建适应中医药教育教学改革需求的教材体系，更好地服务院校人才培养和学科专业建设，促进中医药教育创新发展。

本套教材建设过程中，教材办聘请中医学、中药学、针灸推拿学三个专业的权威专家组成编审专家组，参与主编确定，提出指导意见，审查编写质量。特别是对核心示范教材建设加强了组织管理，成立了专门评价专家组，全程指导教材建设，确保教材质量。

本套教材具有以下特点：

1.坚持立德树人，融入课程思政内容

将党的二十大精神进教材，把立德树人贯穿教材建设全过程、各方面，体现课程思政建设新要求，发挥中医药文化育人优势，促进中医药人文教育与专业教育有机融合，指导学生树立正确世界观、人生观、价值观，帮助学生立大志、明大德、成大才、担大任，坚定信念信心，努力成为堪当民族复兴重任的时代新人。

2.优化知识结构，强化中医思维培养

在"十三五"规划教材知识架构基础上，进一步整合优化学科知识结构体系，减少不同学科教材间相同知识内容交叉重复，增强教材知识结构的系统性、完整性。强化中医思维培养，突出中医思维在教材编写中的主导作用，注重中医经典内容编写，在《内经》《伤寒论》等经典课程中更加突出重点，同时更加强化经典与临床的融合，增强中医经典的临床运用，帮助学生筑牢中医经典基础，逐步形成中医思维。

3.突出"三基五性",注重内容严谨准确

坚持"以本为本",更加突出教材的"三基五性",即基本知识、基本理论、基本技能,思想性、科学性、先进性、启发性、适用性。注重名词术语统一,概念准确,表述科学严谨,知识点结合完备,内容精炼完整。教材编写综合考虑学科的分化、交叉,既充分体现不同学科自身特点,又注意各学科之间的有机衔接;注重理论与临床实践结合,与医师规范化培训、医师资格考试接轨。

4.强化精品意识,建设行业示范教材

遴选行业权威专家,吸纳一线优秀教师,组建经验丰富、专业精湛、治学严谨、作风扎实的高水平编写团队,将精品意识和质量意识贯穿教材建设始终,严格编审把关,确保教材编写质量。特别是对32门核心示范教材建设,更加强调知识体系架构建设,紧密结合国家精品课程、一流学科、一流专业建设,提高编写标准和要求,着力推出一批高质量的核心示范教材。

5.加强数字化建设,丰富拓展教材内容

为适应新型出版业态,充分借助现代信息技术,在纸质教材基础上,强化数字化教材开发建设,对全国中医药行业教育云平台"医开讲"进行了升级改造,融入了更多更实用的数字化教学素材,如精品视频、复习思考题、AR/VR等,对纸质教材内容进行拓展和延伸,更好地服务教师线上教学和学生线下自主学习,满足中医药教育教学需要。

本套教材的建设,凝聚了全国中医药行业高等教育工作者的集体智慧,体现了中医药行业齐心协力、求真务实、精益求精的工作作风,谨此向有关单位和个人致以衷心的感谢!

尽管所有组织者与编写者竭尽心智,精益求精,本套教材仍有进一步提升空间,敬请广大师生提出宝贵意见和建议,以便不断修订完善。

国家中医药管理局教材办公室

中国中医药出版社有限公司

2023 年 6 月

编写说明

　　内科护理在医学领域和各专科护理工作中一直占有举足轻重的地位。内科护理学是临床护理的重要基础课程。为更好地培养高素质、实用型护理人才，国家中医药管理局教材办公室、中国中医药出版社组织实施了本教材的编写工作。

　　本教材遵循"突出三基五性，贴近临床，紧跟时代变化"的编写思路。一是依据护理学专业本科培养目标和护士执业岗位需求，突出"三基"（基本理论、基本知识、基本技能）、"五性"（先进性、思想性、科学性、启发性、实用性）。二是坚持贴近临床，教材知识能结合临床普遍适应与适度前沿，注重疾病谱变化和知识更新；注重医学技术迭代变化和技术更新；注重临床护理管理理念变化和模式更新。三是紧跟时代步伐，从专业认同、护理人文和法律法规三个维度，融入中医药文化与护理、临床护理伦理与职业道德规范、专业精神素养与奉献、思政等内容，力求学生知识、技能、素养的全面发展。

　　本教材共分 11 个部分，除"绪论"外，分别介绍了呼吸、循环、消化、泌尿、血液、内分泌、风湿免疫、神经各系统、传染性、理化因素所致疾病的护理。在每章的第一节着重介绍了该系统组织结构功能与疾病关系，常见症状、体征的护理及有关知识。在疾病的各论中，着重介绍了护理专业人员所必须掌握的医学和护理学知识。大部分章节的最后一节还介绍了本系统疾病的常用诊疗技术及护理。为了强化学生对所学知识的记忆与理解，我们编写了与之配套的数字化教材，内容丰富，包括教案、教学大纲、课件、习题、知识拓展、视频等。主要供我国高等护理学普通教育本科学生使用，也可供高等专科、高等职业教育、成人高等教育学生和从事临床、社区护理工作者参考。

　　本教材编写团队为双师型结构。编写分工如下：第一章由陈燕编写，第二章由刘艳丽、杨芳、张华春编写，第三章由卜秀梅、刘宇、李丽华编写，第四章由毕怀梅、刘增霞编写，第五章由孙志岭、刘永民编写，第六章由邓丽丽、肖丽娜编写，第七章由任蓁、王金霞、蒋新军编写，第八章由宋丹、王秋玲编写，第九章由沈勤、宗义君、杨慧锋编写，第十章由蒋运兰、伍永慧编写，第十一章由郝丽、刘晓辉编写。编写采用副主编章节责任制，主编全书责任制。由于编者水平有限，教材中难免会有不足之处，恳请各位读者提出宝贵意见，以便再版时修订提高。

《内科护理学》编委会

2021 年 7 月

目 录

第一章

绪 论

扫一扫，查阅本章数字资源，含PPT、音视频、图片等

内科护理学是建立在基础医学、临床医学、人文学基础上的一门护理综合性应用学科，也是认识疾病、防治疾病、护理疾病、促进疾病康复的一门重要的临床护理学科。它阐述了内科疾病患者的生物、心理和社会等方面健康问题的发生、发展规律，综合体现了在护理理论框架下通过运用护理手段观察和处理患者的健康问题而达到维持和促进患者健康的目的。随着医学科学和临床内科学的发展及护理学科的专业分化，内科护理学日益凸显出其在临床护理中的核心学科地位。

第一节　内科护理学概述

内科护理学作为临床护理学中的一门重要基础学科，它的起源与现代医学密切相关。追寻现代医学轨迹，从发现迭起的文艺复兴时期《人体构造论》诞生后，相继涌现《心脏运动论》和法国人拉埃内克著文阐述"听诊法"等，尤其是19世纪以来，解剖、病理、生化、药理等基础学科的不断发现，为现代医学治疗疾病提供了科学基础，抗生素的发现与胰岛素的成功提取等，使某些疾病疗效明显改善；要素饮食、静脉高营养疗法、免疫疗法等的应用对重症衰弱患者和慢性患者的预后有明显改变；诊断技术的发展从X射线诊断（20世纪初重要诊断方法）到心电图、脑血管造影（1911年）、心脏导管术和脑电图（1929年）、CT及磁共振成像技术、放射免疫测定法、数字诊断技术（如心肺监视器、γ-照相术、电子计算机）应用等使20世纪后的内科学进入高质速发展阶段，在临床医护协同工作模式下，内科学的发展极大地带动和促进了内科护理学的发展。

从19世纪发展起来的现代医学，最初对人类健康与疾病认识停留在纯生物学阶段，强调生物学因素及人体病理生理过程，形成了生物医学模式（biomedical model）。20世纪后期，由于人类文明和科学技术的高度进步，人类的社会环境、生活习惯、行为方式、疾病谱发生了明显的变化，而生物医学模式忽略了人体心理和所处社会及环境等因素对躯体的作用，恰恰是这些因素对当今内科疾病有着十分重要的影响。20世纪90年代，随着我国护理事业蓬勃发展，在与国际先进护理模式接轨中，内科护理也逐渐由单一疾病护理转向生物-心理-社会的"以人为中心"的整体护理。随着我国护理教育事业的发展，临床护士专业水平迅速提高，内科护理在先进诊疗技术、新型仪器设备、全球信息共享及自身专业科研等背景下不断发展成熟。

第二节　学习内科护理学的目标与任务

内科护理学是临床护理学的核心学科。它是以现代医学理论为指导，融合医学、护理学基础

知识与内科、内科护理专门知识的临床应用性学科。主要研究人类在内科疾病中的生物、心理、社会因素及其疾病发生规律与反应，并运用护理程序解决存在和潜在的健康问题，以使患者达到恢复和保持健康的目的。内科护理学课程是一门重要的专业必修课。它涉及范围广，包括内科系统的常见病、多发病的病因与发病机制、临床表现、实验室及其他检查、诊断要点和治疗要点，重点阐述了各系统主要症状的评估与护理及各系统疾病护理与健康教育等。具有知识综合性、系统广泛性、护理全程性的特征，所述内容在临床护理学的理论和实践中具有普遍意义。

1. 内科护理学课程知识结构 本课程以 8 大系统疾病和 2 种疾病类型为知识框架，涵盖了呼吸系统、循环系统、消化系统、泌尿系统、血液及造血系统、内分泌与代谢系统、风湿免疫系统、神经系统的常见疾病和常见传染病、理化因素所致疾病。描述了各疾病的概念、病因、发病机制、临床特点、诊断与治疗要点等疾病基本知识，详细阐述了疾病护理措施。每个系统疾病的知识构架按专科特点构建。以呼吸系统为例，学生在概述中首先了解呼吸内科病房护士应具有的基础医学知识，熟悉本系统疾病常见问题处理与专科常用药物作用等；各系统疾病护理采取模块化结构，模块涉及安全与舒适、疾病监测、对症护理、用药护理、饮食护理、心理护理，意在表达疾病护理管理规范化趋向；疾病后还设有健康教育模块，突出护士教育角色功能，提高患者自我健康管理能力和治疗依从性；在章节的最后将归纳呼吸内科常用护理操作、诊疗技术及护理配合，形成一个完整的呼吸内科的专科知识体系。

2. 学习目标与任务 学生学习本课程后，能够说明内科各系统常见疾病的病因、发病机制及处理原则；识别内科各系统常见疾病的临床表现和主要并发症；描述内科常见急危重症患者的主要抢救措施和常用仪器设备的使用要求；说明内科常用诊疗操作技术的步骤及配合要点；应用护理程序为内科常见疾病患者制订护理计划；为内科常见疾病患者及家属提供健康教育。使学生具有乐观、开朗的性格，爱岗敬业、乐于奉献的精神，良好的人际关系，较强的团队协作能力，良好的思想品德和职业道德，严谨勤奋，自律能力强。根据教育部高等学校护理学专业教学指导委员会组织制定的《护理学本科专业规范》建议，本课程最高学时（200 学时）居专业课之最，其中 30% 属于实践课时。学生通过本课程学习，不仅应具有内科护理学基本知识，同时具有解决内科疾病护理问题的专业能力和专科实践操作水平。

第三节 内科护理专科管理

当内科护理从普通护理技术向复杂专科技术过渡，从执行疾病治疗任务到覆盖全人照护，内科循证护理成绩斐然，而且临床内科护理实践与研究不断走向深入，内科护理专业角色扩展，都预示着内科护理专科化发展将成趋向。现在，我国护理学专业已升为一级学科，国家卫生和计划生育委员会医政医管局、国家中医药管理局等已遴选出若干重点护理专科，护理专科分化将成必然趋势。

一、内科病房单元

内科病房单元收治患者按系统疾病分类或集中管理。

一个独立的内科护理单元一般设 30 ～ 50 张病床，1 ～ 2 张抢救床。病区要求通风采光良好，环境安静，空气新鲜。病区分病房和附属用房两部分。主要附属用房包括治疗室、处置室、护士站（办公室）、医生办公室、医护值班室等。病区应配备抢救车、治疗车、护理车、发药车、平车、轮椅、洗头车等常用护理设备设施。

二、内科护理人力资源管理

①内科病房必须配备一支与科室发展规模相适应的护理专业队伍，在年龄、学历和职称层次上形成梯队，结构合理，护士与实际开放床位（收治患者数）之比≥0.4∶1，以满足病房可持续发展的需要。②护理人员应具备其特有的职业素质，包括道德素质、人文素质、业务素质和身体素质，以维护生命、减轻痛苦、预防疾病、促进健康为服务宗旨，一切以患者为中心，满足患者合理需要。

三、内科病房的护理常规

①患者入病室后，根据病情由值班护士指定床位；危重者安排在抢救室或监护室，并及时通知医生。根据病情需要可分别采取平卧位、半坐卧位、坐位、头低脚高位、膝胸卧位等。病情轻者可适当活动，危重患者、行特殊检查和治疗的患者需绝对卧床休息。②病室应保持清洁、整齐、安静、舒适，室内空气应当保持新鲜，光线要充足，最好有空调装置，保持室温相对恒定。③按病情要求做好生活护理、基础护理及各类专科护理。对于长期卧床、消瘦、脱水、营养不良及昏迷患者应当做好皮肤的护理，防止压疮的发生。④新入院患者，应立即测血压、心率、脉搏、体温、呼吸、体重。病情稳定患者每日下午测体温、脉搏、呼吸各1次，体温超过37.5℃或危重患者，每4～6小时测1次，体温较高或波动较大者，随时测量。⑤严密观察患者的生命体征，如血压、呼吸、瞳孔、神志、心率等变化及其他的临床表现，同时还要注意观察分泌物、排泄物、治疗效果及药物的不良反应等，如发现异常，应当立即通知医生。根据病情需要，准确记录出入量。⑥饮食按医嘱执行，向患者宣传饮食在治疗疾病恢复健康过程中的作用。在执行治疗膳食原则的前提下帮助患者选择可口的食物，鼓励患者按需要进食。重危患者喂饮或鼻饲。⑦及时准确地执行医嘱。入院24小时内留取大、小便标本，并做好其他标本的采集和及时送检。认真执行交接班制度，做到书面交班和床头相结合，交班内容简明扼要，语句通顺并应用医学术语，字迹端正。⑧了解患者心理需求，给予心理支持，做好耐心细致的解释工作，严格执行保护性医疗制度，并向患者宣传精神因素在治疗疾病恢复健康过程中的重要性，帮助患者克服各种不良情绪的影响，引导患者以乐观主义精神对待病情，以便更好地配合治疗，能早日得以恢复健康。⑨根据内科各专科特点备好抢救物品，如气管插管、机械呼吸器、张口器、心电图机、电除颤器、双气囊三腔管、氧气、静脉穿刺插针、呼吸兴奋药、抗心律失常药、强心药、升压药。

第一节 概 述

呼吸系统疾病是我国的常见病、多发病。导致呼吸系统疾病多发的原因有吸烟、病原微生物、理化因子吸入、过敏及社会人口老龄化等因素，常见的症状为咳嗽、咳痰、呼吸困难、咯血及胸痛。由于致病因素的变化，呼吸系统疾病的流行病学和疾病谱分布正逐渐发生改变。肺癌发病年递增率居各种恶性肿瘤的首位，慢性阻塞性肺疾病发病率居高不下（40 岁以上人群高达 13.7%），是世界第三大死因，支气管哮喘、尘肺、肺结核发病率呈增高趋势，以往少见的弥漫性肺间质疾病也明显增多。虽然各种新的抗生素不断问世，但肺部感染发病率和死亡率仍有增无减。肺动脉高压、睡眠呼吸暂停综合征近年来也日益受到关注。

【组织结构功能与疾病关系】

1. 呼吸道 呼吸道分为上、下呼吸道。

（1）上呼吸道 从鼻腔开始到环状软骨称为上呼吸道，包括鼻、咽、喉。①上呼吸道是气体的通道，具有加温、湿化、净化空气的功能，并在发声和嗅觉中起重要作用。②咽是呼吸系统和消化系统的共同通路，会厌、声门、声带具有保护性反射作用，在发音、吞咽时防止口腔分泌物和食物误吸入呼吸道。

（2）下呼吸道 环状软骨以下的气管、支气管至终末呼吸性细支气管末端的通道称为下呼吸道。①气管从喉开始至气管分叉处，在第 4 胸椎水平分为左、右主支气管。右支气管粗、短、陡直，左支气管相对较细长、趋于水平，因此误吸物或气管插管易进入右侧支气管。②大的支气管组织和气管结构相似，黏膜由复层纤毛柱状上皮和分泌黏液的杯状细胞组成。黏膜下为弹性纤维组成的固有膜。外膜由"C"字形软骨和结缔组织构成。软骨缺口由平滑肌、腺体和结缔组织封闭。随着支气管向外周分支，管腔逐渐变小，软骨成分渐少，平滑肌相应增加。所以支气管平滑肌收缩可引起广泛的小支气管痉挛，导致阻塞性呼吸困难。③呼吸道逐级分支使气道口径越来越小，气道总截面积增大，气体流速减慢。临床上将吸气状态下内径＜2mm 的细支气管称为"小气道"，由于小气道管壁无软骨支持、阻力小、气体流速慢、易阻塞，病变时不易被感觉，是呼吸系统的常见病变部位。④从鼻腔到终末细支气管的黏膜都有纤毛上皮细胞。纤毛具有清除呼吸道内分泌物和异物的功能，但纤毛活动可因黏液分泌物的干燥、黏稠，或因吸烟、吸入有害气体及病毒感染等受到不同程度的损害，从而降低呼吸道防御功能，诱发细菌感染。

2. 肺 ①肺是进行气体交换的器官，位于胸腔内，纵隔的两侧，膈的上方，左右各一。右肺分上、中、下三叶，左肺分上、下两叶，肺段与肺段间仅在外周有纤维间隔划分，其分布具有临床意义。如肺部炎症或肺不张常呈叶、段分布，右肺上叶后段和下叶背段为吸入性肺炎和肺脓肿的好发部位，左肺舌叶和左肺下叶是支气管扩张症好发部位。②肺泡上皮细胞有大量Ⅰ型细胞、少量Ⅱ型细胞和极少量巨噬细胞。Ⅰ型细胞呈扁平状，占肺泡表面积的95%，是肺泡与毛细血管间进行气体交换的场所。较少的Ⅱ型细胞分泌表面活性物质而降低肺泡表面张力，以防止肺泡萎陷。③肺间质是指肺泡上皮与血管内皮之间、终末气道上皮以外的支持组织，包括血管及淋巴组织，许多疾病都能累及肺间质，引起免疫炎症反应，最终形成永久性的肺纤维化。

3. 肺的血液循环 肺有双重血液供应，即肺循环、支气管循环。①肺循环由肺动脉、肺毛细血管、肺静脉组成，肺泡毛细血管网非常丰富，具有毛细血管壁薄、扩张性较大、压力低、阻力小等特点，因此有利于进行气体交换，又称为功能血管。②支气管循环由支气管动脉和静脉构成，称为营养血管。来源于胸主动脉的支气管毛细血管网主要供应支气管壁、肺泡和脏层胸膜的营养。支气管动脉在支气管扩张症等疾病时可形成动、静脉分流，静脉曲张破裂时可引起大咯血。

4. 胸膜 胸膜分脏层和壁层。脏层胸膜和壁层胸膜构成的密闭潜在腔隙称为胸膜腔，正常胸膜腔内为负压，内有少量浆液起润滑作用。壁层胸膜分布有感觉神经末梢，脏层胸膜无痛觉神经，因此壁层胸膜发生病变或受刺激可引起胸部疼痛。

5. 肺的呼吸功能 呼吸功能主要包括通气功能和换气功能（表2-1）。

表2-1 呼吸功能

	项目	定义	正常值	临床意义
通气功能检查	每分钟静息通气量（V_E）	指静息状态下每分钟呼出气的量，等于潮气容积（V_T）×每分钟呼吸频率（次/分）	男性（6663±200）mL 女性（4217±160）mL	V_E大于10L/min，提示通气过度 V_E小于3L/min，提示通气不足 V_E增大可见于气急早期等疾病 V_E减少可见于阻塞性肺气肿等疾病
	肺泡通气量	安静状态下每分钟进入呼吸性细支气管及肺泡与气体交换的有效通气量	V_A=（潮气量-生理无效腔量）×呼吸频率	浅快呼吸的通气效率低于深慢呼吸
	最大自主通气量（MVV）	1分钟内以最大的呼吸幅度和最快的呼吸频率呼吸所得的通气量	男性（104±2.71）L 女性（82.5±2.17）L	评估肺组织弹性、气道阻力、胸廓弹性和呼吸肌的力量
	通气储备能力	通气储量（%）=$\dfrac{每分钟最大通气量-每分钟静息通气量}{每分钟最大通气量}$×100%	>95%	判断肺功能状况 预测肺合并症发生风险 职业病劳动能力鉴定的指标
	用力肺活量（FVC）	深吸气至肺总量后以最大力量、最快的速度所能呼出的全部气量	男性（3179±117）mL 女性（2314±48）mL	测定呼吸道有无阻力的重要指标
	第1秒用力呼气容积（量）（FEV_1）	指最大吸气至肺总量位后，开始呼气第1秒内的呼出气量	FEV_1/FVC%大于80%	
	最大呼气中段流量（MMEF或MMF）	根据用力肺活量曲线而计算得出用力呼出25%～75%的平均流量	男性为（3452±1160）mL/s 女性为（2836±946）mL/s	评价早期小气道阻塞的指标

项目		定义	正常值	临床意义
换气功能检查	肺泡弥散量	肺泡膜两侧气体分压差为1mmHg条件下，气体在单位时间（1分钟）所能通过的气体量（mL）	男性187.52～288.8mL/（kPa·min） 女性156.77～179.7mL/（kPa·min）	弥散量若小于正常预计值的80%，提示有弥散功能障碍
	通气/血流（V/Q）比例	静息状态下，健康成人每分钟肺泡通气量（V_A）与血流量（Q）的比值	0.8	V/Q大于0.8说明肺泡无效腔气增多，V/Q小于0.8提示有无效血流灌注，V/Q比值严重失调会导致换气功能障碍，可引起缺氧，但常无二氧化碳潴留

6. 呼吸系统的防御功能 呼吸系统的防御功能包括物理（鼻部加温过滤、喷嚏、咳嗽、支气管收缩、黏液纤毛运输系统）、化学（溶菌酶、乳铁蛋白、蛋白酶抑制剂等）、细胞吞噬（肺泡巨噬细胞、多形核粒细胞）及免疫（B 细胞分泌 IgA、IgM 等，T 细胞介导的迟发型变态反应等）等。

7. 呼吸的调节 机体通过中枢神经控制、神经反射性调节和化学反射性调节来调节呼吸，目的是为机体提供氧气、排出二氧化碳和稳定内环境的酸碱平衡。

【常见症状体征的护理】

1. 咳嗽与咳痰 咳嗽（cough）是一种保护性反射活动，呼吸道内的分泌物或进入气道内的异物可借咳嗽反射有效排出。咳痰（expectoration）是借助支气管黏膜上皮的纤毛运动、支气管平滑肌的收缩及咳嗽反射，通过咳嗽动作将呼吸道分泌物从口腔排出体外的动作。引起咳嗽和咳痰的病因很多，如气管 – 支气管炎、支气管扩张症、支气管哮喘、肺炎、肺脓肿等。

（1）护理评估

1）病史：咳嗽、咳痰等主要症状，伴随症状；吸烟史、过敏史、职业史。

咳嗽：评估有无与咳嗽相关的疾病病史或诱因，咳嗽出现和持续时间、性质、节律、程度、音色，咳嗽与体位、睡眠的关系。急性发生的刺激性干咳多见于呼吸道炎症，尤其当伴有发热、声嘶，常提示急性病毒性咽、喉、气管、支气管炎；咳嗽伴吸气性喘鸣多提示上呼吸道梗阻；剧烈干咳常见于咳嗽变异型哮喘、咽炎、气管异物、胸膜炎、支气管肿瘤等；持续性干咳多为慢性肺间质病变，如各种原因所致的肺间质纤维化；金属音高调咳嗽见于纵隔肿瘤、主动脉瘤或支气管肺癌压迫气管；犬吠样咳嗽见于会厌、喉部疾患或异物；晨起时咳嗽多见于上呼吸道慢性炎症、慢性支气管炎及支气管扩张症；夜间咳嗽多发生在肺结核及心力衰竭患者；大量痰液潴留，体位改变可使咳嗽加剧多见于肺脓肿和支气管扩张症；长期接触有害粉尘且久咳不愈者可能为尘肺。

咳痰：评估有无与咳痰相关的疾病病史或诱因，痰液的性质、痰量、颜色、气味、黏稠度及与体位的关系，能否有效咳痰。痰液的颜色、痰量、性质及气味的评估要点见表2-2。

表2-2 痰液评估表

	特点	病因
颜色	无色透明或灰白色黏液痰	正常人或支气管黏膜轻度炎症
	红色或棕红色痰	肺癌、肺结核、肺梗死
	铁锈色痰	肺炎球菌性肺炎

特点		病因
颜色	粉红色或血色泡沫痰	急性肺水肿
	砖红色胶冻样痰	克雷伯杆菌肺炎
	红褐色或巧克力色痰	阿米巴肺脓肿
	烂桃样或果酱样痰	肺吸虫
	灰黑色或暗灰色痰	各种肺尘埃沉着病或慢性支气管炎
痰量	增多	一般反映支气管和肺的化脓性炎症进展
	减少	提示病情好转或支气管发生阻塞
性质	慢性咳嗽伴咳痰	慢性支气管炎、支气管扩张症、肺脓肿和空洞型肺结核
	脓性痰	常常是气管、支气管和肺部感染的标志；咳大量脓性痰常见于支气管扩张症、肺脓肿、支气管胸膜瘘
	大量浆液性痰	肺水肿和细支气管肺泡癌等
气味	恶臭味	厌氧菌感染

伴随症状：咳嗽伴发热提示存在感染；咳嗽伴胸痛常表示病变已累及胸膜；咳嗽伴呼吸困难提示有肺通气和（或）换气功能的障碍。

2）身体状况：生命体征、意识、神志状态、营养状态及体位；有无呼吸困难及其程度，有无呼吸三凹征、口唇与肢端发绀、杵状指（趾）等体征；有无呼吸动度及胸廓形状的改变、触觉语颤的改变、肺部叩诊的异常、呼吸音的改变等。

3）心理 – 社会状况。

4）医学检查：痰液检查致病菌；X线胸片；肺功能测定；血气分析；纤维支气管镜检查；等等。

（2）护理诊断 / 问题 清理呼吸道无效，与呼吸道分泌物过多、黏稠，患者体弱、疲乏、胸痛、意识障碍导致咳嗽无效、不能或不敢咳嗽有关。

（3）护理措施

1）对症护理 ①根据病情指导患者深呼吸及有效咳嗽，采用吸入疗法、胸部叩击、体位引流等排痰方法；如痰液多而黏稠、患者无力咳嗽，可采用负压吸痰；病情危重者宜气管切开或插管来保持呼吸道通畅，配合负压吸痰，保证痰液的排出。②指导患者正确采集痰标本。自然咳痰法是最常采用的方法，痰标本留取简便但易污染。多于清晨醒后用清水漱口数次，用力咳出深部第一口痰，置于无菌容器中，尽量避免或减少唾液和鼻咽部分泌物的混入。咳痰困难者可于雾化吸入或口服祛痰剂后留取。还可经环甲膜穿刺气管吸引或经纤维支气管镜防污染双套管毛刷取标本，可防止咽部寄生菌污染，对肺部感染的微生物判断和药物选用有重要价值。

2）疾病监测 监测生命体征，密切观察咳嗽、咳痰情况，记录痰液的颜色、痰量和性质。观察有无伴随症状的出现。

3）用药护理 ①止咳。根据病情遵医嘱使用止咳药物，减轻或改善症状。有三大类止咳药物，第一类为中枢性镇咳药（如阿片、可待因、吗啡），通过抑制大脑咳嗽中枢止咳；第二类为外周性镇咳药（如磷酸苯丙哌啉、石吊兰素等），通过抑制肺 – 迷走神经反射而阻断咳嗽反射的传入冲动，起到镇咳作用；第三类为镇咳祛痰复方制剂（如复方甘草合剂）。②祛痰。常用两类药物，一类为祛痰药（如氯化铵及中药桔梗、远志），通过增加呼吸道分泌使痰液稀释、松解，或通过增加呼吸道黏膜上皮纤毛运动使痰易于咳出；另一类为黏痰溶解药（如氨溴索），通过直接降解痰液中的黏性成分及降低黏稠度，使痰易被咳出。③平喘。常用两类药物，一类为抗炎平喘药（如糖皮质激素及肥大细胞膜稳定药），通过控制炎症，抗过敏平喘来预防哮喘发作；另一类药物为支气管扩张药（如 β_2 受体激动药、茶碱类、抗胆碱药等），通过松弛支气管平滑肌来控制症状。

4）安全与舒适管理　为患者提供安静、整洁、舒适的环境，保持室内空气流通，维持适宜的室温和湿度；鼓励患者经常漱口；病情严重者嘱患者卧床休息，避免劳累。

5）饮食营养　慢性咳嗽者，能量消耗增加，给予高蛋白、高维生素、足够热量的饮食，避免油腻、辛辣刺激性食物；鼓励患者每天饮水 1500mL 以上，以保证呼吸道黏膜的湿润和病变黏膜的修复，利于痰液稀释和排出。

6）心理护理　咳嗽咳痰新近发生或加重的患者，通常感到情绪紧张焦虑，甚至惊恐不安，应多巡视患者，耐心解释病情和治疗措施，及时进行心理疏导和安慰，消除过度的紧张状态，对减轻症状和控制病情具有重要意义。

2. 肺源性呼吸困难　呼吸困难（dyspnea）指患者主观感觉空气不足、呼吸不畅，客观表现在呼吸频率、深度及节律异常，是呼吸系统疾病患者常见的症状。肺源性呼吸困难是由于呼吸系统疾病引起肺通气和（或）换气功能障碍，发生缺氧和（或）二氧化碳潴留所致。常见的原因有慢性阻塞性肺疾病、支气管哮喘、肺炎、肺脓肿、肺淤血、肺水肿、肺不张、肺栓塞等。临床上分三种类型：①吸气性呼吸困难。吸气时呼吸困难显著，重者出现"三凹征"（即胸骨上窝、锁骨上窝和肋间隙在吸气时凹陷），常伴有干咳和高调哮鸣音，多见于喉水肿、喉痉挛、气管异物、肿瘤或受压等引起的上呼吸道机械性梗阻。②呼气性呼吸困难。呼气费力，呼气时间延长，常伴有哮鸣音，多见于支气管哮喘、慢性阻塞性肺疾病（COPD）等。③混合性呼吸困难。吸气与呼气均感费力，呼吸频率增快、变浅，常伴有呼吸音减弱或消失，多见于重症肺炎、重症肺结核、广泛性肺纤维化、大量胸腔积液和气胸等。

（1）护理评估

1）病史：呼吸困难发作的缓急、诱因、伴随症状（咳嗽、咳痰、咯血、发绀、胸痛、发热等）；严重程度。

2）身体状况：神志（如严重缺氧或二氧化碳潴留，常可出现烦躁不安、意识模糊、嗜睡，甚至昏迷）；面容与表情（如口唇发绀、表情痛苦、鼻翼扇动）；呼吸的频率、深度和节律（如慢性阻塞性肺气肿患者往往表现为呼气延长，当并发肺性脑病时，可出现呼吸节律的改变）；胸部体征有辅助呼吸肌参与呼吸运动（如呼吸三凹征）、呼吸音改变（如呼吸音增强、减弱或消失，哮鸣音、干湿啰音等）。

3）心理 – 社会状况。

4）医学检查：胸部 X 线、CT 检查可以判断肺部炎症、结核、肿瘤、气胸及胸腔积液等情况。胸腔穿刺抽液前常规做超声检查，除了有助于判断积液的量和部位之外，对穿刺的定位有重要意义。动脉血气分析结果可以判断缺氧和二氧化碳潴留的程度。咽拭子检查有助于明确感染性疾病的病原体。

（2）护理诊断

1）气体交换障碍　与肺部感染、呼吸道痉挛、呼吸面积减少、换气功能障碍有关。

2）活动无耐力　与机体缺氧引起虚弱有关。

（3）护理措施

1）对症护理　①做好氧疗和机械通气，根据呼吸困难类型、严重程度不同，进行合理氧疗或机械通气，以缓解症状；②保持呼吸道通畅；③指导患者掌握呼吸训练方法，改善缺氧症状，提高活动耐力，如指导慢性阻塞性肺气肿患者做缓慢深呼吸、腹式呼吸、缩唇呼吸等。训练呼吸肌，延长呼气时间，使气体尽可能完全呼出。

2）疾病监测 动态观察患者呼吸状况，判断呼吸困难类型。有条件者可监测血氧饱和度、动脉血气分析，及时发现和处理患者异常情况。

3）用药护理 遵医嘱应用支气管舒张剂、呼吸兴奋剂等。①支气管舒张剂可松弛支气管平滑肌，扩张支气管，缓解气流受限。常用药物有 β_2 受体激动剂、抗胆碱药、茶碱类药物、糖皮质激素等。②呼吸兴奋剂主要应用于中枢性呼吸抑制、各类继发的呼吸抑制、慢性阻塞性肺病伴高碳酸血症及吗啡引起的呼吸抑制。常用尼可刹米、洛贝林、多沙普仑等，其中尼可刹米最常用。

4）安全与舒适管理 ①哮喘患者应避免室内湿度过高，远离过敏原（如尘螨、刺激性气体、花粉等）。病情严重者应置于重症监护室，以便于观察病情变化。重度呼吸困难时患者宜取半坐卧位或端坐位，尽量减少活动，避免不必要的谈话，以减少耗氧量。②指导患者进行全身锻炼。合理安排休息和活动量，调整日常生活方式，在病情许可下，有计划逐渐增加运动量和改变运动方式，开始在病室内走动，继而在走廊里散步，以至户外活动，并可逐渐进行全身体育锻炼，如慢跑、踏车、太极拳等提高肺活量和活动耐力，以增强呼吸功能和抗病能力。患者可采取一些有利于换气的姿势：一是借助坐姿，向前倾伏于桌上，半坐卧位等使呼吸感到舒畅。二是指导患者利用放置枕头或靠背架等方法，帮助患者用力呼吸，保持舒适，减少疲劳，并减少呼吸道阻塞。松弛坐缓解呼吸困难的姿势（图 2-1A）适应于公共场所，以避免吸引过多的注意力。向前倾坐（图 2-1B）必须注意的是患者的胸廓和腰椎是否维持在一直线上。向前倾站的姿势（图 2-1C）适用于没有供坐的空间。松弛站着的姿势（图 2-1D）适应于任何地方。指导患者要注意将身体的重力放在双髋和双脚上，使横膈膜和胸廓松弛。

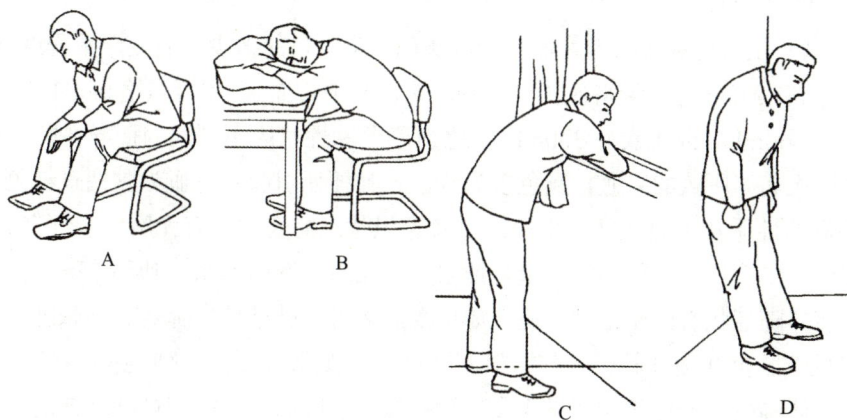

图 2-1 有利于换气的姿势
A. 松弛坐 B. 向前倾坐 C. 向前倾站 D. 松弛站着

5）心理护理 ①患者可能出现紧张、焦虑、烦躁等心理，护理人员应常陪伴在患者身旁，解释不良情绪会进一步加重呼吸困难症状，让患者保持情绪稳定；②呼吸困难可能影响患者睡眠，护理人员应加强夜间巡视，教会患者缓解呼吸困难的有效措施，并提供适宜的睡眠环境。

3. 咯血 咯血（hemoptysis）是指喉及喉以下呼吸道任何部位出血经口排出者，包括大量咯血、血痰或痰中带血。咯血多为呼吸和循环系统疾病所致。呼吸系统疾病常见的咯血病因可分为支气管疾病（如支气管肺癌、支气管扩张症、支气管结核和慢性支气管炎等）及肺部疾病（如肺结核、肺炎、肺脓肿等）。

（1）护理评估

1）病史：①与咯血相关的疾病史或诱因（青壮年咳嗽咯血伴有低热者应考虑肺结核；中年以上及男性吸烟者应考虑肺癌）。②咯血次数及与以往咯血不同之处。③咯血量、颜色、性状、持续时间。少量咯血需与鼻咽部、口腔出血相鉴别；大量咯血需与呕血相鉴别，多见于空洞性肺结核、支气管扩张症、动脉瘤破裂等。④伴随症状。咯血的先兆症状如喉痒、胸闷、咳嗽等。

2）身体状况：生命体征；神志意识状态（如烦躁不安、惊恐）；皮肤黏膜（如颜面青紫、口唇发绀）；肺部干、湿啰音。

3）心理-社会状况。

4）医学检查：痰液检查；X线检查、CT检查等，有必要时可做支气管造影协助诊断；支气管镜检查及放射性核素检查。

（2）护理诊断/问题

1）有窒息的危险　与大量咯血所致呼吸道阻塞有关。

2）体液不足　与大量咯血所致循环血量不足有关。

（3）护理措施

1）对症护理　保持气道通畅，咯血时轻拍健侧背部，嘱其不要屏气，以免诱发喉头痉挛，防止血液引流不畅形成血块而导致窒息。对出现窒息征象者，应立即取头低脚高45°俯卧位，面部侧向一边，轻拍背部，迅速排出气道和口咽部的血块，或直接刺激咽部以咳出血块。对大咯血及意识不清者，应在床旁备好急救器械，必要时进行机械吸引，并给予高浓度吸氧。做好气管插管或气管切开的准备和配合工作，以解除呼吸道阻塞。对精神极度紧张、咳嗽剧烈者，可给予小剂量镇静剂或镇咳剂。

2）疾病监测　①密切观察患者咯血的量与颜色。咯血量的多少与病变严重程度不完全一致。根据咯血量临床将咯血分为少量咯血（＜100mL/d，痰中带血）、中等量咯血（100～500mL/d）和大量咯血（＞500mL/d或1次＞300mL）。咯血颜色和性状因不同病因而异，肺结核、支气管扩张症、出血性疾病等所致的咯血，颜色多为鲜红；肺梗死引起的咯血为黏稠暗红色血痰。②密切观察患者咯血的性质及出血速度，生命体征及意识状态的变化；有无胸闷、气促、呼吸困难、发绀、面色苍白、出冷汗、烦躁不安等窒息征象；有无阻塞性肺不张、肺部感染及休克等并发症的表现。③观察伴随症状有助于鉴别疾病，如伴发热多见于肺结核、肺炎、肺脓肿、支气管肺癌等；伴胸痛多见于肺炎球菌性肺炎、肺结核、肺栓塞（梗死）、支气管肺癌等；伴呛咳多见于支气管肺癌、支原体肺炎等；伴脓痰多见于支气管扩张症、肺脓肿、空洞性肺结核继发细菌感染等（但干性支气管扩张症仅表现为反复咯血而无脓痰）；伴皮肤黏膜出血可见于血液病、风湿病及肺出血型钩端螺旋体病等；伴杵状指多见于支气管扩张症、肺脓肿、支气管肺癌等；伴黄疸须注意肺炎球菌性肺炎、肺栓塞等。

3）用药护理　使用垂体后叶素可收缩小动脉，减少肺血流量，从而减轻咯血。因该药物易引起子宫、肠道平滑肌和冠状动脉收缩，故冠心病、高血压患者及孕妇慎用。持续静脉滴注时速度不宜过快，以免引起面色苍白、心悸、恶心、便意等不良反应。

4）安全与舒适管理　①安排专人护理。②小量咯血者以静卧休息为主，大量咯血患者绝对卧床休息。尽量少搬动患者，以减少肺活动度。取患侧卧位，可减少患侧活动度，以防止病灶向健侧扩散，并有利于健侧肺的通气功能。③及时清理患者咯出的血块及污染衣物、被褥；咯血后及时为患者清洁口腔，防止因异味刺激引起剧烈咳嗽而诱发或加重咯血。

5）饮食护理　大量咯血者应禁食；小量咯血者宜进少量温、凉流质饮食；病情缓解时宜多饮水，多食富含纤维素食物，保持大便通畅，避免排便时腹压增加造成再度咯血。

6）心理护理　患者大咯血时，工作人员应保持镇静，陪伴、安慰患者，消除其对咯血的恐惧或焦虑感，增强治疗信心。做好支气管纤维镜等检查、治疗前的宣教工作，以解除紧张恐惧心理，促进检查、治疗顺利进行。

4.胸痛　主要是由胸部疾病引起，少数因为其他部位的病变导致。胸膜炎、肺梗死、肿瘤和肺部炎症是呼吸系统引起胸痛的常见病。肺癌多为胸部闷痛；胸膜炎为尖锐刺痛或撕裂痛，且在深呼吸和咳嗽时加重；胸痛伴咳嗽、咳痰或呼吸困难常见于肺炎、肺结核、自发性气胸等。其他原因的胸痛有胸壁疾病，如肋间神经炎、带状疱疹等；心脏与大血管疾病，如心绞痛、急性心肌梗死、主动脉夹层；纵隔疾病及其他疾病，如食管炎、膈下脓肿等。

第二节　急性上呼吸道感染及急性气管－支气管炎

一、急性上呼吸道感染

急性上呼吸道感染（acute upper respiratory tract infection）简称上感，是指从外鼻孔至环状软骨下缘包括鼻腔、咽或喉部急性炎症的总称。包括普通感冒（俗称"伤风"，又称急性鼻炎或上呼吸道卡他）、急性病毒性咽炎和喉炎、急性疱疹性咽峡炎、急性咽结膜炎、急性咽扁桃体炎。本病是呼吸道常见传染病，可通过含有病毒的飞沫或被污染的手和用具传播。多散发于冬春季节，常在气候突变时流行。由于病毒类型较多且各种病毒间无交叉免疫，人们对各种病毒感染后产生的免疫力弱且短暂，故可多次发病。

【病因及发病机制】

1.病因　一般为病毒、细菌和机体抵抗力减弱。①病毒。上感70%～80%是由病毒引起，如鼻病毒、冠状病毒、腺病毒、流感病毒、副流感病毒、呼吸道合胞病毒、埃可病毒和柯萨奇病毒等。②细菌。以口腔定植菌溶血性链球菌最为多见，其次为流感嗜血杆菌、肺炎链球菌和葡萄球菌等，偶见革兰阴性杆菌。③机体抵抗力减弱。全身或呼吸道局部抵抗力减弱时，受凉、淋雨、过度紧张或疲劳等均可诱发此病。

2.发病机制　当机体或呼吸道局部防御功能降低时，上呼吸道原有菌群或从外界侵入的病毒和细菌迅速繁殖而引起本病。可出现鼻腔和咽黏膜充血、水肿，上皮细胞破坏，伴少量单核细胞浸润，浆液性及黏液性炎性渗出。继发细菌感染者出现中性粒细胞浸润及脓性分泌物。

【临床表现】

根据病因和临床表现不同，可分为5种类型。

1.普通感冒：起病较急，潜伏期短（1～3天）。①局部症状。以鼻部症状为主。初期有咽干、喉痒，继之打喷嚏、鼻塞（可致流泪、呼吸不畅）、流涕（开始为清水样，2～3天后变稠），可出现声嘶、干咳或咳少量黏液。鼻和咽部黏膜充血和水肿。可伴咽痛。②全身症状。轻且短暂，如畏寒或头痛，纳差，或引起耳咽管炎可致听力减退。如无并发症，1周左右痊愈。

2.根据病原菌和侵犯部位又分为五种类型（表2-3）。

表 2-3　不同咽炎特点

类型	病原菌	症状	体征
急性病毒性咽炎	鼻病毒、腺病毒、流感病毒	咽痒、灼热感	咽部充血、水肿，颌下淋巴结肿大和触痛
急性病毒性喉炎	流感、副流感、腺病毒	声嘶、说话困难、咽痛、发热	喉部充血、水肿，局部淋巴结肿大和触痛
急性疱疹性咽峡炎	柯萨奇病毒 A	咽痛、发热	咽部充血，软腭、腭垂、咽及扁桃体表面有灰白色疱疹及浅表溃疡，周围伴红晕
急性咽结膜炎	腺病毒、柯萨奇病毒	咽痛、畏光、流泪、发热	咽及结膜充血
急性咽扁桃体炎	溶血性链球菌	明显咽痛，畏寒、发热，体温超过 39℃	咽部、扁桃体充血，扁桃体肿大，表面有黄色点状渗出物，颌下淋巴结肿大伴压痛，肺部无异常体征

【并发症】

本病如不及时治疗，部分患者可并发急性鼻窦炎、中耳炎、气管－支气管炎。少数患者可继发病毒性心肌炎、风湿热、肾小球肾炎等。

【医学检查】

1. 血常规检查　病毒感染者白细胞计数多为正常或偏低，淋巴细胞比例升高。细菌感染者，则白细胞计数增多，中性粒细胞增高，有核左移现象。

2. 病原学检查　一般无需病原学检查，需要时进行病毒分离或病毒抗体检测等有利于判断病毒类型。细菌培养可判断细菌类型并可做药敏试验。

【诊断要点】

1. 根据患者的病史、流行情况、鼻咽部的症状和体征，结合周围血象和胸部 X 线检查可做出临床诊断。血清学检查、病毒分离和细菌培养等可明确病因诊断。

2. 临床普通感冒要与急性鼻窦炎、过敏性鼻炎及季节性流感进行鉴别诊断（表 2-4、表 2-5）。

表 2-4　普通感冒与急性鼻窦炎、过敏性鼻炎的鉴别诊断

疾病	诊断
普通感冒	①以鼻部卡他症状为主，初期也可有咽部不适或咽干，咽痒或烧灼感 ②四肢酸痛和头痛等全身症状较轻 ③诊断主要依据典型的临床症状
急性鼻窦炎	①致病菌多为肺炎链球菌、流感嗜血杆菌、葡萄球菌等，临床多见混合感染 ②多见于病毒性上呼吸道感染后症状无改善或加重 ③主要症状为鼻塞，脓性鼻涕增多，嗅觉减退和头痛 ④急性鼻窦炎患者可伴发热及全身不适症状
过敏性鼻炎	①分为季节性和常年性，多于接触过敏原后（如花粉等）出现症状，主要症状为阵发性喷嚏，流清水样鼻涕，发作过后如正常人 ②仅表现为鼻部症状或感到疲劳，一般无发热等症状，且病程较长，常年反复发作或季节性加重

表 2-5　普通感冒与季节性流感的鉴别诊断

症状	普通感冒	季节性流感
发热	少见	常见
鼻塞	很常见，且通常在 1 周内症状自然缓解	常见
打喷嚏	常见	常见
咽痛	常见	常见
头痛	少见	非常常见
咳嗽	通常为间断的、排痰性（有黏液产生）咳嗽	通常为间断性干咳
寒战	少见	有轻到中度恶寒症状
疲倦	疲倦症状较轻微	通常为中度疲倦，且伴有乏力
胸部不适	轻到中度	中度胸部不适

【治疗】

由于目前尚无特异抗病毒药物，治疗以中西医结合对症治疗为主。

1. 对症治疗　鼻塞可用伪麻黄碱；频繁喷嚏、流涕给予抗过敏药物；咳嗽明显可使用镇咳药；头痛、发热、全身肌肉酸痛者可给予解热镇痛药。

2. 抗生素治疗　普通感冒无需使用抗生素，并发细菌感染时可选用口服青霉素、第一代头孢菌素、大环内酯类或喹诺酮类药物。

3. 抗病毒药物治疗　发病不超过 2 天一般无需应用。对于免疫缺陷患者，可早期常规使用抗病毒药物治疗，如利巴韦林、奥司他韦。

4. 中药治疗　选用具有清热解毒或辛温解表和有抗病毒作用的中药，如风寒感冒冲剂、银翘散等。有助于改善症状，缩短病程。

【护理诊断/问题】

1. 体温过高　与细菌或病毒感染有关。

2. 舒适改变　鼻塞、流涕、头痛与病毒和（或）细菌感染有关。

【护理措施】

1. 安全与舒适管理　高热患者注意卧床休息，限制活动量，以利恢复抵抗力；保持床单干燥、整洁，衣服汗湿应及时更换；保持室内适宜的温、湿度及空气流通，让患者有舒适感。

2. 疾病监测　监测体温变化。如患者头痛加重，伴脓涕、鼻窦有压痛，应怀疑并发鼻窦炎；如出现耳鸣、耳痛、外耳道流脓应考虑并发中耳炎；如咳嗽加剧、咳痰可怀疑气管 - 支气管炎；如出现胸闷、心悸、眼睑浮肿、腰酸或关节痛考虑心肌炎、肾小球肾炎、风湿热。

3. 对症护理　督促发热患者多饮水并做好口腔护理；体温超过 39℃时，可行物理降温，如冰敷、温水擦浴等，寒战时注意保暖。咽痛、声嘶时给予雾化吸入处理。

4. 用药护理　抗生素多选用口服类，抗病毒药物避免与齐多夫定同时用，防止相互拮抗作用，并严密观察用药后疗效。

5. 饮食护理　鼓励患者每天保持足够的饮水量，饮食宜清淡、易消化，食用高热量、高蛋白、高维生素、低脂肪饮食，避免刺激性食物，戒烟酒。

6. 防止交叉感染　重症患者应注意隔离，减少探视，避免交叉感染；患者打喷嚏或咳嗽时应避免对着他人；患者使用的餐具、痰盂等用具应按照规定消毒，或用一次性器具，回收后焚烧弃去。

【健康教育】

1. 预防疾病　宣传吸烟及烟雾刺激的危害；加强锻炼，增强体质，提高机体抗病能力；进食清淡、富有营养的饮食，多饮水；注意休息，避免劳累；冬春季节，尽量减少去公共场所。

2. 管理疾病　避免接触或吸入过敏原，及时清除鼻咽部位的病毒、细菌；注意呼吸道隔离，防止交叉感染，保持室内空气流通。

3. 康复指导　康复期间可用流感疫苗行鼻腔喷雾，也可用板蓝根、大青叶等熬水饮，室内可用 $5 \sim 10mL/m^3$ 食醋加等量水稀释加热熏蒸，每日 1 次，连续 3 日。发生炎症时，及时就诊。

二、急性气管 – 支气管炎

急性气管 – 支气管炎（acute tracheobronchitis）是指生物、理化刺激或过敏等因素引起的急性气管 – 支气管黏膜的急性炎症。多为散发，无流行倾向，常发生于寒冷季节或气候突变时。年老体弱者易感，也可由急性上呼吸道感染迁延不愈所致。

【病因及发病机制】

1. 病因

（1）感染　多为病毒、细菌直接感染，急性支气管炎常为混合感染。①常见病毒为腺病毒、流感病毒（甲、乙）、冠状病毒、鼻病毒、单纯疱疹病毒、呼吸道合胞病毒和副流感病毒。②常见细菌为流感嗜血杆菌、肺炎链球菌、卡他莫拉菌等。近年来衣原体和支原体感染明显增加，在病毒感染的基础上继发细菌感染亦较多见。

（2）理化因素　冷空气、粉尘、刺激性气体或烟雾（如二氧化硫、二氧化氮、氨气、氯气等）的吸入。

（3）过敏反应　常见的吸入致敏原包括花粉、有机粉尘、动物毛皮及排泄物、真菌孢子等，或对细菌蛋白质的过敏。

2. 发病机制　上述致病因素引起气管 – 支气管黏膜的急性炎症反应。气管、支气管黏膜充血、水肿，黏液腺肥大，纤毛上皮细胞损伤脱落，分泌物增加，黏膜下层水肿，伴有淋巴细胞和中性粒细胞浸润。若为细菌感染，分泌物呈脓性。炎症消退后，气管、支气管黏膜结构、功能可恢复正常。

【临床表现】

1. 症状　起病较急，常先有鼻塞、流涕、咽痛、声音嘶哑等急性上呼吸道感染症状，继之出现干咳或伴少量黏液痰，随后痰量增多，咳嗽加剧，偶伴血痰。咳嗽、咳痰可延续 2 ～ 3 周，如迁延不愈，可演变成慢性支气管炎。伴支气管痉挛时，可出现程度不等的胸闷气促。全身症状一般较轻，可有低至中等程度发热，但多在 3 ～ 5 天后降到正常。

2. 体征　查体可无明显阳性表现，可在两肺听到散在干、湿啰音，部位不固定，咳嗽后减少或消失。

【并发症】

少数患者并发肺炎或发展为慢性支气管炎。

【医学检查】

1. 血常规检查　病毒感染者白细胞计数多正常，细菌感染者白细胞总数和中性粒细胞增多，血沉加快。

2. 痰液检查　痰涂片或痰培养可发现致病菌。

3. 影像学检查　X线胸片检查少数无异常，多为肺纹理增粗。

【诊断要点】

根据病史，咳嗽、咳痰等呼吸道症状，肺部啰音随咳嗽改变等体征，以及血象和胸部X线检查，可做出临床诊断。痰涂片和培养有助于病因诊断。

【治疗】

控制感染、止咳、平喘等。

1. 对症治疗　①止咳。咳嗽无痰或少痰，可用喷托维林（咳必清）、右美沙芬镇咳，一般不用镇咳剂或镇静剂。②祛痰。咳嗽有痰而不易咳出者，可选用盐酸氨溴索、桃金娘油提取物、溴己新（必嗽平）化痰，也可采用雾化治疗祛痰。较为常用的为兼有止咳和化痰作用的甘草合剂，也可选用其他中成药止咳祛痰。③平喘。如有支气管痉挛，可选用支气管舒张药，如氨茶碱、β_2 受体激动剂等。④退热。发热可选用解热镇痛药。

2. 抗感染治疗　有细菌感染证据时使用，一般选用青霉素类、新大环内酯类，亦可选用头孢菌素类或喹诺酮类等药物。以口服为主，必要时可肌内注射或静脉滴注。少数患者根据痰培养、药敏试验选择用药。

【护理诊断/问题】

1. 清理呼吸道无效　与支气管炎症时痰液黏稠有关。

2. 体温过高　与支气管感染有关。

【护理措施】

详见本章第一节"咳嗽与咳痰"及本节"急性上呼吸道感染"护理。

【健康教育】

详见本节"急性上呼吸道感染"健康教育。

第三节　支气管哮喘

支气管哮喘（bronchial asthma）简称哮喘，是一种以慢性气道炎症和气道高反应性为特征的异质性疾病。其特征为气道对多种刺激的高反应性，广泛多变的可逆性气流受限以及疾病后期气道结构的改变。临床特征为反复发作的喘息、气急、胸闷或咳嗽等症状，多数患者可自行缓解或经治疗后缓解。

全球约有3亿哮喘患者。我国10个省市的资料显示20岁以上人群的哮喘患病率为4.2%。儿童患病率高于成人。成人男女患病率大致相同，城市高于农村。

【病因及发病机制】

1. 病因　哮喘是一种复杂的、具有多基因遗传倾向的疾病，其发病与遗传因素和环境因素有关。①遗传因素。哮喘患者的亲属患病率高于群体患病率，亲缘关系越近患病率越高。目前已经鉴定了多个哮喘易感基因位点。②环境因素。吸入性变应原，如粉尘、花粉、虫螨等；感染，如细菌、病毒、原虫、寄生虫等；食物，如鱼、虾、牛奶、蛋类等；药物，如阿司匹林、吲哚美辛、普萘洛尔等；其他，如运动、妊娠、精神因素、气候改变等。

2. 发病机制　哮喘的发病机制不完全清楚，可概括为免疫–炎症反应、神经机制和气道高反应性及相互作用。其中气道炎症是哮喘发病的本质，而气道反应性增高是哮喘的重要特征。根据变应原吸入后哮喘发生的时间，可分为速发性哮喘反应（IAR）、迟发性哮喘反应（LAR）和双相性哮喘反应（DAR）。速发性哮喘反应在吸入变应原后立即发生反应，15～30分钟达高峰，2

小时逐渐恢复正常。迟发性哮喘反应在 6 小时左右发作，症状重，持续时间长，常呈持续性哮喘表现，为气道慢性炎症反应的结果。哮喘发病机制总结见图 2-2。

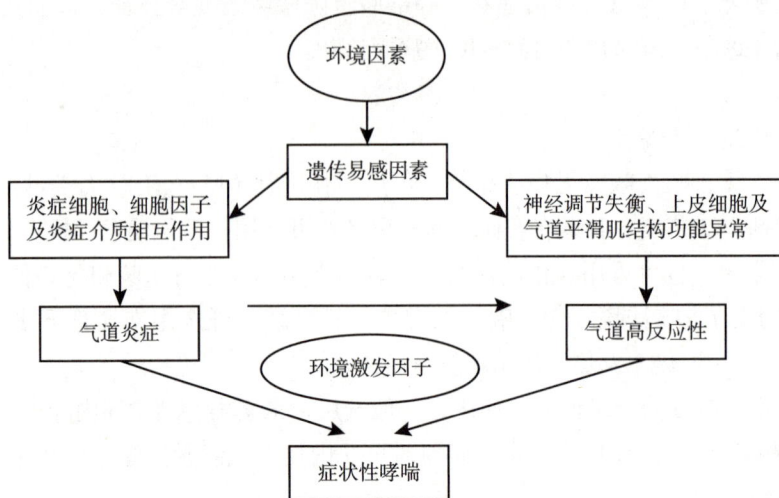

图 2-2 哮喘发病机制

疾病早期，无肉眼所见明显器质性病理改变。随着疾病发展，肉眼可见肺膨胀、肺气肿，支气管、细支气管内含有黏稠痰液及黏液栓。支气管壁增厚、黏膜肿胀充血形成皱襞，黏液栓塞局部出现肺不张。显微镜下可见气道上皮有肥大细胞、肺泡巨噬细胞、嗜酸性粒细胞等细胞浸润。气道黏膜下组织水肿，微血管通透性增加，支气管内分泌物潴留，支气管平滑肌痉挛，纤毛上皮细胞脱落，基底膜露出。

【临床表现】

1. 症状 ①典型症状为发作性伴有哮鸣音的呼气性呼吸困难。哮喘症状可在数分钟内发作，经数小时至数天，用支气管舒张药或自行缓解。在夜间及凌晨发作或加重是哮喘的重要临床特征。严重者被迫采取坐位或呈端坐呼吸，干咳或咳大量白色泡沫痰，甚至出现发绀等。②有些青少年，其哮喘症状表现为运动时出现胸闷、咳嗽和呼吸困难，称为运动性哮喘。对以咳嗽为唯一症状的称为咳嗽变异性哮喘。对以胸闷为唯一症状的称为胸闷变异性哮喘。长期存在气道反应性增高，但无反复发作性喘息、气促、胸闷或咳嗽者称为隐匿性哮喘。

2. 体征 发作时典型的体征是双肺出现广泛的哮鸣音，呼气音延长。但非常严重的哮喘发作，哮鸣音可不出现，这是病情危重的表现。非发作期体检可无异常发现。

【并发症】

发作时可并发气胸、纵隔气肿、肺不张，长期反复发作或感染可并发慢性阻塞性肺疾病、支气管扩张、间质性肺炎、肺纤维化和肺源性心脏病。

【医学检查】

1. 痰液检查 痰涂片可见较多嗜酸性粒细胞。

2. 呼吸功能检查

1）通气功能检测 在哮喘发作时呈阻塞性通气功能改变，呼气流速指标均显著下降，FEV_1（1 秒钟用力呼气容积）、$FEV_1/FVC\%$（第 1 秒用力呼气量占用力肺活量比值）、MMEF（最大呼气中段流量）、PEF（最高呼气流量）均减少。慢性持续期上述通气功能指标可逐渐恢复。

2）支气管激发试验 用以测定气道反应性。吸入激发剂后其通气功能下降、气道阻力增加。一般适用于 FEV_1 在正常预计值的 70% 以上的患者。如 FEV_1 下降 ≥ 20%，可诊断为激发试验阳性。

3）支气管舒张试验　以测定气道气流可逆性。常用氨溴索等吸入型的支气管舒张剂。如 FEV_1 较用药前增加 ≥ 12%、绝对值增加 ≥ 200mL，或 PEF 较治疗前增加 60L/min 或 ≥ 20% 为舒张试验阳性。

4）PEF 及其变异率测定　PEF 平均每日昼夜变异率 > 10%（连续 7 天，每日 PEF 昼夜变异率之和／7），则符合气道气流受限可逆性改变的特点。

3. 动脉血气分析　严重发作时 $PaCO_2$ 降低，可出现呼吸性碱中毒。气道阻塞严重时，可有缺氧及 CO_2 潴留，$PaCO_2$ 上升，表现为呼吸性酸中毒。若缺氧明显，可合并代谢性酸中毒。

4. 胸部 X 线检查　哮喘发作时两肺透亮度增加，呈过度通气状态。合并感染时，可见肺纹理增加及炎性浸润阴影。

5. 特异性变应原的检测　测定变应性指标结合病史有助于对患者的病因诊断和脱离致敏因素，变应性哮喘患者血清特异性 IgE 可较正常人明显增高。

【诊断要点】

1. 诊断　①反复发作性喘息、气急、伴或不伴胸闷或咳嗽，多与接触变应原、冷空气、感染等因素有关；②发作时双肺闻及以呼吸相为主的哮鸣，呼气相延长；③症状可自行缓解或经治疗缓解；④排除其他疾病引起的喘息、气急、胸闷或咳嗽；⑤症状不典型时应有下列三项中至少一项阳性：支气管舒张试验阳性、支气管激发试验或运动试验阳性、平均每日 PEF 昼夜变异率 > 10% 或 PEF 周变异率 > 20%。

符合第 1 ～ 4 条或第 4、5 条者，可以诊断为哮喘。

2. 严重程度与临床分期

（1）急性发作期　气促，常因接触变应原等刺激物或治疗不当所致。胸闷、咳嗽等症状突然发生或加剧，常有呼吸困难，以呼气流量降低为其特征，哮喘发作时严重程度可分为轻度、中度、重度和危重度 4 级（表 2-6）。

表 2-6　哮喘急性发作的病情严重度的分级

临床特点		轻度	中度	重度	危重度
临床表现	气短	步行、上楼时	稍事活动	休息时	
	精神状态	可有焦虑／尚安静	时有焦虑或烦躁	常有焦虑、烦躁	嗜睡、意识模糊
	讲话方式	连续成句	常有中断	单字	不能讲话
	体位	可平卧	喜坐位	端坐呼吸	
体征	出汗	无	有	大汗淋漓	
	呼吸频率	轻度增加	增加	常 > 30 次／分	
	辅助呼吸肌活动及三凹征	常无	可有	常有	胸腹矛盾运动
	哮鸣音	散在，呼吸末期	响亮、弥漫	响亮、弥漫	减弱乃至无
	脉搏	< 100 次／分	100 ～ 120 次／分	> 120 次／分	> 120 次／分，或脉率变慢或不规则
	奇脉（收缩压下降，mmHg）	无（< 10）	可有（10 ～ 25）	常有（> 25）	

续表

	临床特点	轻度	中度	重度	危重度
实验室检查	使用 β₂ 肾上腺素受体激动剂后 PEF 占正常预计或本人平素最高值的百分比	> 80%	60% ~ 80%	< 60% 或 < 100L/min 或作用时间 < 2 小时	
	PaO₂（吸空气，mmHg）	正常	≥ 60	< 60	< 60
	PaCO₂（mmHg）	< 45	≤ 45	> 45	> 45
	SaO₂（吸空气）	> 95%	91% ~ 95%	≤ 90%	< 90%
	pH				降低

（2）非急性发作期（也称慢性持续期） 许多哮喘患者即使没有急性发作，但在相当长的时间内仍不同频率或不同程度地出现症状（喘息、咳嗽、胸闷等）。目前应用较广泛的慢性持续期哮喘严重性评估方法为哮喘控制水平，分为控制、部分控制和未控制 3 个等级（表 2-7）。

表 2-7 非急性发作期哮喘控制水平的分级

临床特点	控制（满足以下所有情况）	部分控制（任何 1 周出现以下 1 种表现）	未控制（表现 ≥ 3 项，任何 1 周出现部分控制）
日间症状	无（或 ≤ 2 次 / 周）	> 2 次 / 周	
夜间症状 / 憋醒	无	有	
活动受限	无	有	
对缓解药物治疗 / 急救治疗的需求	无（或 ≤ 2 次 / 周）	> 2 次 / 周	
急性发作	无	≥ 1 次 / 年 *	任何 1 周出现 1 次 **
肺功能（PEF 或 FEV₁）***	正常	< 80% 预计值或个人最佳值	

注：* 患者出现急性发作后都必须对维持治疗方案进行分析回顾，以确保治疗方案的合理性。** 依照定义，任何 1 周出现 1 次哮喘急性发作，表明这周的哮喘没有得到控制。*** 肺功能结果对 5 岁以下的儿童可靠性差。

（3）临床控制期 患者无喘息、气促、胸闷、咳嗽等症状 4 周以上，1 年内无急性发作，肺功能正常。

【治疗】

目前尚无特效的治疗方法，但长期规范化治疗可使哮喘症状得到控制，减少复发乃至不发作，长期使用最少量或不用药物能使患者与正常人一样生活、工作和学习。

1. 药物治疗 此类药物主要是舒张支气管，即支气管舒张药。

（1）缓解哮喘发作

1）β₂ 肾上腺素受体激动剂（简称 β₂ 受体激动剂） 控制哮喘急性发作的首选药物。①首选吸入法，包括定量气雾剂（MDI）吸入、持续雾化吸入和干粉吸入等。定量吸入适于轻、中度急性发作期患者，短效 β₂ 受体激动剂尤适于夜间哮喘发作者，常用剂量为氨溴索或特布他林 MDI，每喷 100μg，每天 3 ~ 4 次，每次 1 ~ 2 喷。通常 5 ~ 10 分钟即可见效，可维持 4 ~ 6 小时。长效 β₂ 受体激动剂如福莫特罗 4.5μg，每天 2 次，每次 1 喷，可维持 10 ~ 12 小时。持续雾化吸入多用于重症和儿童患者，如氨溴索 5mg 稀释在 5 ~ 20mL 溶液中雾化吸入。②口服法，氨溴索 2 ~ 4mg，特布他林 1.25 ~ 2.5mg 口服，每日 3 次。③注射用药，用于严重哮喘，如氨溴索 0.5mg，静脉注射或滴注。

2）抗胆碱药 如异丙托溴铵为胆碱能受体（M受体）拮抗剂，可舒张支气管及减少痰液，与 β_2 受体激动剂联合吸入有协同作用，尤其适用于夜间哮喘及多痰的患者。异丙托溴铵每次 25～75μg，MDI，每日3次，或用 100～150μg/mL 的溶液持续雾化吸入。

3）茶碱类 目前治疗哮喘的有效药物。茶碱与糖皮质激素合用具有协同作用。口服给药包括氨茶碱和控（缓）释茶碱，一般剂量每日 6～10mg/kg，用于轻到中度哮喘。控（缓）释茶碱昼夜血药浓度平稳，不良反应较少，且可维持较好的治疗浓度，平喘作用可维持 12～24 小时，可用于控制夜间哮喘。静脉给药主要应用于重、危症哮喘，静脉注射氨茶碱首次剂量为 4～6mg/kg，静脉滴注维持量为 0.6～0.8mg/（kg·h）。日注射量一般不超过 1.0g。

（2）控制或预防哮喘发作

1）糖皮质激素 当前控制哮喘发作最有效的药物。①吸入治疗是目前推荐长期抗炎治疗哮喘的最常用方法，常用吸入药物有倍氯米松（BDP）、布地奈德、氟替卡松、莫米松等，后二者生物活性更强，作用更持久。通常需规律吸入1周以上方能生效。②口服剂有泼尼松（强的松）、泼尼松龙（强的松龙），用于吸入糖皮质激素无效或需要短期加强的患者。③静脉用药。重度或严重哮喘发作时应及早应用琥珀酸氢化可的松，常用量 100～400mg/d，注射后 4～6 小时起作用。或甲泼尼龙（甲基强的松龙，80～160mg/d）起效时间更短（2～4 小时）。慎用地塞米松。

2）白三烯（LT）调节剂 可以作为轻度哮喘的一种控制药物的选择。常用半胱氨酰 LT 受体拮抗剂，如孟鲁司特、扎鲁司特。

3）抗 IL-5 治疗 抗 IL-5 单抗可减少患者体内嗜酸性粒细胞浸润，减少哮喘急性发作和改善患者生命质量。

4）其他 色苷酸钠是非糖皮质激素类抗炎药物，对预防运动或变应原诱发的哮喘最为有效。酮替酚和新一代组胺 H_1 受体拮抗剂阿司咪唑、氯雷他定、曲尼斯特对轻症哮喘和季节性哮喘有一定效果，也可与 β_2 受体激动剂联合用药。

2. 急性发作期的治疗 须尽快缓解气道阻塞，纠正低氧血症，恢复肺功能，预防进一步恶化或再次发作，防止并发症。

（1）轻度 每日定时吸入糖皮质激素（200～500μg BDP）；出现症状时吸入短效 β_2 受体激动剂，效果不佳时可加用口服 β_2 受体激动剂控释片或小量茶碱控释片（200mg/d），或加用吸入抗胆碱药如异丙托溴铵气雾剂。

（2）中度 吸入剂量一般为每日 500～1000μg BDP；规则吸入 β_2 受体激动剂或联合吸入抗胆碱药；或加用口服 LT 拮抗剂，如不能缓解，可持续雾化吸入 β_2 受体激动剂（或联合吸入抗胆碱药），或口服糖皮质激素（＜60mg/d）。必要时静脉注射氨茶碱。

（3）重度至危重度 持续雾化吸入 β_2 受体激动剂或联合吸入抗胆碱药；或静脉滴注氨茶碱。加用口服 LT 拮抗剂。静脉滴注地塞米松或甲泼尼龙等糖皮质激素；每日补充足够液体量；纠正酸碱失衡；氧疗；并发感染时积极抗感染；必要时进行无创通气或插管机械通气。

3. 慢性持续期的治疗 哮喘的慢性炎症病理生理改变在急性期症状控制后仍然存在，因此必须制定长期治疗方案以预防哮喘再次发作。根据哮喘严重程度和控制水平选择合适的治疗方案（表 2-8）。①基本原则：从第1步到第5步的治疗方案中都有不同的哮喘控制药物可供选择；在每一步中缓解药物都应该按需使用，以迅速缓解哮喘症状。②同时兼顾以下原则：必须个体化，联合用药，以最小量、最简单的联合，副作用最小，达到最佳控制症状。

表 2-8 哮喘的治疗方案

药物	第 1 步	第 2 步	第 3 步	第 4 步	第 5 步
	哮喘教育、环境控制	哮喘教育、环境控制	哮喘教育、环境控制	哮喘教育、环境控制	哮喘教育、环境控制
首选缓解药物	按需使用低剂量 ICS+ 福莫特罗	按需使用低剂量 ICS+ 福莫特罗	按需使用低剂量 ICS+ 福莫特罗	按需使用低剂量 ICS+ 福莫特罗	按需使用低剂量 ICS+ 福莫特罗
其他可选缓解药物	按需使用 SABA	按需使用 SABA	按需使用 SABA	按需使用 SABA	按需使用 SABA
推荐选择控制药物	按需 ICS+ 福莫特罗	低剂量 ICS 或按需 ICS+ 福莫特罗	低剂量 ICS+LABA	中剂量 ICS+LABA	参考临床表型加抗 IgE 单克隆抗体，或加抗 IL-5，或加抗 IL-5R，或加抗 IL-4R 单克隆抗体
其他选择控制药物	按需使用 SABA 时即联合低剂量 ICS	白三烯受体拮抗剂（LTRA）加低剂量茶碱	中剂量 ICS 或低剂量 ICS 加 LTRA 或加茶碱	高剂量 ICS 加 LAMA 或加 LTRA 或加茶碱	高剂量 ICS+LABA 再加其他治疗，如加 LAMA，或加茶碱，或加低剂量口服激素（注意不良反应）

注：ICS：吸入性糖皮质激素；LABA：长效 β_2 受体激动剂；SABA：短效 β_2 受体激动剂；LAMA：长效抗胆碱能药物。

4. 免疫疗法 ①分为特异性和非特异性两种，前者又称脱敏疗法（或称减敏疗法）。通常采用花粉、螨、猫毛等特异性变应原做定期反复皮下注射，剂量由低至高，以产生免疫耐受性，使患者脱（减）敏。非特异性疗法采用注射卡介苗、疫苗、转移因子等生物制品抑制变应原反应的过程，有一定辅助的疗效。②目前采用基因工程制备的人工重组抗 IgE 单克隆抗体治疗中、重度变应性哮喘，已取得较好效果。

【护理诊断 / 问题】

1. 气体交换障碍 与支气管痉挛、气道炎症、气道阻力增加有关。

2. 清理呼吸道无效 与支气管痉挛、支气管黏膜水肿、痰液黏稠、无效咳嗽有关。

3. 知识缺乏 与缺乏疾病防治知识有关。

【护理措施】

1. 安全与舒适管理 ①脱离变应原。立即使患者脱离变应原是防治哮喘最有效的方法。外源性哮喘患者应避免接触过敏原，如改变其居住环境，室内不摆放花草，不使用羽毛制品；避免接触有污染的空气（如在房内吸烟、冷空气刺激等）、地毯、家具、皮毛等。②保持病室湿度在 50% ～ 70%，定期空气加湿；室温维持在 18 ～ 22℃。③卧床休息，协助抬高床头使患者半坐或坐卧位，以利呼吸；保持床单位干燥、清洁；保持口腔清洁，咳痰后协助做好口腔护理或用漱口液漱口。

2. 疾病监测 ①常规监测。意识，呼吸频率、节律、深度及辅助肌是否参与呼吸运动，呼吸音与哮鸣音，动脉血气分析，肺功能。②夜间与凌晨易发哮喘，鼻咽痒、喷嚏、流涕、眼痒等过敏症状为哮喘发作前驱症状。③患者出现脱水、低血钾并发症时，应记录 24 小时出入水量并采取相应护理措施。④如哮喘严重发作且经治疗症状无缓解者，有神志改变者，$PaO_2 < 60mmHg$、$PaCO_2 > 50mmHg$ 者等严重患者，应做好机械通气准备。

3. 对症护理 ①病情不允许活动的卧床患者，鼓励患者在床上深慢呼吸，指导掌握有效的咳嗽排痰技巧；②哮喘或哮喘持续状态患者，大多数有缺氧现象，因此吸氧流量为每分钟 1 ～ 3L，吸入氧浓度一般不超过 40%，使 PaO_2 提高到 70～90mmHg，为避免气道干燥和寒冷气流的刺激而导致气道痉挛，吸入的氧气应尽量温暖湿润。在氧疗法中，需根据动脉血气分析的结果评价疗效。呼吸速率过快可使 CO_2 过多排出，用漏斗状纸袋回收呼出的 CO_2 的方法，可使呼吸速率减慢。

4. 用药护理　应观察药物疗效和不良反应。① $β_2$ 受体激动剂。指导患者按需用药，不宜长期、规律、单一、大量使用，以免出现耐受性。应教会患者正确掌握 MDI 吸入方法。儿童或重症患者可在 MDI 上加贮雾瓶，雾化释出的药物在瓶中停留数秒，患者可从容吸入，并可减少雾滴在口咽部沉积引起刺激。静滴氨溴索时应注意控制滴速（2～4μg/min），用药过程中观察有无心悸、骨骼肌震颤、低血钾等不良反应。②茶碱类。静注时浓度不宜过高，不宜过量，速度不可过快，速度不可超过 0.25mg/（kg·min），以防中毒症状发生。其不良反应有恶心、呕吐等胃肠道症状，心律失常、血压下降和兴奋呼吸中枢作用，严重者可致抽搐甚至死亡。用药时监测血药浓度可减少不良反应的发生，其安全浓度为 6～15μg/mL。发热、妊娠者及小儿或老年有心、肝、肾功能障碍及甲状腺功能亢进者不良反应增加。合用西咪替丁（甲氰米胍）、喹诺酮类、大环内酯类药物等可影响茶碱代谢而使其排泄减慢，应加强观察。茶碱缓（控）释片有控释材料，不能嚼服，必须整片吞服。③糖皮质激素。吸入药物治疗，全身性不良反应少，少数患者可出现口腔念珠菌感染、声音嘶哑或呼吸道不适，指导患者喷药后必须立即用清水充分漱口以减轻局部反应和胃肠吸收。口服用药宜在饭后服用，以减少对胃肠道黏膜的刺激。气雾吸入糖皮质激素可减少其口服量，当用吸入剂替代口服剂时，通常同时使用 2 周后再逐步减少口服量，指导患者不得自行减量或停药。④其他。色苷酸钠及尼多酸钠，少数患者吸入后可有咽喉不适、胸闷，偶见皮疹，孕妇慎用。抗胆碱药吸入后，少数患者可有口苦或口干感。酮替芬有镇静、头晕、口干、嗜睡等不良反应，对高空作业人员、驾驶员、操纵精密仪器者应予以强调。白三烯调节剂的主要不良反应是较轻微的胃肠道症状，少数有皮疹、血管性水肿、转氨酶升高，停药后可恢复。

5. 饮食护理　大约 20% 成年患者及 50% 患儿可因不适当饮食而诱发或加重哮喘。饮食宜清淡、易消化、含足够能量，避免进食硬、冷、油煎食物，鱼、虾、蟹、蛋类、牛奶以及某些食物添加剂如酒石黄、亚硝酸盐等易诱发哮喘发作食物。哮喘急性发作时，鼓励患者多饮水，每天饮水量 2500～3000mL，以补充丢失的水分，稀释痰液。注意戒酒、戒烟。

6. 心理护理　哮喘发作时的呼吸困难、濒死感常导致患者精神紧张、焦虑不安、失眠，其反复发作可引起患者心情抑郁。关心患者，及时了解其心理活动，发现情绪激动和紧张时，做好劝导工作，以解除因条件反射或心理失衡等因素导致发病。

【健康教育】

1. 预防疾病　加强体育锻炼，增强体质，预防感冒。避免情绪激动和过度疲劳，保持心理平衡，可以减少发作次数。

2. 管理疾病

（1）整个治疗期间，坚持向哮喘患者进行哮喘知识教育和注意控制环境、避免诱发因素。在医生指导下坚持脱敏治疗。教育患者对哮喘有一定程度的了解，强调环境控制对治疗支气管哮喘的重要性。指导患者对哮喘的发病机制和发病本质知识的了解，告知患者通过长期规范的治疗可以有效控制哮喘，增强治疗的信心和依从性。

（2）自我监测病情。①峰流速测定是发现早期哮喘发作最简便易行的方法，在没有出现症状之前最大呼气流速（PEER）下降，提示早期哮喘的发生。峰流速测定可判断哮喘控制的程度和选择治疗措施。如果 PEER 经常地、有规律地保持在 80%～100%，为安全区，说明哮喘控制理想；如果 PEER 在 50% ～ 80%，为警告区，说明哮喘加重，需及时调整治疗方案；如果 PEER ＜ 50%，为危险区，说明哮喘严重，需要立即到医院就诊。②指导患者监测病情的变化，有条件的患者可以记录哮喘日记。

（3）患者可携带含有支气管扩张剂的小型喷雾器（如必可酮、喘乐宁等）并教会患者正确的使用方法，强调如果出现哮喘发作先兆应立即使用，同时让患者保持平静，以迅速控制症状。气雾剂的使用方法如下：①打开喷口的盖，手拿着气雾剂（喷口朝下）并用力摇匀药液；②深呼气至不能再呼出气体时，将喷口放在口内；双唇包住喷口缓慢深吸气的同时按下药罐将药物喷出；③屏息 10 秒，或在没有不适的感觉下尽量屏息久些，然后再缓慢呼气。若需要多吸 1 次，应等待至少 3 分钟。

第四节　支气管扩张症

支气管扩张症（bronchiectasis）是由于急、慢性呼吸道感染和支气管阻塞后，反复发生支气管炎症，致使支气管壁结构破坏，引起支气管异常和持久性扩张。临床特征为慢性咳嗽、咳大量脓痰和（或）反复咯血。

支气管扩张症多见于儿童和青年。近年来随着计划免疫的实施，以及急、慢性呼吸道感染的恰当治疗，本病的发病率已明显减少。

【病因及发病机制】

支气管 – 肺组织感染是支气管扩张最主要的原因。有些病例无明显病因，弥漫性支气管扩张常发生于有遗传、免疫或解剖缺陷的患者，如囊性纤维化、纤毛运动障碍和严重的 α_1– 抗胰蛋白酶缺乏患者。低免疫球蛋白血症、免疫缺陷和罕见的气道结构异常也可引起弥漫性疾病，如巨大气管 – 支气管症、软骨缺陷及变态性支气管肺曲菌病等疾病的少见并发症。局灶性支气管扩张可源于未进行治疗的肺炎或阻塞，例如异物或肿瘤、外源性压迫或肺叶切除后解剖移位。

上述疾病损伤了宿主气道防御功能和清除机制，使其清除分泌物的能力下降，易于发生感染。细菌反复感染可使充满炎性介质和病原菌黏稠液体的气道逐渐扩大、形成瘢痕和扭曲，支气管壁由于水肿、炎症和新血管形成而变厚。周围间质组织和肺泡的破坏导致了纤维化、肺气肿，或二者兼有。炎症可致支气管壁血管增多、扩张，并伴有相应支气管动脉扩张及支气管动脉和肺动脉吻合，形成血管瘤可出现咯血。病变支气管反复出现炎症，使周围结缔组织和肺组织纤维化，最终引起肺的通气和换气功能障碍。

【临床表现】

病程多呈慢性经过，起病多在小儿或青年期。病变主要累及中等大小支气管，病变可以广泛，也可以局限，左肺下叶最常见。支气管扩张症可伴有支气管大量萎陷，支气管萎陷部位远端的所有气道及肺泡均出现不张，使肺叶呈现无气状态。

1. 症状

（1）慢性咳嗽、大量脓性痰　与体位改变有关，常在晨起和夜间卧床时加重，其严重度可用痰量估计，轻度＜ 10mL/d，中度 10 ～ 150mL/d，重度＞ 150mL/d。痰液为黏液性、黏液脓性或脓性，可呈黄绿色。感染急性发作时，黄绿色脓痰量每日可达数百毫升。感染时痰液静置后出现分层的特征（上层为泡沫，下悬脓性成分，中层为混浊黏液，下层为坏死组织沉淀物）。厌氧菌感染时痰有臭味。

（2）反复咯血　多数患者有反复咯血，血量不等，可为痰中带血至大量咯血，咯血量与病变范围、病情严重程度有时不一致。部分患者以反复咯血为唯一症状，临床称之为"干性支气管扩张"，其病变多位于引流良好的上叶支气管。

（3）反复肺部感染 其特点是同一肺段反复发生感染并迁延不愈。

（4）慢性感染中毒症状 反复继发感染可引起发热、盗汗、消瘦、贫血等，儿童可影响发育。

（5）呼吸困难和喘息 提示有广泛的支气管扩张或潜在的慢性阻塞性肺疾病。

2. 体征 早期或干性支气管扩张肺部体征可无异常，气道内有较多分泌物时，体检可闻及湿啰音。部分慢性患者可有杵状指（趾）。

【医学检查】

1. 胸部 X 线平片检查 囊状支气管扩张的气道表现为显著的囊腔，腔内可存在气液平面（图 2–3）。其他可见气道壁增厚。由于受累肺实质通气不足、萎陷，扩张的气道往往聚拢，纵切面可显示为"双轨征"，横切面显示"环形阴影"。但是这一检查对判断有无支气管扩张症缺乏特异性，病变轻时影像学检查可正常。

2. 支气管造影及 CT 检查 支气管造影可明确支气管扩张症诊断，但因为具有创伤性，现已被 CT 取代，近年来高分辨率 CT（HRCT）的临床应用是支气管扩张症的主要诊断方法，可显示次级肺小叶为基本单位的肺内细微结构。

3. 其他检查 痰液检查常显示含有丰富的中性粒细胞及定植或感染的多种微生物；痰涂片及痰细菌培养结果可指导抗生素治疗；纤维支气管镜检查可进行病因及定位诊断；肺功能测定可以证实由弥漫性支气管扩张或相关阻塞性肺病导致的气流受限。

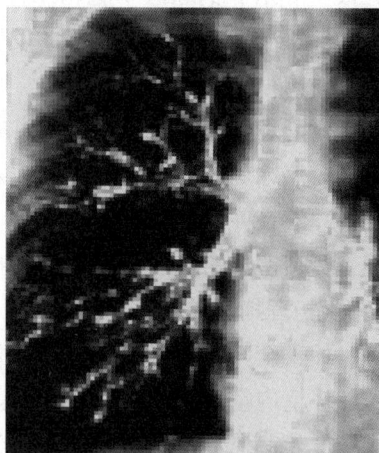

图 2–3 支气管扩张胸片表现

【诊断要点】

根据慢性咳嗽、大量脓痰、反复咯血及既往有诱发支气管扩张症的呼吸道感染病史，HRCT 显示支气管扩张症的异常影像学改变，即可明确诊断为支气管扩张症。

纤维支气管镜检查或局部支气管造影，可明确扩张、阻塞或出血的部位。经纤维支气管镜进行局部灌洗，采取灌洗液标本进行涂片、细菌学和细胞学检查，进一步协助诊断和指导治疗。

【治疗】

1. 控制感染 这是急性感染期的主要治疗措施。根据临床表现和痰培养结果，选用有效的抗生素。①轻症者常给予经验治疗（如给予氨苄西林、阿莫西林或头孢克洛）；存在铜绿假单胞菌感染时，可选择口服喹诺酮类，静脉给予氨基糖苷类或第三代头孢菌素；②对于慢性咳脓痰的患者，使用短程抗生素，还可考虑使用疗程更长的抗生素，如口服阿莫西林或吸入氨基糖苷类，或间断并规则使用单一抗生素及轮换使用抗生素。

2. 保持呼吸道通畅 ①气道清理治疗。支气管扩张患者的一线治疗。首选主动循环呼吸技术（active cycling breathing technique，ACBT）进行气道清理，ACBT 一周期分为 3 个部分：呼吸控制（breathing control，BC）、胸廓扩张运动（thoracic expansion exercises，TEE）和用力呼气技术（forced expiration technique，FET），每天至少 2 次，每次 10 ～ 30 分钟，3 个月评估 1 次气道清理的效果。②体位引流。一般取头低足高位，可配合震动拍击背部协助痰液引流。③雾化吸入。气道内雾化吸入生理盐水，短时间内吸入高渗生理盐水，或吸入黏液松解剂如乙酰半胱氨酸等，可有助于痰液的稀释和排出。④改善气流受限。长效支气管舒张剂（长效 β_2 受体激动剂，长效抗胆碱能药物，吸入糖皮质激素／长效 β_2 受体激动剂）可改善气流受限并帮助清除分泌物，对伴有气道高反应及可逆性气流受限的患者常有一定疗效。

3. 咯血的治疗　对反复咯血的患者，如果咯血量少，可以对症治疗或口服卡巴克洛（安络血）、云南白药。若出血量中等，可静脉给予垂体后叶素或酚妥拉明。若出血量大，经内科治疗无效，可考虑介入栓塞治疗。

4. 外科治疗　目前大多数支气管扩张症患者应用抗生素治疗有效，不需要手术治疗。手术的适应证包括：①积极药物治疗仍难以控制症状者；②大咯血危及生命或经药物、介入治疗无效者；③局限性支气管扩张，术后最好能保留 10 个以上肺段。手术的相对禁忌证为非柱状支气管扩张、痰培养铜绿假单胞菌阳性、切除术后残余病变及非局灶性病变。术后并发症的发生率为 10%～19%，老年人并发症的发生率更高，术后病死率＜5%。

【护理诊断／问题】

1. 清理呼吸道无效　与痰液黏稠、咳痰量多有关。

2. 焦虑　与病程长、反复感染或咯血所致情绪紧张有关。

3. 潜在并发症　大咯血。

4. 有窒息的危险　与大量咯血而导致呼吸道梗阻有关。

【护理措施】

1. 安全与舒适管理　去除刺激及诱发咳嗽的因素，指导患者戒烟，避开尘烟多的环境；保持居住环境内空气流通、温湿度适宜；鼓励患者根据自己的耐受程度进行活动，保证充足的休息。

2. 疾病监测　①常规监测：观察痰液的颜色、量、性质、气味和体位的关系，留取标本送检并记录 24 小时痰液排出量，注意患者有无消瘦、贫血等全身表现；②监测有无阻塞性肺不张、肺部感染及休克等并发症的表现；③病情严重者需观察缺氧、胸闷、气促、呼吸困难、发绀、面色苍白、出冷汗、烦躁不安等窒息征象。

3. 对症护理

（1）指导患者处于有利于呼吸的体位，如半卧或高枕卧位，有效引流痰液，保持呼吸道通畅。

（2）指导患者采用不同的体位进行支气管引流（详见本章第十四节）。

（3）痰多、黏稠不易引流者，可在引流前进行雾化吸入稀释后进行，每日 2 次以提高引流效果，必要时可给予吸痰。引流过程中要密切观察患者的病情变化，如出现呕吐、头晕、出汗、心率增快、发绀、咯血、疲劳等症状时应立即停止引流予以平卧等处理。

（4）用漱口水彻底漱口，保持口腔清洁，以增进食欲。

（5）咯血的紧急处理及护理（详见本章第一节）。

4. 用药护理　①遵医嘱使用抗生素、祛痰剂和支气管舒张药，指导患者掌握药物的疗效、剂量、用法和不良反应，必要时通知医生；②垂体后叶素的使用见本章第一节"咯血"的用药护理；③精神紧张者可给小剂量镇静剂，如地西泮，禁用吗啡。对年老体弱、肺功能不全者应用镇静剂和镇咳药后，注意观察呼吸中枢和咳嗽反射受抑制情况，以早期发现因呼吸中枢抑制导致的呼吸衰竭和使血块不能咯出而发生窒息。

5. 饮食护理　宜给予高热量、高蛋白、高维生素、易消化饮食；忌饮浓茶、咖啡等刺激性饮料。大量咯血时暂禁食，咯血控制后可给流质饮食或半流质饮食。鼓励患者多饮水，每天 1500mL 以上，帮助痰液稀释，有利于排痰。多食富含纤维素饮食，以保持大便通畅，避免用力排便时腹压增加而引起再度咯血。

6. 心理护理　参见本章第一节"咯血"的心理护理。

【健康教育】

1. 预防疾病　积极加强锻炼、增强体质、提高抗病能力；避免受凉；吸烟者应戒烟，减少刺激性气体的吸入；向患者及家属积极宣传预防呼吸道感染，以及治疗上呼吸道慢性感染病灶（如龋齿、扁桃体炎、鼻窦炎）的知识。

2. 管理疾病　帮助患者认识了解咯血的先兆征象，一旦有咯血先兆应保持镇静，及时就医。

3. 康复指导　指导患者学会掌握体位引流的正确方法。保持口腔卫生，可用复方硼酸液漱口，一日数次，以预防上呼吸道感染、去除呼吸臭味、增进食欲。指导患者掌握痰具的消毒处理方法。痰液须经灭菌处理或盛于蜡纸盒内焚烧，痰具用消毒液浸泡消毒或煮沸消毒。

第五节　肺　炎

肺炎（pneumonia）是指终末气道、肺泡和肺间质的炎症，可由病原微生物、理化因素、免疫损伤、过敏及药物所致。临床特征为咳嗽、咳脓痰或血痰，伴胸痛、高热。肺炎是呼吸系统的常见病，近年发病率有增加的趋势。其发病率和病死率高的原因可能在于社会人口老龄化、病原体变迁、病原学诊断困难、医院获得性肺炎发病率增高、不合理使用抗生素导致细菌耐药性增强等。

【病因及发病机制】

1. 病因与分类

（1）按解剖位置分类　①大叶性肺炎致病菌多为肺炎球菌；②小叶性肺炎常继发于其他疾病，可由细菌、病毒及支原体引起；③间质性肺炎为肺间质的炎症。

（2）按病因学分类　①细菌性肺炎是临床上最常见的肺炎，病原菌为肺炎球菌；其次为葡萄球菌、肺炎杆菌；②病毒性肺炎由如冠状病毒、流感病毒、麻疹病毒、腺病毒等感染；③非典型病原体肺炎由如支原体、衣原体、军团菌等感染；④肺真菌病由如白念珠菌、曲霉菌等感染；⑤其他病原体肺炎由如立克次体、弓形虫、寄生虫等感染；⑥理化因素所致的肺炎有如放射线损伤引起的放射性肺炎，吸入刺激性气体、液体等化学物质亦可引起化学性肺炎。

（3）根据患病环境分类　①社区获得性肺炎（community acquired pneumonia，CAP）也称院外肺炎，是指在医院外罹患的感染性肺实质炎症，包括具有明确潜伏期的病原体感染而在入院后平均潜伏期内发病的肺炎。CAP常见病原体为肺炎链球菌、肺炎支原体、肺炎衣原体等。②医院获得性肺炎（hospital acquired pneumonia，HAP）亦称医院内肺炎，是指患者入院时不存在，也不处于潜伏期，而于入院48小时后在医院（包括老年护理院、康复院等）内发生的肺炎。其中以呼吸机相关性肺炎最为多见，HAP还包括卫生保健相关性肺炎。常见病原菌为肺炎链球菌、流感嗜血杆菌、金黄色葡萄球菌、大肠杆菌、肺炎克雷伯杆菌等。

2. 发病机制　正常的呼吸道免疫防御机制促进气管隆突以下的呼吸道保持无菌。是否发生肺炎决定于两个因素：病原体和宿主。如果病原体数量多、毒力强和（或）宿主呼吸道局部和全身免疫防御功能低下，即可发生肺炎。病原体侵入下呼吸道进行孳生繁殖，引起肺泡毛细血管充血、水肿，肺泡内纤维蛋白渗出及细胞浸润。除金黄色葡萄球菌、肺炎克雷伯杆菌和铜绿假单胞菌等可引起肺组织坏死易形成空洞外，肺炎治愈后多不遗留瘢痕，肺的结构功能不受影响。

【临床表现】

1. 症状 常见症状为咳嗽、咳痰，或原有呼吸道症状加重，并出现脓性痰或血痰，可伴胸痛。肺炎病变范围大者可有呼吸困难、呼吸窘迫。大多数患者有发热。

2. 体征 早期肺部体征无明显异常，重症者可有呼吸频率增快、鼻翼扇动、发绀。肺实变时有典型的体征，如叩诊浊音、语颤增强和支气管呼吸音等，也可闻及湿啰音。如并发胸腔积液，可出现患侧胸部叩诊浊音、语颤减弱、呼吸音减弱。

常见肺炎的症状、体征和 X 线特征见表 2-9。

表 2-9 常见肺炎的症状、体征和 X 线特征

病原体	病史、症状和体征	X 线片像
肺炎链球菌	起病急，寒战、高热、咳铁锈色痰、胸痛、肺实变体征	肺叶或肺段实变，无空洞，可伴胸腔积液
金黄色葡萄球菌	起病急，寒战、高热、脓血痰、气急、毒血症症状、休克	肺叶或小叶浸润，早期空洞，脓胸，可见液气囊腔
肺炎克雷伯杆菌	起病急，寒战、高热、全身衰竭、咳砖红色胶冻状痰	肺叶或肺段实变，蜂窝状脓肿，叶间隙下坠
厌氧菌	吸入病史，高热、腥臭痰、毒血症症状明显	支气管肺炎、脓胸、脓气胸、多发性肺脓肿
军团菌	高热、肌痛、相对缓脉	下叶斑片浸润，进展迅速，无空洞
支原体	起病缓，可小流行，乏力、肌痛、头痛	下叶间质性支气管肺炎，3 ～ 4 周可自行消散
念珠菌	慢性病史，畏寒、高热、黏痰	双下肺纹理增多，支气管肺炎或大片浸润，可出现空洞
流感嗜血杆菌	高热、呼吸困难、衰竭	支气管肺炎、肺叶实变、无空洞
曲霉菌	免疫力严重低下，发热、干咳或棕黄色痰、胸痛、咯血、喘息	两肺中下叶纹理增粗，空洞内可有球影，可随体位移动；胸膜为基底的楔形影，内有空洞，晕轮征和新月体征
铜绿假单胞菌	毒血症症状明显，脓痰，可呈蓝绿色	弥漫性支气管炎，早期肺脓肿
大肠埃希菌	原有慢性病，发热、脓痰、呼吸困难	支气管肺炎，脓胸

【并发症】

严重者可并发感染性休克。

【诊断要点】

1. 肺炎的诊断 根据症状、体征、胸部 X 线检查、血液和病原学等实验室检查来确定肺炎的诊断。

2. 评估严重程度 肺炎的严重性取决于三个主要因素：肺部局部炎症程度、肺部炎症的播散和全身炎症反应程度。重症肺炎的诊断目前尚无统一标准，如果患者需要通气支持（急性呼吸衰竭、气体交换严重障碍伴高碳酸血症或持续性低氧）、循环支持（血流动力学障碍、外周低灌注）和需要加强监护与治疗可认为是重症肺炎。重症肺炎的诊断标准分为主要标准和次要标准。主要标准：①需要有创机械通气；②感染性休克需要血管收缩剂治疗。次要标准：①多肺叶浸润；②意识障碍 / 定向障碍；③氧合指数（PaO_2/FiO_2）≤ 250；④氮质血症（BUN）≥ 20mg/dL；⑤R ≥ 30 次 / 分；⑥收缩压 < 90mmHg，需要强力的液体复苏。符合 1 项主要指标或 3 项

次要指标以上者可诊断为重症肺炎，考虑收入 ICU 治疗。

3. 确定病原体　痰涂片镜检和痰培养最常用。有胸腔积液时应做胸水培养，疑有菌血症时应做血培养，此外还可以通过血清学方法检测抗体做病原学诊断。

【治疗】

抗感染治疗是肺炎治疗的最主要环节之一。选择抗生素应遵循用药原则，根据本地区肺炎病原体的流行病学特征，选择可能覆盖病原体的抗生素进行经验性治疗，再根据呼吸道或肺组织标本的细菌培养和药物敏感试验结果选药；治疗后 48 ～ 72 小时应对病情进行评价，治疗有效表现为体温下降、症状改善、白细胞逐渐下降或恢复正常，而胸片病灶吸收较迟。

一、肺炎链球菌性肺炎

肺炎链球菌性肺炎（streptococcus pneumonia）是由肺炎链球菌（或称肺炎球菌）所引起的肺炎，临床特征为急性起病、高热、寒战、咳嗽、血痰及胸痛。冬季与初春为高发季节，约占社区获得性肺炎的半数以上，男性较多见，常与呼吸道病毒感染并行。

【病因及发病机制】

肺炎链球菌是上呼吸道的正常菌群，吸烟者、慢性支气管炎、支气管扩张症及免疫抑制宿主均易受肺炎链球菌侵袭、进入下呼吸道致病。

肺炎链球菌不产生毒素，不引起原发性组织坏死或形成空洞，其致病力是由于有高分子多糖体的荚膜对组织的侵袭作用。首先引起肺泡壁水肿，出现白细胞与红细胞渗出，含菌的渗出液经 Cohn 孔向肺的中央部分扩展，甚至累及几个肺段或整个肺叶，因病变开始于肺的外周，故叶间分界清楚，易累及胸膜，引起渗出性胸膜炎。典型病理改变有充血期、红肝变期、灰肝变期及消散期。因早期使用抗生素治疗，典型病理分期已很少见。老年人和婴幼儿可由支气管播散形成支气管肺炎。病变消散后肺组织结构多无损坏，不留纤维瘢痕。极个别患者肺泡内纤维蛋白吸收不完全，甚至有成纤维细胞形成，形成机化性肺炎。

【临床表现】

1. 症状　发病前常有受凉、淋雨、疲劳、醉酒、病毒感染和生活在拥挤环境等诱因。可有数日上呼吸道感染的前驱症状。典型表现为起病急骤，高热，寒战，全身肌肉酸痛，体温可在数小时内升至 39 ～ 40℃，高峰在下午或傍晚，呈稽留热。可伴有患侧胸部疼痛，放射到肩、腹部，咳嗽或深呼吸时加剧。咳痰少，可带有血丝，典型者咳铁锈色痰。当病变部位广泛时，可引起呼吸功能受损，表现为呼吸困难、发绀等。

2. 体征　呈急性热病容，鼻翼扇动，面颊绯红，皮肤灼热、干燥，口角及鼻周可有单纯疱疹。早期肺部无明显异常体征，肺实变时出现典型体征，叩诊有浊音、触觉语颤增强并可闻及支气管呼吸音或管样呼吸音等实变体征。消散期可闻及湿啰音。

本病自然病程 1 ～ 2 周，发病 5 ～ 10 天，体温可自行骤降或逐渐消退，使用有效抗生素后，体温在 1 ～ 3 天内恢复正常，其他症状与体征亦随之消失。

【并发症】

近年来并发症已很少见。严重败血症或毒血症患者易发生感染性休克，尤其是老年人。其他并发症有胸膜炎、脓胸、心内膜炎、心包炎、中耳炎、脑膜炎和关节炎等。

【医学检查】

1. 实验室检查　①白细胞计数升高至（10 ～ 20）×10^9/L，中性粒细胞比例增加（＞80%），伴核左移，细胞内可见中毒颗粒；②痰涂片做革兰染色及荚膜染色镜检，如有革兰染色阳性、带荚膜的双球菌或链球菌，可初步做出病原诊断，痰培养 24 ～ 48 小时可以确定病原体；③聚合酶链反应（PCR）检测及荧光标记抗体检测可提高病原学诊断水平。

2. X 线检查 早期仅见肺纹理增粗，或受累肺叶、肺段稍模糊。随着病情进展，表现为炎症浸润或实变阴影，在实变阴影中可见支气管充气征，肋膈角可出现少量胸腔积液。消散期，X 线显示炎性浸润逐渐吸收，可有片状区域吸收较快，呈现"假空洞"征，一般起病 3 ～ 4 周后才完全消散。

【诊断要点】

根据典型症状、体征，结合胸部 X 线检查，易做出初步诊断，病原菌检测是确诊本病的主要依据。

【治疗】

治疗要点为抗菌、支持、处理并发症。

1. 抗菌药物治疗 一经诊断立即给予抗生素治疗。不必等待细菌培养结果，抗生素标准疗程一般为 14 天，或在退热后 3 天停药，或由静脉用药改为口服，维持数天。首选青霉素 G。①成年轻症患者，可用 240 万 U/d，分 3 次肌内注射，或用普鲁卡因青霉素 60 万 U/d，肌内注射，每 12 小时 1 次。②稍重者，240 万～ 480 万 U/d，分 3 ～ 4 次静脉滴注。③重症或并发脑膜炎者，1000 万～ 3000 万 U/d，分 4 次静脉滴注。④对青霉素过敏者，或耐青霉素或多重耐药菌株感染者，可用呼吸氟喹诺酮类、头孢噻肟等药物，多重耐药菌株感染者还可用万古霉素等。

2. 支持疗法与对症治疗 ①剧烈胸痛者，可酌情用少量镇痛药，如可待因 15mg；②如出现明显麻痹性肠梗阻或胃扩张，应暂时禁食、禁饮，进行胃肠减压，直至肠蠕动恢复；③烦躁不安、谵妄、失眠者可用地西泮 5mg 或水合氯醛 1 ～ 1.5g；④不用阿司匹林或其他解热药，以免过度出汗、脱水及干扰真实热型，导致临床判断错误，并禁用抑制呼吸的镇静药。

3. 并发症治疗 经抗菌药物治疗后，高热常在 24 小时内消退，或数日内逐渐下降；若体温在 3 天后仍不降或降而复升者，应考虑肺炎链球菌的肺外感染或其他疾病，如脓胸、心包炎或关节炎等；有感染性休克者进行抗休克治疗。

二、葡萄球菌肺炎

葡萄球菌肺炎（staphylococcal pneumonia）是由葡萄球菌引起的肺部急性化脓性炎症。临床特征为急性起病、寒战、高热、咳嗽、脓血痰及胸痛。葡萄球菌感染在医院获得性肺炎中占 11% ～ 25%，其病情较重，细菌耐药性高，预后多较凶险，病死率高。糖尿病、血液病、艾滋病、肝病、营养不良、静脉吸毒或原有支气管肺疾病者均为易感人群。

【病因及发病机制】

葡萄球菌为革兰染色阳性球菌，尤以金黄色葡萄球菌的致病力最强，是化脓性感染的主要原因。耐甲氧西林金葡菌（MRSA）在治疗上较为困难。葡萄球菌的致病物质主要是毒素与酶，具有溶血、坏死、杀白细胞及血管痉挛等作用。葡萄球菌通过呼吸道感染或血源性感染，引起肺部炎症。经呼吸道吸入的肺炎常呈大叶性分布或呈广泛的、融合性的支气管肺炎，严重者可形成气胸或脓气胸，并可形成支气管胸膜瘘。葡萄球菌经血循环抵达肺部，可引起多处肺实变、化脓及组织破坏，形成单个或多发性肺脓肿（血流感染）。

【临床表现】

1. 症状 本病起病多急骤，寒战，高热，体温高达 39 ～ 40℃，胸痛，痰脓性，量多，带血丝或呈脓血状；毒血症状明显，病情严重者可早期出现周围循环衰竭；院内感染者通常起病较隐匿，体温逐渐上升，咳少量脓痰。

2. 体征 早期肺部体征不明显，常与严重的中毒症状和呼吸道症状不平行，其后可出现两肺散在湿啰音，病变较大或融合时可有肺实变体征。

【医学检查】

外周血白细胞计数明显升高，中性粒细胞比例增加，核左移。胸部 X 线显示肺段或肺叶实变，可形成空洞，或呈小叶状浸润，其中有单个或多发的液气囊腔。另一特征是 X 线阴影的易变性，表现为一处炎性浸润消失而在另一处出现新的病灶，或很小的单一病灶发展为大片阴影。可行痰、胸腔积液、血和肺穿刺物培养进行细菌学检查。

【诊断】

根据全身毒血症状、咳嗽、脓血痰、白细胞计数增高、中性粒细胞比例增加、核左移并有中毒颗粒和 X 线表现，可做出初步诊断。细菌学检查是确诊的依据。

【治疗】

治疗要点为早期清除原发病灶，选用敏感的抗生素治疗，加强支持治疗。现金黄色葡萄球菌多对青霉素 G 耐药，因此可选用耐青霉素酶的半合成青霉素或头孢菌素，如苯唑西林钠、头孢呋辛钠等，联合氨基糖苷类如阿米卡星等，亦有较好疗效。对于 MRSA，则应选用万古霉素、替考拉宁等。

三、常见革兰阴性杆菌肺炎

革兰阴性杆菌包括肺炎杆菌（又称克雷伯杆菌）、流感嗜血杆菌、大肠杆菌、铜绿假单胞菌等，均为需氧菌，在机体免疫力低下时易于发病。肺部革兰阴性杆菌感染的共同点为肺实变或病变融合，组织坏死后容易形成多发性脓肿，一般双侧肺下叶多受累，若波及胸膜，则可引起胸膜渗液或脓胸。临床特征为咳嗽、咳痰、呼吸困难等。医院内获得性肺炎多为革兰阴性杆菌。

【临床表现】

1. 症状 多数患者起病隐匿，主要症状是咳嗽、咳痰。咳砖红色胶冻样痰见于肺炎克雷伯杆菌感染；咳绿色脓痰见于铜绿假单胞菌感染。常伴有呼吸困难、发绀等症状，见表 2-9。

2. 体征 胸部体检病变范围大者可有肺实变体征，两肺下野及背部可闻及湿啰音。铜绿假单胞菌肺炎中毒症状明显，可出现相对缓脉。

【并发症】

革兰阴性杆菌肺炎中毒症状重，可早期出现休克（中毒性肺炎或休克性肺炎）、肺脓肿、心包炎等并发症。革兰阴性杆菌肺炎可早期出现并发症，且患者多伴有严重的基础疾病及不同程度的脏器功能衰竭。

【诊断要点】

根据痰液、支气管分泌液病原体检查明确诊断。

【治疗】

1. 基础治疗 营养支持、补充水分、痰液引流。

2. 抗生素治疗 早期合理使用抗生素是治愈的关键。病因不明前，使用氨基糖苷类抗生素加青霉素或头孢菌素。一经确诊应立即根据药敏试验结果给予有效抗生素治疗，大剂量、长疗程、联合用药，以静脉滴注为主，雾化吸入治疗为辅。常见治疗有：①肺炎杆菌肺炎：常用第二代、第三代或第四代头孢菌素联合氨基糖苷类，如头孢曲松 2g/d，阿米卡星 0.4 ～ 0.6g/d，静滴，或用氨基糖苷类和 β - 内酰胺类合用，也可用喹诺酮类；②流感嗜血杆菌肺炎：首选氨苄西林，但此药耐药菌株日渐增多，可选新型大环内酯类抗生素如阿奇霉素、克拉霉素等或第二、三和四代头孢菌素或碳青霉烯类；③铜绿假单胞菌肺炎：有效的抗生素为 β–内酰胺类、氨基糖苷类、喹诺酮类。联合用药可选第三代头孢菌素如头孢哌酮、头孢他啶加阿米卡星。

四、肺炎支原体肺炎

肺炎支原体肺炎（mycoplasmal pneumonia）是由肺炎支原体引起的呼吸道和肺部的急性炎症，常伴有咽炎、支气管炎和肺炎。临床特征为起病缓慢、刺激性呛咳。全年均可发病，秋冬季节较多见，约占非细菌性肺炎的 1/3 以上，或各种类型肺炎的 10%。可散发或呈地区性流行。本病以儿童及青年人居多，婴儿间质性肺炎应考虑本病的可能。

【病因及发病机制】

肺炎支原体是介于细菌和病毒之间、兼性厌氧、能独立生活的最小微生物，经口鼻分泌物在空气中传播，健康人经吸入而感染，发病前 2～3 天至病愈数周，可在患者的呼吸道分泌物中找到肺炎支原体，其致病性可能是患者对病原体或其代谢产物的过敏反应所致。

肺部病变呈片状或融合成支气管肺炎、间质性肺炎伴急性支气管细支气管炎。肺泡内可含少量渗出液，并可发生局灶性肺不张、肺实变和肺气肿。肺泡壁及间隔有中性粒细胞、单核细胞及浆细胞浸润。支气管黏膜有中性粒细胞浸润，伴坏死和脱落。

【临床表现】

1. 症状　潜伏期 2～3 周。起病缓慢，主要表现为乏力、发热、头痛、咽痛、咳嗽、食欲不振、腹泻、肌痛、耳痛等。咳嗽逐渐加剧，呈阵发性刺激性呛咳，咳少量黏液痰，偶有血丝；发热可持续 2～3 周，体温恢复正常后可仍有咳嗽。

2. 体征　肺部体征不明显，与肺部病变程度不相称，偶闻干、湿啰音。

【医学检查】

1. 血液检查　白细胞总数正常或略增高，以中性粒细胞为主，发病 2 周后冷凝集反应多阳性，滴定效价超过 1∶32。血支原体 IgM 抗体的测定可进一步确诊，直接检测标本中肺炎支原体抗原，适于临床早期快速诊断。

2. X 线检查　呈肺部多种形态的浸润影，节段性分布，以肺下野多见。

【诊断要点】

需综合临床症状、X 线及血清学检查结果做出诊断。

【治疗】

本病有自限性，多数病例不经治疗可自愈。早期使用适当抗菌药物可减轻症状及缩短病程。治疗首选药物为大环内酯类抗生素，如红霉素、罗红霉素和阿奇霉素；氟喹诺酮类如左氧氟沙星等。疗程一般为 2～3 周，若继发细菌感染，可根据痰病原学检查，选用针对性的抗菌药物治疗。对剧烈呛咳者，应适当给予镇咳药。

五、肺炎患者的护理

【护理诊断/问题】

1. 体温过高　与致病菌引起肺部感染有关。

2. 清理呼吸道无效　与气管、支气管分泌物增多、黏稠及胸痛、疲乏有关。

3. 潜在并发症　感染性休克。

4. 气体交换障碍　与肺实质炎症、呼吸面积较少有关。

5.胸痛　与肺部炎症累及壁层胸膜有关。

【护理措施】

1.预防肺炎　肺炎的发病原因多因机体抵抗力降低，细菌乘虚而入，特别是冬季和春季，要加强机体耐寒的锻炼，预防感冒，避免受凉，同时要戒烟，节制饮酒。有条件时可注射流感疫苗或肺炎球菌疫苗，可保持 3～5 年的免疫力。

2.安全与舒适管理　患者宜卧床休息，减少耗氧量，缓解头痛、肌肉酸痛等不适症状；做好口腔护理，鼓励患者多漱口，保持口腔清洁，口唇疱疹者局部涂抗病毒软膏，防止继发感染。

3.疾病监测　①常规监测：定时监测并记录生命体征，观察热型；观察咳嗽性质，痰液色、质、量，胸痛等症状。②并发症监测：预防感染性休克，重点监测精神意识状态，如精神有无萎靡、烦躁不安、神志模糊；生命体征，如有无体温不升或高热、呼吸困难、脉搏细速、血压下降、脉压变小；皮肤黏膜，如有无皮肤发绀、肢体湿冷；出入量，如有无尿量减少，疑有休克应测每小时尿量及尿比重；有无血气分析等指标的改变。

4.对症护理

（1）高热　采用温水擦浴、冰袋、冰帽等进行物理降温，以逐渐降温为宜，以免虚脱。儿童要预防惊厥，不宜用阿司匹林或其他解热药降温。出汗时要及时协助患者擦汗、更衣，防止受凉。

（2）感染性休克　一旦发现患者出现休克征象，立即通知医生，并备好物品，配合抢救。

1）体位　患者取仰卧中凹位，抬高头胸部 20°，抬高下肢 30°，有利于呼吸和静脉血回流，尽量减少搬动，注意保暖。

2）吸氧　迅速采用中、高流量吸氧，维持 $PaO_2 > 60mmHg$，改善缺氧状态。

3）补充血容量　迅速建立两条静脉通路，遵医嘱给予右旋糖酐或平衡液以维持有效血容量；以中心静脉压作为调整补液速度的指标，中心静脉压 < $5cmH_2O$ 时可放心补液，达到 $10cmH_2O$ 时输液不宜过快，以免诱发急性心力衰竭。血容量补足指征是收缩压 > 90mmHg，脉压大于 > 30mmHg，中心静脉压不超过 $10cmH_2O$，尿量 > 30mL/h，患者口唇红润、肢端温暖。若血容量已补足，尿量 < 400mL/d，比重 < 1.018。注意有无急性肾衰，并及时报告医生。

4）遵医嘱联合使用广谱抗生素　在控制感染基础上，输入多巴胺、间羟胺（阿拉明）等血管活性药物，根据血压调节滴速，以维持收缩压在 90～100mmHg 为宜，保证重要器官的血液供应，改善微循环。有明显酸中毒可应用 5% 碳酸氢钠。

5.用药护理　①失水明显时可静脉补液，注意水、盐平衡，保持血钠 < 145mmol/L，尿比重 < 1.020；心脏病患者或老年人应注意输液速度，避免过快。②遵医嘱使用抗生素，应注意观察疗效和不良反应。应用头孢唑啉钠可出现发热、胃肠道不适、皮疹等不良反应，偶见丙氨酸氨基转移酶增高和白细胞减少；喹诺酮类药物（环丙沙星、氧氟沙星）偶见皮疹、恶心等；氨基糖苷类抗生素有肾、耳毒性，肾功能减退患者或老年人应注意观察有无耳鸣、头昏及唇舌发麻等不良反应出现。

6.饮食护理　给予足够热量、蛋白质和维生素的半流质或流质饮食，以补充高热引起的营养物质消耗，鼓励患者多饮水（1～2L/d）。

【健康教育】

1.预防疾病　向患者及家属讲解肺炎的病因和诱因；避免受凉、淋雨，戒烟酒；有皮肤疖、痈、伤口感染、毛囊炎、蜂窝织炎时及时治疗；慢性病、长期卧床、免疫功能低下、COPD、支气管扩张症、年老体弱者，应注意经常改变体位，指导翻身、拍背，咳出气道痰液。

2.管理疾病 指导患者合理安排休息、饮食，了解用药常识和不良反应，并遵医嘱按时服药。肺炎链球菌是革兰阳性球菌，经阳光直射 1 小时，或加热至 52℃ 10 分钟即可杀灭，对苯酚等消毒剂也较敏感，但于干燥痰中可存活数月。

3.康复指导 指导患者合理安排休息与活动，出现发热、咳嗽、咳痰、心率增快、胸痛等症状时及时就诊。

医者仁心，学者大义

钟南山，著名呼吸病学专家，中国工程院院士，长期致力于重大呼吸道传染病及慢性呼吸系统疾病的研究、预防与治疗工作，成果丰硕。2020 年 1 月，在新型冠状病毒肺炎的席卷下，武汉成了疫情的"风暴中心"。面对来势汹汹的"敌人"，许多问题还没有答案——病毒源头在哪里？是否会传染？致死性如何？怎样防控？

84 岁的钟南山提醒公众做好预防的同时，自己却选择了逆行，深夜抵达武汉投入一线进行调研。钟南山发出"有人传人现象的预警"，为控制疫情在全国范围内的蔓延赢得先机。疫情期间钟南山始终冲在前线，奔走于武汉、北京、广州等地，甚至在飞机上研究治疗方案。

2003 年，他也是临危受命，以科学家的无畏一语定乾坤："非典"可防可治！又以医生的担当主动请缨：把最危重的患者都送到我这里来。那时的他，已经 67 岁，曾 38 小时不眠不休地救治患者，累倒在一线，却始终无怨无悔。17 年后，他又亮出了党员本色、医者初心，奔向前线。在疫情防控、重症救治、科研攻关等方面做出杰出贡献，挽救了无数生命，却把自己的安危永远置之度外，以实际行动诠释了医者仁心、学者大义，2020 年 8 月 11 日，他被授予"共和国勋章"。

第六节　肺脓肿

肺脓肿（lung abscess）是由化脓性细菌、真菌和寄生虫等多种病原体引起的肺组织坏死形成的脓腔。临床特征为高热、咳嗽和咳大量脓臭痰。胸部 X 线显示为一个或多发的含气液平面的空洞，如有多个直径小于 2cm 的空洞则称为坏死性肺炎。

本病可见于任何年龄，青壮年男性及年老体弱有基础疾病者多见。自抗生素广泛使用以来，发病率明显降低。

【病因及发病机制】

病原体常为上呼吸道、口腔的定植菌，包括需氧、厌氧和兼性厌氧菌。常见的其他病原体包括金黄色葡萄球菌、化脓性链球菌、肺炎克雷伯杆菌、大肠杆菌和铜绿假单胞菌，90% 肺脓肿患者合并有厌氧菌感染。

根据感染途径，肺脓肿可分为：①吸入性肺脓肿：为病原体经口、鼻、咽吸入导致，多为厌氧菌。脓肿呈单发，其部位与支气管解剖和体位有关，由于右主支气管较陡直，且管径较粗大，吸入物易进入右肺；仰卧位时，好发于上叶后段或下叶背段；坐位时好发于下叶后基底段；右侧卧位时，则好发于右上叶前段或后段。②血源性肺脓肿：由皮肤外伤感染、疖、痈、中耳炎等所致的菌血症，菌栓经血行播散到肺导致肺脓肿。病原体多为金黄色葡萄球菌和链球菌。③继发性肺脓肿：细菌性肺炎（如金黄色葡萄球菌、肺炎克雷伯杆菌肺炎等）、支气管肺癌、肺结核空洞等继发感染可导致继发性肺脓肿；肺部邻近器官如膈下脓肿等波及肺也可引起肺脓肿；阿米巴肝脓肿好发于右肺可导致继发性肺脓肿。

感染物阻塞细支气管，致病菌繁殖，小血管炎性栓塞引起肺组织化脓性炎症、坏死，形成肺脓肿，继而坏死组织液化破溃至支气管，部分脓液排出，形成有气液平面的脓腔，空洞壁表面常见残留坏死组织。肺脓肿可完全吸收或仅剩少量纤维瘢痕。如支气管引流不畅或急性肺脓肿治疗不彻底，导致大量坏死组织残留脓腔，炎症迁延 3 个月以上则称为慢性肺脓肿。脓腔壁成纤维细胞增生，肉芽组织使脓腔壁增厚，周围细支气管受累导致其变形或扩张。

在肺脓肿形成过程中，坏死组织中残存的血管失去肺组织支持，管壁损伤，部分可形成血管瘤，此为反复中、大量咯血的病理基础。

【临床表现】

1. 症状　①急性肺脓肿者发病急骤，畏寒、高热，体温达 39 ～ 40℃，伴有咳嗽、咳黏液痰或黏液脓性痰，典型痰液呈黄绿色、脓性，有时带血，静置后可分成 3 层。约有 1/3 患者有不同程度咯血，偶有中、大量咯血而突然窒息死亡者。病变范围大时可有气促伴乏力、精神不振、食欲减退等全身中毒症状。炎症累及胸膜可引起患侧胸痛，且与呼吸有关。如感染不能及时控制，可于发病的 10 ～ 14 天突然咳出大量脓臭痰及坏死组织，每日可达 300 ～ 500mL，一般在咳出大量脓痰后，体温明显下降，全身毒性症状随之减轻，数周内一般情况逐渐恢复正常。②慢性肺脓肿患者常有咳嗽、咳脓痰、反复发热和咯血，持续数周到数月，亦可有贫血、消瘦等慢性中毒症状。部分患者缓慢发病，仅有一般的呼吸道感染症状。③血源性肺脓肿多先有原发病灶引起的畏寒、高热等全身脓毒症的表现，经数日或数周后才出现咳嗽、咳痰，痰量不多，极少咯血。④若肺脓肿破溃到胸膜腔，可出现突发性胸痛气急，出现脓气胸。

2. 体征　肺部体征与肺脓肿的大小和部位有关。病变早期肺部可无阳性体征，或患侧可闻及湿啰音；病变大而表浅者，可出现肺实变体征、支气管呼吸音；肺脓腔增大时，可出现空瓮音；病变累及胸膜，有胸膜摩擦音或胸腔积液体征。慢性肺脓肿常有杵状指（趾）。血源性肺脓肿多无阳性体征。

【医学检查】

1. 细菌学检查　痰涂片革兰染色，痰、血和胸腔积液培养包括需氧和厌氧细菌培养，以及抗生素敏感试验，有助于确定病原体和指导抗生素治疗；尤其血、胸腔积液培养阳性时对病原体的诊断价值更大。

2. 影像学检查　X 线检查可见大片浓密模糊浸润阴影，边缘不清，或为团片状浓密阴影，分布在一个或数个肺段。脓肿形成、脓液排出后，可见圆形透亮区及气液平面。经脓液引流和抗菌药物治疗后，周围炎症先吸收，脓腔逐渐缩小至消失，最后仅残留纤维条索阴影。如脓肿转为慢性，脓腔壁增厚，周围纤维组织增生，邻近胸膜增厚，纵隔可向患侧移位。血源性肺脓肿典型表现为两肺外侧有多发球形致密阴影，大小不一，中央有小脓腔和气液平面。CT 能更准确定位及发现体积较小的脓肿。

3. 纤维支气管镜检查　有助于明确病因、病原学诊断及治疗。通过活检、细菌学和细胞学检查获取病因诊断证据，还可进行脓液吸引和病变部位注入抗生素反复灌洗，以提高疗效和缩短病程。

【诊断要点】

对急骤发病的畏寒、高热、咳嗽、咳大量脓臭痰、咯血等症状的患者，结合胸部影像学肺脓肿改变，血象表现如血白细胞总数及中性粒细胞增高，可诊断为急性肺脓肿。若有口腔手术、异物吸入及皮肤化脓性感染等病史对诊断有帮助。

【治疗】

肺脓肿治疗原则是积极进行抗生素治疗，加强痰液引流。

1. 抗生素治疗 ①吸入性肺脓肿病原体多为厌氧菌，一般选用青霉素，剂量可根据病情严重程度决定。体温一般在治疗 3 ～ 10 天内降至正常。如是对青霉素不敏感的脆弱拟杆菌或青霉素疗效不佳时，可用林可霉素、克林霉素、甲硝唑等药物。②血源性肺脓肿多为葡萄球菌和链球菌感染，可选用耐 β - 内酰胺酶的青霉素或头孢菌素。③阿米巴原虫感染可采用甲硝唑治疗；如为革兰阴性杆菌，则可选用头孢菌素、氟喹诺酮类，可联用氨基糖苷类抗菌药物。④如抗生素治疗有效，宜持续 8 ～ 12 周，直至 X 线胸片脓腔和炎症消失，仅有少量残留纤维化。

2. 引流痰液 引流痰液是提高疗效的重要措施。身体状况较好者可采取体位引流排痰，有条件者可尽早应用经纤维支气管镜冲洗及吸引术。

3. 手术治疗 适应证：①肺脓肿病程超过 3 个月，经内科治疗脓腔不缩小，或脓腔直径 5cm以上不易闭合；②大咯血经内科治疗无效或危及生命；③并发支气管胸膜瘘或脓胸经抽吸、冲洗治疗效果不佳者；④怀疑癌肿阻塞时。

【护理诊断 / 问题】

1. 体温过高 与肺组织的炎症性坏死有关。

2. 清理呼吸道无效 与脓痰量多、黏稠不易咳出有关。

3. 营养失调：低于机体的需要量 与肺部感染导致机体消耗增加有关。

4. 气体交换障碍 与肺内炎症、脓肿形成导致肺换气功能障碍有关。

5. 胸痛 与炎症延及胸膜有关。

【护理措施】

1. 安全与舒适管理 保持室内空气流通，同时注意保暖，急性期应卧床休息，以减少体力和能量消耗。当毒血症状消退后，患者可适当下床活动，以促进炎症吸收和组织学修复。

2. 疾病监测 记录生命体征，观察痰的颜色、性质、量、气味及静置后是否分层，并准确记录 24 小时排痰量，正确留取痰标本并及时做细菌培养。当发现痰中带血时应立刻报告医生，并密切观察咯血的量及有无窒息现象。

3. 对症护理

（1）对高热者做好降温处理。

（2）咳嗽、咳痰的护理：鼓励患者进行有效咳嗽，适当活动或变换体位，以利于痰液咳出；鼓励患者多饮水，防止痰液干结，必要时给予口服化痰药或雾化吸入，协助进行体位引流（详见本章第十四节）。对脓痰多而体质虚弱的患者应加强监护，以免大量脓痰涌出而无力咳嗽引起窒息；年老体弱、呼吸困难明显者或在高热期间、咯血期间不宜进行体位引流者，必要时应用负压吸引器经口吸痰或支气管镜吸痰。

（3）咯血的护理：参照本章第一节"咯血"。

4. 用药护理 遵医嘱给予抗生素、祛痰药、支气管舒张药等。其用法与注意事项详见本章第四节。

5. 饮食护理 详见本章第七节。

【健康教育】

1. 预防疾病 保持环境整洁、舒适，避免尘埃与烟雾的刺激，维持适宜的室温和湿度，同时注意保暖，避免受凉；建立良好生活习惯，劳逸结合，防止过度疲劳；重视口腔护理，积极治疗牙槽脓肿、化脓性扁桃体炎等口腔、上呼吸道慢性感染病灶，防止病灶分泌物误吸入下呼吸道。

保持口腔清洁，勤漱口；多饮水，预防口腔炎症；积极治疗皮肤外伤感染，如皮肤疖、痈等化脓性病灶等，不挤压疖、痈，防止血源性肺脓肿的发生。

2. 管理疾病　本病的抗生素治疗时间较长，一般需 8 ～ 12 周，防止病情反复。向患者讲解抗生素用药的疗程、方法、副作用及其重要性，要求患者遵医嘱坚持治疗，坚持治疗计划，不得擅自停药、增减药或换药。

3. 康复指导　练习深呼吸，采取有效咳嗽、咳痰，进行正确的体位引流排痰；嘱患者戒烟，提醒患者发现异常及时就诊，并定期门诊复查。

第七节　肺结核

肺结核（pulmonary tuberculosis）是由结核分枝杆菌引起的肺部慢性传染病。据 WHO 报道，全球约有 1/3 的人（约 20 亿）曾受到结核杆菌感染。现有结核患者 2000 万，每年新发现患者 800 万～ 1000 万，每年死于结核病约 300 万，全球 90% 的结核患者在发展中国家。我国结核病疫情有明显下降，但流行形势仍十分严峻，疫情呈高感染率、高患病率、地区患病率差异大、死亡人数高（约 13 万 / 年）。目前我国结核病年发病人数约为 130 万，占全球发病的 14.3%，位居全球第 2 位。

【病因及发病机制】

1. 结核分枝杆菌　引起人类结核病的 90% 为人型结核分枝杆菌，少数为牛型和非洲型。结核分枝杆菌的主要生物学特性如下：

（1）多形性与抗酸性　杆菌可呈现为 T、V、Y 字形及丝状、球状、棒状等多种形态。结核分枝杆菌耐酸，染色呈红色，可抵抗盐酸酒精的脱色作用，故又称抗酸杆菌。

（2）生长缓慢　结核分枝杆菌为需氧杆菌，合适 pH 值为 6.8 ～ 7.2，适宜温度在 37℃左右，增殖一代需 14 ～ 20 小时，培养时间一般为 2 ～ 8 周。

（3）菌体成分　菌体成分复杂，主要有类脂质、蛋白质和多糖类，其作用与结核病的组织坏死、干酪液化、空洞发生及变态反应有关。

（4）抵抗力强　对干燥、冷、酸、碱等抵抗力强，在干燥环境可存活数月或数年，在阴湿处能生存 5 个月以上，低温条件（-40℃）仍能存活数年。

2. 结核病的传播　传染源主要是痰中带菌的肺结核患者，即痰直接涂片阳性者。飞沫传播是肺结核最重要的传播途径，如咳嗽、喷嚏等。

3. 结核病的发生与发展

（1）原发感染　结核分枝杆菌的毒力和肺泡细胞内巨噬细胞的吞噬杀菌能力决定首次吸入含有结核分枝杆菌微滴是否产生感染。结核分枝杆菌如能存活，并在肺泡巨噬细胞外生长繁殖，这部分肺组织即出现炎症病变，称为原发病灶。原发病灶中的结核分枝杆菌沿着肺内引流淋巴管到达肺门淋巴结，引起淋巴结肿大。原发病灶和肿大的气管支气管淋巴结合称为原发综合征。原发病灶继续扩大，可直接或经血流播散到邻近组织器官，发生结核病。肺结核的发生发展过程见图 2-4。

（2）结核病的免疫和迟发性变态反应

1）免疫力　结核病的免疫主要是细胞免疫。T 细胞与巨噬细胞相互作用和协调，完善免疫保护作用。人体受结核分枝杆菌感染后，肺泡中的巨噬细胞大量分泌白细胞介素（简称白介素）-1、白介素 -6 和肿瘤坏死因子（TNF）- α 等细胞因子，使淋巴细胞、单核细胞聚集到结核分枝杆菌入侵部位，逐渐形成结核肉芽肿，限制并杀灭结核分枝杆菌。

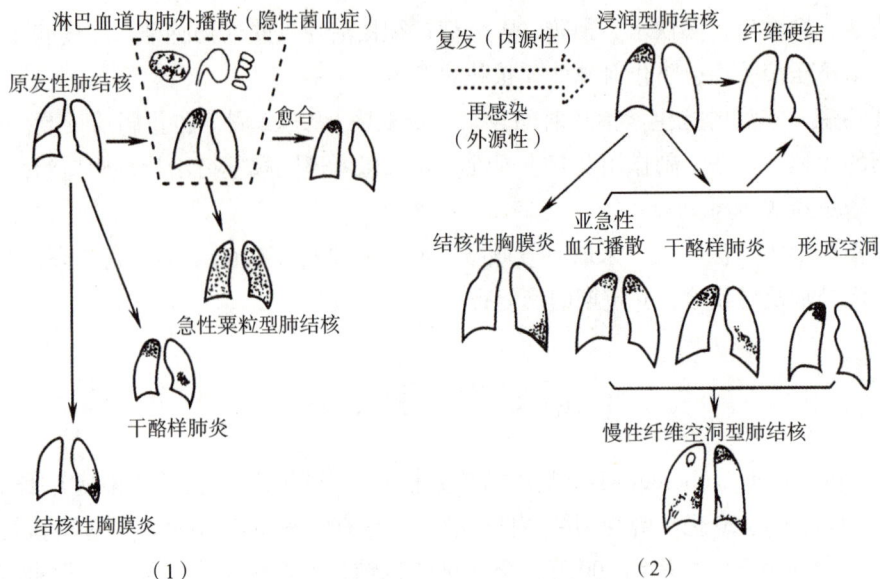

图 2-4　肺结核的发生发展过程

（1）原发性肺结核；（2）继发性肺结核

2）Koch 现象　将结核分枝杆菌皮下注射到未感染的豚鼠，10～14 日后局部皮肤红肿、溃烂，形成深的溃疡，不愈合，豚鼠最后因结核分枝杆菌播散到全身而死亡。而对 3～6 周前受少量结核分枝杆菌感染和结核菌素试验阳性的动物，给予同等剂量的结核分枝杆菌皮下注射，2～3 日后局部出现红肿，形成表浅溃烂，继之较快愈合，无淋巴结肿大，无播散和死亡。这种机体对结核分枝杆菌初感染和再感染所表现出不同反应的现象称为 Koch 现象。

（3）继发性结核病　①通常有两种方式，一种是内源性复发，即原发性结核感染时遗留下来的潜在病灶中的结核分枝杆菌重新活动而发生的结核病；另一种是外源性重染，即受到结核分枝杆菌再感染而发病。②继发性肺结核有两种发病类型，一种是发病快，几周时间即出现广泛的病变、空洞和播散，痰涂片检查阳性，此类患者常发生在青春期女性、营养不良、抵抗力弱的群体及免疫功能受损者。另一种是发病慢，症状少而轻，多发生在肺尖或锁骨下，痰涂片检查阴性。③继发性结核病与原发性结核病有明显的差异。继发性结核病临床症状明显，易出现空洞和对外排菌，有传染性，其临床和流行病学意义大，是防治工作的重点。

4. 结核病基本病理变化　结核病基本病理变化是炎性渗出、增生和干酪样坏死，具有破坏和修复同时进行的特点。结核分枝杆菌的感染量、毒力大小及机体的抵抗力和变态状态决定病理变化，可为多种变化同时存在，或以某种变化为主，且可相互转化。①渗出为主的病变：表现为充血、水肿和白细胞浸润；②增生为主的病变：表现为结核结节形成，为结核病的特征性病变；③干酪样坏死：常发生在渗出或增生性病变的基础上，结核分枝杆菌毒力强、感染菌量多、机体超敏反应增强、抵抗力低下，渗出性病变中结核分枝杆菌不断繁殖，使细胞混浊肿胀后，发生脂肪变性，溶解碎裂，直至细胞坏死，肉眼观察呈淡黄色，状似奶酪，故称干酪样坏死。

5. 病理变化转归　①结核病未采用抗结核化学治疗的病理转归特点为吸收愈合十分缓慢、多反复恶化和播散，干酪样坏死病变常发生液化或形成空洞，含有大量结核分枝杆菌的液化物可经支气管播散到对侧肺或同侧肺其他部位引起新病灶。②采用化学治疗后早期渗出性病变可完全吸收消失或仅留下少许纤维条索。一些增生性病变或较小干酪样病变在化学治疗下也可吸收缩小逐渐纤维化，或纤维组织增生将病变包围，形成散在的小硬结灶。经化疗后干酪样病变中的大量结核分枝杆菌被杀死，病变逐渐吸收缩小或钙化（图 2-5）。

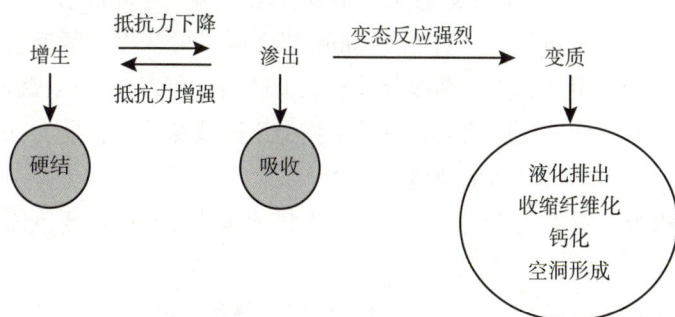

图 2-5　结核病的转归

【临床表现】

1. 呼吸系统症状

（1）咳嗽、咳痰　为肺结核最常见症状。咳嗽较轻，干咳或咳少量黏液痰。若合并其他细菌感染，痰可呈脓性，有空洞形成时，痰量增多。若合并支气管结核，表现为刺激性咳嗽。

（2）咯血　1/3～1/2 的患者有咯血。咯血量不定，多数为少量咯血，少数为大咯血。

（3）胸痛　结核累及壁层胸膜时有胸壁刺痛，随呼吸运动和咳嗽加重。

（4）呼吸困难　多见于干酪样肺炎和大量胸腔积液患者。

2. 全身症状　发热最常见，多为长期午后潮热。部分患者有盗汗、倦怠乏力、食欲减退和体重减轻等。育龄女性患者可出现月经不调或闭经。

3. 体征　取决于病变性质和范围。病变范围较小时，可无任何体征；渗出性病变范围较大或干酪样坏死时，则可有肺实变体征，较大的空洞性病变听诊也可闻及支气管呼吸音；当有较大范围的纤维条索形成时，气管向患侧移位，患侧胸廓塌陷、叩诊浊音、听诊呼吸音减弱并可闻及湿啰音；支气管结核可有局限性哮鸣音。

【并发症】

主要并发脓气胸、自发性气胸、支气管扩张症及脑膜、泌尿生殖道、骨结核，广泛应用抗结核药物以来，肺结核的并发症，如喉、肠结核已很少见。

【医学检查】

1. 痰结核分枝杆菌检查　痰结核分枝杆菌检查是确诊肺结核病的特异性方法，据此制订化疗方案和考核治疗效果。痰涂片抗酸染色镜检快速简洁易行，若抗酸杆菌阳性，肺结核诊断可基本成立；痰培养检查更为精确，常作为结核诊断的金标准。

2. 影像学检查　胸部 X 线可以判断病变的部位、性质、范围、有无空洞或空洞大小、洞壁厚薄等。原发综合征呈哑铃状阴影，浸润性病灶表现密度较低、边缘模糊的云雾状阴影；纤维钙化的硬结病灶表现为密度较高、边缘清晰的斑点、条索或结节；干酪样病灶表现为密度较高、浓淡不一、有环形边界的不规则透光区或空洞等。胸部 CT 检查可发现微小或隐蔽性病变，辨别病变性质，了解病变范围。

3. 结核菌素试验　便于国际间结核感染率的比较。①方法：WHO 和国际防痨和肺病联合会推荐使用的结核菌素为纯蛋白衍化物（PPD），通常用 0.1mL（5IU），在左前臂屈侧中部做皮内注射，经 48～72 小时后测量皮肤硬结直径；②判断标准：硬结直径 ≤4mm 为阴性（-），5～9mm 为弱阳性（+），10～19mm 为阳性（++），≥20mm 以上或虽 <20mm 但局部出现水泡和淋巴管炎为强阳性反应（+++）。③意义：结核菌素试验阳性反应仅表示曾有结核分枝杆菌

感染，并不一定是现症患者。试验反应越强，对结核病的诊断，特别是对婴幼儿的结核病诊断越重要。3 岁以下强反应者，应视为有新近感染的活动性结核病，应进行治疗。如果 2 年内结核菌素反应从 < 10mm 增加到 10mm 以上，并增加 6mm 以上时，可认为有新近感染。凡是阴性反应结果的儿童，一般来说，表明没有受过结核分枝杆菌的感染，可以排除结核病；但也可见于结核分枝杆菌感染后需 4 ~ 8 周变态反应前期，以及免疫力下降或免疫受抑制，如营养不良、HIV 感染、麻疹、水痘、癌症、严重的细菌感染型。

4. 纤维支气管镜检查 对支气管结核和淋巴结支气管瘘的诊断有重要价值。

【诊断要点】

1. 诊断方法 根据结核患者的结核接触史、症状、体征、痰结核分枝杆菌检查、影像学检查、结核菌素试验和纤维支气管镜检查等可做出诊断。部分患者无明显症状，胸部 X 线检查是发现早期肺结核的主要方法。

2. 诊断程序

（1）可疑症状患者筛选 有结核接触史或肺外结核，咳嗽持续 2 周以上、咯血、午后低热、盗汗、乏力、月经不调或闭经患者，须进行痰抗酸杆菌和胸部 X 线检查。

（2）是否肺结核 如胸部 X 线检查发现有异常阴影者，必须通过系统检查，确定病变性质是否为结核性。如果难以确定，可经 2 周观察后复查，而肺结核变化不大，大部分炎症病变会有所变化。

（3）有无活动性 如果诊断为肺结核，需进一步明确是否活动。活动性病变在胸片上多表现为斑片状、边缘模糊不清的阴影，可有中心溶解和空洞，或出现播散病灶。无活动性肺结核无任何症状，痰检查不排菌，胸片表现为纤维钙化、硬结或纤维化。

（4）是否排菌 确定活动性后还要明确是否排菌，这是确定传染源的唯一方法。

3. 肺结核分类标准和诊断要点 2017 年国家卫生和计划生育委员会发布了《结核病分类》标准 WS196-2017，更有利于结核病的重点防控。

（1）结核病的分类和诊断要点

1）原发性肺结核 包括原发综合征和胸内淋巴结结核。多见于少年儿童及边远山区、农村初次进入城市的成人。有结核接触史，症状多轻微而短暂，结核菌素试验多呈强阳性。X 线显示哑铃形阴影，即肺部原发灶、淋巴管炎和肺门淋巴结肿大组成的原发综合征。原发病灶一般吸收较快，不留任何痕迹。

2）血行播散型肺结核 包括急性血行播散型肺结核（急性粟粒型肺结核）和亚急性、慢性血行播散型肺结核。婴幼儿和青少年多由原发性肺结核发展而来，成人多由结核病灶和淋巴结内结核分枝杆菌破溃至血管引起，尤其是营养不良、患传染病或各种原因所致免疫力下降时。急性血行播散型肺结核为大量结核分枝杆菌进入血液循环，在肺内形成广泛播散，表现为起病急，持续高热，中毒症状严重，常可伴发结核性脑膜炎，X 线显示两肺满布粟粒状阴影，大小、密度、分布均匀。若人体免疫力较高，少量结核菌分批经血行进入肺部时，病灶常表现为大小不等、密度不一、分布不匀，在两肺上中部，为亚急性或慢性血行播散型肺结核。

3）继发性肺结核 成人中最常见的肺结核类型，病程长、易复发。临床症状视其性质、范围和人体反应性而定。

①浸润性肺结核：病变多发生在肺尖或锁骨下，出现浸润渗出、纤维干酪增殖病变。X 线显示为小片状或斑点状阴影，可融合形成空洞。渗出性病灶易吸收，纤维干酪增殖病变吸收缓慢。

②空洞性肺结核：渗出干酪样病变坏死、液化，形成空洞。洞壁不明显，有多个空腔，形态

不一。空洞性肺结核多有支气管播散。临床表现为发热、咳嗽、咳痰和咯血，痰中排菌。应用有效的化学药物治疗后，可出现空洞不闭合，但痰细菌试验转阴，空洞壁由纤维组织或上皮细胞覆盖，诊断为"净化空洞"。但有些患者空洞还残留一些干酪组织，长期多次查痰阴性，临床诊断为"开放菌阴综合征"。

③结核球：干酪样坏死灶部分消散后，周围形成纤维包膜，或空洞的引流支气管阻塞，空洞内干酪物质不能排出，凝成球状病灶，称为"结核球"，直径在 2～4cm 之间，多小于 3cm。

④干酪样肺炎：大叶性干酪样肺炎 X 线呈大叶性密度均匀的磨玻璃状阴影，逐渐出现溶解区，呈虫蚀样空洞。小叶性干酪样肺炎 X 线呈小叶斑片播散病灶。发生于免疫力低下、体质虚弱、大量结核菌感染的患者，或有淋巴结支气管瘘，淋巴结内大量干酪样物经支气管进入肺内而发生。

⑤纤维空洞性肺结核：肺结核空洞长期不愈，出现空洞壁变厚和广泛纤维化；随机体免疫力高低起伏，病灶吸收、修补与恶化、进展交替发生，形成纤维空洞，常伴支气管播散和明显的胸膜增厚。由于肺组织广泛纤维收缩，X 线显示肺门向上牵拉，肺纹呈垂柳状阴影，纵隔向患侧移位，健侧呈代偿性肺气肿。

4）结核性胸膜炎 包括结核性干性胸膜炎、结核性渗出性胸膜炎（图 2-6）、结核性脓胸。

5）其他肺外结核 按部位和脏器命名，如肾结核、骨关节结核等。

6）菌阴肺结核 为 3 次痰涂片及 1 次痰培养阴性的肺结核为菌阴肺结核。

（2）痰结核菌检查记录格式 痰菌阳性或阴性，分别以（+）或（-）表示，以"涂""培"分别代表涂片和培养法。患者无痰或未查痰时，注明（无痰）或（未查）。

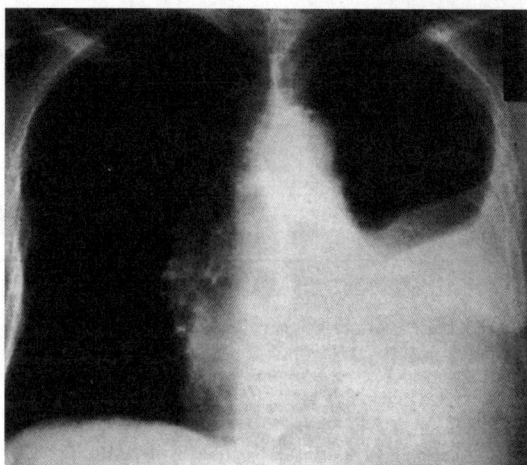

图 2-6 结核性胸膜炎（左侧胸腔积液）

（3）治疗状况记录

1）初治 符合下列 1 条的患者即为初治。①未开始抗结核治疗；②正进行标准化疗用药而未满疗程；③不规则化疗未满 1 个月。

2）复治 符合下列 1 条的患者即为复治。①初治失败；②规则用药满疗程后痰菌又复阳性；③不规则化疗超过 1 个月；④慢性排菌。

4. 肺结核的记录方式 根据结核病分类、病变部位、范围、痰菌情况、化学治疗史书写。血行播散型肺结核可注明（急性）或（慢性）；继发性肺结核可注明（浸润性）、（纤维空洞）等。并发症如自发性气胸等，并存病如糖尿病，手术（如胸廓成形术后），可在化疗史后按并发症、并存病、手术等顺序书写。

记录举例：纤维空洞性肺结核，双上，涂（+），复治，肺不张，糖尿病，肺切除术后。

【治疗】

1. 化学药物治疗（简称化疗）

（1）化学治疗原则 早期、适量、联合、规律、全程。分强化和巩固两个阶段。①早期：一旦发现、确诊应立即化学治疗。早期化学治疗有利于早期杀菌作用，能快速控制病情减小传染性。②适量：严格遵照适当的药物剂量用药，药物剂量过低不能达到有效的血浓度，影响疗效和易产生耐药，剂量过大易发生药物毒副反应。③联合：联合使用两种以上药物，以增强和确保疗效，同时通过交叉用药减少或防止耐药性的产生。④规律：严格按照医嘱要求规律服药，不漏服，不停药，避免产生耐药性。⑤全程：患者必须按治疗方案坚持完成规定疗程，这是提高治愈率和减少复发率的重要保证。

（2）常用抗结核药物　根据抗结核药物的抗菌作用强弱，可分为杀菌剂和抑菌剂。全杀菌剂对细胞内、外的结核菌都有杀灭作用，且杀菌作用不受酸碱环境影响，如异烟肼（INH）和利福平（RFP）。链霉素在碱性环境中作用最强，对细胞内结核菌作用较小。吡嗪酰胺能杀灭巨噬细胞内酸性环境中的结核菌，因而均称为半杀菌剂。乙胺丁醇、对氨基水杨酸钠等为抑菌剂。成人常用剂量见表 2-10。

表 2-10　常用抗结核药物的成人剂量

药名	缩写	每天剂量（g）	间歇疗法一日量（g）	抑菌作用机制
异烟肼	H、INH	0.3	0.6～0.8	DNA 合成
利福平	R、RFP	0.45～0.6*	0.6～0.9	mRNA 合成
链霉素	S、SM	0.75～1.0	0.75～1.0	蛋白合成
乙胺丁醇	EEMB	0.75～1.0**	1.5～2.0	RNA 合成
吡嗪酰胺	Z、PZA	1.5～2.0	2～3	吡嗪酸抑菌
对氨基水杨酸钠	P、PAS	8～12***	10～12	中间代谢

注：*体重 < 50kg 用 0.45g，> 50kg 用 0.6g；S、Z 用量亦按体重调节。**前 2 个月 25mg/kg，其后减至 15mg/kg。***每日分 2 次服用（其他药均为每天 1 次）。

（3）化学治疗的生物学机制

1）药物对不同代谢和不同部位的结核分枝杆菌群的作用　结核分枝杆菌根据其代谢状态分为 A、B、C、D 四群。A 菌群快速繁殖，细菌数量大，易产生耐药变异菌。B 菌群、C 菌群处于半静止状态。D 菌群可处于休眠状态，不繁殖，数量很少。通常大多数结核药物可以作用于 A 菌群，异烟肼和利福平具有早期杀菌作用，即在治疗的 48 小时内产生迅速杀菌作用，使菌群数量明显减少，传染性减少或消失，痰菌转阴性。对于 B 菌群和 C 菌群抗结核药物的作用相对较差，有"顽固菌"之称。杀灭 B、C 菌群可以防止复发，抗结核药物对 D 菌群无作用。

2）耐药性　治疗过程中如单用一种敏感药，菌群中大量敏感菌被杀死，但少量的自然耐药变异菌仍存活，并不断繁殖，最后逐渐完全替代敏感菌而成为优势菌群。现代化学治疗多采用联合用药，通过交叉杀菌作用防止耐药性产生，同时不能中断治疗，短程疗法最好采用全程督导化疗。

3）顿服　抗结核药物血中高峰浓度的杀菌作用要优于经常性维持较低药物浓度水平的情况，每日剂量 1 次顿服要比每日 2 次或 3 次分服所产生的高峰血浓度高 3 倍左右。

4）间歇化学治疗　结核分枝杆菌接触不同的抗结核药物后产生不同时间的延缓生长期。如接触异烟肼和利福平 24 小时后分别可延缓 6～9 天或 2～3 天的生长期。在细菌重新生长繁殖前再次给予药物，可使其产生持续的作用。

（4）统一标准化学治疗方案　包括每日用药方案和上述间歇方案，间歇方案为我国结核病规划所采用，但必须采用全程督导化疗管理，以保证患者不间断地规律用药。

1）初治涂阴肺结核治疗方案 ①每日用药方案。强化期：异烟肼、利福平、吡嗪酰胺，每日1次，2个月；巩固期：异烟肼、利福平，每日1次，4个月。简写为2HRZ/4HR。②间歇用药方案。强化期：异烟肼、利福平、吡嗪酰胺，隔日1次或每周3次，2个月；巩固期：异烟肼、利福平，隔日1次或每周3次，4个月。简写为$2H_3R_3Z_3/4H_3R_3$。

2）初治涂阳肺结核治疗方案 含初治涂阴有空洞形成或粟粒型肺结核。①每日用药方案。强化期：异烟肼、利福平、吡嗪酰胺和乙胺丁醇，顿服，2个月；巩固期：异烟肼、利福平，顿服，4个月。简写为2HRZE/4HR。②间歇用药方案。强化期：异烟肼、利福平、吡嗪酰胺和乙胺丁醇，隔日1次或每周3次，2个月；巩固期：异烟肼、利福平，隔日1次或每周3次，4个月。简写为$2H_3R_3Z_3E_3/4H_3R_3$。

3）复治涂阳肺结核治疗方案 ①每日用药方案。强化期：异烟肼、利福平、吡嗪酰胺、链霉素和乙胺丁醇，每日1次，2个月；巩固期：异烟肼、利福平和乙胺丁醇，每日1次，4～6个月。巩固期治疗4个月时，痰菌未转阴，可继续延长治疗期2个月。简写为2HRZSE/4～6HRE。②间歇用药方案。强化期：异烟肼、利福平、吡嗪酰胺、链霉素和乙胺丁醇，隔日1次或每周3次，2个月；巩固期：异烟肼、利福平和乙胺丁醇，隔日1次或每周3次，6个月。简写为$2H_3R_3Z_3S_3E_3/6H_3R_3E_3$。

2. 其他治疗 ①对症治疗：咯血是肺结核的常见症状，对症治疗原则为预防和抢救咯血所致的窒息并防止肺结核播散。②糖皮质激素：仅用于结核毒性症状严重者，必须确保在有效抗结核药物治疗的情况下使用。③外科手术治疗：适用于经合理化疗后无效、多重耐药的厚壁空洞、大块干酪灶、结核性脓胸、支气管胸膜瘘和大咯血保守治疗无效者。

【护理诊断/问题】

1. 知识缺乏 缺乏结核病预防及配合结核病药物治疗的相关知识。

2. 营养失调：低于机体需要量 与机体消耗增加、食欲减退有关。

3. 体温过高 与结核分枝杆菌感染有关。

4. 活动无耐力 与疾病引起的消耗有关。

5. 有孤独的危险 与隔离治疗疾病有关。

6. 潜在并发症 大咯血、窒息。

【护理措施】

1. 安全与舒适管理

（1）做好消毒隔离，切断传播途径。①有条件的患者应单居一室，涂阳肺结核患者住院治疗期间需进行呼吸道隔离。因结核分枝杆菌对紫外线较敏感，被褥、书籍在烈日下暴晒6小时以上，病室要每天紫外线消毒30分钟即可杀菌。②注意个人卫生，患者外出戴口罩，严禁随地吐痰，在咳嗽、打喷嚏时，用双层纸巾遮住口鼻。将痰吐在纸上直接烧掉是最简易的灭菌方法，留置于容器中的痰液须经灭菌处理再弃去。③结核分枝杆菌煮沸5分钟、70%酒精接触2分钟即可杀菌，5%苯酚或1.5%的来苏需较长时间才能杀死痰中的结核分枝杆菌，如5%苯酚需24小时。因此餐具可采取煮沸消毒或用消毒液浸泡消毒，同桌共餐时使用公筷，以防传染。

（2）轻症患者在坚持化疗的同时，可进行正常工作，但应避免劳累和重体力劳动，保证充足的睡眠和休息，做到劳逸结合。病情严重者，特别是有咯血、高热等症状，或结核性胸膜炎伴有大量胸腔积液者，应卧床休息。

2. 疾病监测 ①常规监测：观察患者的生命体征及咯出物的颜色、性质和量的变化，每周测体重1次并记录，判断患者营养状态是否改善；②如高热持续不退，脉搏快速、呼吸急促，提示病情加重；③如咽喉发痒、刺痛感、胸闷加剧、胸内发热等，为咯血的先兆症状。咯血时，需严密观察咯血的量、颜色、性质及出血的速度及有无突然呼吸困难、发绀、意识障碍等。

3. 对症护理

（1）毒性症状　在有效抗结核治疗1～2周内多消退，不需特殊处理。有时结核毒性症状严重，遵医嘱在使用有效抗结核药物的同时，加用糖皮质激素如泼尼松，以减轻炎症和变态反应引起的症状，使用中小剂量，疗程在1个月以内。

（2）咯血　一般少量咯血，多以心理疏导、消除紧张、卧床休息为主，可遵医嘱用氨基己酸、氨甲苯酸、酚磺乙胺等药物止血。大咯血时遵医嘱先用垂体后叶素5～10U加入25%葡萄糖液40mL中缓慢静脉注射，一般为15～20分钟，然后将垂体后叶素加入5%葡萄糖液按0.1U/（kg·h）速度静脉滴注。对支气管动脉破坏造成的大咯血可采用支气管动脉栓塞法。在大咯血时，患者突然停止咯血，并出现呼吸急促、面色苍白、口唇发绀、烦躁不安等症状时，常为咯血窒息，应及时抢救。置患者头低足高45°的俯卧位，同时拍击健侧背部，保持充分体位引流，尽快使积血和血块由气管排出，或直接刺激咽部以咳出血块。有条件时可进行气管插管，硬质支气管镜吸引或气管切开。

4. 用药护理　①全程督导化学治疗。指肺结核患者在治疗过程中，每次用药都必须在医务人员的直接监督下进行，因故未用药时必须采取补救措施以保证按医嘱用药。应向患者介绍结核病的常用治疗方法及持续用药时间，强调坚持按照用药原则服药的重要性，取得患者与家属的配合，使全程化疗能得到顺利完成。②严格执行常用抗结核药的剂量、密切观察主要不良反应和注意事项（表2-11）。

表 2-11　常用抗结核药物的不良反应和注意事项

药名	主要不良反应	注意事项
异烟肼	周围神经炎、偶有肝损害	避免与抗酸药同服，注意消化道反应、肢体远端感觉及精神状态
利福平	肝损害、变态反应	体液及分泌物会呈橘黄色，使隐形眼镜永久变色；监测肝脏毒性及变态反应；加速口服避孕药、降糖药、茶碱、抗凝血剂等药物的排泄，使药效降低或失效
链霉素	听力障碍、眩晕、肾损害、口周麻木、过敏性皮疹等	进行听力检查，注意听力变化及有无平衡失调（用药前、后1～2个月复查1次）
乙胺丁醇	视神经炎	检查视觉灵敏度和颜色的鉴别力（用药前、后每1～2个月检查1次）
吡嗪酰胺	胃肠道不适、肝损害、高尿酸血症、关节痛	警惕肝脏毒性反应，监测肝功能；注意关节疼痛、皮疹，监测血清尿酸
对氨基水杨酸钠	胃肠道反应、变态反应、肝损害	监测不良反应的症状、体征，定期复查肝功能

5. 饮食护理　给予高热量、高蛋白、富含维生素和易消化饮食，忌烟酒及辛辣等刺激性食物。成人每天蛋白质1.5～2.0g/L，其中优质蛋白质应大于50%；每天摄入一定量的新鲜蔬菜和水果，食物中的维生素C可以减轻血管渗透性、促进渗出病灶的吸收，维生素B对神经系统及胃肠神经有调节作用。

6. 心理护理　开导患者，帮助患者树立战胜疾病的信心。痰涂片阴性和经抗结核治疗4周以上的患者，没有或有极低传染性的患者，应鼓励正常的家庭生活和社会活动，有助于减轻患病及社会隔离感引起的焦虑情绪。

【健康教育】

1.预防疾病　保护易感人群，防止感染。①密切接触者应注意观察，定期到医院检查，必要时给予预防性治疗。②给新生儿和未接受过结核分枝杆菌感染的儿童、青少年接种卡介苗，使人体获得免疫力。卡介苗不能预防结核分枝杆菌感染，但可减轻感染后的发病与病情。③对受结核分枝杆菌感染易发病的高危人群，如 HIV 感染者、糖尿病患者等以及与涂阳肺结核患者密切接触的人群，可遵医嘱应用预防性化学治疗。

2.管理疾病　①防止呼吸道感染，居室应尽可能通风、干燥，有条件者可选择空气新鲜、气候温和的地方疗养，以促进身体的康复，增加抵抗疾病的能力；②解释药物不良反应，同时要使患者认识到不良反应的可能性，以鼓励患者坚持全程化学治疗，防止因治疗失败而产生耐药菌，增加治疗的困难和经济负担。

3.康复指导　指导患者定期复查胸片和肝、肾功能，了解治疗效果及病情变化，及时调整治疗方案。定期随访。

第八节　慢性支气管炎、慢性阻塞性肺疾病

一、慢性支气管炎

慢性支气管炎（chronic bronchitis）简称慢支，是气管、支气管黏膜及其周围组织的慢性非特异性炎症。临床特征为咳嗽、咳痰，每年发病持续 3 个月，连续 2 年或 2 年以上。排除具有咳嗽、咳痰、喘息症状的其他疾病（如肺结核、肺脓肿、支气管扩张症、支气管哮喘、心功能不全等疾患）。

【病因及发病机制】

1.病因　本病的病因尚不完全清楚，可能是多种因素长期相互作用的结果。

（1）有害气体和有害颗粒　如香烟、烟雾、粉尘、大气污染（如二氧化硫、二氧化氮等）的慢性刺激，常为慢性支气管炎的诱发因素之一。这些理化因素可损伤气道上皮细胞，使纤毛运动减退，巨噬细胞吞噬能力降低，导致气道净化功能下降，同时刺激黏膜下感受器，使副交感神经功能亢进，气道阻力增加。

（2）感染因素　感染是本病发生、发展的重要因素，主要为病毒和细菌感染。病毒感染以流感病毒、鼻病毒、腺病毒和呼吸道合胞病毒为常见。细菌感染常继发于病毒感染，常见病原体为肺炎链球菌、流感嗜血杆菌、卡他莫拉菌和葡萄球菌等。

（3）其他因素　机体免疫力下降、气候改变等。

2.发病机制　支气管上皮细胞变性、坏死、脱落，后期出现鳞状上皮化生，纤毛变短、粘连、倒伏、脱失。黏膜和黏膜下充血水肿，杯状细胞和黏液腺肥大和增生、分泌旺盛，大量黏液潴留。淋巴细胞、浆细胞浸润及轻度纤维增生。病情继续发展，炎症由支气管壁向其周围组织扩散，黏膜下层平滑肌束可断裂萎缩，黏膜下和支气管周围纤维组织增生，肺泡弹性纤维断裂，进一步发展成阻塞性肺疾病。

【临床表现】

1.症状　起病缓慢，病程长，反复急性发作而病情加重。患者常在寒冷季节发病，出现咳嗽、咳痰，尤以晨起为著，起床后或体位变动可刺激排痰。痰呈白色黏液泡沫状，黏稠不易咳出。在急性呼吸道感染时，症状迅速加剧。痰量增多，黏稠度增加或为黄色脓性，偶有痰中带

血。喘息或气急喘明显者常称为喘息性支气管炎，部分可能合并支气管哮喘。若伴肺气肿时可表现为劳动或活动后气急。

2. 体征 早期多无异常体征，急性发作期可在背部或双肺底听到干、湿啰音，咳嗽后减少或消失，如合并哮喘可闻及广泛哮鸣音并伴呼气期延长。

【并发症】
最常见为阻塞性肺气肿，其次为支气管肺炎、支气管扩张症等。

【医学检查】

1. 血液检查 细菌感染时偶可出现白细胞计数或中性粒细胞计数增高。

2. 痰液检查 可培养出致病菌。涂片可发现革兰阳性菌或革兰阴性菌，或大量破坏的白细胞和杯状细胞。

3. X 线检查 早期可无异常，反复发作引起支气管壁增厚，细支气管或肺泡间质炎症细胞浸润或纤维化，表现为肺纹理增粗、紊乱，呈网状或条索状、斑点状阴影，以双下肺野明显。

4. 呼吸功能检查 早期无异常，如有小气道阻塞时，最大呼气流速 – 容量曲线在 75% 和 50% 肺容量时，流量明显降低。

【诊断要点】
根据临床症状和医学检查的结果综合判断。

【治疗】

1. 急性加重期的治疗

（1）控制感染 视感染的主要致病菌和严重程度，或根据病原菌药敏试验选用抗生素。抗菌药物治疗可选用喹诺酮类、大环类酯类、β – 内酰胺类或磺胺类口服，病情严重时静脉给药。

（2）镇咳祛痰 常用药物有复方氯化铵合剂、盐酸氨溴索、溴己新、桃金娘油。中成药止咳也有一定效果，如复方甘草合剂。干咳为主者可用镇咳药物，如右美沙芬、那可丁或其合剂等。应避免应用强镇咳剂，如可待因等，以免抑制中枢及加重呼吸道阻塞和炎症，导致病情恶化。对年老体弱无力咳痰者或痰量较多者，应以祛痰为主，协助排痰，保持呼吸道通畅。

（3）平喘 有气喘者可加用解痉平喘药，如氨茶碱，或用茶碱控释剂，或长效 β₂ 受体激动剂加糖皮质激素吸入。

2. 缓解期治疗 反复呼吸道感染者，可试用免疫调节剂或中医中药，如细菌溶解产物、卡介菌多糖核酸、胸腺素等，对部分患者有效。

【护理诊断 / 问题】

1. 清理呼吸道无效 与分泌物增多黏稠、气道湿度降低有关。

2. 焦虑 与疾病反复发作有关。

3. 营养失调：低于机体需要量 与食欲降低、摄入减少有关。

4. 知识缺乏 缺乏预防疾病发作及发展的相关知识。

5. 潜在并发症 阻塞性肺气肿、支气管肺炎等。

【护理措施】
详见本章第一节"咳嗽与咳痰"。

二、慢性阻塞性肺疾病

慢性阻塞性肺疾病（chronic obstructive pulmonary diseases，COPD）是以持续气流受限为特征的可预防和治疗的肺部疾病，简称慢阻肺。气流受限不完全可逆，呈进行性发展，与肺对毒性颗粒或气体的异常炎症反应有关。主要累及肺部，也可引起全身（或称肺外）不良反应。

COPD 是呼吸系统疾病中的常见病和多发病，病死率较高。因肺功能进行性减退，严重影响患者的劳动力和生活质量。COPD 目前居全球死亡原因第 4 位。世界银行 / 世界卫生组织公布，至 2020 年 COPD 将成为世界疾病经济负担的第 5 位。

【病因及发病机制】

1. 病因

（1）外因　①吸烟或被动吸烟是 COPD 发病的重要启动因子。吸烟与 COPD 累计发病率密切相关，并使 COPD 患者症状加重。②职业粉尘及化学物质，如烟雾、变应原、工业废气。③感染因素，呼吸道感染是 COPD 发生发展的重要因素之一。④室内外空气污染，如大气中的二氧化硫、二氧化氮、氯气等有害气体等。另外，冷空气也可能成为 COPD 的诱发因素。

（2）内因　宿主自身状态是重要的病因。①遗传因素，患者体内 α_1- 抗胰蛋白酶（α_1-AT）不足是常见的遗传危险因素。α_1-AT 是一种弹性蛋白酶抑制因子，若缺乏则不能防止肺组织中弹性蛋白酶分解弹力纤维，可诱发 COPD；②支气管哮喘和气道高反应性是发展成为 COPD 的重要危险因素；③其他，如年老、营养不良、自主神经功能失调等都可能成为 COPD 疾病发展诱因。

慢性支气管炎是引起慢性阻塞性肺疾病肺气肿的最多见原因。

2. 发病机制

（1）炎症反应增强　目前普遍认为气道、肺实质和肺血管的慢性炎症是 COPD 的特征性改变，气道炎症在 COPD 的发生发展中起关键作用。肺部巨噬细胞、T 淋巴细胞、中性粒细胞等炎症细胞增多、激活后可释放多种介质，如趋化因子白三烯 B_4（LTB_4）、白细胞介素 8（IL-8）、肿瘤坏死因子 α（TNF-α）和其他介质，从而导致肺泡壁破坏，上皮和内皮细胞凋亡，肺气肿形成。肺部炎症还可通过炎症介质引起全身效应。慢性非特异性炎症常可并发慢性阻塞性肺气肿。

（2）氧化应激反应增强　吸入有害气体或有害颗粒——→产生氧化物、内源性抗氧化物产生下降、氧化应激反应增强——→激活炎症因子、抗蛋白酶系统失活、糖皮质激素的抗炎活性下降、气道黏液过度分泌、纤毛功能失调——→慢性咳嗽、痰多、气流受限。

（3）胆碱能神经张力增高　吸烟能使迷走神经兴奋，乙酰胆碱释放增多，气道平滑肌收缩、痉挛，通过刺激黏液下腺引起黏液过多分泌。

慢性阻塞性肺疾病发病机制见图 2-7。

COPD 主要表现为慢性支气管炎及肺气肿的病理变化。肺气肿的病理改变可见肺过度膨胀，弹性减退。按累及肺小叶的部位，可将阻塞性肺气肿分为小叶中央型、全小叶型及介于两者之间的混合型三类，其中以小叶中央型为多见（图 2-8，图 2-9）。

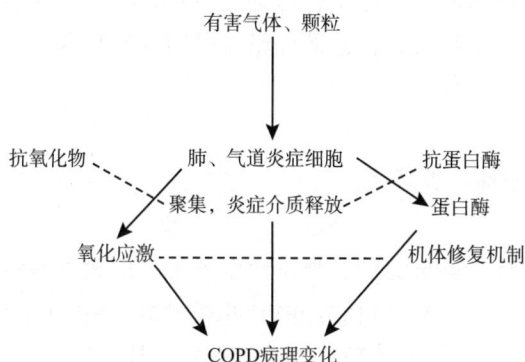

图 2-7　慢性阻塞性肺疾病发病机制

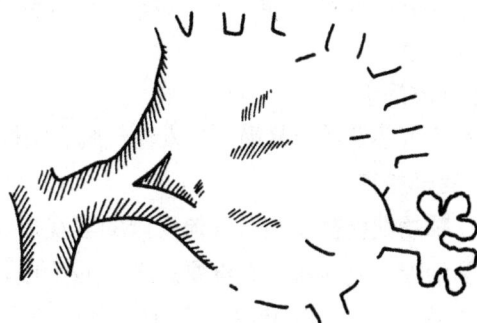

图 2-8　小叶中央型肺气肿

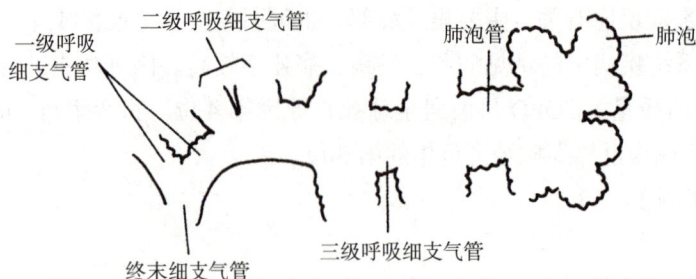

图 2-9 全小叶型肺气肿

COPD 对呼吸功能的影响是由于肺泡弹性回缩力降低，流速受限导致上游段气道阻力增大、下游段气道塌陷性增加，导致最大呼气流速降低。COPD 的主要特点是气流阻塞、过度充气。早期局限于细小气道，出现肺组织弹性阻力及小气道阻力的动态肺顺应性降低；继之累及大气道，肺通气功能障碍，最大通气量降低；进而可因肺组织弹性日益减退，肺泡持续扩大，回缩障碍，导致大量肺泡周围的毛细血管受膨胀肺泡的挤压而退化，出现肺泡及毛细血管大量丧失，弥散面积减少，产生通气与血流比例失调，导致换气功能发生障碍。通气和换气功能障碍引起缺氧和二氧化碳潴留，进而发展为呼吸衰竭。

【临床表现】

1.症状 起病缓慢、病程较长。

（1）慢性咳嗽 通常为首发症状，初起咳嗽呈间歇性，随病程发展可终身不愈。晨间咳嗽明显，夜间有阵咳或咳痰。

（2）咳痰 一般为白色黏液或浆液性泡沫性痰，偶可带血丝，清晨排痰较多。急性发作期痰量增多，可有脓性痰。

（3）气短或呼吸困难 为 COPD 标志性症状。早期在体力活动时出现，后逐渐加重，以致在日常活动甚至休息时也感到气短。

（4）喘息和胸闷 部分患者特别是重度患者或急性加重期患者出现喘息和胸闷。

（5）全身症状 患者在 COPD 晚期可出现食欲减退，体重下降，外周肌肉萎缩和功能障碍，精神抑郁和焦虑等。

慢性阻塞性肺气肿的主要症状在患者咳嗽、咳痰的基础上逐渐出现加重的呼吸困难，可并发慢性肺源性心脏病和Ⅱ型呼吸衰竭。

2.体征 早期体征可无异常，随疾病进展出现以下体征。①视诊：胸廓形态异常，呈桶状胸，胸廓前后径增大，肋间隙增宽，剑突下胸骨下角增宽；部分患者呼吸变浅，频率增快，严重者可有缩唇呼吸、前倾坐位等。②触诊：双侧语颤减弱。③叩诊：肺部过清音，心浊音界缩小，肺下界和肝浊音界下降。④听诊：两肺呼吸音减弱，呼气延长，部分患者可闻及湿啰音和（或）干啰音。

【并发症】

本病可并发呼吸衰竭、自发性气胸、慢性肺源性心脏病等。

【医学检查】

1.肺功能检查 判断气流受限的客观指标，对 COPD 诊断、严重程度评价、疾病进展状况、预后及治疗反应判断等有重要意义。①气流受限是以 FEV_1 和 FEV_1/FVC 来确定的。FEV_1 是肺功能检查基本项目，FEV_1 占预计值百分比是评估中、重度气流受限的良好指标，其变异性小，易于操作。FEV_1/FVC 是评价气流受限的一项敏感指标，可检出轻度气流受限。②肺总量（TLC）、功能残气量（FRC）和残气量（RV）增高，肺活量（VC）减低，RV/TLC 增高，均为阻塞性肺气肿的特征性变化。③一氧化碳弥散量（DLco）及 DLco 与肺泡通气量（VA）比值（DLco/VA）下降，该项指标对诊断有参考价值。

2. 胸部 X 线检查 X 线胸片改变对 COPD 诊断特异性不高，主要作为确定肺部并发症及与其他肺疾病鉴别之用。COPD 早期胸片可无变化，后期可出现肺纹理增粗、紊乱等非特异性改变，也可出现肺气肿改变。

3. 血气检查 可据此以诊断低氧血症、高碳酸血症、酸碱平衡失调、呼吸衰竭及其类型。

4. 其他 COPD 合并细菌感染时，外周血白细胞增高，核左移。痰培养可能查出病原菌；常见病原菌为肺炎链球菌、流感嗜血杆菌、肺炎克雷伯杆菌等。

【诊断要点】

1. 诊断 ①根据吸烟等高危因素史、临床症状、体征及肺功能检查等资料，临床可以怀疑 COPD。②明确诊断依赖于肺功能检查证实有不完全可逆的气流受限（吸入支气管舒张药后 $FEV_1/FVC < 70\%$，同时 $FEV_1 < 80\%$ 预计值，可确定为不完全可逆性气流受限）。③少数患者并无咳嗽、咳痰症状，仅在肺功能检查时 $FEV_1/FVC < 70\%$，而 $FEV_1 \geqslant 80\%$ 预计值，在排除其他疾病后，亦可诊断为 COPD。

2. 鉴别诊断 本病需与支气管哮喘、充血性心衰相鉴别（表 2-12）。

表 2-12 慢性阻塞性肺疾病与支气管哮喘、充血性心衰的鉴别要点

诊断	发病年龄	病史	症状特点	气流受限
COPD	中年	长期吸烟	症状进展缓慢，活动后气促	不可逆
支气管哮喘	儿童期	过敏性鼻炎或湿疹；哮喘家族史	每日症状变化快，夜间与清晨症状明显	大多可逆
充血性心衰		基础性心脏病变、感染、过劳、情绪激动等	听诊肺部基底可闻细啰音，胸部 X 线片示心脏扩大，肺水肿	非气流受限，限制性通气障碍

除此以外，还应与已知病因或具有特征病理表现的气流受限疾病（如支气管扩张症、肺结核等）相区别。支气管扩张症可见大量脓痰，伴细菌感染，湿啰音、杵状指，X 线片显示支气管扩张。结核病可从 X 线胸片见浸润性病灶或结节。

3. 严重程度分级与临床分期

（1）COPD 严重程度分级 COPD 患者可以根据肺功能和主观感受进行严重程度分级（表2-13）。

表 2-13 慢性阻塞性肺疾病的严重程度分级

分级	气流受限严重程度	临床表现
I 级轻度	$FEV_1/FVC < 70\%$ $FEV_1 \geqslant 80\%$ 预计值	伴或不伴有慢性症状（咳嗽，咳痰）
II 级中度	$FEV_1/FVC < 70\%$ $50\% \leqslant FEV_1 < 80\%$ 预计值	常伴有慢性症状（咳嗽，咳痰，活动后呼吸困难）
III 级重度	$FEV_1/FVC < 70\%$ $30\% \leqslant FEV_1 < 50\%$ 预计值	多伴有慢性症状（咳嗽，咳痰，呼吸困难），反复出现急性加重
IV 级极重度	$FEV_1/FVC < 70\%$ $FEV_1 < 30\%$ 预计值 或 $FEV_1 < 50\%$ 预计值，伴慢性呼吸衰竭	伴慢性呼吸衰竭，可合并肺心病及右心功能不全或衰竭

（2）COPD病程分期　COPD病程可分为稳定期与急性加重期。①稳定期：患者咳嗽、咳痰、气短等症状稳定或症状较轻；②急性加重期：患者病情出现超越日常状况的持续恶化，咳嗽、咳痰、气短和（或）喘息加重，脓性或黏脓性痰增多，可伴发热等表现。

【治疗】

治疗要点是解痉、平喘、祛痰、镇咳、抗炎、防治并发症。

1. 稳定期治疗　主要为戒烟、氧疗、药物治疗。常用药物包括支气管舒张药、祛痰药、糖皮质激素等。

（1）支气管舒张药　短效制剂主要用于缓解症状，适用于各级COPD患者；长效制剂可预防和减轻症状并增加运动耐力，适用于中度以上患者。①β_2肾上腺素受体激动剂用于缓解症状。短效剂型如氨溴索气雾剂，每次100～200μg（1～2喷），定量吸入，疗效持续4～5小时，每24小时不超过8喷；长效剂型有沙美特罗、福莫特罗等，每日仅需吸入2次。②抗胆碱能药是COPD常用的药物，短效抗胆碱药如异丙托溴铵气雾剂，定量吸入，持续6～8小时，每次40～80μg，每天3～4次；长效抗胆碱药如噻托溴铵，每次吸入18μg，每天1次。③茶碱类，短效剂型如氨茶碱，0.1g，每日3次；茶碱缓释或控释片，0.2g，每12小时1次。

（2）祛痰药　适用于年老体弱、无力咳嗽或痰量较多者，常用药物如盐酸氨溴索30mg，每日3次；N-乙酰半胱氨酸0.2g，每日3次；羧甲司坦0.5g，每日3次；稀化黏素0.3g，每日3次。

（3）糖皮质激素　适用于重度、极重度患者（Ⅲ级和Ⅳ级）和反复加重的患者，目前常用糖皮质激素剂型有沙美特罗+氟替卡松、福莫特罗+布地奈德。口服泼尼松龙，每天1次，每次30～40mg，也可静脉输入甲泼尼龙每天1次，每次40～80mg，连续5～7天。

2. 急性加重期治疗　根据病情严重程度决定门诊或住院治疗，一般给予抗生素、支气管舒张药治疗，重症患者可采取无创或有创机械通气等。

（1）抗生素　当患者呼吸困难加重、咳嗽伴痰量增加、有脓性痰时，应根据患者所在地常见病原菌类型及药物敏感情况积极选用抗生素治疗。如给予β内酰胺类/β内酰胺酶抑制剂；第二代头孢菌素、大环内酯类或喹诺酮类。

（2）支气管舒张药　严重喘息症状者可给予较大剂量支气管舒张药物雾化吸入治疗。并根据病情使用祛痰剂、糖皮质激素。发生低氧血症者可用鼻导管低流量吸氧。

（3）其他药物　重症患者需要采取强心、扩张血管、抗凝、兴奋呼吸药物。

【护理诊断/问题】

1. 气体交换障碍　与肺组织弹性降低、通气功能障碍、残气量增加有关。

2. 清理呼吸道无效　与痰液黏稠、咳嗽无力、支气管痉挛有关。

3. 焦虑　与呼吸困难影响生活、工作和害怕窒息有关。

4. 活动无耐力　与疲乏、呼吸困难有关。

【护理措施】

1. 安全与舒适管理　①环境：安静整洁，保持室内适宜的温、湿度，避免直接吸入冷空气。②休息与活动：患者应采取舒适的体位休息。呼吸困难明显者患者应取半卧位，借重力作用使膈肌位置下降，胸腔容量扩大，减轻腹腔脏器对心、肺的压力，以改善呼吸困难。安排适当的活动，以不加重症状、不感到疲劳为度。

2. 疾病监测　①常规监测：定时监测生命体征，观察咳嗽、咳痰的情况及呼吸困难的程度，监测动脉血气分析和水、电解质酸碱平衡情况。②加重期监测：COPD加重的主要症状是气促加重，常伴有喘息、胸闷、咳嗽加剧、痰量增加、痰液颜色和（或）黏度改变及发热等，此外亦可出现全身不适、失眠、嗜睡、疲乏、抑郁和精神紊乱等症状。气促加重，咳嗽痰量增多及出现脓性痰常提示细菌感染。③并发症监测：如患者主诉感觉不适，并出现明显呼吸困难、剧烈胸痛、畏寒、发热及咳嗽、咳痰亦加重，意识改变，发绀、外周水肿等应警惕自发性气胸、肺部急性感染和肺性脑病、慢性肺源性心脏病的发生，并及时报告医生采取必要的急救措施。④危急重症监测：对于严重 COPD 患者，神志变化是病情恶化和危重的指标，一旦出现需及时救治。如 $PaO_2 < 50mmHg$，$PaCO_2 > 70mmHg$，$pH < 7.30$ 提示病情危重，需进行严密监护或入住 ICU 行无创或有创机械通气治疗。

3. 对症护理　正确咳嗽、排痰，保持呼吸道通畅。详见本章第一节。

4. 用药护理　遵医嘱用药，严密观察用药后疗效及不良反应发生。

（1）支气管舒张剂　①β_2 肾上腺素受体激动剂与口服药相比，吸入剂不良反应较小，因此支气管舒张剂多首选吸入治疗。②氨茶碱静脉推注或滴注速度过快可导致患者烦躁不安、惊厥、心律失常、血压剧降，甚至心跳呼吸骤停等，故氨茶碱必须稀释后缓慢注射。一般将氨茶碱用 5% 葡萄糖溶液或 0.9% 盐水 100～200mL 稀释后静滴，滴速不超过每分钟 25mg。③注意用药期间吸烟、饮酒、服用抗惊厥药、服用利福平等可引起肝脏酶受损并缩短茶碱半衰期，降低疗效；高龄、持续发热、心力衰竭和肝功能明显障碍者，同时应用西咪替丁、大环内酯类药物、氟喹诺酮类药物和口服避孕药等均可能使茶碱血药浓度增加，由于茶碱类药物的治疗浓度和中毒浓度相近，需监测茶碱的血药浓度。

（2）糖皮质激素和广谱抗生素　对需住院治疗的急性加重期患者可考虑使用广谱抗生素和糖皮质激素，有较强抗炎、抗过敏和免疫抑制作用，能迅速缓解症状，因可能易继发深部真菌感染等，应密切观察真菌感染的临床征象，做好特殊患者的口腔护理。

5. 氧疗护理　①发生低氧血症者一般采用鼻导管持续低流量给氧，氧流量 1～2L/min，吸氧时间在 15 小时以上，使患者在静息状态下，达到 $PaO_2 \geq 60mmHg$ 和（或）使 SaO_2 升至 90% 以上，避免吸入氧浓度过高引起二氧化碳潴留和呼吸抑制。②观察氧疗效果及不良反应：施行氧疗 30 分钟后，须复查动脉血气以了解氧疗效果，同时严密观察患者用氧后病情变化，如果患者呼吸困难、发绀程度减轻，呼吸频率、心率减慢，活动耐力增加表示氧疗有效。如果出现胸骨后不适（刺激或烧灼感）伴轻度干咳，面部肌肉抽搐等提示氧中毒，需要减量或立即终止。

6. 饮食护理　①饮食宜高热量、高蛋白、高维生素以补充呼吸困难消耗的热量和蛋白质；增进食欲，经常变换食谱，增加食物的色、香、味。②避免进食易产气的食物，如汽水、啤酒、豆类等，以免腹部胀气，膈肌上抬而影响肺部换气功能。③腹胀者应少食多餐，进软食，细嚼慢咽。呼吸困难并便秘者，应鼓励多饮水，多进食高纤维素的蔬菜和水果。④并发肺心病者，如出现腹腔积液或水肿明显、尿少时，应限制钠、水的摄入量。每天钠盐 < 3g，水分 < 1500mL。⑤进餐时安置患者于半卧位或坐位，以利吞咽，并嘱餐后 2 小时内避免平卧姿势。⑥必要时遵医嘱静脉补充营养。

【健康教育】

1. 预防疾病　①做好健康宣教，使患者及家属了解本病的发病、加重与呼吸道感染及外界环境因素密切相关。嘱患者注意防寒保暖，防治各种呼吸道感染，尤其是上呼吸道感染。②强制戒烟，戒烟是延缓 COPD 患者肺功能下降的最有效措施。

2. 管理疾病

（1）长期家庭氧疗（LTOT）　提倡每天持续 15 小时以上的长期家庭氧疗，因长期持续低流量吸氧不仅可改善缺氧症状，还有助于降低肺循环阻力，减轻肺动脉高压，延缓肺心病进展，延长患者生存期，提高生活质量，降低病死率。LTOT 指征：①静息时，$PaO_2 \leqslant$ 55mmHg 或 $SaO_2 \leqslant$ 88%，有或没有高碳酸血症；② PaO_2 55～60mmHg，或 $SaO_2 <$ 89%，并有肺动脉高压、心力衰竭水肿或红细胞增多症（红细胞比容 > 0.55）。家庭氧疗前应告知患者及家属氧疗的目的、必要性及用氧注意事项，氧疗装置应定期更换、清洁、消毒。常用的氧疗系统有压缩氧气瓶、液态氧系统和氧浓缩器。

（2）接种流感疫苗　可预防流感，避免流感引发的急性加重，适用于各级临床严重程度的 COPD 患者；建议年龄超过 65 岁及虽低于此年龄但 $FEV_1 <$ 40% 预计值的患者可接种肺炎链球菌多糖疫苗等以预防呼吸道细菌感染。

（3）注意病情变化，定期门诊随访　帮助患者掌握 COPD 的基础知识，学会自我控制疾病的要点和方法，告诫患者不宜去海拔高、空气稀薄、气压低的高山地区，以免加重呼吸困难。

3. 康复指导　指导患者进行呼吸生理康复训练、肌肉训练、科学的营养支持以增强体质，改善心、肺功能，其中呼吸生理康复训练包括正确咳嗽、排痰、缩唇呼吸、腹式呼吸、六字诀呼吸操等；肌肉训练包括全身性运动及呼吸肌锻炼，如步行、踏车、气功、太极拳、八段锦等。促进患者活动耐力。避免增加氧耗的因素，如压力、肥胖、温度过高等。指导患者节省能量的方法，如避免过度弯腰动作、使用弹力鞋带，以便增加患者的生活独立性。

第九节　慢性肺源性心脏病

慢性肺源性心脏病（chronic cor pulmonale）简称慢性肺心病，是由支气管 – 肺组织、肺血管或胸廓的病变引起的肺组织结构和（或）功能异常，产生肺血管阻力增加，肺动脉压力增高，使右心室扩张或（和）肥厚，伴或不伴右心功能衰竭的心脏病，并排除先天性心脏病和左心病变引起者。

慢性肺心病是我国呼吸系统的一种常见病，患病率约为 4.4‰，≥ 15 岁人群的患病率约为 6.7‰。慢性肺心病的患病率存在地区差异，北方高于南方，农村高于城市，并随年龄增高而增加。吸烟者比不吸烟者患病率明显增多，男女无明显差异。急性发作以冬、春季多见。气候急骤变化致急性呼吸道感染常为急性发作的诱因，常导致肺、心功能衰竭，病死率较高。

【病因及发病机制】

1. 病因　①支气管、肺部疾病：以 COPD 最为多见，占 80%～90%，其次为支气管哮喘、支气管扩张症、肺结核、尘肺及先天性肺囊肿并发肺气肿或肺纤维化等。②胸廓运动障碍性疾病：较为少见，严重的脊柱后侧凸、脊椎结核、类风湿关节炎、胸膜广泛粘连及胸廓成形术后等造成的严重胸廓或脊椎畸形，以及神经肌肉疾患如脊髓灰质炎等。③肺血管疾病：甚少见。累及肺动脉的过敏性肉芽肿病，广泛或反复发生的多发性肺小动脉栓塞及肺小动脉炎，以及原因不明的原发性肺动脉高压症。④其他：原发性肺泡通气不足及先天性口咽畸形、睡眠呼吸暂停低通气综合征等。

2. 发病机制　引起右心室肥厚、扩大的因素很多，但先决条件是肺的功能和结构的改变，发生反复的气道感染和低氧血症，导致一系列的体液因子和肺血管的变化，使肺血管阻力增加，肺动脉高压形成。

（1）肺动脉高压的形成

1）肺血管阻力增加的功能性因素　缺氧、高碳酸血症和呼吸性酸中毒使肺血管收缩、痉挛。其中缺氧是肺动脉高压形成的最重要因素。

2）肺血管阻力增加的解剖学因素　解剖学因素系指肺血管解剖结构的改变形成肺循环血流

动力学的障碍。主要原因是：①长期反复发作的慢性支气管炎及支气管周围炎可累及邻近的肺小动脉，引起血管炎，腔壁增厚，管腔狭窄或纤维化，甚至完全闭塞，使肺血管阻力增加，产生肺动脉高压。②随着肺气肿的加重，肺泡内压增高，压迫肺泡毛细血管，造成毛细血管管腔狭窄或闭塞。③肺泡壁的破裂造成毛细血管网的毁损，肺泡毛细血管床减损至超过 70% 时则肺循环阻力增大，促使肺动脉高压的发生。④肺血管收缩与肺血管的重构。慢性缺氧使血管收缩，管壁张力增高可直接刺激管壁增生。肺细小动脉和肌型微动脉的平滑肌细胞肥大或萎缩，细胞间质增多，内膜弹力纤维及胶原纤维增生，非肌型微动脉肌化，使血管壁增厚硬化，管腔狭窄，血流阻力增大。

3）血容量增多和血液黏稠度增加　慢性缺氧产生继发性红细胞增多，血液黏稠度增加。缺氧可使醛固酮增加，导致水、钠潴留；同时肾小动脉收缩，肾血流减少，也加重水、钠潴留，血容量增多。血液黏稠度增加和血容量增多更使肺动脉压升高。

（2）心脏病变和心力衰竭　肺循环阻力增加时，右心发挥其代偿功能，以克服肺动脉压升高的阻力而发生右心室肥厚。肺动脉高压早期，右心室尚能代偿，舒张末期压仍正常。随着病情的进展，特别是急性加重期，肺动脉压持续升高且严重，超过右心室的负荷，右心失代偿，右心排血量下降，右室收缩末期残留血量增加，舒张末期压增高，促使右心室扩大和右心室功能衰竭。

（3）其他重要器官的损害　缺氧和高碳酸血症除对心脏影响外，尚引起其他重要器官如脑、肝、肾、胃肠及内分泌系统、血液系统等发生病理改变，引起多脏器的功能损害。

【临床表现】

1. 肺、心功能代偿期（包括缓解期）

（1）症状　慢性咳嗽、咳痰、气急，活动后可感心悸、呼吸困难、乏力和劳动耐力下降等。

（2）体征　可有不同程度的发绀和肺气肿征，呼吸音减弱，两肺底可闻干、湿啰音。下肢轻微浮肿，下午明显，次晨消失。心浊音界不易叩出，心音遥远，肺动脉瓣区第二心音亢进，提示有肺动脉高压。剑突下出现心脏搏动或三尖瓣区出现收缩期杂音，提示有右心肥厚、扩大，部分患者可有颈静脉充盈。

2. 肺、心功能失代偿期（包括急性加重期）　主要以呼吸衰竭为主，可伴有心力衰竭。

（1）呼吸衰竭　急性呼吸道感染为常见诱因，临床表现详见本章第十三节。

（2）心力衰竭　以右心衰竭为主，也可出现心律失常（详见第三章第二节）。

【并发症】

肺性脑病、酸碱失衡及电解质紊乱、心律失常、休克、消化道出血和弥散性血管内凝血。其中肺性脑病是肺心病死亡的首要原因，应积极防治。

【医学检查】

1. X 线检查　除肺、胸基础疾病及急性肺部感染的特征外，尚可有肺动脉高压征，如右下肺动脉干扩张，其横径 ≥ 15mm；其横径与气管横径之比值 ≥ 1.07；肺动脉段明显突出或其高度 ≥ 3mm；中央动脉扩张，外周血管纤细，形成"残根"征；右心室增大等，皆为诊断慢性肺心病的主要依据。

2. 心电图检查　主要表现有右心室肥大的改变，如电轴右偏，额面平均电轴 ≥ +90°，重度顺钟向转位，$R_{V1}+S_{V5} ≥ 1.05mV$ 及肺型 P 波。也可见右束支传导阻滞及低电压图形，可作为诊断肺心病的参考条件。在 $V_{1 \sim 3}$ 呈 QS 波（除外心肌梗死）。

3. 心电向量图检查　主要表现为右心房、右心室增大的图形。

4. 超声心动图检查　通过测定右心室流出道内径（≥ 30mm），右心室内径（≥ 20mm），右心室前壁的厚度，左、右心室内径的比值（＜2），右肺动脉内径或肺动脉干及右心房增大等指标，以诊断肺心病。

5. 血气分析 肺心病肺功能失代偿期可出现低氧血症或合并高碳酸血症，当 $PaO_2 < 8.0kPa$（60mmHg）、$PaCO_2 > 6.6kPa$（50mmHg），表示有呼吸衰竭。H^+ 浓度可正常或升高，碱中毒时可以降低。

6. 血液检查 红细胞及血红蛋白可升高。全血黏度及血浆黏度可增加，红细胞电泳时间常延长；合并感染时，白细胞总数增高、中性粒细胞增加。部分患者血清学检查可有肾功能或肝功能改变；血清钾、钠、氯、钙、镁均可有变化。除钾以外，其他多低于正常。

7. 其他肺功能检查 对早期或缓解期肺心病有意义。痰细菌学检查对急性加重期肺心病可以指导抗生素的选用。

【诊断要点】

根据患者有慢性支气管炎、肺气肿、其他肺胸疾病或肺血管病变，因而引起肺动脉高压、右心室增大或右心功能不全表现，有心电图、X 线等实验室检查特征，可做出诊断。

【治疗】

1. 急性加重期 积极控制感染；通畅呼吸道，改善呼吸功能；纠正缺氧和二氧化碳潴留；控制呼吸和心力衰竭。

（1）控制感染 参考痰菌培养及药物敏感试验选择抗生素。在还没有培养结果前，根据感染的环境及痰涂片革兰染色选用抗生素。院外感染以革兰阳性菌占多数；院内感染则以革兰阴性菌为主。或选用二者兼顾的抗生素。常用的有青霉素类、氨基苷类、喹诺酮类及头孢类抗生素。原则上选用窄谱抗生素为主，选用广谱抗生素时必须注意可能的继发真菌感染。

（2）通畅呼吸道，纠正缺氧和二氧化碳潴留 详见本章第十三节。

（3）控制心力衰竭 肺心病心力衰竭的治疗与其他心脏病心力衰竭的治疗有其不同之处，因为肺心病患者一般在积极控制感染，改善呼吸功能后心力衰竭便能得到改善。患者尿量增多，浮肿消退，肿大的肝缩小、压痛消失，不需加用利尿剂，但对治疗后无效的较重患者可适当选用利尿、正性肌力或血管扩张药。

1）利尿药 有减少血容量减轻右心负荷、消除浮肿的作用。原则上宜选用作用轻，小剂量的利尿剂。根据病情可选用氢氯噻嗪、氨苯蝶啶、呋塞米等。

2）正性肌力药 肺心病患者由于慢性缺氧及感染，对洋地黄类药物耐受性很低，疗效较差，且易发生心律失常，这与处理一般心力衰竭有所不同。以选用剂量小、作用快、排泄快药物为原则，一般约为常规剂量的 1/2 或 2/3。如毒毛花苷 K 0.125 ～ 0.25mg，或毛花苷 C 0.2 ～ 0.4mg 加于 10% 葡萄糖溶液内缓慢滴注。应用指征：①感染已被控制，呼吸功能已改善，用利尿药不能取得良好的疗效而反复水肿的心力衰竭患者；②以右心衰竭为主要表现而无明显急性感染的患者；③合并急性左心衰竭的患者。

3）血管扩张药 血管扩张药可扩张肺动脉，减轻心脏前、后负荷，降低心肌耗氧量，增加心肌收缩力，对部分顽固性心力衰竭有一定效果。有研究认为钙离子拮抗剂、中药川芎嗪等有一定降低肺动脉压效果而无副作用，长期应用的疗效还在研究中。

（4）控制心律失常 一般心律失常经过治疗肺心病的感染、缺氧后可自行消失。如果持续存在可根据心律失常的类型选用药物，详见第三章第三节。

（5）抗凝治疗 为防止肺微小动脉原位血栓形成，可采用肝素。

2. 缓解期 原则上是采用中西医结合的综合措施，目的是增强患者的免疫功能，去除诱发因素，减少或避免急性加重期的发生，希望逐渐使肺、心功能得到部分或全部恢复。具体方法详见本章第八节。

【护理诊断 / 问题】

1. 气体交换障碍 与低氧血症、二氧化碳潴留、肺血管阻力增高有关。

2. 清理呼吸道无效 与呼吸道感染、痰液过多而黏稠有关。

3. 活动无耐力 与心肺功能减退或缺氧有关。

4. 体液过多：水肿 与心肌收缩力下降、心排血量减少有关。

5. 潜在并发症 肺性脑病、电解质紊乱、心律失常、休克、消化道出血。

【护理措施】

1. 安全与舒适管理 心肺功能失代偿期患者应绝对卧床休息，采取舒适体位，如半卧位或坐位，以减少机体耗氧量，促进心肺功能恢复，减慢心率和减轻呼吸困难。代偿期以量力而行、循序渐进为原则。限制探视，减少不良环境刺激，保证充足的睡眠和休息。卧床患者应协助其定时翻身、更换体位，并保持舒适体位。

2. 疾病监测 ①常规监测：观察患者的生命体征、咳嗽、咳痰、喘息、呼吸困难与发绀情况及其严重程度；定期监测有关检查结果，如血气分析、血清电解质等。②患者如出现心悸、胸闷、腹胀、尿量减少、下肢水肿、体重及出入量的改变等，考虑为心力衰竭；如头痛、烦躁不安、白天嗜睡及夜间失眠、意识障碍、神志改变、抽搐、球结膜水肿等考虑为肺性脑病。

3. 对症护理

（1）咳嗽、咳痰的护理 详见本章第一节。

（2）氧疗的护理 一般持续低流量、低浓度给氧，氧流量 1 ～ 2L/min，浓度在 25% ～ 29%，经鼻导管持续吸入，必要时可通过面罩或呼吸机给氧。注意防止高浓度吸氧抑制呼吸中枢，加重 CO_2 潴留，导致肺性脑病。

（3）体液过多的护理 根据病情严密控制输液量和输液速度，准确记录 24 小时出入量。注意观察全身水肿情况、有无压疮发生。指导患者着宽松、柔软棉质衣服，抬高下肢，定时更换体位，于受压处垫气圈或海绵垫，或使用气垫床。

（4）呼吸衰竭的护理 详见本章第十三节。

（5）心力衰竭的护理 详见第三章第二节。

4. 用药护理 按医嘱给予抗菌、平喘、祛痰、利尿、强心等药物治疗，注意观察药物疗效及不良反应。①重症患者慎用镇静剂、麻醉药、催眠药，以免抑制呼吸功能和咳嗽反射。②应用呼吸兴奋剂者应严密观察药物疗效，保持呼吸道通畅，如出现心悸、呕吐、震颤、惊厥等症状，立即通知医生。③利尿剂的应用除个别情况下需用强力快速作用制剂外，一般要遵循间歇、小量交替使用缓慢制剂的原则，应用后注意观察及预防低钾、低氯性碱中毒；利尿剂应尽可能在白天使用，避免夜间因排尿频繁而影响睡眠。④使用洋地黄药物时，应询问有无洋地黄用药史，遵医嘱准确用药，注意观察药物毒性反应；用药前应注意纠正缺氧，防治低钾血症，以免发生药物毒性反应；低氧血症、感染等均可使心率增快，故不宜以心率作为衡量强心药的应用和疗效考核指征。⑤应用血管扩张剂时，注意观察患者心率、血压情况及其不良反应。⑥使用抗生素时，注意观察感染控制的效果、有无继发性感染。

5. 饮食护理 给予高纤维素、易消化清淡饮食，防止便秘、腹胀而加重呼吸困难。热量应至少每日 125kJ/kg（30kcal/kg），其中蛋白质每日 1.0 ～ 1.5g/kg，碳水化合物不宜过高（一般 ≤ 60%），以减少 CO_2 的生成量。避免含糖高的食物，以免引起痰液黏稠。少食多餐，减少用餐时的疲劳。有水肿患者应注意限制水、钠盐摄入量，钠盐＜3g/d，水分＜1500mL/d。

【健康教育】

1. 预防疾病 提倡戒烟，积极防治原发病及其诱发因素，如呼吸道感染、各种过敏原，有害气体的吸入、粉尘作业等的防护工作和个人卫生的宣教。

2. 管理疾病 遵医嘱按时用药、坚持治疗，学会自我监测心、肺功能的变化。出院后定期门诊随访。

3. 康复指导 教会患者及家属常用医疗设备（如吸氧装置、雾化吸入器）的使用方法、清洁消毒的知识。在病情缓解期应根据肺、心功能及体力情况进行适当的体育锻炼，提高机体免疫力。

第十节　原发性支气管肺癌

原发性支气管肺癌（primary bronchogenic carcinoma）为起源于支气管黏膜或腺体的恶性肿瘤，简称肺癌（lung cancer）。常有区域性淋巴结转移和血行播散，早期常有刺激性咳嗽、痰中带血等呼吸道症状，病情进展速度与肿瘤的组织学类型、分化程度等生物学特性有关。

肺癌为当前世界各地最常见的肺部原发性恶性肿瘤，是一种严重威胁人民健康和生命的疾病。本病多在 40 岁以上发病，发病年龄高峰在 60 ～ 79 岁之间。男女患病率为 2.3∶1。WHO 2008 年公布的资料显示，肺癌无论是发病率（160 万 / 年）还是死亡率（140 万 / 年）均居全球癌症首位。此外，种族、家族史对肺癌的发病也有影响。

【病因及发病机制】

病因与发病机制迄今尚未明确。但一般认为肺癌的发病与下列因素有关：

1. 吸烟 已经公认吸烟是肺癌的重要危险因素。烟雾中的苯并芘、尼古丁、亚硝胺和少量放射性元素钋等均有致癌作用，尤其易致鳞状上皮细胞癌和未分化小细胞癌。其中苯并芘为致癌的主要物质。吸烟量与肺癌之间存在着明显的量 - 效关系，吸烟累积量越大、吸烟年限越长、开始吸烟年龄越小，肺癌的发病率、死亡率越高。

2. 职业致癌因子 已被确认的致人类肺癌的职业因素包括石棉、砷、铬、镍、铍、煤焦油、芥子气、三氯甲醚、氯甲甲醚、烟草的加热产物及铀、镭等放射性物质衰变时产生的氡和氡子气，电离辐射和微波辐射等。这些因素可使肺癌发生危险性增加 3 ～ 30 倍。石棉与吸烟有致癌的协同作用。

3. 空气污染 空气污染包括室内小环境和室外大环境污染，室内被动吸烟、燃料燃烧和烹调过程中均可能产生致癌物。在重工业城市大气中，存在着 3,4- 苯并芘、氧化亚砷、放射性物质、镍、铬化合物及不燃的脂肪族碳氢化合物等致癌物质。在污染严重的大城市中，居民每日吸入空气中 PM2.5 含有的苯并芘量可超过 20 支纸烟的含量，并可增加纸烟的致癌作用。大气中苯并芘含量每增加 1 ～ 6.2μg/m³，肺癌的死亡率可增加 1% ～ 15%。

4. 电离辐射 大剂量电离辐射可引起肺癌，不同射线产生的效应也不同，如日本广岛释放的是中子和 α 射线，长崎则仅有 α 射线，前者患肺癌的危险性高于后者。

5. 饮食与营养 维生素 A 及其衍生物 β 胡萝卜素能够抑制化学致癌物诱发的肿瘤。其中最突出的是肺癌。

6. 其他 有结核病者患肺癌的危险性是正常人群的 10 倍。其主要组织学类型是腺癌。此外，病毒感染、真菌毒素（黄曲霉）、机体免疫功能的低下、内分泌失调及家族遗传等因素对肺癌的发生可能也起一定的综合作用。

【分类】

1. 按解剖学部位分类

（1）中央型肺癌　发生在段支气管以上至主支气管的癌称为中央型，约占 3/4，以鳞状上皮细胞癌和小细胞未分化癌较多见。

（2）周围型肺癌　发生在段支气管以下的癌称为周围型，约占 1/4，以腺癌较为多见。

2. 按组织学分类

（1）非小细胞肺癌（NSCLC）　包括：①鳞状上皮细胞癌（简称鳞癌）是肺癌中最常见的类型，约占原发性肺癌的 50%，多为中央型肺癌。早期常引起支气管狭窄，导致肺不张或阻塞性肺炎。②腺癌约占原发性肺癌的 25%，多为周围性肺癌。腺癌富有血管，局部浸润和血行转移较鳞癌早，易累及胸膜引起胸腔积液，并可转移至肝、脑和骨。③大细胞未分化癌（简称大细胞癌）较为少见，可发生在肺门附近或肺边缘的支气管，转移较小细胞未分化癌晚。④其他：类癌、支气管腺体癌、腺鳞癌等。

（2）小细胞肺癌（SCLC）　属肺癌中恶性程度最高的一种。分为燕麦细胞型、中间细胞型、复合燕麦细胞型。

【临床表现】

与肿瘤大小、类型、发展阶段、所在部位、有无并发症或转移有密切关系。有 5%～15% 的患者无症状，仅在常规体检、胸部影像学检查时发现。其余的患者可表现或多或少与肺癌有关的症状与体征，按部位可分为原发肿瘤、肺外胸内扩展、胸外转移和胸外表现四类。

1. 原发肿瘤引起的症状和体征

（1）咳嗽　为常见的早期症状，常为无痰或少痰的刺激性干咳，当肿瘤引起支气管狭窄后可加重咳嗽，多为持续性，呈高调金属音性咳嗽或刺激性呛咳。细支气管 – 肺泡细胞癌可有大量黏液痰。伴有继发感染时，痰量增加，且呈黏液脓性。

（2）血痰或咯血　多见于中央型肺癌，癌组织血管丰富常引起咯血，多为痰中带血或间断血痰，如果表面糜烂严重侵蚀大血管，则可引起大咯血。

（3）气短或喘鸣　肿瘤向支气管内生长，或转移到肺门淋巴结致使肿大的淋巴结压迫主支气管或隆突，或引起部分气道阻塞时，可有呼吸困难、气短、喘息，偶尔表现为喘鸣，听诊时可发现局限或单侧哮鸣音。

（4）发热　肿瘤组织坏死可引起发热，多数发热的原因是由于肿瘤引起的阻塞性肺炎所致，抗生素治疗效果不佳。

（5）体重下降　消瘦为肿瘤的常见症状之一。肿瘤发展到晚期，由于肿瘤毒素和消耗的原因，并有感染、疼痛所致的食欲减退，可表现为消瘦或恶病质。

2. 肺外胸内扩展引起的症状和体征

（1）胸痛　近半数患者可有模糊或难以描述的胸痛或钝痛，可由于肿瘤细胞侵犯所致，也可由于阻塞性炎症波及部分胸膜或胸壁引起。若肿瘤位于胸膜附近，则产生不规则的钝痛或隐痛，疼痛于呼吸、咳嗽时加重。肋骨、脊柱受侵犯时可有压痛点，而与呼吸、咳嗽无关。肿瘤压迫肋间神经，胸痛可累及其分布区。

（2）呼吸困难　肿瘤压迫大气道，可出现吸气性呼吸困难。

（3）咽下困难　癌肿侵犯或压迫食管可引起咽下困难，尚可引起支气管 – 食管瘘，导致肺部感染。

（4）声音嘶哑　癌肿直接压迫或转移至纵隔淋巴结肿大后压迫喉返神经（多见左侧），可发生声音嘶哑。

（5）胸水　约10%的患者有不同程度的胸水，通常提示肿瘤转移累及胸膜或肺淋巴回流受阻。

（6）上腔静脉阻塞综合征　由于上腔静脉被附近肿大的转移性淋巴结压迫或右上肺的原发性肺癌侵犯，以及腔静脉内癌栓阻塞静脉回流引起。表现为头面部和上半身淤血水肿，颈部肿胀，颈静脉扩张，患者常主诉领口进行性变紧，头痛或头昏或眩晕，可在前胸壁见到扩张的静脉侧支循环。

（7）Horner综合征　肺尖部的肺癌又称上沟癌，易压迫颈部交感神经，引起病侧眼睑下垂、瞳孔缩小、眼球内陷，同侧额部与胸壁少汗或无汗。也常有肿瘤压迫臂丛神经造成以腋下为主、向上肢内侧放射的火灼样疼痛，在夜间尤甚。

3. 胸外转移引起的症状和体征

（1）中枢神经系统转移　可发生头痛、呕吐、眩晕、复视、共济失调、脑神经麻痹、一侧肢体无力甚至偏瘫等神经系统表现。严重时出现颅内高压的症状。

（2）骨转移　特别是肋骨、脊椎、骨盆转移时，可有局部疼痛和压痛。

（3）腹部转移　部分小细胞肺癌可转移到胰腺，表现为胰腺炎症或阻塞性黄疸。其他细胞类型的肺癌也可转移到胃肠道、肾上腺和腹膜后淋巴结，多无临床症状，依靠CT、MRI或PET做出诊断。

（4）淋巴结转移　锁骨上淋巴结是肺癌转移的常见部位，可无症状。

4. 癌作用于其他系统引起的胸外表现　指肺癌非转移性胸外表现或称之为副癌综合征，包括内分泌、神经肌肉、结缔组织、血液系统和血管的异常改变。如肥大性肺性骨关节病，分泌促性腺激素引起男性乳房发育，分泌促肾上腺皮质激素样物引起Cushing综合征，分泌抗利尿激素引起稀释性低钠血症，分泌异生性甲状旁腺激素导致高钙血症。还可表现为神经肌肉综合征（小脑变性、周围神经病变、重症肌无力等）。

【医学检查】

1. 胸部X线检查　本项检查是发现肺癌的最重要的一种方法。可发现肺部阴影。中央型肺癌多为一侧肺门类圆形阴影，边缘大多毛糙，有时有分叶表现，或为单侧不规则的肺门部肿块，周围型肺癌早期为局限性小斑片阴影，边缘不清，逐渐成为圆形或类圆形，边缘有毛刺。

2. CT检查　能发现普通X线检查不能发现的病变，可以辨认有无肺门和纵隔淋巴结肿大，还能显示肿瘤有无直接侵犯邻近器官。

3. 磁共振（MRI）　MRI在明确肿瘤与大血管之间关系方面明显优于CT，但在发现小病灶（＜5mm）方面又远不如薄层CT。

4. 痰脱落细胞检查　痰细胞学检查的阳性率取决于标本是否符合要求、细胞病理学家的水平高低、肿瘤的类型及送标本的次数（以3～4次为宜）等因素，非小细胞癌的阳性率较小细胞肺癌的阳性率高，一般在70%～80%。

5. 纤维支气管镜检查（简称纤支镜检）　对明确肿瘤的存在和获取组织供组织学诊断均具有重要的意义。可协助确定病变范围、明确手术指征与方式。

6. 其他检查　癌相关抗原、经胸壁细针穿刺活检、纵隔镜检查、开胸肺活检等。

【诊断要点】

80%～90%的患者可以通过详细询问病史、做体格检查和有关辅助检查进行综合判断而确诊。影像学检查是发现肺癌常用而有价值的方法，细胞学和病理学检查是确诊肺癌的必要手段。

临床分期及诊断标准：为了准确估计病情，选择治疗方法，正确观察疗效和比较治疗结果，国际肺癌研究学会（IASLC）2009 年 7 月修订了 TNM 分期（表 2-14，表 2-15）。

表 2-14　肺癌的 TNM 分期

TNM 分期	特点
原发肿瘤（T）	Tx　原发肿瘤大小无法测量；或痰脱落细胞，或支气管冲洗液找到癌细胞，但影像学或支气管镜没有可视肿瘤 T_0　没有原发肿瘤的证据 T_{is}　原位癌 T_{1a}　原发肿瘤最大径 < 2cm，局限于肺和脏层胸膜内，镜下肿瘤没有累及叶支气管以上（即没有累及主支气管）；或局限于气管壁的肿瘤，无论大小，无论是否累及主支气管 T_{1b}　肿瘤最大径 > 2cm，≤ 3cm T_{2a}　肿瘤大小或范围符合以下任何一点：肿瘤最大径 > 3cm，≤ 5cm；累及主支气管，但距隆突 ≥ 2cm；累及脏层胸膜；扩展到肺门的肺不张或阻塞性肺炎，但未累及全肺 T_{2b}　肿瘤最大直径 > 5cm，≤ 7cm T_3　任何大小的肿瘤已直接侵犯下述结构之一者：原发肿瘤最大径 > 7cm，累及胸壁（上沟癌）、膈肌、纵隔胸膜或心包，肿瘤位于距隆突 2cm 以内的支气管但尚未累及隆突；全肺的肺不张或阻塞性炎症；原发肿瘤同一肺叶出现卫星结节 T_4　任何大小的肿瘤已直接侵犯下述结构之一者：纵隔、心脏、大血管、气管、食管、椎体、隆突；原发肿瘤同侧不同肺叶出现卫星结节
区域淋巴结（N）	Nx　区域淋巴结转移不能评价 N_0　没有区域淋巴结转移 N_1　转移至同侧支气管周围淋巴结和（或）同侧肺门淋巴结，原发肿瘤直接侵及肺内淋巴结 N_2　转移至同侧纵隔和（或）隆突下淋巴结 N_3　转移至对侧纵隔和（或）对侧肺门淋巴结和（或）同侧或对侧斜角肌或锁骨上淋巴结
远处转移（M）	Mx　远处转移不能评价 M_0　无远处转移 M_{1a}　原发肿瘤对侧肺叶出现卫星结节；胸膜播散（恶性胸腔积液*、心包积液或胸膜结节） M_{1b}　有远处转移（肺/胸膜除外）
特殊情况	$T_X/N_X/M_X$　无法评价 T、N、M 状态 T_{1ss}　局限于隆突或主支气管内任何大小的沿气道表面转移的癌肿

注：*大部分肺癌患者的胸腔积液是由肿瘤引起的，但如果胸水多次细胞学检查未能找到癌细胞，胸水又是非血性和非渗出性的，临床判断该胸水与肿瘤无关，这种类型的胸水不影响分期。

表 2-15　TNM 与临床分期的关系

临床分期	TNM 分期
0 期	$T_{is} N_0 M_0$
I$_a$ 期	$T_1 N_0 M_0$
I$_b$ 期	$T_{2a} N_0 M_0$
II$_a$ 期	$T_1 N_1 M_0$；$T_{2b} N_0 M_0$；$T_{2a} N_1 M_0$
II$_b$ 期	$T_{2b} N_1 M_0$；$T_3 N_0 M_0$
III$_a$ 期	$T_{1\sim3} N_2 M_0$；$T_3 N_{1\sim2} M_0$；$T_4 N_{0\sim1} M_0$
III$_b$ 期	$T_{1\sim4} N_3 M_0$；$T_4 N_{2\sim3} M_0$
IV 期	$T_{1\sim4} N_{0\sim3} M_1$

【治疗】

治疗方案主要根据肿瘤的组织学决定。针对小细胞肺癌发现时常已转移，非小细胞肺癌可为局限性特点，肺癌综合治疗原则一般为：①小细胞肺癌以化学药物治疗（简称化疗）为主，辅以手术和（或）放射治疗（简称放疗）。②非小细胞肺癌早期以手术治疗为主，病变局部可切除的晚期患者采取新辅助化疗＋手术治疗 ± 放疗；病变局部不可切除的晚期患者采取化疗与放疗联合治疗；远处转移的晚期患者以姑息治疗为主。

1. 手术治疗 对于可耐受手术的 I_a、I_b、II_a 和 II_b 期 NSCLC，首选手术。III_a 期病变若患者的年龄、心肺功能和解剖位置合适，也可考虑手术。术前化疗（新辅助化疗）可使许多原先不能手术者降级而能够手术，胸腔镜电视辅助胸部手术可用于肺功能欠佳的周围型病变的患者。

2. 化学药物治疗 ①小细胞肺癌的治疗效果显著，是主要治疗方法，常使用的联合方案是足叶乙苷加顺铂或卡铂，3 周 1 次，共 4～6 周期。其他常用的方案为足叶乙苷、顺铂和异环磷酰胺。②非小细胞肺癌的治疗应以手术治疗为主，化疗主要作为不能手术及术后复发患者的姑息性治疗及放疗的辅助治疗。化疗应使用标准方案，如紫杉醇＋卡铂、多西紫杉醇＋顺铂、长春瑞滨＋顺铂、吉西他滨＋顺铂及丝裂霉素 C+ 长春地辛＋顺铂等以铂类为基础的化疗方案。

3. 放射治疗 放疗对小细胞肺癌效果较好，其次为鳞癌和腺癌。对控制骨转移疼痛、腔静脉阻塞综合征、脊髓压迫、上支气管阻塞及脑转移引起的症状有较好的疗效。放疗分为根治性和姑息性 2 种，根治性用于病灶局限、因解剖原因不便手术或患者不愿意手术者。姑息性放疗的目的在于抑制肿瘤的发展，延迟肿瘤扩散和缓解症状。常见的放射性有直线加速器产生的高能 X 线及 ^{60} 钴产生的 γ 线。

4. 生物反应调节剂（BRM） 作为辅助治疗，如干扰素、转移因子、左旋咪唑、集落刺激因子在肺癌的治疗中都能增加机体对化疗、放疗的耐受性，提高疗效。

5. 其他疗法 如中医药治疗、支气管动脉灌注及栓塞治疗、冷冻治疗、经纤支镜电刀切割癌体或进行激光治疗，以及纤支镜引导腔内置入放疗源作近距离照射等，对缓解患者的症状和控制肿瘤的发展有较好的疗效。

【护理诊断 / 问题】

1. 疼痛 与肿瘤细胞浸润、压迫或转移有关。

2. 营养失调：低于机体需要量 与肿瘤致机体过度消耗、压迫食管致吞咽困难、化疗放疗反应致食欲下降、摄入量不足有关。

3. 恐惧 与肺癌所致疼痛或感受到预后不良有关。

4. 有皮肤完整性受损的危险 与化疗或长期卧床有关。

5. 潜在并发症 肺部感染、呼吸衰竭、化疗药物毒性反应、放射性食管炎及放射性肺炎。

【护理措施】

1. 安全与舒适管理 为患者创造舒适、整洁、安静的良好休息和睡眠环境，必要时遵医嘱应用镇静剂，帮助患者安静卧床休息。对有胸痛或骨骼、肝区疼痛的患者，指导采取舒适的体位，避免加重疼痛因素，减轻身体不适。

2. 疾病监测 观察肺癌常见症状的动态变化，注意有无肿瘤转移的症状；化疗、放疗者注意观察有无恶心、呕吐、口腔溃疡、脱发及皮肤损害等不良反应，密切观察潜在并发症的发生；监测周围血象变化；监测生命体征、尿量、体重，定期复查血浆蛋白和血红蛋白，协助判断病情进展程度、评估营养状况。

3. 对症护理

（1）疼痛护理

1）评估疼痛 评估疼痛的部位、性质、程度及持续时间；疼痛加重或减轻的因素；影响患者表达疼痛的因素；应用止痛药物后注意观察用药效果及有无药物不良反应等。一般非肠道给药者，应在用药 15～30 分钟开始评估，口服给药 1 小时后开始评估，了解疼痛缓解程度和镇痛作用持续时间。

2）控制疼痛 ①遵医嘱按时用药，根据患者疼痛再发时间，提前按时用药；止痛药物剂量根据患者的需要由小到大直至患者疼痛消失为止。遵循 WHO 推荐的，按照阶梯给药：轻度疼痛给予非阿片类止痛药 ± 辅助药物；中度疼痛采用弱阿片类止痛药 ± 非阿片类止痛药 ± 辅助药物；重度疼痛采用强阿片类止痛药 ± 非阿片类止痛药 ± 辅助药物。②采用物理治疗，如按摩、针灸、经皮肤电刺激或局部冷敷等，以降低疼痛的敏感性。③指导帮助患者进行自控镇痛法（PCA），该方法是计算机化的注射泵，经由静脉、皮下或椎管内连续性输注止痛药，并且患者可自行间歇性给药。④帮助患者调整情绪和行为，树立信心，增强自我控制疼痛的能力，如深呼吸松弛锻炼、愉快的回忆、音乐疗法等。

（2）维持气道通畅 协助患者采取坐位或半卧位、进行胸部叩击、遵医嘱给予止喘及祛痰剂等。

4. 化疗、放疗的护理

（1）化疗的护理 详见第六章第四节。

（2）放疗的护理

1）全身反应的护理 ①由于肿瘤组织的破坏、毒素的吸收，在照射数小时或 1～2 天后，患者可出现头痛、头晕、恶心、呕吐等反应，故照射前不应进食，照射后宜卧床休息 30 分钟。并应进清淡易消化饮食、多食水果及蔬菜、多饮水，以促进毒素排泄。②发生放射性食管炎时，可出现吞咽困难、疼痛等，宜进食流质或半流质饮食，避免刺激性饮食，进食后应喝温水冲洗。③放疗期间应注意检查血象，如血象明显下降应暂停放疗。

2）照射局部皮肤护理 放疗 3～4 周会出现头发脱落、色素沉着、局部皮痒等，嘱患者注意保护照射部位皮肤清洁干燥，检查照射部位标记是否清楚，勿用碱性肥皂及粗毛巾拭擦，避免冷热刺激，防止日晒、手抓等。注意观察患者有无肌肉萎缩，要定时活动肢体，定时翻身擦背，随时按摩受压部位及骨隆凸处，预防压疮的发生。应着柔软、宽大、吸湿性强的内衣，以避免衣服摩擦。出现渗出性皮炎应及时处理。

5. 饮食护理 根据患者的饮食习惯，给予高蛋白、高热量、高维生素、易消化饮食。安排品种多样化，调整食物的色、香、味，以刺激食欲，少量多餐。避免过多食用产气食物，如土豆、洋葱、地瓜等。有吞咽困难者应给予流质饮食，进食宜慢，取半卧位以免发生吸入性肺炎或呛咳，甚至窒息。病情危重者应采取喂食、鼻饲、肠外营养或静脉营养，如复方氨基酸、白蛋白等以改善患者营养状况。

6. 心理护理 根据家属的意见及患者的心理承受能力，以适当的方式和语言与患者讨论病情，引导患者面对现实，调整情绪，积极配合检查和治疗。做好患者家属及社会支持系统工作，关心、帮助及鼓励患者。为患者提供更多的资源与信息，为解除其身心痛苦提供帮助。对晚期肺癌患者应做好临终关怀工作，使患者能安详、无憾、有尊严地离开人世。

【健康教育】

1. 预防疾病 宣传吸烟对健康的危害，提倡不吸烟或戒烟，并注意避免被动吸烟；改善工作和生活环境，防止空气污染。

2. 管理疾病　对肺癌高危人群要定期进行体检，做到早发现、早诊断、早治疗，有可疑症状者及时就诊。指导患者遵医嘱进行综合治疗，坚持化疗或放疗，若出现呼吸困难、疼痛等症状加重或不缓解时应及时到医院诊治。

3. 康复指导　肺癌的预后不但取决于病期，还与细胞类型有关。隐性肺癌早期治疗可获痊愈。一般认为鳞癌预后较好，腺癌次之，小细胞未分化癌最差。近年来采用综合治疗后，小细胞未分化癌的预后已有明显改善。

第十一节　胸膜疾病

一、胸腔积液

胸膜腔是位于肺和胸壁之间的一个潜在的腔隙。在正常情况下脏层胸膜和壁层胸膜表面上有一层很薄的液体，在呼吸运动时起润滑作用。胸膜腔和其中的液体并非处于静止状态，在每一次呼吸周期中胸膜腔形状和压力均有很大变化，使胸腔内液体持续滤出和吸收，并处于动态平衡。任何因素使胸膜腔内液体形成过多或吸收过少时，即产生胸腔积液（简称胸水）。

【胸腔积液产生和吸收的机制】

健康人胸膜腔为负压（呼吸时平均为 $-0.5kPa$，即 $-5cmH_2O$），胸液中含蛋白质，具有胶体渗透压（0.8kPa，即 $8cmH_2O$）。胸液的积聚与消散还与胸膜毛细血管中渗透压、静水压有密切关系。壁层胸膜由体循环供血，毛细血管静水压高（3kPa，即 $30cmH_2O$）；脏层胸膜由肺循环供血，静水压低（1.1kPa，即 $11cmH_2O$）。体循环与肺循环血管中胶体渗透压相同（3.4kPa，即 $34cmH_2O$）。结果是液体由壁层胸膜进入胸膜腔，并从脏层胸膜以相等速度被吸收（图 2-10）。从动物实验测算，人体每天胸膜腔有 $0.5 \sim 1L$ 液体通过。胸液中的蛋白质主要是经淋巴管而被吸收，每天有 $0.25 \sim 0.5L$ 淋巴液由胸膜腔淋巴管进入胸导管。

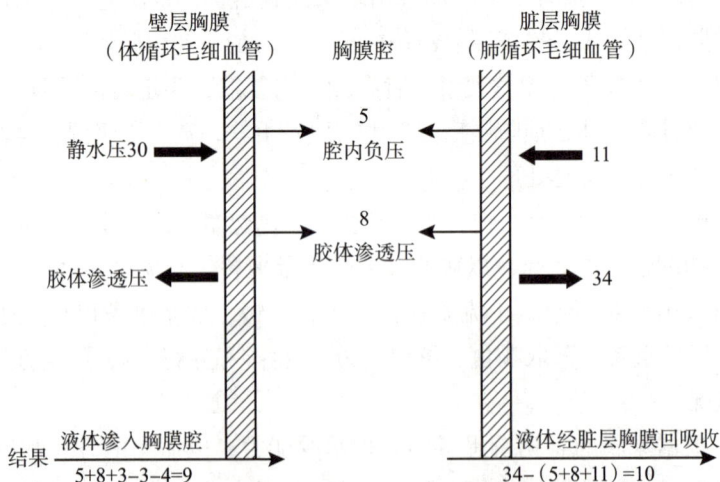

图 2-10　胸液循环与有关压力（kPa）关系示意图

【病因及发病机制】

胸腔积液是常见的内科问题，肺、胸膜和肺外疾病均可引起。临床上常见的病因和发病机制如下：

1. 胸膜毛细血管内静水压增高 如充血性心力衰竭、缩窄性心包炎、血容量增加、上腔静脉或奇静脉受阻，使胸膜毛细血管内静水压增高，胸腔液体形成增多，产生胸腔漏出液。

2. 胸膜毛细血管壁通透性增加 如胸膜炎症（结核病、肺炎）、风湿免疫系统疾病（系统性红斑狼疮、类风湿关节炎）、胸膜肿瘤（癌肿转移、间皮瘤）、肺梗死、膈下炎症（膈下脓肿、急性胰腺炎、阿米巴肝脓肿）等，产生胸腔渗出液。

3. 胸膜毛细血管内胶体渗透压降低 如低蛋白血症、肝硬化、肾病综合征、急性肾小球肾炎、黏液性水肿等，产生胸漏出液。

4. 壁层胸膜淋巴引流障碍 如癌性淋巴管阻塞、发育性淋巴引流异常，产生胸腔渗出液。

5. 损伤等所致胸腔内出血 主动脉瘤破裂、食管破裂、胸导管破裂等，产生血胸、脓胸、乳糜胸。

6. 医源性 药物与放射治疗、中心静脉置管穿破和腹膜透析等，产生胸腔渗出液或漏出液。

【临床表现】

1. 症状取决于积液量和原发疾病 积液量少于 0.3L 时症状多不明显。

（1）呼吸困难 最常见的症状，多伴有胸痛和咳嗽。呼吸困难与胸廓顺应性下降，患侧膈肌受压，纵隔移位，肺容量下降刺激神经反射有关。

（2）胸痛 多为单侧锐痛，随呼吸或咳嗽加重，可向肩、颈或腹部放射。随着胸水量的增加胸痛可缓解，但可出现胸闷气促。恶性胸腔积液者多为隐痛。

（3）伴随症状 病因不同其伴随症状有所差别。结核性胸膜炎多见于青年人，常有发热、干咳；恶性胸腔积液多见于中年以上患者，伴有消瘦和呼吸道或原发部位肿瘤的症状；炎性积液多为渗出性，常伴有咳嗽、咳痰、发热。心力衰竭所致胸腔积液为漏出液，有心功能不全的其他表现。肝脓肿所伴右侧胸腔积液可为反应性胸膜炎，亦可为脓胸，多有发热和肝区疼痛。

2. 体征与积液量有关 少量积液时，可无明显体征，或可触及胸膜摩擦感及闻及胸膜摩擦音。中至大量积液时，患侧肋间隙饱满，触觉语颤减弱，局部叩诊浊音，呼吸音减低或消失。可伴有气管、纵隔向健侧移位。肺外疾病如胰腺炎和类风湿关节炎等，引起的胸腔积液多有原发病的体征。

【医学检查】

1. 诊断性胸腔穿刺和胸水检查 胸腔穿刺抽出积液做下列检查，对明确积液性质及病因诊断均非常重要。

（1）外观 漏出液清澈透明，静置不凝固，比重为 1.016 ～ 1.018。渗出液多呈草黄色，稍混浊，易有凝块，比重 > 1.018。厌氧菌感染胸水常有臭味。血性胸液呈不同程度的洗肉水样或静脉血样，多见于肿瘤、结核和肺栓塞；乳状胸液多为乳糜胸；巧克力色胸水提示阿米巴肝脓肿破溃入胸腔；黑色胸液可能有曲霉感染。

（2）细胞 正常胸水中有少量间皮细胞或淋巴细胞。胸膜炎症时，胸水中可见各种炎症细胞及增生与退化的间皮细胞。漏出液细胞数常少于 100×10^6/L，以淋巴细胞和间皮细胞为主。渗出液白细胞常多于 500×10^6/L。脓胸时白细胞多达 10000×10^6/L 以上。中性粒细胞增多提示急性炎症；淋巴细胞为主时多为结核性或癌性；酸性粒细胞增多见于寄生虫感染或结缔组织病等。胸液中红细胞在 5×10^9/L 以上，可呈淡红色，多由恶性肿瘤、结核病等引起。胸腔穿刺损伤血管也可引起血性胸液，应注意鉴别。红细胞超过 100×10^9/L 时提示创伤、肿瘤或肺梗死。血细胞比容 > 外周血血细胞比容 50% 以上时为血胸。恶性胸水中有 40% ～ 90% 可查到恶性肿瘤细胞。

（3）pH 正常胸水 pH 接近 7.6。pH 降低可见于不同原因的胸腔积液、脓胸、类风湿性积液等；如 pH ＜ 7.0 者仅见于脓胸及食管破裂所致胸腔积液。结核性和恶性积液 pH 也可降低。

（4）病原体 胸水涂片查找细菌及培养，有助于病原诊断。

（5）蛋白质 渗出液的蛋白质含量较高（＞ 30g/L），胸液 / 血清比值大于 0.5。漏出液蛋白质含量较低（＜ 30g/L），以清蛋白为主，黏蛋白试验（Rivalta 试验）阴性。

（6）类脂 胸导管破裂时，脂蛋白电泳可显示乳糜微粒，甘油三酯含量＞ 1.24mmol/L，胆固醇不高。乳糜胸的胸水呈乳状混浊，离心后不沉淀，苏丹Ⅲ染成红色。假性乳糜胸的胸水呈淡黄或暗褐色，含有胆固醇结晶及大量退变细胞（红细胞、淋巴细胞），胆固醇多大于 5.18mmol/L，甘油三酯含量正常。

（7）葡萄糖 漏出液与大多数渗出液葡萄糖含量正常；而脓胸、系统性红斑狼疮、类风湿关节炎、结核和恶性胸腔积液中含量可＜ 3.3mmol/L。若胸膜病变范围较广，使葡萄糖及酸性代谢物难以透过胸膜，葡萄糖和 pH 均较低，提示肿瘤广泛浸润。

（8）酶 渗出液乳酸脱氢酶（LDH）含量增高，大于 200U/L，且胸水 / 血清 LDH 比值＞ 0.6。LDH 活性是反映胸膜炎症程度的指标，其值越高，表明炎症越明显。LDH ＞ 500U/L 常提示为恶性肿瘤或胸水已并发细菌感染。胸水淀粉酶升高可见于急性胰腺炎、恶性肿瘤等。结核性胸液中腺苷酸脱氨酶（ADA）多高于 45U/L。

（9）免疫学检查 风湿热、细菌性肺炎、结核病、癌症等所伴胸液中类风湿因子滴定度在 1∶160 以上。风湿免疫性疾病（类风湿关节炎、红斑狼疮）胸液中补体减少，系统性红斑狼疮的胸液中狼疮细胞比血中更易发现。

（10）肿瘤标志物 癌胚抗原（CEA）在恶性胸水中早期即可升高，且比血清更显著。若胸水 CEA ＞ 20μg/L 或胸水 / 血清 CEA ＞ 1，常提示为恶性胸水。

2. 超声检查 可鉴别胸腔积液、胸膜增厚、液气胸等。对包裹性积液可提供较准确的定位诊断，有助于胸腔穿刺抽液。

3. 影像检查 0.3 ～ 0.5L 积液 X 线下仅见肋膈角变钝；更多的积液显示有向外侧，向上的弧形上缘的积液影，平卧时积液散开，使整个肺野透亮度降低。液气胸时积液有液平面。大量积液时整个患侧阴暗，纵隔推向健侧。积液时常遮盖肺内原发病灶。CT 检查能根据胸液的不同密度提示判断为渗出液、血液或脓液，还可显示纵隔、气管旁淋巴结、肺内肿块及胸膜间皮瘤和胸内转移性肿瘤。

【诊断要点】

根据临床表现和实验室检查，可明确有无胸腔积液和积液量的多少。胸液检查大致可确定积液性质。

【治疗】

1. 结核性胸膜炎 ①一般治疗：包括对症治疗、休息和营养支持。②抽液治疗：原则上应尽快抽尽胸腔内积液或肋间插细管引流。大量胸腔积液者每周抽液 2 ～ 3 次，直至胸水完全消失。首次抽液不超过 700mL，以后每次抽液量不应超过 1000mL。一般情况下，抽液后，胸腔内可注入链激酶等防止胸膜粘连，不必注入抗结核药物。③抗结核治疗详见第五章。④糖皮质激素：有全身毒性症状严重、大量胸腔积液者，在抗结核药物治疗的同时，可加用糖皮质激素，常用泼尼松 30mg/d，分 3 次口服。待体温正常、全身毒性症状减轻、胸水量明显减少时，即应逐渐减量以至停用。停药速度不宜过快，否则易出现反跳现象，一般疗程 4 ～ 6 周。

2. 类肺炎性胸腔积液和脓胸 前者一般积液量少，经有效的抗生素治疗后可吸收，积液多者应胸腔穿刺抽液，胸腔积液 pH ＜ 7.2 应肋间插管引流。脓胸治疗原则是控制感染、引流胸腔积液及促使肺复张，恢复肺功能。①抗菌药物要足量，体温恢复正常后再持续用药 2 周以上，防止脓胸复发，急性期联合抗厌氧菌的药物，全身及胸腔内给药。②引流是脓胸最基本的治疗方法，采用反复抽脓或闭式引流。可用 2% 碳酸氢钠或生理盐水反复冲洗胸腔，然后注入适量抗生素及链激酶，使脓液变稀便于引流。但支气管胸膜瘘者不宜冲洗胸腔，以免引起细菌播散。③支持治疗：纠正水电解质紊乱及维持酸碱平衡。

3. 恶性胸腔积液 包括原发病和胸腔积液的治疗。①去除胸腔积液：胸腔积液多为晚期恶性肿瘤常见并发症，其胸腔积液生长迅速，常因大量积液的压迫引起严重呼吸困难，甚至导致死亡。常需反复胸腔穿刺抽液，必要时可用细管做胸腔内插管进行持续闭式引流。②减少胸腔积液的产生：因反复抽液可使蛋白质丢失太多，效果不理想。可选择化学性胸膜固定术，在抽吸胸腔积液或胸腔插管引流后，胸腔内注入博来霉素、顺铂、丝裂霉素等抗肿瘤药物，或胸膜粘连剂，如滑石粉等，使胸膜发生粘连，可减缓胸腔积液的产生。也可胸腔内注入生物免疫调节剂，白介素 –2、干扰素等。③外科治疗：对插管引流后肺仍不复张者，可行胸 – 腹腔分流术或胸膜切除术。

【护理诊断 / 问题】

1. 气体交换障碍 与大量胸液压迫使肺不能充分复张，气体交换面积减少有关。

2. 疼痛：胸痛 与胸膜摩擦和胸腔穿刺术有关。

3. 体温过高 与细菌感染等因素有关。

4. 营养失调：低于机体需要量 与胸膜炎、胸腔积液引起高热、消耗状态有关。

【护理措施】

1. 安全与舒适管理 协助患者取半卧位或患侧卧位，半卧位有利于呼吸，患侧卧位有利于缓解疼痛。大量胸腔积液致呼吸困难或发热者，应卧床休息。待体温恢复正常及胸液抽吸或吸收后，鼓励患者逐渐下床运动，增加肺活量，以防肺失去功能。胸腔积液消失后继续休养 2 ~ 3 个月，避免疲劳。

2. 疾病监测 注意观察患者胸痛及呼吸困难的程度、体温的变化；监测血氧饱和度或动脉血气分析；对胸腔穿刺抽液后患者，应密切观察其呼吸、脉搏、血压的变化，注意穿刺部位有无渗血或液体渗出。

3. 促进呼吸功能 ①呼吸困难时注意保持呼吸道通畅，给予低、中流量持续吸氧，鼓励排痰。②胸腔抽液或引流的护理，详见本章第十四节。③胸膜炎患者在恢复期，每日进行缓慢腹式呼吸，以减少胸膜粘连的发生，提高通气量。④胸痛时协助患者患侧卧位，必要时用宽胶布固定胸壁，以减少胸廓的活动幅度，减轻疼痛，或遵医嘱给予止痛剂。

4. 治疗配合 详见本章第十四节。

【健康教育】

1. 预防疾病 积极防治原发病是预防本病的关键。

2. 管理疾病 对结核性胸膜炎患者需特别强调坚持治疗的重要性，即使临床症状消失，也不可自行停药，应定期复查，遵从治疗方案，防止复发。

3. 康复指导 胸腔积液患者的预后主要取决于原发病和是否采取恰当、及时的治疗。漏出液常在纠正病因后吸收。结核性胸膜炎绝大多数患者治疗效果好，能恢复健康。恶性胸腔积液因胸液生长迅速且持续存在，治疗效果不理想，预后不佳。康复期指导患者合理安排休息，逐渐增加活动量，避免过度劳累。给予高蛋白、高热量及富含维生素的饮食，促进组织修复，增强机体抵抗力。

二、自发性气胸

胸膜腔由胸膜壁层和脏层构成，是不含空气的密闭的潜在性腔隙。任何原因使胸膜破损，空气进入胸膜腔，称为气胸。气胸可分为自发性、外伤性和医源性三类，其中以自发性气胸最为常见，本节主要叙述自发性气胸。

自发性气胸（spontaneous pneumothorax）是因肺部疾病使肺组织和脏层胸膜破裂，或者靠近肺表面的肺大疱、细小气肿泡自行破裂，肺和支气管内空气逸入胸膜腔所导致，可分成原发性和继发性，前者发生在无基础肺疾病的健康人，后者常发生在有基础肺疾病的患者，如慢性阻塞性肺疾病（COPD）。

自发性气胸近年来的发病率有持续上升的趋势，男性多于女性。

【病因及发病机制】

1. 病因

（1）原发性自发性气胸　多见于瘦高体形的男性青壮年，常规 X 线检查，可有胸膜下肺大疱，多在肺尖部，此种胸膜下肺大疱的原因尚不清楚，与吸烟、身高和小气道炎症可能有关，也可能与非特异性炎症瘢痕或弹性纤维先天性发育不良有关。

（2）继发性自发性气胸　多见于有肺结核、COPD、肺癌等基础肺部病变者，由于病变引起细支气管不完全阻塞，形成肺大疱破裂。月经性气胸仅在月经来潮前后 24 ～ 72 小时内发生，病理机制尚不清楚，可能是胸膜上有异位子宫内膜破裂所致。妊娠期气胸可因每次妊娠而发生，可能跟激素变化和胸廓顺应性改变有关。

航空、潜水作业而无适当防护措施时，从高压环境突然进入低压环境，以及机械通气压力过高时，均可发生气胸。抬举重物用力过猛，剧咳，屏气，甚至大笑等，可能是促使气胸发生的诱因。

2. 发病机制

（1）肺泡与胸腔之间产生破口，气体将从肺泡进入胸腔直到压力差消失或破口闭合。

（2）胸壁创伤产生与胸腔的交通，也出现同样的结果。

（3）胸腔内有产气的微生物。

临床上气胸的发生主要见于前两种情况。气胸时，因失去了负压对肺的牵引作用，甚至因正压对肺产生压迫，使肺失去膨胀能力，表现为肺容积缩小、肺活量减低、最大通气量降低的限制性通气功能障碍。由于肺容积缩小，初期血流量并不减少，产生通气 / 血流比例下降，导致动静脉分流，出现低氧血症。大量气胸时，由于吸引静脉血回心的负压消失，甚至胸膜腔内正压对血管和心脏的压迫，使心脏充盈减少，心搏出量降低，引起心率加快、血压降低，甚至休克。张力性气胸可引起纵隔移位，致循环障碍，甚或窒息死亡。

【临床表现】

气胸症状的轻重与有无肺基础疾病及功能状态、气胸发生的速度、胸膜腔内积气量及其压力大小三个因素有关。若原已存在严重肺功能减退，即使气胸量小，也可有明显的呼吸困难；年轻人即使肺压缩 80%，有的症状亦可以很轻。

1. 症状　起病前部分患者可能有持重物、屏气、剧烈体力活动等诱因，但多数患者在正常活动或安静休息时发生，偶有在睡眠中发病者。大多数起病急骤，患者突感一侧针刺样或刀割样胸痛，持续时间短暂，继之胸闷和呼吸困难，可伴有刺激性咳嗽，系气体刺激胸膜所致。少数患者可发生双侧气胸，以呼吸困难为突出表现。积气量大或原已有较严重的慢性肺疾病者，呼吸困难明显，患者不能平卧。如果侧卧，则被迫使气胸侧在上，以减轻呼吸困难。

张力性气胸时胸膜腔内压骤然升高，肺被压缩，纵隔移位，迅速出现严重呼吸循环障碍；患者表情紧张、胸闷、挣扎坐起、烦躁不安、发绀、冷汗、脉速、虚脱、心律失常，甚至发生意识不清、呼吸衰竭。

2. 体征　取决于积气量的多少和是否伴有胸腔积液。少量气胸体征不明显，尤其肺气肿患者更难确定，听诊呼吸音减弱具有重要意义。大量气胸时，气管向健侧移位，患侧胸部隆起，呼吸运动与触觉语颤减弱，叩诊呈过清音或鼓音，心或肝浊音界缩小或消失，听诊呼吸音减弱或消失。左侧少量气胸或纵隔气肿时，有时可在左心缘处听到与心跳一致的气泡破裂音，称 Hamman 征。液气胸时，胸内有振水声。血气胸如失血量过多或张力性气胸发生循环障碍，可出现血压下降，甚至发生失血性休克。

为了便于临床观察和处理，根据临床表现把自发性气胸分成稳定型和不稳定型，符合下列所有表现者为稳定型，否则为不稳定型：呼吸频率< 24 次 / 分；心率60 ～ 120 次 / 分；血压正常；呼吸室内空气时 SaO_2 > 90%；两次呼吸间说话成句。

【并发症】

本病可并发脓气胸、血气胸、纵隔气肿、皮下气肿及呼吸衰竭等。

【医学检查】

1. X 线检查　诊断气胸的重要方法，可以显示肺脏萎缩的程度、肺内病变情况及有无胸膜粘连、胸腔积液和纵隔移位等。气胸典型 X 线表现为气胸线（被压缩肺边缘呈外凸弧形线状阴影），线外透亮度增强，无肺纹理，线内为压缩的肺组织。大量气胸时，肺脏向肺门回缩，外缘呈弧形或分叶状，应注意与中央型肺癌相鉴别。

气胸容量的大小可依据 X 线胸片判断。在肺门水平侧胸壁至肺边缘的距离为 1cm 时，约占单侧胸腔容量的 25%，2cm 时约 50%。故从侧胸壁与肺边缘的距离≥ 2cm 为大量气胸，< 2cm 为小量气胸。如从肺尖气胸线至胸腔顶部估计气胸大小，距离≥ 3cm 为大量气胸，< 3cm 为小量气胸。

2. 肺功能测定　急性气胸，肺萎陷> 20% 时，肺活量、肺容量下降，呈限制性通气障碍。

3. 血气分析　可有不同程度低氧血症。

【诊断要点】

根据突发性胸痛伴呼吸困难、刺激性干咳及相应的临床体征，可初步判断，经 X 线检查可确诊。

【治疗】

治疗原则在于根据气胸的不同类型适当进行排气，以解除胸腔积气对呼吸、循环所生成的障碍，使患侧肺尽早复张，恢复功能，同时也要治疗并发症和原发病。

1. 保守治疗　适用于稳定型小量气胸，首次发生的症状较轻的闭合性气胸。经鼻导管或面罩吸入 10L/min 的高浓度氧，可加快胸腔内气体的吸收。酌情予镇静、镇痛等药物。并重视基础疾病的治疗。COPD 合并气胸者应注意积极控制肺部感染，解除气道痉挛等。如患者年龄偏大，并有肺基础疾病如 COPD，其胸膜破裂口愈合慢，呼吸困难等症状严重，即使气胸量较小，原则上不主张采取保守治疗。

2. 排气疗法　根据症状、体征、X 线所见及胸内测压结果，判断是何种类型气胸，采用不同方法。

（1）胸腔穿刺抽气　可加速肺复张，迅速缓解症状。适用于小量气胸，呼吸困难较轻，心肺功能尚好的闭合性气胸患者。措施详见本章第十五节"胸腔穿刺术"。张力性气胸病情危急，为避免发生严重并发症，应迅速解除胸腔内正压。紧急时亦需立即胸腔穿刺排气，可用无菌粗针头经患侧肋间迅速刺入胸膜腔以达到暂时减压的目的。亦可用粗注射针头，在其尾部扎上橡皮指套，指套末端剪一小裂缝，插入胸腔做临时排气。

（2）胸腔闭式引流　适用于不稳定型气胸，交通性或张力性气胸，反复发生气胸，肺压缩程度较重、呼吸困难明显的患者。无论其气胸容量多少，均应尽早行胸腔闭式引流。措施详见本章第十五节"胸腔穿刺术"。

3. 化学性胸膜固定术　由于气胸复发率高，为了预防复发，可胸腔内注入硬化剂，产生无菌性胸膜炎症，使脏层和壁层胸膜粘连从而消灭胸膜腔间隙。常用硬化剂有多西环素、滑石粉等。成功率高，主要不良反应为胸痛、发热，滑石粉可引起急性呼吸窘迫综合征，应用时应予注意。

4. 手术治疗　经内科治疗无效的气胸可为手术的适应证，主要适应于长期气胸、血气胸、双侧气胸、复发性气胸、张力性气胸引流失败者、胸膜增厚致肺膨胀不全或影像学有多发性肺大疱者。手术治疗成功率高，复发率低。

【护理诊断/问题】

1. 低效性呼吸形态　与胸膜腔内积气压迫肺脏导致的限制性通气功能障碍有关。

2. 胸痛　与胸膜腔压力变化、引流管置入有关。

3. 活动无耐力　与肺萎陷、疼痛有关。

4. 焦虑　与呼吸困难、胸痛、胸腔穿刺或胸腔闭式引流术或气胸复发有关。

【护理措施】

1. 安全与舒适管理　保证患者良好休息与睡眠；协助患者采取舒适的体位；急性自发性气胸患者应绝对卧床休息，避免用力、屏气、咳嗽等增加胸腔内压的活动。血压平稳者可取半卧位，以利于呼吸、咳嗽排痰及胸腔引流。卧床期间，协助患者每2小时翻身1次。如有胸腔引流管，翻身时应注意防止引流管脱落。教会患者床上活动的方法，如变换体位或活动时，用手固定好胸腔引流管，避免其移动而刺激胸膜引起疼痛。

2. 疾病监测　在保守治疗过程中需密切监测病情改变，尤其在气胸发生后24～48小时内。严密观察呼吸频率、节律、深度及呼吸困难的表现和血氧饱和度的变化，必要时监测动脉血气。观察胸痛、干咳、呼吸困难等症状变化，如患者突然出现烦躁不安、呼吸困难及发绀加重，应立即通知医生。观察肺部体征的变化，大量抽气或放置胸腔引流管后，如呼吸困难缓解后再次出现胸闷，并伴有顽固性咳嗽、患侧肺部湿啰音，应考虑复张性肺水肿的可能，立即报告医生并协助处理。

3. 对症护理

（1）吸氧　根据患者缺氧的严重程度选择适当的吸氧方式、吸氧浓度及氧流量，保证患者$SaO_2 > 90\%$。若有纵隔气肿，可给予高浓度吸氧，增加纵隔内氧浓度，有利于气肿消散。

（2）排气疗法的护理　协助医生做好胸腔抽气或胸腔闭式引流的准备和配合工作，使肺尽早复张，减轻呼吸困难症状。措施详见本章第十五节"呼吸系统专科技术与护理配合"。

4. 用药护理　咳嗽剧烈者，遵医嘱给予止咳药，禁用可待因等中枢性镇咳剂，以防咳嗽反射受抑制，痰液不易咳出，造成感染，甚至呼吸抑制，发生窒息。患者疼痛剧烈时，按医嘱给予止痛药，及时评价止痛效果，必要时使用镇静剂。

【健康教育】

1. 避免发生气胸的诱因，如剧烈运动、抬举重物、剧烈咳嗽、屏气、用力排便等。在气胸痊愈后的 1 个月内，不能进行剧烈运动，如打球、跑步等。劝导吸烟者戒烟。

2.气胸的预后取决于原发病、气胸的类型、有无并发症等，因复发率较高（尤其是原发性气胸），一旦感到气急、胸闷、突发性胸痛，可能为气胸复发，应及时就诊。

第十二节　肺血栓栓塞症

肺栓塞（pulmonary embolism，PE）是以各种栓子阻塞肺动脉或其分支为发病原因的一组疾病或临床综合征的总称，包括肺血栓栓塞症、脂肪栓塞综合征、空气栓塞、羊水栓塞、肿瘤栓塞等。肺血栓栓塞症（pulmonary thromboembolism，PTE）为肺栓塞最常见的类型。为来自静脉系统或右心的血栓阻塞肺动脉或其分支所致的疾病，以肺循环和呼吸功能障碍为其主要临床和病理生理特征。引起 PTE 的血栓主要来源于下肢的深静脉血栓形成（deep vein thrombosis of lower extremity，DVT）。DVT 与 PTE 实质上为一种疾病过程在不同部位、不同阶段的两种临床表现形式，两者合称为静脉血栓栓塞症（VTE）。

急性 PTE 造成肺动脉较广泛阻塞时，可引起肺动脉高压，至一定程度导致右心失代偿、右心扩大，出现急性肺源性心脏病。肺动脉发生栓塞后，若其支配区的肺组织因血流受阻或中断而发生坏死，称为肺梗死（pulmonary infarction，PI）。由于肺组织的多重供血与供氧机制，故 PTE 中仅约 15% 的患者发生 PI。PTE 和 DVT 发病率较高，病死率亦高，已经构成了世界性的重要医疗保健问题。

【危险因素与发病机制】

1.危险因素　任何可以导致静脉血液淤滞、血管内皮损伤和血液高凝状态的因素（Virchow 三要素），都可以使 DVT 和 PTE 发生的危险性增高。危险因素包括遗传性和获得性两类。

（1）遗传性危险因素　由遗传变异引起，主要临床表现为反复发生的动静脉血栓形成。年龄 < 50 岁的患者如无明显诱因反复发生 VTE 或呈家族性发病倾向，需警惕栓塞的存在。

（2）获得性危险因素　由后天获得，包括骨折、创伤、手术、恶性肿瘤和急性内科疾病等。上述危险因素既可以单独存在，也可以同时存在、协同作用，易发生 DVT 和 PTE 的多种病理和病理生理改变。年龄是独立的危险因素，DVT 和 PTE 的发病率随着年龄的增长而逐渐增高。

2.发病机制　外周静脉血栓形成后，一旦血栓脱落，即可随静脉血流移行至肺动脉内，形成 PTE（图 2-11）。急性肺栓塞发生后，由于血栓机械性堵塞肺动脉及由此引发的神经、体液因素的作用，可以导致一系列呼吸和循环的改变。

【临床表现】

1.症状　PTE 的症状多种多样，但均缺乏特异性。症状的严重程度亦有很大差别，可以从轻者无症状，到重者出现血流动力学不稳定，甚或发生猝死。

常见症状有①不明原因的呼吸困难及气促，尤以活动后明显，是 PTE 最多见的症状；②胸膜炎性胸痛；③晕厥，可为 PTE 的唯一或首发症状；④烦躁不安、惊恐甚至濒死感；⑤咯血，常为小量咯血，大咯血少见；⑥咳嗽、心悸；⑦低血压和（或）休克；⑧猝死。各病例可出现以上症状的不同组合。临床上约 20% 的患者可同时出现呼吸困难、胸痛及咯血，将之称为"三联征"。

2.体征

（1）呼吸系统体征　呼吸急促最常见；发绀；肺部有时可闻及哮鸣音和（或）细湿啰音，肺野偶可闻及血管杂音；合并肺不张和胸腔积液时出现相应的体征。

（2）循环系统体征　心动过速；血压变化，严重时可出现血压下降甚至休克；颈静脉充盈或异常搏动；肺动脉瓣区第二心音（P_2）亢进或分裂，三尖瓣区收缩期杂音。

（3）其他　可伴发热，多为低热，少数患者有 38℃ 以上的发热。

3. DVT 的症状与体征　在考虑 PTE 诊断的同时，必须注意是否存在 DVT，特别是下肢 DVT。其主要表现为患肢肿胀、周径增粗、疼痛或压痛、皮肤色素沉着，行走后患肢易疲劳或肿胀加重。

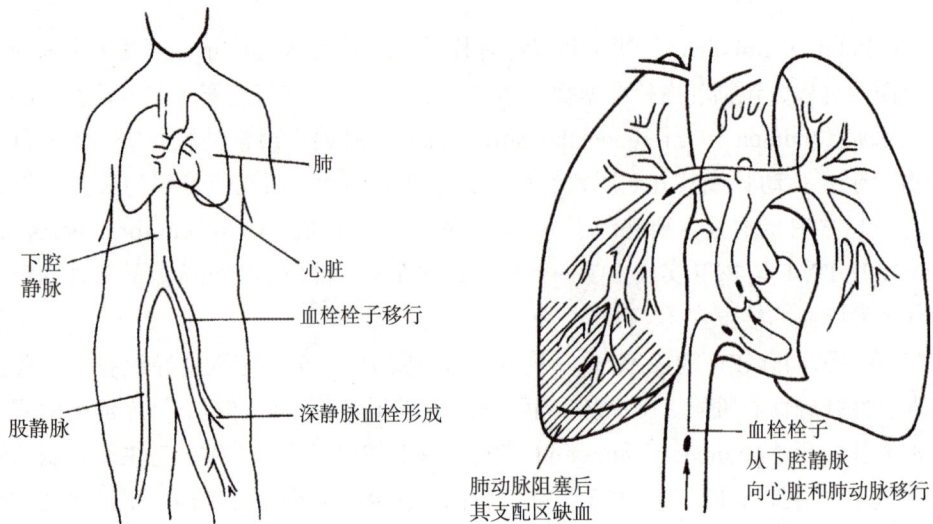

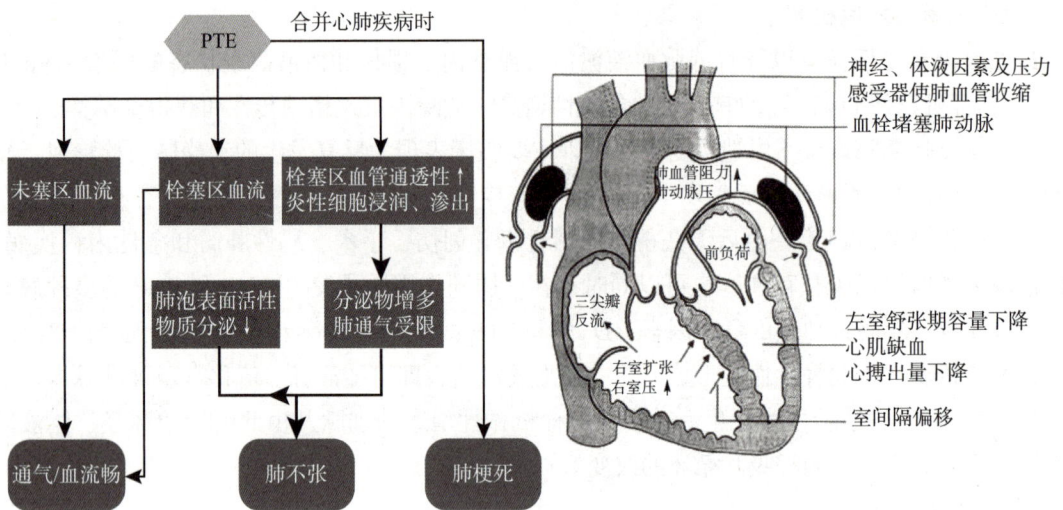

图 2-11　PTE 的形成机制

【医学检查】

1. 实验室检查　①血浆 D- 二聚体敏感性高而特异性差。急性 PTE 时升高。若其含量低于 500μg/L，有重要的排除诊断价值。②动脉血气分析常表现为低氧血症、低碳酸血症，肺泡 - 动脉血氧分压差增大，部分患者的动脉血气分析结果可以正常。

2. 影像学检查

（1）X 线胸片　区域性肺血管纹理变细、稀疏或消失，肺野透亮度增加；肺野局部浸润性阴影；右下肺动脉干增宽或伴截断征，肺动脉段膨隆及右心室扩大征。

（2）放射性核素肺通气 / 灌注（V/Q）扫描　V/Q 显像是 PTE 重要的诊断方法，典型征象是呈肺段分布的肺灌注缺损，并与通气显像不匹配。

（3）肺动脉造影（CPA）　CPA 是目前诊断 PTE 的"金标准"，可靠、安全、简便，可以确定阻塞的部位及范围程度。

（4）超声心动图　表现为右心室和（或）右心房扩大、右心室壁局部运动幅度降低，室间隔左移和运动异常，近端肺动脉扩张和下腔静脉扩张等。

3. 心电图检查　大多数病例表现有非特异性的心电图异常。最常见的改变为窦性心动过速、$V_1 \sim V_4$ 导联非特异性的 ST-T 改变。约 19% 的急性 PTE 可出现 $S_1Q_{\text{III}}T_{\text{III}}$ 型（即 I 导联出现明显的 S 波，III 导联出现大 Q 波且 T 波倒置）。

4. 下肢深静脉超声检查　下肢为 DVT 最多发部位，超声检查为诊断 DVT 最简便的方法，若阳性可以诊断 DVT，同时对 PTE 有重要提示意义。

【诊断要点】

PTE 的临床表现多样，有时隐匿，缺乏特异性，确诊需特殊检查。检出 PTE 的关键是提高诊断意识，对有疑似表现、特别是高危人群中出现疑似表现者，应及时安排相应检查。诊断程序一般包括疑诊、确诊、求因三个步骤。

中华医学会呼吸病分会按照血流动力学改变的程度，将肺血栓栓塞症分为以下两种。

1. 急性肺血栓栓塞症　①大面积 PTE：以休克和低血压为主要表现，即体循环动脉收缩压 < 90mmHg，或较基础值下降幅度 ≥ 40mmHg，持续 15 分钟以上。排除新发生的低血容量、心律失常或感染中毒症等其他原因所致的血压下降。②非大面积 PTE：未出现休克和低血压的 PTE。如出现右心功能不全，或超声心动图表现有右心室运动功能减弱（右心室前壁运动幅度 < 5mm），则被归为次大面积 PTE 亚型。

2. 慢性血栓栓塞性肺动脉高压（CTEPH）　呈慢性、进行性发展的肺动脉高压的相关临床表现，后期出现右心衰竭；影像学检查证实肺动脉阻塞，经常呈多部位、较广泛的阻塞；常可发现 DVT 的存在；右心导管检查示静息肺动脉平均压 > 25mmHg，活动后肺动脉平均压 > 30mmHg；超声心动图检查示右心室壁增厚（右心室游离壁厚度 > 5mm），符合慢性肺源性心脏病的诊断标准。

【治疗】

1. 一般处理与呼吸循环支持治疗　对高度疑诊或确诊 PTE 的患者，可适当使用镇静、止痛、镇咳等相应的对症治疗。对于出现右心功能不全但血压正常者，可使用多巴酚丁胺和多巴胺；若出现血压下降，可增大剂量或使用其他血管加压药物，如去甲肾上腺素等。

2. 溶栓治疗

（1）适应证　主要适用于大面积 PTE 病例（有明显呼吸困难、胸痛、低氧血症等），对于次大面积 PTE，若无禁忌证可考虑溶栓，但存在争议；对于血压和右心室运动功能均正常的病例，不宜溶栓。溶栓应尽可能在 PTE 确诊的前提下慎重进行，对有明确溶栓指征的病例宜尽早开始溶栓。溶栓的时间窗一般为 14 天以内，但若近期有新发 PTE 征象可适当延长。

（2）禁忌证　绝对禁忌证为近期自发性颅内出血和活动性内出血。相对禁忌证包括近期大手术、3 个月以上的缺血性脑卒中、口服抗凝治疗、难于控制的重度高血压、糖尿病出血性视网膜病变、妊娠、年龄 > 75 岁等。对于致命性大面积 PTE，上述绝对禁忌证亦应被视为相对禁忌证。

（3）常用的溶栓药物　①尿激酶（UK）：负荷量 4400IU/kg，静注 10 分钟，再以 2200IU/（kg·h）持续静滴 12 小时；或以 20000IU/kg 剂量，持续静滴 2 小时。②链激酶（SK）：a. 负荷量 250000IU，静注 30 分钟，随后以 100000IU/h 持续静滴 12 ~ 24 小时。b. 快速给药：150 万 U 持续静脉滴注 2 小时。因为链激酶具有抗原性，用药前需肌注地塞米松或苯海拉明，以防止过敏反应。链激酶6个月内不宜再次使用。③重组组织型纤溶酶原激活剂（rt-PA）：rt-PA 50mg持续静脉滴注2小时。

（4）后续治疗　rt-PA注射溶栓结束后，应继续使用肝素。用尿激酶或链激酶溶栓治疗后，应每2～4小时测定一次活化部分凝血活酶时间（APTT），当其水平<正常值的2倍时，即应启动规范的抗凝治疗。

3. 抗凝治疗　为PTE和DVT的基本治疗方法，可以有效地防止血栓再形成和复发，为机体发挥自身的纤溶机制溶解血栓创造条件。抗凝血药物主要有普通肝素、低分子肝素和华法林。抗血小板药物的抗凝作用不能满足PTE或DVT的抗凝要求。抗凝治疗的禁忌证包括活动性出血、凝血功能障碍、未予控制的严重高血压等。

4. 肺动脉血栓摘除术　风险大，病死率高，需要较高的技术条件，仅适用于经积极的内科治疗无效的紧急情况，如致命性肺动脉主干或主要分支堵塞的大面积PTE，或有溶栓禁忌证者。

5. 肺动脉导管碎解和抽吸血栓　用导管碎解和抽吸肺动脉内巨大血栓，同时还可进行局部小剂量溶栓。适应证为肺动脉主干或主要分支的大面积PTE，并存在以下情况者：溶栓和抗凝治疗禁忌；经溶栓或积极的内科治疗无效；缺乏手术条件。

6. 放置腔静脉滤器　为防止下肢深静脉大块血栓再次脱落阻塞肺动脉，可考虑放置下腔静脉滤器。对于上肢DVT病例，还可应用上腔静脉滤器。置入滤器后如无禁忌证，宜长期口服华法林抗凝，定期复查有无滤器上血栓形成。

7. CTEPH的治疗　若阻塞部位处于手术可及的肺动脉近端，可考虑行肺动脉血栓内膜剥脱术；口服华法林3.0～5.0mg/d，根据INR（国际标准化比值）调整剂量，保持INR为2.0～3.0；反复下肢深静脉血栓脱落者，可放置下腔静脉滤器。

【护理诊断/问题】

1. 潜在并发症　重要脏器缺氧性损伤、出血、再栓塞。

2. 恐惧　与突发的严重呼吸困难、胸痛有关。

3. 有受伤的危险：出血　与抗凝治疗有关。

4. 疼痛：胸痛　与肺梗死或心肌缺血等有关。

【护理措施】

1. 安全与舒适管理　①急性期：一般在充分抗凝的前提下卧床时间为2～3周，患者绝对卧床，下肢DVT患肢避免活动，并严禁挤压、按摩，以防静脉血栓脱落而发生再次栓塞。避免下肢过度屈曲，避免便秘、咳嗽等增加腹腔压力而影响下肢静脉血液回流因素。②恢复期：需预防下肢血栓形成，如患者仍需卧床，下肢须进行适当的活动或被动关节活动，穿抗栓袜或气压袜，不在腿下放置垫子或枕头，以免加重循环障碍。

2. 疾病监测　①呼吸状态：严密监测患者的呼吸、肺部体征、血氧饱和度及动脉血气的变化，如呼吸加速、浅表，动脉血氧饱和度降低等表现，提示呼吸功能受损、机体缺氧。②循环状态：较大的肺动脉栓塞可导致左心室充盈压降低、心排血量减少，因此需严密监测心率、血压和静脉压的改变。如患者出现颈静脉充盈度增高、肝大、肝颈静脉回流征阳性、下肢水肿及静脉压升高等提示肺动脉栓塞导致的右心功能不全。③心电活动：肺动脉栓塞可导致心电图的改变，当监测到心电图的动态改变时，有利于肺栓塞的诊断。严重缺氧的患者可导致心动过速和心律失常，需严密监测患者的心电改变。溶栓治疗后如出现胸前导联T波倒置加深可能是溶栓成功、右心室负荷减轻、急性右心扩张好转的反应。④意识状态：患者如出现烦躁不安、嗜睡、意识模糊、定向力障碍等，提示脑缺氧。⑤观察下肢深静脉血栓形成的征象：测量双下肢腿围，观察下肢深静脉血栓形成的征象，测量点于距髌骨上缘 15cm 处和距髌骨下缘 10cm 处，如双侧下肢周径差超过 1cm，应引起重视，可行下肢超声检查，及时发现下肢深静脉血栓；备好溶栓药和急救物品及药品，如除颤器、鱼精蛋白等，保证急救用品处于备用状态。

3. 抗凝与溶栓治疗的护理　遵医嘱正确及时给予抗凝及溶栓制剂，监测疗效及不良反应。

（1）肝素或低分子肝素　应用前应测定基础 APTT、PT 及血常规。普通肝素使用期间需定时测定 APTT，以便指导肝素剂量的调整。肝素治疗的不良反应包括血小板减少症（HIT）和出血。HIT 的发生率较低，当使用时间少于 5 天时，发生率＜1%，且很少在使用 2 周后发生，但一旦发生，常比较严重，因此需复查血小板计数，时间为治疗的第 3～5 天、第 7～10 天和第 14 天。若出现血小板计数＜$100×10^9$/L，或血小板迅速或持续降低达 30% 以上，应停用肝素。

（2）华法林　①治疗期间需定期测定 INR，在未达到治疗浓度时需每天测定，达到治疗水平时每周测 2～3 次，测 2 周，以后延长到每周 1 次或更长。②华法林的主要并发症是出血。华法林所致出血可以用维生素 K 拮抗。华法林有可能引起血管性紫癜，导致皮肤坏死，多发生于治疗的前几周，需注意观察。

（3）溶栓制剂　抗凝治疗过程中，如患者符合溶栓治疗条件，应按医嘱给予溶栓制剂。溶栓治疗的主要并发症为出血。最严重的是颅内出血，发生率 1%～2%，发生者近半数死亡，最常见的出血部位为血管穿刺处。溶栓治疗患者应①用药前应充分评估出血的危险性，必要时应配血，做好输血准备。溶栓前宜留置外周静脉套管针，以方便溶栓中取血监测，避免反复穿刺血管，静脉穿刺部位压迫止血需加大力量并延长压迫时间。②溶栓后，如 APTT 降至低于正常值的1.5 倍时方可采用肝素抗凝。③严密监测用药疗效及反应，如皮肤青紫、血管穿刺处出血较多、腹部或背部疼痛、血尿、严重头疼、神志改变等提示出血征象。④严密监测血压，如血压过高，需及时报告医生进行适当处理。

4. 对症护理

（1）给氧　患者有呼吸困难时，应立即根据缺氧严重程度选择适当的给氧方式和吸入氧分数进行氧疗。

（2）右心功能不全的护理　如患者右心功能不全，需遵医嘱给予强心剂，调整液体出入量，限制水钠摄入，并按肺源性心脏病进行护理。

（3）低排血量和低血压的护理　患者心排血量减少导致低血压甚至休克时，应按医嘱给予静脉输液和升压药物，注意记录液体出入量。当患者同时伴有右心功能不全时，需平衡低血压需输液而心功能不全需限制液体二者之间的矛盾。

5. 饮食营养　给予营养丰富、低盐、清淡易消化饮食，少食多餐。少食速溶性易发酸食物，以免引起腹胀。

【健康教育】

1. 预防疾病　早期发现，早期预防是关键。对高危人群要指导其戒烟，避免可能增加静脉血流淤滞的行为，如长时间保持坐位、穿束膝长筒袜、长时间站立不活动等。下肢外伤或者长期卧床患者应经常按摩下肢、根据病情进行床上肢体主被动活动，或者使用预防血栓形成的药物。不能活动的患者，可将腿抬高至心脏以上水平，可促进下肢静脉血液回流。亦可利用机械辅助作用如弹力袜、序贯加压泵等促进下肢静脉血液回流。

2. 管理疾病　指导患者适当增加液体入量，防止血液浓缩。有高脂血症、糖尿病等可导致高血液凝固性病史者应积极治疗原发病。指导患者遵医嘱正确使用抗凝制剂防止血栓形成，并教会其进行自我疾病监测。

3. 康复指导 介绍 DVT 和 PTE 的临床表现，长期卧床患者，出现一侧肢体疼痛、肿胀，应注意 DVT 发生的可能性；在存在相关发病因素的情况下，突然出现胸痛、呼吸困难、咳血痰等表现时应注意 PTE 的可能性，需及时告知医护人员或及时就诊。告知患者应定期复查、体检。

第十三节 呼吸衰竭和急性呼吸窘迫综合征

一、呼吸衰竭

呼吸衰竭（respiratory failure）简称呼衰，是指各种原因引起的肺通气和（或）换气功能严重障碍，以致在静息状态下亦不能维持足够的气体交换，导致低氧血症伴（或不伴）高碳酸血症，进而引起一系列病理生理改变和相应临床表现的综合征。

【病因及发病机制】

1. 病因 完整的呼吸过程由相互衔接并同时进行的外呼吸、气体运输和内呼吸三个环节来完成。参与外呼吸即肺通气和肺换气的任何一个环节的严重病变，都可导致呼吸衰竭。常见的有气道阻塞性病变、肺组织病变、肺血管疾病、胸廓与胸膜病变、神经肌肉疾病等。

2. 发病机制

（1）低氧血症和高碳酸血症的发生机制

1）肺通气不足 正常成人在静息状态下有效肺泡通气量约为 4L/min，肺泡通气量减少会引起 PaO_2 下降和 $PaCO_2$ 上升，从而引起缺氧和 CO_2 潴留。$PaCO_2$ 与肺泡通气量（VA）和 CO_2 产生量（VCO$_2$）的关系可用下列公式反映 $PaCO_2 = 0.863 \times VCO_2/VA$。若 VCO$_2$ 是常数，VA 与 $PaCO_2$ 呈反比关系。PaO_2 和 $PaCO_2$ 与肺泡通气量的关系见图 2-12。

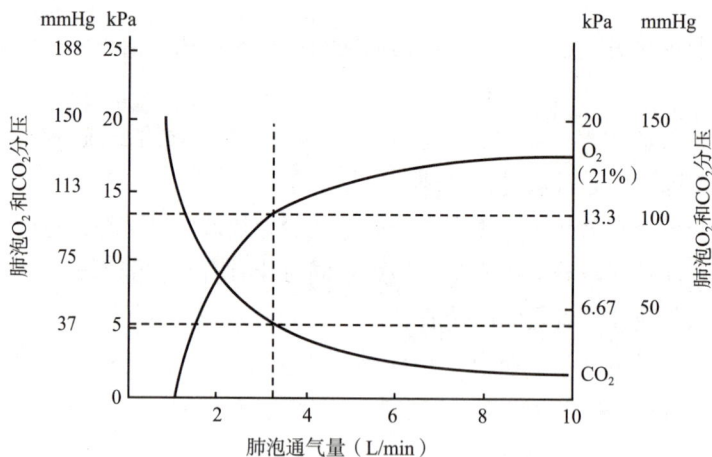

图 2-12 肺泡氧和二氧化碳分压与肺泡通气量的关系

2）弥散障碍 系指 O_2、CO_2 等气体通过肺泡膜进行交换的物理弥散过程发生障碍。血液与肺泡内的气体交换是通过肺泡膜的物理弥散过程实现的。气体弥散的速度取决于肺泡膜两侧气体分压差、气体弥散系数、肺泡膜的弥散面积、厚度和通透性，同时气体弥散量还受血液与肺泡接触时间及心排出量、血红蛋白含量、通气／血流比例的影响。静息状态时，流经肺泡壁毛细血管的血液与肺泡接触的时间约为 0.72 秒，而 O_2 完成气体交换的时间为 0.25 ~ 0.3 秒，CO_2 则只需 0.13 秒，并且 O_2 的弥散能力仅为 CO_2 的 1/20，故在弥散障碍时，通常以低氧血症为主。

3）通气／血流比例失调 正常成人静息状态下，通气／血流比值约为 0.8。肺泡通气／血流比值失调有下述两种主要形式：①部分肺泡通气不足：肺部病变如肺泡萎陷、肺炎、肺不张、肺水肿等引起病变部位的肺泡通气不足，通气 / 血流比值减小，部分未经氧合或未经充分氧合的静脉血（肺动脉血）通过肺泡的毛细血管或短路流入动脉血（肺静脉血）中，故又称肺动 – 静脉样分流或功能性分流。②部分肺泡血流不足：肺血管病变如肺栓塞引起栓塞部位血流减少，通气 / 血流比值增大，肺泡通气不能被充分利用，又称为无效腔样通气。

通气 / 血流比例失调通常仅导致低氧血症，而 $PaCO_2$ 升高常不明显。其原因主要是①动脉与混合静脉血的氧分压差为 59mmHg，比 CO_2 分压差 5.9mmHg 大 10 倍；②氧离曲线呈 S 形，正常肺泡毛细血管血氧饱和度已处于曲线的平台段，无法携带更多的氧以代偿低 PaO_2 区的血氧含量下降。而 CO_2 解离曲线在生理范围内呈直线，有利于通气良好区对通气不足区的代偿，排出足够的 CO_2，不至于出现 CO_2 潴留。然而，严重的通气 / 血流比例失调亦可导致 CO_2 潴留。

4）肺内动 – 静脉解剖分流增加　肺动脉内的静脉血未经氧合直接流入肺静脉，导致 PaO_2 降低，是通气 / 血流比例失调的特例。在这种情况下，提高吸氧浓度并不能提高分流静脉血的血氧分压。分流量越大，吸氧后提高动脉血氧分压的效果越差；若分流量超过 30%，则吸氧不能明显提高 PaO_2。常见于肺动 – 静脉瘘。

5）氧耗量增加　发热、寒战、呼吸困难和抽搐均增加氧耗量，从而使得肺泡氧分压下降，正常人可通过增加通气量以防止缺氧，而氧耗量增加的患者，若同时伴有通气功能障碍，则会出现严重的低氧血症。

（2）低氧血症和高碳酸血症对机体的影响　呼吸衰竭时发生的低氧血症和高碳酸血症，通常会先引起各系统器官的功能和代谢发生一系列代偿适应反应，以改善组织的供氧，调节酸碱平衡和适应改变了的内环境；当呼吸衰竭进入严重阶段时，则出现代偿不全，表现为各系统器官严重的功能和代谢紊乱直至衰竭。

1）对中枢神经系统的影响　脑组织耗氧量大，约占全身耗氧量的 1/5 ～ 1/4。中枢皮质神经元细胞对缺氧最为敏感。通常完全停止供氧 4 ～ 5 分钟即可引起不可逆的脑损害。对中枢神经影响的程度与缺氧的程度、发生速度有关。当 PaO_2 降至 60mmHg 时，可以出现注意力不集中、智力和视力轻度减退；当 PaO_2 迅速降至 40 ～ 50mmHg 时，会引起一系列神经精神症状，如头痛、烦躁不安、定向力与记忆力障碍、精神错乱、嗜睡；低于 30mmHg 时，神志丧失乃至昏迷；PaO_2 低于 20mmHg 时，只需数分钟即可造成神经细胞不可逆性损伤。

CO_2 潴留使脑脊液 H^+ 浓度增加，影响脑细胞代谢，降低脑细胞兴奋性，抑制皮质活动；但轻度的 CO_2 增加，对皮质下层刺激加强，间接引起皮质兴奋。CO_2 潴留可引起头痛、头晕、烦躁不安、言语不清、精神错乱、扑翼样震颤、嗜睡、昏迷、抽搐和呼吸抑制，这种由缺氧和 CO_2 潴留导致的神经精神障碍症候群称为肺性脑病，又称 CO_2 麻醉。肺性脑病早期，往往有失眠、兴奋、烦躁不安等症状。除上述神经精神症状外，患者还可表现出木僵、视力障碍、球结膜水肿及发绀等。肺性脑病的发病机制尚未完全阐明，但目前认为低氧血症、CO_2 潴留和酸中毒三个因素共同损伤脑血管和脑细胞是最根本的发病机制。

缺氧和 CO_2 潴留均会使脑血管扩张、血流阻力降低、血流量增加来代偿脑缺氧。缺氧和酸中毒还能损伤血管内皮细胞使其通透性增高，导致脑间质水肿；缺氧使红细胞 ATP 生成减少，造成 Na^+-K^+ 泵功能障碍，引起细胞内 Na^+ 及水增多，形成脑细胞水肿。以上情况均可引起脑组织充血、水肿和颅内压增高，压迫脑血管，进一步加重脑缺血、缺氧，形成恶性循环，严重时出现脑疝。另外，神经细胞内的酸中毒可引起抑制性神经递质 γ – 氨基丁酸生成增多，加重中枢神经系统的功能和代谢障碍，也成为肺性脑病及缺氧、休克等病理生理改变难以恢复的原因。

2）对循环系统的影响 缺氧与 CO_2 潴留，可以引起反射性心率加快、心肌收缩力增强，使心排出量增加；缺氧和 CO_2 潴留时，交感神经兴奋引起皮肤和腹腔器官血管收缩，而冠状血管主要受局部代谢产物的影响而扩张，血流量增加。严重的缺氧和 CO_2 潴留可直接抑制心血管中枢，造成心脏活动受抑和血管扩张、血压下降、心律失常等严重后果。心肌对缺氧十分敏感，早期轻度缺氧即可在心电图上显示出来。急性严重缺氧可导致心室颤动或心脏骤停。长期慢性缺氧可导致心肌纤维化、心肌硬化。在呼吸衰竭的发病过程中，缺氧、肺动脉高压及心肌受损等多种病理变化导致肺源性心脏病。

3）对呼吸系统的影响 缺 O_2 对呼吸的影响远较 CO_2 潴留的影响为小。$PaO_2 < 60mmHg$ 时主要通过颈动脉体和主动脉体的化学感受器的反射作用刺激呼吸中枢，增强呼吸运动，甚至出现呼吸窘迫。如缺 O_2 程度缓慢加重，这种反射作用就会变得迟钝。当 $PaO_2 < 30mmHg$ 时，缺氧对呼吸中枢的直接抑制作用可大于反射性兴奋作用而使呼吸抑制。

CO_2 是强有力的呼吸中枢兴奋剂，急性 CO_2 潴留出现深大快速的呼吸；当 $PaCO_2 > 80mmHg$ 时，会对呼吸中枢产生抑制和麻醉效应，此时呼吸运动主要靠 PaO_2 降低对外周化学感受器的刺激作用得以维持。

4）对肾功能的影响 缺氧可使肾血管痉挛，肾血流量减少，导致肾功能不全，若及时治疗，随着外呼吸功能的好转，肾功能可以恢复。

5）对消化系统的影响 严重缺氧可使胃壁血管收缩，胃黏膜屏障作用降低，而 CO_2 潴留可使胃酸分泌增多，临床表现为消化不良、食欲不振，甚至出现胃肠黏膜糜烂、坏死、溃疡和出血。缺氧可直接或间接损害肝细胞使丙氨酸氨基转移酶上升，但若能及时纠正缺氧，肝功能可逐渐恢复正常。

6）呼吸性酸中毒及电解质紊乱 肺通气、弥散和肺循环功能障碍引起肺泡换气减少，血 $PaCO_2$ 增高（$> 45mmHg$），pH 下降（< 7.35），H^+ 浓度升高（$> 45mmol/L$），导致呼吸性酸中毒。早期可出现血压增高，中枢神经系统受累，如躁动、嗜睡、精神错乱、扑翼样震颤等。由于 pH 值取决于 HCO_3^- 与 H_2CO_3 的比值，前者靠肾脏调节（需 1～3 天），而 H_2CO_3 的调节靠呼吸（仅需数小时），因此急性呼吸衰竭时 CO_2 潴留可使 pH 迅速下降。在缺氧持续或严重的患者体内，组织细胞能量代谢的中间过程如三羧酸循环、氧化磷酸化作用和有关酶的活动受到抑制，能量生成减少，导致体内乳酸和无机磷产生增多而引起代谢性酸中毒（实际碳酸氢盐 AB $< 22mmol/L$）。此时患者出现呼吸性酸中毒合并代谢性酸中毒，可引起意识障碍，血压下降，心律失常，乃至心脏停搏。由于能量不足，体内转运离子的钠泵功能障碍，使细胞内 K^+ 转移至血液，而 Na^+ 和 H^+ 进入细胞内，造成细胞内酸中毒和高钾血症。

慢性呼吸衰竭时因 CO_2 潴留发展缓慢，肾减少 HCO_3^- 排出以维持 pH 的恒定。但当体内 CO_2 长期增高时，HCO_3^- 也持续维持在较高水平，导致呼吸性酸中毒合并代谢性碱中毒。此时 pH 可处于正常范围，称为代偿性呼吸性酸中毒合并代谢性碱中毒。因血中主要阴离子 HCO_3^- 和 Cl^- 之和相对恒定（电中性原理），当 HCO_3^- 持续增加时血中 Cl^- 相应降低，产生低氯血症。当呼吸衰竭恶化，CO_2 潴留进一步加重时，HCO_3^- 已不能代偿，pH 低于正常范围（7.35）则呈现失代偿性呼吸性酸中毒合并代谢性碱中毒。

【分类】

在临床实践中，通常按动脉血气分析、发病急缓及病理生理的改变进行分类。

1. 按动脉血气分析分类

（1）Ⅰ型呼吸衰竭 即缺氧性呼吸衰竭，血气分析特点是 $PaO_2 < 60mmHg$，$PaCO_2$ 降低或正

常。主要见于肺换气障碍（通气/血流比例失调、弥散功能损害和肺动-静脉分流）疾病，如严重肺部感染性疾病、间质性肺疾病、急性肺栓塞等。

（2）Ⅱ型呼吸衰竭　即高碳酸性呼吸衰竭，血气分析特点是 $PaO_2 < 60mmHg$，同时伴有 $PaCO_2 > 50mmHg$。由肺泡通气不足所致。单纯通气不足，低氧血症和高碳酸血症的程度是平行的，若伴有换气功能障碍，则低氧血症更为严重，如 COPD。

2. 按照发病急缓分类

（1）急性呼吸衰竭　由于某些突发的致病因素，如严重肺疾患、创伤、休克、电击、急性气道阻塞等，使肺通气和（或）换气功能迅速出现严重障碍，在短时间内引起呼吸衰竭。因机体不能很快代偿，若不及时抢救，会危及患者生命。

（2）慢性呼吸衰竭　指一些慢性疾病，如 COPD、肺结核、间质性肺疾病、神经肌肉病变等，其中以 COPD 最常见，造成呼吸功能的损害逐渐加重，经过较长时间发展为呼吸衰竭。早期虽有低氧血症或伴高碳酸血症，但机体通过代偿适应，生理功能障碍和代谢紊乱较轻，仍保持一定的生活活动能力，动脉血气分析 pH 在正常范围（7.35～7.45）。另一种临床较常见的情况是在慢性呼吸衰竭的基础上，因合并呼吸系统感染、气道痉挛或并发气胸等情况，病情急性加重，在短时间内出现 PaO_2 显著下降和 $PaCO_2$ 显著升高，称为慢性呼吸衰竭急性加重，其病理生理学改变和临床情况兼有急性呼吸衰竭的特点。

3. 按照发病机制分类　可分为通气性呼吸衰竭和换气性呼吸衰竭，也可分为泵衰竭和肺衰竭。驱动或制约呼吸运动的中枢神经系统、外周神经系统、神经肌肉组织（包括神经-肌肉接头和呼吸肌）及胸廓统称为呼吸泵，这些部位的功能障碍引起的呼吸衰竭称为泵衰竭。通常泵衰竭主要引起通气功能障碍，表现为Ⅱ型呼吸衰竭。肺组织、气道阻塞和肺血管病变造成的呼吸衰竭，称为肺衰竭。肺组织和肺血管病变常引起换气功能障碍，表现为Ⅰ型呼吸衰竭。严重的气道阻塞性疾病（如 COPD）影响通气功能，造成Ⅱ型呼吸衰竭。

【临床表现】

除引起呼吸衰竭的原发症状外，主要是缺 O_2 和 CO_2 潴留所致的呼吸困难和多器官功能障碍。

1. 呼吸困难　呼吸衰竭最早出现的症状，大多数患者有明显的呼吸困难。急性呼吸衰竭早期表现为呼吸频率增快，病情严重时出现呼吸困难，辅助呼吸肌活动加强，可出现三凹征。慢性呼吸衰竭表现为呼吸费力伴呼气延长，严重时呼吸浅快，并发 CO_2 麻醉时，出现浅慢呼吸或潮式呼吸。中枢性疾病或中枢神经抑制性药物中毒所致呼吸衰竭表现为呼吸节律改变，呈潮式呼吸、比奥呼吸等。

2. 发绀　缺氧的典型表现。当动脉血氧饱和度低于 90% 时，可在口唇、指甲出现发绀；另外，因发绀的程度与还原型血红蛋白含量相关，所以红细胞增多者发绀更明显，贫血者则发绀不明显或不出现；严重休克等原因引起末梢循环障碍的患者，即使动脉血氧分压尚正常，也可出现发绀，称作外周性发绀。真正由于动脉血氧饱和度降低引起的发绀，称作中央性发绀。发绀还受皮肤色素及心功能的影响。

3. 精神神经症状　急性呼吸衰竭可出现精神错乱、躁狂、昏迷、抽搐等症状。如合并急性二氧化碳潴留，可出现嗜睡、淡漠、肌肉震颤，甚至昏迷、呼吸骤停。

4. 循环系统表现　多数患者有心动过速；CO_2 潴留使外周体表静脉充盈、皮肤红润、温暖多汗、血压升高；因脑血管扩张，产生搏动性头痛；严重低氧血症、酸中毒可引起心肌损害，亦可引起周围循环衰竭、血压下降、心律失常、心搏停止。

5. 消化和泌尿系统表现 严重呼吸衰竭对肝、肾功能都有影响，部分病例可出现丙氨酸氨基转移酶与血浆尿素氮升高；个别病例可出现尿蛋白、红细胞和管型。因胃肠道黏膜屏障功能损伤，导致胃肠道黏膜充血水肿、糜烂渗血或应激性溃疡，引起上消化道出血。

【医学检查】

1. 动脉血气分析 $PaO_2 < 60mmHg$，伴或不伴 $PaCO_2 > 50mmHg$。

2. 肺功能检测 尽管某些重症患者，肺功能检测受到限制，但通过肺功能的检测能判断通气功能障碍的性质（阻塞性、限制性或混合性）及是否合并有换气功能障碍，并对通气和换气功能障碍的严重程度进行判断。而呼吸肌功能测试能够提示呼吸肌无力的原因和严重程度。

3. 胸部影像学检查 包括普通 X 线胸片、胸部 CT 和放射性核素肺通气/灌注扫描、肺血管造影等，可协助分析呼吸衰竭的原因。

4. 纤维支气管镜检查 对于明确大气道情况和取得病理学证据具有重要意义。

5. 其他检查 尿中可见红细胞、蛋白及管型，尿素氮和丙氨酸氨基转移酶升高，可有高血钾、低血钾、低血钠、低血氯等。

【诊断要点】

明确诊断有赖于动脉血气分析，并可判断呼吸衰竭的严重程度。在海平面、静息状态、呼吸空气条件下，动脉血氧分压（PaO_2）$< 60mmHg$，伴或不伴二氧化碳分压（$PaCO_2$）$> 50mmHg$，并排除心内解剖分流和原发于心排出量降低等因素，可诊为呼吸衰竭。胸部影像学、肺功能和纤维支气管镜检查可明确呼吸衰竭的原因。

【治疗】

呼吸衰竭总的治疗原则是保持呼吸道通畅、纠正缺氧、改善通气、治疗呼吸衰竭的病因和诱发因素；加强一般支持治疗和对其他重要脏器功能的监测与支持。

1. 保持呼吸道通畅 对任何类型的呼吸衰竭，保持呼吸道通畅是最基本、最重要的治疗措施。保持气道通畅的方法主要有：

（1）开放气道，清除气道内分泌物及异物。

（2）缓解支气管痉挛，使用支气管扩张药物，必要时给予糖皮质激素以缓解支气管痉挛。

（3）若以上方法不能奏效，可采用经鼻或经口气管插管，或气管切开，建立人工气道，以方便吸痰和机械通气治疗。

2. 氧疗 通过增加吸入氧浓度来纠正患者缺氧状态的治疗方法即为氧疗。由于呼吸衰竭的病因、类型不同，则氧疗的指征、给氧的方法不同。氧疗原则是：II 型呼吸衰竭应给予低浓度（$< 35\%$）持续给氧；I 型呼吸衰竭应给予较高浓度（$> 35\%$）吸氧，长期吸入高浓度氧可引起氧中毒，因此，宜将吸入浓度控制在 50% 以内。

3. 增加通气量、改善 CO_2 潴留 CO_2 潴留是肺泡通气不足引起的，只有增加肺泡通气量才能有效地排出 CO_2。机械通气治疗呼吸衰竭疗效已肯定；而呼吸兴奋剂的应用，因其疗效不一，尚存在争论。现简介如下：

（1）呼吸兴奋剂 呼吸兴奋剂刺激呼吸中枢或周围化学感受器，通过增强呼吸中枢兴奋性，增加呼吸频率和潮气量以改善通气。与此同时，患者的氧耗量和 CO_2 产生量亦相应增加，且与通气量成正相关。呼吸兴奋剂的使用原则：必须保持气道通畅，否则会促发呼吸肌疲劳，并进而加重 CO_2 潴留；脑缺氧、脑水肿未纠正而出现频繁抽搐者慎用；患者的呼吸肌功能基本正常；不可突然停药。主要适用于以中枢抑制为主、通气量不足引起的呼吸衰竭，对以肺换气功能障碍为主所导致的呼吸衰竭患者，不宜使用。常用的药物有尼可刹米和洛贝林，用量过大可引起不良反应。

（2）机械通气　对于呼吸衰竭严重、经上述处理不能有效地改善缺氧和CO_2潴留时，需考虑机械通气（详见本章第十四节）。

4.病因治疗　如前所述，引起呼吸衰竭的原发疾病多种多样，在解决呼吸衰竭本身造成危害的前提下，针对不同病因采取适当的治疗措施十分必要，也是治疗呼吸衰竭的根本所在。

5.抗感染　感染是呼吸衰竭的重要病因之一，特别是慢性呼衰急性加重最常见的诱因，一些非感染因素诱发的呼衰加重也常继发感染，因此需进行积极的抗感染治疗。

6.一般支持疗法　积极纠正电解质紊乱和酸碱平衡失调，加强液体管理，保证充足的营养及热量供给。

7.其他重要脏器功能的监测与支持　呼吸衰竭往往会累及其他重要脏器，因此应及时将重症患者转入 ICU，加强对重要脏器功能的监测与支持，预防和治疗肺动脉高压、肺源性心脏病、肺性脑病、肾功能不全、消化道功能障碍和弥散性血管内凝血（disseminated or diffuse intravascular coagulation，DIC）等。特别要注意防治多器官功能障碍综合征（multiple organ dysfunction syndrome，MODS）。

二、急性呼吸窘迫综合征

急性呼吸窘迫综合征（acute respiratory distress syndrome，ARDS）是指由各种肺内和肺外致病因素所导致的急性弥漫性炎症性肺损伤和进而发展的急性呼吸衰竭。临床上以呼吸急促、呼吸窘迫、顽固性低氧血症为特征，其主要病理特征为由于肺微血管通透性增高，肺泡渗出富含蛋白质的液体，进而导致肺水肿及透明膜形成，可伴有肺间质纤维化。病理生理改变以肺容积减少、肺顺应性降低和严重通气／血流比例失调为主。

【病因及发病机制】

1.病因

（1）肺内因素（直接因素）　指对肺的直接损伤，包括①生物性因素，如我国最主要的危险因素是重症肺炎；②化学性因素，如吸入烟尘、毒气、胃内容物及长时间吸入纯氧等，国外报道胃内容物吸入占首位；③物理性因素，如肺挫伤、放射性损伤等。

（2）肺外因素（间接因素）　肺外因素包括严重休克、严重非胸部创伤、感染中毒症、大面积烧伤、急性胰腺炎等。

以上的致病因素及其所引起的炎症反应、影像改变及病理生理反应往往相互重叠。

2.发病机制　ARDS 的发病机制尚未完全阐明。除有些致病因素对肺泡膜的直接损伤外，更重要的是多种炎症细胞（巨噬细胞、中性粒细胞、血小板）及其释放的炎性介质和细胞因子间接介导的肺炎症反应，最终引起肺泡膜损伤、毛细血管通透性增加和微血栓形成；并可造成肺泡上皮损伤，表面活性物质减少或消失，加重肺水肿和肺不张，从而引起肺的氧合功能障碍，导致严重的低氧血症和呼吸窘迫。

【临床表现】

ARDS 大多于原发病起病后 72 小时内发生，约半数发生于 24 小时内。除原发病的相应症状和体征外，最早出现的症状是呼吸加快，并呈进行性加重的呼吸困难、发绀，常伴有烦躁、焦虑、出汗等。其呼吸困难的特点是呼吸深快、费力，患者常出现呼吸窘迫，感到胸廓紧束、严重憋气，不能用通常的吸氧疗法改善，也不能用其他原发心肺疾病（如气胸、肺气肿、肺不张、肺炎、心力衰竭）解释。早期体征可无异常，或仅在双肺闻及少量细湿啰音；后期多可闻及水泡音，可有管状呼吸音。

【医学检查】

1. X 线胸片　早期可无异常，或呈轻度间质改变，表现为边缘模糊的肺纹理增多。继之出现斑片状以至融合成大片状的浸润阴影，大片阴影中可见支气管充气征。其演变过程符合肺水肿的特点，快速多变；后期可出现肺间质纤维化的改变。

2. 动脉血气分析　典型的改变为低 PaO_2，低 $PaCO_2$，高 pH 值。根据动脉血气分析和吸入氧浓度可计算肺氧合功能指标，如肺泡 – 动脉氧分压差［$P_{(A-a)}O_2$］、肺内分流（Qs/QT）、呼吸指数［$P_{(A-a)}O_2/PaO_2$］、PaO_2/FiO_2 等指标，对建立诊断、严重程度分级和疗效评价等均有重要意义。目前在临床上以 PaO_2/FiO_2 最为常用，正常值为 400 ~ 500mmHg，≤ 300mmHg 是诊断 ARDS 的必要条件。在早期可由于过度通气而出现呼吸性碱中毒，在后期如果出现呼吸肌疲劳或合并代谢性酸中毒，则 pH 可低于正常，甚至出现 $PaCO_2$ 高于正常。

3. 床边肺功能监测　ARDS 时血管外肺水肿增加、肺顺应性降低、出现明显的肺内向左分流，但无呼气流速受限。以上改变，对 ARDS 严重性评价和疗效判断有一定的意义。

4. 心脏超声和 Swan-Ganz 导管检查　有助于明确心脏情况和指导治疗。通过置入 Swan-Ganz 导管可测定肺动脉楔压（PAWP），这是反映左心房压较可靠的指标。PAWP 一般 < 12mmHg，若 > 18mmHg 则支持左心衰竭的诊断。

【诊断要点】

依据 ARDS 柏林定义，满足如下 4 项条件方可诊断 ARDS。

1. 明确诱因下 1 周内出现的急性或进展性呼吸困难。

2. 胸部 X 线平片 / 胸部 CT 显示双肺浸润影，不能完全用胸腔积液、肺叶 / 全肺不张和结节影解释。

3. 呼吸衰竭不能完全用心力衰竭和液体负荷过重解释。如果临床没有危险因素，需要用客观检查（如超声心动图）来评价心源性肺水肿。

4. 低氧血症。根据 PaO_2/FiO_2 确立 ARDS 诊断，并将其按严重程度分为轻度、中度和重度 3 种。需要注意的是上述氧合指数中 PaO_2 的监测都是在机械通气参数 PEEP/CPAP 不低于 $5cmH_2O$ 的条件下测得；所在地海拔超过 1000m 时，需对 PaO_2/FiO_2 进行校正，校正后的 $PaO_2/FiO_2=$（PaO_2/FiO_2）×（所在地大气压值 /760）。

轻度：200mmHg < PaO_2/FiO_2 ≤ 300mmHg。

中度：100mmHg < PaO_2/FiO_2 ≤ 200mmHg。

重度：PaO_2/FiO_2 ≤ 100mmHg。

【治疗】

治疗原则与一般急性呼吸衰竭相同。主要治疗措施包括积极治疗原发病、氧疗、机械通气及调节液体平衡等。

1. 原发病的治疗　治疗 ARDS 的首要原则和基础，应积极寻找原发病灶并予以彻底治疗。感染是导致 ARDS 的常见原因，也是 ARDS 的首位高危因素；而 ARDS 又易并发感染，所以对于所有患者都应怀疑有感染的可能，除非有明确的其他导致 ARDS 的原因存在。治疗上宜选择广谱抗生素。

2. 纠正缺氧　采取有效措施，尽快提高 PaO_2。一般需用面罩进行高浓度给氧，使 PaO_2 ≥ 60mmHg 或 SaO_2 ≥ 90%。多数患者需使用机械通气。

3. 机械通气　机械通气的目的是提供充分的通气和氧合，以支持器官功能。一旦诊断为 ARDS，应尽早进行机械通气。轻度 ARDS 患者可试用无创正压通气，无效或病情加重时尽快气管插管或切开行有创机械通气。ARDS 机械通气的关键在于复张萎陷的肺泡并使其维持在开放状态，以增加肺容积和改善氧合，同时避免肺泡过度扩张和随呼吸周期反复开闭所造成的损伤。目前，ARDS 的机械通气推荐采用肺保护性通气策略，主要措施包括给予合适水平的呼气末正压（PEEP）和小潮气量。

（1）PEEP 的调节　适当水平的 PEEP 可使萎陷的小气道和肺泡再开放，防止肺泡随呼吸周期反复开闭，使呼气末肺容量增加，并可减轻肺损伤和肺泡水肿，从而改善肺泡弥散功能和通气/血流比例，减少肺内分流，达到改善氧合和肺顺应性的目的。但 PEEP 可增加胸内正压，减少回心血量，从而降低心排出量，并有加重肺损伤的潜在危险。因此在应用 PEEP 时应注意：①对血容量不足的患者，应补充足够的血容量以代偿回心血量的不足；同时不能过量，以免加重肺水肿。②从低水平开始，先用 5cmH$_2$O，逐渐增加至合适的水平，一般为 8 ～ 18cmH$_2$O，以维持 PaCO$_2$ > 60mmHg 而 FiO$_2$ < 0.6。

（2）小潮气量　ARDS 机械通气采用小潮气量，即 6 ～ 8mL/kg，旨在将吸气平台压控制在 30 ～ 35cmH$_2$O，防止肺泡过度充气。为保证小潮气量，可允许一定程度的 CO$_2$ 潴留和呼吸性酸中毒（pH 7.25 ～ 7.30）。合并代谢性酸中毒时需适当补碱。

（3）通气模式的选择　尚无统一的标准，压力控制通气可以保证气道吸气压不超过预设水平，避免呼吸机相关肺损伤，因而较容量控制通气更常用。其他可选的通气模式包括双相气道正压通气、反比通气、压力释放通气等，并可联合使用肺复张法、俯卧位通气等以进一步改善氧合。

4. 液体管理　为减轻肺水肿，应合理限制液体入量，在血压稳定和保证组织器官灌注前提下，液体出入量宜轻度负平衡，可使用利尿药促进水肿的消退。关于补液性质尚存在争议，由于毛细血管通透性增加，胶体物质可渗至肺间质，所以在 ARDS 早期，除非有低蛋白血症，不宜输注胶体液。对于创伤大量出血患者，最好输新鲜血；用库存 1 周以上的血时，应加用微过滤器，以免发生微栓塞而加重 ARDS。

5. 营养支持与监护　ARDS 时机体处于高代谢状态，应补充足够的营养。静脉营养可引起感染和血栓形成等并发症，应提倡全胃肠营养，不仅可避免静脉营养的不足，而且能够保护胃肠黏膜，防止肠道菌群异位。ARDS 患者应入住 ICU，动态监测呼吸、循环、水电解质、酸碱平衡及其他重要脏器的功能，以便及时调整治疗方案。

6. 其他治疗　糖皮质激素、表面活性物质、鱼油和一氧化氮等的治疗价值尚不确定。

三、呼吸衰竭和急性呼吸窘迫综合征患者的护理

【护理诊断/问题】

1. 低效性呼吸型态　与肺的顺应性降低、呼吸肌疲劳、气道阻力增加、不能维持自主呼吸、气道分泌物过多有关。

2. 清理呼吸道无效　与呼吸道感染，分泌物过多或黏稠，呼吸肌疲劳，无效咳嗽或咳嗽无力有关。

3. 自理缺陷　与严重缺氧、呼吸困难有关。

4. 语言沟通障碍　与建立人工气道、极度衰弱有关。

5. 营养失调：低于机体需要量　与气管插管、代谢增高有关。

6. 恐惧　与病情危重、进行机械通气有关。

【护理措施】

1. 安全与舒适管理　患者需卧床休息，尽量减少不必要的活动降低氧耗量。帮助患者取舒适

且有利于改善呼吸状态的体位，一般呼吸衰竭的患者取半卧位或坐位，趴伏在床桌上，以增加辅助呼吸肌的效能，促进肺膨胀。

2. 疾病监测　①呼吸状况：观察呼吸频率、深度、规律、胸廓的活动度、辅助呼吸肌参与呼吸的情况，如呼吸频率＞ 25 次 / 分，常提示呼吸功能不全，可考虑为 ARDS 先兆期。②缺氧及 CO_2 潴留情况：如有无发绀、肺部有无异常呼吸音及啰音。③意识状况：观察有无肺性脑病的表现，昏迷者应评估瞳孔、肌张力、腱反射及病理反射，如有异常应及时通知医生。④循环状况：监测血压、心率和心律失常的情况，必要时进行血流动力学监测。⑤实验室检查结果：监测动脉血气分析和生化检查结果，了解电解质、酸碱平衡情况。⑥体液平衡状态：观察和记录 24 小时液体出入量。如有肺水肿，需适当保持负平衡；有条件时要监测 ARDS 患者每日体重的变化。

3. 对症护理

（1）保持呼吸道通畅，促进痰液引流　呼吸衰竭及 ARDS 患者呼吸道的净化作用减弱，炎性分泌物增多，痰液黏稠，引起肺泡通气不足。在氧疗和改善通气之前，必须采取各种措施，使呼吸道保持通畅。①做好口咽部护理、防止误吸，保持气道适当湿化。②为湿化痰液，利于痰液咳出或吸出，亦可采取饮水、口服或雾化吸入祛痰药。③神志清楚患者，指导并协助其进行有效咳嗽、咳痰、翻身、拍背等，促使痰液排出。如患者病情严重、意识不清，因其口咽及舌部肌肉松弛，咳嗽无力，分泌物黏稠不易咳出，可导致分泌物及舌后坠堵塞气道，应取仰卧位，头后仰，托起下颌，经鼻或口进行机械吸引。如有气管插管或气管切开，则给予气管内吸痰，必要时也可通过纤维支气管镜吸痰。④严重 ARDS 患者使用 PEEP 后常会出现"PEEP 依赖"，如中断 PEEP，即使是吸痰时短时间中断也会导致肺泡内重新充满液体、出现严重低氧血症，此时需要更大的 PEEP 和较长的时间（常大于 30 分钟）才能使患者恢复到吸痰前的血氧水平。因此宜使用密闭系统进行呼吸治疗和吸痰，保持呼吸机管道的连接状态，避免中断 PEEP。

（2）氧疗　根据基础疾病、呼吸衰竭的类型和缺氧的严重程度选择适当的给氧方法和吸入氧分数。① I 型呼衰和 ARDS 患者给予高浓度吸氧（＞ 35%），使 PaO_2 迅速提高到 60 ～ 80mmHg 或 SaO_2 ＞ 90%。 II 型呼衰患者一般在 PaO_2 ＜ 60mmHg 时才开始氧疗，应给予低浓度（＜ 35%）持续给氧，使 PaO_2 控制在 60mmHg 或 SaO_2 在 90% 或略高，以防因缺氧完全纠正，使外周化学感受器失去低氧血症的刺激而导致呼吸抑制，以致呼吸频率和幅度降低，加重缺氧和 CO_2 潴留。②记录吸氧方式、吸氧浓度及吸氧时间，若吸入高浓度或纯氧要严格控制吸氧时间，一般不超过 24 小时。并密切观察氧疗的效果及副反应，如果意识障碍加深或者呼吸过度表浅、缓慢，可能为 CO_2 潴留加重，应根据血气分析结果和患者的临床表现，及时调整氧流量或浓度。③注意保持吸入氧气的湿化，以免干燥的氧对呼吸道产生刺激和气道黏液栓形成。④如通过普通面罩或无重吸面罩进行高分数氧疗后，不能有效地改善患者的低氧血症，应做好气管插管和机械通气的准备，配合医生进行气管插管和机械通气。

（3）促进有效通气　指导 II 型呼衰患者采取缩唇呼吸，通过缩唇呼吸和腹式呼吸时膈肌的运动促使气体均匀而缓慢地呼出，以减少肺内残气量，改善通气功能。

（4）机械通气护理　详见本章第十四节。

4. 用药护理　按医嘱及时准确给药，并观察疗效及不良反应，对长期使用抗生素患者注意有无"二重感染"。使用呼吸兴奋剂时应保持呼吸道通畅，适当提高吸入氧分数，滴速不宜过快，注意观察患者呼吸频率、节律、神志变化及动脉血气的变化，以便及时调节剂量。若出现头痛、恶心、呕吐、上腹部不适、烦躁、面色潮红、皮肤瘙痒等不良反应时应减慢滴速并报告医生。纠正低血钾时要严格按处方用药，并了解补钾后血钾等的变化。糖皮质激素用药护理详见本章第三节。

5. 饮食护理　ARDS 患者在保证血容量、血压稳定的前提下，使出量略多于入量（−500mL/d），鼓励患者多进食高蛋白、高维生素、低碳水化合物、易消化食物，少量多餐，遵医嘱做好鼻饲或静脉高营养护理。

6. 心理护理　重症呼衰患者往往会感受到死亡的极大威胁，产生濒死感，尤其是人工气道的建立和机械通气的进行，使其产生紧张、焦虑情绪，加之他们又难以或不能用语言来表达感受与需求，会出现烦躁不安、情绪低落，甚至拒绝治疗和护理。因此应了解和关心患者，积极采用语言和非语言交流方式抚慰患者，尽量满足其需求。以耐心、细致的护理工作，取得患者的信任和合作。指导患者应用放松技术、分散注意力等方式缓解紧张和焦虑情绪。

【健康教育】

1. 预防疾病　劝告患者戒烟，避免吸入刺激性气体，避免呼吸道感染等各种引起呼吸衰竭的诱因。改进膳食，增进营养，提高机体抵抗力。

2. 管理疾病　指导患者遵医嘱正确用药，熟悉药物的用法、剂量、注意事项和不良反应等。指导并教会低氧血症患者及家属学会合理的家庭氧疗方法及注意事项。

3. 康复指导　鼓励患者进行呼吸功能锻炼和耐寒锻炼，教会患者有效咳嗽、咳痰技术，如缩唇呼吸、腹式呼吸、体位引流、拍背等方法，提高患者的自我护理能力，加速康复，延缓肺功能恶化。

平沙莽莽黄入天，英雄埋名五十年

林俊德，中国工程院院士，是我国爆炸力学与核试验工程领域的著名专家，是献身国防科技事业的杰出代表。他扎根边疆 52 年，把青春和生命融入大漠戈壁，把全部心血和智慧奉献给国防事业，先后获得 30 多项科技成果，为国防和军队现代化建设做出了卓越贡献。

2012 年 5 月，他被确诊为"肿瘤晚期"。为了不影响工作，他拒绝手术和化疗，选择争分夺秒整理资料。在生命的最后时刻，他因为胸、腹水，心率、呼吸加快，严重缺氧，出现呼吸衰竭和心力衰竭，身上插着输液管、胃管、负压管……最多的时候身上插着十多根管子。但他仍坚持坐在病床上，戴着氧气面罩，对着病床上摆放的计算机，一下一下挪动着鼠标，整理着计算机硬盘的数据资料，家人劝他躺下休息一下，他说：我不能躺下，躺下了，就起不来了。几个小时后，林俊德院士永远地闭上了双眼。

2018 年 9 月 20 日，经中央军委批准，增加"献身国防科技事业杰出科学家"林俊德为全军挂像英模。

林俊德院士将一生全部献给了祖国的建设事业，可他却无怨无悔，从不求回报。他在核试验技术领域自主创新、勇攀高峰、创造一系列令世界瞩目的"中国速度""中国效率"，把能够拥有的时光都献给了岗位，最后还在向目标冲锋。这是一位真正用信念撑起生命尊严的军人，是我们学习的楷模。

第十四节　呼吸系统常用诊疗技术及护理

一、专科常用护理技术

（一）深呼吸和有效咳嗽

深呼吸是指胸、腹式呼吸联合进行，排出肺内残气，增加有效通气的一种呼吸方式。有效咳嗽是指咳嗽所产生的高速气流能够有效排出位于咽喉部、气管及大支气管内的病理性分泌物或异物，保障呼吸道的通畅。两者结合能有效清除气道内炎性渗出物或致病微生物，有利于控制感染、减轻炎症和改善通气。

【操作】

①指导患者取坐位，解开衣领。嘱其先进行 5 ～ 6 次深呼吸，使支气管内分泌物自下而上移动，再嘱患者深吸气，呼气时张口连续轻咳数次，使痰液上移至咽部附近时，最后再用力咳出痰液。②指导患者取舒适体位。深吸气后屏气 3 ～ 5 秒，然后用口缓慢呼气。第 2 次深呼吸时，吸气后屏气 3 ～ 5 秒，呼气时张口做 2 次短而有力的咳嗽，咳出痰液。③指导患者取坐位。腿上置一枕头，缩唇深呼吸数次（鼻吸气，缩唇呼气）。最后 1 次吸气末身体前倾，同时用枕头顶住腹部，使膈肌上升，呼气时张口用力咳嗽、排痰。④指导患者尽量取坐位，身体前屈，双足着地，护士用手或枕头支撑患者的胸部和腹部。嘱患者用鼻吸气，缓慢地噘嘴呼气，促使分泌物上移至支气管、气管，引起反射性咳嗽。在患者呼气末或咳嗽时，护士将手放在患者肋弓下，提供一个有力的、向上的震颤压，协助患者咳嗽、排痰。

【护理】

①适用于各种急慢性呼吸道感染、痰多不宜排出的患者。②操作于餐前及就寝前 30 ～ 60 分钟进行，每次 15 分钟，每天 2 ～ 4 次。有效咳嗽排痰后，注意让患者取舒适体位休息。

（二）胸部叩击

胸部叩击法是指通过轻敲引起胸壁震动，并借助这种外力震动将痰液引流至中心气道，利于痰液排出的一种方法。

【操作】

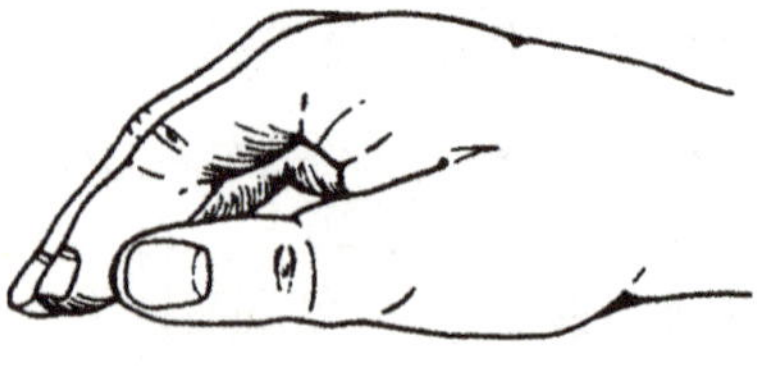
图 2–13　叩击手势

①向患者及家属解释操作过程、方法和目的。监测生命体征，行肺部听诊，明确病变部位。患者取侧卧位或坐位，用单层薄布保护胸廓部位。②五指并拢，略为弯曲成杯形（图2–13）。以手腕力量，由下向上、由外向内、迅速有节律地叩击病变的胸壁、背部，发出空而深的拍击音则表明手法正确。力量适中，以患者不痛为宜；每一肺叶叩击 1 ～ 3 分钟，每次叩击 3 ～ 5 分钟，120 ～ 180 次 / 分。嘱患者咳嗽、排痰，密切观察患者反应。③叩击结束，协助患者清洁口腔，去除痰液等不良气味，嘱患者适当休息。复查生命体征、肺部呼吸音或啰音变化。

【护理】

①适用于呼吸道和肺部有痰液患者，但若为未经引流的气胸、肋骨骨折患者及有病理性骨折

史、咯血、低血压、肺水肿等患者则禁用。②叩击时避开乳房、心脏、骨突部位及衣服拉链、纽扣等部位。餐后 2 小时至餐前半小时进行胸部叩击为宜。③叩击法常与体位引流合并进行。配合定期翻身、拍背，有助于长期卧床、久病体弱患者有效地排痰。

（三）呼吸功能锻炼

1. 缩唇呼吸 缩唇呼吸（图 2-14）是指通过缩唇形成的微弱阻力来延长呼气时间，增加气道压力，延缓气道塌陷的一种呼吸方式。它能提高呼气末期肺泡内压力，防止小气管过早闭合，有利于肺泡内气体的排出，从而改善肺的呼吸功能。

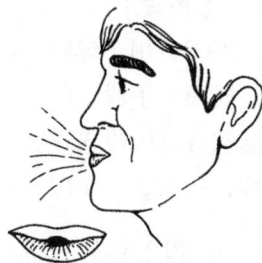

图 2-14　缩唇呼吸

【操作】

①患者取端坐位，嘱患者闭嘴用鼻吸气。②指导患者缩拢嘴唇，通过半闭的口唇慢慢呼气，边呼气边数数，数到第 7 后发出"扑"声（缩唇缓慢呼气时也可以不数数和发出"扑"声）。呼气与吸气时间之比为 2:1～3:1。

【护理】

①适用于重度 COPD 患者及其他呼吸道和肺部有痰液患者，亦可作为未经引流的气胸、肋骨骨折等疾患患者的呼吸肌锻炼和运动康复辅助治疗手段。无禁忌证。②缩唇大小程度与呼气流量以能使距口唇 15～20cm 处，与口唇等高点水平的蜡烛火焰随气流倾斜又不至于熄灭为宜。③每天练习 3～4 次，每次重复 8～10 次。

2. 腹式呼吸 腹式呼吸（图 2-15）通过膈肌上下移动，吸气时膈肌下降，相关脏器被挤到下方，吐气时膈肌将会比平常上升，能有效排出停滞在肺底部的二氧化碳。

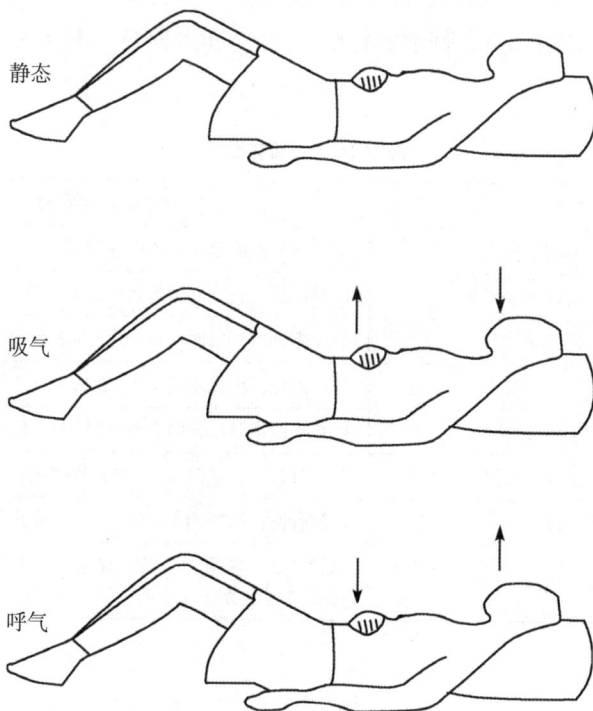

静态

吸气

呼气

图 2-15　腹式呼吸

【操作】

①患者取舒适的半卧位或坐位（也可取平卧位或立位），护士将双手分别放在患者腹部左、

右肋弓之下，嘱患者用鼻深吸气，同时腹部向前鼓起，顶着护士的双手。②嘱患者用口慢慢呼气，同时收缩腹部，护士用双手在肋弓下轻轻向内上方推压，以协助膈肌运动，促使肺内气体排出。③护士和患者一起练习数次后，让患者将自己的双手放在肋弓下方取代护士的双手进行腹式呼吸练习。

【护理】

①适用于健肺（防止肺纤维化），常与缩唇呼吸配合使用，是 COPD 及其他肺通气障碍者的重要康复手段。还可健脑（满足大脑的氧需求），调节胃肠（促进胃肠道蠕动），有利于消除腹部脂肪等。因腹式呼吸增加能量消耗，一般慎用于疾病急性期。②训练时可在腹部放置一本杂志锻炼，每天 3～4 次，每次重复 8～10 次。

（四）体位引流

体位引流是指利用患者的特殊体位，使患侧肺的某叶或中段聚集的分泌物通过重力引流而有效排出。

【操作】

①向患者及家属解释目的、操作过程、方法和注意事项。监测生命体征，进行肺部听诊，明确病变部位。引流前 15 分钟遵医嘱可给予支气管扩张剂。②评估患者不同病变部位情况（分泌物潴留部位）与操作耐受程度。协助患者取合适引流体位（表 2-16），引流的体位必须采用患者能够接受而又易于排痰的体位。原则上是抬高患肺位置，引流支气管开口向下，有利于潴留的分泌物随重力作用流入大支气管和气管排出。若需多处病变部位引流，一般先引流上叶，然后引流下叶，最后引流基底段。③随时观察患者反应。尤其是多部位引流而变换不同体位时，应观察患者有无出汗、脉搏细弱、头晕、疲劳、面色苍白等症状。④协助患者于引流结束后清水或漱口剂漱口，取舒适体位，卧床休息。记录咳痰情况（性质、量及颜色）和听诊肺部呼吸音的变化，客观评价体位引流效果。

表 2-16　引流体位表

病灶部位		所取体位
肺右上叶	尖段	取直坐或斜坡坐位，稍向左侧倾斜
	前段	取仰卧位，右背部稍垫高
	后段	取左侧卧位，再向左转 45°，前面垫枕头支撑体位
肺右中叶		取仰卧位，胸腹左转 45°，背后垫枕支撑，右床脚抬高
肺左上叶	尖后段	取直坐或半卧位，向右侧倾斜 45°，后面垫枕支撑
	前段和舌段	取仰卧位，胸腹向右转 45°，背部垫枕支撑，左床脚稍抬高
肺下叶（左、右）	背段	取俯卧位，稍侧倾（患侧在上），头下垂
	基底段	取俯卧位，侧倾 45°，患侧在上，头低脚高或健侧卧位，胸腹前转 45°，头低足高、头下垂

【护理】

①适用于肺脓肿、支气管扩张症等有大量痰液排出不畅时。禁用于呼吸衰竭、明显呼吸困难、严重心血管疾病或年老体弱不能耐受者及近 1～2 周内曾有大咯血史者。②采取病位高置，以便于脓痰从病灶处经肺段、肺叶支气管引流到主支气管再流向大气管，经咳嗽而排出体外。头

外伤、胸部创伤、咯血、严重心血管疾病及病情不稳定者不宜采用头低位进行体位引流。③可配合使用胸部手法治疗，如拍背、震颤等，借助重力作用使痰液脱离小支气管而引流至大支气管，提高引流效果。④根据病变部位、病情、患者状况，每天引流 1～3 次，每次 15～20 分钟。一般于饭前 1 小时或饭后 1 小时以后进行，以免引起呕吐。操作中患者若有心率超过 120 次/分或血压过高、过低及眩晕、发绀等，应立即停止操作并通知医生。

二、专科常用诊疗技术及护理配合

（一）胸腔穿刺术

胸腔穿刺术（简称胸穿）是指自胸膜腔内抽取积液或积气以明确其性质协助诊断，或排除胸腔内积液或积气以缓解压迫症状和避免胸膜粘连增厚，或向胸腔内注射药物辅助治疗的操作。

【操作】

①向患者及家属解释操作过程、方法和目的。监测生命体征。②受术者体位安置：抽液时，协助其反坐靠于椅背上，双手平放于椅背上缘，头伏臂上；或取仰卧位，病侧上肢置于头颈部，完全暴露胸部或背部；不能坐直的受术者，取侧卧位，床头抬高 30°。抽气时，协助受术者取半卧位。③确定穿刺部位：胸腔积液穿刺点取患侧肩胛线或腋后线第 7～8 肋间隙或腋前线第 5 肋间隙。气胸穿刺点取患侧锁骨中线第 2 肋间隙或腋前线第 4～5 肋间隙。④穿刺方法：常规消毒皮肤，局部麻醉。术者持针沿肋骨上缘缓慢刺入胸壁直达胸膜。固定穿刺针，连接无菌注射器，在助手协助下抽取胸腔积液或积气。⑤术毕拔针，再次消毒并盖无菌敷料。⑥用胶布固定，稍用力按压穿刺部位片刻，嘱患者静卧。

【护理】

1. 术前护理

（1）术前评估 ①适应证：胸腔积液性质不明者；胸腔大量积液或气胸；胸膜腔内药物治疗；脓胸抽脓灌洗治疗。②禁忌证：有严重出血倾向，血小板明显减少或用肝素、双香豆素等进行抗凝治疗者；大咯血、严重肺结核及肺气肿者；体质衰弱、病情危重者。

（2）术前指导（或准备） ①向受术者及家属说明操作目的、过程、注意事项（如术中不能移动位置，避免深呼吸和咳嗽），消除受术者紧张情绪取得合作，必要时给予镇静药。②术前遵医嘱进行普鲁卡因皮试。

2. 术中护理 ①病情观察：操作过程中应密切观察受术者脉搏、面色等变化，以判断其对穿刺的耐受性，如受术者出现"胸膜反应"或其他不适，应减慢抽吸或立即停止抽液。②抽液抽气量：每次抽液、抽气均不宜过快、过多，防止胸腔内压骤然下降，出现复张后肺水肿或循环障碍、纵隔移位等意外。首次抽液量不宜超过 700mL，以后每次抽液量不应超过 1000mL。一次抽气量不宜超过 1000mL，每日或隔日抽气 1 次。如胸腔穿刺目的是明确诊断，抽液 50～100mL 即可，置入无菌试管送检。若为治疗需要，抽液、抽气后可注射药物。③穿刺过程中每次分离注射器前，应将穿刺针尾端橡皮管及时夹闭，避免气体进入，防止发生气胸。

3. 术后护理

（1）一般护理 ①记录穿刺的时间、抽液及抽气的量、胸腔积液的颜色质地及受术者术中状态。②密切观察病情变化，如观察穿刺部位有无红、肿、热、痛，有无出现体温升高、渗血、渗液等异常，并及时通知医生。③协助受术者取舒适卧位，嘱 24 小时后方可洗澡。保持穿刺部位敷料清洁干燥，避免穿刺部位感染。④鼓励受术者深呼吸，促进肺膨胀。

（2）术后并发症处理 ①胸膜反应多见于精神紧张的受术者，表现为头晕、面色苍白、出汗、心悸、胸闷、胸壁剧痛等，或连续咳嗽、气促及咳泡沫痰等征象。应立即停止操作，将其平卧或置头低仰卧位，多数患者可自行缓解。若不缓解者可予 0.1% 肾上腺素 0.3 ~ 0.5mL 皮下注射。若伴有心率减慢、心排出量减少及血压下降等血管迷走神经兴奋表现，可采用阿托品 0.5 ~ 1.0mg 肌内注射。②复张性肺水肿多发生于肺复张后 24 小时之内，表现为抽液后立即出现剧烈咳嗽、呼吸急促、胸痛、烦躁不安、眩晕及心悸等，继之咳出大量白色或粉红色泡沫痰，有时伴有发热、恶心或呕吐，严重者可出现休克及昏迷。体格检查可发现病侧肺野布满湿啰音、呼吸频率加快、心动过速等。应立即给氧，纠正低氧血症，湿化瓶内用 50% 乙醇去泡沫。必要时采取机械通气、补充液体和应用正性肌力药物等抢救措施（图 2-16）。

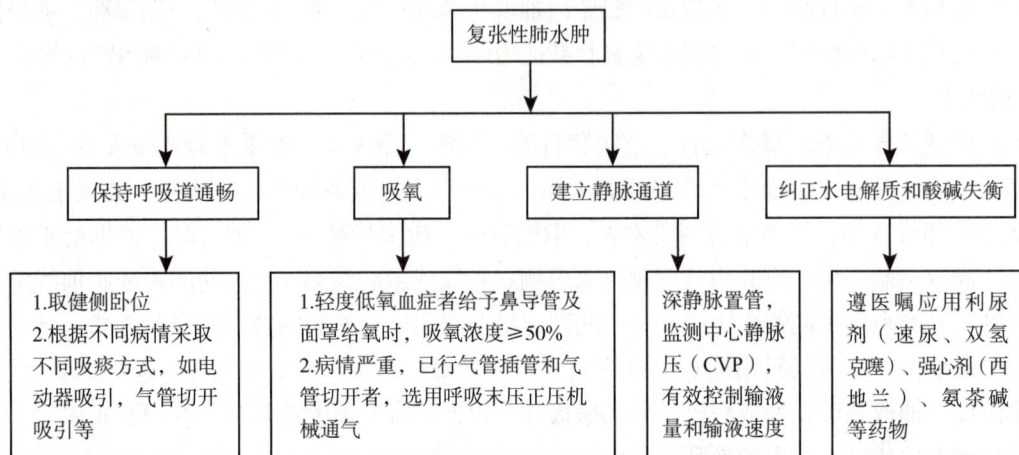

图 2-16 复张性肺水肿抢救流程图

（二）机械通气术

机械通气术是指当患者自然通气或氧合功能出现障碍时用人工方法或机械装置的通气以代替、控制或辅助其呼吸，达到增加通气量、改善换气功能、减轻呼吸功消耗、维持呼吸功能的一项技术。

【操作】

①检查呼吸机是否处于备用状态。呼吸机内部滤网清洁（或更换）。检查呼吸机管路、鼻/面罩配套、气管导管是否符合要求。②受术者取卧位或半卧位。向意识清醒的受术者或家属说明操作目的、过程，使受术者或受术者家属认识到呼吸机辅助治疗的重要性与必要性，消除受术者紧张情绪取得合作。确认受术者或受术者家属签署知情同意书。③选择人机连接形式。无创通气常用口/鼻面罩。根据面部情况选择合适的口/鼻面罩对保证顺利实施机械通气十分重要。有创通气选用气管插管、气管切开。气管插管可经口或经鼻插管（表 2-17）。如要插管，目前临床首选经口气管插管。④根据病情选择不同通气模式。基本通气模式分类：强制式通气模式（容控式通气 VCV、压控式通气 PCV），半强制式通气模式（辅助控制通气 AC、同步间歇强制通气 SIMV），辅助式通气模式（压力支持通气 PSV），自主式通气模式（持续气道正压 CPAP）。⑤调定通气参数。呼吸频率（F）常为 12 ~ 20 次/分；潮气量（VT）一般为 6 ~ 12mL/kg；ARDS 患者潮气量 < 6mL/kg。吸入氧浓度始为高浓度，稳定后根据病情逐渐降低 FiO_2 至 0.50 以下，若 FiO_2 0.50 仍不能维持 $SaO_2 > 90\%$，则合理应用 PEEP。延长吸气时间，增加潮气

量或应用镇静肌松改善人机协调。压力触发灵敏度一般在 –2 ～ –0.5cmH$_2$O，流量触发灵敏一般设置在 1 ～ 3L/min。吸呼比（I/E）一般为 1/2，若自主呼吸存在，吸气时间 0.8 ～ 1.2 秒，吸呼比（1：2）～（1：1.5）；流速波形一般常用减速波；吸气峰流速应与自主呼吸相匹配；吸气末暂停时间小于呼吸周期的 20%；温度 32 ～ 34℃。同时调整报警参数。⑥记录插管日期、时间、插管途径（经口，经鼻）、气囊压力、痰液量及性质等。加强效果观察，保证导管的通畅，妥善固定，做好气囊管理、气道湿化、排痰护理，及时处理各种意外。按要求做好各种记录。⑦做好撤机前观察和撤机处理。

表 2-17　经口插管与经鼻插管优缺点的比较

类别	缺点	优点
经鼻插管	管腔小，吸痰不方便，易发生出血、鼻骨折 可有鼻窦炎、中耳炎等并发症	可留置时间较长，易于固定，便于口腔护理，受术者可经口进食
经口插管	容易移位、脱出 不宜长期使用，不便于口腔护理 可引起牙齿、口腔出血	易于插入，适于急救 管腔大，易于吸痰

【护理】

1. 术前护理

（1）术前评估　①适应证：肺部疾病，如 COPD、ARDS、支气管哮喘、间质性肺病、肺炎、肺栓塞等；中枢性呼衰、脑部炎症、外伤、肿瘤、脑血管意外、药物中毒等；严重的胸部疾患或呼吸肌无力；胸部外伤或胸部手术后；呼吸停止和全麻及手术恢复期的呼吸支持；心肺复苏长期行机械通气受术者（如头部外伤、上呼吸道狭窄或阻塞的受术者；解剖无效腔占潮气量比例较大的受术者，如单侧肺等）一般采用气管切开。②相对禁忌证：张力性气胸和纵隔气肿、肺大疱；大咯血、食管气管瘘、严重误吸；急性心肌梗死合并急性呼吸衰竭。③在出现致命性通气和氧合障碍时，机械通气无绝对禁忌证。

（2）术前指导（或准备）　详见操作。

2. 术中护理　①受术者监测：监测体温、脉搏、呼吸、SPO$_2$、血压、皮肤、神志变化等，并详细准确记录。加强动脉血气分析监测，这是监测机械通气治疗效果最重要的指标之一。密切观察受术者自主呼吸频率、深度、节律，人机是否同步，节律是否均匀；胸部体征应为双侧胸廓运动和呼吸音对称，强弱相等。②管路监测：密切监测气囊压力、置管深度、通畅度，是否妥善固定及痰液的色、质、量。③呼吸机监测：密切观察机器的正常运转和各项参数，若呼吸机出现报警，应立即查找原因及时排除，故障如不能及时排除，应首先取下呼吸机，若受术者无自主呼吸，应使用简易人工呼吸器维持通气和给氧。

3. 术后护理

（1）导管护理　①定位：气管插管后应拍胸片，确保位置正确。经口插管从门齿距隆突 22±2cm，经鼻插管深度 27±2cm（距外鼻孔）。插管向上移位易导致声带损伤、意外脱管或通气障碍，插管向下移位则致单侧肺通气。常用定位方法：a. 听诊法，用简易呼吸器加压送气，先听诊胃部有无气过水声（如有，说明误插入食管），如无气过水声，再听诊双肺有无呼吸音、是否对称。b. 呼气末 CO$_2$ 检测法，此法是简单易行的可靠的定位气管导管是否在气管内的方法，但不能判断气管导管深度。因气管内插管较多发生意外拔管，故应采取有效、适当的肢体约束，妥善固定导管，合理使用镇静剂。②固定：气管切开套管固定：准备两根寸胶带，一长一短分别系于套管两侧，打死结，松紧程度以活动一个手指为宜。经口气管插管固定：采用胶布交叉固定，分泌物浸湿胶布随时更换，注意做好口腔护理，预防肺部感染。经鼻气管插管固定：采用胶布固定，随时更换潮湿污染胶布。③每 6 ～ 8 小时进行 1 次口腔护理，应双人进行，保持气管插管末端距门齿的距离不变；无禁忌证应抬高床头 ≥ 30°。

（2）气囊的护理　①气囊充气：无法测量气囊的情况下采取最小压力充气技术。②每 6 ～ 8 小时测量 1 次气囊压力，并使其维持在 25 ～ 30cmH₂O。③若患者已接受气管切开并撤机，神志清楚，可自主进食，无呛咳，可将气囊完全放气或更换无气囊气管切开。④长期机械通气患者宜采用聚氨酯制成的圆锥形气囊防止 VAP（A 级）。⑤气囊放气前应清除气囊上滞留物，可采用带声门下吸引的人工气道。⑥条件允许可持续监测气囊压力。⑦松气囊：松气囊吸痰需两人配合，一人先将吸痰管插入导管内，做好吸痰准备，另一人此刻快速抽空气囊，立即同时吸痰。

（3）气道湿化　鼻腔、呼吸道黏膜对吸入气体有加温和加湿的作用，建立人工气道后，失去了呼吸道黏膜屏障作用，吸入大量湿化不足的气体，易引起气道黏膜损伤，故气道湿化十分重要。气道湿化措施有：①保证患者足够入水量（液体入量 2500 ～ 3000mL），室内可用湿化器，气管切开套管口应覆盖无菌盐水纱布。②临床上常用湿化液为黏液润滑剂（如 0.45% 氯化钠溶液、蒸馏水）和黏液溶解药物（N- 乙酰半胱氨酸、碳酸氢钠溶液、酶制剂等）。0.45% 氯化钠溶液滴入气道内，浓缩后浓度可接近生理盐水，对气道无刺激作用，效果较为满意。每日湿化液量不得超过 250mL，脱机者可使用微量泵及注射泵来控制速度，24 小时可用 250 ～ 300mL。湿化过度可增加肺部感染，增加气道阻力，导致气管痉挛，加重心脏负担或诱发心力衰竭。③采取正确的气道冲洗。吸痰前先抽吸 2 ～ 5mL 的湿化液，注入气道内，注意在患者吸气时注入，沿气管切开套管内壁缓慢注入，去掉针头，以免针头脱落，掉入气管内。操作前先给 100% 纯氧 30 ～ 60 秒，以免造成低氧血症，注入冲洗液后，给予翻身，叩背，使冲洗液和黏稠痰液混合震动后再吸出，此操作可间断反复进行，但一次冲洗时间不宜过长。④可雾化吸入，适用于脱机的受术者。⑤正确选择湿化液。临床上常用黏液润滑剂包括两种，如水化剂（盐水、蒸馏水），黏液溶解药物（沐舒坦、碳酸氢钠溶液、酶制剂等）。⑥根据痰液黏稠度来调整湿化量。根据痰液的形状及吸痰时在吸引器管内壁上附着情况，可分为三度。Ⅰ度（稀痰）为泡沫样米汤样，吸痰管内壁上无痰液滞留，提示适当减少湿化量；Ⅱ度（中度黏痰）外观痰液较Ⅰ度黏稠，吸痰后有少量痰液在内壁滞留，易冲净提示气道湿化满意；Ⅲ度（重度黏痰）外观痰液明显黏稠，呈黄色大量滞留痰液，不易被冲净，提示气道湿化严重不足。

（4）吸痰的护理　吸痰对保持气道通畅，改善通气极为重要。①吸痰指征：a. 气道内可听见、看到分泌物。b. 听诊可闻及肺部粗湿啰音。c. 考虑与气道分泌物相关的血氧饱和度下降和（或）血气分析指标恶化。d. 排除呼吸机管路抖动和积水后，呼吸机监测面板上流量和（或）压力波形呈锯齿样改变。e. 考虑与气道分泌物增多相关的机械通气时潮气量减少，或容积控制机械通气时吸气峰压增大。f. 考虑吸入上呼吸道分泌物或胃内容物等状况时。g. 留取痰标本。②吸痰原则：按需吸痰，严格无菌操作，用物 24 小时消毒 1 次；选择的吸痰管外径不能超过气管内径的 1/2；吸引前后充分吸氧；吸痰时间不超过 15 秒，超过时限应及时退出，适当吸氧后再次进行；吸痰时密切监测受术者面色、呼吸、血氧饱和度、心率、血压变化，出现心率明显加快，心律失常、血压下降等情况时，立即停止操作，给受术者吸氧。③吸痰方法：采用三步排痰程序（即一吸、二拍、三吸），先行雾化吸入、气管滴药，待药物溶解、干燥痰液软化稀释后再翻身拍背，使支气管痰液松动、脱落，最后进行吸痰。

（5）撤机评估

1）撤机前评估　符合下列情况可撤机。①受术者原发疾病控制，自主呼吸恢复，潮气量大于300mL或大于5mL/kg体重，呼吸频率16～25次/分。②循环系统功能稳定，心率、血压维持在正常水平，营养状况改善、感染控制。③一段时间内血气分析结果满意，吸氧浓度小于40%，保持$PaCO_2 < 50mmHg$，$PaO_2 > 60mmHg$，或氧饱和度＞90%。COPD受术者$PaCO_2$、PaO_2指标恢复到应用呼吸机之前的指标。④采用PSV或SIMV方式通气时，通气频率小于5次/分，咳嗽咳痰有力，吸氧浓度＜40%。⑤水、电解质、酸碱失衡得到纠正。⑥各重要脏器功能得到改善。

2）撤机后评估　①撤机时间：一般选择上午。②严密观察患者精神、面色、心率和呼吸的频率、深度、节律及血氧饱和度等情况，脱机后1小时复查动脉血气正常者，直接脱机，拔除气管导管或气管套管。若过渡脱机则继续保留人工气道，严密监测通气动力学等变化情况。③脱机过程中若出现下述中任意一种情况时，应立即恢复机械通气。收缩压增高或降低＞2.67kPa或舒张压改变＞1.33kPa；脉搏＞110次/分或增加20次/分以上；呼吸频率＞30次/分，或增加10次/分以上；潮气量＜250～300mL（成人）；出现严重的心律失常或心电图改变；吸氧条件下$PaO_2 < 8.00kPa$，$pH < 7.30$。

（6）一般护理　①机械通气术患者抵抗力较弱，需加强基础护理，防止感染。注意口腔护理，预防口腔溃疡或霉菌感染，及时清除过多的痰液；注意眼部护理，受术者不能闭目时，涂抹红霉素眼膏或凡士林纱布覆盖保护角膜；注意皮肤护理，协助受术者更换体位，保持皮肤清洁，防止发生压疮，加压包扎穿刺部位，防止皮下淤血；注意四肢的护理，协助受术者的肢体活动，以防形成深静脉血栓；观察受术者的排泄功能是否正常，如出现便秘、腹泻、尿少，及时报告医生，腹泻时，注意保持肛周皮肤清洁干燥。②营养支持。供给足够的热量，必要时采用肠内、胃肠外营养。鼻饲营养液一次不宜过多，温度适宜，注入速度慢，还要注意营养液补充后的反应。准确记录出入量，注意维持水电解质平衡。③心理社会支持。气管切开患者因出现言语交流障碍而焦虑，应鼓励受术者用手势、文字等非语言沟通方式表达其需求，增强受术者战胜疾病的信心。受术者长期使用呼吸机，自身负担减轻，很容易产生较强依赖性，如果对撤机心理准备不足，可能会产生焦虑、恐惧心理，在撤机过程中出现憋气、呼吸浅促，甚至歇斯底里，造成撤机中断，故撤机前应对清醒受术者宣教撤机的目的、步骤及配合，向其介绍病区好转的病例，增强其信心。撤机后受术者心理上更要承受紧张、兴奋、敏感、失望等多种情绪体验，因此适当的解释、安慰和鼓励十分重要，护士语言需亲切和蔼，操作熟练轻稳，必要时请家属和受术者交流，使患者安全顺利地度过撤机期。

（7）术后并发症　呼吸机与自主呼吸的对抗（人–机对抗）处理：①人–机对抗表现：患者躁动不安，呼吸困难，呼吸节律和呼吸幅度不规则，心率和血压波动，氧饱和度下降，呼吸力学波形形态不稳定，呼吸机报警。②处理原则与步骤：首先保证基本氧合与通气，这是处理人机对抗基本前提，可通过调节吸氧浓度和潮气量等参数或以简易呼吸器辅助通气来实现。积极寻找原因并进行相应的处理，快速、重点查体（尤其是心肺查体）对判断原因有积极意义；还可以吸痰管或气管镜探测检查气道；必要时检查胸片、ECG、血气和生化等。对于突发的十分紧急情况，应首先考虑气胸和气道堵塞的可能。待病情基本稳定后，行进一步检查。必要时应用镇静剂与肌肉松弛剂。

（三）纤维支气管镜检查术

纤维支气管镜（简称纤支镜）检查是利用光学纤维内镜对气管、支气管管腔进行的检查。纤支镜可经口腔、鼻腔、气管导管或气管切开套管插入段、亚段支气管，甚至更细的支气管，可在直视下行活检或刷检、钳取异物、吸引或清除阻塞物，并可做支气管灌洗和支气管肺泡灌洗，行细胞学或液性成分检查。另外，利用纤支镜可注入药物，或切除气管内腔的良性肿瘤等。纤支镜检查已成为支气管、肺和胸腔疾病诊断、治疗及抢救不可缺少的手段。

【操作】

纤支镜可经鼻或口插入，目前大多数经鼻插入。患者常取平卧位，不能平卧者，可取坐位或半坐位。可以在直视下自上而下依次检查各叶、段支气管。支气管镜的末端可做一定角度的旋转，术者可依据情况控制角度调节钮。

【护理】

1. 术前护理

（1）患者准备　向患者及家属说明检查目的、操作过程及有关配合注意事项，以消除紧张情绪，取得合作。患者术前 4 小时禁食禁水，以防误吸。患者若有活动性义齿应事先取出。

（2）术前用药　评估患者对消毒剂、局麻药或术前用药是否过敏，防止发生过敏反应。术前半小时遵医嘱给予阿托品 0.5mg 和地西泮 10mg 肌内注射，以减少呼吸道分泌并进行镇静。

（3）物品准备　备好吸引器和复苏设备，以防术中出现喉痉挛和呼吸窘迫，或因麻醉药物的作用抑制患者的咳嗽和呕吐反射，使分泌物不易咳出。

2. 术中护理　密切观察患者的生命体征和反应，遵医嘱经纤支镜滴入麻醉剂做黏膜表面麻醉。根据需要配合医生做好吸引、灌洗、活检、治疗等相关操作。

3. 术后护理

（1）病情观察　密切观察患者有无发热、胸痛、呼吸困难，观察分泌物的颜色和特征。向患者说明术后数小时内，特别是活检后会有少量咯血及痰中带血，不必担心，对咯血者应通知医生，并注意窒息的发生。

（2）避免误吸　术后 2 小时内禁食禁水。麻醉作用消失、咳嗽和呕吐反射恢复后可进温凉流质或半流质饮食。进食前试验小口喝水，无呛咳再进食。

（3）减少咽喉部刺激　术后数小时内避免谈话和咳嗽，使声带得以休息，以免声音嘶哑和咽喉部疼痛。

复习思考题

1. 患者赵某，男，51 岁，以过敏性鼻炎、哮喘 20 余年为主诉入院。20 年前无明显诱因出现全身痒疹，有鼻炎、喘憋症状，于当地医院诊断为过敏性鼻炎、哮喘，经氨茶碱、地塞米松治疗后症状缓解，但症状反复。近半个月症状逐渐加重，并伴有呼吸困难而来医院就诊。个人史：花粉过敏，无吸烟史，无饮酒史。

身体评估：T38.5℃，P124 次 / 分，R35 次 / 分，BP140/80mmHg。神志清楚，端坐位，喘息，双肺听诊呼吸音弱，偶可闻及细小干啰音。心前区无隆起及凹陷，心相对浊音界正常，心率 124 次 / 分，律齐，各瓣膜听诊区未闻及病理性杂音。腹软，肝、脾未触及。

辅助检查：血液白细胞计数 7.8×10^9/L，其中中性粒细胞占 0.73，淋巴细胞占 0.16，嗜酸性粒细胞占 0.08；胸部 X 线显示双肺纹理增强，以左肺为重。

入院诊断：支气管哮喘。

（1）请问目前患者存在的护理诊断有哪些？

（2）请为患者制订合理的护理措施。

2. 患者李某，男，38岁。因发热、咳嗽、咳痰6天入院。患者6天前无明显诱因发热，体温达39℃，咳嗽，咳少量白色黏痰，无寒战胸痛。给予克林霉素口服后，上诉症状未见好转。2天前咳嗽加重，咳黄色黏痰，量较多且不易咳出。初步诊断为右下肺炎，收入呼吸内科。既往健康，否认呼吸系统疾病病史，无住院及手术史，无烟酒嗜好。否认传染性疾病接触史。

身体评估：体温39.5℃，脉搏110次/分，呼吸28次/分，血压130/80mmHg。神志清楚，全身无皮疹，口唇轻度发绀，无颈静脉怒张，全身浅表淋巴结未触及，咽部无充血、红肿；右下肺叩诊有浊音，触觉语颤增强，可闻及湿啰音，心率110次/分，节律规整，各瓣膜听诊区未闻及杂音。腹软，肝、脾未触及。

实验室及其他检查：血常规 WBC13.9×10^9/L，N80.0%；痰培养示：肺炎球菌；动脉血气分析示：pH 7.40，$PaCO_2$ 40mmHg，PaO_2 70mmHg，SaO_2 93%；胸部X线检查示：右下肺叶可见密度均匀的阴影。

（1）请问目前患者存在的护理诊断有哪些？

（2）请为患者制订合理的护理措施。

参考答案

题1：

（1）护理诊断

1）气体交换障碍　与支气管痉挛、气道炎症、气道阻力增加有关。

2）清理呼吸道无效　与支气管痉挛、支气管黏膜水肿、痰液黏稠、无效咳嗽有关。

（2）护理措施

1）安全与舒适管理　①避免接触过敏原，室内不摆放花草，不使用羽毛制品；避免接触有污染的空气（如在房内吸烟、冷空气刺激等）、地毯、家具、皮毛等。②保持病室湿度在50%～70%，定期空气加湿；室温维持在18～22℃。③卧床休息，协助抬高床头使患者半坐或坐卧位，以利于呼吸；保持床单位干燥、清洁；保持口腔清洁，咳痰后协助做好口腔护理或用漱口液漱口。

2）疾病监测　①常规监测：呼吸频率、节律、深度及辅助肌是否参与呼吸运动，呼吸音、哮鸣音，动脉血气分析，肺功能。②夜间与凌晨易发哮喘，注意观察有无鼻咽痒、喷嚏、流涕、眼痒等过敏症状，这些常为哮喘发作前驱症状。

3）对症护理　①鼓励患者在床上深慢呼吸，指导其掌握有效的咳嗽排痰技巧。②吸氧，流量为每分钟1～3L，吸入的氧气应尽量温暖湿润。在氧疗法中，需根据动脉血气分析的结果评价疗效。

4）用药护理　应观察药物疗效和不良反应。

5）饮食护理　饮食宜清淡、易消化、足够能量，避免进食硬、冷、油煎食物，鱼、虾、蟹、蛋类、牛奶以及某些食物添加剂如酒石黄、亚硝酸盐等易诱发哮喘发作食物。鼓励患者多饮水，每天饮水量2500～3000mL，以补充丢失的水分，稀释痰液。注意戒酒、戒烟。

6）心理护理　关心患者，及时了解其心理活动，发现情绪激动和紧张时，做好劝导工作，以解除因条件反射或心理失衡等因素导致发病。

题2：

（1）护理诊断

1）体温过高　与致病菌引起肺部感染有关。

2）清理呼吸道无效　与气管、支气管分泌物黏稠有关。

3）气体交换障碍　与肺实质炎症、呼吸面积较少有关。

（2）护理措施

1）安全与舒适管理　患者宜卧床休息，减少氧耗量；做好口腔护理，鼓励患者多漱口，保持口腔清洁，防止继发感染。

2）疾病监测　①常规监测：定时监测并记录生命体征，观察热型；观察咳嗽性质，痰液色、质、量及胸痛等症状。②并发症监测：预防感染性休克，重点监测精神意识状态，生命体征，皮肤黏膜，出入量，有无血气分析等指标的改变。

3）高热护理　采用温水擦浴、冰袋、冰帽等进行物理降温，以逐渐降温为宜，以免虚脱，出汗时要及时协助患者擦汗、更衣，防止受凉。

4）用药护理　遵医嘱使用抗生素，应注意观察疗效和不良反应。

5）饮食护理　给予足够热量、蛋白质和维生素的半流质或流质饮食，以补充高热引起的营养物质消耗，鼓励患者多饮水（1～2L/d）。

扫一扫，查阅本章数字资源，含PPT、音视频、图片等

第一节 概 述

循环系统由心脏、血管和调节血液循环的神经体液系统组成，其主要功能是为全身各组织器官输送血液，通过血液将氧气、营养物质和激素等供给组织器官，并将代谢产物运走，经肾、肺等排出，以保证机体正常新陈代谢需要，维持生命活动。循环系统疾病主要包括心脏和血管疾病，临床上统称为心血管病。2011 年 WHO 公布的最新研究结果显示，心血管病是全球范围造成死亡的最主要原因之一。《中国心血管健康与疾病报告 2019》指出，我国心血管病患病率处于持续上升阶段，推算心血管疾病现患人数有 3.30 亿。目前，我国城乡居民心血管病死亡率占城乡居民总死亡原因首位，农村为 45.91%；城市为 43.56%。高血压、糖尿病、高胆固醇血症、吸烟、肥胖、睡眠障碍等是我国心血管病的主要危险因素。近 20 年来，我国心血管病发病率的快速增长和疾病谱的变化，预示在今后十几年心血管疾病患病人数仍将持续增长，将给人民健康造成严重威胁，并给社会带来沉重的经济负担。因此，积极开展心血管病的防治，对保护人民的健康和保持经济的发展具有重要意义。

【组织结构功能与疾病关系】

循环系统由心脏、血管和调节血液循环的神经体液系统组成。

1. 心脏 心脏是一个中空的肌性器官，位于胸腔中纵隔内，其 2/3 部分居左侧胸腔，1/3 部分在右侧胸腔（图 3-1）。

（1）心腔 心脏由左心房、左心室、右心房、右心室组成。①左心房通过肺静脉从肺脏接受含氧血，并将含氧血送入左心室；左心室将含氧血通过动脉系统输送到全身；右心房通过上、下腔静脉接受全身回流的去氧血，再将它送入右心室；右心室将去氧血通过肺动脉输送入肺脏进行气体交换。②心脏同侧房室间有房室瓣相通，左侧房室间的瓣膜称二尖瓣，右侧房室间的瓣膜称三尖瓣，两侧的房室瓣均有腱索与心室乳头肌相连；左右心室与大血管之间有半月瓣相通，左心室与主动脉间的瓣膜称主动脉瓣，右心室与肺动脉间的瓣膜称肺动脉瓣。瓣膜的功能主要是防止血液反流，从而保持循环血液朝一个方向流动。炎症、退行性改变等原因引起瓣膜粘连、挛缩、钙化、僵硬，可导致瓣口狭窄和（或）关闭不全。③在左右心房及心室间有肌肉构成的房间隔和室间隔，故左右心之间互不相通。

（2）心壁 从内向外可分为心内膜、心肌层和心外膜。①心内膜是覆盖在心房（心耳）和心室内表面的一层组织，由内皮细胞和薄结缔组织构成。②心肌是心壁的主要构成部分，由心肌纤维构成。心室肌层远较心房肌层厚，而左心室的肌层最厚。③心外膜由扁平上皮细胞和结缔组织

构成，紧贴于心脏表面及大血管起始部，与外面的壁层心包膜之间形成一个间隙称为心包腔，内含少量浆液，在心脏收缩及舒张时起润滑作用，减轻心脏表面之间的摩擦。心包的主要作用是限制心脏在纵隔内移动和隔离来自肺和胸膜的感染。感染累及心脏可发生心内膜炎、心肌炎、心包炎，当心包腔内积液量增多达到一定程度时可产生心脏压塞。

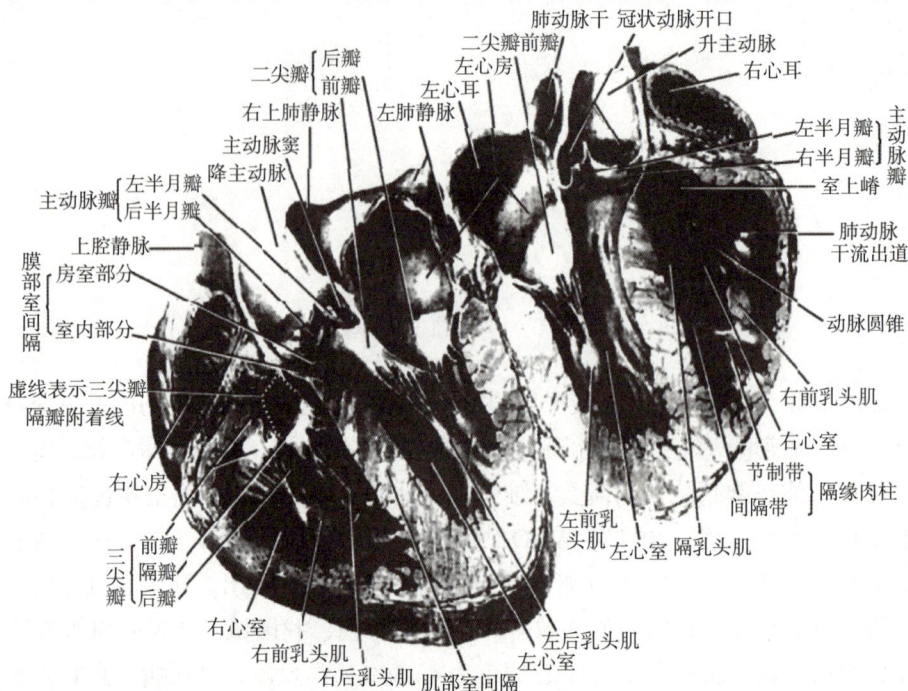

图 3-1 心脏的斜切面

（3）心脏的传导系统 心脏部分心肌细胞具有自律性、兴奋性和传导性，能产生动作电位、传导冲动，形成心脏的节律性活动。心脏的传导系统包括窦房结、结间束、房室结、房室束（His束，希氏束）、左右束支和浦肯野纤维等部分（图3-2）。传导系统的细胞均能发出冲动（自律性），以窦房结的自律性最高，其后依次为房室结、房室束、左右束支及浦肯野纤维。①窦房结位于上腔静脉与右心房交界处的心外膜下，是正常窦性心律的起搏点；②窦房结形成冲动后，由结间束传递，抵达房室结与左右心房，引起心房肌收缩；③冲动在房室结内传导缓慢，延缓达0.04秒，抵达希氏束后传导速度加快；④经左、右束支至浦肯野纤维激动心内膜下心肌，再向外传导抵达心外膜，使心房、心室肌依次兴奋而产生收缩，完成1次心动周期。当心脏传导系统的自律性和传导性发生异常改变或存在异常传导组织时，可发生各种心律失常。

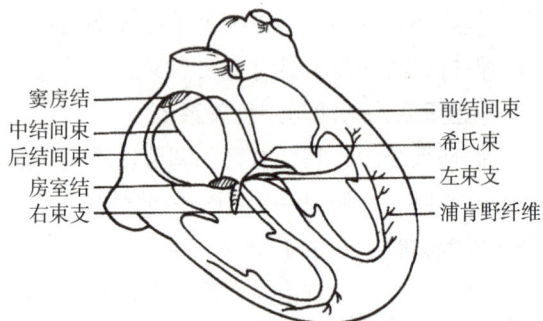

图 3-2 心脏传导系统示意图

（4）心脏的血供 心脏自身血液供应的血管是冠状动脉，分为左、右两支（图3-3）。①左冠状动脉分为前降支和回旋支。前

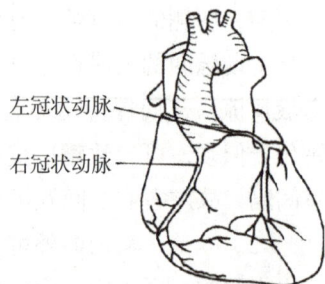

图 3-3 左右冠状动脉及其分支

降支主要供血给左室前壁、部分右室前壁及室间隔的前 2/3 部位心肌，回旋支主要供血给左房、左室侧壁、后侧壁、高侧壁心肌及窦房结（40% 人群）。②右冠状动脉主要供血给右房、右室、左室下壁、后壁、室间隔的后 1/3 部位心肌、窦房结（60% 人群）及房室结。③当冠状动脉中的某一支血管管腔发生狭窄或阻塞时，其他侧支和吻合支可开放并形成侧支循环来维持心肌的营养，但侧支形成的能力受多种因素的影响，个体差异很大。当冠状动脉的一支或多支发生狭窄或阻塞而侧支循环尚未建立时，可造成相应供血区域的心肌发生缺血性改变或坏死。

2. 血管　血管包括动脉、静脉和毛细血管（图 3-4）。①动脉的主要功能是运送含氧气和营养物质的血液到毛细血管。动脉管壁有一定的张力和弹性，能在各种血管活性物质的作用下收缩和舒张，以改变外周血管的阻力，故又称为"阻力血管"。②静脉的主要功能是汇集从毛细血管来的血液并将其送回到心脏，其容量大，故又称"容量血管"。下肢静脉内都有半月状的静脉瓣，可以防止血液逆流。阻力血管（后负荷）与容量血管（前负荷）对维持和调节心功能有重要作用。③毛细血管（微循环）主要是血液与组织液进行代谢产物与营养物质交换的场所，故又称"功能血管"。

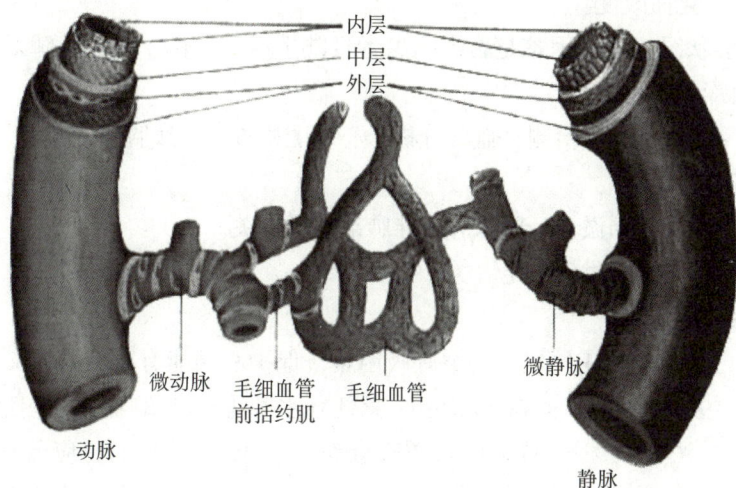

图 3-4　动静脉及毛细血管

3. 调节血液循环的神经 – 体液因素

（1）调节循环系统的神经因素　包括交感神经和副交感神经。①交感神经通过兴奋肾上腺素能 β 受体，使心率加快，心脏收缩力增强，心、脑、肾动脉扩张；通过兴奋肾上腺素能 α 受体使外周血管收缩，血管阻力增加，血压升高。②副交感神经通过兴奋乙酰胆碱能受体，使心率减慢，心脏收缩力减弱，周围血管扩张，血管阻力下降，血压下降。

（2）调节循环系统的体液因素　包括激素、电解质、血管内皮因子、肾素 – 血管紧张素系统和一些代谢产物。①肾素 – 血管紧张素系统是调节钠钾平衡、血容量和血压的重要环节。②儿茶酚胺、钠和钙等起正性心率和增强心肌收缩作用；乙酰胆碱、钾和镁等起负性心率和降低心肌收缩力作用。③血管内皮细胞生成的舒张物质，如前列环素、内皮依赖舒张因子等具有扩张血管作用；内皮细胞生成的收缩物质，如内皮素、血管收缩因子等具有收缩血管作用。

【常见症状体征的护理】

1. 心源性呼吸困难　心源性呼吸困难指由于各种心血管疾病引起的呼吸困难。主要原因是左心衰竭，也可见于右心衰竭、心脏压塞、心包积液、心脏神经官能症等。可表现为以下几种形式：①劳力性呼吸困难是左心衰最早出现的症状，系因运动使回心血量增多，左房压力升高，加重了肺淤血，表现为在体力活动时发生或加重，休息后缓解或消失；特点是引起呼吸困难的运动量随心力衰竭程度加重而减小。②夜间阵发性呼吸困难是左心衰竭早期的典型表现。发生机制除因睡眠平卧血液重新分配使肺血量增加外，也与夜间迷走神经张力增加、小支气管收缩、横膈高位等有关。患者多在入睡后突然因憋气、胸闷而惊醒，被迫起坐，呼吸深快，重者可有哮鸣音，称之为心源性哮喘。大多数患者经端坐休息 30 分钟以上可自行缓解或消退。③端坐呼吸。这是肺淤血达到一定的程度时，患者因呼吸困难而不能平卧，高枕卧位、半卧位甚至端坐时症状减轻，为严重心衰表现之一。

（1）护理评估

1）病史　心脏病史，呼吸困难发生的急缓、时间、特点、严重程度、诱因、加重或缓解的因素，是否存在心悸、头晕、咳嗽、乏力等伴随症状，痰液的性状和量。

2）身体状况　呼吸频率、深度及节律，以及呼吸困难对活动耐力和日常生活的影响；脉搏，血压；意识及表情与体位的关系；身体外形改变情况（如"三凹征"，皮肤黏膜是否有发绀、水肿，颈静脉怒张等）；心界是否扩大，心率、心律、心音。肺部听诊是否有哮鸣音或湿啰音，啰音分布是否随体位变化而改变。

3）心理－社会状况　呼吸困难是否影响患者日常生活、工作、学习及睡眠，是否使患者产生紧张、焦虑、烦躁等不良情绪。

4）医学检查　血氧饱和度检测、血气分析、心电图检查、X 线胸片。

（2）护理诊断/问题

1）气体交换受损　与肺淤血、肺水肿或伴肺部感染有关。

2）活动无耐力　与组织供氧不足有关。

（3）护理措施

1）对症护理　氧疗对纠正缺氧，缓解呼吸困难，保护心功能有重要的意义。①氧疗指征为低氧血症（$SaO_2 < 90\%$ 或 $PaO_2 < 60mmHg$）、急性肺水肿等。②氧疗方式包括鼻导管给氧（中等流量 2～4L/min、浓度 29%～37%）、面罩吸氧等。③急性肺水肿时，应迅速给予两腿下垂坐位，予以 6～8L/min 高流量吸氧，并在湿化瓶中加入 20%～30% 乙醇，以减低肺泡内泡沫表面的张力，使泡沫破裂消散，改善气体交换，减轻缺氧症状。

2）疾病监测　观察呼吸困难的特点、程度、发生的时间及伴随症状，及时发现心功能变化情况。

3）用药护理　①遵医嘱给予强心、利尿、扩血管、解痉平喘药物，以增强心功能、改善肺泡通气。②静脉输液时严格控制滴速，保持 20～30 滴/分，24 小时内输液量控制在 1500mL 以内，防止急性肺水肿发生。

4）安全与舒适管理　①呼吸困难导致机体处于缺氧状态，患者应减少活动量，以不引起症状为度。必要时卧床休息，以减轻心脏负担，利于心功能恢复。②体位。对有夜间阵发性呼吸困难者，夜间睡眠应保持半卧位。发生急性肺水肿时，应予坐位，双腿下垂。调整体位时应注意舒适、安全，可抬高床头，床上放小桌，以备患者支撑，并用枕、软垫等支托臂、肩、骶、膝部，以防受压，必要时加床栏防止坠床。③根据心功能情况，给予必要的生活护理，使心肌耗氧量减少，呼吸困难减轻。④制订活动计划。评估患者的恢复潜力，与患者及家属一起制订活动目标和计划，根据病情确定活动类型、持续时间和频度，逐渐增加活动量。指导患者及家属若在活动中或活动后出现心悸、心前区不适或疼痛、呼吸困难、头昏眼花、出冷汗、极度疲乏时，应立即停止活动，就地休息，报告医生，调整活动计划。卧床患者鼓励在床上做主动或被动的肢体活动，保持肌张力和关节的活动范围。病情允许时，鼓励患者尽可能生活自理，如刷牙、洗脸、上厕所、洗澡、洗衣等，并教育家属对患者自理生活给予理解、支持和鼓励。出院前评估患者居家生活条件，包括所住楼层、卫生设备条件、家庭支持能力，修订出院后活动计划。

5）饮食营养　①宜高热量、高蛋白、高维生素饮食，以补充呼吸困难消耗的热量和蛋白质；给予易消化、清淡饮食。②水肿明显、尿少时，应限制钠、水的摄入量，每天钠盐＜3g、液体入量＜1500mL。

6）心理护理　多巡视、关心患者，鼓励患者充分表达自己的感受，理解和同情患者。向患者解释病情，态度应和蔼可亲，给予心理疏导，增加患者的安全感。

2. 心悸　心悸指患者自觉心脏跳动的不适感。引起心悸最常见的病因是心律失常，此外健康人剧烈运动、精神紧张或情绪激动、过量吸烟、饮酒、饮浓茶或咖啡、应用某些药物（如肾上腺素类、阿托品、氨茶碱等）也可引起心悸。常伴有胸闷、胸痛、气促、眩晕、乏力或倦怠，往往提示有严重疾病的存在。心悸一般无危险性，但少数由严重心律失常所致者可发生猝死。心悸程度不一定与病情成正比。初发、敏感性较强者，夜深人静或注意力集中时心悸明显，持续较久者适应后则减轻。

（1）护理评估

1）病史　心脏病、全身性疾病（如发热、贫血、甲亢等）病史，心悸发生的时间、加重或缓解的因素，伴随症状（胸痛、呼吸困难、黑蒙、晕厥、抽搐等）。

2）身体状况　脉搏、心率、心律、血压、体温，皮肤黏膜色泽，突眼、甲状腺肿大等。

3）心理 - 社会状况　初发心悸或心悸严重者可出现紧张、焦虑情绪。

4）医学检查　心电图、动态心电图检查。

（2）护理诊断 / 问题

1）舒适的改变　与心律失常、心脏搏动增强有关。

2）焦虑　与心悸频发有关。

（3）护理措施

1）对症护理　严重心律失常患者应绝对卧床休息，可取半卧位，但应避免左侧卧位。

2）疾病监测　密切观察心率和心律的变化，必要时遵医嘱实施心电监护，做好起搏、电复律等治疗的术前、术后准备，发现严重心律失常或晕厥、抽搐时，立即通知医生，并配合抢救。

3）用药护理　按医嘱应用抗心律失常药物，观察疗效及不良反应。

4）安全与舒适管理　保持环境安静、舒适，协助做好生活护理，避免和减少不良刺激；睡眠障碍者遵医嘱给予少量镇静剂。

5）饮食营养　建立良好的生活习惯，进食宜少量多餐，避免过饱及刺激性食物，戒烟，禁饮浓茶、酒和咖啡，以免诱发心悸。

6）心理护理　向患者解释心悸的原因，说明紧张、焦虑可加重心悸，并阐明其严重程度不一定与病情成正比，以减轻患者的紧张和焦虑不安情绪。

3. 心源性水肿　心源性水肿是指充血性心力衰竭时体循环静脉淤血所致的液体在组织间隙的过量积聚。最常见病因是右心衰竭，也可见于渗出性心血管疾病或缩窄性心包炎。心源性水肿的特点是最先出现于身体低垂部位，以踝部最为明显，呈对称性、凹陷性，卧位时以背骶部明显。严重时常有颈静脉怒张、肝大及肝颈反流征阳性，甚至出现胸水、腹水等表现。此外，患者还可出现尿量减少、体重增加等表现。

（1）护理评估

1）病史 评估水肿出现部位、时间、特点、程度；水肿与体位、活动、饮水量、摄盐量、尿量的关系；目前用药名称、剂量、时间、方法及其疗效。

2）身体状况 水肿的程度、水肿部位皮肤的完整性、体重、腹围、颈静脉充盈程度、肝脏大小等。

3）心理 – 社会状况 患者可因水肿引起躯体不适和形象改变而心情烦躁，或因病情反复而焦虑不安。

4）医学检查 血常规和生化检查。

（2）护理诊断/问题

1）体液过多 与右心衰竭致体循环淤血、水钠潴留有关。

2）有皮肤完整性受损的危险 与水肿部位血液循环减慢，或躯体活动受限有关。

（3）护理措施

1）对症护理 休息有助于增加肾血流量，提高肾小球滤过率，促进水钠排出，减轻水肿。因此，轻度水肿者应限制活动，重度水肿者应卧床休息，抬高下肢，伴胸水或腹水者宜采取半卧位。

2）疾病监测 ①观察水肿的部位、范围及严重程度的变化，纠正电解质紊乱。②观察尿量和体重的变化，尤其在使用利尿药后。记录24小时出入液量。

3）用药护理 ①应用利尿剂时，观察尿量、体重、水肿的变化及有无不良反应。用噻嗪类和袢利尿剂时，需观察有无低钾血症。②醛固酮拮抗剂具有保钾作用，和其他利尿剂合用可增强利尿效果，并可减轻低血钾副作用。③心源性水肿患者在应用利尿剂治疗的基础上联合使用强心药物可提高利尿效果。④静脉输液时注意控制输液速度，一般以1～1.5mL/min为宜。

4）安全与舒适管理 注意观察有无压疮发生，保持会阴部清洁、干燥，阴囊水肿的男性患者可用托带支托阴囊。进行有创操作时，要严格执行无菌操作。

5）饮食营养 ①根据心功能不全情况、利尿效果及电解质情况调整钠盐的摄入量，轻度水肿5g/d、中度水肿3g/d、重度水肿1g/d，并给予高蛋白、易消化饮食。②向患者和家属说明限制钠盐的重要性，各种腌制品、干海货、发酵面点、含钠的饮料和调味品，应嘱咐患者尽量不用，可用糖、醋等调节口味以增进食欲。③根据病情适当限制液体摄入量，每日摄入液量控制在前一天尿量加500mL左右，一般在1500mL/d以下，注意保持出入液量平衡。

4.晕厥 心源性晕厥是由于心排血量骤减、中断或严重低血压，引起脑供血骤然减少或停止而出现短暂意识丧失。心源性晕厥发作较为突然，多无前驱症状，患者因肌张力消失不能保持正常体位而倒地，常伴有面色苍白、多汗等，心电图检查可有异常。心脏供血暂停3秒以上可发生近乎晕厥，5秒以上可发生晕厥，超过10秒可出现抽搐，称阿 – 斯综合征（Adams–Stokes综合征），是病情严重而危险的征兆。常见病因：①严重的缓慢性心律失常及快速性心律失常，如病态窦房结综合征、重度房室传导阻滞、室性心动过速等。②心脏血流或排血受阻也可引起晕厥，如重度主动脉瓣狭窄、心肌梗死、先天性心脏病、肥厚型梗阻性心肌病、左房黏液瘤、心脏压塞等。

（1）护理评估

1）病史 心血管病史，类似发作史，诱因（如劳累、情绪激动、感染等），发作持续时间，伴随症状（抽搐、恶心、呕吐、头痛、发绀、呼吸困难、心律不齐、血压下降等）。

2）身体评估 心率、心律、心音、血压及意识状态。

3）心理 – 社会状况 紧张、恐惧情绪。

4）医学检查 心电图、动态心电图、超声心动图等检查。

（2）护理诊断/问题 有受伤的危险：与晕厥时意识丧失有关。

（3）护理措施

1）对症护理 晕厥发作频繁者应卧床休息，日常生活给予协助。嘱患者避免剧烈活动、快速变换体位和情绪激动，尽量避免独自外出，一旦出现头晕、黑蒙等先兆症状，立即平卧，以防摔伤。晕厥发作时，安置患者平卧于空气流通处，头低位，松开衣领，以改善脑供血。及时清理口咽分泌物，防止窒息。

2）疾病监测 重点监测心率、血压、呼吸等生命体征，以便配合医生做好心脏起搏、电复律、消融术及主动脉瓣狭窄等治疗的术前准备和术后护理。

3）用药护理 按医嘱给予抗心律失常药物。

5. 胸痛 循环系统疾病引发的胸痛常由心肌缺血所致，多见于心绞痛、心肌梗死、急性主动脉夹层、急性心包炎、心血管神经症等。常见循环系统疾病所致胸痛特点（表 3-1）。

表 3-1 几种常见胸痛特点比较

病因	特点
心绞痛	多位于胸骨后，呈阵发性压榨样痛，于体力活动或情绪激动时诱发，含服硝酸甘油后多可缓解
急性心肌梗死	疼痛多无明显诱因，程度较重，持续时间较长，伴心律、血压改变，含服硝酸甘油多不能缓解
急性主动脉夹层	可出现胸骨后或心前区撕裂样剧痛或烧灼痛，可向背部放射
急性心包炎	疼痛可因呼吸或咳嗽而加剧，呈刺痛，持续时间较长
心血管神经症	可出现心前区针刺样疼痛，但部位常不固定，与体力活动无关，且多在休息时发生，伴神经衰弱症状

以急性胸痛为主要临床症状的急性冠状动脉综合征（ACS），发病急、病情重，如未及时救治往往导致患者因急性心肌缺血而死亡。胸痛中心作为急性心血管病急救诊疗体系，凭借多学科协作医疗模式及规范化的胸痛诊治流程，能实现早期、快速、准确诊断，危险评估分层，正确分流，科学救治和改善预后，有效地缩短救治时间，降低患者病死率和并发症发生率。我国自2013 年起启动中国胸痛中心自主认证体系，目前，全国 302 个地市（州）至少有一家胸痛中心，基本形成了全国急性胸痛协同救治网络。

第二节 心力衰竭

心力衰竭（heart failure，HF）简称心衰，是各种心脏器质性或功能性疾病导致心室充盈和（或）射血功能受损，心排血量不能满足机体组织代谢需要，以肺循环和（或）体循环淤血，器官、组织血液灌注不足为临床表现的一组综合征，主要表现为呼吸困难、体力活动受限及体液潴留。心功能不全是一个广泛的概念，伴有临床症状的心功能不全称为心力衰竭。根据心力衰竭发生的缓急，分为急性心力衰竭与慢性心力衰竭。按照心力衰竭发生的部位分为左心衰竭、右心衰竭和全心衰竭。基于左心室射血分数分为射血分数降低性心衰和射血分数保留性心衰。

一、慢性心力衰竭

慢性心力衰竭是大多数心血管疾病的终末阶段，也是最主要的死亡原因。欧洲心脏病学会

（ESC）对 51 个国家地区的统计发现，心力衰竭的总患病率为 2%～3%，而在 70～80 岁的老年人群中，则高达 10%～20%。《2018 中国心力衰竭诊断和治疗指南》指出，目前我国心力衰竭患病率为 0.9%，随着年龄增高，心力衰竭患病率上升，城市高于农村，北方高于南方。引起心力衰竭的基础心脏病的构成比，我国过去以风湿性心脏病为主，但近年来其所占比例已趋下降，冠心病、高血压心脏病的比例明显上升。

【病因及发病机制】

1. 病因

（1）基本病因　①原发性心肌损害：可见于节段性或弥漫性心肌损害，如心肌梗死、心肌炎、心肌病等，其中冠心病是最常见的原因。亦可见于心肌代谢障碍性疾病，如糖尿病心肌病、心肌淀粉样变性等。②心室负荷过重：心室前负荷和后负荷过重。前负荷指容量负荷，心室前负荷过重临床可见于心脏瓣膜关闭不全、贫血、甲状腺功能亢进症等高动力循环状态。后负荷指压力负荷，心室后负荷过重可见于高血压、主动脉瓣狭窄、肺动脉高压、肺动脉瓣狭窄等。

（2）诱因　心力衰竭的发生常由某些因素所诱发。常见的诱因有：①感染，尤以呼吸道感染最常见，其次是感染性心内膜炎、风湿热等。②心律失常，尤以心房纤颤等快速性心律失常多见。③水、电解质紊乱，摄入钠过多、输液过多过快。④体力过劳或情绪激动。⑤其他，如妊娠或分娩，出血或贫血，肺栓塞等。肺栓塞、心力衰竭者可因长期卧床或运动受限而导致深静脉血栓形成，发生肺栓塞，引起右心衰竭。

2. 发病机制　心力衰竭的发生发展过程呈阶段性。当基础心脏疾病损及心功能时，机体首先发生多种代偿机制，如 Frank-Starling 机制（即增加心脏的前负荷，使回心血量增多，心室舒张末期容积增加，从而增加心排血量及心脏做功量）、心肌肥厚及神经体液的代偿机制等，以保证正常的心排血量。这些机制可使心功能在一定时间内维持相对正常，当代偿失效而出现心力衰竭时，病理生理变化更为复杂，出现心脏舒张功能不全、心肌损害和心室重塑等导致心肌收缩力下降，心排血量降低，如此形成恶性循环，终至不可逆转的终末阶段。近年来发现一些肽类细胞因子也参与心力衰竭的发生和发展，如心钠肽、精氨酸加压素、内皮素等。

【临床表现】

1. 左心衰竭　最为常见，以肺淤血及心排血量降低表现为主。

（1）症状　①呼吸困难是左心衰竭特征性症状。临床表现为劳力性呼吸困难、端坐呼吸、夜间阵发性呼吸困难。②咳嗽，常于体力活动或夜间平卧时加重，坐位或立位时减轻；咳痰，以白色浆液性泡沫状痰为特点；咯血，偶见痰中带血丝。③乏力、疲倦、头晕、心慌，是心排血量不足，器官、组织灌注不足及代偿性心率加快所致症状。④少尿及肾功能损害症状。患者因为肾血流量明显减少可出现少尿，长期慢性的肾血流量减少可出现肾功能不全的相应症状。

（2）体征　除基础心脏病的固有体征外，慢性左心衰竭的患者一般均有心脏扩大，心尖部舒张早期奔马律和肺动脉瓣区可闻及第二心音亢进。随着左心衰竭病情的进展，肺部啰音可从局限于肺底部直至全肺。

2. 右心衰竭　以体静脉淤血的表现为主。

（1）症状　①消化道症状。右心衰竭最常见的症状，表现为上腹饱胀、食欲不振、恶心、呕吐等，因胃肠道及肝脏淤血引起。②劳力性呼吸困难。继发于左心衰竭的右心衰竭呼吸困难已经存在。

（2）体征　①水肿。体静脉压力升高使皮肤等软组织出现水肿，其特征为首先出现于身体最低垂的部位，常为对称性、压陷性。左、右心衰竭时可出现胸腔积液。②颈静脉征。颈外静脉搏动增强、充盈、怒张，肝颈静脉反流征阳性更具特征性。③肝脏肿大。出现较早，肝脏因淤血肿大常伴压痛，持续的慢性右心衰竭可致心源性肝硬化。④心脏体征。除基础心脏病的相应体征之外，右心衰竭时可因右心室显著扩大，三尖瓣听诊区可闻及收缩期杂音。

3. 全心衰竭　右心衰竭多继发于左心衰竭而形成全心衰竭，当右心衰竭出现之后，右心排血量减少，因此呼吸困难等肺淤血症状反而有所减轻。

4. 心力衰竭分期与分级　美国纽约心脏病协会（NYHA）根据患者的自觉活动能力对患者的心功能状况进行分级，对反映心力衰竭的严重程度、选择治疗措施、判断预后等有一定意义（表3-2）。

表3-2　心功能分级（NYHA，1928年）

心功能分级	特点
Ⅰ级	患者患有心脏病，但日常活动量不受限制，日常活动不引起乏力、心悸、呼吸困难或心绞痛等症状
Ⅱ级	心脏病患者体力活动轻度受限。休息时无症状，日常活动可引起上述症状，休息后缓解
Ⅲ级	心脏病患者体力活动明显受限。休息时无症状，轻于日常活动可引起上述症状，休息后症状可缓解
Ⅳ级	心脏病患者不能从事任何体力活动。休息时可有症状，体力活动后加重

美国心脏病学会（ACC）/美国心脏协会（AHA）发布的《心力衰竭的评估及处理指南》将心力衰竭的发生发展过程分为四个阶段（表3-3）。心衰分期全面评价了病情进展阶段，提出对不同阶段进行相应的治疗。通过治疗只能延缓而不可能逆转病情进展。

表3-3　心力衰竭分期（ACC/AHA，2001年）

分期	特点
A期：前心衰阶段（pre-heart failure）	患者存在心衰高危因素，但目前尚无心脏结构或功能异常，也无心衰的症状和（或）体征。包括冠心病、高血压、糖尿病、肥胖、代谢综合征等最终可累及心脏的疾病以及应用心脏毒性药物史、酗酒史、风湿热史或心肌病家族史等
B期：前临床心衰阶段（pre-clinical heart failure）	患者无心衰的症状和（或）体征，但已出现心脏结构改变，如左心室肥厚、无症状瓣膜性心脏病、既往心肌梗死史等
C期：临床心衰阶段（clinical heart failure）	患者已有心脏结构改变，既往或现存心衰的症状和（或）体征
D期：难治性终末期心衰阶段（refractory end-stage heart failure）	患者虽经严格优化内科治疗，但休息时仍有症状，常伴心源性恶病质，须反复长期住院

6分钟步行试验（6 minutes walk test，6MWT）是通过评定慢性心衰患者运动耐力，评价心衰严重程度的试验。此试验方法简便、易行、安全，在临床应用较广泛。让患者在平直病区走廊尽可能快步行走，测定其6分钟的步行距离。距离＜150m为重度心衰，150～425m为中度心衰，426～550m为轻度心衰。

【医学检查】

1. 实验室检查　BNP及NT-proBNP是心力衰竭诊断、临床事件风险评估中的重要指标，但特异性不高。未经治疗者若BNP水平正常，可基本排除心力衰竭诊断，已接受治疗者利钠肽水平高提示预后差。严重心力衰竭或心力衰竭失代偿期患者肌钙蛋白可有轻微升高。肌钙蛋白升高，特别是同时伴有利钠肽升高，是心力衰竭预后的强预测因子。血常规、尿常规、肝肾功能、血糖、血脂、电解质、甲状腺功能等也是重要检测项目。

2. 影像学检查

（1）X 线检查　胸部 X 线检查可了解心影大小、外形及肺淤血、肺水肿情况，为心脏病的病因诊断提供重要的参考资料；早期时，主要表现为肺门血管影增强，进一步出现间质性肺水肿可使肺野模糊。Kerley B 线是在肺野外侧清晰可见的水平线状影，提示肺小叶间隔内积液，是慢性肺淤血的特征性表现。

（2）超声心动图　超声心动图是诊断心衰的主要仪器检查，用于了解各心腔大小变化、心瓣膜结构及功能情况，估计心脏功能。左室射血分数（LVEF 值）是心脏收缩功能的指标，LVEF 正常值 > 50%，LVEF ≤ 40% 为收缩期心力衰竭的诊断标准。

3. 心 – 肺吸氧运动试验　在运动状态下测定患者对运动的耐受量，能说明心脏的功能状态。本试验仅适用于慢性稳定性心力衰竭患者。最大耗氧量 [VO_2max，单位 mL/（min·kg）] 在心功能正常时应 > 20，轻至中度心功能受损时为 16 ～ 20，中至重度损害时为 10 ～ 15，极重损害时 < 10。

4. 有创性血流动力学检查　对急性重症心力衰竭患者必要时采用漂浮导管测量肺小动脉楔压（PCWP），计算心脏指数（CI），直接反映左心功能。PCWP 正常值为 6 ～ 12mmHg，增高提示肺淤血，正常时 CI > 2.5L/（min·m^2）。

【诊断要点】

1. 诊断　心力衰竭的诊断根据综合病因、病史、症状、体征及客观检查做出，其中具有明确的器质性心血管疾病是诊断的基础，而心力衰竭的症状、体征是诊断的重要依据。

2. 鉴别诊断　本病需与支气管哮喘引起的左心衰竭、心包积液、缩窄性心包炎、其他疾病引起的水肿相鉴别（表 3-4）。

表 3-4　心源性哮喘与支气管哮喘的鉴别

	心源性哮喘	支气管哮喘
病史	一般无过敏史，有心脏病史	有过敏史，哮喘发作史，一般无心脏病史
发病年龄	一般年龄较大，多于 40 岁以后起病	多见于儿童或青少年时期起病
咳痰情况	痰多质稀，肺水肿时可咳粉红色泡沫痰	白色或黄色黏痰，量不多
肺部体征	双肺底湿啰音	双肺弥漫性哮鸣音
心脏体征	左心增大、心动过速、奔马律、心脏器质性杂音	大小正常，可有右心扩大的表现
X 线检查	肺淤血，左心增大或全心增大	肺野清晰，或肺气肿征
药物疗效	洋地黄、利尿剂、扩血管药物等有效	支气管扩张剂、激素有效

若一时难以鉴别，可雾化吸入 β_2 肾上腺素受体激动剂或静脉注射氨茶碱缓解症状后，再进一步检查，忌用肾上腺素或吗啡，以免造成危险。

【治疗】

心力衰竭的治疗原则为防止和延缓心力衰竭的发生，缓解心力衰竭症状，提高生活质量，改善预后和降低死亡率。

1. 病因治疗

（1）治疗原发病　对导致心脏功能受损的常见疾病，如高血压、冠心病、糖尿病、代谢综合征等，在尚未造成心脏器质性改变前即应早期进行有效治疗。

（2）消除诱因　应积极选用适当的抗生素控制感染。治疗心律失常，对心室率很快的心房颤动应尽快控制心室率，如有可能应及时复律。纠正贫血，防治肺栓塞，避免过度劳累和情绪激动，控制钠盐摄入，控制输液速度和输入量。

2. 药物治疗

（1）利尿剂的应用　利尿剂是心力衰竭治疗中最常用的药物，是心力衰竭治疗中唯一可以控制体液潴留的药物，但不能作为单一治疗。利尿剂通过排钠排水减轻心脏的容量负荷，对缓解淤血症状，减轻水肿有十分显著的效果。对慢性心力衰竭患者原则上利尿剂应长期维持，一旦病情控制（水肿消退、肺部啰音消失、体重稳定），即以最小剂量（如氢氯噻嗪 25mg，隔日 1 次）长期使用，同时不必加用钾盐。常用的利尿剂有氢氯噻嗪（双氢克尿塞）、呋塞米（速尿）、氨苯蝶啶等。

（2）肾素 – 血管紧张素 – 醛固酮系统抑制剂

1）血管紧张素转换酶抑制剂（angiotensin converting enzyme inhibitors，ACEI）　ACEI 可扩张血管，改善心力衰竭时的血流动力学，减轻淤血症状，更重要的是 ACEI 可限制心肌重塑，推迟充血性心力衰竭的进展，降低远期死亡率。ACEI 目前种类很多，长效制剂每日用药 1 次可提高患者的依从性。常用药物有卡托普利、贝那普利、培哚普利等。

2）血管紧张素受体拮抗剂（angiotensin receptor blockers，ARBs）　ARBs 阻断肾素 – 血管紧张素系统的效应与 ACEI 相同，当心力衰竭患者不能耐受因 ACEI 所致干咳时可改用 ARBs，如坎地沙坦、氯沙坦、缬沙坦等。

3）醛固酮受体拮抗剂　螺内酯等抗醛固酮制剂作为保钾利尿剂，可阻断醛固酮效应，抑制心血管重塑，改善心力衰竭的远期预后。须注意监测血钾，近期有肾功能不全、血肌酐升高或高血钾者不宜使用。

（3）β 受体拮抗剂　目前研究认为，有心功能不全且病情稳定的患者均可使用 β 受体拮抗剂，除非有禁忌证或不能耐受。应用本类药物的主要目的在于长期应用达到延缓病变进展，减少复发和降低猝死率。常用药物有美托洛尔、比索洛尔、卡维地洛等。

（4）正性肌力药　洋地黄类药物具有正性肌力药物作用，可抑制心脏传导系统，兴奋迷走神经系统。常用洋地黄制剂为地高辛、洋地黄毒苷及毛花苷 C（西地兰）、毒毛花苷 K 等。应用洋地黄的适应证：在利尿剂、ACEI 和 β 受体拮抗剂治疗过程中持续有心力衰竭症状的患者，可考虑加用地高辛；对于心腔扩大、舒张期容积明显增加的慢性充血性心力衰竭伴有心房颤动是应用洋地黄的最好指征。伴低氧血症慎用，肥厚型心肌病禁用此药。

肾上腺素能受体兴奋剂如多巴胺短期静脉应用可减轻慢性心力衰竭加重期症状。

（5）其他药物　人重组脑钠肽如奈西立肽，具有抑制交感神经、排钠利尿、扩张血管等作用，适用于急性失代偿性心力衰竭。伊伐布雷定是选择性特异性窦房结 If 电流抑制剂，用于窦性心律且心率 > 75 次 / 分、伴有心脏收缩功能障碍的 NYHA Ⅱ—Ⅳ级慢性心力衰竭患者。左西孟旦具有扩张冠状动脉和外周血管、减轻缺血并纠正血流动力学紊乱的作用，用于无低血压倾向的急性左心衰竭患者。精氨酸血管加压素（arginine vasopressin，AVP）受体拮抗剂通过结合 V_2 受体减少水的重吸收，用于治疗伴有低钠血症的心力衰竭。

【护理诊断 / 问题】

1. 气体交换障碍　与左心衰竭致肺循环淤血有关。

2. 心输出量减少　与心肌结构改变和（或）功能降低有关。

3. 活动无耐力　与心输出量下降有关。

4. 体液过多　与心输出量下降有关。

5. 潜在并发症　洋地黄中毒。

【护理措施】

1. 安全与舒适管理 ①环境：保持病室环境安静、舒适整齐，温/湿度适宜。着舒适宽松衣物，降低憋闷感。冬天注意保暖，以防止呼吸道感染而加重病情。②活动：指导患者合理安排作息。采用高枕或半卧位姿势睡眠可减轻呼吸困难的症状。适当活动可提高心脏储备力与活动耐力，改善心功能状态与生活质量。应依据患者心功能状态决定其活动量，心功能Ⅰ级时不限制一般的体力活动，但是要避免剧烈运动，循序渐进增加活动量；心功能Ⅱ级时体力活动要适当限制，可做轻体力活动，建议增加午休时间；心功能Ⅲ级时一般的体力活动要严格限制，每日休息时间要充分，增加卧床休息的时间，可以自理日常生活或者在他人协助下自理；心功能Ⅳ级时应绝对卧床休息，当病情好转后，鼓励患者不要延长卧床时间，适量活动，以避免长时间卧床造成的静脉血栓形成、肺栓塞、便秘、虚弱、体位性低血压的发生。护士应结合患者病情，与患者及家属一起制订个体化的运动方案。活动时监测病情。如果活动中出现呼吸困难、胸痛、心悸、疲劳等不适感时应立即停止活动，并且以此作为限制最大活动量的指征。如果患者经休息后症状不能缓解，应及时通知医生。

2. 疾病监测 ①常规监测：注意观察患者皮肤黏膜，评估呼吸困难的程度和使用辅助呼吸肌的情况；监测血气分析结果和血氧饱和度。注意评估患者颈静脉充盈、肺部啰音、肝脏大小、水肿等情况，准确记录出入量，并将其重要性告诉患者及家属，取得配合。②危急重症监测：患者突然出现呼吸困难、不能平卧，或急性肺水肿症状，如气急、发绀、咳粉红色泡沫状痰、两肺布满湿啰音，应立即通知医生，配合抢救。

3. 用药护理

（1）血管扩张剂 ①ACEI可出现低血压、肾损害、高血钾及干咳等副作用，用药中应监测血压，避免体位的突然改变，监测血钾及肾功能，若出现不能耐受的干咳或血管神经性水肿应停止用药。对于无尿性肾衰竭者、妊娠哺乳期妇女及ACEI过敏者禁用本类药物。②β受体拮抗剂可出现心动过缓、低血压、乏力、四肢发冷等不良反应，用药中应监测心率和血压，当心率低于50次/分时暂停用药。β受体拮抗剂与胰岛素合并用药时，因可增加胰岛素抵抗而掩盖低血糖症，故应同时监测血糖。急性心力衰竭、支气管哮喘、病态窦房结综合征、二度及二度以上房室传导阻滞患者禁用β受体拮抗剂。

（2）利尿剂 长期使用袢利尿剂和噻嗪类利尿剂最易发生低钾血症，应监测血钾及乏力、腹胀、神志淡漠、嗜睡、便秘等低钾血症表现，用药期间多食含钾丰富食物，如鲜橙汁、香蕉、枣、菠菜等，必要时遵医嘱补充钾盐。口服补钾宜在饭后服用或将水剂与果汁同饮以减轻胃肠道反应。而ACEI类药物有较强的保钾作用，与不同类型利尿剂合用时也应监测血钾变化。另外，应尽量避免夜间使用利尿剂，防止因频繁排尿而影响患者睡眠。

（3）洋地黄 ①洋地黄中毒表现最重要的是各类心律失常，其中室性期前收缩最常见。它还包括胃肠道反应（如恶心、呕吐）、中枢神经症状（如视力模糊、黄视、绿视等）。用药前告知患者洋地黄中毒表现，鼓励患者及时表达用药不适。给药前测量脉搏，当＜60次/分或节律不规则时可暂停给药并通知医生。毛花苷C或毒毛花苷K须稀释后缓慢静注（15～20分钟），同时监测心率、心律及心电图变化。②洋地黄类药物安全用药范围很小，心肌在缺血缺氧、老年、低钾低镁血症、肾功能减退等情况下对其较敏感，故应严密观察上述者用药反应。洋地黄与奎尼丁、普罗帕酮、维拉帕米、胺碘酮等药物合用可增加中毒机会，在给药前应询问患者是否有上述用药史。③一旦发生洋地黄中毒，应立即停药。若为快速性心律失常者，血钾正常时可用利多卡因或苯妥英钠，血钾低则给予静脉补钾。传导阻滞及缓慢心率失常者可用阿托品0.5～1.0mg皮下或静脉注射，或安置临时心脏起搏器。禁用电复律（因易致心室颤动）。

4. 氧疗护理 遵医嘱给予氧气吸入。保持气道通畅，鼓励患者多翻身咳嗽，进行深而慢的呼吸。轻中度呼吸困难患者可给予氧流量 2 ~ 4L/min；急性肺水肿的患者给予高流量 6 ~ 8L/min，并加 20% ~ 30% 酒精湿化，避免呼吸道干燥，降低肺泡表面张力。肺心病患者则要严格控制氧流量，防止高浓度氧对呼吸的抑制。吸氧过程中，观察患者神志、缺氧纠正程度和临床症状改善情况，保证吸氧管道的通畅，维持呼吸道正常功能。

5. 饮食护理 给予低盐饮食，每天食盐摄入量在 5g 以下为宜。告诉患者及家属低盐饮食的重要性，监督患者每日进餐情况。由于低盐饮食可引起食欲下降，护士可指导患者一些技巧加以应对，如使用其他调味品如醋、糖、蒜等代替食盐，或当烹调两道菜肴时，将食盐集中放在一道菜中，以免均分后使得每道菜都无味。除食盐外，其他含钠多的食品、饮料如发面食品、腌制食品、罐头、香肠、味精、啤酒等也应限制摄入。心力衰竭患者要少食多餐，以免进食过饱增加心力衰竭患者的心脏负担，诱发心力衰竭。嘱患者戒烟酒，避免进食刺激性食物。

【健康指导】

1. 预防疾病 积极治疗原发病，避免心力衰竭的诱发因素，如呼吸道感染、劳累、情绪过激、钠盐摄入过多等，防止便秘，忌饱餐。

2. 管理疾病 长期服用地高辛的患者，要告知其随意加量的危险性和洋地黄中毒的表现。患者应定期门诊复查，检查心电图和地高辛浓度。

3. 康复指导 患者出院后，可适度进行锻炼，锻炼方式可采取步行、中医养生气功（如太极、八段锦）等，应循序渐进地增加活动量，嘱患者在运动中如出现呼吸困难、胸痛、心悸、头晕、疲劳、大汗、面色苍白、低血压等情况时应停止活动，若经休息后症状不缓解，应及时到医院就诊。

二、急性心力衰竭

急性心力衰竭是指由于急性心脏病变引起心排血量显著、急骤降低导致的组织器官灌注不足和急性淤血的临床综合征。急性心力衰竭可表现为急性新发心力衰竭或慢性心力衰竭急性失代偿。慢性心力衰竭急性发作占急性心力衰竭中的主要部分。急性右心衰竭即急性肺源性心脏病，主要为大面积肺梗死引起。临床上急性左心衰竭较为常见，以肺水肿或心源性休克为主要表现，是严重的临床急危重症。

【病因及发病机制】

心脏解剖或功能的突发异常，使心排血量急剧降低和肺静脉压突然升高均可发生急性左心衰竭。常见的病因有：①急性弥漫性心肌损害，如急性广泛前壁心肌梗死、乳头肌梗死断裂、室间隔破裂穿孔、急性心肌炎等；②急性心脏前后负荷增加，如高血压心脏病血压急剧升高、原有心脏病的基础上快速心律失常或严重缓慢性心律失常、输液过多过快等；③其他，如感染性心内膜炎引起的瓣膜穿孔、腱索断裂所致瓣膜性急性反流、心室颤动及其他严重的室性心律失常、严重心动过缓等。

上述病因可引起左心室心排血量急剧减少，左心室舒张末压迅速升高，肺静脉回流不畅导致肺静脉压快速升高，肺毛细血管压随之升高，使血管内液体渗入到肺间质和肺泡内，形成急性肺水肿。

【临床表现】

患者突发严重呼吸困难，呼吸频率常达每分钟 30 ~ 40 次，端坐呼吸，面色灰白，发绀，大汗，烦躁，同时频繁咳嗽，咳大量泡沫样痰，甚至咳粉红色泡沫状痰。极重者可因脑缺氧而致神志模糊。发病开始可有一过性血压升高，病情如不缓解，血压可持续下降直至休克。听诊两肺满布湿啰音和哮鸣音，心尖部第一心音减弱，心率快，同时有舒张期奔马律，肺动脉瓣第二心音亢进。

【医学检查】

急性心力衰竭者应进行动脉血气分析，以了解血氧含量及酸碱平衡状态。其主要表现为 pH 值下降，呈代谢性酸中毒及代偿性呼吸性碱中毒，动脉氧分压及血氧含量下降等。血浆 B 型利钠肽（BNP）是心室在室壁张力增高和容量负荷超载时分泌的一种多肽，可作为急诊呼吸困难确立或排除心力衰竭的诊断指标，目前采用 BNP 100pg/mL 和 NT-proBNP 300 pg/mL 作为诊断分界线。急性心力衰竭时心电图常有改变，但无特异性；心电图检查可显示心脏节律，也有助于了解心力衰竭的病因和心脏的负荷状态等。胸部 X 线检查可以了解患者心肺情况和对治疗的反应。

【诊断要点】

1. 诊断　根据典型的临床症状、体征及适当的辅助检查做出急性心力衰竭的诊断。重症患者可采用漂浮导管行床旁血流动力学监测，肺毛细血管楔压可随病情加重而增高，心脏指数则相反。

2. 鉴别诊断　急性心力衰竭伴哮鸣音时注意与支气管哮喘相鉴别。另外注意与其他原因引起的肺水肿相鉴别（表 3-5）。

表 3-5　心源性肺水肿与非心源性肺水肿的鉴别

	心源性肺水肿	非心源性肺水肿
基础心脏病	有	无
奔马律	有	无
颈静脉怒张	有	无
平卧	不能	能
PCWP	＞ 18mmHg	无明显异常

【抢救配合与护理】

急性左心衰竭时的缺氧和重度呼吸困难是致命的威胁，必须尽快使之缓解。待急性症状缓解后，再着手对诱因及基本病因进行治疗。

1. 患者取坐位，双腿下垂，以减少回心血量，降低心脏前负荷。

2. 氧疗：伴有低氧血症的患者应尽早使用氧疗，使血氧饱和度维持在 95% 以上。保持气道通畅，立即给予高流量鼻导管吸氧，6 ～ 8L/min，协助患者排痰，给氧时氧气湿化瓶内可加入 50% 的酒精，如患者不能耐受，可降低酒精浓度至 30% 或给予间断吸入，有助于消除肺泡内泡沫。对病情特别严重者应采用面罩呼吸机持续加压（CPAP）或双水平气道正压（BiPAP）给氧。

3. 药物治疗：迅速开放 2 条静脉通道，必要时采用深静脉穿刺置管，并保持通畅。遵医嘱正确使用药物，观察疗效与不良反应。

（1）吗啡　适用于严重急性心力衰竭早期阶段的治疗，特别是伴有恐惧和烦躁不安者。吗啡使患者镇静，并可引起静脉扩张和轻度动脉扩张及降低心率。给予吗啡 3 ～ 5mg，必要时每间隔 15 分钟重复 1 次，共 2 ～ 3 次，老年患者可酌减剂量或改为肌内注射。

（2）快速利尿剂　减轻和缓解肺水肿，常用呋塞米 20 ～ 40mg 静注，于 2 分钟内推完，10

分钟内可起效，作用持续 3 ～ 4 小时，4 小时后可重复 1 次，注意观察患者尿量。

（3）血管扩张剂　严密监测血压变化，有条件者用输液泵控制滴速，根据血压调整剂量，维持收缩压在 100mmHg 左右，对原有高血压者血压降低幅度（绝对值）以不超过 80mmHg 为度。①硝酸甘油：扩张小静脉，降低回心血量，一般从 10μg/min 开始，然后每 10 分钟调整 1 次，每次增加 5 ～ 10μg，以收缩压达到 90 ～ 100mmHg 为度。②硝普钠：为动、静脉血管扩张剂，静注后 2 ～ 5 分钟起效，起始剂量 0.3μg/（kg·min）滴入，根据血压逐步增加剂量，最大量可用至 5μg/（kg·min），维持量为 50 ～ 100μg/min。硝普钠含有氰化物，硝普钠应现配现用，避光滴注，连续使用不超过 24 小时。③重组人脑钠肽（rhBNP）：为重组的人 BNP，具有扩管、利尿、抑制 RAAS 和交感活性的作用，已通过临床验证，有望成为更有效的扩管药用于治疗急性心力衰竭。

（4）正性肌力药　如多巴胺、多巴酚丁胺、磷酸二酯酶抑制剂（米力农）等。小剂量多巴胺（静脉注射每分钟 < 2μg/kg）可降低外周血管阻力，较大剂量可增加心肌收缩力和心输出量，均利于改善急性心力衰竭病情。

（5）洋地黄制剂　用毛花苷 C 稀释后缓慢静注，适用于心房颤动伴快速心室率并已知存在左心扩大伴左室收缩功能下降者。首剂可给予 0.4 ～ 0.8mg，2 小时后酌情再给 0.2 ～ 0.4mg。对急性心肌梗死急性期 24 小时内不宜用洋地黄类药物。

4. 机械辅助治疗：主动脉内球囊反搏（IABP）和临时心肺辅助系统，对极危重患者，有条件的医院可采用。

5. 疾病监测：严密监测血压、呼吸、心率、血氧饱和度、心电图，检查血气分析及血电解质，观察意识、精神状态、皮肤颜色及温度、肺部啰音的变化。对安置漂浮导管者应监测血流动力学指标的变化，记录出入液量。

6. 心理护理：医护人员进行抢救时必须保持镇静、忙而不乱，操作须熟练，使患者产生安全感与信任感。必要时可留一名亲属陪伴患者，医护人员与患者及家属保持良好沟通。

7. 做好基础护理与日常生活护理。

第三节　心律失常

心脏冲动的频率、节律、起源部位、传导速度与激动的次序任一环节发生异常时，都称为心律失常。

心律失常依据发生机制分为冲动形成异常和冲动传导异常两大类。按照发作时的心率快慢分为快速性心律失常（期前收缩、心动过速、扑动和颤动）和缓慢性心律失常（窦性心动过缓、传导阻滞）。

冲动形成异常包括窦性心律失常和异位心律。心脏正常起搏点是窦房结，由窦房结发出的冲动引起的心律称为窦性心律。由窦房结以外的节律点产生的激动所引发的心律称为异位心律。窦性心律失常包括窦性心动过速、窦性心动过缓、窦性心律不齐、窦性停搏。异位心律包括被动性异位心律和主动性异位心律。被动性异位心律包括逸搏（房性、房室交界区性、室性），逸搏心律（房性、房室交界区性、室性）；主动性异位心律包括期前收缩（房性、房室交界区性、室性），阵发性心动过速（房性、房室交界区性、室性），心房扑动、心房颤动，心室扑动、心室颤动。

冲动形成异常与自律性异常及触发活动相关。①自律性异常：心脏传导系统具有自律性。正常情况下，以窦房结自律性最高，其他为潜在起搏点。当自主神经兴奋性异常或传导系统发生病变时，可造成冲动发放异常。比如窦房结发放冲动频率减慢或被阻滞时，异位冲动夺获心室，形成逸搏或逸搏心律。另外，在病理状态下，如儿茶酚胺增多、心肌缺血、炎症、药物中毒、电解质紊乱等，可使原本无自律性的心肌细胞出现异常自律性而产生异位节律。②触发活动：触发活动由后除极产生。后除极是在动作电位基础上发生的振荡膜电位，与心肌局部儿茶酚胺增多、低血钾、洋地黄中毒等有关。如果后除极的振幅达到阈电位水平，即可引发连续的后除极，导致快速性心律失常。

冲动传导异常有生理性和病理性两种。生理性包括干扰和房室分离。病理性包括窦房传导阻滞，房内传导阻滞，房室传导阻滞，室内传导阻滞（左、右束支及左束支分支传导阻滞）。

目前认为，折返是许多快速性心律失常的发生机制。折返激动需要三个条件，即折返环路、单向传导阻滞和传导缓慢：①心脏内存在一个折返通路，可以形成环形折返环；②折返通路中某一段存在单向传导阻滞区；③冲动经折返通路到达阻滞区的远端，然后逆向缓慢通过阻滞区，当逆传到兴奋起始部位时，该处已脱离不应期并再次兴奋，使激动在环内反复折返，从而形成快速性心律失常。如同一方向的两个冲动，先后到达某处心肌时，心肌被第一个激动所兴奋，产生生理性不应期，使第二个冲动被阻滞，称为生理性阻滞；如两个冲动来自相反方向，在某处相遇时均不能向前传导，这种传导阻滞称为干扰。病理性传导阻滞是指病理状态下出现激动的传导障碍。

一、窦性心律失常

窦性心律失常是窦房结冲动发放频率异常或冲动向心房传导受到阻滞而导致的。窦性心律的频率范围是 60 ～ 100 次 / 分，心电图上显示 P 波在 Ⅱ、Ⅲ、aVF 导联直立，aVR 导联倒置，PR 间期为 0.12 ～ 0.20 秒。

（一）窦性心动过速

成人窦性心律的频率超过 100 次 / 分时，即为窦性心动过速。

【病因】

①生理性：健康人在运动、饮茶、饮酒或咖啡、吸烟、情绪激动时可出现窦性心动过速。②病理性：窦性心动过速多为贫血、发热、低血压、甲状腺功能亢进、缺氧或心力衰竭时的继发表现。③其他：某些药物如肾上腺素或阿托品等会引发窦性心动过速。

【临床表现】

一般患者无明显不适，偶有心悸、颈动脉搏动增强、心尖搏动增强等表现。

【心电图】

①具有窦性心律的心电图特征，P-P 或 R-R 间期＜ 0.6 秒。②频率超过 100 次 / 分，多数在 100 ～ 180 次 / 分之间。③窦性心动过速具有逐渐加快和逐渐减慢的特点（图 3-5）。

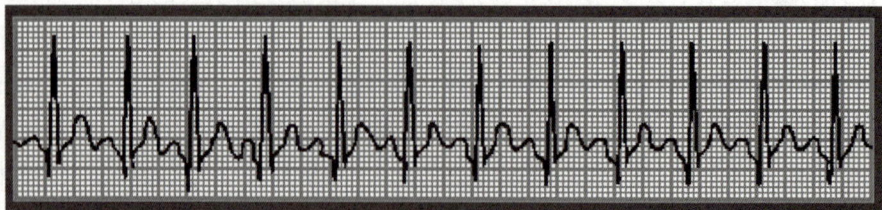

图 3-5　窦性心动过速

【治疗】

去除原发疾病与诱发因素，如纠正缺氧、控制甲状腺功能亢进、去除感染等。症状明显者可服用 β 受体拮抗剂减慢心率，如普萘洛尔等。窦性心动过速一般不用治疗。

（二）窦性心动过缓

成人窦性心律的频率低于 60 次 / 分时，即为窦性心动过缓。

【病因】

①生理性：健康的年轻人、运动员和睡眠状态下可出现窦性心动过缓。②病理性：窦性心动过缓可见于甲状腺功能减退、急性下壁心肌梗死、窦房结病变、颅内疾患、严重缺氧、低温、阻塞性黄疸等病理情况。③药物作用：使用拟胆碱药、β 受体拮抗剂、普罗帕酮、洋地黄、钙通道阻滞剂等。

【临床表现】

一般患者无不适主诉，但当窦性心动过缓影响到心排血量时，患者会出现头昏、胸闷、晕厥等不适。

【心电图】

①具有窦性心律的心电图特征。P–P 或 R–R 间期 > 0.10 秒。②窦性心律的频率低于 60 次 /分。③常同时伴有窦性心律不齐（不同 PP 间期之间的差异大于 0.12 秒）（图 3-6）。

【治疗】

窦性心动过缓一般不必治疗。但心率过慢造成心排血量及脑灌注不足时，可短期使用阿托品、麻黄碱、异丙肾上腺素等药物，但长期使用可出现严重不良反应，因此持续性窦性心动过缓伴临床症状者主张心脏起搏治疗。

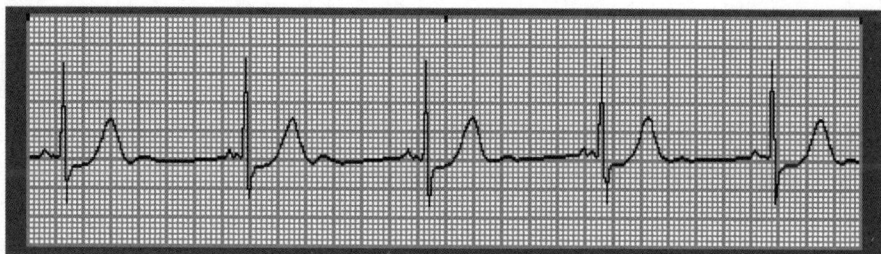

图 3-6　窦性心动过缓

（三）窦性停搏

窦性停搏（又称窦性静止）是指窦房结不能按时发放冲动。当停搏时间较长时，患者可出现头晕、黑蒙或昏厥，重者可发生阿 – 斯综合征甚至死亡。

【病因】

①病理性：窦房结变性与纤维化、脑血管意外、急性心肌梗死等病变。②药物性：洋地黄、奎尼丁、乙酰胆碱等药物的毒性作用。③其他：偶见于迷走神经张力增高或颈动脉窦过敏的患者。

【临床表现】

如果窦性停搏时间过长，房室交界区或心室没有发出逸搏，患者会出现头晕、昏厥、抽搐、黑蒙，甚至阿 – 斯综合征等症状。

【心电图】

窦性心律中出现比正常 PP 间期显著延长的间期，其内无 P 波发生，或 P 波和 QRS 波群均不出现。长 PP 间期与基本的窦性 PP 间期之间没有倍数关系。长间期内可出现房室交界性或室性逸搏，甚至逸搏心律（图 3-7）。

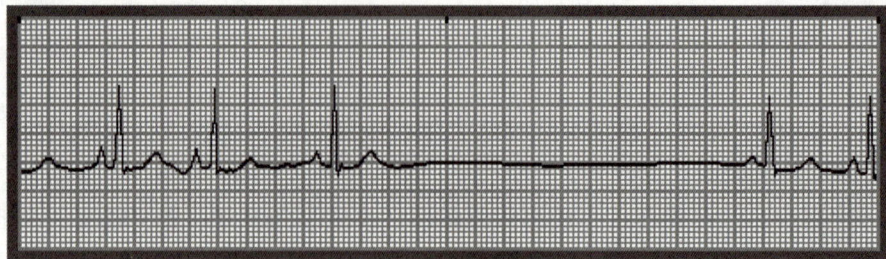

图 3-7　窦性停搏

【治疗】

与窦性心动过缓相似；症状明显者可短期应用阿托品、异丙肾上腺素，发生阿 – 斯综合征者应用异丙肾上腺素 0.5 ～ 1.0mg 静脉滴注，有窦房结病变者常伴有明显的窦性心动过缓，常需安装人工心脏起搏器。

二、房性心律失常

（一）房性期前收缩

房性期前收缩（又称房性早搏）是指冲动起源于窦房结以外心房的任何部位。

【病因】

①生理性：常由情绪激动、焦虑、过度疲劳、感染、饮酒、饮浓茶、饮咖啡、吸烟等引起。②病理性：各种器质性心脏病可发生，电解质紊乱也可发生。

【临床表现】

患者大多无明显症状，频发房性期前收缩可感胸闷、心悸。

【心电图】

①P 波提前出现，形态与窦性 P 波不同，称 P′波；②其后的 QRS 波群形态大多正常，但较早出现的房性早搏由于室内差异传导，可造成 QRS 波畸形，PR 间期 ≥ 0.12 秒；③通常房性激动可逆传入窦房结，使其节律重排，结果使房性早搏前后 2 个正常 P 波的间距小于正常 PP 间期的 2 倍，称为不完全代偿间歇；有时房性早搏过早出现，此时房室结仍处于有效不应期中，房性早搏不能下传心室，因此不产生 QRS 波，但常有提早出现的 P 波重叠于前一 T 波上，并且出现不完全代偿间歇，此时应仔细识别前一 T 波有无异常（图 3-8）。

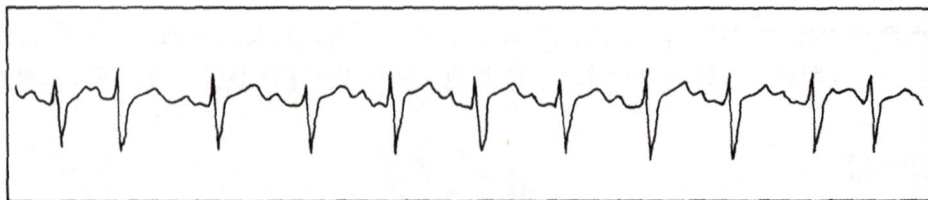

图 3-8　房性期前收缩

【治疗】

患者无症状，可以不用处理。积极治疗原发心脏疾病，纠正电解质紊乱。症状明显时可选用β受体拮抗剂、普罗帕酮等药物治疗。

（二）房性心动过速

房性心动过速（简称房速）是指起源于心房且没有房室结参与维持的心动过速。根据发生机制的不同，房性心动过速可分为三种：自律性房性心动过速、折返性房性心动过速、紊乱性房性心动过速。

1. 自律性房性心动过速

【病因】

好发于慢性阻塞性肺疾病、急性心肌梗死、心肌病、洋地黄中毒等。发生机制是心房异位灶4相舒张期除极速率加快。

【临床表现】

可有心悸、胸闷、气短等症状。

【心电图】

①P波形态与窦性P波不同，与异位灶在心房内的位置有关。②心动过速发作时可见心率逐渐加快的"温醒"现象。③心房率加快后稳定于150～200次/分。④按摩颈动脉窦等刺激迷走神经的方法可引起房室传导阻滞，但不能使心动过速终止（图3-9）。

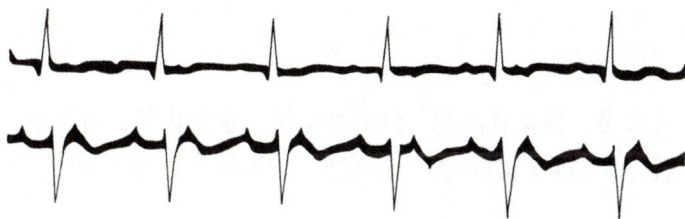

图3-9　自律性房性心动过速

【治疗】

治疗主要是消除诱发因素和治疗原发疾病。

（1）洋地黄中毒造成者　①停用洋地黄；②补充钾盐和镁盐；③必要时用苯妥英钠、β受体拮抗剂或洋地黄抗体等。

（2）非洋地黄中毒造成者　①治疗原发疾病；②用洋地黄减慢心率；③不伴心力衰竭者可用β受体拮抗剂或钙通道阻滞剂；④可试用ⅠA、ⅡC、Ⅲ类抗心律失常药物转复窦性心律；⑤药物疗效不理想者应考虑射频消融治疗。

2. 折返性房性心动过速　本型并不常见，是一种由异位室上性早搏所触发的折返性心律失常，在手术瘢痕周围、解剖缺陷的附近可形成折返。

3. 紊乱性房性心动过速　又称多源性房性心动过速，常见于有慢性阻塞性肺部疾病和充血性心力衰竭的老年患者，也可见于洋地黄过量，最后可以发展为心房颤动。

【心电图】

①心房率在100～130次/分；②P波形态各异，至少有3种以上的形态，PR间期长短不等；③常有P波下传导阻滞，但大部分P波可传至心室，心室率不规则，最终可发展为心房颤动（图3-10）。

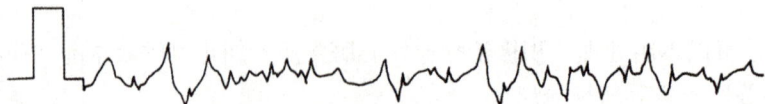

图 3-10　紊乱性房性心动过速

【治疗】

应针对原发病进行治疗。补充钾盐和镁盐可抑制这种心动过速。维拉帕米或胺碘酮可能会有帮助。肺部疾病患者应给予充足供氧、控制感染，停用氨茶碱、去甲肾上腺素、异丙肾上腺素、麻黄碱等药物。

（三）心房扑动

心房扑动（简称房扑）是指起源于心房的异位性心动过速，可转为心房颤动。

【病因】

心房扑动可分为阵发性和持续性，阵发性心房扑动者可无明显病因，持续性心房扑动则常见于各种器质性心脏病，如风湿性心脏病、缺血性心脏病、心肌病或甲状腺功能亢进等。

【临床表现】

典型心房扑动的心房率为 250～350 次 / 分，常伴有 2：1 或 4：1 房室传导阻滞，因此，心室率为 150 次 / 分左右。发生心房扑动时，由于心室率较快，使得心室舒张期缩短，心排血量减少，患者常出现心悸、气促、心绞痛、低血压或眩晕等症状。心房扑动一般不稳定，常转变成心房颤动或恢复为窦性。

【心电图】

①P 波消失，出现形态、振幅和间距一致的扑动波，呈锯齿状，称为 F 波，扑动波之间无等电位线；②如果房室传导比例固定，心室率应规则；如果传导比例不固定，心室率可不规则（图 3-11）。

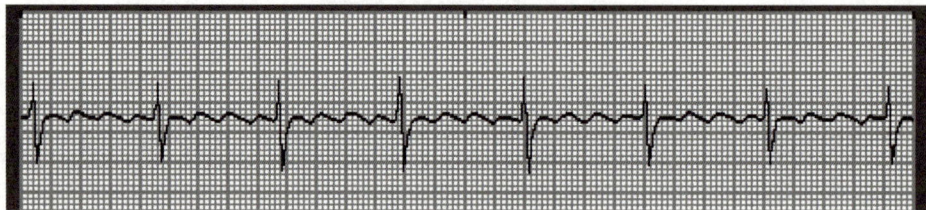

图 3-11　心房扑动

【治疗】

应针对原发病进行治疗。转复心房扑动最有效的方法为同步直流电复律。钙通道阻滞剂（如维拉帕米）、β 受体拮抗剂（如艾司洛尔）、洋地黄类制剂能有效减慢心房扑动之心室率。普罗帕酮、胺碘酮对转复及预防心房扑动复发有一定的疗效。部分患者可行导管消融术以求根治。

（四）心房颤动

心房颤动（简称房颤）是一种常见的心律失常。可分为阵发性房颤、持续性房颤和慢性房颤。慢性房颤也称为持久性房颤。

【病因】

正常人在运动、情绪激动等应激状态下可出现阵发性房颤，大多数在 8 小时内自行终止，恢复为窦性心律。持续性房颤见于器质性心脏病患者，常见病因有风湿性心脏病、冠心病、高血压心脏病、心肌病、心力衰竭、甲状腺功能亢进和慢性肺部疾病等。无基础心脏病的房颤称为孤立性心房颤动。

【临床表现】

房颤的症状与心室率快慢和基础心脏病状况有关。房颤时由于心房丧失了有效收缩，心排血量减少约 25%，患者常出现心悸、气短、胸闷、焦虑等症状。心室率超过 150 次 / 分，患者可发生心绞痛、脑缺血与充血性心力衰竭。房颤并发体循环栓塞的危险性甚大。由于心房没有规律的收缩，血液淤滞，故容易在左心房或心耳部产生血栓。血栓脱落可造成体循环栓塞，如脑卒中。

房颤的体征有：①第一心音强弱不等；②心室率快慢不一，心律绝对不齐；③当心室率较快时出现脉搏短绌。

【心电图】

① P 波消失，代之以大小、振幅、形态均变化不定的 f 波，f 波的频率一般为 350 ~ 600 次 /分。② R-R 间距绝对不规则。如房颤未用药物治疗且房室传导正常，则心室率一般在 100 ~ 160 次 / 分之间。③ QRS 波群形态大多正常，但心室率过快时，产生室内差异性传导，QRS 波群可增宽变形（图 3-12）。

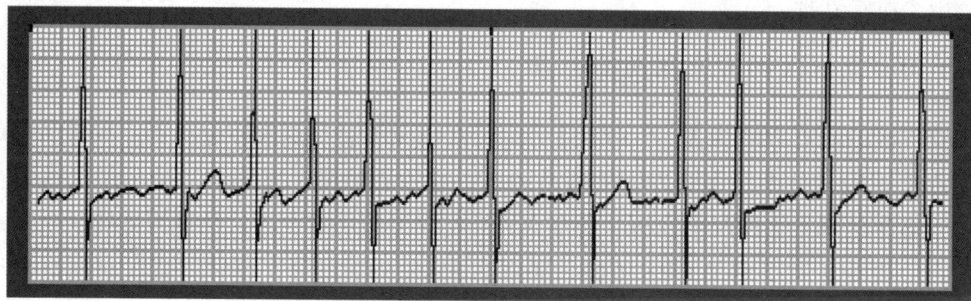

图 3-12　心房颤动

【治疗】

房颤的治疗目的是减慢心室率和恢复窦性心律，同时也要积极治疗房颤的原发疾病或诱发因素。

（1）阵发性房颤　如患者发作时已出现急性心力衰竭或休克等表现，应立即进行电复律。如病情并非紧急，则首先是减慢心室率，目标是安静时心室率为 60 ~ 80 次 / 分，一般活动时不超过 110 次 / 分。药物可选用洋地黄、β 受体拮抗剂或钙通道阻滞剂静脉注射，一般首选洋地黄，如果疗效不满意，可加用 β 受体拮抗剂或钙通道阻滞剂。但应注意，预激综合征合并房颤者禁用洋地黄和钙通道阻滞剂，房颤伴有心力衰竭、低血压时勿单独使用 β 受体拮抗剂或钙通道阻滞剂。

（2）持续性房颤　持续性房颤不能自行终止，应考虑复律治疗。常用的复律药物有胺碘酮、索他洛尔、奎尼丁、普罗帕酮等。先用药物 β 受体拮抗剂减慢心室率，增加电击复律的成功率，预防复律后房颤复发。

（3）慢性房颤　治疗目的是减慢过快的心室率，首选药物是地高辛。目前认为无心力衰竭的患者钙通道阻滞剂或 β 受体拮抗剂也可作为首选药物。这三类药可根据情况单用或合用。

（4）预防栓塞　房颤的栓塞发生率较高。栓塞的危险因素有：既往有栓塞史、严重的瓣膜性心脏病、糖尿病、高血压、冠心病、左心房扩大及年龄＞75 岁。有任一项危险因素均应长期抗凝。一般推荐口服华法林，调整剂量使凝血酶原时间国际标准化比值（INR）在 2.0 ～ 3.0 之间，方能有效防止栓塞。对华法林有禁忌或没有栓塞危险因素的患者，可用阿司匹林长期口服。

房颤持续时间超过 48 小时，复律前应予抗凝治疗。一般在复律前 3 周开始抗凝，并持续到复律后 2 ～ 4 周。需紧急复律时，适宜的抗凝剂是肝素。

三、房室交界区性心律失常

（一）房室交界区性期前收缩

房室交界区性期前收缩（简称交界性早搏）是房室交界区提前发放冲动，冲动可下传至心室和逆传至心房，分别产生提前的窦性心律 QRS 波群和逆行 P 波。逆行 P 波可出现在 QRS 波群之前（PR 间期＜ 0.12 秒）、之中或之后（RP 间期＜ 0.20 秒）（图 3-13）。QRS 波群形态一般正常，但发生室内差异性传导时，QRS 波群可出现形态改变。交界性早搏多无症状，一般不需要处理。

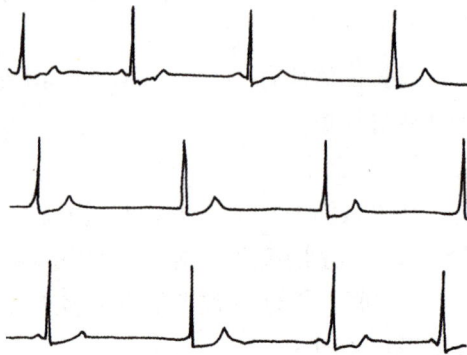
图 3-13　房室交界区性期前收缩

（二）房室交界区性逸搏和逸搏心律

房室交界区的固有频率为 35 ～ 60 次 / 分，正常情况下它只是潜在起搏点。只有当窦房结发放激动的频率减慢，低于房室交界区的固有频率，或传导障碍，窦房结冲动不能抵达潜在起搏点部位时，潜在起搏点除极产生逸搏。房室交界性心律是指房室交界区性逸搏连续发生形成的节律。心电图表现为正常下传的 QRS 波群，频率为 35 ～ 60 次 / 分，可伴有或没有逆行 P 波。房室交界区性逸搏或逸搏心律是一种生理性保护机制，可以防止心搏骤停。因此本身无需治疗。治疗主要是提高窦房结发放激动的频率和改善房室传导，必要时可安置心脏起搏器。

（三）阵发性室上性心动过速

阵发性室上性心动过速（简称室上速）大多数由折返机制引起，折返可发生在窦房结、房室结与心房，分别称窦房折返性心动过速、房室结内折返性心动过速和心房折返性心动过速。其中以房室结内折返性心动过速最常见，常见于无器质性心脏病的正常人。

【临床表现】

由于心动过速表现为突然发作与突然终止，故患者常突发心悸、头晕、胸闷、晕厥甚至休克。发作时心室率较快、持续时间长或伴有基础心脏病者症状较重。查体心尖区第一心音强度相等，心率快而整齐。

【心电图】

特点为：① QRS 波群形态正常，但原有束支传导阻滞或因心率过快而发生室内差异性传导时，QRS 波可出现畸形；②心率为 150 ～ 250 次 / 分，R-R 间期绝对规则；③可有逆行 P 波，P 波可重叠在 QRS 波中，或在 QRS 波的终末部分；④心动过速常由一个早搏触发，下传的 PR 间期明显延长，之后引起心动过速（图 3-14）。

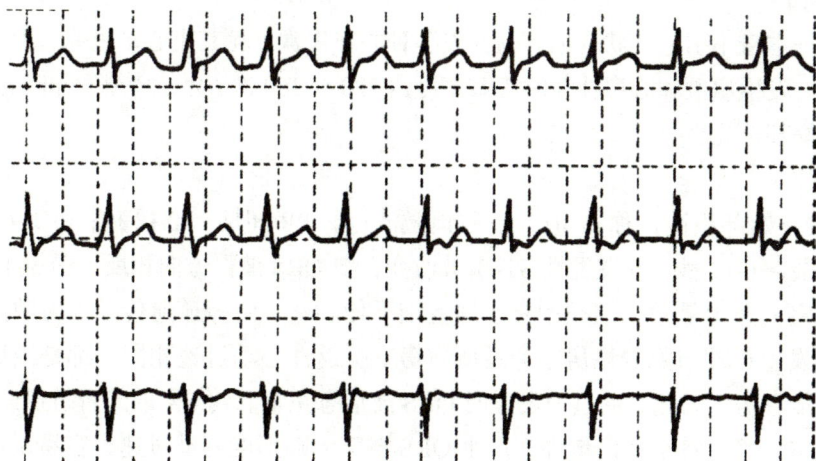

图 3-14 房室结内折返性心动过速

【治疗】

（1）急性发作的治疗

1）刺激迷走神经 方法包括 Valsalva 动作（深吸气后屏气，再用力做呼气动作）、刺激咽部诱发呕吐、颈动脉窦按摩（患者仰卧，按摩一侧颈动脉窦 5～10 秒，无效再按摩另一侧，切不可两侧同时按摩）。

2）三磷腺苷 可作为首选方法。10mg 静脉快速推注，起效迅速。不良反应包括胸闷、呼吸困难、窦性心动过缓、房室传导阻滞等，甚至窦性停搏。

3）非二氢吡啶类钙通道阻滞剂 维拉帕米 5mg 稀释后静脉注射，如无效，10 分钟后可再注射 5mg。或用地尔硫卓 0.25～0.35mg/kg 稀释后静脉注射。

4）β 受体拮抗剂 用短效制剂艾司洛尔 50～200μg/（kg·min）静脉滴注。这类药不能与钙通道阻滞剂合用，也禁用于心力衰竭或支气管哮喘患者。

5）洋地黄 如毛花苷 C 0.4～0.8mg 稀释后静脉注射，如无效，2 小时后可再用 0.2～0.4mg，24 小时总量勿超过 1.6mg。心功能不全者仍为首选。

6）直流电转复 有紧急情况如心力衰竭、低血压等，应尽快电复律。已用大剂量洋地黄者不宜电复律，可尝试食管心房调搏术。

（2）预防复发 发作时症状严重或发作频繁的患者，应预防用药。洋地黄、长效 β 受体拮抗剂或长效钙通道阻滞剂可为首选。导管消融术可优先考虑。

（四）预激综合征

预激是指心房冲动经旁道提前激动心室的一部分或全部，或心室冲动经旁道提前激动心房的一部分或整个心房。预激的解剖学基础是在正常房室传导系统以外存在着异常房室旁道。这些旁道由异常的心肌纤维构成，其传导速度比房室结快。最常见的是房室旁道，连接心房与心室，即 Kent 束。其次为房室结旁道，连接心房和房室结下部或希氏束，即 Jame 束。结室旁道和束室旁道较少见。

【病因】

预激综合征大多数没有器质性心脏病，但三尖瓣下移畸形、二尖瓣脱垂和心肌病等可并发预激综合征，且发生率高于人群患病率。

【临床表现】

预激综合征本身不引起症状，但容易并发各种心律失常，尤其是心动过速，而且随着年龄增加发作更频繁。发生房颤和心房扑动时心室率可达 220～360 次 / 分，持续发作时容易导致休克、晕厥、心力衰竭甚至死亡。

【心电图】

①QRS 波起始部粗钝，称 δ 波，或称预激波；②PR 间期＜ 0.12 秒；③某些导联的 QRS 波群增宽，时限＞ 0.12 秒；④继发性 ST–T 波改变，与 QRS 波群方向相反（图 3–15）。

预激发生室上速中最常见的类型是经房室结下传心室，由旁道逆传，称为顺向型房室折返性心动过速，发生机理与隐匿性房室旁道所致房室折返性心动过速相同，都是经房室结下传心室，由旁道逆传心房。因此心动过速发作时 QRS 波形态正常。约 5% 的患者折返途径正好相反，由旁道下传心室，经房室结逆向传导，产生 QRS 波宽大畸形的心动过速，容易误认为室性心动过速。

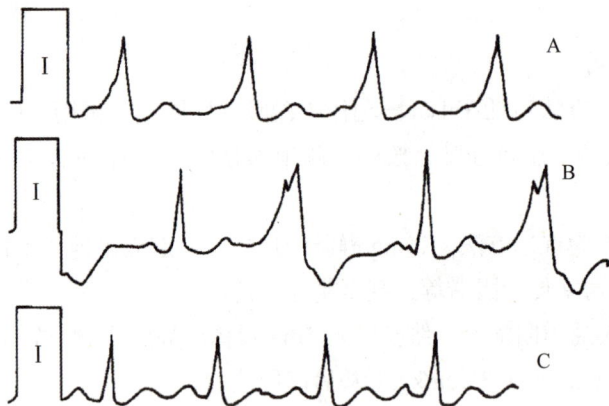

图 3–15　预激综合征

【治疗】

无心动过速发作或偶发心动过速的治疗目前尚存在争议。如心动过速发作频繁并有明显症状的患者应给予治疗。治疗方法包括药物和导管消融术。

预激综合征合并 QRS 波正常的室上速，治疗与房室结内折返性心动过速相同。预激综合征患者发作心房扑动与颤动时伴有晕厥或低血压，应立即电复律。治疗药物宜选择延长房室旁路不应期的药物，如普鲁卡因胺或普罗帕酮。但要注意，静注利多卡因与维拉帕米会加速预激综合征合并心房颤动患者的心室率。

经导管消融旁路作为根治预激综合征室上性心动过速发作应列为首选，早期应用可取代大多数药物治疗或手术治疗。适应证包括：①经常发作心动过速并有明显症状；②合并心房扑动或房颤，且心室率过快；③药物不能使心动过速的心室率明显减慢；④发生房颤时，心脏电生理检查显示旁道的前向传导不应期＜ 250 毫秒。

四、室性心律失常

（一）室性期前收缩

室性期前收缩（简称室性早搏）是指希氏束分叉以下部位过早发生的、引起心肌提前除极的心搏，是最常见的一种心律失常。

【病因】

各种器质性心脏病如高血压心脏病、冠心病、心肌病、风湿性心脏病、二尖瓣脱垂等。还有电解质紊乱，洋地黄、奎尼丁、三环类抗抑郁药中毒，吸烟，酗酒，饮浓咖啡，情绪激动等均可引发，也可见于正常人。

【临床表现】

患者可有心悸和胸部不适。类似电梯快速升降的失重感或代偿间歇后有力的心脏搏动。早搏的第一心音增强、第二心音减弱甚至消失，频发室性早搏尤其呈二联律时，可使心排血量减少而发生晕厥。

【心电图】

心电图有如下特点：①提前出现的、宽大畸形的 QRS 波群，时限常＞0.12 秒；②T 波常与 QRS 波主波方向相反；③室性早搏一般不能逆传心房，使窦房结提前激动，故窦房结的冲动发放不受影响，室性早搏后常伴完全性代偿间歇；④室性早搏可不规则或规则出现（图 3-16）。二联律指窦性搏动与室性早搏交替出现；三联律指两个正常心搏后跟随一个室性早搏；两个连续发生的室性早搏称为成对室性早搏；三个或三个以上连续的室性早搏称室性心动过速。同一导联内室性早搏有不同的形态称多源性或多形性室性早搏；室性早搏形态均相同者，称单形性室性早搏；同一导联上早搏形态相同、配对间期不等，有时产生室性融合波的为室性并行心律，这种早搏之间呈倍数关系。

【治疗】

治疗的主要目的是防止室性心动过速、心室颤动和猝死的发生。无器质性心脏病又无心律失常病史的人，如无症状不必用药。对于急性心肌梗死，目前不主张对所有患者预防性使用抗心律失常药，首选再灌注治疗。在急性心肌梗死发生 24 小时内，如出现室性早搏，尤其是频发（室性早搏超过 5 次 / 分）、多源性、成对或早搏落在前一个心搏的 T 波上（R-on-T），易发展为室性心动过速或心室颤动，因此一旦出现应积极治疗。心肌病、心肌梗死后发生室壁瘤的患者，出现室性早搏易发生心脏性猝死；心脏扩大伴有心力衰竭时出现室性早搏，也容易发生心脏性猝死。

可首选利多卡因静脉注射，如无效可换用普鲁卡因胺。ⅠC 类抗心律失常药如普罗帕酮能有效控制心肌梗死后的室性早搏，但这些药本身有致心律失常作用，长期使用可使总死亡率明显增加，故只能短期使用。心肌梗死后合并心功能不全者出现室性早搏，可使用小剂量胺碘酮，可以减少心律失常发生率和心源性猝死。心肌梗死晚期出现的室性早搏，可用 β 受体拮抗剂，能减少心肌梗死后猝死的发生率。洋地黄中毒引起的室性早搏，首先应停用洋地黄，使用苯妥英钠并补钾。

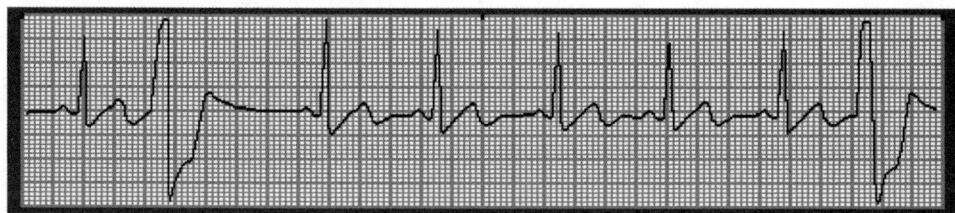

图 3-16　室性期前收缩

（二）室性心动过速

室性心动过速（简称室速）是指起源于希氏束分支以下部位的室性快速心律，频率＞100次/分，连续3次以上。可分为非持续性室速（能在30秒之内自行终止发作）和持续性室速（持续时间超过30秒，常伴有血流动力学紊乱，需电复律或药物方能终止发作）。

【病因】

常见于心肌梗死，尤其是陈旧性心肌梗死，以及冠心病、心肌病、心力衰竭、二尖瓣脱垂、瓣膜性心脏病等。无器质性心脏病者偶发。

【临床表现】

非持续性室速症状常较轻。室速发作时如果心室率快、持续时间长或基础心脏病重则症状明显。常见症状有低血压、心悸或晕厥，有冠心病者可发生心绞痛。听诊第一心音强弱常不一致，心律可轻度不规则。

【心电图】

①连续出现3个或3个以上的室性早搏；②心室率常为100～250次/分，R–R间期规则或轻度不规则；③QRS波宽大畸形，时限超过0.12秒；④继发性ST–T改变，即ST–T波方向与QRS波主波方向相反；⑤窦性P波与QRS波无关，呈房室分离；⑥心室夺获，在室速发作中室上性激动偶尔可下传心室，表现为P波之后提前产生一次形态正常的QRS波，夺获间期短于室速的R–R间期；⑦室性融合波，是窦性激动部分夺获心室，QRS波形态介于窦性与

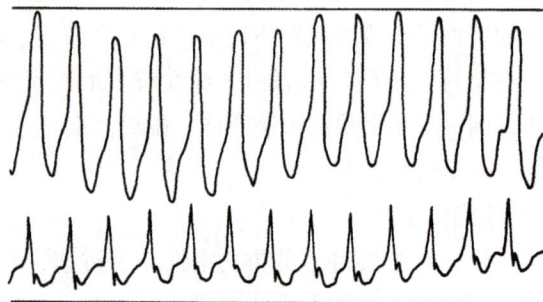

图3–17　室性心动过速

室速的异常波形之间。出现心室夺获和室性融合波是确定室速的有力证据。室速中QRS波形态恒定者称单形性室速，QRS波形态多变者称多形性室速（图3–17）。

【治疗】

终止持续性室速。室速已引起低血压、心绞痛、充血性心力衰竭或脑供血减少等血流动力学紊乱的表现，应尽快电复律。对于室速心室率非常快、QRS波与T波无法清楚辨认时，应采用非同步电击复律。但洋地黄中毒造成的室速不宜采用电复律。血流动力学稳定的室速，首选静脉注射利多卡因1～2mg/kg，然后1～4mg/min静脉滴注。如效果不佳可用普鲁卡因胺或胺碘酮。

（三）心室扑动和心室颤动

心室扑动与心室颤动简称室扑和室颤，分别为心室肌快而微弱的收缩或不协调的快速乱颤。室颤是可导致心脏性猝死的严重心律失常，也是临终前循环衰竭的心律改变；而室扑则为室颤的前奏。

【病因】

①冠心病，心肌严重缺血或急性心肌梗死；②心肌病；③QT间期延长综合征，或抗心律失常药物引起QT间期延长；④电解质紊乱；⑤预激综合征合并快速房颤；⑥持续性室速未得到控制；⑦大多数疾病终末期；⑧电击伤等。

【临床表现】

室扑或室颤后，患者立即出现意识丧失、抽搐、晕厥，随之呼吸停止，瞳孔散大，心音消失，血压不能测出，脉搏亦无法扪及。

【心电图】

心室扑动呈均匀的正弦波图形，波幅较大而形状相似，QRS 波群和 ST-T 难以辨认，频率 150～300 次 / 分（图 3-18）。心室颤动的心电图无明显的 QRS 波和 ST-T，代之以波形各异、振幅不一、频率极不规则的颤动波，频率 200～500 次 / 分。

【治疗】

心室颤动很少能自行终止，必须立即进行有效心肺复苏术、非同步直流电复律术、静脉使用利多卡因或其他复苏药物，如肾上腺素、阿托品等。

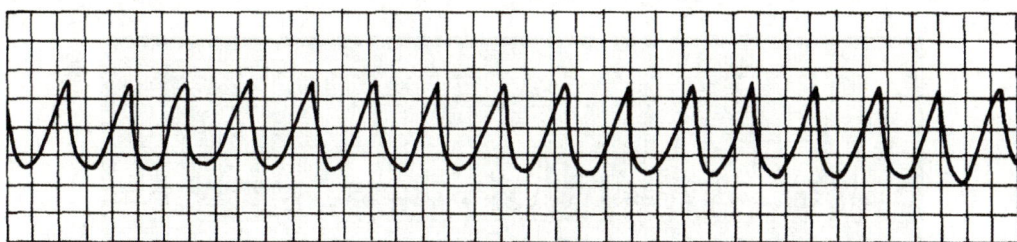

图 3-18 心室扑动

五、房室传导阻滞

心脏传导阻滞可发生在心脏传导系统的任何部位。可分为：①窦房传导阻滞，发生在窦房结与心房之间；②房室传导阻滞，发生在心房和心室之间；③房内传导阻滞，发生在心房内；④室内传导阻滞，发生在心室内。下面重点介绍房室传导阻滞。

房室传导阻滞（又称房室阻滞）是指房室交界区脱离了生理不应期后，心房冲动传导延迟或不能传导至心室。阻滞可发生在房室结、希氏束等不同部位。

【病因】

急性心肌梗死、心肌炎、心肌病、风湿性心脏病、高血压、心脏手术、先天性心脏病等器质性心脏病、洋地黄中毒、电解质紊乱、缺氧均可诱发房室传导阻滞。正常人或运动员可发生文氏房室阻滞，与迷走神经张力增高有关。

【临床表现】

按照其严重程度分为三度。①一度房室传导阻滞：可无任何症状或体征，心脏听诊有第一心音低钝，第一心音强弱不等。②二度房室传导阻滞：症状与心室率快慢有关，当心室脱漏偶然出现时，患者多无症状或偶有心悸。如心室脱漏频繁而致心室率很慢时，可有乏力、头晕、胸闷，甚至发生阿 - 斯综合征。体检时，第二度房室传导阻滞可有心搏脱漏，Ⅰ型者第一心音逐渐减弱，Ⅱ型者则强度恒定。③三度房室传导阻滞：由于心室率过慢，影响到血流动力学变化，患者因脑缺血出现抽搐、黑蒙、阿 - 斯综合征发作。心脏听诊心率慢而规则，第一心音强弱不等，有时可听到清晰而响亮的第一心音（大炮音）。

【心电图】

（1）一度房室传导阻滞 ①P-R 间期大于 0.20 秒；②各 P-R 间期相等；③所有的激动均能下传至心室，无 QRS 波脱落（图 3-19）。

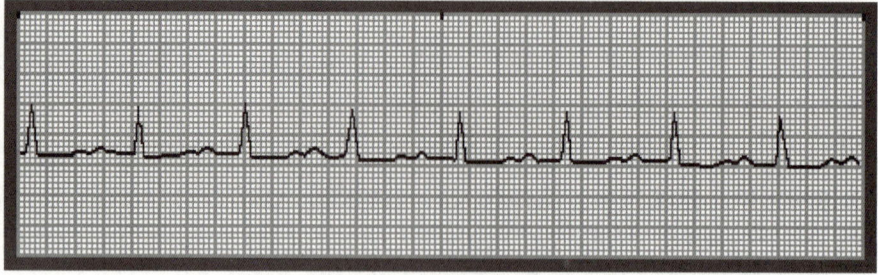

图 3–19 一度房室传导阻滞

（2）二度Ⅰ型房室传导阻滞 又称文氏房室阻滞。①P–R 间期每次逐渐延长，直至 P 波脱落，此过程伴 R–R 间期逐渐缩短；②QRS 波脱落的 R–R 间期较任何其他两个 R–R 间期为短，如此周而复始；③常见房室传导比例为 3∶2 或 5∶4（图 3–20）。

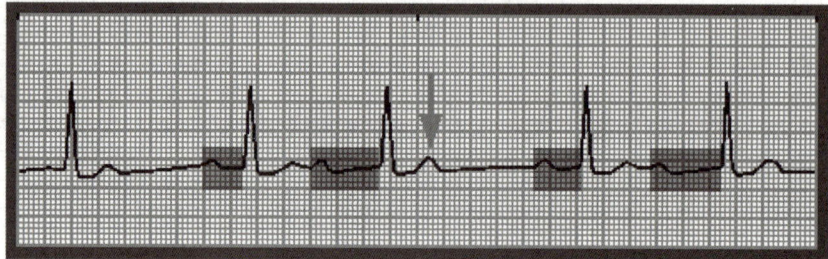

图 3–20 二度Ⅰ型房室传导阻滞

（3）二度Ⅱ型房室传导阻滞 ①P–R 间期恒定，阻滞可间歇出现；②P 波数目多于 QRS 波群；③常见房室传导比例为 4∶3、3∶2、2∶1（图 3–21）。

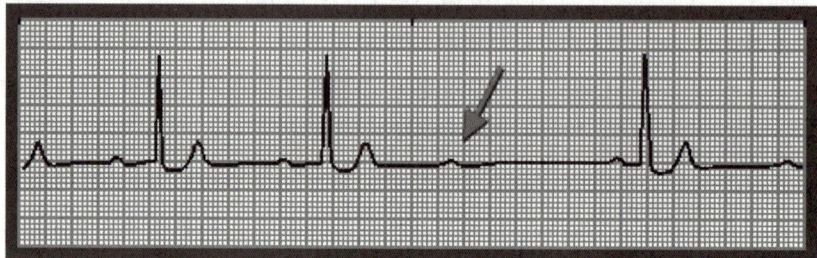

图 3–21 二度Ⅱ型房室传导阻滞

（4）三度房室传导阻滞 又称完全性传导阻滞。①P 波与 QRS 波无关，各有其固定规律，P–P 相等，P 波可以位于 QRS 波前、中、后的任何部位；②P 波数目多于 QRS 波数，即 P–P 间距＜ R–R 间距；③如异位起搏点位于希氏束分叉以上，QRS 波群呈室上性，如在分叉以下，QRS 波群呈宽大畸形（图 3–22）。

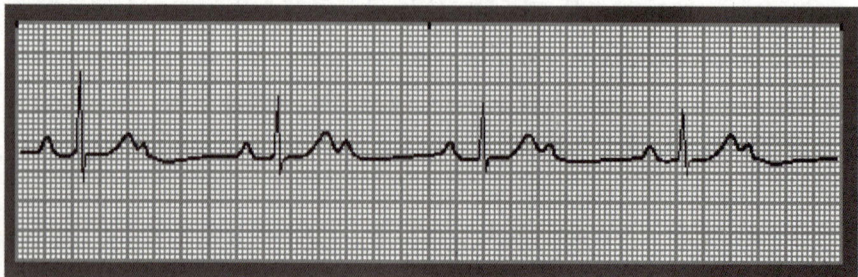

图 3–22 三度房室传导阻滞

【治疗】

治疗上主要是提高心室率，可用阿托品、异丙肾上腺素。如果心室率缓慢、症状明显，首选安装起搏器治疗。

六、心律失常患者的护理

【护理诊断 / 问题】

1. 活动无耐力　与心输出量减少、严重心律失常导致心悸有关。

2. 焦虑　与心律失常反复发作及发作时心悸等不适有关。

3. 潜在并发症　猝死等。

4. 有受伤的危险　与心律失常引起头晕、晕厥有关。

【护理措施】

1. 安全与舒适管理　①无器质性心脏病的心律失常患者，鼓励其正常工作和生活，建立健康的生活方式，避免过度劳累。②心律失常频繁发作或发作时伴有头晕、晕厥患者应卧床休息并有家属陪伴，协助生活护理，避免单独外出，防止跌伤等意外发生。③嘱患者尽量避免左侧卧位，因左侧卧位时患者常能感觉到心脏的搏动而使不适感加重。

2. 疾病监测　①常规监测：密切观察患者的意识状态、脉率及心率、呼吸、血压、皮肤黏膜状况等。②危重症监测：发现频发（5 次 / 分以上）、多源性、成对或呈 RonT 现象的室性期前收缩和二度 Ⅱ 型房室传导阻滞、三度房室传导阻滞、阵发性室性心动过速等，应立即报告医生，协助其采取积极的处理措施。

3. 对症护理　对伴有气促、发绀者应给氧，氧流量 2 ～ 4L/min；一旦发生猝死的表现如意识突然丧失、抽搐、大动脉搏动消失、呼吸停止，立即进行抢救，如胸外心脏按压、人工呼吸、电复律或配合临时起搏等。

4. 用药护理　①严格按医嘱给予抗心律失常药物（表 3-6），纠正因心律失常引起的心排血量减少，改善机体缺氧状况，提高活动耐力。②口服药应按时按量服用，静脉注射药物（如普罗帕酮、维拉帕米）时速度应缓慢，静滴速度严格按医嘱执行。③必要时监测心电图，注意用药过程中及用药后的心率、心律、血压、脉搏、呼吸、意识，判断疗效和有无不良反应。

表 3-6　抗心律失常药物分类

分类		代表药物	作用特点	主要不良反应
Ⅰ 类钠通道阻滞药	Ⅰ a 类	奎尼丁	适度阻滞，降低自律性，对心房肌作用更明显，减慢传导，可用于各种快速性心律失常	腹泻，金鸡纳反应，心脏毒性较严重，可出现尖端扭转型室速
		普鲁卡因胺		低血压、传导减慢、幻觉、精神失常、变态反应
	Ⅰ b 类	利多卡因	轻度阻滞，降低蒲肯野纤维自律性，主要用于各种室性心律失常	肝功能不良者神经系统不良反应明显，二度、三度传导阻滞者禁用
		苯妥英钠		低血压、心动过缓，中枢不良反应严重可呼吸抑制，致畸作用
	Ⅰ c 类	普罗帕酮	高度阻滞，宜限用于危及生命的室性心律失常	导致心律失常

续表

分类	代表药物	作用特点	主要不良反应
Ⅱ类 β 肾上腺素受体拮抗药	普萘洛尔	降低窦房结、心房传导系统及蒲肯野纤维自律性，主要用于室上性心律失常，尤适用于情绪激动、运动引起者及甲状腺功能亢进、嗜铬细胞瘤引起者	心动过缓、传导阻滞、低血压，心力衰竭、哮喘，长期应用对脂质代谢和糖代谢有不良影响，停药可有反跳现象
Ⅲ类延长动作电位时程药	胺碘酮	显著延长心房肌、蒲肯野纤维有效不应期，主要用于各种室上性及室性心律失常	低血压、心动过缓、传导阻滞，甲状腺功能亢进或减退，间质性肺炎或纤维化
Ⅳ类钙通道阻滞药	维拉帕米	主要用于室上性心律失常	心脏抑制，禁用于心力衰竭及心源性休克者

5. 饮食护理　参考本章第二节。

6. 心理护理　①介绍心律失常的基本知识，指出其可治性，减轻或消除患者的焦虑和恐惧心理，使其接受和配合各种治疗。②指出焦虑、紧张、恐惧的心理状态不仅会加重心脏负荷，更易诱发心律失常，帮助患者稳定情绪。③经常巡视、关心和帮助患者，以增加患者的安全感。④抢救时要忙而不乱，以镇定娴熟的技术给患者信心。

【健康指导】

1. 预防疾病　防治原发疾病，避免各种诱发因素（如发热、疼痛、寒冷、饮食不当、失眠等）及药物（如抗心律失常药物）不良反应。尤其有基础心脏疾病的在校学生，应避免剧烈运动，如打球、跑步等，以防发生校园猝死。

2. 管理疾病　①无器质性心脏病变者应积极参加体育锻炼，调整自主神经功能；器质性心脏病患者可根据心功能情况适当活动，以不引起心悸、气急为度。②注意劳逸结合，指导患者稳定和控制自己的情绪，避免过度兴奋或抑郁。③教会患者及家属检查脉搏、听心率的方法，每日至少检查 1 次，每次 1～2 分钟。④对于接受心脏起搏术安装永久性起搏器的患者，应教会其检查永久性起搏器频率的方法，以便及时发现更换起搏器的信号。⑤指导患者按医嘱服药，不可自行减量或撤换药物，如有不良反应，应及时就医。⑥定期随访和复查心电图，及时发现病情变化。

第四节　心脏骤停与心脏性猝死

心脏骤停是指心脏射血功能的突然终止，导致全身血液循环中断，随之出现意识丧失、呼吸停止、瞳孔散大等。心脏骤停为心脏急症中最严重的情况，如能 4～6 分钟内实施正确抢救，存活率较高，患者可能获救。心脏性猝死是指急性症状发作后 1 小时内发生的由心脏原因引起的自然死亡，以意识突然丧失为特征。

美国每年 32 万多人在医院外发生心脏性猝死，抢救成功率为 5.6%。发病率为 103.2/10 万。我国心脏性猝死发生率为 41.84/10 万。心脏性猝死发生率男性高于女性。

研究表明，在 1 分钟内实施心肺复苏（CPR），在 3～5 分钟进行自动体外除颤（AED），可使心脏骤停患者生存率达到 50%～70%。美国、日本及欧洲一些国家均开展了公众启动除颤（public access defibrillation，PAD）项目。我国虽然在 AED 的实施及普及方面起步较晚，但发展比较迅速。目前，我国深圳每 10 万人口中有 17.5 台 AED，海口有 13 台，上海浦东新区有 11 台。2020 年《中国 AED 布局与投放专家共识》指出，在公共场所配置 AED 时，根据人口密度、人口流动量、分布距离等影响因素，可按照第一目击者能够在 3～5 分钟获取 AED 并赶到患者身边为原则。北京市卫生健康委员会表示在 2022 年底前，北京将实现重点公共场所 AED 设施全覆盖。我国在经济水平不断提高和"健康中国 2030 战略"大背景的推动下，将不断提升 AED 配置及应用水平，从而提升心脏骤停患者院前急救的有效率，降低心脏性猝死的发生率。

【病因及发病机制】

导致心脏骤停的病理生理机制多为快速性室性心律失常（室颤和室速），其次为缓慢性心律失常或心室停顿。心脏骤停发生后，由于脑血流突然中断，10 秒左右患者即可出现意识丧失，经及时救治可获存活，否则将发生生物学死亡，罕见自发逆转者。心脏骤停常是心脏性猝死的直接原因。

绝大多数心脏性猝死发生于有器质性心脏病的患者，如冠心病、心肌病等。心脏性猝死主要为致命性快速心律失常所致心脏骤停，它们的发生是冠状动脉血管事件、心肌损伤、心肌代谢异常等因素相互作用引起的一系列病理生理异常的结果，但发病机制尚无定论。严重缓慢性心律失常和心室停顿是心脏性猝死的另一重要原因。非心律失常性心脏性猝死所占比例较少，常由心脏破裂、心脏流入和流出道的急性阻塞、急性心脏压塞等导致。无脉性电活动，又称电－机械分离，是指心脏有持续的电活动，但没有有效的机械收缩功能，常规方法不能测出血压和脉搏，可见于急性心肌梗死时心室破裂、大面积肺梗死时，是引起心脏性猝死的相对少见的原因。

【临床表现】

心脏性猝死的临床经过可分为四个时期，即前驱期、终末事件期、心脏骤停与生物学死亡。不同患者各期表现有明显差异。

1. 前驱期　部分患者在发生心脏骤停前可出现前驱症状。表现为在猝死前数天至数月，患者出现胸痛、气促、疲乏、心悸等非特异性症状。而部分患者无前驱表现，瞬即发生心脏骤停。

2. 终末事件期　指心血管状态出现急剧变化到心脏骤停发生前的一段时间，瞬间至持续 1 小时不等。心脏性猝死所定义的 1 小时，实质上是指终末事件期的时间在 1 小时以内。典型的表现为出现严重、长时间的胸痛或心绞痛，急性呼吸困难，突发心悸或眩晕，双眼凝视、突然抽搐等。在猝死前数小时或数分钟内常有心律失常，其中以心率加快及室性异位搏动增加最为常见。

3. 心脏骤停　心脏骤停后脑血流量急剧减少，可导致意识突然丧失，伴有局部或全身性抽搐。心脏骤停刚发生时脑中尚存少量含氧的血液，可短暂刺激呼吸中枢，出现呼吸断续，呈叹息样呼吸，随后呼吸停止。皮肤苍白或明显发绀，瞳孔散大，由于尿道括约肌和肛门括约肌松弛，可出现二便失禁。

4. 生物学死亡　从心脏骤停至发生生物学死亡的时间长短取决于原发病性质及心脏骤停至复苏开始的时间。心脏骤停发生后，大部分患者将在 4～6 分钟内开始发生不可逆脑损害，随后经数分钟过渡到生物学死亡。

【诊断要点】

早期诊断心脏骤停最可靠的临床征象是出现意识突然丧失伴大动脉（如颈动脉和股动脉）搏动消失。

【治疗】

心脏骤停的生存率很低，根据不同的情况，院外猝死生存率＜5%。抢救成功的关键是尽早进行心肺复苏（CPR）和尽早进行复律治疗。心肺复苏又分初级心肺复苏和高级心肺复苏，可按照以下顺序进行。

1. 识别心脏骤停　当患者意外发生意识丧失时，首先判断患者反应，有无呼吸和大动脉有无搏动（10秒内），可拍打或摇动患者，并大声问："你还好吗？"确定心脏骤停诊断后，应立即开始初级心肺复苏。

2. 呼救　在不延缓实施心肺复苏的同时，应设法（打电话或呼叫他人打电话）通知急救医疗系统。有条件时尽早使用自动体外除颤仪（AED）。

3. 初级心肺复苏　即基础生命活动的支持（BLS），其主要措施包括人工胸外按压（circulation）、开通气道（airway）、人工呼吸（breathing）和除颤。

（1）胸外按压和早期除颤　胸外按压是建立人工循环的主要方法，通过胸腔外按压可以使胸内压力升高和直接按压心脏而维持一定的血液流动，配合人工呼吸可为心脏和脑等重要器官提供一定含氧的血流，为进一步复苏创造条件。人工胸外按压时，患者应仰卧于硬质平面，按压者用一只手掌根部放在胸部正中双乳头之间的胸骨上，另一手平行重叠压在手背上，手掌根部横轴与胸骨长轴方向一致，按压时肘关节伸直，依靠肩部和背部的力量垂直向下按压，按压胸骨的幅度为 $5 \sim 6cm$，按压后使胸廓恢复原来位置，按压和放松的时间大致相等。放松时双手不要离开胸壁，按压频率为 $100 \sim 120$ 次/分。在胸外按压中应努力减少中断，尽量不超过10秒钟，除外一些特殊操作，如建立人工气道或者进行除颤，直至自主循环恢复。

心脏体外电除颤是利用除颤仪在瞬间释放高压电流经胸壁到心脏，使得心肌细胞在瞬间同时除极，终止导致心律失常的异常折返或异位兴奋灶，从而恢复窦性心律。如果具备自动体外除颤仪，连接后显示为心室颤动或扑动即可联合应用CPR与自动体外除颤仪。尽可能缩短电击前后的胸外按压中断，每次电击后要立即进行胸外按压。

（2）开通气道　保持呼吸道通畅是成功复苏的重要步骤，可采用仰头抬颏法开放气道。术者将一手置于患者前额用力加压，使头后仰，另一手的食、中两指抬起下颏，使下颌尖、耳垂的连线与地面呈垂直状态，以通畅气道。应清除患者口中的异物和呕吐物，患者义齿松动应取下。开通气道尽量在10秒内完成。

（3）人工呼吸　开放气道后，先将耳朵贴近患者的口鼻附近，感觉有无呼吸，再观察胸部有无起伏动作，判断及评价时间不应超过10秒。若无上述体征可确定无呼吸，应立即实施人工通气。首先进行两次人工呼吸，口对口呼吸方法是施救者用置于患者前额的手拇指与食指捏住患者鼻孔，吸一口气，用口唇把患者的口全部罩住，然后缓慢吹气，每次吹气应持续1秒以上，确保呼吸时有胸廓起伏。两次人工通气后应该立即胸外按压，通气与胸外按压之比为2∶30。

气管内插管是建立人工通气的最好方法。无论是单人还是双人进行心肺复苏时，按压和通气的比例为30∶2，交替进行。以人工气囊挤压或人工呼吸机进行辅助呼吸与输氧，纠正低氧血症。

4. 高级心肺复苏　即高级生命支持（ALS），是在初级心肺复苏的基础上，应用辅助设备、特殊技术等建立更为有效的通气和血液循环，主要措施包括建立人工气道、给氧、除颤转复心律起搏、建立静脉通路并应用药物治疗。持续监测心电图、血压、脉搏血氧饱和度、呼气末二氧化碳分压等，必要时还需要进行有创血流动力学监测，如动脉血气分析、中心动脉压监测等。

5. 复苏后处理　心肺复苏后的治疗目的是恢复局部器官与组织的灌注，处理原则和措施包括维持有效的循环和呼吸功能，特别是脑灌注，积极治疗原发疾病，预防心脏骤停再次发生，防治脑水肿、急性肾损伤和继发感染等。脑复苏是心肺复苏成功后治疗的关键，包括给予降温措施减轻脑损伤，给予利尿剂减轻脑水肿，应用冬眠药物防止抽搐，高压氧治疗改善脑缺氧，以及抗凝治疗改善微循环等。

【护理措施】

1. 病情监测　根据患者突然发生意识丧失及大动脉搏动消失，或根据心电图显示心脏骤停的心律表现，确定患者发生心脏骤停后，立即呼唤其他医护人员，同时即刻开放气道，实施人工呼吸和胸外按压。严密监测并记录患者的意识状态、心率、心律、血压、呼吸、脉搏、出入量、血气分析结果等。

2. 用药护理　迅速建立两条静脉通路，遵医嘱准确给药。准备好进一步抢救可能用到的仪器和设备，如除颤器、呼吸机、心电监护仪等。

3. 心理护理　向患者家属交代病情，讲解抢救措施实施的目的，取得其配合与支持。患者意识恢复后，给予情感支持，避免因焦虑、恐惧造成心脏耗氧量增加。

【健康指导】

鉴于大多数心脏性猝死发生于冠心病患者，故应识别高危人群，采取减轻其心肌缺血、预防心肌梗死或缩小梗死范围等措施以降低心脏性猝死的发生率。

第五节　原发性高血压

原发性高血压（primary hypertension）简称高血压，是以血压增高为主要临床表现的综合征。成年人高血压定义为在未使用降压药物的情况下，收缩压≥140mmHg 和 / 或舒张压≥90mmHg。高血压是多种心、脑血管疾病的重要病因或危险因素。临床所见的高血压绝大多数属于原发性高血压，继发性高血压占 5% 左右，在某些疾病中，继发性高血压是其中临床症状之一。

随着我国经济的快速发展和人民生活方式的变化，我国高血压等心血管疾病的发病率有增长的趋势。2002 年卫生部（国家卫生和计划生育委员会）组织全国 27 万人群进行的营养与健康状况的调查显示，我国 18 岁以上成人高血压患病率达 18.80%。高血压的发病率存在地区、城乡和民族差别，北方高于南方，城市高于农村，高原少数民族地区患病率较高。相对于发达国家，我国高血压的知晓率、治疗率和控制率较低。

【病因及发病机制】

1. 病因　病因分为遗传因素和环境因素。高血压是遗传易感与环境因素相互作用的结果。一般认为遗传因素约占 40%，环境因素约占 60%。

（1）**遗传因素**　高血压具有明显的家族聚集性。流行病学研究显示，父母均有高血压者子女的发病概率达 46%。约 60% 高血压患者可询问到有高血压家族史。高血压可能与多基因遗传有关。

（2）**环境因素**　①饮食。不同地区人群血压水平和高血压患病率与钠盐平均摄入有关，摄盐越多，血压水平和患病率越高，但摄盐过多导致血压升高主要见于对盐敏感的人群中。低钙、低钾、高蛋白、高饱和脂肪酸、饱和脂肪酸与不饱和脂肪酸比值高等饮食因素也可能与此病发生有关。②精神应激。脑力劳动者高血压患病率高于体力劳动者，长期处于紧张状态或生活在噪声环境的人群患此病也较多。高血压患者经休息后往往血压可获得一定改善。③其他因素。如超重或肥胖。超重者面临较高的心脏病、高血压、中风等疾病的患病风险。肥胖的类型与高血压发生关系密切，腹型肥胖者容易发生高血压。服用避孕药、睡眠呼吸暂停低通气综合征也可能与高血压发病有关。

2. 发病机制　高血压的发病机制尚无完整、统一认识，目前认为其发病机制较集中在交感神经系统活性亢进、肾性水钠潴留、肾素 - 血管紧张素 - 醛固酮系统激活、细胞膜离子转运异常、胰岛素抵抗等环节。

【病理】

高血压早期无明显病理改变。长期高血压引起左心室肥厚及扩大（图3-23），以及全身小动脉病变，主要是血管壁增厚和管腔内径缩小，导致重要靶器官如心、脑、肾缺血，长期高血压及伴随的危险因素还可促进动脉粥样硬化的形成及发展，导致管腔狭窄，器官损伤。

正常心脏　高血压性心脏

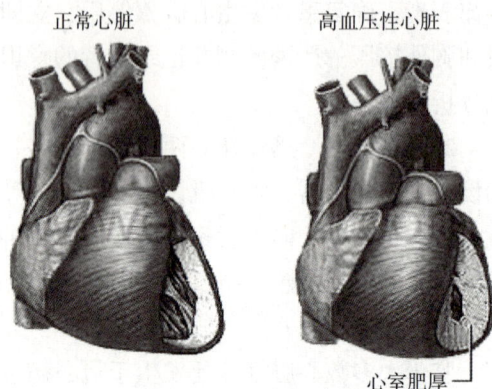

心室肥厚

图3-23　原发性高血压引起的心脏变化

【临床表现】

1. 症状

（1）常见症状　有头痛、头晕、颈项板紧、疲劳、心悸、血压升高等，呈轻度持续性，多数症状可自行缓解，在紧张或劳累后加重。也可出现视力模糊、鼻出血等较重症状。高血压头痛一般在血压下降后可消失。症状与血压水平有一定的相关性。大多数起病缓慢，缺乏特殊的临床表现。

（2）受累器官症状　如胸闷、气短、心绞痛、多尿等。少数患者无症状，在测量血压时或发生心、脑、肾等并发症。

2. 体征　高血压时体征一般较少。病程较长者可出现心脏扩大，心脏听诊可有主动脉瓣区第二心音亢进、收缩期杂音或收缩早期喀喇音。周围血管搏动、血管杂音、心脏杂音等是重点检查的项目。

3. 高血压急症和亚急症　高血压急症指原发性或继发性高血压患者，在某些诱因作用下，血压突然和明显升高（一般超过180/120mmHg），伴有心、脑、肾等重要脏器损害的一种临床危急状态。高血压急症包括高血压脑病、颅内出血、脑梗死、急性左心衰竭、心绞痛、急性主动脉夹层等。如不及时有效降压，预后差，常死于肾衰竭、脑卒中或心力衰竭。高血压脑病是指由于过高的血压超过脑血流自动调节的极限，脑组织血流灌注过多引起脑水肿。临床表现为弥漫性严重头痛、呕吐、神志改变，重者意识模糊、抽搐、昏迷。多发生于重症高血压患者。少数患者病情急骤发展，舒张压持续≥130mmHg，并有头痛、视力模糊、眼底出血、渗出和视网膜水肿，肾脏损害突出，持续蛋白尿、血尿与管型尿，称为恶性高血压。高血压亚急症是指血压明显升高，但不伴有严重明显症状及进行性靶器官损害。区别高血压急症和亚急症的唯一标准是有无新的进行性靶器官损害。

【并发症】

1. 脑血管病　包括脑出血、短暂性脑缺血发作、脑梗死等。

2. 心力衰竭和冠心病　早期因心功能代偿，症状不明显，后期可出现左心衰竭。高血压性心脏病常合并冠状动脉粥样硬化性心脏病和微血管病变。

3. 慢性肾衰竭　持续性高血压可导致肾小动脉硬化，可加速肾功能恶化，出现慢性肾衰竭。

4. 主动脉夹层　为高血压的严重并发症，是主动脉腔内的血液通过内膜的破口进入主动脉壁中层而形成的血肿。

【医学检查】

1. 常规检查　包括尿常规，空腹血糖，血清总胆固醇，血甘油三酯，肾功能，血尿酸和心电图，以助于发现相关危险因素和靶器官损害。

2. 特殊检查　为了更进一步了解高血压患者病理生理状况和靶器官结构与功能变化，可以有目的地选择一些特殊检查，例如 24 小时动态血压监测，超声心动图，尿白蛋白定量，颈动脉超声，眼底检查等。动态血压监测是由仪器自动定时测量血压，每隔 15 ～ 30 分钟自动测压，连续 24 小时或更长时间。正常人血压呈现昼夜节律，表现为两峰一谷，即在上午 6 ～ 10 时及下午 4 ～ 8 时各出现一个高峰，夜间 3 ～ 5 时血压明显降低。动态血压监测有助于判断血压升高严重程度，了解血压昼夜节律，指导治疗及评价疗效。

【诊断要点】

1. 诊断　主要靠血压测定。在非药物状态下，测量安静休息坐位时上臂肱动脉部位血压，一般需非同日测量 3 次血压值收缩压均 ≥ 140mmHg 和 / 或舒张压均 ≥ 90mmHg 可诊断为高血压。在做出高血压诊断时，必须鉴别是原发性高血压还是继发性高血压。

目前，我国采用的血压分类和标准见表 3–7。根据血压升高水平，高血压分为 1 ～ 3 级。当收缩压与舒张压分别属于不同级别时，以较高的级别为准。

表 3–7　血压分类和标准

类别	收缩压（mmHg）		舒张压（mmHg）
正常血压	＜ 120	和	＜ 80
正常高值	120 ～ 139	和（或）	80 ～ 89
1 级高血压（轻度）	140 ～ 159	和（或）	90 ～ 99
2 级高血压（中度）	160 ～ 179	和（或）	100 ～ 109
3 级高血压（重度）	≥ 180	和（或）	≥ 110
单纯收缩期高血压	≥ 140	和	＜ 90

2. 严重程度分级　对原发性高血压作心血管危险分层，将高血压患者分为低危、中危、高危、很高危。分层依据为血压升高水平（1 级，2 级，3 级），其他心血管危险因素（如男性 ＞ 55 岁、女性 ＞ 65 岁，吸烟，高脂血症，糖尿病，早发心血管疾病家族史），糖尿病，靶器官损害及并发症情况（表 3–8）。

表 3–8　高血压患者心血管危险分层标准

其他危险因素和病史	血压		
	1 级	2 级	3 级
无其他危险因素	低危	中危	高危
1 ～ 2 个危险因素	中危	中危	很高危
3 个以上危险因素或糖尿病或靶器官损害	高危	高危	很高危
有并发症	很高危	很高危	很高危

【治疗】

治疗要点：控制血压，最终目的是减少高血压患者心、脑血管病的发生率和死亡率。

1. 改善生活方式　适用于所有高血压患者。具体见护理措施。

2. 降压药物治疗　血压持续升高，改善生活方式后血压仍未获得有效控制患者，血压 2 级或以上患者，高血压合并糖尿病或靶器官损害患者须使用降压药物治疗。目前主张血压控制目标值为 ＜ 140/90mmHg。糖尿病或慢性肾脏病合并高血压患者，血压控制目标值 ＜ 130/80mmHg。老年收缩期高血压患者，收缩压控制在 150mmHg 以下，如果能耐受可降至 140mmHg 以下。使用降压药物应遵循 4 项原则，即小剂量开始、优先选择长效制剂、联合用药及个体化。

（1）降压药物种类 目前常用降压药物可归纳为五大类，即利尿剂、β 受体拮抗剂、钙通道阻滞剂（CCB）、血管紧张素转换酶抑制剂（ACEI）和血管紧张素 Ⅱ 受体拮抗剂（ARB）。① 利尿剂适用于轻、中度高血压，降压作用主要通过排钠，减少细胞外容量，降低外周血管阻力。利尿剂有噻嗪类、袢利尿剂和保钾利尿剂三类，主要不良反应是低血钾症和影响血脂、血糖、血尿酸代谢，多发生在大剂量时，故推荐使用小剂量给药。保钾利尿剂可引起高血钾，不宜与 ACEI 合用，肾功能不全者禁用。② β 受体拮抗剂适用于各种不同严重程度高血压，尤其是心率较快的中、青年患者，降压作用可能通过抑制中枢和周围的肾素 - 血管紧张素 - 醛固酮系统及降低心排血量。急性心力衰竭、支气管哮喘、病态窦房结综合征、二度及二度以上房室传导阻滞患者禁用。常用制剂有普萘洛尔，10 ～ 20mg，1 次 / 天，阿替洛尔，50 ～ 100mg，1 次 / 天。③钙通道阻滞剂：降压作用主要通过阻滞细胞外钙离子进入血管平滑肌细胞内，减弱兴奋 - 收缩偶联，降低阻力血管的收缩反应。钙通道阻滞剂还能减轻 AT Ⅱ 和 α_1 肾上腺素能受体的缩血管效应，减少肾小管钠重吸收。常用药物分为二氢吡啶类和非二氢吡啶类，前者以硝苯地平为代表，后者有维拉帕米和地尔硫䓬。非二氢吡啶类抑制心肌收缩和传导功能，不宜在心力衰竭、窦房结功能低下或心脏传导阻滞患者中应用。④血管紧张素转换酶抑制剂（ACEI）降压作用主要通过抑制周围和组织的 ACE，使血管紧张素 Ⅱ 生成减少。ACEI 具有改善胰岛素抵抗和减少尿蛋白作用，特别适用于伴有心力衰竭、心肌梗死后、糖耐量减退或糖尿病肾病的高血压患者。高血钾症、妊娠期禁用。常用药物卡托普利、依那普利等。⑤血管紧张素 Ⅱ 受体拮抗剂（ARB）降压作用主要通过阻滞组织的血管紧张素 Ⅱ 受体，更充分有效地阻断血管紧张素 Ⅱ 的水钠潴留、血管收缩等作用。虽然在适应证和禁忌证方面与 ACEI 相同，但 ARB 具有自身治疗特点，且不引起刺激性干咳，不良反应短暂而轻微。常用代表类药物氯沙坦，50 ～ 100mg，1 次 / 天。

除了上述五大类主要降压药物外，还有交感神经抑制剂（利血平、可乐定）、直接血管扩张剂（肼屈嗪）、α_1 受体阻滞剂（哌唑嗪、特拉唑嗪）等，不主张单独使用，但在复方制剂中或联合治疗时仍在使用。

（2）降压治疗方案 大多数无并发症或合并症患者可以单独或者联合使用噻嗪类利尿剂、β 受体拮抗剂、CCB、ACEI 和 ARB，治疗应从小剂量开始，逐步递增剂量，必要时 2 种以上联合，尽可能选 1 次 / 日长效制剂，减少血压波动。目前认为 2 级高血压患者在开始时就可以采用两种降压药物联合治疗。

联合治疗应采用不同降压机制的药物，我国临床上主要推荐应用的优化联合治疗方案是：ACEI/ARB+ 二氢吡啶类 CCB；ACEI/ARB+ 噻嗪类利尿剂；二氢吡啶类 CCB+ 噻嗪类利尿剂；二氢吡啶类 CCB+β 受体拮抗剂。次要推荐使用的联合治疗方案是：利尿剂 +β 受体拮抗剂；α 受体拮抗剂 +β 受体拮抗剂；二氢吡啶类 CCB+ 保钾利尿剂；噻嗪类利尿剂 + 保钾利尿剂。三种降压药联合治疗一般必须包含利尿剂。对于有并发症的患者，降压药和治疗方案选择应该个体化。

3. 高血压急症的治疗

（1）降压原则 ①及时降低血压：选择适宜有效的降压药物，静脉滴注给药，同时监测血压。如果情况允许，及早开始口服降压药治疗。②控制性降压：初始阶段（数分钟到 1 小时内）血压控制的目标为平均动脉压的降低幅度不超过治疗前水平的 25%；在随后的 2 ～ 6 小时内将血压降至较安全水平，一般为 160/100mmHg 左右；如果临床情况稳定，在随后 24 ～ 48 小时逐步降至正常水平。如果降压后发现有重要器官缺血症状，血压降低幅度应更小。在随后的 1～2 周内，再将血压逐步降到正常水平。③合理选择降压药：要求起效迅速，短时间内达到最大作用；作用持续时间短，停药后作用消失较快；不良反应较小。另外，最好在降压过程中不明显影响心率、心输出量和脑血流量。利血平肌内注射的降压作用起效较慢，如果短时间内反复注射可发生严重低血压，引起明显嗜睡反应。治疗开始时也不宜使用强力的利尿药，若有心力衰竭或明显的体液容量负荷过重者可考虑使用。

（2）常用降压药　①硝普钠：首选用药，能同时扩张动脉和静脉，降低心脏前、后负荷；②硝酸甘油：扩张静脉和选择性扩张冠状动脉与大动脉；③尼卡地平：二氢吡啶类降压药，降压同时可改善脑血流量；④拉贝洛尔：兼有 α 受体阻滞作用的 β 受体拮抗剂。

【护理诊断 / 问题】

1. 疼痛：头痛　与血压增高有关。

2. 有受伤的危险　与血压增高致头晕有关；与血压增高致视力模糊有关；与降压药致低血压有关。

3. 活动无耐力　与长期高血压致心功能减退有关。

4. 知识缺乏　缺乏高血压病的疾病知识；缺乏高血压病自我保健的知识。

5. 潜在并发症　高血压急症；脑血管意外；心功能衰竭；肾衰竭。

【护理措施】

1. 安全与舒适管理　①环境：保持病室安静，室内光线宜偏暗，减少探视。保证患者安全，如病室、走廊内应有一定照明，清除患者活动范围内的障碍物，地面保持干燥，必要时病床要加床档等。将患者常用物品放于患者伸手可及处，如呼叫器、水杯，以方便拿取。患者头晕严重时，应在床上排大小便，护士给予充分协助，但若患者坚持入厕排便，则一定要有人陪伴进行保护，病房走廊和厕所应安装扶手。患者外出时应有人陪伴。护理人员操作应集中进行以免过多打扰患者。②休息：指导患者合理安排工作、休息，避免在嘈杂环境中久留，生活节奏应放慢，保持心绪平和，特别是在生气、愤怒时要及时调整情绪。血压波动过大期间应卧床休息，减少搬动患者，保证充分睡眠时间，教会患者缓慢改变体位。告诉患者引起头痛、头晕的诱因，如劳累、情绪激动、不规律服药等。③适当运动：运动有利于提高心血管适应调节能力，稳定血压水平。

2. 病情监测　①常规监测：定时测量血压并做好记录。人体血压受季节、昼夜、情绪等因素影响有较大波动。冬季血压较高，夏季较低。血压波动有昼夜节律，呈夜低昼高，即一般夜间血压较低，清晨起床活动后血压迅速升高，形成清晨血压高峰。②并发症监测：注意观察患者有无剧烈头痛、呕吐、大汗、视力模糊等高血压并发症的表现，是否发生心力衰竭、肾衰竭等。

3. 用药护理　遵医嘱给予降压药物，观察药物疗效及不良反应，尤其是有无低血压的发生。利尿剂不良反应有低血钾症、乏力、尿量增多等，痛风患者禁用。β 受体拮抗剂的不良反应有心动过缓、乏力、四肢发冷等。钙通道阻滞剂不良反应为心率增快、面部潮红、头痛等，多在开始治疗阶段出现。ACEI 不良反应主要是刺激性干咳和血管性水肿，干咳在停用后即可消失。硝普钠可用于各种高血压急症，在通常剂量下不良反应轻微，有恶心、呕吐、肌肉颤动。硝普钠静脉滴注应注意避光，现用现配，严格遵医嘱调节滴速。在联合用药、首剂服药或加量时应特别注意直立性低血压的预防与处理。首先应告诉患者直立性低血压的表现，如头昏、头晕、视力模糊、乏力、恶心、认知功能障碍等，多发生在患者从卧位改变到直立位或长时间站立时。指导患者预防直立性低血压的措施，如服降压药后平卧一段时间，避免长时间站立，改变体位时动作要缓慢，避免过热水洗澡或洗桑拿浴，不宜大量饮酒。指导患者在发生直立性低血压时采取下肢抬高位平卧，以增加回心血量。

4.饮食护理 以清淡、易消化的食物为宜，多食富含维生素的食物。限制每日热量摄入，减少钠盐摄入，每人每日食盐量以不超过 6g 为宜。补充钙和钾盐，建议每人每日吃新鲜蔬菜 400～500g，喝牛奶 500mL，以补充适量的钾和钙。减少脂肪摄入，膳食中脂肪量应控制在总热量的 25% 以下。戒烟、限制饮酒，饮酒量每日不宜超过相当于 50g 乙醇的量。

5.高血压急症的护理 告诉患者应坚持服用降压药，避免不规律服药或长期停服。保持心态平和，注意保暖，避免因情绪激动、寒冷或感冒等刺激引起血压波动。

患者发生高血压急症时，应绝对卧床休息，抬高床头，以减轻脑水肿，加床档防患者因躁动而坠床。保持呼吸道通畅，吸氧，迅速建立静脉通道，连接心电、血压监护。遵医嘱给予降压药。硝普钠静脉滴注应注意避光，现用现配，严格遵医嘱调节滴速，密切监测血压；通常剂量下硝普钠的不良反应轻微，有恶心、呕吐、肌肉颤动。当患者发生脑水肿需甘露醇脱水时，应以较快速度静脉滴注。因焦虑不安可加剧血压的升高，护士应注意评估患者的不良情绪，如焦虑，给予解释及安慰，保持其情绪稳定。

【健康指导】

1.预防疾病 调整生活方式和服用降压药物，控制血压在适当水平，预防或延缓靶器官损害的发生、发展。指导患者合理安排生活，劳逸结合，定期测量血压。注意保暖，室内保持一定的温度，洗澡时避免受凉。

2.管理疾病 高血压患者常需服用多种药物，护士应将药名、剂量、服用方法及可能产生的不良反应写成卡片交给患者或家属。护士应建议患者购买血压计自测血压，超重者还应准备体重计监测体重变化，尽量将体重指数控制在＜25。高血压持续升高或出现头晕、头痛、恶心等症状时应及时就医。

3.康复指导 患者病情稳定后，应坚持适量运动。可根据年龄及身体状况选择慢跑或步行、骑自行车等活动，一般每周 3～5 次，每次 20～40 分钟。避免参加比赛性质的活动及力量型活动如举重、俯卧撑等。

第六节　冠状动脉粥样硬化性心脏病

冠状动脉粥样硬化性心脏病（coronary atherosclerotlc heart disease），是由于冠状动脉粥样硬化使血管腔狭窄或阻塞，导致心肌缺血缺氧甚至坏死引起的心脏疾病，它和冠状动脉功能性改变（痉挛）一起统称为冠状动脉性心脏病，简称冠心病，也称缺血性心脏病。本病多发生在 40 岁以后，男性发病早于女性，近年来，本病发病呈年轻化趋势，已成为威胁人类健康的主要疾病之一。

【病因及发病机制】

1.病因 本病病因尚未完全确定，但研究表明本病是多因素致病，这些因素称为危险因素。主要的危险因素有：

（1）年龄、性别 本病临床上多见于 40 岁以上的中、老年人，但近年来临床发病年龄有年轻化的趋势。男性与女性相比，女性发病率较低，但在更年期后女性发病率增加。

（2）血脂异常 脂质代谢异常是动脉粥样硬化最重要的危险因素。总胆固醇、甘油三酯、低密度脂蛋白或极低密度脂蛋白增高，以及高密度脂蛋白减低被认为是危险因素。

（3）高血压 血压增高与本病关系密切。高血压患者患本病较血压正常者高 3～4 倍。收缩压和舒张压增高都与本病密切相关。

（4）吸烟　本病的发病率和病死率吸烟者较不吸烟者高 2～6 倍，被动吸烟也是危险因素。

（5）糖尿病和糖耐量异常　糖尿病患者中本病发病率较非糖尿病者高出数倍，且病变进展迅速。

其他的危险因素还有肥胖，从事体力活动少、脑力活动紧张的工作，常进高热量、高脂肪、高糖、高盐饮食，遗传因素，A 型性格等。

2. 发病机制　冠状动脉粥样硬化表现为冠状动脉管壁增厚变硬、失去弹性和管腔缩小。受累冠状动脉的病变从内膜开始，先后有多种病变合并存在，包括局部有脂质和复合糖类积聚、纤维组织增生和钙质沉着形成斑块，并有动脉中层的逐渐退变，继发性病变尚有斑块内出血、斑块破裂及局部血栓形成。冠状动脉发生粥样硬化后，血管腔狭窄或阻塞（图 3-24）。当冠状动脉的供血与心肌的需血之间发生矛盾，冠状动脉血流量不能满足心肌代谢的需要，就可以引起心肌缺血缺氧，急剧的、暂时的缺血缺氧引起心绞痛，而持续的、严重的心肌缺血可以引起心肌坏死即为心肌梗死。

产生疼痛感觉的原因，可能是在缺血缺氧的情况下，心肌内积聚过多的代谢产物如乳酸、丙酮酸等酸性物质，或类似激肽的多肽类物质，刺激心脏内自主神经的传入纤维末梢，经 1～5 胸交感神经节和相应的脊髓段传至大脑，产生疼痛感觉。

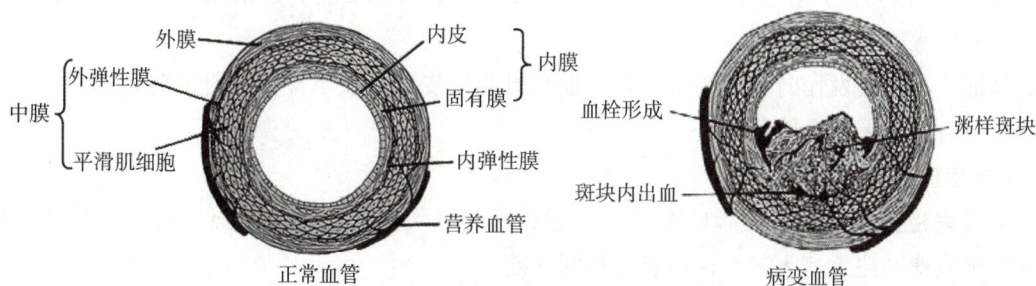

图 3-24　冠状动脉粥样硬化

【临床分型】

1979 年 WHO 将冠心病分为五型，分别为无症状性心肌缺血、心绞痛、心肌梗死、缺血性心肌病、猝死。近年来，临床上趋向于将本病分为急性冠脉综合征和慢性冠脉疾病。急性冠脉综合征包括不稳定型心绞痛、非 ST 段抬高性心肌梗死和 ST 段抬高性心肌梗死，慢性冠脉病包括稳定型心绞痛、无症状性心肌缺血和缺血性心肌病。本节重点讨论稳定型心绞痛和 ST 段抬高性心肌梗死。

一、稳定型心绞痛

稳定型心绞痛（stable angina pectoris）也称劳力性心绞痛，是指在冠状动脉狭窄的基础上，由于心肌负荷增加，出现冠状动脉供血不足，引起心肌急剧、暂时缺血缺氧的临床综合征。其特点为阵发性前胸压榨性疼痛或憋闷感，主要位于胸骨后部，可放射至心前区和左上肢尺侧，劳累、情绪激动、饱餐、受寒、急性循环衰竭等为常见诱因，持续数分钟，休息或使用硝酸酯制剂可缓解。本病患者男性多于女性，多数患者年龄在 40 岁以上。

【病因及发病机制】

稳定型心绞痛的发病机制主要是冠状动脉存在固定狭窄或部分闭塞的基础上发生需氧量的增加。当冠状动脉血流量不能满足心肌的代谢需要，心肌发生急剧、暂时的缺血缺氧时，即可发生心绞痛。

心肌血氧需求增加时，依靠增加冠状动脉的血流量来提供氧。在正常情况下，冠状循环有很大的储备力量，其血流量可随身体的生理情况而出现显著变化。动脉粥样硬化而致冠状动脉狭窄时，其扩张能力减弱，血流量减少，心肌的血液供应如尚能应付心脏平时的需要，则休息时可无症状。一旦心脏负荷突然增加，如劳累、激动、左心衰竭等，使心肌氧耗量增加，导致心肌对血液的需求增加，而冠状动脉的供血已不能相应增加，即可出现心绞痛。心绞痛发作时，有左心室收缩力和收缩速度下降，心排血量降低，左心室舒张末期压和血容量增加等左心室收缩和舒张功能障碍的病理生理变化。

【临床表现】

1. 症状 心绞痛以发作性胸痛为主要临床表现。①诱因：心绞痛发作常在体力劳动或情绪激动时发生，饱食、寒冷、吸烟、心动过速、休克等亦可诱发。典型的心绞痛常在相似的条件下重复发生。②部位：主要位于胸骨体中段或上段之后，可波及心前区，手掌大小范围，界限不很清楚。常放射至左肩、左臂内侧达无名指和小指，或至颈、咽或下颌部。③性质：胸痛常为压迫、发闷，紧缩性或烧灼感，但不像针刺样锐痛。有些患者仅觉胸闷不适。发作时，患者往往被迫停止正在进行的活动，直至症状缓解。④持续时间：疼痛常持续 3～5 分钟，可数天或数星期发作 1 次，亦可 1 日内多次发作。⑤缓解方式：一般在停止原来诱发症状的活动后即可缓解，舌下含服硝酸甘油症状也能缓解。

2. 体征 心绞痛发作时常见心率增快、血压升高、皮肤冷或出汗，有时出现第四或第三心音奔马律。平时一般无异常体征。

【医学检查】

1. 实验室检查 血糖、血脂检查，了解冠心病的危险因素；胸痛明显者检查心肌坏死标志物；血常规检查，注意有无贫血；检查甲状腺功能。

2. 心电图检查 发现心肌缺血、诊断心绞痛最常用的方法。静息时心电图约半数患者在正常范围。心绞痛发作时，心电图可出现暂时性心肌缺血引起的 ST 段水平型或下斜型压低 ≥ 0.1mV，发作缓解后恢复。还可通过心电图连续动态监测连续记录并自动分析 24 小时心电图（又称 Holter 心电监测），从中发现心电图 ST-T 改变和各种心律失常，胸痛发作时相应时间的缺血性 ST-T 改变有助于确定心绞痛的诊断。

3. 多层螺旋 CT 冠状动脉成像（CTA） 用于判断冠状动脉狭窄程度和管壁钙化情况，有助于判断管壁内斑块分布范围和性质。

4. 放射性核素检查 如放射性核素心腔造影用于测定左心室射血分数及显示心肌缺血区室壁局部运动障碍。正电子发射断层心肌显像（PET）可判断心肌的血流灌注情况及了解心肌的代谢情况以评估心肌活力。

5. 冠状动脉造影 冠状动脉造影是将特殊的心导管经股动脉或桡动脉穿刺后插至左右冠状动脉开口处，注入造影剂，使冠状动脉及其主要分支清楚显影，从而观察血管情况，判断病变的轻重程度及其确切的部位和范围，具有直接确诊的价值，是冠心病治疗、术前确诊或验证术后效果的有效方法。

6. 胸部 X 线检查 胸部 X 线检查对稳定型心绞痛无特异的诊断意义，一般情况下是正常的，但有助于了解其他心肺疾病的情况，如有无心影增大、充血性心力衰竭等，帮助鉴别诊断。

【诊断要点】

1. 诊断 依据典型心绞痛的发作特点和体征，参考心电图改变，含用硝酸甘油后可缓解，结合冠心病危险因素，排除其他原因所致的心绞痛，一般即可建立诊断。

2. 严重程度分级　根据心绞痛的严重程度，加拿大心血管病学会将心绞痛分级分为四级。Ⅰ级：一般体力活动不受限制，仅在强烈、快速活动或持续用力时发生心绞痛。Ⅱ级：一般体力活动轻度受限制，快步、饭后、寒冷、精神应激或醒后数小时内发作心绞痛。一般情况下平地步行200米以上或登楼一层以上受限制。Ⅲ级：一般体力活动明显受限制，一般情况下平地步行200米以内，或登楼一层出现心绞痛。Ⅳ级：轻微活动或休息时即可发生心绞痛。

【治疗】

治疗要点是改善冠状动脉的血供、降低心肌的耗氧、治疗动脉粥样硬化，预防心肌梗死和死亡，延长生存期。

1. 发作时的治疗

（1）休息　发作时立即休息，一般患者在停止活动后症状即可逐渐消失。

（2）药物治疗　硝酸酯类是最有效的终止及预防心绞痛发作的药物。这类药物除扩张冠状动脉，增加冠状动脉血流量外，还通过对周围血管的扩张作用，减少静脉回心血量及降低血压，减低心脏前、后负荷，从而缓解心绞痛。常用药物有硝酸甘油、硝酸异山梨酯（消心痛）。硝酸甘油每次 0.3 ～ 0.6mg，舌下含化，1 ～ 2 分钟即起效，约半小时后作用消失；延迟见效或完全无效时，提示患者并非患冠心病或为严重的冠心病。消心痛每次 5 ～ 10mg，舌下含化，2 ～ 5 分钟见效，作用维持 2 ～ 3 小时。

2. 缓解期的治疗　缓解期须调整生活方式，宜尽量避免各种确知可引起心绞痛发作的因素，如进食不应过饱，戒烟限酒，调整日常生活与工作量，减轻精神负担。

（1）药物治疗　使用作用持久的抗心绞痛药物，以防心绞痛发作。

1）β 受体拮抗剂　可减慢心率，降低血压，减低心肌收缩力及耗氧量，从而减少心绞痛的发作。常用对心脏有选择性的制剂，如美托洛尔、阿替洛尔等。使用本药应注意：本药开始剂量注意减小，以免引起直立性低血压等副作用；停用本药时应逐步减量，如突然停用有诱发心肌梗死的可能；低血压、支气管哮喘及心动过缓、二度以上房室传导阻滞者禁用。

2）硝酸酯制剂　有二硝酸异山梨酯、单硝酸异山梨酯、长效硝酸甘油（戊四硝酯）制剂。

3）钙通道阻滞剂　本类药物抑制钙离子进入细胞内，并抑制心肌细胞兴奋 - 收缩偶联中钙离子的利用，因而可抑制心肌收缩，减少心肌耗氧；可扩张冠状动脉，改善心肌供血；扩张周围血管，降低动脉压，减轻心脏后负荷；还可降低血黏度。更适用于同时有高血压的患者。常用制剂有维拉帕米、硝苯地平、氨氯地平等。

4）中医中药治疗　中医药辨证治疗可改善冠心病患者心功能。目前以"活血化瘀""祛痰通络"法常用，如丹参饮、瓜蒌薤白半夏汤、参麦饮等。针灸或穴位按摩治疗有一定疗效。

5）预防心肌梗死，改善预后的药物　如阿司匹林、氯吡格雷、他汀类药物等。

（2）介入治疗　可采用经皮冠状动脉腔内成形术（PTCA），冠状动脉内支架植入术，从而改善心肌血流灌注。

（3）外科手术治疗　对病情严重，药物治疗效果不佳，经冠状动脉造影后显示不适合行介入治疗者，可行冠状动脉旁路移植手术，多取患者自身的大隐静脉作为旁路移植材料，一端吻合在主动脉，另一端吻合在有病变的冠状动脉段的远端，引主动脉的血流以改善病变冠状动脉所供血心肌的血供。

【护理诊断 / 问题】

1. 疼痛：心前区痛　与心肌缺血有关。

2. 活动无耐力　与氧的供需失衡有关。

3. 焦虑　与心绞痛反复发作有关。

4. 知识缺乏　缺乏预防动脉粥样硬化及心绞痛发作的知识。

5. 潜在并发症　心肌梗死。

【护理措施】

1. 安全与舒适管理　心绞痛发作时，立即协助患者卧床休息，停止活动。加护床档。

2. 疾病监测　评估患者疼痛的部位、性质、持续时间、诱发因素，给予心电监测，观察血压、心率、心律的变化，注意患者的面色及有无大汗、胸闷、心悸、恶心及呕吐等。

3. 用药护理　遵医嘱给予患者舌下含服硝酸甘油并吸氧。服药 3 ～ 5 分钟后疼痛仍不缓解，可再服 1 片硝酸甘油。对于心绞痛发作频繁或含服硝酸甘油效果差的患者，可遵医嘱静脉滴注硝酸甘油，静滴速度宜慢，以免造成低血压，嘱患者及家属不可擅自调节滴速。部分患者用药后可出现颜面潮红、头痛等症状，应告诉患者这是由于药物导致头面部血管扩张所致，解除其顾虑。硝酸酯制剂可有血压下降等不良反应，因此第一次用药时，患者宜平卧片刻。用药后注意询问患者疼痛变化情况。

【健康指导】

1. 预防疾病　患者应改变生活方式，摄入低热量、低脂、低盐、高维生素饮食，避免过饱及刺激性食物与饮料，戒烟，不饮浓茶、咖啡，避免寒冷刺激。积极治疗高血压和糖尿病。避免心绞痛发作的诱因，如情绪激动、饱餐、受寒等。患者日常洗澡时应告诉家属，并且不在饱餐后或空腹时洗澡，洗澡水温不宜过热或过冷，以防诱发心绞痛发作或心肌梗死，同时洗澡时浴室门不上锁，以利于发生意外时家人可及时进入浴室进行救助。

2. 管理疾病　①遵医嘱用药，不要自行增减药量。外出时随身携带硝酸甘油以应急；在家中，硝酸甘油应放在易拿取的地方，用过应放回原处，患者与家人均应知道药物的位置，以便在患者心绞痛发作时能及时找到；硝酸甘油易见光分解，故应放在棕色瓶中保存，最好 6 个月更换 1 次。②教给患者发作时应采取的方法，若含服硝酸甘油不能缓解，则有发生心肌梗死的可能，需即刻赴医院就诊。有些患者心绞痛发作时并非典型的心前区痛，而可能表现为上腹部不适或疼痛、胸闷、颈部疼痛等，应告知患者在这种情况下应先按心绞痛处理，以免延误病情。③心绞痛患者应定期进行心电图、血糖、血脂的检查。

3. 康复指导　患者病情稳定后，可进行适当运动。运动强度以最大心率的 70% ～ 75% 为好，教会患者自己数脉搏；根据患者病情、体力、爱好选择运动方式，如散步、快步行走、跑步、骑自行车、游泳等。嘱患者不宜在寒冷环境中锻炼，将头部及胸部暴露在寒冷空气中，避免竞赛活动和屏气、用力动作，以免引起心绞痛发作。

二、ST 段抬高性心肌梗死

ST 段抬高性心肌梗死（ST segment elevation myocardial infarction，STEMI）是心肌的缺血性坏死，是在冠状动脉病变的基础上，发生冠状动脉血供急剧减少或中断，使相应心肌持久而严重的急性缺血导致心肌坏死。本病患者男性多于女性，40 岁以上占绝大多数，冬春两季发病较高，北方地区较南方地区为多。

【病因及发病机制】

①基本病因是冠状动脉粥样硬化，造成一支或多支血管管腔狭窄，导致心肌血供不足，而此时侧支循环未充分建立，在此基础上，一旦血供急剧减少或中断，使心肌严重而持久地急性缺血

缺氧，达 20～30 分钟即可发生心肌梗死。绝大多数的心肌梗死是由于粥样斑块溃破，继而出血和管腔内血栓形成，而使管腔闭塞。②促使粥样斑块破裂出血及血栓形成的诱因。晨起 6～12 时交感神经活动增强、饱餐、重体力活动、情绪激动、血压剧升或用力大便，导致左心室负荷明显加重；休克、脱水、出血、外科手术或严重心律失常等导致心排血量骤降，冠状动脉灌流量锐减的情况也可成为诱因。

【病理 / 病理生理】

心肌梗死发生冠状动脉闭塞后 1～2 小时之内绝大部分心肌呈凝固性坏死，坏死的心肌纤维逐渐溶解，形成肌溶灶，随后肉芽组织形成。心肌梗死发生后，常伴有不同程度的左心功能不全和血流动力学上的改变，其严重程度和持续时间取决于梗死的部位、程度和范围。急性大面积心肌梗死者，可发生泵衰竭，即心源性休克或急性肺水肿。

【临床表现】

心肌梗死症状与梗死的大小、部位、侧支循环情况密切相关。

1. 先兆　50%～81.2% 患者在发病前数日有乏力，胸部不适，活动时心悸、气急、烦躁等前驱症状。其中以新发生心绞痛或原有心绞痛加重为最突出。心绞痛发作频繁，程度较重，时间较长，硝酸甘油疗效较差，诱发因素不明显。同时心电图示 ST 段一时性明显抬高或压低，T 波倒置或增高（"假性正常化"）。如及时处理，可使部分患者避免发生心肌梗死。

2. 症状

（1）疼痛　心肌梗死最早、最突出的症状。疼痛部位、性质与心绞痛相同，但诱因多不明显，程度更剧烈，持续时间长，可达数小时或更长，休息和含服硝酸甘油多不能缓解。患者常烦躁不安，出汗，恐惧，胸闷或有濒死感。部分患者疼痛可向上腹部、下颌、颈部、背部放射而被误诊。

（2）全身症状　有发热、心动过速、白细胞增高和红细胞沉降率增快等，由坏死物质被吸收所引起。一般在疼痛发生后 24～48 小时出现，程度与梗死范围常呈正相关，体温一般 38℃左右，持续约 1 周。

（3）胃肠道症状　疼痛剧烈时常伴有频繁的恶心、呕吐和上腹胀痛，与迷走神经受坏死心肌刺激和心排血量降低致组织灌注不足等有关。

（4）心律失常　见于 75%～95% 的患者，多发生在起病 1～2 天，以 24 小时内最多见。各种心律失常中以室性心律失常最多，尤其是室性期前收缩。如室性期前收缩频发（每分钟 5 次以上）、成对出现或呈短阵室性心动过速、多源性或落在前一个心搏的易损期时（R-on-T），常为室颤先兆。心室颤动是急性心肌梗死早期，特别是入院前主要的死因。房室传导阻滞和束支传导阻滞也较多见，多发生在心力衰竭者中。

（5）低血压和休克　疼痛期中血压下降常见。如疼痛缓解而收缩压仍低于 80mmHg，有面色苍白、皮肤湿冷、脉细而快、大汗淋漓、尿量减少（＜20mL/h）、神志迟钝，甚至晕厥者，则为休克表现，主要是心源性休克。休克多在起病后数小时至数日内发生。

（6）心力衰竭　主要是急性左心衰竭，可在起病最初几天内发生，或在疼痛、休克好转阶段出现，为梗死后心脏舒缩力显著减弱或不协调所致。出现呼吸困难、咳嗽、发绀、烦躁等症状，严重者可发生肺水肿，随后可有颈静脉怒张、肝大、水肿等右心衰竭表现。

3. 体征

（1）心脏体征　心脏浊音界可正常也可轻度至中度增大，心率多增快，心尖区第一心音减弱，可出现第四心音（心房性）奔马律；小部分患者在起病第 2～3 天出现心包摩擦音，为反应性纤维性心包炎所致。

（2）血压　除极早期血压可增高外，几乎所有患者都有血压降低。起病前有高血压者，血压可降至正常，且可能不再恢复到起病前的水平。

（3）其他　可有与心律失常、休克或心力衰竭相关的体征。

【并发症】

1. 乳头肌功能失调或断裂　总发生率可高达 50%。二尖瓣乳头肌因缺血、坏死等使收缩功能发生障碍，造成不同程度的二尖瓣脱垂并关闭不全，心尖区出现收缩中晚期喀喇音和吹风样收缩期杂音，可引起心力衰竭。轻症者可以恢复。乳头肌整体断裂极少见，多发生在二尖瓣后乳头肌，心力衰竭明显，可迅速发生肺水肿，在数日内死亡。

2. 心脏破裂　少见，常在起病 1 周内出现，多为心室游离壁破裂，造成心包积血引起急性心脏压塞而猝死。

3. 栓塞　发生率 1% ~ 6%。见于起病后 1 ~ 2 周，可因左心室附壁血栓脱落，引起脑、肾、脾或四肢等动脉栓塞。也可因下肢静脉血栓形成部分脱落，引起肺动脉栓塞。

4. 心室壁瘤　发生率 5% ~ 20%。主要见于左心室，多于心肌梗死后 1 周出现。X 线透视、摄影、超声心动图、放射性核素心脏血池显像等可见局部心缘突出，搏动减弱或有反常搏动。

5. 心肌梗死后综合征　发生率约 10%。于心肌梗死后数周至数月内出现，可反复发生，表现为心包炎、胸膜炎或肺炎，有发热、胸痛等症状，可能为机体对坏死物质的过敏反应。

【医学检查】

1. 心电图　心电图在心肌梗死发生时出现进行性改变，对心肌梗死的诊断、定位、定范围、估计病情演变和预后都有帮助。

（1）特征性改变　ST 段抬高性心肌梗死的心电图特点是：①ST 段抬高弓背向上型，在面向坏死周围心肌损伤区的导联上出现；②宽而深的 Q 波（病理性 Q 波）在面向透壁心肌坏死区的导联上出现；③T 波倒置，在面向损伤区周围心肌缺血区的导联上出现。在背向心肌梗死区的导联则出现相反的改变，即 R 波增高、ST 段压低和 T 波直立并增高。

（2）动态性改变　ST 段抬高性心肌梗死可见心电图的动态性改变（表 3-9）。起病数小时内，可尚无异常或出现异常高大两肢不对称的 T 波，为超急性期改变；数小时后，ST 段呈弓背向上明显抬高，与直立的 T 波连接，形成单相曲线，数小时至 2 日内出现病理性 Q 波，以后 70% ~ 80% 将永久存在；在早期如不进行治疗干预，ST 段抬高持续数日至两周左右，逐渐回到基线水平，T 波则变为平坦或倒置，为亚急性期改变；数周至数月后，T 波呈 V 形倒置，两肢对称，波谷尖锐，T 波倒置可永久存在，也可在数月至数年内逐渐恢复。

（3）定位和定范围　可根据出现特征性改变的导联数来判断心肌梗死范围。V_1 ~ V_3 提示前间壁病变，V_3 ~ V_5 提示局限前壁病变，V_1 ~ V_5 为广泛前壁病变，V_5 ~ V_7 为侧壁病变，V_7、V_8 为正后壁病变，I 与 aVL 为高侧壁病变，Ⅱ、Ⅲ、aVF 为下壁病变。

表 3-9　心肌梗死不同时期的演变

	超急性期	急性期	亚急性期	慢性期
T 波改变	对称高尖	直立	倒置，变浅	倒置或恢复
ST 段	斜形抬高	斜形抬高	恢复基线	恢复基线
病理性 Q 波	−	+	+	+

2. 实验室检查

（1）血液检查　起病 24 ~ 48 小时后白细胞可增至（10 ~ 20）×10^9/L，中性粒细胞增多；

红细胞沉降率增快；C 反应蛋白（CRP）增高可持续 1～3 周。

（2）血心肌坏死标记物增高　心肌坏死标记物增高水平与心肌梗死范围及预后明显相关。①肌红蛋白起病后 2 小时内升高，12 小时内达高峰；24～48 小时内恢复正常。②肌钙蛋白 I（cTnI）或 T（cTnT）起病 3～4 小时后升高，cTnI 于 11～24 小时达高峰，7～10 天降至正常，cTnT 于 24～48 小时达高峰，10～14 天降至正常。cTnI 或 cTnT 的增高是诊断心肌梗死的敏感指标，并可反映微型心肌梗死。③肌酸激酶同工酶（CK-MB）在起病后 4 小时内增高，16～24 小时达高峰，3～4 天恢复正常，其增高的程度能反映梗死的范围，且其高峰出现时间是否提前有助于判断溶栓治疗是否成功。

对心肌坏死标记物的测定应进行综合评价，肌红蛋白在急性心肌梗死后出现最早，敏感较高，但特异性不是很强；cTnT 和 cTnI 出现稍延迟，但特异性和敏感性均很高，缺点是持续时间长（10～14 天），对判断在此期间是否有新的梗死不利。CK-MB 虽不如 cTnT、cTnI 敏感，但对早期（＜4 小时）急性心肌梗死的诊断有较重要价值。

3. 超声心动图　二维和 M 型超声心动图也有助于了解心室壁的运动和左心室功能，诊断室壁瘤和乳头肌功能失调等。

4. 放射性核素检查　放射性核素检查可显示急性心肌梗死的部位和范围，目前临床上多用单光子发射计算机化体层显像检查，正电子发射体层显像可观察心肌的代谢变化，判断心肌的状态可能效果更好。

【诊断要点】

1. 诊断　诊断依据典型的临床表现、特征性的心电图改变及实验室检查结果。对老年患者，突然发生严重心律失常、休克、心力衰竭而原因未明，或突然发生较重而持久的胸闷或胸痛者，都应考虑本病的可能。

2. 鉴别诊断　本病需与心绞痛（表 3-10）、主动脉夹层、急腹症和急性心包炎等相鉴别。

表 3-10　稳定型心绞痛与急性心肌梗死的鉴别要点

鉴别要点	稳定型心绞痛	急性心肌梗死
诱因	劳力、情绪激动、受寒、饱餐等	不常有
疼痛部位	胸骨上、中段之后	相同，可在较低位置
疼痛性质	压榨性、紧缩性，或闷胀感、烧灼感，偶伴濒死感	相似，但程度更剧烈，多伴濒死感
疼痛持续时间	短，15 分钟以内	长，数小时或 1～2 天
疼痛发作频率	频繁	不频繁
硝酸甘油疗效	显著缓解	作用较差或无效
血压	升高或无明显改变	可降低，甚至发生休克
坏死物质吸收表现	无	常有
心电图变化	无变化或暂时性 ST 段变化	特征性和动态性变化

【治疗】

治疗要点是加强住院前的就地处理，尽快恢复心肌的血液灌注，及时处理严重心律失常、泵衰竭和各种并发症，防止猝死。

1. 一般治疗　急性期卧床休息。有条件者将患者安置于冠心病监护室（CCU）监测 3～5 天，重者可延长。在 CCU 进行心电图、血压和呼吸的监测，除颤仪应随时处于备用状态。必要时进行血流动力学监测，如测量肺毛细血管楔压和静脉压，吸氧，建立静脉通路，及时用药。

2. 解除疼痛　疼痛严重者可采用哌替啶 50 ～ 100mg 肌内注射或吗啡 2 ～ 4mg 静脉注射，注意防止低血压及对呼吸功能的抑制。大多数急性心肌梗死患者有应用硝酸酯类药物指征，不适用于下壁心梗、可疑右室心梗或明显低血压者。

3. 抗血小板治疗　各种急性冠脉综合征均需联合应用包括阿司匹林和 P_2Y_{12} 受体拮抗剂在内的口服抗血小板药物。负荷剂量后给予维持剂量。

4. 抗凝治疗　在无禁忌证的情况下，患者应在抗血小板药物治疗的基础上常规联合抗凝治疗，以建立和维持梗死相关血管通畅，预防血栓形成。

5. 再灌注心肌　近几年新的循证医学证据强调建立区域性 STEMI 网络管理系统的必要性，通过高效的院前急救系统进行联系，由区域网络内不同单位之间协作，制订最优化的再灌注治疗方案。相关指南对首次医疗接触（first medical contact，FMC）进行了定义：医生、护士或急救人员首次接触患者的时间；并更强调 STEMI 的诊断时间，提出"time 0"的概念，即患者心电图提示 ST 段抬高或其他同等征象的时间；优化了 STEMI 患者的救治流程，强调在 FMC 的 10 分钟内应获取患者心电图并做出诊断。

（1）冠状动脉介入治疗　具备施行介入治疗条件的医院可行冠状动脉介入治疗。

（2）溶栓疗法　无条件施行冠状动脉介入治疗的患者，如无禁忌证应立即行溶栓药物治疗。以纤维蛋白溶酶原激活剂激活血栓中纤维蛋白溶酶原，使转变为纤维蛋白溶酶而溶解冠状动脉内的血栓。国内常用尿激酶（UK）、链激酶（SK）或重组链激酶（rSK）、重组组织型纤维蛋白溶酶原激活剂（rt-PA）。禁忌证：既往发生过出血性脑卒中，1 年内发生过缺血性脑卒中或脑血管事件，颅内肿瘤，近期（2 ～ 4 周）有活动性内脏出血，严重且未控制的高血压或慢性严重高血压病史，正在使用治疗剂量的抗凝药或已知有出血倾向，近期（2 ～ 4 周）创伤史，近期（< 3 周）外科大手术，近期（< 2 周）曾有在不能压迫部位的大血管行穿刺术等。

（3）主动脉 - 冠状动脉旁路移植术　介入治疗失败或溶栓治疗无效，有手术指征者，宜争取 6 ～ 8 小时内施行主动脉 - 冠状动脉旁路移植术。

6. 消除心律失常　发生心室颤动或持续多形性室性心动过速时，尽快采用非同步直流电除颤或同步直流电复律。一旦发现室性期前收缩或室性心动过速，立即用利多卡因 50 ～ 100mg 静脉注射，每 5 ～ 10 分钟重复 1 次，至期前收缩消失或总量已达 300mg，继以 1 ～ 3mg/min 的速度静脉滴注维持。对缓慢性心律失常可用阿托品 0.5 ～ 1mg 肌内或静脉注射。房室传导阻滞发展到二度或三度，伴有血流动力学障碍者宜用人工心脏起搏器做临时治疗，待传导阻滞消失后撤除。

7. 控制休克　估计有血容量不足，或中心静脉压和肺动脉楔压低者，用右旋糖酐 40 或 5% ～ 10% 葡萄糖液静脉滴注以补充血容量。补充血容量后血压仍不升，而肺小动脉楔压和心排血量正常时，提示周围血管张力不足，可用多巴胺、去甲肾上腺素或多巴酚丁胺静脉滴注。同时注意纠正酸中毒，避免脑缺血，保护肾功能，必要时应用洋地黄制剂等。

8. 治疗心力衰竭　主要是治疗急性左心衰竭，以应用吗啡（或哌替啶）和利尿剂为主，亦可选用血管扩张剂减轻左心室的负荷。在心肌梗死发生后 24 小时内宜尽量避免使用洋地黄制剂。有右心室梗死的患者应慎用利尿剂。

9. 其他治疗

（1）β 受体拮抗剂　在起病早期，如无禁忌证可尽早使用 β 受体拮抗剂，如美托洛尔、阿替洛尔、卡维地洛等，可防止梗死范围的扩大，改善预后，但应注意该药对心脏收缩功能的抑制。

（2）血管紧张素转换酶抑制剂（ACEI）和血管紧张素Ⅱ受体拮抗剂（ARB）　在起病早期应用 ACEI，从低剂量开始，如卡托普利、依那普利、福辛普利等，有助于改善心肌重塑，降低心力衰竭的发生率。如不能耐受 ACEI 者可选用 ARB。

（3）极化液疗法　氯化钾 1.5g、胰岛素 10U 加入 10% 葡萄糖液 500mL 中，静脉滴注，1～2 次 / 日，7～14 天为 1 个疗程。可促进心肌摄取和代谢葡萄糖，使钾离子进入细胞内，恢复细胞膜的极化状态，以利心脏的正常收缩，减少心律失常。

（4）调脂治疗　急性期有类硝酸酯类作用，远期有抗炎和稳定斑块作用。无论基线血脂水平如何，均应尽早开始使用。

【护理诊断 / 问题】

1. 疼痛：心前区痛　与心肌坏死有关。

2. 恐惧　与害怕急性心肌梗死导致死亡有关。

3. 活动无耐力　与心排量下降有关。

4. 潜在并发症　心源性休克、心衰、猝死。

【护理措施】

1. 安全与舒适管理　①环境：应安静、舒适。限制探视，向患者及家属解释这样做是为了减少心肌耗氧量，防止病情加重。②休息：发病后 12 小时内应绝对卧床休息，对发生心肌梗死时疼痛并不剧烈的患者更应强调卧床休息的重要性。卧床期间应在床上排尿、排便。

2. 病情监测　①常规监测：连接心电监测仪，持续监测患者心电图变化。定时抽血监测心肌坏死标记物，观察其动态变化。监测血清电解质和酸碱平衡情况。定期对除颤器、气管插管、起搏器等抢救设备及抢救药物进行检查。抢救设备应放在固定位置，急救药物齐备。②危重症监测：若心电监测发现频发室性期前收缩＞5 个 / 分、多源性室性期前收缩、RonT 现象或严重的房室传导阻滞时应立即通知医生，警惕心室颤动或心脏停搏发生。

3. 疼痛护理　遵医嘱给予哌替啶或吗啡止痛，可再次尝试给予硝酸甘油或消心痛，询问患者疼痛的变化情况。注意观察药物的不良反应，如哌替啶或吗啡可引起呼吸抑制。持续吸氧，一般采用鼻导管吸氧，氧流量 2～5L/min，以减轻心肌缺血缺氧，缓解疼痛。

4. 用药护理　心肌梗死发生不足 12 小时的患者，可遵医嘱给予溶栓治疗。应询问患者是否有脑血管病史、活动性出血、近期大手术或外伤史等溶栓治疗禁忌证，常规备好除颤器、心电图机、血压计及抢救药物。准确、迅速地配制并静脉输注溶栓药物。注意观察用药后患者有无寒战、发热、皮疹等过敏反应，注意观察穿刺部位、皮肤、黏膜有无出血，观察大小便颜色，发现异常及时报告医生。使用溶栓药物后，应定时记录心电图、抽血查心肌酶，并询问患者疼痛有无缓解。根据冠状动脉造影直接判断，或根据心电图抬高的 ST 段于 2 小时内回降＞50%，胸痛 2 小时内基本消失，2 小时内出现再灌注性心律失常，血清 CK-MB 酶峰值提前出现（14 小时内）等间接判断溶栓是否成功。

5. 饮食护理　饮食宜清淡，易消化，低盐，低脂，保持每天必需的热量和营养。少食多餐，避免因过饱而加重心脏负担，禁烟禁酒。急性期 3～4 天进流质饮食，病情稳定后逐渐改为半流质饮食。

6. 对症护理　由于卧床及环境、排便方式的改变，患者容易发生便秘，嘱患者排便时严禁用力，必要时可遵医嘱给予缓泻剂通便。患者排便前可予含服硝酸甘油片或消心痛等，防止因用力而诱发再次心肌梗死。

7. 康复训练

（1）康复训练适应证   心肌梗死患者生命体征平稳，无心绞痛发作、无心脏并发症、无严重心律失常、无心力衰竭及心源性休克时，可开始进行康复训练。

（2）制订个体化运动处方   急性心肌梗死急性期12小时内绝对卧床休息，进食、排便、洗漱、翻身等活动由护士协助完成。若有并发症，适当延长卧床时间，若无并发症，24小时内应鼓励患者在床上行肢体活动，可帮助患者按摩下肢及进行足部旋转、伸展等被动运动。若无低血压，可开始由床上坐起，逐渐过渡到坐在床边或椅子上，第3天可在病房内走动；梗死后第4～5天，逐步增加活动直至每天3次步行100～150米；第1～2周，根据患者病情和对活动的反应，逐渐增加活动量和活动时间，可在室外走廊行走，到卫生间如厕或洗漱；第3～4周，可试着进行上下楼梯的活动，病情稳定者可出院。若患者夜间睡眠不好，则次日白天的活动应适当减少。

（3）活动时的监测   ①患者进行康复训练初期，应在医护人员监测下进行活动。以不引起任何不适为度，心率增加10～20次/分为正常反应。运动心率增加小于10次/分可增加运动量，进入高一阶段的训练。若活动时心率比安静时心率增加20次/分或15次/分（服用β受体拮抗剂后），血压降低15mmHg以上，心电图上表现出心律失常或ST段缺血性下降≥0.1mV或者上升≥0.2mV，则应退回到前一个运动水平。②出现下列情况时减缓或停止运动：出现胸痛、心悸、气喘、头晕、恶心等症状；心肌梗死3周活动时，心率变化超过20次/分或血压变化超过20mmHg；心肌梗死6周内活动时，心率变化超过30次/分或血压变化超过30mmHg。

【健康指导】

1. 预防疾病   心肌梗死预后与梗死范围的大小，侧支循环产生情况及治疗是否及时有关。患者死亡多发生在第1周内，发生严重心律失常、休克或心力衰竭者，病死率尤高。因此，告诫患者消除紧张、焦虑、恐惧情绪，避免各种诱发因素。急性发作期间应就地休息，缓解期注意劳逸结合。

2. 管理疾病   指导患者采取健康的生活方式，包括低盐低脂饮食，限制热量摄入，戒烟，经常适度的体力活动，避免饱餐，防止便秘。指导患者按医嘱服药，教会患者识别药物的不良反应，定期门诊随诊。心肌梗死后6～8周可恢复性生活，但性生活应节制。

3. 康复指导   指导患者出院后继续进行康复训练，活动量根据患者的年龄、心肌梗死前活动水平、体力状态、心功能状态进行安排。运动中达到患者最大心率的60%的低强度运动是安全且有效的。不可进行剧烈的运动或竞技性活动，宜采用步行、慢跑、中医养生气功（如太极拳）等运动方式，每周运动3～5次，每次30～40分钟。

最美中国人——中国舰载机第一人：罗阳

罗阳是我国飞机设计专家，曾历任沈阳飞机设计研究所设计员、副所长，沈阳飞机工业（集团）有限公司董事长、总经理、党委副书记等职，被誉为中国航母舰载机第一人。作为舰载机研制总指挥，他以国家之振兴为己任，兢兢业业，为了让新型战机翱翔于蓝天，为了让舰载机驰骋于大海，无数个白昼与黑夜，他在航母上与同事一起整理数据、攻克难关，在他生命的最后一个月里，不知疲倦、劳心劳力，即使身体不适，也无暇去体检。当战机呼啸起飞的一刻，他突发急性心肌梗死，永远地离开了我们。他用生命托起了中国的战机，用生命诠释了科技工作者的报国情怀！

第七节　心脏瓣膜病

心脏瓣膜病（valvular heart disease）是由于炎症、黏液瘤样变性、退行性改变、先天性畸形、缺血性坏死、创伤等原因引起的心脏瓣膜（瓣叶、瓣环、腱索及乳头肌）解剖结构或功能上的异常，造成单个或多个瓣膜急性或慢性狭窄和（或）关闭不全，导致心脏血流动力学显著变化而出现一系列的临床症候群。我国的心脏瓣膜病主要是风湿性心瓣膜病，是最常见的心脏病之一，但随着风湿热的日渐减少，其发生率有所下降，而非风湿性瓣膜病有所增加。

一、二尖瓣狭窄

二尖瓣狭窄是我国最主要的瓣膜病，最常见病因为风湿热。2/3 的患者为女性，多发生于 20 ～ 40 岁。单纯二尖瓣狭窄占风湿性心脏病的 25%，二尖瓣狭窄伴二尖瓣关闭不全占 40%。

【病因及发病机制】

风湿性二尖瓣狭窄是我国瓣膜病的主要原因，风湿热导致二尖瓣不同部位粘连、融合、僵硬，引起瓣口变形和狭窄。急性风湿热后，至少需 2 年时间，开始形成明显二尖瓣狭窄，多次发作急性风湿热较一次发作出现狭窄早。先天性畸形或结缔组织病，如系统性红斑狼疮心内膜炎为二尖瓣狭窄的罕见病因。

【病理 / 病理生理】

1. 病理　正常人的二尖瓣质地柔软，瓣口面积为 4 ～ 6cm²，上述病变导致二尖瓣开放受限，瓣口面积减少。瓣口面积减少至 1.5 ～ 2.0cm² 时为轻度狭窄，多伴有左心房压力升高，为左心房代偿期；1.0 ～ 1.5cm² 为中度狭窄，患者开始出现临床症状；小于 1.0cm² 为重度狭窄，肺静脉和肺毛细血管压力相继增高，肺顺应性降低，为左心房失代偿期。

2. 病理生理

（1）左心房代偿期　轻度狭窄时，狭窄使舒张期血流由左心房流入左心室时受限，左心房压力升高，左心房代偿性扩张及肥厚以增强收缩，此时患者多无症状。

（2）左心房失代偿期　中、重度狭窄时，左心房压力升高使肺静脉逆流（肺静脉无静脉瓣），肺循环阻力增高，血容量增加，使肺静脉和肺毛细血管扩张、淤血，导致肺顺应性减低，肺泡气体交换失常，肺通气 / 血流比值下降，引起低氧血症，致呼吸困难。

（3）右心受累期　左心房压和肺静脉压升高，引起肺小动脉反应性收缩，最终导致肺小动脉硬化，肺动脉压力升高。重度肺动脉高压使右心室后负荷增加，右心室扩张肥厚，三尖瓣和肺动脉瓣关闭不全和右心衰竭。

【临床表现】

从初次风湿性心肌炎到出现明显二尖瓣狭窄症状一般可长达 10 年，此后 10 ～ 20 年逐渐丧失活动能力。

1. 症状

（1）呼吸困难　为最常见的早期症状。患者首次出现心慌、气短常有过度体力活动、情绪波动、发热、贫血、甲状腺功能亢进、妊娠或心房颤动等诱因，多先有劳力性呼吸困难，后随狭窄逐渐加重，出现静息时呼吸困难、端坐呼吸和阵发性夜间呼吸困难，甚至发生急性肺水肿。

（2）咳嗽　常见，多在睡眠时或活动后加重。肺淤血加重、支气管黏膜水肿和肺淤血并发呼吸道感染、左心房过大压迫支气管等原因均可引起患者咳嗽。为干咳无痰或泡沫痰，并发感染者痰液可呈黏液样或脓性。

（3）咯血　15%～30%的患者有不同程度的咯血。轻者因肺毛细血管破裂，表现为痰中带血；重者突然咯大量鲜血，通常见于严重二尖瓣狭窄，可为首发症状，产生机制是肺淤血使肺静脉和支气管静脉建立侧支循环，支气管黏膜下静脉曲张、破裂而致咯血。急性肺水肿时咳出大量粉红色泡沫状痰。

（4）胸痛　约15%患者可有，可能是肥大的右心室壁张力增高，同时心排血量降低致右心室缺血所致，二尖瓣分离术或扩张术后可缓解。

（5）其他症状　左心房扩大和左肺动脉扩张压迫左喉返神经时患者可有声音嘶哑；左心房显著扩大时可压迫食管引起吞咽困难；右心室衰竭时可出现食欲减退、恶心、腹胀、水肿等症状。

2.体征

（1）重度二尖瓣狭窄可见双颧呈紫红色、口唇轻度发绀，此为"二尖瓣面容"，由心排血量减低引起。颈静脉搏动明显，提示有严重肺动脉高压。

（2）心脏体征：①心尖搏动：正常或不明显。②心音：心尖区可闻及第一心音亢进和开瓣音，提示前叶柔顺、活动度好；如瓣叶钙化僵硬，则第一心音减弱，开瓣音消失；伴有肺动脉高压时可有肺动脉瓣区第二心音亢进或伴分裂。③杂音：心尖部可闻及舒张中晚期隆隆样杂音，局限，不传导。④震颤：常可触及舒张期震颤。

【并发症】

1.心房颤动　为相对早期的常见并发症。最初可为阵发性，在反复发作后最终演变为持续性房颤。

2.急性肺水肿　为重度二尖瓣狭窄的严重并发症。肺静脉压升高，超过血浆胶体渗透压，液体由毛细血管渗透到肺间质。患者突然出现重度呼吸困难和发绀，不能平卧，咳大量粉红色泡沫样痰，双肺满布干湿啰音。如不及时救治，可能致死。

3.血栓栓塞　10%～20%的患者发生体循环栓塞，血栓来源于左心耳或左心房。2/3的体循环栓塞为脑动脉栓塞。右心衰竭时，可在右心房形成附壁血栓，可致肺栓塞。

4.右心衰竭　为晚期常见并发症。

5.感染性心内膜炎　单纯二尖瓣狭窄并发本病者较少见，瓣叶明显钙化或心房颤动患者更少发生。

6.肺部感染　较常见。

【医学检查】

1.X线检查　轻度狭窄者心影可正常。中度以上狭窄者心脏呈二尖瓣型（主动脉结正常，肺动脉段突出，左心房增大，右心室增大）。左心房增大是诊断二尖瓣狭窄最重要且具有定性价值的X线征象。肺淤血（肺门阴影增大，肺血管边缘模糊，肺静脉增粗）、肺间质水肿、肺泡性水肿征象。

2.心电图　重度二尖瓣狭窄可有"二尖瓣型P波"，P波宽度大于0.12秒，伴切迹，QRS波群示电轴右偏和右心室肥厚表现。

3.超声心动图　为明确和量化诊断二尖瓣狭窄的可靠方法。二维超声心动图表现为二尖瓣增厚，以瓣尖为著；瓣膜回声增强；交界粘连，开放活动受限，开口减小。当病变严重时，于舒张期开口减小呈小鱼嘴样开口。M 型显示二尖瓣城墙样改变，前后叶同向运动；左心房扩大。连续多普勒超声心动图可估计血流动力学改变的严重程度。经食管超声心动图可敏感发现左心耳血栓。

4. 其他检查 MSCT 或 MRI 可显示瓣膜开放的程度、形态及瓣膜交界处融合，测量瓣口面积、瓣膜的形状、大小、瓣叶厚度、赘生物等；在介入或手术治疗时，需行心导管检查及造影，正确判断狭窄程度。

【诊断要点】

心尖区有隆隆样舒张期杂音伴 X 线或心电图示左心房增大，一般可诊断二尖瓣狭窄，超声心动图检查可确诊。

【治疗】

1. 一般治疗 对无症状的轻度狭窄者，无需药物治疗，可每年随访观察 1 次，包括问病史、体检、心电图和胸部 X 线检查。轻度以上狭窄的患者，应避免不适宜的体力活动。当体力活动致心率过快而引起症状时，可使用 β 受体拮抗剂，或钙通道阻滞剂维拉帕米、地尔硫卓。有肺淤血表现者，应限制钠盐摄入并间断使用利尿剂。无房颤时，无使用洋地黄类的指征，除非患者有左心室或右心室功能不全存在。所有患者均应注意预防感染性心内膜炎。有风湿活动者应给予抗风湿治疗。特别注意预防风湿热复发，一般应坚持至 40 岁甚至终生应用苄星青霉素 120 万 U，每 4 周肌注 1 次。

2. 并发症的处理 大量咯血应取坐位，用镇静剂，静脉注射利尿剂，以降低肺静脉压。急性肺水肿处理原则与急性左心衰竭所致的肺水肿相似。但应避免使用以扩张小动脉为主、减轻心脏后负荷的血管扩张药物，应选用扩张静脉系统、减轻心脏前负荷为主的硝酸酯类药物。正性肌力药物对二尖瓣狭窄的肺水肿无益，仅在心房颤动伴快速心室率时可静注毛花苷 C，以减慢心室率。心房颤动治疗的目的在于满意控制心室率，争取恢复和保持窦性心律，预防血栓栓塞。右心衰竭限制钠盐摄入，应用利尿剂等。

3. 介入和手术治疗

（1）经皮球囊二尖瓣成形术 为缓解单纯二尖瓣狭窄的首选方法。

（2）二尖瓣分离术 分为闭式和直式。适用于瓣叶严重钙化、病变累及腱索和乳头肌、左心房内有血栓的二尖瓣狭窄的患者。在体外循环下，直视分离融合的交界处、腱索和乳头肌，去除瓣叶的钙化斑，清除左心房内血栓。

（3）人工瓣膜置换术 手术应在有症状而无严重肺动脉高压时考虑，适用于严重瓣叶和瓣下结构钙化、畸形，不宜做分离术者或二尖瓣狭窄合并明显二尖瓣关闭不全者。

二、二尖瓣关闭不全

二尖瓣关闭不全与二尖瓣狭窄常同时存在，亦可单独出现。

【病因及发病机制】

二尖瓣关闭依赖二尖瓣装置（瓣叶、瓣环、腱索、乳头肌）及左心室的结构和功能的完整性，其中任何部分发生急性或慢性损害都可致二尖瓣关闭不全，故临床上二尖瓣关闭不全可表现为急性或慢性。两者的病因、病理生理改变和临床表现有较大差别，因而在治疗上也有所不同。

急性二尖瓣关闭不全的常见病因为冠心病，多见于急性下壁心肌梗死合并后乳头肌梗死，致乳头肌功能不良或断裂；感染性心内膜炎致瓣膜严重破坏或穿孔；特发性腱索断裂；球囊二尖瓣扩张术引起的瓣膜撕裂，或二尖瓣置换术后发生瓣周漏。

慢性二尖瓣关闭不全的常见病因为风湿热、冠心病、二尖瓣叶的黏液样变性和二尖瓣环钙化。

【病理/病理生理】

急性二尖瓣关闭不全发生后，由于血液从左心室突然反流入来不及相应扩大的左心房，导致左心房压、肺静脉压和肺毛细血管压的急剧升高，从而引发急性肺淤血和肺水肿，并可因左心室心搏出量减少而致低血压或休克。

慢性二尖瓣关闭不全病情进展缓慢，自左心室反流入左心房的血液使左心房逐渐扩大，左心房压力升高较慢。与此同时，左心室的前负荷增加虽可逐渐导致左心室扩大，但由于左心室排血阻力减小（后负荷降低），故其收缩功能仍可在较长时期内保持良好状态，患者可长期无症状。直至病程后期才出现心力衰竭表现。

【临床表现】

1. 症状

（1）急性轻度二尖瓣反流仅有轻微劳力性呼吸困难。严重反流（如乳头肌断裂）很快发生急性左心衰竭，甚至发生急性肺水肿、心源性休克。

（2）慢性轻度二尖瓣关闭不全可终身无症状。严重反流有心排出量减少，最早的突出症状为疲乏无力，肺淤血的症状如呼吸困难出现较晚。风湿性心脏病无症状期常超过 20 年。若出现明显症状，多表示不可逆心功能损害。二尖瓣脱垂所致关闭不全多无症状，或仅有胸痛、心悸、乏力等表现。严重者晚期出现左心衰竭。

2. 体征

（1）急性　第二心音肺动脉瓣成分亢进。非扩张的左心房强有力收缩所致心尖区第四心音常可闻及。由于收缩末左室房压差减少，心尖区反流性杂音于第二心音前终止，而非全收缩期杂音，低调，呈递减型，不如慢性者响。

（2）慢性　①心尖搏动：左心室增大时向左下移位。②心音：风湿性心脏病瓣叶缩短，导致重度关闭不全时，第一心音减弱；严重反流时心尖区可闻及第三心音；二尖瓣脱垂时可有收缩中期喀喇音。③心脏杂音：瓣叶挛缩所致者（如风湿性心脏病），有自第一心音后立即开始、与第二心音同时终止的全收缩期吹风样高调一贯型杂音，在心尖区最响。杂音可向左腋下和左肩胛下区传导。反流严重时，心尖区可闻及紧随第三心音后的短促舒张期隆隆样杂音。

【并发症】

心房颤动可见于 3/4 的慢性重度二尖瓣关闭不全患者；感染性心内膜炎较二尖瓣狭窄常见；体循环栓塞见于左心房扩大、慢性心房颤动的患者，较二尖瓣狭窄少见；心力衰竭在急性者早期出现，慢性者晚期发生。

【医学检查】

1. X 线检查　急性者心影正常或左心房轻度增大伴明显肺淤血，甚至肺水肿征。慢性重度二尖瓣关闭不全心脏增大显著，呈"二尖瓣普大"型（左心房左心室明显增大、右心室增大）、肺淤血和间质性肺水肿征。

2. 心电图　急性者心电图正常，窦性心动过速常见。慢性重度二尖瓣关闭不全主要为左心房增大，部分有左心室肥厚和非特异性 ST-T 改变，少数有右心室肥厚征，心房颤动常见。

3. 超声心动图　脉冲式多普勒超声和彩色多普勒血流显像可于二尖瓣心房侧和左心房内探及收缩期反流束，诊断二尖瓣关闭不全的敏感性几乎达 100%，且可半定量反流程度。

4. 左心室造影　经注射造影剂行左心室造影，观察收缩期造影剂反流入左心房的量，为半定量反流程度的"金标准"。

【诊断要点】

急性者，如突然发生呼吸困难，心尖区出现收缩期杂音可确定诊断。慢性者，心尖区有典型杂音伴左心房左心室增大，诊断可以成立，确诊有赖超声心动图。

【治疗】

1. 内科治疗 对于急性二尖瓣关闭不全者，内科治疗只能暂时稳定病情，为进一步检查和进行手术赢得时间。对于慢性二尖瓣关闭不全者内科治疗只适用于有症状、反流严重且左心室功能明显减退已不适于手术治疗者。对于这种晚期病例，使用血管扩张剂可减轻病情。对于无症状、反流程度轻且左心室功能正常者，无需药物治疗，但应定期（每半年或1年）随访，主要观察症状、左心室功能等有无变化。所有患者均应注意预防感染性心内膜炎。有风湿活动者应给予抗风湿治疗。注意预防风湿热复发。心房颤动的处理同二尖瓣狭窄。

2. 外科治疗 手术为恢复瓣膜关闭完整性的根本措施。急性二尖瓣关闭不全者，应尽早予以手术治疗。慢性二尖瓣关闭不全者，在病情轻时，不必手术治疗，但应定期随访，以确定最佳手术时机，最好应在发生不可逆的左心室功能不全之前施行，否则术后预后不佳。手术方法有瓣膜修补术和人工瓣膜置换术两种。

三、主动脉瓣狭窄

主动脉瓣狭窄是指主动脉病变引起主动脉瓣开放受限，导致左心室向升主动脉射血时发生血流受阻。

【病因及发病机制】

成人主动脉瓣狭窄的主要病因为主动脉瓣的退行性－钙化性病变所致。先天性主动脉瓣畸形和风湿热也可引起本病。

【病理/病理生理】

正常成人主动脉瓣口面积为 $3.0 \sim 4.0 cm^2$。发生狭窄时，可根据瓣口面积分为轻度（> $1.5 cm^2$）、中度（$1.0 \sim 1.5 cm^2$）和重度（$\leqslant 1.0 cm^2$）。瓣口面积减小一半时，临床可代偿。瓣口面积小到 $1.0 cm^2$ 时，跨瓣压差显著，左心室后负荷增加，左心室代偿性向心性肥厚。由于左心室扩大，致二尖瓣相对性关闭不全，左心室血液反流入左心房，使左心房血量增加、负荷加重，左心房代偿性扩大，心肌肥厚，失代偿时引起左心衰竭，最终引起全心衰竭。

【临床表现】

1. 症状 出现较晚。呼吸困难、心绞痛和晕厥为本病典型的常见三联征，一旦出现上述症状，若未经手术治疗，患者平均寿命低于5年。因此，症状的出现是决定手术治疗的主要依据。

（1）呼吸困难 劳力性呼吸困难为晚期肺淤血引起的常见首发症状，见于90%的有症状患者。进而可发生阵发性夜间呼吸困难、端坐呼吸和急性肺水肿。

（2）心绞痛 见于60%的有症状患者。常由运动诱发，休息后缓解。主要由心肌缺血所致，极少数可由瓣膜的钙质栓塞冠状动脉引起。部分患者同时患冠心病，进一步加重心肌缺血。

（3）晕厥 见于1/3的有症状患者，因主动脉瓣狭窄限制心排血量增加，导致脑缺血引起。多在直立、运动中或运动后即刻发生，少数在休息时发生。

2. 体征

（1）心脏体征 ①心音：第一心音正常，如主动脉瓣钙化僵硬，则第二心音主动脉瓣成分减弱或消失。②杂音：在胸骨右缘第 2 或左缘第 3 肋间可闻及粗糙而响亮的吹风样收缩期杂音，主要向颈动脉，也可向胸骨左下缘传导，常伴震颤。狭窄越重，杂音越长。

（2）其他体征　动脉脉搏上升缓慢、细小而持续，到晚期，收缩压和脉压均下降。

【并发症】

1. 心律失常　10% 可发生心房颤动，致左心房压升高和心排出量明显减少，临床上迅速恶化，可致严重低血压、晕厥或肺水肿。主动脉瓣钙化侵及传导系统可致房室传导阻滞；左心室肥厚、心内膜下心肌缺血或冠状动脉栓塞可致室性心律失常。上述的两种情况均可导致晕厥，甚至猝死。

2. 心脏性猝死　一般发生于先前有症状者。无症状者发生猝死少见。

3. 感染性心内膜炎　不常见。年轻人症状较轻，但瓣膜畸形较老年人的钙化性瓣膜狭窄发生感染性心内膜炎的危险性大。

4. 体循环栓塞　一般少见。栓子可来自钙化性狭窄瓣膜的钙质或增厚的二叶瓣的微血栓。

5. 心力衰竭　发生左心衰竭后，自然病程明显缩短，因此终末期的右心衰竭少见。

6. 胃肠道出血　15% ~ 25% 的患者有胃肠道血管发育不良，可合并胃肠道出血。多见于老年患者，出血多为隐匿和慢性。人工瓣膜置换术后出血停止。

【医学检查】

1. X 线检查　心影正常或左心室轻度增大，左心房可能轻度增大，升主动脉根部常见狭窄后扩张。在侧位透视下可见主动脉瓣钙化。晚期可有肺淤血征象。

2. 心电图　重度狭窄者有左心室肥厚伴 ST-T 继发性改变和左心房增大。可有房室阻滞、室内阻滞（左束支阻滞或左前分支阻滞）、心房颤动或室性心律失常。

3. 超声心动图　为明确诊断和判定狭窄程度的重要方法。二维超声心动图探测主动脉瓣异常十分敏感。

4. 心导管检查　当超声心动图不能确定狭窄程度并考虑人工瓣膜置换时，应行心导管检查。

【诊断要点】

依据典型体征、X 线、心电图及心导管和造影可明确诊断。

【治疗】

1. 内科治疗　主要目的为确定狭窄程度，观察狭窄进展情况，为有手术指征的患者选择合理手术时间。

（1）无症状者　应定期随访观察。随访间隔的时间依据瓣膜狭窄的程度而异。对轻、中、重度狭窄者，轻度每 2 年复查一次，中重度避免剧烈活动，每 6 ~ 12 个月复查一次。但病情有变化时应随时复查。在随访观察期间，患者应避免重体力活动。预防感染性心内膜炎；如为风湿性心脏病合并风湿活动，应预防风湿热；兼患有高血压时，使用降压药要谨慎，避免过量而诱发低血压。

（2）有症状者　一旦有心绞痛、晕厥或呼吸困难，则意味着狭窄已接近或达到重度，应尽快进行主动脉瓣置换。此时，内科治疗只能暂时而轻微地改善症状，无延长寿命的作用。但在手术前或患者拒绝手术时，可谨慎对症用药治疗。有心绞痛时，硝酸酯类药物应从小量开始，防过量，使回心血量减少，左心室充盈压降低而诱发低血压。心力衰竭者应限制钠盐摄入，可用洋地黄类药物和小心应用利尿剂。如有频发房性期前收缩，应予抗心律失常药物，预防心房颤动。主动脉狭窄患者不能耐受心房颤动，一旦出现，应及时转复为窦性心律。其他可导致症状或血流动力学后果的心律失常也应积极治疗。

2. 外科治疗　人工瓣膜置换术为治疗成人主动脉狭窄的主要方法。无症状的重度狭窄患者，如伴有进行性心脏增大和（或）明显左心室功能不全，也应考虑手术。儿童和青少年的非钙化性先天性主动脉瓣严重狭窄，甚至包括无症状者，可在直视下行瓣膜交界处分离术。

3. 经皮球囊主动脉瓣成形术　经股动脉逆行将球囊导管推送至主动脉瓣。用生理盐水与造影剂各半的混合液体充盈球囊，裂解钙化结节，伸展主动脉瓣环和瓣叶，解除瓣叶和分离融合交界处，减轻狭窄和症状。

四、主动脉瓣关闭不全

主动脉瓣关闭不全是由于主动脉瓣及（或）主动脉根部疾病所致。

【病因及发病机制】

根据起病的急缓，可分为急性和慢性主动脉瓣关闭不全。急性主动脉瓣关闭不全的常见病因为感染性心内膜炎致主动脉瓣瓣膜穿孔或瓣周脓肿；主动脉根部夹层分离或创伤等；人工瓣膜撕裂。慢性主动脉瓣关闭不全的常见病因为风湿热，主动脉瓣的二叶瓣畸形和退行性钙化性病变。此外，严重高血压或 Marfan 综合征所致的主动脉根部扩大时也可引起本病。

【病理 / 病理生理】

急性主动脉瓣关闭不全由于起病急，原来正常的左心室腔难以适应突然增加的左心室容量负荷，从而依次引起左心室舒张末压及左心房压迅速上升；因左心室未能紧急地代偿性扩张，可造成前向血流量的降低。这样的病理生理改变在临床上通常表现为急性肺水肿和低血压。

慢性主动脉瓣关闭不全病情发展缓慢，反流的血液使左心室逐渐扩大，左心室舒张末容量增加，使每搏容量增加和主动脉收缩压增加。左心室舒张末容量增加，左心室扩张肥厚，左心室顺应性降低，进而引起左心功能不全和衰竭；每搏容量增加致左心室射血时间延长，收缩压的增高引起舒张时间（心肌灌注时间）减少均可减少心肌氧供。左心室肥厚心肌重量增加导致心肌氧耗的增加，心肌氧耗增加而氧供减少引起心肌缺血，这些因素进而更加重了左心室功能衰竭。

【临床表现】

1. 症状

（1）急性轻者可无症状，重者出现急性左心衰竭和低血压。

（2）慢性者可多年无症状，甚至可耐受运动。最先的主诉为心悸、心前区不适、头部强烈搏动感等症状；晚期始出现左心室衰竭表现。心绞痛较主动脉瓣狭窄时少见，常发生在晚期。常有体位性头昏，晕厥罕见。

2. 体征

（1）急性　收缩压、舒张压和脉压正常或舒张压稍低，脉压稍增大。无明显周围血管征。心尖搏动正常。心动过速常见。二尖瓣舒张期提前部分关闭，致第一心音减低。第二心音肺动脉瓣成分增强。第三心音常见。主动脉瓣舒张期杂音较慢性者短和调低，是由于左心室舒张压上升使主动脉与左心室间压差很快下降所致。如出现 Austin-Flint 杂音，多为心尖区舒张中期杂音。

（2）慢性　①血管：收缩压升高，舒张压降低，脉压增大。周围血管征常见，包括随心脏搏动的点头征、颈动脉和桡动脉扪及水冲脉、股动脉枪击音、听诊器轻压股动脉闻及双期杂音和毛细血管搏动征等。主动脉根部扩大者，在胸骨旁右第 2、3 肋间可扪及收缩期搏动。②心尖搏动：向左下移位，呈心尖抬举性搏动。③心音：第一心音减弱，由于收缩期前二尖瓣部分关闭引起主动脉瓣区第二心音减弱或缺如，但梅毒性主动脉炎时常亢进。④心脏杂音：主动脉瓣听诊区有与第二心音同时开始的高调叹气样递减型舒张早期杂音，可传至心尖，坐位并前倾和深呼气时易听到。重度反流者，常在心尖区听到舒张中晚期隆隆样杂音（Austin–Flint杂音）。

【并发症】

感染性心内膜炎较常见；可发生室性心律失常但心脏性猝死少见；心力衰竭在急性者出现早，慢性者于晚期始出现。

【医学检查】

1. X 线检查

（1）急性　心脏大小正常。除原有主动脉根部扩大或有主动脉夹层外，无主动脉扩大。常有肺淤血或肺水肿征。

（2）慢性　心脏呈主动脉型。主动脉结大，肺动脉段凹陷，左心室显著增大，主动脉升弓部普遍扩张。肺轻度淤血。

2. 心电图　急性者常见窦性心动过速和非特异性 ST–T 改变。慢性者常见左心室肥厚劳损。

3. 超声心动图　M 型显示舒张期二尖瓣前叶或室间隔纤细扑动，为主动脉瓣关闭不全的可靠诊断征象。脉冲式多普勒和彩色多普勒血流显像在主动脉瓣的心室侧可探及全舒张期反流束，为最敏感的确定主动脉瓣反流方法。

4. 其他　放射性核素心室造影、磁共振显像、主动脉造影等。

【诊断要点】

有典型主动脉瓣关闭不全的舒张期杂音伴周围血管征，可诊断为主动脉瓣关闭不全。急性重度反流者早期出现左心室衰竭，X 线心影正常而肺淤血明显。慢性如合并主动脉瓣或二尖瓣狭窄，支持风湿性心脏病诊断。超声心动图可助确诊。

【治疗】

1. 急性　外科治疗（人工瓣膜置换术或主动脉瓣修复术）为根本措施。内科治疗一般仅为术前准备过渡措施，目的在于降低肺静脉压，增加心排出量，稳定血流动力学。静滴硝普钠对降低前后负荷、改善肺淤血、减少反流量和增加排血量有益。也可酌情经静脉使用利尿剂和正性肌力药物。血流动力学不稳定者，如严重肺水肿，应立即手术。

2. 慢性

（1）内科治疗

1）病情随访观察：病情变化对于决定手术时机有重要意义，故患者应定期随访观察。无症状、左心室不大或仅有轻度扩大且左心室收缩功能正常的轻、中度关闭不全者，临床观察一般每年 1 次，超声心动图检查可每 2～3 年 1 次。虽无症状、左心室收缩功能亦正常但关闭不全严重且左心室扩大较明显（舒张末期内径＞60mm）者应每半年临床观察 1 次，超声心动图 6～12个月 1 次。对左心室扩大更明显（舒张末期内径＞70mm）者，因左心室功能不全的概率高达10%～20%，则应每 4～6 个月进行 1 次症状、体征和超声心动图检查，一旦发生症状，随时复查。

2）所有患者均应避免过度体力活动，预防感染性心内膜炎，风湿性心脏病如有风湿活动应预防风湿热；梅毒性主动脉炎应予青霉素治疗。

3）血管扩张剂的应用：血管扩张剂可保护左心室收缩功能，适用于以下情况：①对无症状、左心室扩大但收缩功能正常者，使用后可延长心功能的代偿期，达到推迟手术的目的；对于无症状的轻中度关闭不全且左心室不扩大、左心室功能正常者，在不伴有高血压病时，则不必使用。②有症状的重度主动脉瓣关闭不全者，行瓣膜置换术前短期使用；若病情过重或兼患有其他心脏或心外疾病而不宜手术者，则可长期使用。

（2）外科治疗　人工瓣膜置换术为严重主动脉瓣关闭不全的主要治疗方法，应在不可逆的左心室功能不全发生之前进行。

五、心脏瓣膜病护理

【护理诊断/问题】

1.体温过高　与风湿活动或合并感染有关。

2.家庭应对无效　与患者家属长期照顾导致体力、精神、经济上负担过重有关。

3.潜在并发症　感染性心内膜炎。

【护理措施】

1.安全与舒适管理　①环境：尽可能改善居住环境中潮湿、阴暗等不良条件，保持室内空气流通、温暖、干燥，阳光充足，防止风湿活动，环境洁净，保持室内适宜的温湿度，避免直接吸入冷空气。②休息与活动：根据心功能分级情况决定其活动量。心功能Ⅲ级以上者应以卧床休息为主或绝对卧床休息，限制活动量，协助生活护理，以减少机体消耗，待病情好转，医学检查正常后再逐渐增加活动。左心房内有巨大附壁血栓者也应绝对卧床休息，以防脱落造成其他部位栓塞。

2.疾病监测　每4小时测量体温1次，注意热型，以协助诊断。观察有无风湿活动的表现，如皮肤环形红斑、皮下结节、关节红肿及疼痛不适等。观察有无心力衰竭征象：呼吸困难、乏力、食欲减退、尿少等症状；肺部湿啰音、肝大、下肢水肿等体征。

3.对症护理　体温超过38.5℃给予物理降温，半小时后测量体温并记录降温效果。做好口腔护理，出汗多的患者勤换衣裤、被褥，防止受凉。

4.用药护理　遵医嘱给予抗生素及抗风湿药物治疗，观察其疗效和副作用，如苄星青霉素的过敏反应等。遵医嘱正确使用抗血小板聚集药物，预防附壁血栓形成和栓塞。阿司匹林可导致胃肠道反应、柏油样便、牙龈出血等副作用，应注意观察。华法林治疗过程中，应协助医生定期检查国际标准化比率（INR），保持INR在2.5～3.5之间。

5.饮食护理　给予高热量、高蛋白、高维生素、易消化饮食，以促进机体恢复。

【健康指导】

1.预防疾病　日常生活中适当锻炼，加强营养，提高机体抵抗力。注意防寒保暖，避免呼吸道感染。一旦发生感染，应立即遵医嘱用药。有手术适应证者劝患者尽早择期手术，提高生活质量。

2.管理疾病　帮助患者协调好休息与活动，避免重体力劳动和剧烈运动，女患者注意不要因家务劳动过重而加重病情。在拔牙、内镜检查、导尿术、分娩、人工流产等手术操作前，应告诉医生自己有风湿性心脏病史，以便于预防性使用抗生素。劝告扁桃体反复发炎者在风湿活动控制后2～4个月手术摘除扁桃体。

3.康复指导　育龄妇女要根据心功能情况在医生指导下控制好妊娠与分娩时机。告诉患者坚持按医嘱服药的重要性，提供有关药物使用的书面资料，并定期门诊复查，了解病情进展情况。

第八节　感染性心内膜炎

感染性心内膜炎（infective endocarditis，IE）为心脏内膜表面的微生物感染，伴赘生物形成。赘生物为大小不等、形状不一的血小板和纤维素团块，内含大量微生物和少量炎症细胞。瓣膜为最常受累部位，但感染也可发生在间隔缺损部位、腱索或心壁内膜。根据病程分为急性和亚急性，感染性心内膜炎又可分为自体瓣膜、人工瓣膜和静脉药瘾者的心内膜炎。

一、自体瓣膜心内膜炎

【病因及发病机制】

1. 病因　链球菌和葡萄球菌分别占自体瓣膜心内膜炎病原微生物的 65% 和 25%。急性者主要由金黄色葡萄球菌引起，少数由肺炎球菌、淋球菌、A 族链球菌和流感杆菌等所致。亚急性者以草绿色链球菌最常见，其次为 D 族链球菌、表皮葡萄球菌，其他细菌较少见。真菌、立克次体和衣原体为自体瓣膜心内膜炎的少见致病微生物。

2. 发病机制

（1）急性　发病机制尚不清楚，主要累及正常心瓣膜，主动脉瓣常受累。病原菌来自皮肤、肌肉、骨骼等部位的活动性感染灶，循环中细菌量大、毒力强，具有高度侵袭性和黏附于内膜的能力。

（2）亚急性　至少占据 2/3 的病例，发病与以下因素有关。①血流动力学因素：亚急性者多发生于器质性心脏病，如心脏瓣膜病。赘生物常位于血流从高压腔经病变瓣口或先天缺损至低压腔产生高速射流和湍流的下游，可能与处于湍流下方部位的内膜灌注压力下降，利于微生物沉积和生长有关。另外，高速射流冲击心脏或大血管内膜处可致局部损伤，并易于感染。②非细菌性血栓性心内膜炎：研究证实 IE 常源于非细菌性血栓性心内膜炎，当内皮受损时，血小板可聚集形成血小板微血栓和纤维蛋白沉着，成为结节样无菌性赘生物，是细菌定居瓣膜表面的重要因素。③短暂性菌血症：如各种感染或细菌寄居的皮肤黏膜的创伤（如手术）常导致暂时性菌血症，口腔组织创伤常致草绿色链球菌菌血症。循环中的细菌如定居在无菌性赘生物上，感染性心内膜炎即可发生。④细菌感染无菌性赘生物：取决于发生菌血症的频度、循环中细菌的数量和细菌黏附于无菌性赘生物的能力。草绿色链球菌从口腔进入血流的机会频繁，黏附性强，因而成为亚急性感染性心内膜炎的常见致病菌。

细菌定居后迅速繁殖，促使血小板进一步聚集和纤维蛋白沉积，感染性赘生物增大。厚的纤维蛋白层覆盖在赘生物外，阻止吞噬细胞进入，为其内细菌生存繁殖提供良好的庇护。

【临床表现】

从短暂性菌血症的发生至症状出现之间的时间间隔长短不一，多在 2 周以内，但不少患者无明确的细菌进入途径可寻。

1. 发热　发热是感染性心内膜炎最常见的症状，亚急性者起病隐匿，可有全身不适、乏力、食欲不振和体重减轻等非特异性症状。可有弛张性低热，一般低于 39℃，午后和晚上高。头痛、背痛和肌肉关节痛常见。急性者呈暴发性败血症过程，有高热、寒战。

2. 心脏杂音　绝大多数患者可闻及心脏杂音，可由基础心脏病和（或）心内膜炎导致瓣膜损害所致。急性者要比亚急性者更易出现杂音强度和性质的变化，或出现新的杂音。瓣膜损害所致的新的或增强的杂音主要为关闭不全的杂音，尤以主动脉瓣关闭不全多见。

3. 周围体征　多为非特异性，可能是微血管炎或微栓塞所致，近年已不多见。包括：①淤点。可出现于任何部位，以锁骨以上皮肤、口腔黏膜和睑结膜常见。②指（趾）甲下线状出血。③ Osler 结节。为指和趾出现的豌豆大的红或紫色痛性结节，较常见于亚急性者。④ Janeway 损害。为手掌和足底处直径 1 ～ 4mm 无痛性出血红斑，主要见于急性患者。⑤ Roth 斑：为视网膜的卵圆形出血斑，其中心呈白色，多见于亚急性感染。

4. 动脉栓塞　赘生物引起动脉栓塞占 20% ～ 40%。栓塞可发生于机体的任何部位，脑、心脏、脾、肺、肾、肠系膜和四肢为常见栓塞部位。约 1/3 患者以栓塞为首发症状。

5. 感染的非特异性症状　①脾大。见于 15% ～ 50%、病程 > 6 周的患者，急性者少见。②贫血。IE 时贫血较为常见，尤其多见于亚急性者，有苍白无力和多汗。主要由于感染抑制骨髓所致。多为轻、中度贫血，晚期患者有重度贫血。

【并发症】

1. 心力衰竭　最常见的并发症。由瓣膜关闭不全所致，主动脉瓣受损者最常发生。

2. 细菌性动脉瘤　受累动脉依次为近端主动脉、内脏和四肢。

3. 迁移性脓肿　常见于急性患者，多发生于肝、脾、骨髓和神经系统。

4. 神经系统并发症　约有 1/3 的患者有神经系统受累的表现，如脑栓塞、脑细菌性动脉瘤、脑出血等。

5. 肾脏并发症　大多数患者有肾损害，包括肾动脉栓塞和肾梗死（急性患者多见）、肾小球肾炎（亚急性患者多见）等。

【医学检查】

1. 常规检验

（1）尿液　常有显微镜下血尿和轻度蛋白尿。肉眼血尿提示肾梗死。红细胞管型和大量蛋白尿提示弥漫性肾小球肾炎。

（2）血液　亚急性者正常色素型正常细胞性贫血常见，白细胞计数正常或轻度升高，分类计数轻度核左移。急性者常有血白细胞计数增高和明显核左移。红细胞沉降率几乎均升高。

2. 免疫学检查　25% 的患者有高丙种球蛋白血症。80% 的患者出现循环中免疫复合物。病程 6 周以上的亚急性患者中 50% 类风湿因子试验阳性。血清补体降低见于弥漫性肾小球肾炎。上述异常在感染治愈后消失。

3. 血培养　这是最重要的诊断方法之一。阳性的血培养不仅有助于 IE 的诊断，而且可指导抗生素治疗。近期未接受过抗生素治疗的患者血培养阳性率可高达 95% 以上，其中 90% 以上患者的阳性结果获自入院后第 1 日采取的标本。2 周内用过抗生素或采血、培养技术不当，常降低血培养的阳性率。

4. 超声心动图检查　超声心动图发现赘生物、瓣周并发症等支持心内膜炎的证据，可帮助明确 IE 诊断。超声心动图和多普勒超声还可明确基础心脏病和 IE 的心脏并发症。

5. 其他检查　胸部 X 线检查肺部多处小片状浸润阴影提示脓毒性肺栓塞所致肺炎，左心衰竭时有肺淤血或肺水肿征，主动脉细菌性动脉瘤可致主动脉增宽。细菌性动脉瘤有时需经血管造影诊断。CT 扫描有助于脑梗死、脓肿和出血的诊断。心电图偶可见急性心肌梗死或房室、室内传导阻滞。

【诊断要点】

感染性心内膜炎的确诊主要依靠阳性的血培养和超声心动图。关于 IE 的诊断可参考表 3-11。凡符合表 3-11 中 2 个主要标准，或 1 个主要标准加 3 个次要标准，或 5 个次要标准，即可确诊。

表 3-11　感染性心内膜炎诊断标准

分类	诊断标准
主要标准	1. 血培养阳性 （1）两次不同时间的血培养检出同一典型 IE 病原菌，如草绿色链球菌、金黄色葡萄球菌 （2）多次血培养检出同一 IE 致病菌，2 次至少间隔 12 小时以上的血培养阳性，所有 3 次血培养均阳性，≥ 4 次的多数血培养阳性（第一次与最后一次抽血时间间隔≥ 1 小时） （3）Q 热病原体 1 次血培养阳性或其 IgG 抗体滴度＞ 1：800 2. 影像学阳性证据 （1）超声心动图呈阳性表现：赘生物、脓肿、假性动脉瘤、心脏内瘘、瓣膜穿孔、新出现的人工瓣部分裂开 （2）通过 18F-FDG PET/CT（仅在假体植入 3 个月时）或放射标记的白细胞 SPECT/CT 检测出人工瓣膜植入部位周围组织异常活性 （3）由心脏 CT 确定的瓣周病灶
次要标准	1. 易患因素：心脏本身存在易患因素，或静脉药物成瘾者 2. 发热：体温≥ 38℃ 3. 血管征象：大动脉栓塞、感染性肺梗死、细菌性动脉瘤、颅内出血、结膜出血、Janeway 损害 4. 免疫性征象：肾小球肾炎、Osler 结节、Roth 斑、类风湿因子阳性 5. 致病微生物感染证据：不符合主要标准的血培养阳性，或与 IE 一致的活动性致病微生物感染的血清学证据

【治疗】

1. 抗微生物药物治疗　此为最重要的治疗措施。用药原则：①早期应用，在连续送 3～5 次血培养后即可开始治疗。②足量用药，大剂量和长疗程（一般 4～6 周），旨在完全消灭藏于赘生物内的致病菌。③静脉用药为主，保持高而稳定的血药浓度。利福平可例外，因其口服时几乎可由胃肠道完全吸收。④病原微生物不明时，急性者选用针对金黄色葡萄球菌、链球菌和革兰阴性杆菌均有效的广谱抗生素，亚急性者选用针对大多数链球菌（包括肠球菌）的抗生素。⑤已分离出病原微生物时，应根据致病微生物对药物的敏感程度选择抗生素。常用抗生素如青霉素类、二代或以上头孢类、氨基糖苷类、万古霉素等。

2. 外科治疗　严重心内并发症或抗生素治疗无效的患者应及时考虑手术治疗。如果二尖瓣赘生物＞ 10mm 或抗生素治疗下赘生物体积增大或赘生物位于二尖瓣闭合的边缘时应考虑尽早手术治疗。右心系统 IE 预后较好。复发的肺动脉栓塞后三尖瓣赘生物＞ 20mm 时，必须手术治疗。

二、人工瓣膜和静脉药瘾者心内膜炎

（一）人工瓣膜心内膜炎

发生于人工瓣膜置换术后 60 天以内者为早期人工瓣膜心内膜炎，60 天以后发生者为晚期人工瓣膜心内膜炎。早期者，致病菌约 1/2 为葡萄球菌。表皮葡萄球菌明显多于金黄色葡萄球菌，其次为革兰阴性杆菌和真菌。晚期者以链球菌最常见，其中以草绿色链球菌为主，其次为葡萄球菌，以表皮葡萄球菌多见，其他有革兰阴性杆菌和真菌。除赘生物形成外，常致人工瓣膜部分破裂、瓣周漏，瓣环周围组织和心肌脓肿。最常累及主动脉瓣。早期者常为急性暴发性起病，晚期以亚急性表现常见。术后发热、出现新杂音、脾大或周围栓塞征，血培养同一种细菌阳性结果至少 2 次，可诊断本病。本病难以治愈。应在自体瓣膜心内膜炎用药基础上，将疗程延长为 6～8 周。任一用药方案均应加庆大霉素。对耐甲氧西林的表皮葡萄球菌致病者，应用万古霉素 15mg/

kg，每 12 小时 1 次，静脉点滴，加利福平 300mg，每 8 小时 1 次，口服，用药 6～8 周，前 2 周加庆大霉素。人工瓣膜置换术后早期（术后＜12 个月）发生感染性心内膜炎，应积极考虑手术。

（二）静脉药瘾者心内膜炎

多见于年轻男性。致病菌最常来源于皮肤，药物污染所致者较少见。主要致病菌为金黄色葡萄球菌，其次为链球菌、革兰阴性杆菌和真菌。大多累及正常心脏瓣膜，三尖瓣受累占 50% 以上，其次为主动脉瓣和二尖瓣。急性发病者多见，常伴有迁移性感染灶。X 线可见肺部多处小片状浸润阴影，为三尖瓣或肺动脉瓣赘生物所致的脓毒性肺栓塞。一般三尖瓣受累时无心脏杂音。亚急性表现多见于曾有感染性心内膜炎病史者。左侧心瓣膜（尤其主动脉瓣）受累，赘生物＞20mm，革兰阴性杆菌或真菌感染者预后不良。对甲氧西林敏感的金黄色葡萄球菌所致右心感染，用萘夫西林或苯唑西林进行治疗，其余用药选择与方案同自体瓣膜心内膜炎的治疗。

三、感染性心内膜炎患者的护理

【护理诊断 / 问题】
1. 体温过高　与感染有关。
2. 感知改变　与脑栓塞所致视觉、意识、运动障碍有关。
3. 潜在并发症　栓塞、心力衰竭。
【护理措施】
1. 安全与舒适管理　①环境：尽可能改善居住环境中潮湿、阴暗等不良条件，保持室内空气流通、温暖、干燥，阳光充足，防止风湿活动，环境洁净，保持室内适宜的温湿度，避免直接吸入冷空气。②休息与活动：卧床休息，限制活动量，协助生活护理，以减少机体消耗。待病情好转，医学检查正常后再逐渐增加活动。心脏超声见巨大赘生物的患者，应绝对卧床休息，防止赘生物脱落。

2. 疾病监测　观察体温及皮肤黏膜。每 4～6 小时测量体温 1 次，判断病情进展及治疗效果。评估患者有无皮肤淤点、甲床下出血和 Janeways 结等皮肤黏膜病损及其消退情况。IE 易因赘生物脱落而发生，以心脑栓塞最常见，应严密观察栓塞表现，如胸痛、气短、偏瘫、失语等。

3. 正确采集血标本　正确采集血标本用于血培养加药物敏感试验，测量白细胞计数、红细胞沉降率等。告诉患者暂时停用抗生素和反复多次采血培养的必要性，以取得患者的理解与配合。急性患者应在入院后立即安排采血，在 3 小时内每隔 1 小时采血 1 次，共取 3 次血标本后，按照医嘱开始治疗。对于未经治疗的亚急性患者，应在第 1 天每隔 1 小时采血 1 次，共 3 次。如次日未见细菌生长，重复采血 3 次后，开始抗生素治疗。已用抗生素者，停药 2～7 天后采血。本病的菌血症为持续性，无需在体温升高时采血。每次采血 10～20mL，同时做需氧和厌氧培养。

4. 用药护理　遵医嘱给予抗生素治疗，观察用药效果。告诉患者病原体隐藏在赘生物内和内皮下，需坚持大剂量全疗程较长时间的抗生素治疗才能杀灭，严格按照时间点用药，以确保维持有效的血药浓度。注意观察药物可能产生的副作用和毒性反应。长期大量应用抗生素易致二重感染，注意观察患者有无腹泻等肠道菌群失调的症状。嘱患者饭前饭后漱口，重症患者每日口腔护理 2 次，防止因高热和大量抗生素的使用而造成口腔感染。因本病以静脉用药为主，且用药时间长，故注意保护静脉，必要时可使用静脉留置针，以避免多次穿刺，减少患者痛苦。

5. 饮食护理　给予高热量、高蛋白、高维生素、易消化的半流质或软食，以补充发热引起的机体消耗；注意变换烹调风味，做好口腔护理，以增进食欲。有心力衰竭的患者按心力衰竭患者饮食要求进行指导。

6. 对症护理　高热患者卧床休息。遵医嘱补充水、电解质，并记录出入量。给予物理降温，如温水擦浴、冰袋等，及时记录体温。保持衣被柔软干燥，加强口腔护理。有动脉栓塞的患者宜平卧，栓塞部位稍放低，以增加供血；局部保暖，但忌热敷，因热敷对缺血肢体不利。

7. 心理护理　告诉患者及家属本病的病因和病程进展特点，说明本病治疗的长期性、艰巨性，鼓励患者树立信心。

【健康指导】

1. 预防疾病　告诉患者就医时应说明自己有心内膜炎病史，在施行口腔手术如拔牙、扁桃体摘除术，上呼吸道手术或操作，泌尿、生殖、消化道侵入性检查或其他外科手术治疗前应预防性使用抗生素。

2. 管理疾病　告诉患者及家属有关本病的病因及发病机制、坚持足够疗程的抗生素治疗的重要意义。嘱患者平时注意防寒保暖，保持口腔和皮肤清洁，少去公共场所，勿挤压痤疮、疖、痈等感染病灶，减少病原体入侵的机会。

3. 康复指导　教会患者自我监测体温变化、有无栓塞表现，定期门诊随访。

第九节　心肌疾病

一、心肌病

心肌病（cardiomyopathy）是一组异质性心肌疾病，由不同病因（遗传性病因较多见）引起的心肌病变导致心肌机械和（或）心电功能障碍，常表现为心室肥厚或扩张。该病可局限于心脏本身，也可为系统性疾病的部分表现，最终可导致心脏性死亡或进行性心力衰竭。由其他心血管疾病继发的心肌病理性改变不属于心肌病范畴，如心脏瓣膜病、高血压性心脏病等。目前心肌病分为遗传性心肌病（如肥厚型心肌病、右心室发育不良心肌病）、混合性心肌病（如扩张型心肌病、限制型心肌病）、获得性心肌病（如感染性心肌病）。

（一）扩张型心肌病

扩张型心肌病（dilated cardiomyopathy，DCM）主要特征是单侧或双侧心腔扩大，心肌收缩期功能减退，伴或不伴有充血性心力衰竭。本病常伴有心律失常，病死率较高，男多于女（2.5∶1），在我国发病率为 13/10 万～84/10 万。

【病因及发病机制】

病因尚不完全清楚，除特发性、家族遗传性外，近年来认为持续病毒感染是其重要原因，持续病毒感染对心肌组织的损伤，自身免疫包括细胞、自身抗体或细胞因子介导的心肌损伤等可导致或诱发扩张型心肌病。此外尚有围生期、酒精中毒、抗癌药物、心肌能量代谢紊乱和神经激素受体异常等因素也可引起本病。

【临床表现】

起病缓慢，早期患者多无明显症状。多数在临床症状明显时方就诊，如有气急，甚至端坐呼吸、水肿和肝大等充血性心力衰竭的症状和体征时，始被诊断。部分患者可发生栓塞或猝死。主要体征为心脏扩大，心音减弱，常可听到第三或第四心音，心率快时呈奔马律。常合并各种类型的心律失常。

【医学检查】

1. X 线检查　心影常明显增大，心胸比大于 50%，一般各房室均可增大，但以左心室增大最为显著；肺淤血征。

2. 心电图　可见多种心电图异常，如心房颤动、传导阻滞等各种心律失常。常见 ST 段压低和 T 波倒置；严重者可见病理性 Q 波，多系心肌广泛纤维化的结果，需与心肌梗死相鉴别；QRS 波增宽常提示预后不良。

3. 超声心动图　这是诊断和评估 DCM 最常用的重要检查手段之一，可有助于观察心脏形态学、血流动力学及功能和预后的判断。有二维超声心动图、M 型超声心动图、彩色多普勒显像等。二维超声心动图显示本病早期即可有心腔轻度扩大，后期各心腔均扩大，以左心室扩大早而显著，室壁运动普遍减弱，提示心肌收缩力下降。

4. 其他　冠状动脉造影多无异常，有助于与冠心病的鉴别。MRI、心脏放射性核素检查、心导管检查、心内膜心肌活检有助于诊断。

【诊断要点】

本病缺乏特异性诊断指标，临床上看到心脏增大、心律失常和充血性心力衰竭的患者时，如超声心动图证实有心腔扩大与心脏弥漫性搏动减弱，应考虑有本病的可能。

【治疗】

目前治疗原则是阻止基础病因介导的心肌损害，针对充血性心力衰竭和各种心律失常进行对症治疗，预防并发症。由于大部分患者是因心力衰竭而就诊，故治疗一般是限制体力活动，低盐饮食，应用利尿剂、血管扩张剂、洋地黄、ACEI 等。但本病较易发生洋地黄中毒，故应慎用。慢性心功能失代偿期，在应用利尿、强心、血管扩张剂的基础上，加用 β 受体拮抗剂可改善静息及运动时的左心室收缩功能，减轻心力衰竭症状。中药黄芪、生脉散和牛磺酸等有抗病毒、调节免疫、改善心功能等作用，长期使用对改善症状及预后有一定辅助作用。对长期严重心力衰竭，内科治疗无效的病例，可考虑进行心脏移植。在等待期如有条件尚可行左心机械辅助循环，以改善患者心脏功能。也有试行左室成形术，通过切除部分扩大的左心室同时置换二尖瓣，以减轻反流、改善心功能，但疗效尚不确定。

（二）肥厚型心肌病

肥厚型心肌病（hypertrophic cardiomyopathy，HCM）是以左心室和（或）右心室肥厚为特征，常为不对称肥厚并累及室间隔，左心室血液充盈受阻、舒张期顺应性下降为基本病变的心肌病。根据左心室流出道有无梗阻又可分为梗阻性肥厚型和非梗阻性肥厚型心肌病。后期可出现心力衰竭。本病常为青年猝死的原因。

【病因及发病机制】

目前被认为是常染色体显性遗传疾病，还与儿茶酚胺代谢异常、细胞内钙调节异常、高血压、高强度运动等有关。

【临床表现】

1. 症状　部分患者可无自觉症状，而因猝死或在体检中被发现。许多患者有心悸、胸痛、劳力性呼吸困难。伴有流出道梗阻的患者由于左心室舒张期充盈不足，心排血量减低，可在起立或运动时出现眩晕，甚至晕厥等。

2. 体征　可有心脏轻度增大，能听到第四心音；流出道有梗阻的患者可在胸骨左缘第 3 ～ 4

肋间听到较粗糙的喷射性收缩期杂音；心尖部也常可听到收缩期杂音。

【医学检查】

1. X 线检查 心影增大多不明显，如有心力衰竭则呈现心影明显增大。

2. 心电图 因心肌肥厚的类型不同而有不同的表现。最常见的表现为左心室肥大，ST–T 改变，有时可出现巨大倒置 T 波和深而不宽的病理性 Q 波。

3. 超声心动图 临床上最主要的诊断手段之一，心室不对称肥厚而无心室腔增大为其特征。舒张期室间隔的厚度与后壁之比 ≥ 1.3，室间隔运动低下。

4. 心导管检查和心血管造影 左心室舒张末期压上升。有梗阻者在左心室腔与流出道间有收缩期压差，心室造影显示左心室腔变形，呈香蕉状、犬舌状、纺锤状（心尖部肥厚时）。冠状动脉造影多无异常。

5. 心内膜心肌活检 用于各类心肌疾病的病因诊断。

【诊断要点】

对临床或心电图表现类似冠心病的患者，如患者较年轻，诊断冠心病依据不充分又不能用其他心脏病来解释，则应想到本病的可能。结合心电图、超声心动图及心导管检查做出诊断。

【治疗】

本病的治疗原则为改善症状，减少合并症和预防猝死。患者限制活动量，避免激烈运动、持重或屏气等，以减少猝死的发生。避免使用增强心肌收缩力和减少心脏容量负荷的药物，如洋地黄、硝酸酯类制剂等，以避免加重左心室流出道梗阻。目前主张应用 β 受体拮抗剂及钙通道阻滞剂治疗，应用上述两类药物者不能耐受或无效及有频发的室上性、室性心律失常时可选用丙吡胺或胺碘酮。对重症梗阻性患者可做介入或手术治疗，植入起搏器、消融或切除肥厚的室间隔心肌。

（三）限制型心肌病

限制型心肌病（restrictive cardiomyopathy，RCM）以心室壁僵硬度增加、舒张功能降低、充盈受限而产生临床右心衰竭症状为特征。以心脏间质纤维化增生为其主要病理变化，即心内膜及心内膜下有数毫米的纤维性增厚，心室内膜硬化，扩张明显受限。其发病率远低于扩张型和肥厚型心肌病。多见于热带和温带地区，我国仅有散发病例。

【病因及发病机制】

本病可见家族性发病，提示遗传因素可能是本病的病因之一。淀粉样变性，嗜酸性粒细胞增加性心脏病、心内膜心肌纤维化亦可引起 RCM。

【临床表现】

主要表现为活动耐量下降、乏力、呼吸困难。随着病程的进展，患者逐渐出现肝大、腹腔积液、全身水肿等心力衰竭的表现。右心衰竭较重为本病临床特点。

【医学检查】

1. 心电图 常呈窦性心动过速、低电压、心房或心室肥大、T 波低平或倒置。可出现各种类型心律失常，以心房颤动较多见。

2. 超声心动图 双心房扩大和心室肥厚见于限制型心肌病。心肌呈磨玻璃样改变常常是心肌淀粉样变的特点。

3. 其他 心导管检查示舒张期心室压力曲线呈现早期下陷，晚期高原波型，与缩窄性心包炎的表现相类似。心内膜心肌活检对于心肌淀粉样变性和高嗜酸性粒细胞综合征等具有确诊价值。

【诊断要点】

心室腔狭小、变形和嗜酸性粒细胞的增多，心包无钙化而内膜可有钙化等有助于本病诊断。本病还要注意与缩窄性心包炎鉴别。

【治疗】

本病无特异性治疗手段，心功能代偿期主要应避免劳累、呼吸道感染，预防心力衰竭发生，心功能失代偿期则对症治疗。心力衰竭时对常规治疗反应不佳，往往成为难治性心力衰竭。在药物治疗已无效又无禁忌证时，适合做心脏移植术。

二、病毒性心肌炎

病毒性心肌炎是由病毒感染引起的心肌炎症性病变，有局灶性或弥漫性，也可分为急性、亚急性或慢性。

【病因及发病机制】

很多病毒都可能引起心肌炎，柯萨奇 B 组病毒、细小病毒 B-19、孤儿（ECHO）病毒、人疱疹病毒 6 型、脊髓灰质炎病毒等为常见病毒，尤其是柯萨奇 B 组病毒是最常见的致病原因之一，占 30%～50%。此外，人类腺病毒、流感、风疹、单纯疱疹、脑炎、肝炎（A、B、C 型）病毒及 HIV 等都能引起心肌炎。病毒性心肌炎的发病机制为病毒的直接作用，包括急性病毒感染及持续病毒感染对心肌的损害；病毒介导的免疫损伤作用，主要是 T 细胞免疫；以及多种细胞因子和一氧化氮等介导的心肌损害和微血管损伤。这些变化均可损害心脏功能和结构。

【临床表现】

1. 症状 病毒性心肌炎患者临床表现轻重变异很大，可完全没有症状，也可以猝死。约半数于发病前 1～3 周有病毒感染前驱症状，如发热，全身倦怠感，即所谓"感冒"样症状或恶心、呕吐等消化道症状。然后出现心悸、胸痛、呼吸困难、水肿，甚至出现阿-斯综合征。

2. 体征 可见与发热程度不平行的心动过速，各种心律失常，可听到第三心音或杂音。或有颈静脉怒张、肺部啰音、肝大等心力衰竭体征。重症可出现心源性休克。

【医学检查】

1. X 线检查 可见心影扩大。

2. 心电图 常见 ST-T 改变和各种心律失常，特别是室性心律失常和房室传导阻滞等。如合并有心包炎可有 ST 段上升，严重心肌损害时可出现病理性 Q 波，需与心肌梗死鉴别。

3. 超声心动图检查 可示正常，或有左心室舒张功能减退，节段性或弥漫性室壁运动减弱，左心室增大或附壁血栓等。

4. 血液检查 血清肌钙蛋白、心肌肌酸激酶增高。血沉加快，C 反应蛋白增加。

5. 心内膜心肌活检 除用于确诊本病外，还有助于病情及预后的判断。

【诊断要点】

病毒性心肌炎的诊断主要为临床诊断。根据典型的前驱感染史、相应的临床表现及体征、心电图、心肌酶学检查或超声心动图、心脏磁共振显示的心脏损伤证据，应考虑此诊断。确诊有赖于心内膜心肌活检。

【治疗】

本病尚无特效抗病毒药物，多以对症治疗为主。

1. 一般治疗 以减轻心脏负荷，注意休息和营养为主。

2. 抗心律失常 病毒性心肌炎心电图表现以期前收缩最多见。如系偶发，无明显症状，可先观察暂不治疗。如频发且伴有期前收缩引起的明显症状，或合并快速异位心动过速时，应采用抗心律失常药物或电复律治疗。所用抗心律失常药物的选择，原则上与其他心脏病导致的心律失常相同。

3. 纠正心力衰竭　本症出现多提示炎症范围广泛、病情重。可用强心、利尿、血管扩张剂等一般心力衰竭的治疗措施，但急性病毒性心肌炎时，由于心肌炎症或坏死，对洋地黄的耐受性差，须谨慎用药，以免发生毒性反应。

4. 改善心肌代谢　可酌情使用辅酶 Q_{10}、辅酶 A、牛磺酸、极化溶液、维生素 C、肌苷、1,6-二磷酸果糖、维生素 B 等促进心肌细胞代谢的药物，有助于保护心肌。

5. 其他药物治疗　目前不主张病毒性心肌炎急性期早期使用糖皮质激素，以免引起病灶扩散，但对有房室传导阻滞、难治性心力衰竭、重症患者或考虑有自身免疫的情况下则可慎用。干扰素可调节病毒性心肌炎的免疫失控。中药黄芪、生脉散有抗病毒、调节免疫和改善心脏功能等作用，对病毒性心肌炎具有一定疗效。

三、心肌疾病护理

【护理诊断 / 问题】

1. 气体交换障碍　与心力衰竭有关。

2. 体液过多　与心力衰竭引起水钠潴留有关。

3. 有受伤的危险　与梗阻性肥厚型心肌病所致头晕及晕厥有关。

【护理措施】

1. 安全与舒适管理　急性期卧床休息可减轻心脏负荷，减少心肌耗氧，有利于心功能的恢复，防止病情恶化或转为慢性病程。创造良好的休养环境，保持环境安静，限制探视，减少不必要的干扰，保证患者充分睡眠。一般需全休 3 个月，半休或减轻工作 3 个月。若患者存在心肌坏死表现（胸痛、心肌酶及白细胞计数升高等）、严重心律失常或累及心包时，提示病情严重或病变范围广泛，常需卧床休息 3 个月以上；心影增大、心力衰竭、有奔马律时，应尽量卧床休息至心影恢复正常、体征消失为止，然后视心功能情况逐渐增加活动量。与患者及家属一起制订并实施每日活动计划，严密监测活动时心率、心律、血压变化，若活动后出现胸闷、心悸、呼吸困难、心律失常等，应停止活动，以此作为限制最大活动量的指征。

2. 疾病监测　观察生命体征、尿量、意识、皮肤黏膜情况。观察有无呼吸困难、咳嗽、颈静脉怒张、水肿、奔马律、肺部湿啰音等心力衰竭表现。对重症病毒性心肌炎患者，急性期应严密心电监护，直至病情平稳。

3. 对症护理　患者可发生心力衰竭，应指导患者尽量避免呼吸道感染、剧烈运动、情绪激动、饱餐、妊娠、寒冷、用力排便等诱发因素。出现频发期前收缩、房室传导阻滞等心律失常时，应延长卧床休息时间。协助患者满足生活需要。

4. 用药护理　遵医嘱正确使用利尿剂、血管扩张剂。对于应用洋地黄的患者，应特别注意其毒性反应，因为心肌炎时心肌细胞对洋地黄的耐受性差。患者半数以上可出现各种类型的心律失常，故应心电监护，注意心率、心律、心电图变化，同时准备好抢救仪器及药物，一旦发生严重心律失常，立即遵医嘱给予抗心律失常药物或配合临时起搏、电复律等。

5. 饮食护理　给予高蛋白、高维生素、易消化的清淡饮食，以促进心肌代谢，增强机体抵抗力。少食多餐，避免过饱，禁烟酒。心力衰竭时宜低盐饮食。

【健康指导】

1. 预防疾病　坚持服用抗心力衰竭、纠正心律失常的药物，以提高存活年限。说明药物的名称、剂量、用法，指导患者及家属观察药物疗效及不良反应。

2.管理疾病　急性病毒性心肌炎患者出院后需继续休息，避免劳累，3～6个月后无并发症者可考虑恢复学习或轻体力工作，6个月至1年内避免剧烈运动或重体力劳动、妊娠等。指导患者合理安排休息与活动，适当锻炼身体，增强机体抵抗力。继发于心肌炎的肥厚型心肌病者体力活动后有晕厥和猝死的危险，故应避免持重、屏气及激烈的体能活动如跑步、球类比赛等。

3.康复指导　日常生活中要保持室内空气流通、阳光充足，防寒保暖，预防上呼吸道感染。定期门诊随访，症状加重时立即就诊，防止病情进展、恶化。

第十节　心包疾病

心包疾病除原发感染性心包炎外，尚有肿瘤、代谢性疾病、自身免疫性疾病、尿毒症等所致非感染性心包炎。临床上可按病程分为急性、亚急性及慢性。临床上以急性心包炎和慢性缩窄性心包炎为最常见。

一、急性心包炎

急性心包炎是心包脏层和壁层的急性炎症性疾病，可由细菌、病毒、肿瘤、自身免疫、物理、化学等因素引起。心包炎常是某种疾病表现的一部分或为其并发症，故常被原发疾病所掩盖，但也可以单独存在。

【病因及发病机制】

1.病因　最常见病因为病毒感染。其他包括细菌感染、自身免疫病、肿瘤、尿毒症、急性心肌梗死性后心包炎、主动脉夹层、胸壁外伤及心脏手术后等。无法明确病因者称为特发性急性心包炎或急性非特异性心包炎。

2.发病机制　正常心包腔内约有50mL的浆液，以润滑心脏和减少心搏时的摩擦。急性炎症时，心包腔内出现纤维蛋白、白细胞和少量内皮细胞组成的炎性渗出，为纤维蛋白性心包炎。随着病程发展，渗出逐渐增多，则转变为渗出性心包炎。液体量由100mL至3000mL不等，可呈血性或脓性。当渗出液短时间大量增多时，可出现急性心脏压塞的临床表现。

【临床表现】

1.纤维蛋白性心包炎

（1）症状　胸骨后、心前区疼痛为主要症状，常见于炎症变化的纤维蛋白渗出期。缓慢发展的结核性或肿瘤性心包炎疼痛症状可能不明显。疼痛性质可尖锐，与呼吸运动相关，常因咳嗽、深呼吸、变换体位或吞咽而加重；疼痛位于心前区，可放射到颈部、左肩、左臂及左肩胛骨，也可达上腹部；疼痛也可呈压榨样，位于胸骨后。

（2）体征　心包摩擦音是纤维蛋白性心包炎的最具诊断价值的体征之一，因炎症而变得粗糙的壁层与脏层在心脏活动时相互摩擦而发生，呈抓刮样粗糙音，与心音的发生无相关性，往往盖过心音又较心音更接近耳边；多位于心前区，以胸骨左缘第3～4肋间最为明显；坐位时身体前倾、深吸气或将听诊器胸件加压可更容易听到。

2.渗出性心包炎　临床表现取决于积液对心脏的压塞程度，轻者仍能维持正常的血流动力学，重者则出现循环障碍或衰竭。

（1）症状　呼吸困难是心包积液时最突出的症状，可能与支气管、肺受压及肺淤血有关。呼吸困难严重时，患者呈端坐呼吸，身躯前倾，呼吸浅速，面色苍白，可有发绀。也可因压迫气管、食管而产生干咳、声音嘶哑及吞咽困难。此外，尚可有发冷、发热、心前区或上腹部闷胀、乏力、烦躁等。

（2）体征　心脏叩诊浊音界向两侧增大，皆为绝对浊音区；心尖搏动弱，位于心浊音界左缘的内侧或不能扪及；心音低而遥远；在有大量积液时可在左肩胛骨下出现浊音及左肺受压迫所引起的支气管呼吸音，称心包积液征（Ewart 征）；大量渗液可使收缩压降低，而舒张压变化不大，故脉压变小。大量渗液可累及静脉回流，出现颈静脉怒张、肝大、腹水及下肢水肿等。

3. 心脏压塞　快速心包积液时可引起急性心脏压塞，出现明显心动过速、血压下降、脉压变小和静脉压明显上升，如心排血量显著下降，可产生急性循环衰竭、休克等。如积液积聚较慢，可出现亚急性或慢性心脏压塞，表现为进行性呼吸困难和胸部胀满感、体循环静脉淤血、颈静脉怒张、静脉压升高、血压下降和奇脉等。

【医学检查】

1. 实验室检查　感染性者常有白细胞计数增加、血沉增快等炎症反应。

2. X 线检查　对纤维蛋白性心包炎诊断价值不大，对渗出性心包炎有一定价值。可见心脏阴影向两侧增大，心脏搏动减弱或消失。尤其是肺部无明显充血现象而心影显著增大是心包积液的有力证据，可与心力衰竭相区别。

3. 心电图　除 aVR 和 V_1 导联以外的所有常规导联中，ST 段抬高，呈弓背向下型，aVR 和 V_1 导联 ST 段压低，这些改变可于数小时至数日后恢复。无病理性 Q 波，无 Q-T 间期延长。常有窦性心动过速。

4. 超声心动图　对诊断心包积液简单易行，迅速可靠。M 型或二维超声心动图中均可见液性暗区以确定诊断。可反复检查以观察心包积液量的变化。

5. 心包穿刺　可证实心包积液的存在并对抽取的液体做生物学（细菌、真菌等）、生化、细胞分类的检查，包括寻找肿瘤细胞等；抽取一定量的积液也可解除心脏压塞症状。必要时可经穿刺在心包腔内注入抗菌药物或化疗药物等。心包穿刺的主要指征是心脏压塞和未能明确病因的渗出性心包炎。

【诊断要点】

根据临床表现、X 线、心电图及超声心动图检查可诊断，然后需结合不同病因性心包炎的特征及心包穿刺、活体组织检查等资料对其病因做出诊断。

【治疗】

急性心包炎的治疗与预后取决于病因，也与是否早期诊断及正确治疗有关。治疗原则为病因治疗、解除心脏压塞和对症治疗。各种心包炎如出现急性心脏压塞，均应行心包穿刺引流或手术引流以缓解症状，在等待心包引流之前，需为患者补充血容量。结核性心包炎如不积极治疗常可演变为慢性缩窄性心包炎。

二、缩窄性心包炎

缩窄性心包炎是心脏被致密厚实的纤维化或钙化心包所包围，使心室舒张期充盈受限而产生一系列循环障碍的疾病，多为慢性。

【病因及发病机制】

缩窄性心包炎继发于急性心包炎，其病因在我国以结核性为最常见，其次为急性非特异性心包炎、化脓性或创伤性心包炎演变而来。放射性心包炎和心脏直视手术后引起者逐渐增多。少数与心包肿瘤等有关。

【临床表现】

1. 症状　心包缩窄多于急性心包炎后 1 年内形成，少数可长达数年。常见症状为呼吸困难、疲乏、食欲不振、上腹胀满或疼痛。呼吸困难为劳力性，主要与心搏量降低有关。

2. 体征　可见颈静脉怒张、肝大、腹水、下肢水肿、心率增快。患者腹水常较皮下水肿出现得早且明显得多，这与一般心力衰竭中所见者相反。心脏体检可见心尖搏动不明显，心浊音界正常或稍增大，心音轻而远，通常无杂音，可闻及心包叩击音，呈拍击性质，系舒张期充盈血流因心包的缩窄而突然受阻并引起心室壁的振动所致。心律一般为窦性，有时可有心房颤动。脉搏细弱无力，动脉收缩压降低，脉压变小。

【医学检查】

1. X 线检查　可显示心影偏小、正常或轻度增大，左右心缘变直，主动脉弓小或难以辨认；上腔静脉常扩张，有时可见心包钙化。

2. 心电图　常见心动过速、QRS 低电压、T 波低平或倒置。

3. 超声心动图　对缩窄性心包炎的诊断价值较对心包积液为低，可见心包增厚、室壁活动减弱、室间隔舒张期矛盾运动等，但均非特异而恒定的征象。

4. 心脏 CT 和磁共振成像　心脏 CT 和磁共振成像对慢性缩窄性心包炎的诊断价值优于超声心动图。两者可用于评估心包受累的程度和范围、心包厚度等。

【诊断要点】

典型缩窄性心包炎根据临床表现及胸部 X 线、超声心动图等医学检查可明确诊断。由于限制型心肌病的临床表现和血流动力学改变与本病相似，故应注意与之鉴别。

【治疗】

早期施行心包切除术是治疗缩窄性心包炎的根本方法，以避免其发展到心源性恶病质、严重肝功能不全、心肌萎缩等。通常在心包感染被控制、结核活动已静止即应手术，并在术后继续抗结核治疗 12 个月。

三、心包疾病护理

【护理诊断 / 问题】

1. 气体交换障碍　与肺淤血、肺或支气管受压有关。

2. 体液过多　与渗出性心包炎有关。

3. 活动无耐力　与心排血量减少有关。

4. 体温过高　与渗出性、缩窄性心包炎有关。

【护理措施】

1. 安全与舒适管理　保持环境安静、舒适。嘱患者卧床休息，衣着宽松，保持情绪稳定，勿用力咳嗽、深呼吸或突然改变体位，以免使疼痛加重。

2. 疾病监测　评估症状和体征，如心前区疼痛的部位、性质及其变化情况，是否可闻及心包摩擦音。观察有无心脏压塞症状，如出现胸闷、气急、疼痛加重，或心动过速、血压下降等，立即联系医生。

3. 用药护理　遵医嘱给予解热镇痛剂，注意有无胃肠道反应、出血等副作用。遵医嘱给予糖皮质激素及抗菌、抗结核、抗肿瘤等药物治疗，观察药物的疗效和不良反应。

4. 心包穿刺术的配合与护理　配合医生行心包穿刺或切开引流术，以缓解压迫症或向心包腔内注射药物。术前需行心脏超声检查，以确定积液量与穿刺部位。向患者说明手术的意义和必要性，必要时术前用少量镇静药；操作前开放静脉通道，备静脉用阿托品；术中嘱患者勿剧烈咳嗽或深呼吸；抽液过程中注意随时夹闭胶管，防止气进入心包腔；抽液要缓慢，每次抽液量不超过 1000mL，若抽出鲜血，立即停止抽吸，一般第一次抽液量不宜超过 200mL。密切观察有无心脏压塞征象，准备好抢救器材和药品；记录抽液量、性质，要求留标本送检；注意观察患者的反应，如有无面色苍白、头晕、脉搏、血压、心电图的变化，如有异常，应及时协助医生处理。术毕拔出穿刺针后，穿刺部位覆盖无菌纱布，用胶布固定。心包引流者需做好引流管护理。

5. 饮食护理　给予高热量、高蛋白、高维生素的易消化饮食，限制钠盐摄入。少食易产气食物，多食富含纤维素的食物，以防肠内产气过多引起腹胀使膈肌上抬，预防便秘。

【健康指导】

1. 预防疾病　心包炎患者机体抵抗力下降，应注意充分休息，加强营养。

2. 管理疾病　告诉患者必须坚持足够疗程的药物治疗（如抗结核治疗），勿擅自停药，防止复发。对缩窄性心包炎的患者应讲明行心包剥离术的重要性，尽早接受手术治疗。

3. 康复指导　注意药物不良反应，定期随访。

第十一节　血管疾病

血管疾病主要包括主动脉疾病和周围血管疾病。主动脉疾病主要有主动脉夹层和主动脉瘤。周围血管病包括周围动脉闭塞病、血管炎、血管痉挛、静脉血栓、静脉功能不全和淋巴系统疾病。本节重点叙述主动脉夹层、闭塞性周围动脉粥样硬化和静脉血栓症。

一、主动脉夹层

主动脉夹层又称主动脉夹层动脉瘤，是心血管疾病的急危重症，如不及时诊治，48 小时内死亡率可达 50%。近年来病例数有明显增加趋势。本病系主动脉内的血液经内膜撕裂口流入囊样变性的中层，形成夹层血肿，随血流压力的驱动，逐渐在主动脉中层内扩展，是主动脉中层的解离过程。

【病因及发病机制】

目前认为本病的基础病理变化是遗传或代谢性异常导致主动脉中层囊样退行性变，部分患者伴有结缔组织异常的遗传性先天性心血管病，但大多数患者基本病因并不清楚。高血压、动脉粥样硬化和增龄为主动脉夹层的重要危险因素，约 3/4 的主动脉夹层患者有高血压，60 ～ 70 岁的老年人发病率较高。此外，医源性损伤如安置主动脉内球囊泵，主动脉内造影剂注射误伤内膜等也可导致本病。

【临床表现】

临床特点为起病急，突发剧烈疼痛、休克和脏器缺血的症状。分为急性期（发病 2 周以内）、亚急性期（2 周至 2 个月）、慢性期（超过 2 个月）。

1. 疼痛　为本病突出而有特征性的症状，超过 80% 的患者有突发、剧烈、持续且不能耐受的疼痛。疼痛部位有时可提示撕裂口的部位。如仅前胸痛，90% 以上在升主动脉，痛在颈、喉、颌或脸也强烈提示升主动脉夹层；若为肩胛间最痛，则 90% 以上在降主动脉，背、腹或下肢痛也强烈提示降主动脉夹层。极少数患者仅诉胸痛，可能是升主动脉夹层的外破口破入心包腔而致心脏压塞的胸痛。

2. 休克、虚脱与血压变化　约半数或 1/3 患者发病后有面色苍白、大汗、皮肤湿冷、气促、脉细弱、血压下降，且下降程度与上述症状表现不平行。某些患者可因剧痛导致血压增高。如果出现心脏压塞、血胸或冠状动脉供血受阻而引起心肌梗死，可能出现低血压。两侧肢体血压明显不对称，常高度提示本病。

3.脏器缺血　主动脉分支动脉闭塞可导致相应的脑、肢体、肾脏、腹腔脏器缺血症状，如脑梗死、少尿、腹部疼痛、双腿苍白、无力，甚至截瘫等。夹层扩展至髂动脉可导致股动脉灌注减少而出现下肢缺血以致坏死。

4.其他系统损害　由于夹层血肿的扩展可压迫邻近组织或波及主动脉大分支，从而出现不同的症状与体征，致使临床表现错综复杂，应引起高度重视。

（1）心血管系统　最常见的是主动脉瓣关闭不全和心力衰竭。由于升主动脉夹层使瓣环扩大，主动脉瓣移位而出现急性主动脉瓣关闭不全。心前区可闻典型叹气样舒张期杂音且可发生充血性心力衰竭，在心力衰竭严重或心动过速时杂音可不清楚。当少数近端夹层的内膜破裂下垂物遮盖冠状窦口可致急性心肌梗死，多数影响右冠窦，因此多见下壁心肌梗死。有心脏压塞症状。

（2）其他　压迫颈胸神经节出现 Horner 综合征，夹层压迫脑、脊髓的动脉可引起神经系统症状，夹层压迫喉返神经可引起声音嘶哑，夹层破入胸、腹腔可致胸腹腔积血，破入气管、支气管或食道可导致大量咯血或呕血，夹层扩展到肾动脉可引起急性腰痛、血尿、急性肾损伤或肾性高血压。

【医学检查】

1.X 线胸部平片与心电图检查　无特异性诊断价值。胸片可有主动脉增宽，少见的为上纵隔增宽，虽无诊断价值但可提示进一步做确诊检查。心电图除在很少数急性心包积血时可有急性心包炎改变，或累及冠状动脉时可出现下壁心肌梗死的心电图改变外，一般无特异性 ST-T 改变，故在急性胸痛患者心电图常作为与急性心肌梗死的鉴别手段。

2.超声心动图检查　可识别真、假腔或查获主动脉的内膜裂口下垂物，其优点是可在床旁检查，经食管主动脉超声心动图检测更具优势。

3.主动脉 CT 血管造影及磁共振血管造影　均有很高的诊断价值，敏感性与特异性可达 98% 左右。

4.主动脉数字减影血管造影　这是诊断主动脉夹层的"金标准"，但是基本上已为主动脉 CT 血管造影及磁共振血管造影所取代，目前多只在腔内修复术中应用，不作为术前常规诊断手段。

【诊断要点】

根据急起胸背部撕裂样剧痛；伴有虚脱表现，但血压下降不明显甚至增高；脉搏速弱甚至消失或两侧肢体动脉血压明显不等；突然出现主动脉瓣关闭不全或心脏压塞体征，急腹症或神经系统障碍、肾功能急剧减退伴血管阻塞现象时，即应考虑主动脉夹层的诊断。运用医学检查进行进一步确诊。

【治疗】

本病系危重急症，死亡率高，因此要求及早诊断，及早治疗。

1.即刻处理　严密监测血流动力学指标，包括血压、心率、心律及出入液量平衡；凡有心力衰竭或低血压者还应监测中心静脉压、肺毛细血管楔压和心排血量。绝对卧床休息，强效镇静与镇痛，必要时静脉注射较大剂量吗啡或冬眠治疗。

2.随后的治疗决策原则

（1）急性期患者无论是否采取介入或手术治疗，均应首先给予强化的内科药物治疗。

（2）升主动脉夹层特别是波及主动脉瓣或心包内有渗液者宜急诊外科手术。

（3）降主动脉夹层急性期病情进展迅速，病变局部血管直径≥5cm或有血管并发症者应争取介入治疗置入支架（动脉腔内隔绝术）。

3. 药物治疗

（1）降压　迅速将收缩压降至100～120mmHg或更低，预防夹层血肿的延伸。首选静滴硝普钠。

（2）减慢心率　心率降至60～80次/分，以防止夹层进一步扩展。

4. 介入治疗　主动脉内置入带膜支架，压闭撕裂口，扩大真腔，治疗主动脉夹层。目前，此项措施已成为治疗大多数降主动脉夹层的优选方案。

5. 外科手术治疗　开胸外科手术是升主动脉夹层治疗的基石，术中修补撕裂口，排空假腔并重建主动脉。

【护理诊断/问题】

1. 疼痛　与主动脉撕裂口大小和位置有关。

2. 活动无耐力　与心排血量减少有关。

3. 潜在并发症　心力衰竭，心包压塞。

【护理措施】

1. 安全与舒适管理　患者入住CCU或ICU，绝对卧床休息，避免激烈运动和不必要的翻身。

2. 疾病监测　①常规监测：实施24小时床旁心电监护，定时测量心率、脉搏。保持收缩压维持在100～120mmHg，心率控制在60～80次/分。记录24小时出入水量，监测每小时尿量，每1～2天检验尿常规、肾功能。②急危重症监测：如疼痛反复出现，应警惕夹层血肿扩散。如发现血压大幅度下降，考虑主动脉血肿破裂，随时做好抢救准备。

3. 对症护理　保持呼吸通畅，根据血气分析情况给予氧气吸入。保持大便通畅，必要时使用缓泻剂。保留两条静脉通路。

4. 用药护理　按医嘱坚持服药，控制血压，不擅自调整药量。静滴硝普钠时注意避光，现用现配。注意观察有无头痛、恶心、嗜睡、烦躁等药物副作用。使用杜冷丁（哌替啶）等止痛药时注意观测疼痛有无减轻、有无呼吸抑制。

5. 饮食护理　低盐低脂饮食，戒烟、酒，多食新鲜水果、蔬菜及富含粗纤维的食物，以保持大便通畅。

6. 心理护理　调控不良情绪，保持心情舒畅，避免情绪激动。

【健康指导】

1. 预防疾病　出院后避免激烈运动，应注意充分休息，加强营养。

2. 管理疾病　告诉患者坚持药物治疗，勿擅自停药，防止复发。教会患者自测心率、脉搏。

3. 康复指导　注意药物不良反应，定期随访。若出现胸痛、腹痛、腰痛症状及时就诊。

二、闭塞性周围动脉粥样硬化

周围动脉病（PAD）的主要病因是动脉粥样硬化，可导致下肢或上肢动脉狭窄甚至闭塞，是全身动脉粥样硬化的一部分。本病表现为肢体缺血症状与体征，多数在60岁后发病，男性明显多于女性。

【病因及发病机制】

本病是多因素疾病，病因尚不完全清楚。易患因素包括吸烟、糖尿病、血脂异常、高血压和高半胱氨酸血症等。

【临床表现】

本病下肢受累远多于上肢，病变累及主、髂动脉者占30%，累及股－腘动脉者占80%～90%，而胫、腓动脉受累者占40%～50%。

1. 症状　典型的症状为间歇性跛行和静息痛。疼痛部位常与病变血管相关。臀部、髋部及大腿部疼痛导致的间歇跛行常提示主动脉和髂动脉部分阻塞。临床最多见的小腿疼痛性间歇跛行常为股、腘动脉狭窄。踝、趾间歇跛行则多为胫、腓动脉病变。病变进一步加重以致血管闭塞时，可出现静息痛。

2. 体征

（1）狭窄远端的动脉搏动消失、狭窄部位可闻及收缩期杂音。若远端侧支循环形成不良致舒张压很低则可为连续性杂音。

（2）患肢温度较低及营养不良；皮肤薄、亮、苍白，毛发稀疏，趾甲增厚，严重时有水肿、坏疽与溃疡。

（3）肢体位置改变测试；肢体自高位下垂到肤色转红时间大于10秒和表浅静脉充盈时间大于15秒，提示动脉有狭窄及侧支形成不良。

【医学检查】

1. 节段性血压测量　在下肢不同动脉供血节段用Doppler装置测压，如发现节段间有压力阶差则提示其间有动脉狭窄存在。

2. 踝肱指数（ankle-brachial index，ABI）测定　这是临床上最简单和常用的检查方法之一。踝动脉收缩压/肱动脉收缩压正常值≥1，<0.9为异常，敏感性达95%；ABI<0.5为严重狭窄。

3. 运动平板负荷试验　以缺血症状出现的运动负荷量和时间客观评价肢体的血供状态，有利于定量评价病情及治疗干预的效果。

4. 多普勒血流速度曲线分析及多普勒超声显像　随动脉狭窄程度的加重，血流速度曲线会趋于平坦，结合超声显像则结果更可靠。

5. 其他　磁共振血管造影和CT血管造影具有诊断价值。动脉造影可直观显示血管病变及侧支循环状态，可对手术或经皮介入的治疗决策提供直接依据。

【诊断要点】

当患者有典型间歇性跛行的症状与肢体动脉搏动不对称、减弱或消失，再结合诸多危险因素的存在及上述某些辅助检查的结果即可诊断。

【治疗】

1. 内科治疗

（1）抗血小板治疗　阿司匹林或氯吡格雷可抑制血小板聚集，对减缓动脉粥样硬化病变的进展有效。还可使用中药红花、丹参等。

（2）血管扩张剂的应用　前列腺素静脉滴注对严重肢体缺血者可减轻疼痛和促使溃疡的愈合。

（3）溶栓剂的应用　仅在发生急性血栓时有效。

2. 介入治疗　经积极内科治疗后仍有静息痛、组织坏疽或严重生活质量降低致残者可做血运重建再管化治疗，包括导管介入治疗，如有经皮球囊扩张、支架植入与激光血管成形术。

3. 外科手术治疗　主要方法有人造血管与自体血管旁路移植术。

护理诊断/问题、护理措施和健康指导见本节"静脉血栓症"。

三、静脉血栓症

肢体静脉可分为浅静脉与深静脉。下肢浅静脉包括大隐静脉、小隐静脉及其分支；下肢深静脉与大动脉伴行。深、浅静脉间有多处穿支静脉连接。两叶状静脉瓣分布在整个静脉系统内，以控制血流单向流回心脏。下肢静脉系统的疾病以静脉血栓症最常见。

【病因及发病机制】

Virchow 早在 1856 年就归纳了促发静脉血栓形成的因素，包括静脉内膜损伤、静脉血流淤滞及血液高凝状态。凡涉及以上因素的临床情况均可导致静脉血栓形成。

1. 手术：损伤血管内膜，尤其是骨科、胸腔、腹腔及泌尿生殖系统手术。

2. 肿瘤：确切机制不清，通常认为致癌因素可激活凝血瀑布，形成促血栓环境，特别是胰腺、肺、生殖腺、乳腺及泌尿道恶性肿瘤。

3. 外伤：特别是脊柱、骨盆及下肢骨折。

4. 长期卧床：血流缓慢因素之一。

5. 妊娠：雌激素的作用。

6. 高凝状态：抗凝物质缺乏、骨髓增生性疾病、异常纤维蛋白血症和弥散性血管内凝血等。

7. 静脉炎或医源性静脉内膜损伤如静脉介入诊疗操作。

【临床表现】

静脉血栓形成可有以下的局部症状，但临床上有些患者可以毫无局部症状，而以肺栓塞为首发症状，系严重的致死性并发症。

1. 髂、股深静脉血栓形成常为单侧。患肢肿胀发热，沿静脉走向可能有压痛，并可触及索状改变，浅静脉扩张并可见到明显静脉侧支循环。有些病例皮肤呈紫蓝色，系静脉内淤积的还原血红蛋白所致，称为蓝色炎性疼痛症，有时腿部明显水肿使组织内压超过微血管灌注压而导致局部皮肤发白，称为白色炎性疼痛症，并可伴有全身症状，又称中央型深静脉血栓形成。

2. 小腿深静脉血栓形成因有较丰富的侧支循环可无临床症状，偶有腓肠肌局部疼痛及压痛、发热、肿胀等，又称周围型深静脉血栓形成。

3. 由于锁骨下静脉穿刺及置管操作日益增多，上肢静脉血栓形成病例也日渐增多，波及上肢的症状体征与下肢者相同。

4. 浅静脉血栓形成多伴发生于持久、反复静脉输液，尤其是输入刺激性较大的药物时。由于静脉壁有不同程度的炎性病变，腔内血栓常与管壁粘连，不易脱落。游走性浅静脉血栓往往是恶性肿瘤的征象。

【医学检查】

1. 静脉压测定　患肢静脉压升高，提示测压处近心端静脉有阻塞。

2. 超声　二维超声显像可直接见到大静脉内的血栓，配合 Doppler 测算静脉内血流速度，并观察对呼吸和压迫动作的正常反应是否存在。此种检查对近端深静脉血栓形成的诊断阳性率可达 95%。

3. 放射性核素检查　^{125}I 纤维蛋白原扫描偶用于本病的诊断。与超声检查相反，本检查对腓肠肌内的深静脉血栓形成的检出率可高达 90%，而对近端深静脉血栓诊断的特异性较差。本检查的主要缺点是注入放射性核素后需要滞后 48 ～ 72 小时方能显示结果。

4. 深静脉造影　从足部浅静脉内注入造影剂，在近心端使用压脉带，很容易使造影剂直接进入深静脉系统，如果出现静脉充盈缺损，即可做出定性及定位诊断。这目前仍是深静脉血栓形成诊断的"金标准"。

【诊断要点】

主要根据静脉压测定、二维超声、放射性核素检查、深静脉造影等辅助检查的结果诊断。

【治疗】

治疗静脉血栓形成的主要目的是预防肺栓塞，特别是病程早期，血栓松软与血管壁粘连不紧，极易脱落，应采取积极的治疗措施。

1. 卧床　抬高患肢超过心脏水平，直至水肿及压痛消失。

2. 抗凝　防止血栓增大，并可启动内源性溶栓过程。常用肝素，用药时间一般不超过 10 天。

3. 溶栓治疗　尿激酶等对血栓形成早期也有一定的效果，虽不能证明在预防肺栓塞方面优于抗凝治疗，但如早期应用，可促使尚未机化的血栓溶解，有利于保护静脉瓣，减少静脉功能不全等后遗症。

4. 下腔静脉滤器放置术　如因出血体质而不宜用抗凝治疗者，或深静脉血栓进展迅速已达膝关节以上者，预防肺栓塞可用经皮穿刺做下腔静脉滤器放置术。

【护理诊断／问题】

1. 皮肤完整性受损　与皮肤营养障碍、并发感染有关。

2. 行走障碍　与患肢淤血、感染有关。

3. 体象紊乱　与慢性溃疡、静脉曲张有关。

【护理措施】

1. 安全与舒适管理　环境安静，注意休息，对有静息痛者可抬高床头，以增加下肢血流，减少疼痛。

2. 疾病监测　定时测量体温、脉搏、呼吸、血压。注意观察局部症状和体征。了解有无患肢疼痛等不适。

3. 对症护理　若出现肢体肿胀、疼痛等症状及时就诊。抬高患肢，指导患者下床时穿弹力袜或弹力绷带。对患肢加强护理，清洁、保湿、防外伤。鼓励闭塞性周围动脉粥样硬化患者坚持步行 20～30 分／次，每天尽量多次，可促进侧支循环的建立。

4. 用药护理　按医嘱坚持服药，控制高血压与糖尿病、调脂等，积极干预发病相关的危险因素。

【健康指导】

1. 避免长久站立，防止便秘。

2. 适当休息，抬高患肢。加强患肢护理，如清洁、保湿、防外伤等。

3. 积极干预发病相关的危险因素，如戒烟、控制高血压与糖尿病等。

第十二节　循环系统常用诊疗技术与护理配合

一、心脏电复律

心脏电复律是用复律除颤器在短时间释放一定量的脉冲电流经胸壁作用于心脏，使某些异位性快速心律失常转复为窦性心律的方法。最早用于消除心室颤动，故也称为心脏电除颤。根据电复律时是否识别 R 波，分为同步电复律和非同步电除颤。

【机制】

心脏电复律是在短时间内向心脏通以一定强度的电流，使全部或大部分心肌瞬间除极，消除异位性快速心律失常，然后心脏自律性最高的起搏点（通常是窦房结）重新主导心脏节律。

同步电复律放电时电流正好与 R 波同步，即电流刺激落在心室肌的绝对不应期，从而避免在心室易损期（即 T 波顶峰前 20～30 毫秒）放电诱发室速或室颤。主要用于除心室颤动以外的快速型心律失常。非同步电除颤临床上用于心室颤动，此时已无心动周期，也无 QRS 波，更无从避开心室易损期，患者神志多已丧失，应即刻于任何时间放电。

（一）急救性非同步电除颤

【适应证】

室颤和室扑是非同步电除颤的绝对适应证。无脉搏的室性心动过速也是其适应证。未进行心电监护的心脏骤停可采用"盲目"电除颤，其理由是心脏骤停提示室颤的可能，为赢得时间，不宜等待心电图检查后再进行电除颤。

【操作】

1. 患者平卧于硬木板床上，松开衣领，有义齿者取下。

2. 接通电源，置按钮于"非同步"位置。

3. 将两电极板均匀涂满导电糊或包以生理盐水浸湿的纱布，马上按下"充电"按钮使快速充电至 300J（正常体重的成人 200J 除颤则可有效，即使超重者也不宜超过 400J；通常儿童建议 1～2J/kg，婴儿 10J 也足够）。

4. 将两电极板分别置于胸骨右缘第 2～3 肋间和心尖部，两个电极板之间距离不小于 10cm，并用力紧紧压住胸壁。准备放电时，操作者及其他人员不得再接触患者、病床及同患者相连接的仪器，以免发生触电。按下"放电"按钮达到两电极板同时有效放电。观察心电示波器心电图波形判断患者的心律是否转为窦性。

5. 放电时暂停心肺复苏操作。

6. 若心电图显示除颤不成功，应再做第 2 次，甚至第 3 次的 360J 电除颤。如仍失败，应每 5 分钟静注肾上腺素 0.5～1.0mg 后再行电除颤，也可用普鲁卡因胺和溴苄铵等抗心律失常药后再行电除颤。

（二）择期性或紧急同步电复律

【适应证】

1. 房颤是电复律最常见的适应证，但需具备以下条件：①心室率快但药物治疗无效；②洋地黄治疗不能控制心力衰竭；③持续性房颤病期 1 年以内；④左心房扩大不明显或二尖瓣手术纠治已超过 6 周者；⑤甲亢已经得到药物控制者；⑥预激综合征伴快速房颤者。

2. 心房扑动，尤其是心室率很快和血流动力学恶化的患者更应考虑及时电复律。

3. 室性心动过速心室率＞150 次/分引起血流动力学障碍，出现心力衰竭、休克等，而药物治疗无效时，或室速发生于急性心肌梗死时，应及时电复律。

4. 室上性心动过速刺激迷走神经或用维拉帕米、升压药和洋地黄等均无效时，可考虑电复律。

【操作】

1. 患者仰卧于硬板床上（必要时作为心脏按压之用），松开衣服，有义齿者取下，开放静脉通道。

2. 先连接好心电图机及示波器，术前做全导心电图，选 R 波较大的导联测试电复律器的同步性能，确认电复律器的同步性能完全正常。

3. 用地西泮 0.3 ～ 0.5g/kg 缓慢静注，至患者睫毛反射开始消失的深度，麻醉过程中严密观察呼吸，有呼吸抑制时，面罩给氧。

4. 记录心电图，再一次确认有电复律的适应证。

5. 电极板放置方法和部位及操作程序同非同步电除颤，置电复律器于同步工作状态，选择能量：心房颤动和室上性心动过速在 100 ～ 150J；室性心动过速为 100 ～ 200J；心房扑动所需电能一般较小，在 50 ～ 100J。按同步复律键，放电。

6. 密切观察电复律过程及电复律后心电图变化，以确认是否已经恢复窦性心律。若放电后 15 秒内曾出现过 1 ～ 2 个窦性心律，应认为电复律可能成功。如心电图显示未转复为窦性心律，可增加电功率，再次电复律。

7. 若放电后出现室性心律失常，可给予利多卡因以利于再一次电复律的顺利进行。若重复电击 3 次或能量高达 300J 仍无效，宜终止电复律治疗。

8. 复律后必须维持呼吸通畅并换气正常直至患者清醒。继续心电监护 24 小时以上，以防恶性心律失常的出现。

【护理】

1. 复律前准备

（1）评估是否适宜进行该治疗，有严重二尖瓣病伴巨大瘢痕心房，或二尖瓣置换术后，有慢性复发性阵发性房性快速性心律失常和不能耐受抗心律失常药物治疗者，不宜进行电复律治疗。

（2）复律前指导：①向择期复律的患者介绍电复律的意义、必要性，解除思想顾虑。遵医嘱停用洋地黄类药物 1 ～ 3 天，给予改善心功能、纠正低钾血症和酸中毒的药物。②复律前 1 ～ 2 天口服奎尼丁，预防转复后复发，服药前做心电图，观察 QRS 波时限及 Q-T 间期变化。复律术当日晨禁食，排空膀胱，建立静脉通道。

2. 复律中护理 ①物品准备：电复律器、心电图机、示波器及心肺复苏所需的抢救设备和药品。②病情监测：持续心电监护 24 小时，注意心率、心律变化，密切观察病情变化如神志、瞳孔、呼吸、血压、皮肤及肢体活动情况。

3. 复律后护理 ①休息与饮食：卧床休息 24 小时，清醒后 2 小时内避免进食，以防止恶心、呕吐。②密切观察生命指征、心率、心律、血压。③遵医嘱用药，继续服用奎尼丁、洋地黄或其他抗心律失常药物以维持窦性心律。④密切观察有无因电击所致的各种心律失常及栓塞、局部皮肤灼伤、肺水肿等并发症，并协助医生给予处理。

二、心脏起搏术

心脏起搏术是指人工心脏起搏器发放的脉冲电流通过导线和电极传导刺激心肌，使之兴奋和收缩，即模拟正常心脏的冲动形成和传导，以治疗由于某些心律失常所致的心脏功能障碍。经长期观察表明，缓慢性心律失常患者如无严重的心肌病变，接受起搏治疗后，其平均寿命已接近同年龄的正常人。人工心脏起搏器由脉冲发生器、电极及其导线、电源三部分组成。起搏器可分为临时心脏起搏器（采用体外携带式起搏器）和植入式心脏起搏器（起搏器一般埋植在患者胸部的皮下组织内）。

【心脏起搏指征】

心跳 ≤ 45 次 / 分，或窦性静止 > 3 秒，病史和 ECG 证明确因心跳慢而出现昏厥等症状者，是植入永久性心脏起搏器的适应证。

【操作】

1. 临时性心脏起搏 将电极导线经外周静脉穿刺（常用右股静脉，其次是贵要静脉、左锁骨下静脉）送入右心室心尖部，将电极接触到心内膜，起搏器置于体外。

2. 植入式心脏起搏 将电极导线从头静脉或锁骨下静脉、颈外静脉送至右心室心尖部，将带有无关电极的起搏器埋藏于前胸壁胸大肌皮下。

【护理】

1. 术前护理

（1）评估 适应证：心脏传导阻滞；病态窦房结综合征；反复发作晕厥和心室停顿；异位性快速心律失常；外科手术前后保护性应用。临时性心脏起搏适于急需起搏救治或需"保护性"应用患者；埋藏式心脏起搏适用于需长时间起搏患者。

（2）术前指导（或准备） ①向患者介绍其病情、安置起搏器的意义、手术的安全性、手术基本过程及术中如何配合等，以消除其紧张心理。必要时于手术前夜遵医嘱给予地西泮辅助睡眠。术前 6 小时禁食，紧急临时起搏者随时可以手术。②辅助检查：指导患者完成必要的实验室检查，如血常规、血型、出凝血时间、心电图等。③皮肤准备：通常经股静脉临时起搏，备皮范围是会阴部及双侧腹股沟。埋藏式起搏备皮范围是左上胸部，包括颈部和腋下。④术前应用抗凝剂者需停用至凝血酶原时间至正常范围内。⑤青霉素皮试。⑥训练患者平卧床上大小便，以免术后由于卧床体位而出现排便困难。

2. 术中护理 ①密切观察术者有无局麻药过敏反应，如出现头晕、呼吸困难、面色苍白、脉搏细弱等不适时应及时报告医生立即停用药物并进行适当处理。②及时向术者简介步骤，监护心率、心律和血压。

3. 术后护理 ①安置患者，向手术医生了解术中情况及起搏频率，视病情需要进行心电监护。②告诉患者术后卧床休息的重要性，防止电极脱位。植入式起搏患者卧床 1～3 天，取平卧位或略向左侧卧位，如平卧极度不适，可抬高床头 30°～60°。术侧肢体不宜过度活动，勿用力咳嗽，否则应用手按压伤口。经股静脉临时起搏者需绝对卧床，且术侧肢体避免屈曲和活动过度。卧床期间协助患者生活护理，将常用物品及呼叫器放在患者健侧伸手可及之处。术后第 1 次起床动作宜缓慢，防止摔倒。③植入式起搏者局部伤口沙袋压迫 6 小时，确认无出血后及时移去，按无菌原则定期更换敷料，一般术后 7 天拆线。临时起搏者术后亦应每日换药。④术后遵医嘱给予抗生素 3～5 天以预防感染。临时性心脏起搏器放置时间不宜过长（不超过 1 个月），以免发生感染。⑤观察有无腹壁肌肉抽动、心脏穿孔等表现，有无伤口渗血、红肿，监测体温、脉搏、心率及心电图，以尽早发现出血、感染等并发症及有无导管电极移位或起搏器感知障碍，报告医生并协助处理。

复习思考题

1. 患者，男，58 岁，今晨 6 时以急性广泛前壁心肌梗死入院，急诊行 PTCA 及支架植入术，8 时回病室。给予护理措施为：绝对卧床，心电监护，吸氧 2L/min，两组静脉通路分别静滴消心痛和补液，肱动脉穿刺点加压包扎。12 时患者突发呼吸困难，频繁咳嗽，烦躁，面色灰白，大汗，心电监护显示：心率 102 次 / 分，血压 130/60mmHg，呼吸 36 次 / 分，听诊两肺满布湿啰音，心尖部闻及舒张期奔马律，肺动脉瓣第二心音亢进，患者自入院未见排尿，查体无尿潴留征。

问题：

（1）目前该患者发生了什么情况？

（2）针对该患者病情，护士应立即采取哪些抢救措施？

2. 患者，女，66岁，2小时前以急性心肌梗死入院，给予心电监护，心电图示：心率95次/分，可见提前出现的QRS波群，其前无P波，QRS波群形态异常，时限0.15秒；T波与主波方向相反，其后可见一完全代偿间歇。

问题：

（1）该患者发生的心律失常是何种类型？

（2）如果护士监测到此种类型的心律失常发生频率大于6次/分，易发生什么严重后果？护士应如何处理？

3. 患者，男，48岁，企业经理。因头痛3年、加重1小时入院。患者3年前因头痛就医，发现高血压后一直服用心痛定，但常忘记服药。平素吸烟20支/日，饮酒200mL/d。近日工作繁忙，常陪客户吃饭，睡眠不足，1小时前公司开会时，突感剧烈头痛，伴烦躁、眩晕、恶心、胸闷、气急，遂急诊入院。

体格检查：体温36.7℃，脉搏110次/分，呼吸30次/分，血压180/130mmHg，身高178cm，体重92kg。心尖搏动点位于左侧第6肋间锁骨中线外1cm，心率110次/分，律齐，主动脉瓣区第二心音亢进，闻及收缩期杂音。心电图：心电轴左偏。超声心动图：左室舒张功能减低。医嘱给予硝普钠输入。

问题：

（1）该患者可能的医疗诊断是什么？

（2）按首优、中优排序，列出4个该患者目前主要的护理问题。

（3）针对首优护理问题，提出护理措施。

参考答案

题1：

（1）急性左心衰竭。

（2）措施：

1）立即协助患者取安全坐位，双腿下垂。

2）提高吸氧流量6~8L/min，必要时采用面罩呼吸机持续加压（CPAP）或双水平气道正压（BiPAP）给氧。

3）遵医嘱给予吗啡、快速利尿剂（如速尿）、血管扩张剂（如硝酸甘油）、正性肌力药（如多巴胺）等，注意根据医嘱调整输液滴速及观察用药效果。

4）监测病情：严密监测血压、呼吸、心率、血氧饱和度、心电图，观察意识、精神状态、皮肤颜色及温度、肺部啰音变化。配合医生检测血气分析及血电解质，记录输入液体量及观察患者排尿情况。

5）心理护理：安慰患者，减轻恐惧，可留一名亲属陪伴患者，与患者及家属保持良好沟通。

题2：

（1）室性期前收缩。

（2）室性期前收缩发生频率大于6次/分为频发室性早搏，易导致心室扑动和颤动而引起患者发生心脏性猝死。

护士应立即报告医生，备好除颤仪和利多卡因等抢救药品。保持患者绝对卧床休息，安慰患者，使其保持情绪稳定。密切观察患者意识，持续监测心率及心律、呼吸、血压、血氧饱和度等。

题 3:

（1）原发性高血压、高血压危象。

（2）主要的护理问题：

1）疼痛：头痛。

2）有受伤的危险。

3）营养失调：高于机体需要量。

4）知识缺乏：缺乏自我监测血压的能力和高血压疾病相关的治疗与保健知识。

（3）护理措施：

1）保持病室安静，避免声音、光线等一切不良刺激，护理操作时间集中，限制探视。

2）半卧位，保持呼吸道通畅，予吸氧 4 ～ 5L/min。

3）迅速建立静脉通路，首选硝普钠降压。

4）心电监护：观察意识状态、监测患者生命体征等病情变化。

5）心理护理：安慰陪伴，减轻焦虑紧张情绪。

扫一扫，查阅本章数字资源，含PPT、音视频、图片等

第一节 概 述

消化系统疾病指食管、胃、肠、肝、胆、胰、腹膜等脏器的器质性或功能性病变。病变可局限于消化系统，但与其他系统或全身疾病关系密切。消化系统疾病在慢性病发病率中居第四位，总发病率占人口的 25%。世界范围内消化系统疾病的死亡人数占总死亡人数的 14%。近年来，许多研究发现中西医结合治疗消化系统疾病常优于单纯西医治疗。随着医学科技飞速发展促进了消化系统疾病的研究、诊断和治疗手段的进展，专科护理也得到了相应发展。

【组织结构功能与疾病的关系】

消化系统由消化管、消化腺及腹膜、肠系膜、网膜等脏器组成，消化管包括口腔、咽、食道、胃、小肠和大肠等部分。消化腺有小消化腺和大消化腺两种。消化系统的主要生理功能是摄取和消化食物、吸收营养成分，供应机体新陈代谢所需的物质和能量，排泄废物。

1. 胃肠道

（1）食管 食管是连接胃和咽的通道，全长约 25cm。食管分为颈、胸、腹（即上、中、下）三段。有 3 个生理狭窄，第一个狭窄位于食道的起端，即咽与食道的交接处，第二个狭窄在食道入口以下 7cm 处，位于左支气管跨越食道的部位，第三个狭窄是食道通过膈肌的裂孔处。食管壁由黏膜、黏膜下层和肌层组成，由于没有浆膜层，故食管病变易引起纵隔病变。食管下括约肌可阻止胃内容物逆流入食管，正常人静息时括约肌压为 10 ～ 30mmHg，其功能失调可引起反流性食管炎和贲门失弛缓症。门静脉高压症食管下段静脉曲张破裂时可引起大出血。

（2）胃 胃分为贲门部、胃底、胃体和幽门部四个部分。①上端与食管相接处为贲门，下端与十二指肠相接处为幽门，幽门括约肌可控制胃内容物进入十二指肠的速度，并能阻止十二指肠内容物反流入胃。②胃壁由黏膜层、黏膜下层、肌层和浆膜层组成。③胃的外分泌腺主要有贲门腺、泌酸腺和幽门腺，其中泌酸腺分布在胃底和胃体部，主要由壁细胞、主细胞和黏液细胞组成。壁细胞分泌盐酸和内因子。壁细胞表面分布着组胺 H_2 受体、胃泌素受体、乙酰胆碱受体，当组织胺、胃泌素、乙酰胆碱与其相应受体结合后，就会激活壁细胞内的 H^+-K^+-ATP 酶，生成盐酸，由细胞壁内排入胃腔。盐酸激活胃蛋白酶原使其转变为具有活性的胃蛋白酶，提供必要的酸性环境。分泌过多对胃、十二指肠黏膜有侵袭作用，是消化性溃疡发病的决定因素之一。内因子与食物中的维生素 B_{12} 结合，使维生素 B_{12} 被回肠末端吸收。慢性萎缩性胃炎时内因子缺乏，可发生巨幼细胞贫血。主细胞分泌胃蛋白酶原。被盐酸或已活化的胃蛋白酶激活后，参与蛋白质的消化。黏液细胞分泌碱性黏液。可中和胃酸和保护胃黏膜。④胃的主要功能为暂时储存食物，

通过胃蠕动将食物与胃液充分混合，形成食糜，并促使胃内容物进入十二指肠。一餐含有糖类、蛋白质和脂肪的混合性食物从胃排空需 4～6 小时。

（3）小肠　由十二指肠、空肠和回肠构成。①十二指肠始于幽门，下端至十二指肠空肠曲与空肠相连，全长约 25cm。呈 "C" 形并包绕胰头。十二指肠分为球部、降部、横部、升部四段。球部为消化性溃疡好发处；胆总管和胰管分别或汇合开口于降部内后侧壁十二指肠乳头，胆汁和胰液由此进入十二指肠；升部与空肠相连，连接处被屈氏韧带固定，此处为上、下消化道的分界处。空肠长约 2.4m，回肠长约 3.6m，其间没有明显的分界。②小肠内有十二指肠腺和肠腺两种腺体。十二指肠腺分泌含有黏蛋白的碱性液体，其主要作用是保护十二指肠上皮不被胃酸侵蚀。肠腺分泌液为小肠液的主要成分，小肠液呈弱碱性。③小肠的主要功能是消化和吸收，是整个消化过程的主要阶段，具有巨大的吸收面积，食物在其中停留时间长达 3～8 小时，因此小肠先天性和后天性酶缺乏、肠段切除过多而导致短肠综合征等，是造成消化和吸收障碍的主要因素。

（4）大肠　由盲肠及阑尾、结肠、直肠三部分组成，全长约 1.5m。①回肠末端与盲肠交界处的环形肌显著增厚，形成回盲括约肌，其主要功能在于使回肠内容物间歇进入结肠，同时延长内容物在小肠内停留的时间，有利于充分的消化和吸收。此外，还可阻止大肠内容物向回肠倒流。②大肠腺的分泌液富含黏液和碳酸氢盐，呈碱性，其主要作用在于其中的黏液蛋白能保护黏膜和润滑大便。③大肠内的细菌含有能分解食物残渣的酶，还能利用肠内物质合成维生素 B 复合物和维生素 K，吸收后对人体有营养作用。当肠腔内发生菌群失调时，可出现疾病状态。④直肠位于盆腔后部，上接乙状结肠，下连肛门，长 12～15cm。以腹膜反折为界，直肠分为上段直肠和下段直肠，下段直肠位于腹膜外。直肠的主要功能是排便，也能吸收少量水、电解质、葡萄糖和部分药物，还能分泌黏液以利排便。⑤肛管长约 3cm，上自齿状线，下至肛门缘。上皮组织、神经支配、动脉来源、静脉回流、淋巴引流以齿状线为界，以上为黏膜自主神经、直肠上下动脉、门静脉分支汇入腹主动脉旁淋巴结；以下为皮肤、躯体神经、肛管动脉、下腔静脉汇入腹股沟淋巴结，并为消化后的食物残渣提供暂时的贮存场所。各种因素导致水分吸收不完全可产生腹泻；内容物停留时间过长、水分吸收过多、胃肠道病变及外界压迫导致动力减弱或肠道梗阻，可出现便秘。

2. 肝胆　肝是人体内最大的腺体器官。①肝脏具有门静脉和肝动脉双重供血。其生理功能与其血液循环特点密切相关，肝脏的供血 75% 来自门静脉，收集来自腹腔内脏的血流，血中含有从胃肠道吸收的营养物质和有害物质，它们将在肝内进行物质代谢或被解毒；25% 来自肝动脉，血流中含氧丰富，是肝脏耗氧的主要来源。②肝胆主要功能是物质代谢、解毒及生成胆汁。物质代谢：食物中各种营养成分被消化、吸收后，糖、蛋白质、脂质、维生素等的合成代谢都需要肝脏参与；解毒作用：肝脏是人体内主要的解毒器官，外来的或体内代谢产生的有毒物质如毒素、细菌、血氨及化学药物均要经过肝脏分解去毒后随胆汁或尿液排出体外；生成胆汁：胆汁可促进脂肪在小肠内消化和吸收。③胆汁由胆道系统运输、排泄至十二指肠，胆囊的作用是浓缩胆汁和调节胆流。

3. 胰　胰为人体第二大消化腺，分头、体、尾三部分，由内分泌部和外分泌部组成。

（1）胰的外分泌结构为腺泡细胞和小的导管管壁细胞，分泌胰液。①胰液中碳酸氢盐的含量很高，主要作用是中和进入十二指肠的胃酸，使肠黏膜免受胃酸的侵蚀；给小肠内多种消化酶的活动提供最适宜的环境（pH 值 7～8）。②胰液中的消化酶主要有胰淀粉酶、胰脂肪酶、胰蛋白酶和糜蛋白酶，分别水解淀粉、脂肪和蛋白质。当胰液分泌不足时，食物中的脂肪和蛋白质的消化吸收受到影响；各种因素使胰液分泌受阻或分泌过多，致使各种消化酶溢出胰管，会发生胰腺组织自身消化的化学性炎症。

（2）胰的内分泌结构为散在于胰腺组织中的胰岛。胰岛中重要的细胞有：①A 细胞：分泌胰高血糖素。主要作用是促进糖原分解和葡萄糖异生，导致血糖升高。②B 细胞：分泌胰岛素。作用是使全身各种组织加速摄取、贮存和利用葡萄糖，促进糖原合成，抑制葡萄糖异生，使血糖降低。胰岛素分泌不足时，血糖浓度升高，当超过肾糖阈时，大量的糖从尿中排出，出现尿糖阳性。

4. 胃肠的神经内分泌调节　胃肠道的运动、消化腺的分泌功能还受到自主神经系统 – 肠神经系统的支配，后者通过下丘脑与大脑密切联系。精神状态的变化（如抑郁、焦虑）可影响胃肠道黏膜的血液灌注和消化腺的分泌，引起胃肠道运动功能的变化。此外，胃肠道及胰腺内存在许多分泌肽类激素的细胞，分泌的肽类激素既存在于胃肠道，也存在于中枢神经系统内，作为神经信息的传递物质，故称为脑 – 肠肽（已知的有促胃激素、生长抑素等 20 余种）。这些激素的主要作用是调节消化器官的运动和分泌功能。在胃肠道的黏膜内存在有数十种内分泌细胞，它们分泌的激素统称为胃肠激素。胃肠激素分泌紊乱可以导致胃肠运动和分泌的异常，如胃泌素分泌过多可致 Zollinger–Ellison 综合征。

5. 胃肠道免疫结构与功能　胃肠道黏膜表面的生理结构和黏膜内的免疫细胞构成黏膜屏障，是肠道免疫系统的第一道防线，当黏膜表面接触病原微生物和有害物质时，起着抵御病原体侵入肠壁和维持人体正常防御功能的作用。肠系膜淋巴结和肝脏为肠道免疫的第二道防线，应对经肠壁进入淋巴管和血管的抗原。肠道免疫功能紊乱可导致肠道炎症，例如炎症性肠病等。

【常见症状与体征的护理】

1. 恶心与呕吐　恶心是上腹部紧迫欲吐的不适感。常伴有面色苍白、出汗、流涎、血压下降、心动过缓等迷走神经兴奋的症状，可单独发生，但多数为呕吐的前奏。呕吐是胃内容物或部分肠内容物通过食管逆流出口腔的反射性动作，是机体的一种保护机制措施，可把对机体有害的物质驱除出体外。呕吐的原因除摄入有害物质外，其他疾病亦可引起。常见引起呕吐的消化系统疾病有：①胃炎、消化性溃疡并发幽门梗阻、胃癌；②肝、胆囊、胆管、胰、腹膜的急性炎症；③胃肠功能紊乱。

（1）护理评估

1）病史　恶心与呕吐发生的原因或诱因（如进食过多、进食后受寒、怀孕、饮酒等）；呕吐发生的时间、频率、特点及呕吐物的性质、量、色、气味；伴随症状（如腹痛、腹泻、发热、头痛、疲乏无力等）。

2）身体状况　意识及精神状态、合作程度；生命体征、营养状况、失水表现；腹部膨隆或凹陷，胃形、肠形及蠕动波，肠鸣音；腹肌紧张、压痛、反跳痛等。

3）心理 – 社会状况。

4）医学检查　呕吐物毒物分析或细菌培养。

（2）护理诊断 / 问题

1）有体液不足的危险　与大量呕吐导致失水有关。

2）活动无耐力　与频繁呕吐导致水电解质丢失、不能进食有关。

3）焦虑　与频繁呕吐、未能缓解有关。

（3）护理措施

1）对症护理　患者呕吐时起坐位或侧卧，头偏向一侧，以免呕吐物呛入气管引起窒息或肺炎。可根据呕吐的原因选择内外关穴、足三里穴、中脘穴等穴位针灸或者艾灸治疗。

2）疾病监测 ①监测患者生命体征，出现心率加快、呼吸急促、血压下降等情况，提示可能发生胃肠道出血；呼吸变浅、慢，提示呕吐导致大量胃液丢失而发生代谢性碱中毒。②观察并记录呕吐的情况，上消化道出血呕吐物呈咖啡色甚至鲜红色；消化性溃疡并发幽门梗阻时呕吐常在餐后发生，呕吐量大，呕吐物含酸性发酵宿食；低位肠梗阻时呕吐物带粪臭味；急性胰腺炎时可出现频繁剧烈的呕吐，吐出胃内容物甚至胆汁。③烦躁、神志不清，口渴、皮肤黏膜干燥和弹性减低，尿量减少、尿比重增高等提示患者脱水、血容量不足。④动态观察血清电解质、酸碱平衡状态等。⑤准确测量和记录每天的出入量、尿比重、体重。

3）用药护理 遵医嘱使用止吐药，不能进食或脱水者应补充水分和电解质。非禁食者口服补液时，应少量多次饮用，避免引起恶心呕吐。

4）安全与舒适管理 ①保持病室环境安静、舒适。②嘱患者卧床休息，协助其生活护理。呕吐后给予漱口，及时更换污染衣物被褥，清理呕吐物，去除异味。③告知患者突然起身时可能出现头晕或者心悸等不适。指导患者，坐起时动作缓慢，以免发生直立性低血压。

5）饮食护理 剧烈呕吐时暂禁食，缓解后给予清淡易消化的食物。

6）心理护理 指导患者保持平常的心态，缓解紧张、焦虑等不良情绪。

2. 腹痛 腹痛是临床常见的症状，病因复杂，病情多变。按起病的急缓和病程的长短可分为急性与慢性腹痛。急性腹痛多由腹腔脏器的急性炎症、扭转或破裂、空腔脏器梗阻或扩张、腹腔内血管阻塞等引起；慢性腹痛常为腹腔脏器的慢性炎症、腹腔脏器包膜张力增加、消化性溃疡、胃肠神经功能紊乱、肿瘤压迫及浸润等引起。此外，某些全身性疾病、泌尿生殖系统疾病、腹外脏器疾病如急性心肌梗死和下叶肺炎等亦可引起腹痛。

（1）护理评估

1）病史 腹痛的原因或诱因，与饮食、服药、月经、异物接触等的关系；腹痛的部位、持续时间，起病急缓；腹痛表现为刺痛、钝痛、隐痛；伴随症状。

2）身体状况 生命体征，神志、神态、体位、营养状况；腹部膨隆或凹陷，胃形、肠形及蠕动波、肠鸣音，腹肌紧张、压痛、反跳痛；伴随症状（如伴发热提示为炎症性病变，伴血尿提示泌尿系统疾病，伴黄疸提示与胰腺、胆系疾病有关，伴休克可能与腹腔脏器破裂、急性胃肠穿孔、急性心肌梗死等有关）。

3）心理 - 社会状况 剧烈腹痛及长期慢性腹痛可引起患者精神紧张、焦虑不安等心理反应。

4）医学检查 B超、X线、CT、MRI、消化道内镜等检查。

（2）护理诊断/问题

1）疼痛：腹痛 与腹腔脏器或腹外脏器的炎症、缺血、梗阻、溃疡、肿瘤压迫或功能性疾病等有关。

2）焦虑 与剧烈腹痛，反复或持续腹痛不易缓解有关。

（3）护理措施

1）对症护理 ①行为疗法，如指导式想象（如回忆一些有趣的往事可转移对疼痛的注意）、深呼吸、冥想、音乐疗法、生物反馈等。②除急腹症外，对疼痛局部可应用热水袋进行热敷，解除肌肉痉挛而达到止痛效果。③根据不同疾病和疼痛部位选择针灸、艾灸和按摩等方法止痛。

2）疾病监测 观察并记录腹痛的部位、性质及程度、频率、发作的时间、持续时间，伴随症状。如胃、十二指肠疾病引起的腹痛多为中上腹部隐痛、灼痛或不适感，伴畏食、恶心、呕吐、嗳气、反酸等；小肠疾病多呈脐周疼痛，并有腹泻、腹胀等表现；大肠病变所致的腹痛为腹部一侧或双侧疼痛；急性胰腺炎常出现上腹部剧烈疼痛，为持续性钝痛、钻痛或绞痛，并向腰背部呈带状放射；急性腹膜炎疼痛弥漫全腹，腹肌紧张，有压痛、反跳痛。

3）用药护理 根据病情、疼痛性质和程度遵医嘱给镇痛药。腹痛诊断未明时，慎用镇痛药物，以免掩盖症状；癌性疼痛给药时应遵循 WHO 推荐的三阶梯疗法，尽量口服给药、定时给药及个性化用药。用药后注意观察止痛效果和不良反应。如山莨菪碱可引起口干、面红、视近物模糊等不良反应。

4）安全与舒适管理 ①保持病室安静、舒适、整洁、温湿度适宜；②剧烈腹痛的患者应卧床休息，加强巡视，协助患者取舒适体位，做好生活护理；③烦躁不安者应采取防护措施，防止坠床等意外发生。

5）饮食护理 慢性腹痛患者应以易消化、富有营养的无刺激性食物为宜，急性腹痛者暂禁食，疼痛缓解后根据病情逐渐进食，从小量流质逐渐过渡为普通饮食。

6）心理护理 护士应对患者的年龄、生活环境、文化背景、工作情况、个性等进行细致全面的心理评估，同时取得家属的配合，讲解与疾病有关的知识，有针对性地对患者进行心理疏导，以减轻紧张、恐惧心理，可采取不同的方法分散患者的注意力，增强患者对疼痛的耐受性。

3. 腹泻 腹泻是临床上常见的症状，可因多种疾病而引起。正常人的排便习惯多为每天 1 次，有的人每天 2～3 次或每 2～3 天 1 次，只要粪便的性状正常，均属于正常范围。腹泻是指每天排便次数增加或排便次数频繁，粪便稀薄或带有黏液、脓血、未消化的食物，多由于肠道疾病引起。发生机制为肠蠕动亢进、肠分泌增多或吸收障碍。腹泻可帮助机体排除刺激性物质和有害物质，是一种保护性反应。但是持续严重的腹泻，可使机体内的大量水分和胃肠液丧失，导致水、电解质和酸碱平衡紊乱。长期腹泻者还会因机体无法吸收营养物质而导致营养不良。

（1）护理评估

1）病史 腹泻原因或诱因，与饮食和心理因素的关系；粪便的性状、量、气味、颜色及腹泻次数、病程长短；伴随症状如腹痛、恶心呕吐、里急后重、发热、口渴、疲乏无力等。

2）身体状况 ①神志、精神状态、生命体征、尿量、皮肤弹性、营养状况等。②体征：腹部膨隆或凹陷，胃形、肠形及蠕动波，肠鸣音，贫血体征。③肛周皮肤：红肿、糜烂。

3）心理 - 社会状况 长期慢性腹泻导致精神紧张和焦虑。

4）医学检查 新鲜粪便标本检查、细菌学检查、钡餐造影、肠镜等。

（2）护理诊断 / 问题

1）腹泻 与肠道疾病或全身性疾病有关。

2）有体液不足的危险 与大量腹泻引起机体脱水有关。

3）有皮肤完整性受损的危险 与大量腹泻对肛周皮肤刺激有关。

（3）护理措施

1）对症处理 补充水分和电解质。及时遵医嘱给予液体、电解质、营养物质，以满足患者的生理需要量，补充额外丢失量，恢复和维持血容量。一般可经口服补液，严重腹泻、伴恶心与呕吐、禁食或全身症状显著者经静脉补充水分和电解质。

2）疾病监测 ①观察腹泻的次数、量、颜色、性质、气味等。②定时监测生命体征，观察有无口唇干燥、皮肤弹性下降、尿量减少、神志淡漠等表现；观察有无腹胀、腹痛、肠鸣音亢进或减弱等表现；是否有恶心、呕吐、腹痛等伴随症状；小肠病变引起的腹泻粪便呈糊状或水样，可含有未完全消化的食物成分，大量水泻易导致脱水和电解质丢失，部分慢性腹泻患者可发生营养不良；大肠病变引起的腹泻粪便可含有脓、血、黏液，病变累及直肠时可出现里急后重。③注意监测钠、钾等生化指标的变化。

3）用药护理　应用止泻药时注意观察患者的排便情况，病情控制后及时停药。①告知患者应用解痉止痛剂阿托品会出现口干、视力模糊、心动过速等不良反应；②老年患者应及时补液并注意输液速度，因老年人腹泻易发生脱水，也易因输液速度过快引起循环衰竭；③可选择中药汤剂或艾灸、热敷、针灸等传统技术治疗。

4）安全与舒适管理　①保持病室安静、舒适，温湿度适宜。②患者卧床休息，热敷腹部，减弱肠道运动，减少排便次数，减轻腹痛症状。③排便频繁时，每次排便后用温水清洁肛周皮肤，保持肛周皮肤清洁和干燥，涂无菌紫草膏或抗生素软膏以保护肛周皮肤。衣物被褥污染时应及时更换，开窗通风祛除异味。④长期卧床的患者做好皮肤护理，预防压疮的发生。

5）饮食护理　饮食以少渣、易消化、富有营养的食物为主，避免生冷、油腻、粗纤维、辛辣的刺激性食物；必要时禁食。

6）心理护理　急性腹泻患者由于体液大量丢失，出现心悸、头晕、血压下降等不适，导致患者紧张、焦虑的心理。长期慢性腹泻的患者容易对疾病的预后持怀疑态度，要针对患者出现的心理问题及时采取相应的干预措施，帮助其树立战胜疾病的信心。

4. 便秘　排便是一个复杂的生理运动过程，有多个系统参加，受多种因素影响。消化道自身病变可以引起便秘，其他系统病变也可以通过影响消化道的结构与功能而引起便秘。便秘是指正常的排便形态改变，排便次数减少，每周内排便次数少于 3 次，排出过干过硬的粪便，且排便不畅、困难。但有的人习惯几天才排便 1 次，无排便困难和大便干结，不能视为便秘。根据病因可分为：①器质性便秘，即因肠腔狭窄或受压、肛周疾病、先天性巨结肠等所导致的便秘；②功能性便秘，即因饮食或纤维性食物摄入不足、滥用泻剂或灌肠等所导致的便秘。

（1）护理评估

1）病史：①相关病史、用药史，进食情况、活动量、精神状态、环境等；②排便频率、性状、量；③伴随症状：口臭、下腹饱胀感、失眠、烦躁及注意力不集中等。

2）身体状况：①腹部肿块，胀痛，肠蠕动的次数；②肛周脓肿，肛裂及痔疮。

3）心理 – 社会状况。

4）医学检查：钡灌检查，结肠镜检查。

（2）护理诊断 / 问题

1）便秘　与肠道疾病、饮食中粗纤维量过少有关。

2）疼痛　与粪便过于干硬、排便困难有关。

3）组织完整性受损　与便秘所致肛周组织损伤有关。

（3）护理措施

1）对症护理　①粪便干结使用软化剂无效者，可戴手套掏出粪块。②出现肛裂情况时应保持肛周皮肤清洁，指导患者勿用力排便。③适度的运动，促进肠蠕动。

2）疾病监测　观察排便频率、性状、颜色及伴随症状，急性便秘常有腹痛、腹胀，甚至恶心、呕吐等，慢性便秘常伴有口苦、下腹不适或头昏、头痛、疲乏等神经功能紊乱的症状。

3）用药护理　便秘患者不能滥用泻药，以免造成服药的依赖性、成瘾性、耐药性而导致胃肠功能紊乱，应在医生指导下正确选用。缓泻剂按其作用机理可分为以下三类：①容积性泻药，如硫酸镁、硫酸钠、白色合剂等；②刺激性泻药，如蓖麻油、果导、大黄、决明子等；③润滑性泻药，如甘油、液状石蜡、甘油栓、开塞露等。由于缓泻剂具有导泻作用和毒副作用小等特点，故适用于年老体弱者和儿童。

4）安全与舒适管理　①创造舒适、清洁、安静、隐蔽、无干扰的排便环境；②指导患者养成定时排便的习惯。

5）饮食护理　①饮食宜清淡易消化，多进食含粗纤维较多的新鲜蔬菜，如芹菜、韭菜等食物，还可进食如糙米、玉米、大麦等杂粮，刺激肠壁，促使肠蠕动加快。②多饮水，每天摄入量可到3000mL，刺激排便，也可在睡前和晨起时喝200mL冷开水，刺激肠蠕动，利于排便。也可以口服蜂蜜水，以起到润肠通便的作用。③自我腹部按摩，按摩方法宜采用顺时针方向，由右侧向左侧，持续15～30分钟。

6）心理护理　向患者解释情绪与排便的关系，告知过度紧张、焦虑、压抑、恼怒等不良情绪可导致肠道生理功能发生紊乱，应保持乐观的心态。

5.黄疸　黄疸（jaundice）是指血清中胆红素升高，致使皮肤、黏膜和巩膜发黄的一种症状与体征。正常胆红素最高为17.1μmol/L。胆红素在34.2μmol/L以下时，黄疸不易察觉，称为隐性黄疸；当胆红素超过34.2μmol/L时，临床即可出现黄疸，称为显性黄疸。黄疸常分为溶血性黄疸、肝细胞性黄疸、胆汁淤积性黄疸、先天性非溶血性黄疸。引起黄疸的疾病甚多，但最多见于肝脏疾病、胆道疾病。目前新生儿生理性黄疸也比较多见。

6.嗳气　嗳气是胃内气体自口腔溢出，多提示胃内气体较多。与精神因素、进食过快过急、吞咽动作过多有关，也可见于反流性食管炎，胃、十二指肠或肠道疾病。

7.反酸　反酸是由于食管括约肌功能不全，使酸性胃内容物反流至口腔所致。多见于反流性食管炎和消化性溃疡。

8.腹胀　腹胀是一种腹部胀满的不适感觉，可由胃肠道积气、积食或积粪、腹水、腹腔内肿物、胃肠功能紊乱等引起，亦可由低钾血症所致。

第二节　胃　炎

胃炎是指由各种不同病因引起的胃黏膜炎症，常伴有上皮损伤和细胞再生，是常见的消化道疾病之一，按临床发病的缓急和病程长短可分为急性胃炎和慢性胃炎两大类型。

一、急性胃炎

急性胃炎（acute gastritis）是胃黏膜的急性炎症，有充血、水肿、糜烂、出血改变，甚至一过性浅溃疡形成。病变严重者可累及黏膜下层与肌层，甚至深达浆膜层。急性胃炎主要包括：①幽门螺杆菌（Hp）感染引起的胃炎。由幽门螺杆菌感染所致，但是因为一过性的上腹部症状多不为患者注意，且极少需要胃镜检查，加之可能多数患者症状很轻或无症状，因此比较难以确诊。②除Hp之外的病原体感染及（或）其他毒素对胃黏膜损害引起的急性胃炎。③急性糜烂出血性胃炎，此型临床最常见。本病是由各种病因引起的、以胃黏膜多发性糜烂为特征的急性胃黏膜病变，常伴有胃黏膜出血，可伴有一过性浅溃疡形成。

【病因及发病机制】

引起急性胃炎的常见病因有：

1.应激　严重创伤、大手术、大面积烧伤、败血症、精神紧张及其他严重脏器病变或多器官功能衰竭等均可引起胃黏膜微循环障碍、缺氧，黏液分泌减少，局部前列腺素合成不足、上皮再生能力减弱等改变，胃黏膜屏障因而受损；也可增加胃酸分泌，大量氢离子反渗，损伤血管和黏膜，引起糜烂和出血。

2. 药物 非甾体抗炎药（NSAID）如阿司匹林、吲哚美辛等是引起胃黏膜炎症最常见的药物，其机制是通过抑制胃黏膜生理性前列腺素（PG）的合成，削弱其对胃黏膜的保护作用。此外，某些抗肿瘤药、铁剂或氯化钾口服液等可引起胃黏膜上皮损伤。

3. 酒精 乙醇具有亲脂性和溶脂性能，可导致胃黏膜糜烂及黏膜出血。

4. 物理因素 留置胃管、胃内异物，可机械性损伤胃黏膜，另外腹部肿瘤放射治疗后可引起急性胃炎；进食过冷、过热或过于粗糙的食物、异物和柿石刺激，胃冷冻治疗等亦可造成胃黏膜损伤，引起炎性改变。

5. 十二指肠 – 胃反流 幽门括约肌功能不全、十二指肠远端梗阻等，导致胃内容物、胆汁、肠液和胰液反流入胃，其中的胆汁酸和卵磷脂可损伤胃黏膜上皮细胞，引起糜烂和出血。

【临床表现】

1. 症状

（1）消化不良 上腹部胀痛、胀满不适、食欲减退。

（2）出血 呕血、黑便；量少、间歇性、自限；可伴贫血。

2. 体征 上腹部轻压痛。

3. 急性化脓性胃炎

（1）突发上腹痛、恶心、呕吐，且呕吐物呈脓性或含坏死黏膜、发热。

（2）胃扩张、压痛、局部肌紧张等腹膜炎征象。

【医学检查】

1. 粪便检查 粪便隐血试验阳性。

2. 胃镜检查 最有价值的诊断。一般宜在大出血后 24 ～ 48 小时内进行，因病变（特别是 NSAID 或乙醇）引起的出血可在短期内消失，延迟检查可能无法确定病因。胃镜检查可直接观察胃黏膜病变及黏膜充血、水肿、糜烂、出血的程度，同时可取病变部位组织进行幽门螺杆菌和病理学检查。

【诊断要点】

患者近期服用 NSAID 等药物、严重疾病状态或大量饮酒，伴有急性上腹不适，上腹痛，恶心呕吐；出现呕血和（或）黑便，大便隐血试验阳性应考虑本病，但确诊必须依靠胃镜检查。

【治疗】

针对病因和原发疾病采取防治措施。

1. 病因与对症治疗 药物因素引起应立即停药或视情况服用抑制胃酸分泌药，如 H_2 受体拮抗剂、质子泵抑制剂，或硫糖铝等保护胃黏膜。有急性应激者积极治疗原发病。

（1）H_2 受体拮抗剂（H$_2$RA） 雷尼替丁口服，每次 150mg，每天 2 次，或每晚 300mg，8 周为 1 个疗程；法莫替丁口服，每次 20mg，每天 2 次，或每晚 40mg，4 ～ 6 周为 1 个疗程。H_2 受体拮抗剂能减少 24 小时胃酸分泌，适用于轻、中症患者。

（2）质子泵抑制剂（PPI） 奥美拉唑每天早晨吞服 20mg，疗程为 4 ～ 8 周。或者泮托拉唑 40mg，每天 1 次。此类药物抑酸作用强，对本病的治疗优于 H$_2$RA，适用于症状重、有严重食管炎的患者。

（3）黏膜保护药物 硫糖铝口服，每次 1g，每天 3 ～ 4g；枸橼酸铋钾盐口服每天 120mg，每天 3 次，其作用是附着在黏膜表面形成一层保护膜，覆盖在溃疡面，阻止胃酸、胃蛋白酶和胆汁的渗透和侵蚀，从而有利于黏膜再生和溃疡面的愈合。

2. 消化道出血处理 上消化道大出血参见本章第五节。

【护理诊断/问题】

1. 焦虑 与消化道出血和病情反复有关。

2. 潜在并发症 上消化道出血。

【护理措施】

1. 安全与舒适管理 患者应注意休息，减少活动，对急性应激者应卧床休息，注意保暖，病情稳定后逐渐增加活动量。

2. 疾病监测 监测生命体征，观察是否出现上腹疼痛、胀满不适、出血、黑便表现，有异常情况及时报告医生做相应的处理。

3. 对症处理 剧烈呕吐、腹泻者应适当补液、补充血容量、纠正水电解质紊乱。

4. 用药护理 指导正确使用阿司匹林、吲哚美辛等对胃黏膜有刺激的药物，必要时应用抑酸剂、胃黏膜保护剂预防疾病的发生。黏膜保护药物硫糖铝，饭前1小时及睡前服用。枸橼酸铋钾盐早饭或晚饭前半小时空腹服用。

5. 饮食护理 饮食有节、少量多餐、选择易消化半流质饮食。①避免过冷、过热、辛辣、粗糙、坚硬等刺激性食物及浓茶、咖啡等饮料；戒酒，防止乙醇损伤胃黏膜。②急性期进食米汤、粥、新鲜果汁，病情好转逐渐增加一些蛋白质食物，等胃肠道功能恢复后，才能正常饮食。少量出血时可给牛奶、米汤等流质以中和胃酸，有利于黏膜的修复，出血量大者暂禁食。

二、慢性胃炎

慢性胃炎系指各种病因引起的胃黏膜慢性炎症，是一种常见消化系统疾病，发病率居各胃病之首。男性多于女性，发病概率随年龄增长而增加。

慢性胃炎的分类方法很多，我国目前采用新悉尼系统的分类方法，将慢性胃炎分为慢性浅表性胃炎（又称非萎缩性）、慢性萎缩性胃炎和特殊类型胃炎三大类。慢性浅表性胃炎是指不伴有胃黏膜萎缩性改变、胃黏膜层见以淋巴细胞和浆细胞为主的慢性炎性细胞浸润的慢性胃炎。慢性萎缩性胃炎是指胃黏膜已发生了萎缩性改变的慢性胃炎，常伴有肠上皮化生。慢性萎缩性胃炎又可再分为多灶性萎缩性胃炎和自身免疫性胃炎两大类。特殊类型胃炎种类很多，由不同病因所致，临床上较少见，如感染性胃炎、化学性胃炎、Ménétrier病等。

【病因及发病机制】

1. 幽门螺杆菌（Hp）感染 慢性胃炎最主要的病因。临床研究证实幽门螺杆菌在慢性活动性胃炎中的检出率达98%～100%。Hp经口进入胃内，部分可被胃酸杀灭，部分则附着于胃窦部黏液层，依靠其鞭毛穿过黏液层，定居于黏液层与胃窦黏膜上皮细胞表面，一般不侵入胃腺和固有层内。一方面避免了胃酸的杀菌作用，另一方面难以被机体的免疫机能清除。Hp产生的尿素酶可分解尿素，产生的氨可中和反渗入黏液内胃酸，形成有利于Hp定居和繁殖的局部微环境，使感染慢性化。Hp凭借其产生的氨及空泡毒素导致细胞损伤；促进上皮细胞释放炎症介质；菌体细胞壁Lewis X、Lewis Y抗原引起自身免疫反应；多种机制使炎症反应迁延或加重。其对胃黏膜炎症发展的转归取决于Hp毒株及毒力、宿主个体差异和胃内微生态环境等多种因素的综合结果。

2. 十二指肠液反流入胃 胃肠慢性炎症、消化吸收不良及动力异常等所致。长期反流，可导致胃黏膜慢性炎症。

3. 自身免疫 自身免疫性胃炎以富含壁细胞的胃体黏膜萎缩为主，患者血液中存在自身抗体如壁细胞抗体，伴恶性贫血者还可查到内因子抗体。自身抗体攻击壁细胞，使壁细胞总数减少，导致胃酸分泌减少或丧失，内因子减少可导致维生素 B_{12} 吸收不良，出现巨幼红细胞性贫血，称之为恶性贫血。

4. 其他因素　长期食用粗糙刺激性饮食，酗酒，服用水杨酸盐类药物，过度吸烟等均可直接破坏胃黏膜。过度的精神刺激、忧郁可造成大脑皮质功能失调，导致胃壁血管的痉挛性收缩，促使胃黏膜炎症或溃疡发生。

慢性胃炎的实质是胃黏膜上皮遭受反复损害后特异再生，使黏膜发生改建，最终导致不可逆的固有胃腺体的萎缩、消失。①慢性浅表性胃炎：炎性细胞（主要是浆细胞、淋巴细胞）浸润仅局限于胃小凹和黏膜固有层的表层，胃腺体则完整无损。胃镜下直视可见红斑（点、片状或条状）、黏膜粗糙不平、出血点/疹；②慢性活动性胃炎：中性粒细胞浸润，显示有活动性炎症，多提示存在幽门螺杆菌感染；③慢性萎缩性胃炎：病变发展累及腺体，腺体萎缩、消失，胃黏膜变薄，并常伴肠化生。胃镜下直视可见黏膜呈颗粒状、黏膜血管显露、色泽灰暗、皱襞细小。

慢性胃炎进一步发展，胃上皮或化生的肠上皮在再生过程中发育异常，可形成异型增生（又称不典型增生），异型增生被认为是胃癌的癌前病变。

【临床表现】

慢性胃炎进展缓慢，病程迁延，多数无明显症状，有时可为上腹轻压痛、腹胀、反酸、嗳气、恶心、呕吐等表现。少数可有少量上消化道出血。典型恶性贫血可伴有维生素 B_{12} 缺乏的临床表现，出现舌炎、舌萎缩、周围神经病变如四肢感觉异常等。

【医学检查】

1. 胃镜及胃黏膜活组织检查　最可靠的诊断方法。通过胃镜直视下观察黏膜病损。在充分活组织检查基础上以病理组织学诊断明确病变类型，并可检测幽门螺杆菌。

2. 幽门螺杆菌检测　有助于诊断慢性胃炎和选择治疗方案。

3. 血清学检查　慢性萎缩性胃体胃炎常表现高胃泌素血症，90% 病例抗壁细胞抗体阳性，约75% 抗内因子抗体阳性。胃泌素 C17、胃蛋白酶原（PG）测定有助于判断胃黏膜有无萎缩和萎缩的部位。

4. 胃液分析　自身免疫性胃炎时，胃酸缺乏；多灶萎缩性胃炎时，胃酸分泌正常或偏低。

【诊断要点】

确诊依靠胃镜检查及胃黏膜活组织病理学检查。

【治疗】

1. 病因治疗

（1）消除和避免引起胃炎的有害因素　戒烟戒酒、避免使用对胃有刺激性的食物及药物等。

（2）根除幽门螺杆菌　适用于下列幽门螺杆菌感染的患者：①伴胃黏膜糜烂、萎缩及肠化生、异型增生者；②消化不良者；③有胃癌家族史者。用药见本章第四节。

2. 药物治疗　胃黏膜保护药：麦滋林–S 颗粒，口服每次 1.5～2.0g，每天 3～4 次，餐前服用，疗程 4 周。

3. 对症治疗　上腹痛、反酸时可用抗酸或抑酸制剂；因 NSAID 引起者应停药；因胆汁反流引起，可用氢氧化铝凝胶来吸附；或应用铝碳酸镁片，饭后 1～2 小时，睡前或胃部不适时嚼服1～2 片；有胃动力学改变者，可服用多潘立酮等。自身免疫性胃炎有恶性贫血时可注射维生素 B_{12} 纠正贫血。

4. 胃黏膜异型增生　关键在于定期随访。对已明确的重度胃黏膜异型增生患者可选择预防性内镜下胃黏膜切除术。

【护理诊断/问题】

1.疼痛：腹痛 与胃黏膜炎性病变有关。

2.营养失调：低于机体需要量 与畏食、消化吸收不良等有关。

【护理措施】

1.安全与舒适管理 ①避免噪声、不良气味，增加患者的食欲。②嘱患者急性发作时卧床休息，病情缓解时适当锻炼，提高机体免疫力。

2.饮食营养 ①鼓励患者少食多餐，以摄入高热量、高蛋白、高维生素、易消化的饮食为原则，避免摄入过咸、过甜、过辣等刺激性食物。②胃酸分泌不足患者，食物应完全煮熟后食用，可给予刺激胃酸分泌的食物，如肉汤、鸡汤等；高胃酸者应避免酸性、高脂肪饮食。③对于胃黏膜肠化和不典型增生者，多食用含胡萝卜素、维生素 C、维生素 E、叶酸等抗氧化食物。

3.疾病监测 定时监测生命体征，观察患者反酸、嗳气、恶心、呕吐、腹胀、腹痛等症状。

4.对症护理 腹痛患者结合中医治疗，可选用腧穴如内关、合谷、足三里、梁丘、中脘等穴位进行针刺、艾灸、穴位按摩治疗，也可用热水袋热敷腹部，以解除胃痉挛，减轻腹痛。

5.用药护理 遵医嘱给患者清除 Hp 感染治疗时，注意观察药物的疗效及不良反应。①抗菌药物：甲硝唑可引起恶心、呕吐等胃肠道反应，应在餐后半小时服用，并可遵医嘱用胃复安、维生素 B_{12} 等拮抗；阿莫西林服用前应询问患者有无青霉素过敏史。②胶体铋剂：枸橼酸铋钾（CBS）为常用制剂，因 CBS 在酸性环境中起作用，故在餐前半小时服用。服 CBS 过程中可使齿、舌变黑，可用吸管直接吸入，部分患者服药后出现便秘和粪便变黑，停药后可自行消失。少数患者有恶心、一过性血清转氨酶升高等，极少出现急性肾损伤。

【健康指导】

1.预防疾病 ①告知患者急性胃炎应及早彻底治疗，以防病情经久不愈而发展为慢性胃炎。②注意饮食卫生，饮食有节，切忌暴饮暴食及食无定时。避免盲目减肥控制进餐使胃黏膜受损伤。③慎用对胃黏膜有损伤的药物，如阿司匹林、水杨酸类等。④避免长期食用浓茶、咖啡、辣椒、芥末等刺激性强的食物，戒烟酒。

2.管理疾病 ①向患者及家属介绍本病的有关病因，指导患者避免诱因。②按时服药，坚持治疗。③观察病情变化，定时复诊并做胃镜检查。

第三节 胃食管反流病

胃食管反流病（gastroesophageal reflux disease，GERD）是指胃和十二指肠内容物反流入食管引起烧心等症状，根据是否导致食管黏膜糜烂、溃疡，分为反流性食管炎（reflux esophagitis，RE）和非糜烂性反流病（nonerosive reflux disease，NERD）。GERD 也可损害咽喉、气道等食管邻近组织，出现食管外症状。GERD 是一种常见病，其发病率随年龄增长而增加，无明显性别差异，发病高峰年龄在 40～60 岁。在我国，GERD 发病率低于西方国家，病情亦较轻，其中 NERD 较多见。随着我国生活方式西化、人口的老龄化，该病呈上升趋势。

【病因及发病机制】

GERD 是由多种因素造成的食管下段括约肌（LES）功能障碍为主的胃食管动力障碍性疾病，直接损伤因素是胃酸、胃蛋白酶及胆汁等反流物。

1.抗反流屏障结构与功能异常 贲门失弛缓症手术后、食管裂孔疝、腹内压增高（如妊娠、肥胖、腹水、呕吐、负重劳动等）及长期胃内压增高（如胃扩张、胃排空延迟等），均可使 LES 结构受损；上述部分原因、某些激素（如促胆囊收缩素、胰高血糖素、血管活性肠肽等）、食物（如高脂肪食物、巧克力等）、药物（如钙通道阻滞剂、地西泮）等可引起 LES 功能障碍或一过性 LES 松弛延长；当食管的清除能力和黏膜屏障不足以抵抗反流物的损伤时，则可致病。

2. 食管清除作用降低 常见于导致食管蠕动和唾液分泌异常的疾病或病理生理过程，如干燥综合征。食管裂孔疝时，部分胃经膈食管裂孔进入胸腔，除改变 LES 结构，也可降低食管对反流物的清除，导致 GERD。

3. 食管黏膜屏障功能降低 长期吸烟、饮酒，食用刺激性食物或药物将使食管黏膜不能抵御反流物的损害。

本病病理变化取决于其所属类型及病程长短。RE 患者胃镜下见糜烂、溃疡；组织活检可有复层鳞状上皮增生、固有层中性粒细胞浸润、食管下段鳞状上皮被化生的柱状上皮替代（即 Barrett 食管，属食管腺癌的癌前病变）。部分 NERD 患者食管鳞状上皮细胞间隙增宽。

【临床表现】
本病临床表现多样，轻重不一，主要表现有食管与食管外症状。

1. 食管症状

（1）典型症状 烧心和反流是本病的最常见、最典型症状。烧心是指胸骨后或剑突下烧灼感，常由胸骨下段向上延伸，随体位改变而加重。反流是指胃内容物在无恶心和不用力的情况下涌入咽部或口腔的感觉，含酸味或仅为酸水时称反酸。患者常在餐后 1 ～ 2 小时出现上述症状，卧位、弯腰及腹内压增高时加重，某些刺激性食物如酒类、甜品、橘汁、咖啡和浓茶等均易诱发此症状，部分患者夜间入睡时发生。

（2）非典型症状 主要有胸痛、吞咽困难。胸痛由反流物刺激食管引起，发生在胸骨后。严重者为剧烈刺痛，放射至后背、胸部、肩部、颈部、耳后、左臂，有时酷似心绞痛，可伴有或不伴有烧心和反流。部分患者出现吞咽困难或胸骨后异物感，系因炎症刺激引起食管痉挛或功能紊乱所致，症状呈间歇性发作，进食固体或液体食物时均可发生，情绪波动可加重，严重者可出现完全性梗阻，但镇静剂可使之缓解；少数患者因食管狭窄引起吞咽困难，症状呈持续性或进行性加重。有严重食管炎或并发食管溃疡者，可伴吞咽疼痛。

2. 食管外症状 由反流物刺激或损伤食管以外的组织或器官引起，如咽喉炎、慢性咳嗽和哮喘。一些病因不明、久治不愈的上述疾病患者，伴有烧心和反流症状，提示罹患 GERD，也有少数患者以咽喉炎、慢性咳嗽和哮喘为首发或主要症状。严重者可发生吸入性肺炎，甚至出现肺间质纤维化。部分患者主观上感觉咽部不适、咽部有异物感、棉团或堵塞感，但客观上无吞咽困难存在，称为癔球症。

【并发症】
主要有上消化道出血、食管狭窄、Barrett 食管。

【医学检查】

1. 胃镜检查 诊断 RE 最准确的方法，并能判断 RE 的严重程度和有无并发症。胃镜下，正常食管黏膜呈均匀粉红色；Barrett 食管者在胃食管连接处的齿状线近端的黏膜为橘红色，呈环形、舌形或岛状。注意胃镜下无 RE 表现并不能排除 GERD。

2. 24 小时食管 pH 监测 诊断 GERD 的重要方法。应用便携式 pH 记录仪监测患者 24 小时食管 pH 值，提供食管是否存在过度酸反流的客观证据，借此了解酸反流程度及其与症状发生的关系。常用观察指标有 24 小时内 pH < 4 的总百分时间、次数，持续 5 分钟以上的反流次数及

最长反流时间等。

3. 食管 X 线钡餐 主要用于排除食管癌等其他食管疾病。对 RE 诊断的敏感性不高，适于不愿接受或不能耐受胃镜检查者，可发现严重 RE 的阳性 X 线征。

4. 食管测压 可测定 LES 压力、显示频繁的一过性 LES 松弛和评价食管体部的功能。当 GERD 内科治疗效果不好时，可作为辅助性诊断方法。

【诊断要点】

GERD 诊断依据：患者发现有典型烧心和反酸症状，初步诊断 GERD；继而行胃镜检查，若镜下发现 RE 并排除其他原因引起的食管病变则确诊为 GERD；若胃镜检查阴性则进一步行 24 小时食管 pH 监测，若证实有食管过度酸反流则诊断成立。

24 小时食管 pH 监测属于侵入性检查，在临床上不常应用，因此，对疑诊为本病且胃镜检查阴性者常用质子泵抑制剂做试验性治疗（如奥美拉唑每次 20mg，2 次 / 日，连用 7 ～ 14 天），若疗效明显则确诊为本病。

【治疗】

治疗目的是控制症状、治愈食管炎、减少复发和防治并发症。

1. 一般治疗 教育患者改变生活方式与饮食习惯，避免应用减低 LES 压力药物。

2. 药物治疗

（1）促胃肠动力药 多潘立酮、莫沙必利、依托必利等药物可增加 LES 压力，促进食管蠕动和胃排空，从而减少胃内容物反流入食管及其在食管暴露的时间。适用于轻症患者或作为与抑酸药合用的辅助治疗。

（2）抑酸药 ①H2 受体拮抗剂（H2RA）：雷尼替丁、法莫替丁等药物可减少胃酸分泌，不能有效抑制进食引起的胃酸分泌，适用于轻、中症患者。②质子泵抑制剂（PPI）：奥美拉唑、兰索拉唑等药物抑酸作用强，疗效优于 H2RA，适用于症状重、有严重食管炎的患者。

（3）抗酸药 氢氧化铝、铝碳酸镁等药物能中和胃酸，适用于症状轻、间歇发作者以临时缓解其症状。

3. 维持治疗 GERD 具有慢性复发倾向，给予维持治疗以减少症状复发、防止食管炎复发引起的并发症。对停药后很快复发且症状持续者、有食管炎并发症者，均需要长程维持治疗。对无食管炎的患者也可按需维持治疗，即有症状时用药、症状消失时停药。PPI 和 H2RA 均用于维持治疗，前者优于后者。维持治疗的药物剂量以调整至患者无症状的最低剂量为宜。

4. 抗反流手术治疗 抗反流手术是不同术式的胃底折叠术，旨在阻止胃内容物反流入食管，其疗效与 PPI 相当，但有一定并发症。对需长期使用大剂量 PPI 维持治疗者，其手术与否应根据患者本人意愿决定。对确诊由反流引起的严重呼吸道疾病者、PPI 疗效欠佳者，均宜考虑实施抗反流手术。

5. 治疗并发症

（1）食管狭窄 极少数严重瘢痕性狭窄者需行手术切除；绝大多数狭窄者可行胃镜下食管扩张术，扩张术后以 PPI 长程维持治疗可防止狭窄复发；对年轻患者亦可考虑抗反流手术。

（2）Barrett 食管 使用 PPI 及长程维持治疗、定期随访，这是目前预防 Barrett 食管癌变的唯一方法。胃镜及组织活检发现可早期识别不典型增生，一旦发现重度不典型增生或早期食管癌变，应及时手术切除。

【护理诊断 / 问题】

1. 疼痛：胸痛 与胃酸反流刺激食管黏膜有关。

2. 吞咽障碍 与反流引起食管狭窄有关。

3. 焦虑 与病程长、迁延不愈、生活质量受影响有关。

4. 营养失调：低于机体需要量 与吞咽困难有关。

5. 舒适改变：胸骨后或剑突下烧灼感 与酸性反流物对食管黏膜下层感觉神经末梢的化学性刺激有关。

6. 潜在并发症 出血、癌变、食管狭窄。

【护理措施】

1. 安全与舒适管理 ①保持环境安静、整洁、舒适，减少一切对患者的不良刺激。②仰卧及夜间反流者应减少食管黏膜暴露在酸性环境的时间，因此，避免饭后剧烈运动，避免睡前2小时进餐，白天进餐后不宜立即卧床，睡眠时将床头抬高15～20cm。③减少引起腹内压增高的因素，如肥胖、便秘、紧束腰带、过度弯腰、穿紧身衣裤等。④避免睡眠时将两上臂上举或枕于头下，如此会引起膈肌抬高，增加胃内压力，加重反流。

2. 疾病监测 ①定时监测生命体征，观察患者恶心、呕吐、烧心、反胃、胸痛、吞咽困难等情况。②胃肠内容物反流常与体位、进食后时间及进食量有关，因此应观察剑突后烧灼感出现的时间、规律、反射部位、疼痛程度、反流物的性质及吞咽食物梗塞情况。

3. 对症护理 主要针对疼痛，护理措施如下：①疼痛时指导患者尽量深呼吸，以腹式呼吸为主，减轻胸部压力刺激，减轻疼痛。②指导患者取舒适体位。嘱患者餐后不能立即取平卧位，根据病情必须卧位时，应抬高床头25～30cm。③保持情绪稳定，因焦虑情绪使疼痛加重。④教会患者一些放松技巧，转移注意力，以缓解疼痛。⑤诊断明确者，有反流症状时用热水袋热敷腹部，疗效明显。

4. 用药护理 ①遵医嘱使用促胃肠动力药、抑酸药、抗酸药。具体用药方法及护理参见本章第四节。②避免应用降低LES压力及引起胃排空延迟的药物，如激素、阿托品、茶碱、地西泮、钙拮抗剂等。

5. 饮食护理 ①以高蛋白、高维生素、低脂肪、无刺激、易消化的饮食为主，少食多餐。②避免一切能降低LES压力的食物及饮料，如高脂肪油炸食物、巧克力、咖啡、浓茶等。

6. 心理护理 本病患者因病程长、治疗显效慢、长期进食受限及反流的痛苦，常有消极心理，应结合患者具体情况对其心理疏导，以缓解焦虑情绪、树立治疗信心。

【健康指导】

1. 预防疾病 养成良好的生活习惯，保持乐观心情，定时定量进餐，不宜过饱，避免进食肥甘厚腻食物，适当锻炼，持之以恒，增强机体抗病能力，同时可维持理想体重，避免肥胖。

2. 管理疾病

（1）坚持治疗，按时服药。

（2）忌酒戒烟。因烟草中含尼古丁，可降低LES压力，加重反流，吸烟还能减少食管黏膜血流量，抑制前列腺素的合成，降低机体抵抗力，使炎症难以控制。酒中乙醇不仅能刺激胃酸分泌，还能使LES松弛，引起胃食管反流。

（3）定期门诊随访。

第四节 消化性溃疡

消化性溃疡（peptic ulcer，PU）主要指发生在胃和十二指肠的慢性溃疡，即胃溃疡（gastric

ulcer，GU）和十二指肠溃疡（duodenal ulcer，DU），是胃肠道黏膜被自身消化而形成的溃疡，溃疡的形成与胃酸和胃蛋白酶的消化作用有关，故称消化性溃疡。

本病是一种全球性常见病、多发病，我国发病率约 10%。男性多于女性；本病可发生于任何年龄，DU 多见于青壮年，而 GU 多见于中老年，后者发病高峰比前者约迟 10 年，DU∶GU ≈ 3∶1。发病有明显季节性，秋冬和冬春之交是本病的好发季节。随着医学科学的发展，我国临床统计提示，消化性溃疡患病率在近十多年来开始呈下降趋势。

【病因及发病机制】

胃十二指肠黏膜具有一系列防御和修复机制，包括黏液 / 碳酸氢盐、黏膜屏障、丰富的血液、上皮细胞更新、前列腺素和表皮生长因子等。在正常情况下，胃十二指肠黏膜在接触有强侵蚀力的高浓度胃酸和能水解蛋白质的胃蛋白酶并受到微生物、胆盐、酒精、药物与其他有害物质侵袭后依然能够维持黏膜的完整性。消化性溃疡是胃酸和胃蛋白酶的侵袭作用与黏膜的防御能力间失去平衡，胃酸和胃蛋白酶对黏膜产生自我消化，如果将黏膜屏障比喻为"屋顶"，胃酸、胃蛋白酶比喻为"酸雨"，漏"屋顶"遇上虽然不大的酸雨或过强"酸雨"腐蚀了正常的"屋顶"都可能导致消化性溃疡发生。部分导致消化性溃疡发病的病因既可以损坏"屋顶"，又可增加"酸雨"。当损害因素或防御 – 修复因素失衡致黏膜组织损伤导致 PU。GU 为防御 – 修复因素减弱，DU 为侵袭因素增强。近年研究明确，幽门螺杆菌和非甾体抗炎药是损害胃十二指肠黏膜屏障从而导致消化性溃疡发病的最常见病因。

1. 幽门螺杆菌（Hp）感染　这是主要病因。十二指肠球部溃疡患者的 Hp 感染力高达 90% ～ 100%，胃溃疡为 80% ～ 90%。Hp 一般以胃窦部较多，胃体、胃底部较少，Hp 引起胃黏膜损伤机制有以下几种假说：①幽门螺杆菌 – 促胃液素 – 胃酸学说：幽门螺杆菌感染通过直接或间接作用于胃黏膜的 G 细胞、D 细胞及其细胞壁，导致胃酸分泌增加，增强了侵袭因素。②十二指肠胃上皮化生学说：研究发现十二指肠球部溃疡多位于胃上皮化生处，胃上皮化生是十二指肠对酸负荷的一种代偿反应。十二指肠胃上皮化生为幽门螺杆菌在十二指肠定植提供了条件，从而导致十二指肠炎症，黏膜屏障破坏，最终发展为 DU。③十二指肠碳酸氢盐分泌减少：幽门螺杆菌感染可减少十二指肠盐酸氢盐分泌，削弱黏液屏障，导致 DU 发生。④胃黏膜的屏障功能削弱：幽门螺杆菌感染引起的胃黏膜炎症削弱了胃黏膜的屏障功能，胃酸对屏障受损的胃黏膜的侵蚀作用，导致 GU 的发生。

2. 药物因素　非甾体抗炎药（NSAID）如阿司匹林、吲哚美辛等是导致胃黏膜损伤常见的药物。长期服用 NSAID 患者中 10% ～ 25% 可发现胃或十二指肠溃疡。NSAID 可直接作用于胃、十二指肠黏膜，透过细胞膜弥散入黏膜上皮细胞内，细胞内高浓度 NSAID 产生细胞毒而损害胃黏膜屏障。NSAID 还可通过抑制胃黏膜生理性前列腺素 E 的合成，削弱后者对黏膜的保护作用。

3. 胃酸 – 胃蛋白酶分泌过多　消化性溃疡的形成是由于胃酸、胃蛋白酶对黏膜自身消化所致。胃酸分泌过多主要因素是：① DU 患者壁细胞总数增多，胃酸的分泌与壁细胞数成正比；② DU 患者的壁细胞对五肽促胃液素等刺激物的反应性较正常人高；③胃酸分泌的反馈抑制机制失调；④迷走神经长期兴奋而持续释放乙酰胆碱，从而使盐酸和促胃液素分泌增多；当黏膜防御 – 修复功能遭到破坏，胃酸分泌过多时，胃酸、胃蛋白酶对黏膜自身进行消化最终形成 PU。

4. 其他因素　下列因素与消化性溃疡发病有不同程度的关系。①遗传：部分消化性溃疡患者有该病的家族史，提示可能的遗传易感性。②吸烟：吸烟者消化性溃疡发生率比不吸烟者高，吸烟影响溃疡愈合和促进溃疡复发。吸烟影响溃疡形成和愈合的确切机制未明，可能与吸烟增加胃酸分泌、减少十二指肠及胰腺碳酸氢盐分泌、影响胃十二指肠协调运动、黏膜损害性氧自由基增加等因素有关。③急性应激可引起应激性溃疡。临床观察发现长期精神紧张、过劳，确实易使溃疡发作或加重，但这多在慢性溃疡已经存在时发生，因此情绪应激可能主要起诱因作用，可能通过神经内分泌途径影响胃十二指肠分泌、运动和黏膜血流的调节。④胃排空障碍：十二指肠 – 胃反流可导致胃黏膜损伤；胃排空延迟及食糜停留过久可持续刺激胃窦 G 细胞，使之不断分泌促胃液素。

DU 多发生在球部，GU 多在胃角和胃窦小弯。溃疡一般为单个或多个，呈圆形或椭圆形，GU 要比 DU 稍大，可见直径大于 2cm 溃疡。溃疡边缘光整、底部洁净，由肉芽组织构成，活动性溃疡周围黏膜常有炎症水肿。溃疡可引起穿孔、出血、幽门梗阻、癌变。

【临床表现】

典型的消化性溃疡临床特点表现为慢性过程、周期性发作、节律性疼痛。10% ～ 15% 的 PU 者缺乏典型临床表现，而以大出血、急性穿孔为其首发症状。

1. 症状

（1）腹痛　上腹部疼痛为主要症状。具有以下特点：①慢性过程，可达数年或数十年。②周期性发作，发作与缓解期交替进行，并有季节性，多于秋冬或冬春之交发作。③节律性疼痛，溃疡疼痛与饮食之间具有明显的相关性和节律性；DU 的疼痛常在餐后 2 ～ 4 小时发作，如不服药或进食，疼痛将持续到下次进餐后缓解，即疼痛—进食—缓解；GU 的疼痛多在餐后 0.5 ～ 1 小时出现，到下次餐前缓解，即进食—疼痛—缓解。约半数患者会出现"午夜痛"。④疼痛部位是 DU 的疼痛多出现于中上腹部、脐上方、脐上方偏右处；GU 疼痛的位置也多在中上腹，剑突下偏左处。⑤疼痛性质多呈钝痛、灼痛、胀痛或饥饿样不适感，一般较轻而能耐受，持续性剧痛提示溃疡穿透或穿孔。

（2）其他症状　本病除腹部疼痛外，尚可有唾液分泌增多、烧心、反胃、嗳气、恶心、呕吐等其他胃肠道症状。还可有失眠、缓脉、多汗等自主神经功能失调的表现。

2. 体征　PU 缺乏特异性体征。在溃疡活动期，多数患者有上腹部局限性轻压痛，DU 压痛点常偏右。少数患者可因慢性失血或营养不良而导致贫血。缓解期则无明显体征，部分 GU 患者的体质较瘦弱。

3. 特殊类型的消化性溃疡

（1）无症状性溃疡　患者可无任何症状。多因其他疾病做内镜或 X 线钡餐检查时被发现，或发生出血、穿孔等并发症时发现。

（2）球后溃疡　指发生在十二指肠降段、水平段的溃疡。多发位在十二指肠乳头的近端，溃疡多在后内侧壁，可穿透入胰腺。疼痛可向右上腹及背部放射。对药物治疗反应较差，较易并发出血。

（3）复合性溃疡　指胃和十二指肠同时发生溃疡，多见于男性，幽门梗阻发生率较高。DU 往往先于 GU 出现。

（4）幽门管溃疡　幽门管溃疡与 DU 相似，餐后很快出现疼痛，胃酸一般增多。常缺乏典型溃疡的周期性和节律性疼痛，容易出现呕吐或幽门梗阻，穿孔或出血的并发症也较多。

（5）老年人消化性溃疡　临床表现多不典型，无症状或症状不明显，较易出现体重减轻和贫血。GU 多位于胃体上部甚至胃底部，溃疡常较大，易误诊为胃癌，发病率 GU ≥ DU。

（6）巨大溃疡　指直径大于 2cm 的溃疡，易发生慢性穿透或穿孔。

【并发症】

1.出血　溃疡侵蚀周围血管引起出血，出血是消化性溃疡最常见的并发症，也是上消化道大出血最常见的病因，约占所有病因的50%。DU比GU更容易发生，症状包括呕血，血样或柏油样黑便，或因失血所致的一系列症状。

2.穿孔　溃疡向深处发展，穿透胃、十二指肠壁导致穿孔。溃疡穿孔临床上可分为急性、亚急性和慢性三种类型。以急性穿孔常见，发生穿孔后胃肠内容物漏入腹腔引起急性腹膜炎，患者突然感剧烈持久的上腹部疼痛，迅速扩展至整个腹部，查体有明显的压痛和反跳痛，腹肌强直，肠鸣音减弱或消失。

3.幽门梗阻　主要是由DU或幽门管溃疡引起，溃疡急性发作时因炎症水肿和幽门部痉挛而引起暂时性梗阻，可随炎症的好转而消失。慢性梗阻主要是由于溃疡愈合，瘢痕形成和瘢痕组织收缩或与周围组织粘连而阻塞幽门通道所致。幽门梗阻使胃排空延迟，上腹胀满不适，餐后加重，常伴蠕动波，恶心、呕吐，吐后缓解，呕吐物含发酵酸性宿食，严重呕吐可致失水和低氯低钾性碱中毒，导致营养不良和体重减轻。伴有胃型、胃蠕动波及清晨空腹时检查胃内有振水声，是幽门梗阻的特征性表现。

4.癌变　少数GU可发生癌变，据报道癌变率在1%左右，多发生于溃疡边缘。长期慢性GU病史，年龄45岁以上、粪便隐血试验持续阳性、经内科规范治疗，溃疡顽固不愈者应提高警惕，需进一步检查和定期随访。

【医学检查】

1.内镜检查　胃镜为确诊PU的首选方法，其目的在于：①确定有无病变、部位及分期；②鉴别良恶性；③治疗效果的评价；④对合并出血者给予止血治疗。内镜下溃疡多呈圆形或椭圆形，也有呈线形，边缘光整，底部覆有灰黄或灰白色渗出物，周围黏膜可有充血、水肿，可见皱襞向溃疡集中（图4-1，图4-2）。

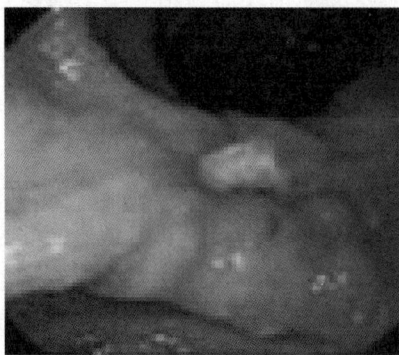

图4-1　内镜下GU　　　　图4-2　内镜下DU

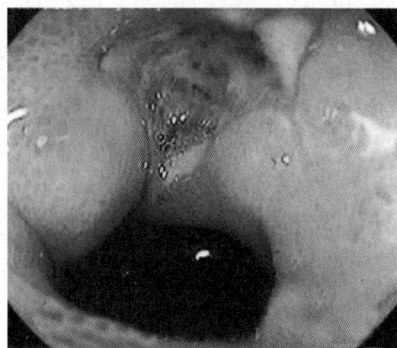

2.X线钡餐检查　适用于对胃镜检查有禁忌或不愿接受胃镜检查者，溃疡X线下直接征象为龛影，对溃疡有确诊价值。

3.Hp感染的检测　可为有无幽门螺杆菌感染及感染的治疗提供依据。

4.粪便隐血检查　溃疡活动期，粪便隐血试验阳性。

【诊断要点】

1.诊断　有慢性病程、周期性、节律性中上腹疼痛，且上腹痛可为进食或抗酸药所缓解的临床表现是诊断消化性溃疡的重要临床线索。但确诊有赖于胃镜检查或X线钡餐检查。

2.鉴别诊断　见表4-1。

表 4-1　胃溃疡、十二指肠溃疡区别

	胃溃疡（GU）	十二指肠溃疡（DU）
疼痛时间	餐后 0.5 ～ 1h 出现，午夜疼痛少	餐后 2 ～ 4h 开始，多有午夜痛，常被痛醒
疼痛部位	腹中线左侧，剑突下	腹中线右侧或脐与剑突间
疼痛性质	烧灼或痉挛感	咬蚀性、烧灼性或饥饿样
持续时间	0.25 ～ 1h	2 ～ 4h
一般规律	进食—疼痛—缓解。常称饱餐痛	进食—缓解—疼痛。常称空痛

【治疗】

治疗要点是消除病因，控制症状，促进愈合，预防复发和防治并发症。

1. 药物治疗

（1）降低胃酸的治疗　抑酸药主要包括抗酸药和抑制胃酸分泌药两类，前者与胃内盐酸作用形成盐和水，使胃内酸度降低，常用的有氢氧化铝、铝碳酸镁及其复方制剂等，后者主要有 H_2 受体拮抗剂（H_2RA）和质子泵抑制剂（PPI）两类。H_2RA 是治疗消化性溃疡的主要药物之一，疗效好，使用方便，副作用小，价格适中。H_2RA 主要通过选择性竞争结合 H_2 受体，使壁细胞分泌胃酸减少，常用的有雷尼替丁（300mg/d）、西咪替丁（800mg/d）、法莫替丁（40mg/d）。三者均可每天口服 2 次。治疗 6 周胃溃疡愈合率为 80% ～ 95%，十二指肠溃疡愈合率为 90% ～ 95%。PPI 类药可使壁细胞分泌胃酸的关键酶 H^+-K^+-ATP 酶失去活性，抑酸作用很强，可使胃内达到无酸水平，常用埃索美拉唑（40mg/d）、兰索拉唑（30mg/d）、泮托拉唑（40mg/d）、雷贝拉唑（20mg/d），以上均为 1 次 / 天；奥美拉唑（20mg/d、2 次 / 天）口服。治疗 4 周胃溃疡愈合率为 80% ～ 96%，十二指肠溃疡愈合率为 90% ～ 100%。此外，PPI 可增强抗 Hp 抗生素的杀菌作用。

（2）根除 Hp 治疗　目前国际上已对 Hp 相关性溃疡的处理达成共识，无论溃疡是初发还是复发、活动还是静止、有无并发症均应抗 Hp 治疗，Hp 阳性的 PU 患者，多采用制酸药、抗生素或胶体铋剂联合治疗，常用的联合方案有：1 种 PPI+2 种抗生素 +1 种铋剂，疗程 10 ～ 14 天。常用抗生素有克拉霉素、阿莫西林、甲硝唑、替硝唑、四环素等；铋剂有枸橼酸铋钾、果胶铋、碱式碳酸铋等。

（3）保护胃黏膜治疗　①铋剂：其作用为黏附覆盖在溃疡表面，阻止其被胃酸和胃蛋白酶侵袭对黏膜的自身消化。不良反应常见舌苔和粪便变黑。由于肾脏为铋的主要排泄器官，故肾功能不良者忌用铋剂。②弱碱性抗酸药：常用的有磷酸铝、铝碳酸镁、硫糖铝、氢氧化铝凝胶等。可促进前列腺素的合成，增加黏膜血流量、刺激胃黏膜分泌 HCO_3^- 和黏液，碱性抗酸药目前被视为黏膜保护剂。

2. 手术治疗　对出血量大经内科治疗无效、急性穿孔、瘢痕性幽门梗阻、GU 疑有癌变及正规治疗无效的顽固性溃疡可选择手术治疗。

【护理诊断 / 问题】

1. 疼痛：腹痛　与胃酸刺激溃疡面，引起化学性炎症反应有关。

2. 营养失调：低于机体需要量　与疾病反复发作，病程迁延有关。

3. 焦虑　与疾病反复发作，病程迁延有关。

4. 知识缺乏　缺乏有关消化性溃疡病因及预防知识。

5. 潜在并发症　上消化道大量出血、穿孔、幽门梗阻、癌变。

【护理措施】

1. 安全与舒适管理 指导患者生活有规律，保证充足的睡眠，活动性溃疡期且症状较重者应卧床休息，病情轻者可适当活动，注意劳逸结合。

2. 疾病监测 ①出现呕血，血样或柏油样黑便提示溃疡出血。患者立即卧床休息，协助生活护理，定时监测生命体征，观察并记录呕血、黑便的颜色、性质、量及出血时间，监测血红蛋白、血细胞比容值及大便隐血试验的结果。做大便隐血试验时，告知患者在化验前 2 ～ 3 天内禁食肉类和其他含血食物，以免影响检查结果。②观察疼痛的性质、部位及持续时间，患者突然感剧烈持久的上腹部疼痛，迅速扩展至整个腹部，有时可放射肩部，有明显的压痛和反跳痛，腹肌强直，肠鸣音减弱或消失，可能并发急性穿孔。③患者出现上腹胀满不适，餐后加重，常伴蠕动波，恶心、呕吐，吐后缓解，呕吐物含发酵酸性宿食，是溃疡急性发作时因炎症水肿和幽门部痉挛而引起暂时性梗阻。也可由于溃疡愈合，瘢痕形成阻塞幽门通道所致。上腹部空腹振水音、胃蠕动波及空腹抽出液 > 200mL 是幽门梗阻的特征性表现。

3. 对症护理 ①疼痛护理：指导患者生活有规律，疼痛剧烈时，卧床休息，协助生活护理。DU 患者有空腹痛或夜间疼痛的特点，指导患者备制酸性的食物（苏打饼干等）或者在疼痛前加服 1 次制酸药。可用艾灸或者针灸止痛，选择合谷、足三里等穴位，达到止痛效果。②并发出血的护理：参见本章第五节。

4. 用药护理

（1）抑酸药 H_2 受体拮抗剂、质子泵抑制剂宜在餐中或餐后即刻服用，胆碱能拮抗剂宜在睡前服用。①西咪替丁可引起肝肾损害、粒细胞缺乏、腹泻、皮疹；②奥美拉唑易引起头晕，应嘱患者用药期间避免开车等；③胆碱能拮抗剂引起口渴、心率快。

（2）抗酸药 抗酸药不宜与奶制品、酸性食物同服。与抑酸药物间隔 1 小时服用。①氢氧化铝凝胶阻碍磷的吸收，表现为饮食不振、软弱无力，甚至可导致骨质疏松。长期服还可导致便秘、代谢性碱中毒、钠潴留，甚至肾损害。②服用镁制剂可引起腹泻。

（3）胃黏膜保护剂 胃黏膜保护剂要在餐前半小时服用，如硫糖铝、胶体铋剂。①胶体铋剂在酸性环境中起作用，故不可与碱性药物同服。铋剂易引起便秘、黑便，停药后症状即可消失。②硫糖铝含糖量较多，糖尿病患者应慎用，且不能与多酶片同服，避免降低效价。

（4）其他 ①阿莫西林服用前应询问患者有无青霉素过敏。② PU 患者禁服非甾体类消炎药、阿司匹林、皮质激素类固醇、利舍平等药物，这些药物能直接损害胃黏膜，刺激胃酸分泌增多，诱发或加重溃疡形成。③胃动力药、减少胆汁反流的药物如莫沙比利、多潘立酮宜餐前服。

5. 饮食护理 ①饮食有规律，以营养、易消化、无刺激性食物为宜。避免过热、过冷、粗糙、油炸、辛辣等食物及浓茶、咖啡等饮料。忌暴饮暴食，戒烟、忌酒。②因面食较柔软、含碱、易消化，可以面食为主食。③蛋白质类食物具有中和胃酸的作用，可适当摄取脱脂牛奶，宜安排在两餐之间，但牛奶中含有钙，钙吸收会刺激胃酸分泌，不宜多饮。④出血量少，又无剧烈呕吐者，可试进少量流质饮食。大出血时，应禁食，禁食 24 ～ 48 小时后，如无继续出血，可进流质。

6. 心理护理 指导患者保持情绪稳定，避免紧张和抑郁。

【健康指导】

1. 预防疾病 PU 发病与生活方式、生活习惯密切相关。应指导患者及家属做好自我保健，纠正和改变患者不良的嗜好。①溃疡病发作与气候变化有一定的关系，注意气候变化，及时增减衣被。②注意饮食卫生、不挑食、定时定量、饥饱适中、细嚼慢咽。戒烟应循序渐进，防止突然戒烟而导致胃酸分泌过多；戒酒，养成良好饮食习惯。③避免服用对胃黏膜有损害的药物如阿司匹林、吲哚美辛等，如疾病需要可遵医嘱配合其他辅助药物，或者在饭后服用，减少对胃黏膜的刺激。④ Hp 感染是引起溃疡病的重要因素，用餐时尽量实行分餐，避免共用餐具、水杯、牙具等引起传染。

2. 管理疾病　①告知患者坚持按疗程治疗，不擅自停药。②急性期患者饮食可由流质逐渐过渡到少渣饮食。牛奶、豆浆虽能稀释胃酸，但也能刺激胃酸分泌，故不宜过多摄入。溃疡活动期进食 5 ～ 6 餐 / 天，症状好转 3 ～ 4 餐 / 天。稳定期可进食适量蛋白质、脂肪、碳水化合物及丰富的维生素。③若疼痛持续加重、规律性消失、出现黑便等应立即到门诊检查，定期随访和胃镜复查。

第五节　上消化道大量出血

上消化道出血（upper gastrointestional hemorrhage）是指屈氏韧带以上的消化道（食管、胃、十二指肠、胰腺、胆道等）病变引起的出血，以及胃空肠吻合术后的空肠病变出血。上消化道大量出血是指在数小时内失血量超过 1000mL 或循环血容量的 20%，主要临床表现为呕血和（或）黑便，常伴血容量急骤减少从而引起急性周围循环障碍，病情严重者导致失血性休克而危及生命。本病是临床常见的急症，男性多于女性，80% ～ 85% 急性上消化道大出血患者经积极治疗短期内可自然停止，15% ～ 20% 患者因持续或反复出血而危及生命。

【病因】

上消化道疾病及全身性疾病均可引起上消化道出血。临床常见的病因是消化性溃疡、食管胃底静脉曲张破裂、急性糜烂出血性胃炎和胃癌。

1. 上消化道疾病

（1）食管疾病　食管炎（如反流性食管炎、食管憩室炎），食管消化性溃疡，食管癌，食管损伤。

（2）胃、十二指肠疾病　消化性溃疡最常见，其次为胃癌、急性胃炎、慢性胃炎，其他病变有胃泌素瘤（Zollinger-Ellison 综合征），胃黏膜脱垂，胃血管异常如血管瘤、动静脉畸形，急性胃扩张、胃扭转、重度钩虫病等。

（3）空肠疾病　胃肠吻合术后空肠溃疡、空肠 Crohn 病。

2. 门静脉高压引起食管胃底静脉曲张破裂出血或门脉高压性胃病　各种原因所致的肝硬化是门静脉高压最主要的病因。

3. 上消化道邻近器官或组织的疾病

（1）胆道出血　如胆管或胆囊结石、癌瘤，胆道蛔虫症，肝癌、肝脓肿或肝动脉瘤破入胆道等。

（2）胰腺疾病累及十二指肠　胰腺癌、急性胰腺炎并发脓肿破溃。

（3）其他　主动脉瘤破入食管、胃或十二指肠，纵隔肿瘤或脓肿破入食管。

4. 全身性疾病

（1）血液病：血友病、血小板减少性紫癜、再生障碍性贫血、白血病、DIC 及其他凝血机制障碍。

（2）血管性疾病：动脉粥样硬化、遗传性出血性毛细血管扩张、过敏性紫癜等。

（3）应激相关胃黏膜损伤（stress-related gastric mucosal injury）：各种严重疾病（如休克、创

伤、严重感染、脑血管意外、心力衰竭、急性呼吸窘迫综合征、精神刺激等）引起的应激状态下产生急性糜烂出血性胃炎乃至溃疡形成统称为应激相关胃黏膜损伤，可引发出血，发生大出血时以溃疡形成多见。

（4）风湿性疾病：结节性多动脉炎、系统性红斑狼疮或其他血管炎等。

（5）尿毒症。

（6）急性传染性疾病：肾综合征出血热、登革热、钩端螺旋体病等。

【临床表现】

上消化道大量出血的临床表现主要取决于患者出血部位、性质、出血量和出血速度，亦与患者的全身状况有关（如是否贫血及肝肾功能等）。

1. 呕血与黑便　上消化道出血的特征性表现。上消化道出血之后，均有黑便。出血部位在幽门以上者常伴有呕血，若出血量较少、出血速度慢临床上可不表现呕血；在幽门以下者可仅表现为黑便。而幽门以下病变出血量大、速度快，可因血液反流入胃，引起恶心、呕吐而出现呕血。

呕血与黑便的颜色、性质亦与出血量和速度有关，若血液在胃内停留时间长，经胃酸作用形成血铁红素则多为棕褐色，呈咖啡渣样。如出血量大，未经胃酸充分混合即呕出，则为鲜红色或有血块。黑便一般呈柏油样，黏稠而发亮，但当出血量大时，血液在肠内推进快，粪便可呈暗红甚至鲜红色，需与下消化道出血鉴别；反之，空肠、回肠的出血若出血量不大，在肠内停留时间较长，也可表现为黑便，需与上消化道出血鉴别。

2. 失血性周围循环衰竭　上消化道大量出血时，由于循环血容量迅速减少，静脉回心血量不足，导致心排血量降低，常发生急性周围循环衰竭。患者可出现头昏、心慌、乏力，一过性晕厥、心率加快、血压偏低等一系列组织缺血表现。严重者呈休克状态，表现为烦躁不安或神志不清、面色苍白、皮肤湿冷、呼吸急促、体表静脉塌陷，重者反应迟钝，血压下降（收缩压＜80mmHg，脉压＜30mmHg），心率加快至120次/分以上。若尿量减少，补足血容量后仍少尿或无尿，应考虑并发急性肾损伤。

3. 发热　上消化道大量出血后，多数患者在24小时内出现低热，一般不超过38.5℃，持续3～5天后降至正常。发热机制可能与循环血容量减少，急性周围循环衰竭，导致体温调节中枢功能障碍有关，但需排除是否并发肺炎等其他感染。

4. 氮质血症　可分为肠源性、肾前性和肾性氮质血症。

肠性氮质血症指上消化道大量出血后，肠道中血液的蛋白质消化产物被吸收，引起血中尿素氮浓度升高。血尿素氮多在一次出血后数小时上升，24～48小时达到高峰，一般不超过14.3mmol/L，3～4天恢复正常。如患者血尿素氮持续增高超过3天，血容量已基本纠正且出血前肾功能正常，则提示有上消化道持续出血或再次出血。

出血导致周围循环衰竭，肾血流量和肾小球滤过率减少，致氮质潴留，是血尿素氮增高的肾前性因素。

如无活动性出血的证据，且血容量已基本补足而尿量仍少，血尿素氮不能降至正常，则应考虑是否因严重而持久的休克造成急性肾损伤（肾小管坏死），或失血加重了原有肾病的肾损害而发生肾衰竭。

5. 贫血及血象变化　上消化道出血后，均有急性失血性贫血。出血早期血红蛋白浓度、红细胞计数与血细胞比容的变化可能不明显，经3～4小时后，因组织液渗入血管内，使血液稀释，才出现失血性贫血的血象改变。贫血程度取决于失血量、出血前有无贫血、出血后体液平衡状态等因素。出血24小时后网织红细胞增高，出血停止后逐渐下降，如出血不止则可持续升高。

【医学检查】

1. 实验室检查

（1）血常规：上消化道大量出血后，均有不同程度的失血性贫血。①在出血早期，血红蛋白浓度、红细胞计数与血细胞比容可无明显变化，一般需经 3～4 小时后，因组织液渗入血管内，血液稀释，才出现贫血。②出血 24 小时内网织红细胞即见增高，出血停止后逐渐降至正常，如出血不止则可持续升高。③上消化道大量出血 2～5 小时，白细胞计数轻至中度升高，可达（10～20）×10⁹/L，血止后 2～3 天才恢复正常。④但肝硬化合并脾功能亢进者白细胞计数可不升高。

（2）血尿素氮：在上消化道大量出血后，可有血尿素氮暂时升高。一般多在一次出血后数小时尿素氮开始上升，24～48 小时达到高峰，一般不超出 14.3mmol/L，3～4 天恢复正常。

（3）呕吐物和大便隐血阳性。

2. 胃镜检查　目前诊断上消化道出血病因的首选检查方法。可以明确出血病因，同时进行止血治疗。多主张在出血后 24～48 小时内行急诊胃镜检查。行急诊胃镜检查前应先补充血容量、纠正休克、改善贫血，在患者生命体征平稳后进行，并尽量在出血间歇期进行。

3. X 线钡剂造影检查　一般主张在出血停止且病情基本稳定数天后进行检查。主要适用于不宜或不愿进行内镜检查者，或胃镜检查未能发现出血原因者，对病变疑似在十二指肠降段以下的小肠段者有特殊诊断价值。

4. 其他　选择性动脉造影如腹腔动脉、肠系膜上动脉造影帮助确定出血部位，主要适用于内镜及 X 线钡剂造影不能确诊而又反复出血者，临床应用较少。

【诊断要点】

1. 上消化道出血的确诊　根据呕血、黑便和失血性周围循环衰竭的临床表现，呕吐物或（及）粪便隐血试验呈强阳性，血红蛋白、红细胞计数及红细胞压积下降，可做出上消化道出血的诊断。需注意以下几点：①注意咯血与呕血的鉴别。②排除口、鼻、咽喉部出血时吞下血液引起的呕血与黑便。③排除进食引起的黑便，例如服用骨炭、铋剂、铁剂，或进食禽畜血液。④判断是上消化道出血还是下消化道出血。呕血提示上消化道出血，黑便大多来自上消化道出血，而血便大多来自下消化道出血。但上消化道短时间大量出血亦可表现为暗红色甚至鲜红色血便，此时如不伴呕血，常难与下消化道出血相鉴别，必要时行急诊胃镜。⑤及早发现出血。部分患者出血速度快，可先出现急性周围循环衰竭而未见呕血与黑便，如不能排除上消化道大量出血，应做直肠指检，及早发现尚未排出的黑便。

2. 病因　患病史、症状与体征可为出血的病因提供重要线索，但确诊出血的原因和部位需靠器械检查。在上消化道出血的病因中，消化性溃疡、胃黏膜糜烂性病变、食管胃底静脉曲张位居前三，另外尚有 5% 左右的病例的出血灶未能确定。

（1）消化性溃疡　慢性、周期性、节律性上腹痛多提示出血来自消化性溃疡。特别是出血前疼痛加剧，出血后减轻或缓解，更有助于消化性溃疡的诊断。

（2）急性胃黏膜糜烂性病变　通常与服用非甾体抗炎药物、饮酒、应激状态等有关，这些病变一般不会出现大出血，但凝血障碍性疾病、脑外伤和大面积烧伤的患者则易出现应激性溃疡而发生大出血。

（3）食管胃底静脉曲张破裂出血　出血以突然呕出大量鲜红色血液为特征，不易止血，过去有病毒性肝炎、血吸虫病或酗酒病史，并且有肝病与门静脉高压的临床表现，同时有肝功能异常、血白细胞及血小板减少，此外 B 超、CT 有助于肝硬化的诊断。

（4）其他　如胃癌有上腹痛、厌食、消瘦等；贲门黏膜撕裂综合征多有干呕史，胃镜可明确诊断。

【治疗】

治疗要点是迅速补充血容量，纠正水电解质失衡，预防和治疗失血性休克，止血治疗，同时积极进行病因诊断和治疗。

1. 保持呼吸道通畅　患者应卧位休息，保持呼吸道通畅，避免呕血时血液吸入引起窒息，必要时吸氧。活动性出血期间禁食。

2. 补充血容量　尽快建立静脉输液通道，补充血容量。等待配血时，先输入平衡液或葡萄糖盐水、右旋糖酐或其他血浆代用品。改善急性失血性周围循环衰竭的关键是输血，一般输浓缩红细胞，严重活动性出血考虑输全血。改变体位即出现晕厥、血压下降，心率加快；失血性休克、血红蛋白低于 70g/L 或血细胞比容低于 25% 均为紧急输血的指征。

3. 止血措施

（1）食管、胃底静脉曲张破裂出血　本病往往出血量大、速度快、再出血率高、死亡率高，治疗措施上亦有其特殊性。

1）药物止血　①血管加压素：通过对内脏血管的收缩作用，减少门静脉血流量，降低门静脉压。推荐用法为血管加压素 0.2U/min 持续静滴，根据治疗反应，可逐渐增加至 0.4U/min。同时用硝酸甘油静滴或舌下含服，以减轻大剂量使用血管加压素所致的不良反应，并且硝酸甘油有协同降低门静脉压力的作用。②生长抑素及其拟似物：可明显减少门脉及其侧支循环血流量，止血效果肯定。临床使用的 14 肽天然生长抑素，用法为首剂 250μg 缓慢静注，继以 250μg/h 持续静滴。此药半衰期短，应确保用药的持续性，如静脉滴注中断超过 5 分钟，应重新静注 250μg 负荷量。生长抑素的人工合成制剂奥曲肽，常用首剂量 100μg 缓慢静注，继以 25 ～ 50μg/h 持续静滴。③三甘氨酰赖氨酸加压素（又名特列加压素）：其为加压素拟似物，与加压素比较，该药止血效果好、不良反应少、使用方便（每次 2mg、4 ～ 6 小时 1 次、静脉推注），然因价格昂贵目前国内未推广使用。

2）气囊压迫止血　经鼻腔插入三腔或四腔二囊管，该管的气囊分别为胃囊和食管囊，三腔管内的三个腔分别通往两个气囊和患者的胃腔，四腔管较三腔管多了一条在食管上方开口的管腔，用以抽吸食管内积蓄的分泌物或血液（图 4-3）。其止血效果肯定，但患者痛苦、并发症多、早期再出血率高，故不推荐作为首选止血措施，宜用于药物不能控制出血时暂时使用，以争取时间准备其他治疗措施。

3）内镜直视下止血　内镜直视下注射硬化剂或组织黏合剂至曲张静脉，或用橡皮圈结扎出血或曲张的静脉，不但能达到止血目的，而且可有效防止早期再出血，是目前治疗本病的重要手段；亦可作为预防性治疗，预防曲张的食管胃底静脉破裂出血。并发症主要有局部溃疡、出血、穿孔、瘢痕狭窄、术后感染等。常用方法有：①硬化剂注射止血术：局部静脉内外注射硬化剂使曲张的食管静脉形成血栓，消除曲张静脉，预防新的曲张静脉形成。②食管曲张静脉套扎术：用橡皮圈结扎出血或曲张的静脉，使血管闭合。③组织黏合剂注射法：局部注射组织黏合剂，使出血的曲张静脉闭塞，主要用于胃底曲张静脉。

4）外科手术或经颈静脉肝内门体静脉分流术　食管胃底静脉曲张破裂大量出血内科治疗无效时，应考虑外科手术或经颈静脉肝内门体静脉分流术。

（2）非曲张静脉上消化道大量出血　指除了食管胃底静脉曲张破裂出血之外的其他病因所致的上消化道出血，其中以消化性溃疡出血最常见。

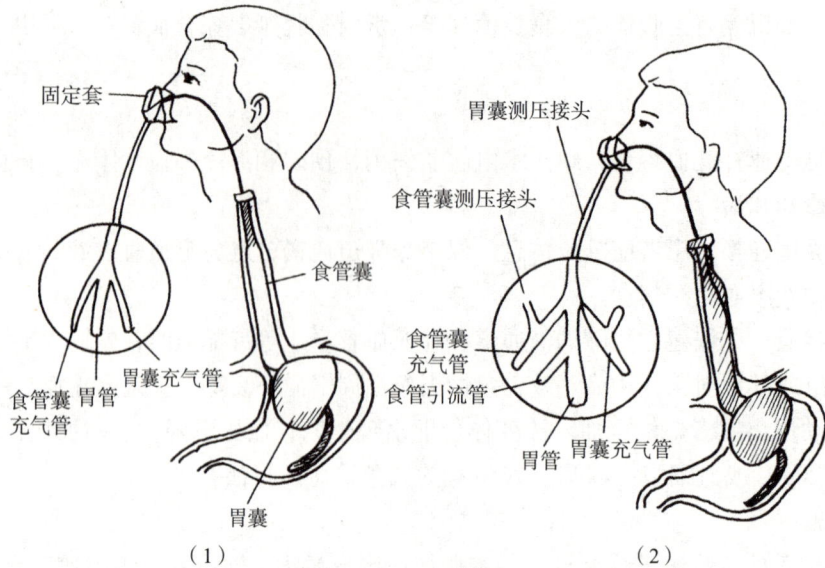

图 4-3　三、四腔气囊示意图
（1）三腔气囊管；（2）四腔气囊管

1）抑制胃酸分泌药　对消化性溃疡和急性胃黏膜损伤引起的出血，临床常用 H_2 受体拮抗剂或质子泵阻滞剂，以抑制胃酸分泌，提高和保持胃内较高的 pH 值。常用药物及方法有西咪替丁 $200\sim400mg$，每 6 小时 1 次；雷尼替丁 50mg，每 6 小时 1 次；法莫替丁 20mg，每 12 小时 1 次；奥美拉唑 40mg，每 12 小时 1 次，急性出血期均为静脉给药。

2）内镜直视下止血　消化性溃疡出血约 80% 不经特殊处理可自行止血。内镜止血适用于有活动性出血或暴露血管的溃疡。治疗方法包括激光光凝术、高频电凝、微波、热探头止血，血管夹钳夹，局部药物喷洒和局部药物注射。临床应用的注射疗法较多，常用的有 1/10000 肾上腺素或硬化剂等。其他病因引发的出血也可选择以上疗法。

3）手术治疗　各种病因所致出血的手术指征和方式见《外科护理学》有关章节。

4）介入治疗　少数不能进行内镜止血或手术治疗的严重大出血患者，可经选择性肠系膜动脉造影寻找出血灶，给予血管栓塞治疗。

【护理诊断 / 问题】

1. 体液不足　与上消化道大出血有关。

2. 活动无耐力　与失血性周围循环衰竭有关。

3. 恐惧　与生命、健康受到威胁有关。

4. 有窒息的危险　与呕出血液反流入气管有关；与三、四腔气囊管过度压迫气管有关。

【护理措施】

1. 安全与舒适管理　①大出血患者绝对卧床休息，取平卧位并将下肢略抬高；呕吐时头偏向一侧，以防窒息或误吸。少量出血患者应卧床休息。②活动性出血时，患者在排便时或便后起立时易晕厥，应指导患者坐起、站起时动作缓慢，必要时床上如厕。

2. 疾病监测

（1）常规监测　①定时监测生命体征，注意观察有无心率加快，心律失常，脉搏细弱，血压降低，脉压变小，呼吸困难及神志、面色、出血量变化等，必要时进行心电监护、吸氧，可测定中心静脉压来调整输液量和速度，对老年患者和心肺功能不全者尤应注意是否因为输液与输血过多、过快而引起急性肺水肿。②注意观察呕血与黑便的量、色、次数及形状。③定期复查红细胞计数、血细胞比容、血红蛋白、网织红细胞计数，监测电解质、血尿素氮、肌酐和血气分析等变化。④观察皮肤和甲床色泽，肢体温暖或是湿冷，周围静脉特别是颈静脉充盈情况。⑤准确记录出入量，疑有休克时留置导尿管，测每小时尿量，应保持 > 30mL/h。

（2）出血严重程度的估计和周围循环状态的判断 ①成人每天消化道出血 5 ～ 10mL 粪便隐血试验出现阳性，每日出血量 50 ～ 100mL 可出现黑便。胃内出血量在 250 ～ 300mL 可引起呕血。当一次出血量不超过 400mL 时，一般不引起全身症状，但出血量在 400 ～ 500mL 时，可出现全身症状，如头昏、心慌、乏力等。短时间内出血量超过 1000mL，可出现周围循环衰竭表现。②周围循环状态判断：心率和血压是关键，需动态观察。如果患者由平卧位改为坐位时出现血压下降（下降幅度 15 ～ 20mmHg）、心率加快（上升幅度 > 10 次 / 分），提示血容量明显不足，是紧急输血指征。如收缩压低于 90mmHg、心率 > 120 次 / 分，伴有面色苍白、四肢湿冷、烦躁不安或神志不清，则已进入休克状态，属严重大量出血。③若患者肢体温暖，出汗停止，血压上升，则提示好转。

（3）活动性出血或再次出血的判断 ①反复呕血，或黑便次数增多且粪质稀薄，色泽为暗红色伴肠鸣音亢进；②周围循环衰竭的表现经充分补液、输血而未见明显改善，或虽暂时好转后又恶化；③血红蛋白浓度、红细胞计数、血细胞比容继续下降，网织红细胞计数持续增高；④在补液足够、尿量正常的情况下，血尿素氮持续或再次增高；⑤门静脉高压患者原有脾大，在出血后常暂时缩小，如不见脾恢复肿大亦提示出血未止。

3. 三腔二囊管的护理

（1）插管护理 ①插管前仔细检查，确保食管引流管、胃管、食管囊管、胃囊管通畅并分别做好标记，检查两气囊无漏气后抽尽囊内气体，备用。②协助医生为患者做鼻腔、咽喉部局部麻醉，经鼻腔或口腔插管至胃内。③插管至 65cm 时抽取胃液，检查管端确在胃内，并抽出胃内积血。先向胃囊注气 150 ～ 200mL，至囊内压 50 ～ 70mmHg（6.7kPa）时封闭管口，缓缓向外牵引管道，使胃囊压迫胃底部曲张静脉。如单用胃囊压迫已止血，则食管囊不必充气。如未能止血，继向食管囊注气约 100mL 至囊内压约 40mmHg（5.3kPa）并封闭管口，使气囊压迫食管下段的曲张静脉。④管外端以绷带连接 0.5kg 沙袋，经牵引架做持续牵引。⑤将食管引流管、胃管连接负压吸引器或定时抽吸，观察出血是否停止，并记录引流液的性状、颜色及量。⑥经胃管冲洗胃腔，以清除积血，可减少氨在肠道的吸收，以免血氨增高而诱发肝性脑病。⑦当胃囊充气不足或破裂时，食管囊与胃囊可向上移动，阻塞喉部引起窒息，一旦发生，立即抽出囊内气体，拔出管道。躁动患者必要时约束双手，防其试图拔管而发生窒息。昏迷患者应密切观察是否突然出现呼吸困难或窒息的表现。⑧应用四腔管时，可经食管引流管抽出食管内积聚的液体，以防误吸引起吸入性肺炎。及时帮助患者清除鼻腔、口腔分泌物，嘱咐患者勿咽下唾液等分泌物。

（2）插管后护理 ①留置管道期间，定时做好鼻腔、口腔的清洁，用液状石蜡润滑鼻腔、口唇。②床旁置备用三腔二囊管、血管钳及换管所需用品，以便紧急换管时用。③出血停止后，放松牵引，放出囊内气体，保留管道继续观察 24 小时，未再出血可考虑拔管，对昏迷患者亦可继续留置管道用于注入流质食物和药液。④气囊压迫过久会导致黏膜糜烂，故持续压迫时间最长不应超过 24 小时，必要时放气解除压迫一段时间后可重复充气压迫。

（3）拔管的护理 拔管前口服液状石蜡 20 ～ 30mL，润滑黏膜及管、囊外壁，抽尽囊内气体，以缓慢、轻巧的动作拔管。充盈气囊恢复牵引。气囊压迫一般以 3 ～ 4 天为限，继续出血者可适当延长。

4. 用药护理 ①肝病患者宜输新鲜血，因库存血含氨量高，易诱发肝性脑病，忌用吗啡、巴比妥类药物。②血管加压素可引起腹痛、血压升高、心律失常、心肌缺血，甚至发生心肌梗死，故滴注速度应准确，并严密观察不良反应。冠心病患者忌用血管加压素。

5. 饮食护理 急性大出血伴恶心、呕吐者应禁食。少量出血无呕吐者，可进温凉、清淡流质饮食。出血停止后改为营养丰富、易消化、无刺激性半流质、软食，少量多餐，逐步过渡到正常饮食。

6. 心理护理 ①突然大量呕血，常使患者及其家属极度恐惧不安；慢性疾病或全身性疾病反复出血，患者产生悲观、绝望心理，对疾病的治疗失去信心，护士应关心、安慰患者，解释各项检查、治疗措施，听取并解答患者或家属的提问，以减轻他们的疑虑。②抢救工作应迅速而不忙乱，减轻患者的紧张情绪。③经常巡视患者，呕血或解黑便后及时清除血迹、污物，减少不良刺激。

【健康教育】

1. 预防疾病 引起上消化道出血的病因很多，应帮助患者和家属掌握有关疾病的病因和诱因、预防、治疗和护理知识，减少再度出血的危险。

2. 管理疾病 ①注意饮食卫生和规律；进食营养丰富、易消化的食物；避免过饥或暴饮暴食；避免粗糙、刺激性食物，或过冷、过热、产气多的食物、饮料；戒烟、戒酒。②生活起居要有规律，劳逸结合，保持乐观情绪，保证身心休息；避免长期精神紧张，过度劳累。③患者及家属应学会早期识别出血征象及应急措施：出现头晕、心悸等不适或呕血、黑便时，立即卧床休息，保持安静，减少身体活动；呕吐时取侧卧位以免误吸；立即送医院治疗。④定期随访。

第六节 胃 癌

胃癌是发生于胃黏膜上皮细胞的恶性肿瘤，占胃恶性肿瘤的95%以上，可发生于胃的各个部位（胃窦幽门区最多，胃底贲门区次之，胃体部略少），可侵犯胃壁的不同深度和广度，是人类常见的恶性肿瘤，居全球肿瘤发病率第4位，癌症死亡率第2位。男性胃癌的发病率和死亡率高于女性，男女之比约为2：1。患者发病年龄以中老年居多，55～70岁为高发年龄段。本病的年检出率逐年增多。

【病因及发病机制】

胃癌的病因与发病机制是多因素进行性发展的过程。正常情况下，胃黏膜上皮细胞的增殖和凋亡之间保持平衡。这种平衡的维持有赖于癌基因、抑癌基因及一些生长因子的共同调控。当外界环境因素与机体内在因素共同作用影响了上述平衡的维持，便会导致胃癌的发生。

1. 外因

（1）饮食因素　流行病学调查显示，长期食用霉变食品、高盐饮食（咸菜）、烟熏及腌制品可增加胃癌发生的风险。长期食入含硝酸盐较高的食物后，硝酸盐在胃内受细菌硝酸盐还原酶的作用形成亚硝酸盐，再与胺结合形成致癌的亚硝胺。高盐饮食致胃癌危险因素增加的机制尚不明确，可能与高浓度盐造成胃黏膜损伤，使黏膜易感性增加而协同致癌作用有关。

（2）环境因素　胃癌的发病率在不同国家、不同地区和不同种族之间差异较大，日本、中国、冰岛等国家是胃癌的高发区，美国、澳大利亚、新西兰等国胃癌的发病率则较低。我国西北地区发病率最高，而西南地区则较低。农村高于城市。

（3）幽门螺杆菌感染　1994年WHO宣布Hp是人类胃癌的I类致癌原，Hp抗体阳性的人群发生胃癌的危险性高于阴性人群。Hp 导致的慢性炎症有可能为一种内源性致突变原，是一种硝酸盐还原剂，具有催化亚硝化作用而起到致癌作用。

2. 内因

（1）遗传因素 胃癌有明显的家族集聚倾向，尤其是浸润型胃癌，家族发病率高于人群 2～3 倍。

（2）癌前状态 胃癌的癌前状态分为癌前疾病和癌前病变。前者是与胃癌相关的胃良性疾病有发生胃癌的危险性，后者是指较易转变为癌组织的病理学变化。目前，WHO 已将胃溃疡、慢性萎缩性胃炎、胃息肉、胃黏膜异型增生和肠上皮化生等列为胃癌前状态。

胃癌多发部位依次是胃窦部（58%）、贲门部（20%）、胃体（15%）。根据癌肿侵犯胃壁的程度，胃癌可分为早期和进展期胃癌。癌组织浸润未超过黏膜下层，无论有无淋巴结转移称为早期胃癌。癌组织浸润超过黏膜下层，已经侵入肌层称为中期胃癌，侵入浆膜或浆膜外者称晚期胃癌。根据形态类型可分为 4 型：Ⅰ型息肉型，肿瘤呈息肉状隆起向胃内生长；Ⅱ型溃疡型，单个或多个溃疡，边界清晰；Ⅲ型溃疡浸润型，隆起而有结节状的边缘向周围浸润，边界不清；Ⅳ型弥漫浸润型，癌细胞弥漫浸润，伴纤维组织增生，又称皮革胃。胃癌有 4 种扩散方式，直接蔓延、淋巴转移、血行播散、种植转移。

【临床表现】

1. 症状

（1）早期胃癌 70% 以上无明显症状，随着病情发展，可逐渐出现非特异性的、酷似胃炎或胃溃疡的症状。

（2）进展期胃癌 ①上腹部疼痛，可急可缓，常伴食欲减退、逐渐消瘦。一般与进食、服药无明显关系。②胃癌并发幽门梗阻时可有恶心呕吐。③溃疡型胃癌出血时可引起呕血黑便。④胃癌转移至肝脏时可引起右上腹疼痛。⑤贲门癌累及食管下段时可出现吞咽困难。⑥转移至肺可引起咳嗽、咯血；累及胸膜可产生胸腔积液而发生呼吸困难。⑦肿瘤侵及胰腺时，可出现背部放射性疼痛。

2. 体征 ①绝大多数胃癌患者无明显体征，部分患者上腹部可触及肿块有轻度压痛。②癌肿转移可出现相应脏器受累的体征。如位于幽门窦或胃体的进展期胃癌有时可扪及肿块，肿块常呈结节状、质硬，当肿瘤向邻近脏器或组织浸润时，肿块常固定而不能推动。③当胃癌发生肝转移时，可在肿大的肝脏触及结节块状物。④癌肿通过胸导管转移可扪及左锁骨上淋巴结（Virchow 淋巴结）。⑤有腹膜转移时可出现腹水；侵犯门静脉或脾静脉时有脾脏增大等。

【并发症】

本病可并发大出血、幽门或贲门梗阻、胃穿孔等。

【医学检查】

1. 血常规检查 因长期失血，患者有缺铁性贫血。

2. 粪便隐血试验 呈持续阳性。

3. 胃镜检查结合黏膜活检 目前最可靠的诊断胃癌手段。内镜下早期胃癌表现为小的息肉样隆起或凹陷。进展期胃癌肿瘤表面多凹凸不平，糜烂，有污秽苔，活检易出血（图 4-4）。

4. X 线检查 诊断胃癌的重要方法之一。近 20 余年由于采用了双重对比造影技术，对表浅型胃癌的检出率明显提高，直径在 2～3cm 的病变采用双重对比造影技术检查易发现。

【诊断要点】

胃癌的诊断主要依据内镜检查加活检及 X 线钡餐。早期诊断是根治胃癌的重要条件。有下列现象应及早或定期进行胃镜检查：①40岁以上，近期出现胃部消化不适，或突然出现呕血或黑便；②慢性萎缩性胃炎伴有胃酸缺乏，有肠化或不典型增生者；③良性溃疡但胃酸缺乏；④胃溃疡经正规治疗2个月无效，X线钡餐提示溃疡增大者，X线发现大于2cm息肉者，应进一步做胃镜检查；⑤胃切除术后10年以上者。

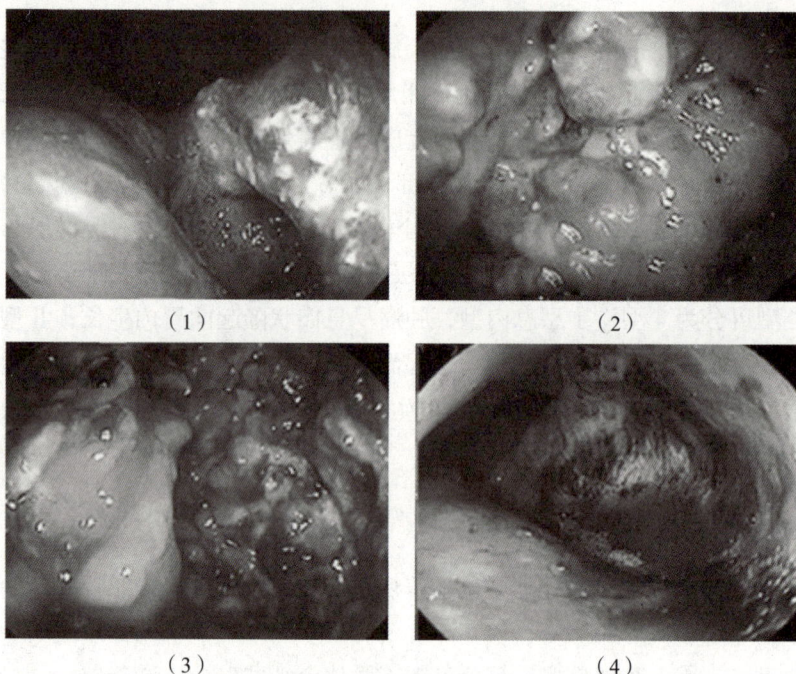

图4-4　胃癌

（1）胃癌（溃疡型）；（2）胃癌（隆起型）；（3）全胃胃癌；（4）溃疡性胃癌

【治疗要点】

1. 内镜下治疗　早期胃癌可在内镜下黏膜切除术或内镜黏膜下剥离术。

2. 手术治疗　是目前治疗胃癌的主要方法，手术效果取决于胃癌的病期、癌侵袭深度和扩散范围。

3. 化学治疗　应用抗肿瘤药物辅助手术治疗。尽管化疗对胃癌不够敏感，但术前、术中、术后化疗仍然有一定的作用。术前化疗即新辅助化疗可使肿瘤缩小，增加手术根治及治愈机会。术后辅助化疗包括静脉化疗、腹腔内化疗、持续性腹腔温热灌注和淋巴靶向化疗等。常用药物有氟尿嘧啶（5-FU）、丝裂霉素（MMC）、替加氟（FT-207）、阿霉素（ADM）等。

4. 其他治疗　放射治疗、生物免疫治疗、中药治疗、支持治疗等。

【护理诊断/问题】

1. 疼痛：腹痛　与癌细胞浸润有关。

2. 营养失调：低于机体需要量　与胃癌造成吞咽困难、消化吸收障碍及使用化疗药物有关。

3. 活动无耐力　与疼痛及患者机体消耗有关。

4. 预感性悲伤　与患者了解疾病预后有关。

【护理措施】

1. 安全与舒适管理　①长期卧床患者，定期翻身、按摩，指导并协助进行肢体活动，预防压疮及血栓性静脉炎等并发症。②胃癌患者抵抗力下降，易发生感染，应加强基础护理，保持口腔、皮肤的清洁。

2. 疾病监测 ①常规监测：定时监测生命体征，加强病情观察，监测人血白蛋白和血红蛋白等指标，了解患者营养状况。②监测腹痛、腹胀、呕血、黑便等情况，出现剧烈腹痛和腹膜刺激征时，考虑可能发生穿孔；化疗患者应严密观察药物引起的局部及全身反应，是否出现恶心、呕吐、白细胞降低及肝、肾功能异常等。③监测患者是否出现吞咽困难、咳嗽、咯血、呼吸困难等。

3. 对症处理 ①化疗期间避免药液外漏引起血管及局部皮肤损害。如果出现静脉炎，可用2%利多卡因局部封闭或50%硫酸镁湿敷，局部可行热敷、理疗等。②腹部疼痛剧烈时可采用中药外敷、艾灸等辅助止痛。③脱发患者，建议戴帽或使用假发，维护自尊。

4. 用药护理

（1）疼痛剧烈时，遵循按需给药及三阶梯疗法原则给予患者止痛药物。对轻度疼痛患者主要选用解热镇痛剂类（阿司匹林、吲哚美辛）；中度疼痛选用弱阿片类药物（可待因、布桂嗪）；重度疼痛可选用强阿片类药物（吗啡、哌替啶），镇痛剂的选用应由弱到强逐级增加。麻醉类止痛药物可引起不同程度的胃肠道反应，如恶心、呕吐等。强阿片类止痛药大剂量使用时可引起呼吸抑制，要严密观察患者呼吸、神志的改变。

（2）自控镇痛：该方法是用计算机化的注射泵，由静脉、皮下或椎管内连续性输注止痛药，患者可自行间歇性给药。该方式可实行个体化给药，同时可以在连续性输注中间歇性地增加给药，控制患者突发的疼痛。

5. 饮食营养 饮食以适合患者口味与达到身体热量需求为总原则。①鼓励患者多食富含营养、高热量、高蛋白、维生素丰富、易消化的流质或半流质食物。②化疗患者食欲不佳，应注意增加食物的色、香、味，增进患者食欲。③禁食霉变、腌制、熏制食品。少量多餐，必要时给予静脉营养支持。

6. 心理护理 ①当患者及家属得知疾病诊断后，患者情绪常表现出否认、悲伤、退缩和愤怒、拒绝接受治疗甚至自杀，而家属也常出现焦虑、无助。护理人员应给予患者及家属心理的支持，根据患者的性格、人生观及心理承受能力确定是否告知病情真相。②耐心做好解释工作，了解患者各方面的需求并予满足，调动患者的主观能动性，使之能积极配合治疗。③晚期患者，做好临终关怀。

【健康指导】

1. 预防疾病 ①提倡多食用富含维生素C的新鲜蔬菜、水果，少吃食盐、咸菜及烟熏食物，可以降低胃癌的发生。②积极治疗胃溃疡、萎缩性胃炎、多发性息肉等，对高风险人群定期普查，早期发现，早期诊断，早期治疗。

2. 管理疾病 ①指导患者生活规律，忌烟、酒，保持心情舒畅。②注意个人卫生，做好口腔护理、皮肤护理防止感染。③向患者讲解化疗药物的作用与常见不良反应，如恶心、呕吐、白细胞减少、脱发等，告知患者疼痛发作时不能完全依赖镇痛药，应发挥自身积极的应对能力，避免药物成瘾。

不受嗟来食，气节存世间

朱自清原名朱自华，取"腹有诗书气自华之意"。受到战乱环境影响的朱自清觉醒了民族之魂，他取《楚辞·卜居》中"宁廉洁正直以自清乎"一句，将"自清"作为新的名字，表达自己保持清白，绝对不同流合污的坚定信念，并开始活跃在新文化运动的行列中。

1948 年，美国政府为了扶持国民党政府，运来大量的面粉、大米、猪肉、副食品等营养品并以低廉的价格供应给当时的国统区百姓，企图收买中国人的心。同年 5 月，国统区的所有大城市发生了反美大游行，人们相互联名拒绝购买"美国面粉"。

此时朱自清已经因为长期的营养不良以及饮食不规律患上了胃癌，但他毫不犹豫地为表示中国人民的尊严和气节，断然拒绝美国具有收买灵魂性质的一切施舍物资，并且在宣言上签署了自己的名字。临终前，朱自清仍以微弱的声音谆谆叮嘱家人要记住不买国民党配给的"美国面粉"。

朱自清始终保持了一个正直的爱国知识分子的高尚气节和可贵情操，为此毛泽东曾称赞他"一身重病，宁可饿死，不领美国的'救济粮'"的骨气。朱自清在 1947 年发表的一篇著名演讲就叫作《论气节》，正如朱自清所言：气节是人的一种精神支柱，人是要有一点精神的，我们作为当代有理想有觉悟的知识分子，应该具有求真求实的精神、独立思考的能力和不为世俗时弊所左右的操守，做鲁迅先生所赞誉的有"中国的脊梁"的人。

第七节　肠结核与结核性腹膜炎

肠结核和结核性腹膜炎均系结核分枝杆菌感染所致。因结核分枝杆菌侵犯机体部位不同，故罹患不同疾病，随着人们生活及卫生条件的改善，该菌所致疾病罹患率呈逐渐下降趋势，但仍不少见，多见于中青年，女性多于男性。

一、肠结核

肠结核是结核分枝杆菌引起的肠道慢性特异性感染性疾病。临床特征为腹痛、排便异常等。

【病因及发病机制】

肠结核 90% 以上由人型结核分枝杆菌引起，少数因牛型结核分枝杆菌而发生。结核分枝杆菌进入肠道后发病，与入侵的结核菌数量多、毒力大、人体免疫功能低下、含结核菌的肠内容物在回盲部的停留时间长、肠功能紊乱削弱局部肠壁抵抗力等因素有关。肠结核主要位于回盲部，其他部位依次为升结肠、空肠、横结肠、降结肠、阑尾、十二指肠和乙状结肠，少数见于直肠。

感染途径：①经口感染：这是结核杆菌侵犯肠道的主要途径，多见于有开放性肺结核或喉结核者，因吞下自身含结核杆菌的痰液所致；或经常与开放性肺结核密切接触，如共餐时餐具未经消毒隔离；少数因饮用未经消毒的带菌牛奶或乳制品而发病。②血行播散：粟粒型肺结核血行播散后侵犯肠道引起肠结核。③直接蔓延：腹腔内结核病灶如女性生殖器官结核和肾结核直接蔓延侵犯肠壁可致肠结核。

本病病理变化取决于人体对结核分枝杆菌的免疫力与过敏反应的情况。若机体过敏反应强则病变主要呈渗出性炎症；若细菌数量多且毒力大则受侵组织干酪样坏死而形成溃疡型肠结核；若机体免疫力强且感染较轻则出现肉芽组织增生、纤维化而形成增生型肠结核。此外，人体与结核杆菌相互作用，此消彼长，也可溃疡、增生二者共存，即谓之混合型肠结核。

【临床表现】

1.症状

（1）腹痛　疼痛多位于右下腹或脐周，呈间歇性发作。早期腹痛不明显，可出现隐痛或钝痛，发生不完全性肠梗阻时，可为阵发性绞痛伴肠鸣音，进餐时诱发或加重，排便或排气后可不同程度缓解。通常，腹痛与进餐引起胃肠反射或肠内容物刺激炎症狭窄肠段致肠痉挛有关。

（2）排便异常 腹泻是溃疡型肠结核的主要临床表现之一。一般每天排便 2 ～ 4 次，粪便呈糊样或水样，不含黏液或脓血；严重时腹泻可达每天 10 余次，可有黏液、脓液。当病变累及直肠时，出现里急后重。患者胃肠功能紊乱时，腹泻与便秘交替出现，便秘期间粪便呈羊粪状，隔数天再腹泻。增生型肠结核多以便秘为主。

（3）全身症状和肠外结核的表现 溃疡型肠结核者常有结核毒血症状和肺结核等肠外结核表现。结核毒血症状如午后发热、盗汗、倦怠、消瘦、贫血，病程迁延长期消耗致维生素缺乏、脂肪肝、营养不良性水肿等表现。增生型肠结核者全身状况一般较好。

2.体征 患者一般呈慢性病容、消瘦、苍白。增生型肠结核者查体时右下腹可触及肿块，一般比较固定，中等质地，伴有轻、中度压痛。溃疡型肠结核者若并发局限腹膜炎、局部病变肠管与周围组织粘连时，也可触及包块。合并结核性腹膜炎者，腹壁触诊呈揉面感。

【并发症】

多发生于晚期，肠梗阻、瘘管形成常见，肠出血少见，可合并结核性腹膜炎，偶有急性肠穿孔。

【医学检查】

1.结核菌素试验 结核菌素试验判断标准详见本书第二章第七节，若呈强阳性有助本病诊断。

2.血液检查 溃疡型肠结核可有轻中度贫血。无并发症者白细胞计数正常，但淋巴细胞计数增多。90% 的患者血红细胞沉降率明显增快，可作为估计结核病活动程度的指标之一。

3.粪便检查 溃疡型肠结核粪便多为糊状，一般无肉眼黏液脓血，镜检可见少量脓细胞和红细胞，隐血试验阳性。

4.X 线检查 X 线钡餐造影或钡剂灌肠检查对肠结核的诊断具有重要意义。溃疡型肠结核者可出现 X 线钡影跳跃征象，即钡剂在病变肠段排空很快，显示充盈不佳，呈激惹状态，而在病变的上下肠段则钡剂充盈良好。此外，还可呈现肠腔狭窄、肠管变形、肠段缩短、回肠盲肠二者正常角度消失等征象。

5.结肠镜检查 镜下可见病变肠黏膜充血、水肿。典型肠结核溃疡灶则沿着肠壁淋巴管分布，呈环形、大小不等、深浅不一、边缘不规则，表面附有白色或黄白色苔，伴有大小形态各异的炎性息肉、肠腔狭窄等。若组织活检找到干酪样坏死性肉芽肿或结核分枝杆菌，则可确诊。

【诊断要点】

有以下情况应考虑本病：①青壮年患者原有肠外结核，尤其是肺结核；②临床表现有腹痛、腹泻与便秘交替出现、右下腹压痛、腹部肿块、原因不明的肠梗阻，伴有发热、盗汗等结核毒血症状；③X 线钡餐检查发现跳跃征等肠结核征象；④结肠镜检查发现回盲部肠黏膜炎症、溃疡、炎性息肉或肠腔狭窄，或活检找到干酪样坏死性肉芽肿或结核分枝杆菌有确诊意义；⑤结核菌素试验强阳性。对疑似病例，试行抗结核治疗 2 ～ 6 周，症状改善即可诊断。

【治疗】

治疗目的是消除症状、改善全身情况、促进病灶愈合及防治并发症。

1.休息与营养 合理的休息与营养是治疗结核的基础。

2.抗结核化学药物治疗 本病治疗的关键，治疗详见本书第二章第七节。

3.对症治疗 腹痛可以用阿托品或其他抗胆碱能药物；严重腹泻或摄入不足者，应注意纠正水、电解质与酸碱平衡紊乱；对不完全性肠梗阻患者，需进行胃肠减压，以缓解梗阻近端肠曲的膨胀与滞留。

4. 手术治疗 肠结核并发完全性肠梗阻、急性穿孔、急性穿孔致肠瘘形成、肠道大量出血经积极抢救不能止血者，需要手术治疗。

二、结核性腹膜炎

结核性腹膜炎是由结核分枝杆菌侵袭腹膜引起的慢性弥漫性腹膜感染。

【病因及发病机制】

本病多继发于体内其他部位的结核病变。结核分枝杆菌感染腹膜的途径大多以腹腔脏器的活动性结核病灶直接蔓延为主，如肠系膜淋巴结结核、输卵管结核、肠结核等；少数由血行播散引起，常见原发病灶包括粟粒性肺结核及关节、骨、睾丸结核，并可伴结核性多浆膜炎、结核性脑膜炎等。本病的病理类型可表现为 3 种，即渗出型、粘连型及干酪型，以粘连型为最多见，本病在病理变化过程中常呈现出 2 种或 3 种病变类型共存，即谓混合型。

【临床表现】

本病多数患者起病缓慢，少数起病急骤者以急性腹痛、高热为主，极少数起病隐匿者无明显症状，仅腹部手术时偶然发现。

1. 症状

（1）全身症状　结核毒血症状常见，主要是发热和盗汗，以低热或中等热多见。约 1/3 患者有弛张热，少数可呈稽留热。严重结核病如渗出型、干酪型，或伴有粟粒型肺结核、干酪型肺炎的患者，呈现高热并伴明显毒血症状。大部分患者伴有食欲不振、营养不良，表现为舌炎、口角炎等。

（2）腹痛　腹痛是结核性腹膜炎常见症状之一，多位于脐周或右下腹，间歇性发作。腹痛发生系因进餐致胃肠反射或肠内容物通过炎症狭窄肠段致局部肠痉挛，故常为痉挛性阵痛，进餐后加重、排便或排气后缓解。腹痛呈阵发性加剧者则多数考虑不完全性肠梗阻所致。肠系膜淋巴结结核、腹腔其他结核干酪样坏死灶破溃或肠结核急性穿孔时则可表现为急腹症。

（3）排便异常　腹泻常见，一般每天排便 2 ～ 4 次，严重者每天达 10 余次，粪便呈糊状、不含脓血，不伴里急后重。腹泻主要由腹膜炎所致的胃肠功能紊乱引起，偶可由伴有溃疡型肠结核或干酪样坏死病变引起肠管内瘘时也可引起。有时腹泻与便秘交替出现。

（4）腹胀　多数患者出现腹胀，系因结核毒血症状或腹膜炎时肠功能紊乱所致，也可由腹水或肠梗阻引起。

2. 体征

（1）一般状态　患者呈慢性病容，后期消瘦、贫血、水肿等。

（2）腹部体征

1）视诊　患者伴有腹水或肠梗阻时，腹部膨隆，可呈蛙形腹。

2）触诊　腹部柔韧感是结核性腹膜炎的临床特征，系因腹膜炎症、增厚、粘连所致；多数患者有腹部轻微压痛，少数压痛明显，且有反跳痛，常见于干酪性腹膜炎；腹部包块常见于粘连型或干酪型结核性腹膜炎者，多位于脐周、大小不一、边缘不整，表面粗糙呈结节感、不易推动，系由增厚的大网膜、肿大的肠系膜淋巴结、粘连成团的肠曲或干酪样坏死脓性物积聚而成。

3）叩诊　结核性腹膜炎多为少量至中量腹水，若超过 1000mL 时则出现移动性浊音阳性。

4）听诊　腹泻时患者肠鸣音活跃；便秘时肠鸣音减弱。

【并发症】

肠梗阻常见，多发生于粘连型；肠瘘一般多见于干酪型。往往同时有腹腔脓肿形成。

【医学检查】

1.结核菌素试验　结核菌素试验判断标准详见本书第二章第七节，若呈强阳性有助于结核感染的诊断。

2.血液检查　半数以上患者有轻到中度贫血。白细胞计数正常，但在干酪型患者或有腹腔结核病灶扩散时，白细胞计数和中性粒细胞值可明显增高。多数患者红细胞沉降率增快，增快的程度通常与结核病变的活动相平行。

3.腹水检查　腹水外观多为草黄色，少数为淡红色，偶见乳糜样。腹水性质常呈渗出液，即蛋白质含量超过 30g/L 以上、白细胞计数超过 500×10^6/L、以淋巴细胞为主，腺苷脱氨酶增高，普通细菌培养结果阴性。有时患者合并低蛋白血症或肝硬化时腹水性质可接近漏出液。本病的结核分枝杆菌培养阳性率很低，腹水细胞学检查旨在排除癌性腹水。

4.X 线检查　可见全腹密度增高、腹腔积液征、结核钙化灶、肠梗阻等征象。

5.腹腔镜检查　镜下可见腹膜、网膜、内脏表面有散在或聚集的灰白色结节，浆膜浑浊粗糙。本检查对早期渗出型病例确诊安全有效，活组织检查更有确诊价值。它适用于游离腹水的患者，禁用于腹膜有广泛粘连者。

【诊断要点】

出现以下情况应考虑本疾病：①青壮年患者，有结核病史或伴有腹膜外结核。②原因不明发热达 2 周以上，伴乏力、消瘦、腹痛、腹胀、腹泻、腹壁柔韧感或腹部包块等。③渗出性腹水，普通细菌培养为阴性。④结核菌素试验为阳性。⑤X 线钡餐检查发现肠粘连等征象。典型病例可做出临床诊断，予抗结核治疗 2 周以上，症状改善即可确诊。

【治疗】

治疗目的是消除症状、改善全身情况，避免复发和防止并发症。

1.抗结核化学药物的治疗　及早给予规则、全程抗结核化学药物治疗是治疗本病关键。注意事项包括：①对一般渗出型患者，强调全程规则治疗，由于该类患者常因用药后起效较快而自行停药而致复发。②对粘连型或干酪型患者，强调联合用药及延长用药疗程，系因该类患者病灶处大量纤维增生致药物不易到达。

2.腹腔穿刺放液治疗　大量腹水者通过腹腔穿刺适当放腹水以减轻症状。

3.手术治疗　对经内科治疗未见好转的肠梗阻、急性肠穿孔及腹腔脓肿、肠瘘患者均可行手术治疗。

三、肠结核与结核性腹膜炎的护理

【护理诊断/问题】

1.疼痛：腹痛　与肠结核、结核性腹膜炎有炎症及伴有盆腔结核或肠梗阻有关。

2.营养失调：低于机体需要量　与结核杆菌毒性作用、消化吸收功能障碍有关。

3.腹泻　与溃疡型肠结核、结核性腹膜炎所致肠道功能紊乱有关。

4.体温过高　与结核毒血症状有关。

5.便秘　与肠道狭窄、梗阻或胃肠功能紊乱有关。

6.潜在并发症　肠梗阻、肠穿孔、肠瘘、腹腔脓肿。

【护理措施】

1.安全与舒适管理　①活动性肠结核、全身毒血症状严重者需卧床休息。②患者盗汗严重时及时更换床单及衣服，做好皮肤清洁，保护局部皮肤。

2. 疾病监测 监测生命体征，注意观察结核毒血症状高热者的热型，并为其做好高热护理。观察腹痛的部位、性质、伴随症状及诱因等。观察排便情况，如排泄物量、颜色、性状等。

3. 用药护理 强调早期、联合、适量、规律、全程治疗的重要性（参照第二章第七节）。①腹泻患者可选择中药汤剂或艾灸神阙穴、热敷、针灸等传统技术辅助治疗；②采用中药保留灌肠等中医方法治疗便秘具有一定疗效。

4. 饮食护理 结核病是一种慢性消耗性疾病，必须向患者说明合理膳食的重要性。①给予高热量、高蛋白、高维生素、易消化的食物。②腹泻患者应少食乳制品及富含脂肪和粗纤维的食物，以免加快肠蠕动加重病情。③注意饮食卫生，养成良好的生活习惯。④重症患者进食较少、严重营养不良时，可给予静脉补充营养，以满足机体代谢需要。⑤定期监测患者全身营养情况，如每周测体重、血常规等。

5. 消毒隔离 患者用过的餐具与用品应进行消毒处理，对有开放性肺结核患者应采取隔离措施，做好排泄物的消毒处理。

【健康教育】

1. 预防疾病 ①加强结核病卫生宣教，肺结核患者不可吞咽痰液，不能随地吐痰、打喷嚏要用手纸轻轻捂住口鼻，到公共场所尽量戴口罩。②餐具、被褥单独使用，并定期消毒，被褥常放在日光下暴晒。③注意个人卫生，提倡用公筷进餐及分餐制，对肠结核患者的粪便要消毒处理，防止病原体传播。

2. 管理疾病 ①向家属及患者说明抗结核药服药知识，遵医嘱服药，不可自行停药，指导必须规律、全程药物治疗直到治愈。②保持良好的心态，注意休息与营养，生活有规律，加强锻炼，劳逸结合，合理膳食。③定期复查。

第八节 炎症性肠病

炎症性肠病（inflammatory bowel disease，IBD）专指病因未明的炎症性肠病，包括溃疡性结肠炎（ulcerative colitis，UC）和克罗恩病（crohn disease，CD）。一般认为，UC 和 CD 是同一疾病的不同亚类，组织损伤的基本病理过程类似，但由于致病因素不同，发病的具体环节不同，最终致组织损害表现不同。近年来 IBD 发病有持续增高趋势，报道显示其发病有明显地域差异和种族差异，以北美、北欧最高，亚洲较低，发病年龄多集中在 15 ~ 25 岁，也见于儿童或老年人，男女无明显差异。在我国，UC 比 CD 多见，但较欧美少见，病情一般较轻。

【病因及发病机制】

IBD 病因及发病机制迄今未完全阐明，多认为与肠道黏膜免疫系统异常反应所致的炎症反应有关，下列因素相互作用导致本病。

1. 环境因素 近几十年来，IBD 的发病率持续增高，且有明显的地域差异。最早出现在社会经济高度发达的北美、北欧，继而是西欧、南欧，最近是日本、南美。这一现象反映了环境因素的变化在 IBD 发病中起着微妙但却重要的作用，如饮食、吸烟、卫生条件或暴露于其他尚不明确的因素等。

2. 遗传因素 IBD 的发生具有家族聚集现象。IBD 患者一级亲属发病率显著高于普通人群，其配偶发病率不增加；单卵双胞胎发病率高于双卵双胞胎，均证明本病与遗传因素有关。研究认为，IBD 不仅是多基因遗传病，也是遗传异质性疾病，即不同人有不同基因引起本病，系患者在一定的环境因素作用下由于其遗传易感所致。

3. 感染因素 微生物在 IBD 发病中的作用一直受到重视，但至今尚未找到某一特异微生物病原与 IBD 有恒定关系。有研究认为，CD 可能与副结核分枝杆菌和麻疹病毒有关，IBD（特别是 CD）是针对自身正常肠道菌群的异常免疫反应引起的，IBD 可能存在对正常菌群的免疫耐受缺陷。

4. 免疫因素 免疫因素近年来最受关注，研究认为肠道黏膜免疫系统在 IBD 肠道炎症发生、发展、转归过程中发挥着重要作用。据报道，UC 的 T 淋巴细胞反应趋于低下，而 CD 的 T 淋巴细胞常显示效应功能增强，除免疫细胞外，肠道的非免疫细胞如上皮细胞、血管内皮细胞等亦参与炎症反应，与局部免疫细胞相互作用，在免疫反应中释放出各种致肠道炎症反应的免疫因子和介质。此外，许多重要物质亦参与肠道免疫炎症损害过程，如反应性氧代谢产物、一氧化氮对肠道有毒性作用。虽然前述参与免疫炎症过程的因子和介质很多，但其相互作用机制尚不明确。

概括来说，IBD 系环境因素作用于遗传易感者，在肠道菌群的参与下，启动自身肠道免疫与非免疫系统，最后导致免疫反应和炎症过程。由于抗原的持续刺激及（或）免疫调节紊乱，机体可呈现过于亢进和难以自限的免疫炎症反应。

一、溃疡性结肠炎

溃疡性结肠炎是一种病因不明的直肠和结肠慢性非特异性炎症性疾病。慢性病程，反复发作，病情轻重程度不等，临床表现主要为腹泻、黏液脓血便、腹痛等。本病可发生在任何年龄，多见于 20 ～ 40 岁。近年来 UC 发病率逐年上升。

病变主要位于结肠，呈连续性、弥漫性分布。范围多自肛端直肠开始，逆行向近端发展，甚至累及全结肠及回肠末端，故又称"倒灌性肠炎"。病变一般仅限于黏膜和黏膜下层，少数重症者累及肌层。活动期黏膜呈弥漫性炎症反应，可见水肿、充血和出血灶，糜烂及溃疡，黏膜脆性增加，触之易出血，并有大量中性粒细胞、淋巴细胞、单核细胞和嗜酸性粒细胞浸润。结肠在慢性炎症反复发作过程中，大量新生肉芽组织增生，可出现炎性息肉。黏膜不断破坏及修复，溃疡愈合形成瘢痕，导致黏膜壁增厚，结肠变形缩短、结肠袋消失，甚至出现肠腔狭窄。少数患者结肠癌变，以恶性程度高的未分化型多见。

【临床表现】

多数起病缓慢，少数急性起病，偶见急性暴发起病。病程呈慢性发展，多表现为发作期与缓解期交替，少数患者在发作间歇期可因食用辛辣刺激性食物、过度劳累、感染等加重。

1. 症状

（1）消化系统表现

1）腹泻和黏液脓血便 见于绝大多数患者。腹泻最常见，为本病主要症状，常反复发作或持续不愈。黏液脓血便是本病活动期的重要表现。排便次数和便血程度可反映病情程度，轻者每天排便 2 ～ 4 次，粪便呈糊状，混有少量黏液、脓血，便血轻或无；重者腹泻每天可达 10 次以上，大量脓血甚至血水样粪便。病变限于直肠和乙状结肠的患者，可有腹泻与便秘交替现象，系与病变直肠排空障碍有关。

2）腹痛 轻者或缓解期患者多无腹痛或仅有腹部不适，活动期一般有轻或中度腹痛，为左下腹或下腹的阵痛，亦可涉及全腹。呈现疼痛—便意—便后缓解的规律，常伴里急后重。若并发中毒性巨结肠或腹膜炎，呈现持续剧烈腹痛。

3）其他 腹胀、食欲不振、恶心、呕吐等。

（2）全身表现 中、重型患者活动期有低热或中度发热，高热多提示有并发症或急性暴发型。重症患者可出现衰弱、消瘦、贫血、低蛋白血症、水和电解质平衡紊乱等表现。

（3）肠外表现　患者出现口腔黏膜溃疡、结节性红斑、外周关节炎、坏疽性脓皮病、虹膜睫状体炎等。

2.体征　患者呈慢性病容，精神状态差，重者消瘦呈贫血貌。轻者仅有左下腹轻压痛，有时可触及痉挛的降结肠和乙状结肠。重症者常有明显腹部压痛和鼓肠。若出现反跳痛、腹肌紧张、肠鸣音减弱等，考虑并发中毒性巨结肠和肠穿孔等。

3.临床分型　按本病的病程、程度、范围及病期进行综合分型。

（1）据病程经过分型　①初发型：指无既往史、首次发作；②慢性复发型：临床上最多见，发作期与缓解期交替；③慢性持续型：病变范围广，症状持续半年以上，间有症状加重的急性发作；④急性暴发型：少见，急性起病，病情严重，全身毒血症状明显，易出现大出血等并发症。上述后3型可相互转化。

（2）据严重程度分型　①轻型：腹泻每日4次以下，便血轻或无，无发热、脉速，贫血轻或无，血沉正常；②重型：腹泻每日6次以上，有明显的黏液脓血便、发热、脉速等全身症状，血红蛋白低、血沉快；③中型：介于轻型和重型之间。

（3）据病变范围分型　分为直肠炎、直肠乙状结肠炎、左半结肠炎、全结肠炎及局域性结肠炎。

（4）据病期分型　分为活动期和缓解期。

【并发症】

可并发中毒性巨结肠、直肠结肠癌变、大出血、急性肠穿孔、肠梗阻等。

【医学检查】

1.血液检查　可有红细胞和血红蛋白减少。活动期白细胞计数增高，红细胞沉降率加快和C反应蛋白增高是活动期的标志。重症患者可有血清蛋白下降、凝血酶原时间延长和电解质紊乱。

2.粪便检查　粪便肉眼检查为黏液脓血便，显微镜检查可见大量红细胞和脓细胞，急性发作期可见巨噬细胞，粪便病原学检查旨在排除感染性结肠炎，是本病诊断的一个重要步骤，需反复多次进行（至少连续3次）。

3.自身抗体检查　血中外周型抗中性粒细胞胞浆抗体和抗酿酒酵母抗体分别为UC和CD的相对特异性抗体，这两种抗体的检测有助于UC和CD的诊断和鉴别诊断。

4.结肠镜检查　该检查是本病诊断与鉴别诊断的最重要手段之一。内镜下所见重要改变有：①黏膜血管纹理模糊、紊乱或消失、充血、水肿、易脆、出血及脓性分泌物附着，并常见黏膜粗糙，呈细颗粒状；②病变明显处见弥漫性糜烂和多发性浅溃疡散在分布，亦可融合；③慢性病变见假息肉、桥状黏膜、结肠袋变钝或消失。

5.X线钡剂灌肠检查　主要征象：①黏膜粗乱或有细颗粒改变；②可呈多发性龛影或充盈缺损；③有时病变肠管缩短，结肠袋消失，肠壁变硬，可呈铅管状。重型或暴发型一般不宜做此检查，以免加重病情或诱发中毒性巨结肠。

【诊断要点】

具有持续或反复发作的腹泻和黏液脓血便、腹痛、里急后重、伴（或不伴）不同程度的全身症状，排除细菌性痢疾、阿米巴痢疾、克罗恩病、肠结核等后，具有结肠镜检查所见改变至少1项及黏膜活检组织学所见，可以诊断本病。

【治疗】

治疗目的是控制急性发作，缓解病情，减少复发，防治并发症。

1. 氨基水杨酸制剂 柳氮磺吡啶（简称 SASP）是治疗本病的常用药物，适用于各种轻型、中型或重型经糖皮质激素治疗已有缓解者。SASP 用药方法：活动期每天 4g，分 4 次口服，用药 3～4 周；病情缓解后可减量使用 3～4 周，然后改为维持量每天 2g，分 2 次口服，维持 1～2 年。近年，美沙拉嗪、奥沙拉秦、巴柳氮等氨基水杨酸制剂也用于本病治疗。

2. 糖皮质激素 对急性发作期，特别是重型活动期患者、急性暴发型患者及对氨基水杨酸制剂疗效不佳的轻型、中型患者有较好疗效。其作用机制为非特异性抗炎和抑制免疫反应。一般给予泼尼松口服每天 40～60mg，重型者先给予较大剂量激素静滴，如氢化可的松每天 200～300mg 或地塞米松每天 10mg，7～10 天后改为口服泼尼松每天 60mg，病情缓解后以每 1～2 周减少 5～10mg，直至好转后停药。

3. 免疫抑制剂 硫唑嘌呤或巯嘌呤适用于对糖皮质激素治疗效果不佳或对糖皮质激素依赖的慢性持续性病例，注意加用此类药物后可减少激素用量，甚至停药。

4. 手术治疗 并发大出血、肠穿孔、中毒性巨结肠、结肠癌或经积极内科治疗无效且伴有严重毒血症状者可选择手术治疗。

二、克罗恩病

克罗恩病是一种病因未明的胃肠道慢性炎性肉芽肿性疾病。临床表现以腹痛、腹泻、腹部包块、瘘管形成和肠梗阻等为特点，伴有发热、营养障碍等全身表现及口腔黏膜溃疡、结节性红斑等肠外表现。本病发病年龄在 15～30 岁，有终身复发倾向，我国发病率并不高，但并非罕见。

多数病变同时累及回肠末段与邻近右侧结肠；累及小肠者次之，主要在回肠，少数在空肠；病变也可涉及口腔、食管、胃、十二指肠，但少见。

大体形态上，克罗恩病特点为：①病变呈节段性或跳跃性，不呈连续性；②黏膜溃疡的特点早期呈鹅口疮样；继而增大、融合，形成纵行溃疡和裂隙溃疡，黏膜呈鹅卵石样外观；③病变累及肠壁全层时，肠壁增厚变硬，肠腔狭窄，易发生肠梗阻；④溃疡穿孔引起局部脓肿，或穿透至其他肠段、器官、腹壁，形成内瘘或外瘘。肠壁浆膜纤维素渗出、慢性穿孔均可引起肠粘连。

组织学上，克罗恩病的特点为：①非干酪性肉芽肿，由类上皮细胞和多核巨细胞构成，可发生在肠壁各层和局部淋巴结；②裂隙溃疡，呈缝隙状，可深达黏膜下层甚至肌层；③肠壁各层炎症，伴固有膜底部和黏膜下层淋巴细胞聚集、黏膜下层增宽、淋巴管扩张及神经节炎等。

【临床表现】

起病大多隐匿、缓慢，病程呈慢性、长短不等的活动期与缓解期交替，有终生复发倾向。少数急性起病，可表现为急腹症。本病临床表现在不同病例差异较大。

1. 症状

（1）消化系统表现

1）腹痛 最常见，与肠内容物经过炎症狭窄的肠段而引起局部肠痉挛有关。腹痛多位于右下腹或脐周，为痉挛性阵痛伴肠鸣音增强，间歇性发作，常于进食后加重，排便或肛门排气后缓解。若腹痛持续且出现明显压痛，提示炎症波及腹膜或腹腔内脓肿形成。

2）腹泻 亦常见，主要由病变肠段炎症渗出、蠕动增强及继发性吸收不良引起。早期为间歇性腹泻，后期转为持续性。粪便多呈糊状，一般无脓血和黏液。病变累及下段结肠或直肠时，患者出现黏液血便和里急后重。

（2）全身表现 较多且明显，主要表现为：①发热：与肠道炎症活动及继发感染有关，多呈间歇性低热或中度热，少数弛张热者提示发生毒血症，部分患者以发热为首发和主要症状；②营养障碍：患者表现为消瘦、贫血、低蛋白血症和维生素缺乏等。

（3）肠外表现　本病与 UC 的肠外表现相似，发生率较高，包括口腔黏膜溃疡、结节性红斑、外周关节炎、虹膜睫状体炎、坏疽性脓皮病、杵状指（趾）等。

2. 体征　患者呈慢性病容，精神状态差，重者消瘦呈贫血貌。轻者仅有右下腹或脐周轻压痛，重者常有全腹部明显压痛。部分病例可触及腹块，以右下腹或脐周多见。瘘管形成是克罗恩病特征性体征。这是因透壁性炎性病变穿透肠壁全层至肠外组织或器官而成。部分患者可见肛门直肠周围瘘管、脓肿形成及肛裂等肛周病变，有时这些病变为本病首发或突出体征。

【并发症】

肠梗阻最常见，其次是腹腔内脓肿，可有吸收不良综合征，偶有并发急性穿孔或大量便血、直肠结肠癌变等。

【医学检查】

1. 血液检查　贫血常见且与疾病严重程度平行；活动期红细胞沉降率加快，白细胞计数增高；C- 反应蛋白升高；血清蛋白降低。自身抗体检查参见本节 UC 检查。

2. 粪便检查　粪便隐血试验常为阳性，伴吸收不良综合征者粪便中脂肪含量增加。

3. X 线检查　小肠病变做胃肠钡餐检查，结肠病变做钡剂灌肠检查。X 线表现有胃肠道的炎性病变，如裂隙状溃疡、鹅卵石征、假息肉、单发或多发性狭窄、瘘管形成等征象，病变呈节段性分布。由于病变肠段激惹及痉挛，钡剂很快通过而不留该处，称为跳跃征；钡剂通过迅速而遗留一细线状影，称为线样征，多由肠腔狭窄所致。

4. 结肠镜检查　病变呈节段性、非对称性分布，可见肠腔狭窄、肠管僵硬，纵行溃疡，溃疡周围有鹅卵石征、炎性息肉等改变。病变活检可见黏膜固有层出现非干酪坏死性肉芽肿或大量淋巴细胞。

【诊断要点】

慢性起病，反复发作右下腹或脐周痛，并有腹泻、腹块、发热、消瘦，特别是伴有肠梗阻、腹部压痛及包块、肠瘘、肛周病变等表现。结合 X 线、结肠镜检查及活检发现本病特征性改变，即可诊断本病。

【治疗】

治疗目的是控制病情，缓解症状，减少复发，防治并发症。

1. 氨基水杨酸制剂　SASP 为首选药物，适用于病变局限在结肠的轻型、中型活动期患者。美沙拉嗪能在回肠、结肠定位释放，适用于回肠病变轻型或结肠病变轻中型患者，且可作为缓解期的维持治疗用药。

2. 糖皮质激素　目前控制病情活动最有效的药物，初始剂量要足、疗程充分。一般给予泼尼松龙每天口服 30 ～ 40mg，重者可达每天 60mg，病情好转后逐渐减量至停药，并以氨基水杨酸制剂维持治疗。

3. 免疫抑制剂　硫唑嘌呤或硫嘌呤可用于对糖皮质激素治疗效果不佳或对激素依赖的慢性活动性病例。硫唑嘌呤每天 1.5 ～ 2.5 mg/kg，该药显效时间 3 ～ 6 个月，维持用药可至 3 年或以上。注意加用这类药物可逐渐减少激素用量乃至停药。

4. 抗菌药物　某些抗菌药物如甲硝唑等药物对本病有一定疗效，但注意谨防长期用药出现的不良反应。

5. 手术治疗　手术主要针对并发症，适于如完全性肠梗阻、瘘管与脓肿形成、急性穿孔或不能控制的大出血等情况。

三、炎症性肠病的护理

【护理诊断 / 问题】

1. 腹泻　与炎症导致肠黏膜对水钠吸收障碍及结肠运动功能失常有关。

2. 营养失调：低于机体需要量　与长期腹泻及吸收障碍有关。

3. 有体液不足的危险　与肠道炎症致频繁腹泻有关。

4. 潜在并发症　中毒性巨结肠、肠梗阻、直肠结肠癌变、大出血、吸收不良综合征等。

5. 焦虑　与病情反复、迁延不愈及担心预后有关。

【护理措施】

1. 安全与舒适管理　①轻症患者注意休息，减少活动量，注意劳逸结合，避免劳累；②重症患者应卧床休息，减少肠蠕动，缓解腹痛、腹泻。

2. 病情监测　①观察患者腹泻的次数、性质、腹泻伴随症状，如发热、腹痛，监测粪便检查结果。②严密观察腹痛的性质、部位及生命体征的变化，观察患者有无脱水表现，了解病情进展，如果腹痛性质突然改变，考虑是否发生大出血、肠梗阻、中毒性巨结肠、肠穿孔等并发症，及时报告医生并协助抢救。

3. 对症护理　对采用保留灌肠疗法的患者，应指导适当抬高臀部，延长药物在肠道内的停留时间。

4. 用药护理　遵医嘱给予药物，向患者及家属说明药物的用法、作用、不良反应等。①告知患者柳氮磺吡啶常见不良反应如恶心、呕吐、皮疹、粒细胞减少、自身免疫性溶血、再生障碍性贫血等；宜餐后服药以减轻消化道反应；服药期间定期复查血象。②应用糖皮质激素者，不可随意停药，防止反跳现象，部分患者表现为激素依赖，多因减量或停药而复发。③应用硫唑嘌呤或巯嘌呤等药物时患者可出现骨髓抑制的现象，需监测白细胞计数。④某些抗菌药物如甲硝唑、喹诺酮类，长期应用不良反应大，故一般与其他药物联合短期应用。⑤病情严重者，按医嘱给予静脉高营养，以改善全身营养状况。

5. 饮食护理　定期测量患者的体重，监测血红蛋白、血清电解质和血清蛋白的变化，了解营养状况的变化。根据具体情况制定护理措施：①指导患者食用高营养、易消化、少纤维素的食物，减轻对肠黏膜的刺激。②忌烟酒，避免食用冷饮、水果、多纤维的蔬菜及其他刺激性食物，忌食牛乳和乳制品。③急性发作期患者，应进流质或半流质食物，病情严重者应禁食。

【健康指导】

1. 预防疾病　①做好卫生宣教工作，使患者或家属注意个人卫生，防止肠道感染性疾病。②饮食有节，生活规律，避免劳累。③适当的运动锻炼，增强机体抵抗力，预防肠道感染。

2. 管理疾病　①此病病程长，告知患者坚持治疗，按时服药。②观察病情，教会患者识别药物不良反应如头痛、发热、排便异常等症状，一旦出现及时就诊，以免耽误病情。③急性发作期应卧床休息，缓解期适当活动。④加强营养，少食多餐，进食营养均衡的饮食能减轻疾病的症状，纠正营养不良，必要时可通过胃管注入。多补充维生素，适当添加益生菌，维持肠道内菌群平衡。⑤介绍保持平和心态对本病的重要性，鼓励患者树立信心，自觉配合治疗，以减轻自卑、忧虑等负向情绪，

第九节 肝硬化

肝硬化（hepatic cirrhosis）是各种慢性肝脏疾病发展的晚期阶段，病理特点为广泛的肝细胞变性坏死、纤维组织增生、再生结节和假小叶形成，致使肝内血液循环紊乱，加重肝细胞营养障碍。临床上，早期可无明显症状，晚期以肝功能损害和门静脉高压为主要表现，常出现消化道出血、肝性脑病、感染等多种并发症。

肝硬化是常见病，世界范围内的年发病率为 25/10 万～ 400/10 万，发病高峰年龄在 35 ～ 50 岁，男性多见，出现并发症时死亡率高。据国外报道，慢性肝病和肝硬化在总人口死因中位居第 12 位，在 25 ～ 44 岁年龄组死因位居第 7 位，在 45 ～ 64 岁年龄组死因中位居第 5 位。

【病因及发病机制】

在我国主要病因为病毒性肝炎，国外则以酒精中毒居多。

1. 病因

（1）病毒性肝炎　在我国最常见，占 60%～ 80%，乙型、丙型和丁型病毒性肝炎皆可发展为肝硬化，乙型和丙型或丁型肝炎病毒的重叠感染可加速发展至肝硬化，甲型和戊型病毒性肝炎一般不发展为肝硬化。

（2）慢性酒精中毒　在我国约占 15%，长期大量饮酒，每天摄入乙醇 80g 达 10 年以上，乙醇及其中间代谢产物直接引起中毒性肝损伤，最终可发展为肝硬化，酗酒所致的长期营养失调也对肝脏起一定损害作用。

（3）非酒精性脂肪型肝炎（NASH）　随着世界范围内肥胖的流行，NASH 的发病率日益升高。研究表明，约 20% 的 NASH 可发展为肝硬化，据统计 70% 不明原因肝硬化可能由 NASH 引起。

（4）胆汁淤积　持续存在肝外胆管阻塞或肝内胆汁淤积，易导致原发性或继发性胆汁性肝硬化。

（5）肝静脉回流受阻　慢性充血性心力衰竭、缩窄性心包炎、肝静脉或下腔静脉阻塞等致肝脏长期淤血，肝细胞缺氧、坏死和结缔组织增生，最后发展为肝硬化。

（6）遗传和代谢性疾病　如肝豆状核变性（铜沉积）、血色病（铁沉积）、半乳糖血症和 α_1-抗胰蛋白酶缺乏症等。自身免疫性肝炎可进展为肝硬化。

（7）其他　长期服用双醋酚丁、甲基多巴异烟肼等药物，或长期反复接触磷、砷、四氯化碳等化学毒物，可引起中毒性肝炎而演变为肝硬化。血吸虫病亦可引起。5%～ 10% 的病例发病原因难以确定，称为隐源性肝硬化。

2. 发病机制　各种因素引起肝细胞损伤、变性坏死，肝细胞再生和纤维结缔组织增生，形成肝纤维化，最终发展为肝硬化。其病理演变过程包括以下 4 个方面：①致病因素的作用使肝细胞广泛的变性、坏死、肝小叶的纤维支架塌陷；②残存的肝细胞不沿原支架排列再生，形成不规则结节状的肝细胞团（再生结节）；③各种细胞因子促进纤维化的产生，自汇管区 – 汇管区或自汇管区 – 肝小叶中央静脉延伸扩展，形成纤维间隔；④增生的纤维组织使汇管区 – 汇管区或汇管区 – 肝小叶中央静脉之间纤维间隔相互连接，包绕再生结节或将残留肝小叶重新分割，改建成为假小叶，形成肝硬化典型形态改变。

肝纤维化是肝硬化演变发展过程的一个重要阶段。正常肝组织细胞外基质（extracellular matrix，ECM）生成和降解保持平衡。细胞外基质的过度沉积是肝纤维化的基础，而肝星状细胞

（hepatic stellate cell）是形成肝纤维化的主要细胞。早期的肝纤维化是可逆的，到后期假小叶形成时是不可逆的。

上述病理改变造成血管床闭塞和扭曲，血管受到再生结节挤压，肝内门静脉、肝静脉和肝动脉三者分支之间失去正常关系，并且出现交通吻合支等，肝脏血液循环紊乱是形成门静脉高压的病理基础，同时加重肝细胞缺血缺氧，促进肝硬化病变的进一步发展。

【临床表现】

肝硬化的病程发展通常比较缓慢，可隐伏 3 ～ 5 年至 10 年以上，但少数因短期大片肝坏死，可在数月后发展为肝硬化。临床上分为肝功能代偿期和失代偿期。

1. 代偿期　早期症状较轻且无特异性，以乏力、食欲不振为主要表现，伴恶心、厌油腻、上腹不适等。症状常因劳累或伴发病而出现，经休息或治疗可缓解。患者营养状况一般或消瘦，可触及肿大的肝脏，质地偏硬，脾轻至中度肿大。肝功能多在正常范围或轻度异常。

2. 失代偿期　主要为肝功能减退和门静脉高压所致的全身多系统症状和体征。

（1）肝功能减退的临床表现

1）全身症状和体征　乏力为早期症状，随着病情进展自轻度疲倦发展至严重乏力，营养状况较差，体重下降、面色灰暗黝黑（肝病面容）、皮肤干枯粗糙、夜盲、水肿、舌炎、口角炎等。少数患者有不规则发热，与肝细胞坏死有关，但须注意是否合并感染等。

2）消化系统症状　食欲不振为最常见症状，可伴恶心、呕吐。稍进油腻肉食即引起腹泻。上述症状与胃肠道淤血水肿、消化吸收功能紊乱和肠道菌群失调有关。腹胀亦常见，与低钾血症、胃肠积气、肝脾肿大和腹水等有关，大量腹水时，腹胀成为患者最难忍受的症状。可有腹痛，肝区隐痛常与肝脏肿大累及包膜有关，脾大、脾周围炎可引起左上腹疼痛。肝细胞有进行性或广泛性坏死时可出现黄疸，是肝功能严重减退的表现。

3）出血倾向和贫血　可由于肝合成凝血因子减少、脾功能亢进（hypersplenism）和毛细血管脆性增加，导致凝血功能障碍，常出现鼻出血、牙龈出血、皮肤紫癜和胃肠出血、女性月经过多等。由于营养不良，肠道吸收障碍、脂肪代谢紊乱、胃肠道失血等因素，患者可有不同程度的贫血。

4）与内分泌紊乱有关的症状　主要有雌激素增多，雄激素和糖皮质激素减少。男性患者可有性欲减退、睾丸萎缩、男性乳房发育（gynaecomstia），女性患者可有闭经、不孕。部分患者出现蜘蛛痣（spider nevi）和肝掌（palmar erythema），蜘蛛痣主要分布在面颈部、上胸、肩背和上肢等上腔静脉引流区域；肾上腺素皮质功能减弱，表现为面部和其他暴露部位皮肤色素沉着、面色黑黄、晦暗无光，称肝病面容。

（2）门静脉高压的临床表现　正常情况下，门静脉压力为 5 ～ 10mmHg，当门静脉压力持续大于 10mmHg 时称为门静脉高压。门静脉高压症的三大临床表现是脾大、侧支循环的建立和开放、腹水。

1）脾大　门静脉高压致使脾静脉压力增高，脾淤血肿胀，一般为轻、中度大，有时可为巨脾。脾功能亢进时，可致外周血中白细胞、红细胞和血小板减少。上消化道大量出血时，脾脏可暂时缩小，待出血停止并补足血容量后，脾脏可再度增大。

2）侧支循环的建立和开放　门静脉压力增高，超过 200mmH$_2$O 以上时，门腔静脉交通支充盈扩张，血流量增加，侧支循环建立。临床上重要的侧支循环有：①食管胃底静脉曲张（esopHageal and gastric varices）：主要是门静脉系的胃冠状静脉和腔静脉系的食管静脉、奇静脉等相吻合开放，常在恶心、呕吐、咳嗽、负重等使腹内压突然升高，或因粗糙食物机械损伤、胃酸反流腐蚀损伤时，导致曲张静脉破裂出血，出现呕血、黑便及休克等表现。②腹壁静脉曲张：由于脐静脉重新开放，与附脐静脉、腹壁静脉等连接，在脐周和腹壁可见迂曲静脉以脐为中心向上及下腹壁延伸。③痔核形成：为门静脉系的直肠上静脉与下腔静脉系的直肠中、下静脉吻合扩张形成，破裂时引起便血（图 4-5）。

3）腹水　肝功能失代偿最突出的临床表现。腹水形成的主要因素有：①门静脉压力增高：门静脉压力增高导致肝脏淋巴液生成增多，超过胸导管引流能力，淋巴液直接自肝包膜漏入腹腔。另外门静脉高压也使内脏血管静水压增高，促进液体进入组织间隙，形成腹水。②血浆胶体渗透压下降：肝脏合成白蛋白能力下降而发生低蛋白血症，血浆胶体渗透压降低，血管内液外渗。③有效血容量不足：肝硬化时机体呈高输出量、低外周阻力的高动力循环状态，大量血液滞留于扩张的血管内，至有效循环血容量不足，激活交感神经系统、肾素 - 血管紧张素 - 醛固酮系统等，引起水钠潴留。④肝淋巴液生成过多：肝静脉回流受阻时，肝内淋巴液生成增多，每天可达 10L（正常 1～3L），超过胸导管引流能力，淋巴管内压力增高，大量淋巴液自肝包膜和肝门淋巴管渗出至腹腔。⑤其他因素：心房钠尿肽相对不足及机体对其敏感性下降、抗利尿激素分泌增多可能与水钠潴留有关。

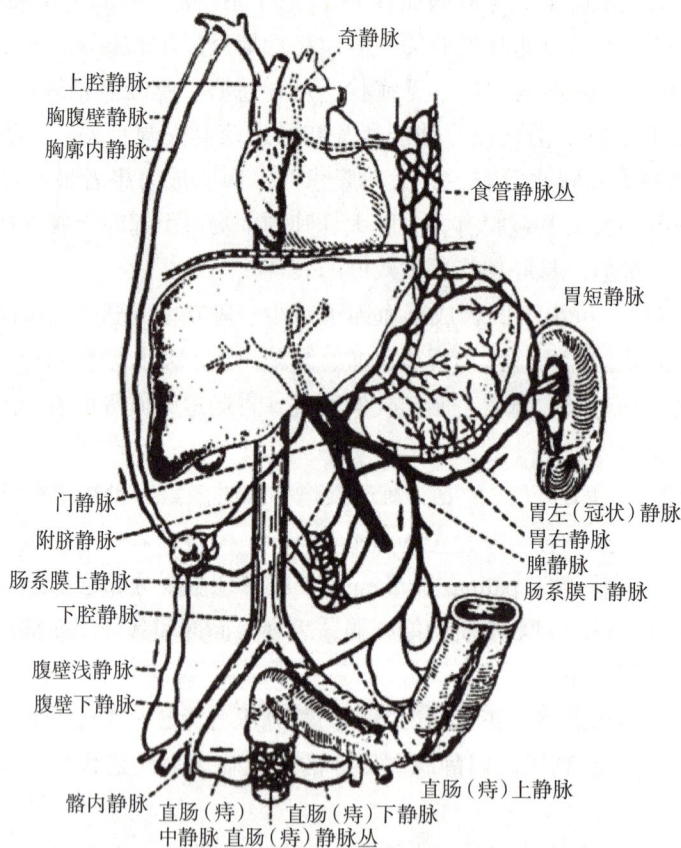

图 4-5　门静脉回流受阻时侧支循环血流方向示意图

【并发症】

本病可并发上消化道出血、感染、肝性脑病、原发性肝癌、肝肾综合征、电解质和酸碱平衡紊乱、肝肺综合征等。

1. 上消化道出血　由食管下段或胃底静脉曲张破裂出血所致，为本病最常见的并发症。常因恶心、呕吐、咳嗽等使腹内压突然升高，或因粗糙食物机械损伤、胃酸反流腐蚀损伤等，表现为突然大量的呕血和黑便，可导致出血性休克或诱发肝性脑病。

2. 感染 由于患者抵抗力低下，门腔静脉侧支循环开放等因素，增加了病原体的入侵繁殖机会，易并发感染，如自发性细菌性腹膜炎（spontaneous bacterial peritonitis，SBP）、肺炎、胆道感染革兰阴性杆菌败血症等。患者可出现发热、腹痛、腹胀、腹膜刺激征、腹水迅速增长或持续不减，少数病例发生低血压或中毒性休克、难治性腹水或进行性肝功能衰竭。

3. 肝性脑病 晚期肝硬化的最严重并发症，也是肝硬化患者最常见的死亡原因。

4. 原发性肝癌 肝硬化患者短期内病情迅速恶化、肝脏进行性增大、原因不明的持续性发热、肝区疼痛、腹水增多且为血性，应考虑原发性肝癌。

【医学检查】

1. 血常规检查 初期多正常，以后可有轻重不等的贫血。脾功能亢进时白细胞和血小板计数亦减少。

2. 尿常规检查 代偿期正常，失代偿期可有蛋白尿、血尿和管型尿。有黄疸时可出现胆红素，并有尿胆原增加。

3. 粪常规检查 消化道出血时，出现黑便，门脉高压性胃病引起的慢性出血，粪便隐血试验阳性。

4. 肝功能试验 代偿期大多正常或仅有轻度的酶学异常，失代偿期转氨酶轻、中度增高，以ALT增高较显著，但肝细胞严重坏死时AST升高更明显于ALT。血清总蛋白正常、降低或增高，但白蛋白降低，球蛋白增高，白蛋白/球蛋白比值降低或倒置；在血清蛋白电泳中，白蛋白减少，γ球蛋白显著增高。凝血酶原时间有不同程度延长。重症患者血清胆红素增高，胆固醇酯低于正常。吲哚菁绿（ICG）清除试验、利多卡因代谢产物（MEGX）生成试验等可定量评价肝储备功能，主要用于对手术风险的评估。

5. 血清免疫学检查

（1）乙型、丙型和丁型肝炎血清标记物 有助于分析肝硬化病因。

（2）血清自身抗体检测 血清IgG显著增高，IgA、IgM也可升高；T淋巴细胞数常较低。自身免疫型肝炎引起的肝硬化可出现抗核抗体、抗平滑肌抗体等自身抗体阳性。

（3）甲胎蛋白（AFP） 肝细胞严重坏死时AFP可升高，往往伴有转氨酶明显升高，且随转氨酶下降而下降。如果明显升高提示合并原发性肝癌。

6. 影像学检查 食管静脉曲张时行食管吞钡X线检查显示虫蚀样或蚯蚓状充盈缺损，纵行黏膜皱襞增宽；胃底静脉曲张时胃肠钡餐呈菊花样充盈缺损。B超可提示肝硬化，但不能作为确诊依据，CT和MRI检查可显示肝脾形态改变、腹水。CT对肝硬化合并原发性肝癌的诊断价值高于B超。

7. 内镜检查

（1）上消化道内镜检查 可确定有无食管胃底静脉曲张，了解静脉曲张的程度。在并发上消化道出血时，急诊内镜检查不仅能明确出血的原因和部位，并同时进行止血治疗。

（2）腹腔镜检查 可直接观察肝脾情况，在直视下对病变明显处进行穿刺活组织检查，以明确肝硬化的病因，或鉴别肝硬化、慢性肝炎与原发性肝癌。

8. 腹水检查 包括腹水颜色、比重、蛋白定量、血清和腹水清蛋白梯度（SAAG）、细胞分类、腺苷脱氨酶（ADA）、血清和腹水LDH等。腹水一般为漏出液，SAAG > 11g/L提示门静脉高压，并发自发性细菌性腹膜炎、结核性腹膜炎或癌变时腹水性质发生相应变化。

9. 肝穿刺活组织检查 具有确诊价值，尤其对代偿期肝硬化的早期诊断、肝硬化结节与肝癌的诊断与鉴别诊断有重要价值。

【诊断要点】

肝硬化失代偿期的诊断并不困难，主要根据：①病毒性肝炎、长期酗酒、血吸虫病或营养失调等病史；②肝功能减退与门静脉高压症的临床表现；③肝功能试验提示人血白蛋白下降、血清胆红素升高及凝血酶原时间延长等；④B超或CT提示肝硬及内镜发现食管胃底静脉曲张。肝活检发现假小叶形成是诊断本病的金标准。代偿期的临床诊断常有困难，故对原因不明的肝脾大、迁延不愈的肝炎患者应定期复查，肝穿刺活组织检查有利于早期确诊。

对肝脏储备功能的评估不但有助预后评估，而且对治疗方案的选择具有重要意义。目前临床常用Child-Pugh分级来评估（表4-2）。

表4-2　肝硬化患者Child-Pugh分级标准

临床或生化指标	分　数		
	1	2	3
肝性脑病（期）	无	I～II	III～IV
腹水	无	轻度	中重度
胆红素（μmol/L）	< 34	34～51	> 51
白蛋白（g/L）	≥ 35	28～35	≤ 28
凝血酶原时间延长（秒）	1～3	4～6	> 6

注：根据5项的总分判断分级，A级≤6分，B级7～9分，C级≥10分。

【治疗】

治疗要点是重视早期诊断，加强病因治疗，重视休息、饮食等一般支持治疗，缓解病情，阻止肝硬化进一步发展，后期积极防治并发症，终末期则只能有赖于肝移植。

1.支持治疗　失代偿期患者进食较少，营养状况差，可通过静脉纠正水、电解质和酸碱平衡紊乱，必要时可给予白蛋白或血浆等营养支持。

2.药物治疗　目前尚无特效药，可适当选用保肝药物。水飞蓟素有保护肝细胞膜作用；丹参、冬虫夏草、秋水仙碱等有抗纤维化作用。对病毒复制活跃的病毒性肝炎肝硬化患者可给予抗病毒治疗。

3.腹水治疗

（1）限制水、钠的摄入　钠摄入量限制在60～90mmol/d（相当于氯化钠1.2～2g/d）。部分患者通过限制水、钠的摄入，可产生自发性利尿。应用利尿剂时，可适当放宽钠摄入量。如血钠< 125mmol/L时，需限制水的摄入。

（2）利尿剂　目前临床应用最广泛的治疗腹水的方法。常用保钾利尿剂有螺内酯和氨苯蝶啶，排钾利尿剂呋塞米和氢氯噻嗪。单独应用排钾利尿剂需注意补钾。螺内酯和呋塞米联合应用有协同作用，并可减少电解质紊乱。常用螺内酯100mg/d，4～5天后加用呋塞米20～40mg/d，效果不明显时可按比例逐渐加大药量，但螺内酯不超过400mg/d，呋塞米不超过160mg/d，腹水消退时逐渐减量。

（3）提高血浆胶体渗透压　对低蛋白血症患者，定期输注血浆或白蛋白，不仅有助于促进腹水消退，也利于改善机体一般状况和肝功能。

（4）放腹水、输注白蛋白　对于经限钠、利尿剂治疗腹水难以消退或很快复发的难治性腹水

（refractory ascites）的患者，可 1～2 小时内放腹水 4～6L，同时输注白蛋白 8～10g/L 腹水，以维持有效血容量，防止血液循环紊乱。此法消除腹水的效果较好，可重复进行。

（5）腹水浓缩回输 用于难治性腹水的治疗。放出腹水 5～10L，经超滤或透析浓缩成 0.5L 后，再经静脉回输患者体内，从而减轻水、钠潴留，并可提高血浆白蛋白浓度，增加有效血容量，改善肾血液循环，以减轻腹水。应注意发热、感染、电解质紊乱等不良反应及并发症；注意不可回输有感染性或癌性的腹水。

4. 手术治疗 各种分流、断流术和脾切除术等，包括近年来开展的以介入放射学方法进行的经颈静脉肝内门体分流术（transjugular intrahepatic portosystemic shunt，TIPS），目的是降低门脉系统压力和消除脾功能亢进。肝移植手术是治疗晚期肝硬化的新方法。

【护理诊断 / 问题】

1. 营养失调：低于机体需要量 与肝硬化所致的摄食量少及营养吸收障碍有关。

2. 体液过多 与肝功能减退、门静脉高压引起水钠潴留有关。

3. 有皮肤完整性受损的危险 与营养不良、水肿、皮肤干燥、瘙痒、长期卧床有关。

4. 有感染的危险 与机体抵抗力低下有关。

5. 潜在并发症 上消化道出血、肝性脑病。

【护理措施】

1. 安全与舒适管理 ①患者代偿期可参加轻体力工作，减少活动量；失代偿期尤其是出现并发症时患者应多卧床休息，抬高下肢，减轻水肿。②大量腹水者卧床时可取半卧位，使膈下降，利于呼吸运动，减轻呼吸困难和心悸。③阴囊水肿者可用托带托住阴囊，利水消肿。

2. 疾病监测

（1）常规监测 密切观察腹水和下肢水肿的消长，准确记录出入量，定期测量腹围、体重，并教会患者正确的测量和记录方法。若患者进食量不足、呕吐、腹泻，或遵医嘱应用利尿剂、放腹水后，应密切观察电解质与酸碱平衡。

（2）并发症监测 ①上消化道出血：由于食管下段或胃底静脉曲张破裂，引起突然大量的呕血与黑便，急性出血死亡率平均为 32%。密切监测生命体征、尿量，有无呕血、黑便等。②感染：密切观察是否并发各种感染，如肺炎、胆道感染、自发性细菌性腹膜炎等。③原发性肝癌：密切监测患者是否出现肝区疼痛、肝大、血性腹水、不明原因的发热。若血清甲胎蛋白升高及 B 超提示肝占位性病变时应高度怀疑，CT 可确诊。必要时行肝动脉造影检查。④功能性肾衰竭：又名肝肾综合征。若患者出现自发性少尿或无尿时，注意监测血肌酐，当 2 周内血肌酐升高超过 2 倍，达到或超过 226μmol/L（2.5mg/dL），或血肌酐升高大于 133μmol/L（1.5mg/dL），则考虑是否发生肝肾综合征（HRS）。⑤电解质和酸碱平衡紊乱：密切监测血清电解质和酸碱度的变化，观察是否出现低钠血症、低钾低氯血症，以便及时纠正水电解质、酸碱平衡紊乱，防止肝性脑病、功能性肾衰竭的发生。⑥肝肺综合征：无心肺疾病基础上，出现严重肝病伴肺血管扩张和低氧血症。密切监测患者是否出现呼吸困难、缺氧，尤以立位时加重等肝肺综合征症状，以便能及时通知医生，进行积极抢救。⑦肝性脑病：肝硬化晚期最严重的并发症（详见本章第十节）。

3. 对症护理 限制水和盐摄入，准确记录出入量，定期测量腹围和体重，协助医生做好腹腔穿刺的护理；避免患者搔抓皮肤，注意皮肤清洁卫生；保持大便通畅。腹腔穿刺术护理具体内容参见本章第十三节。

4. 用药护理 使用利尿剂时应特别注意维持水电解质和酸碱平衡。利尿速度不宜过快，以每天体重减轻不超过 0.5kg 为宜。告知患者螺内酯长期服用可引起乳房肿胀。

5. 饮食护理　①给予高热量、高蛋白和维生素丰富而易消化的食物为宜。蛋白质来源以豆制品、鸡蛋、牛奶、鱼、鸡肉、瘦猪肉为主。补充足够维生素，多食新鲜蔬菜和水果。并发食管静脉曲张时，禁食粗糙、坚硬的食物以免损伤曲张的静脉。②肝功能损害严重或有肝性脑病先兆时，应限制或禁食蛋白质。待病情好转后再逐渐增加摄入量，应选择植物蛋白，例如豆制品，因其含蛋氨酸、芳香氨基酸和产氨氨基酸较少。③腹水时应采取低盐或无盐饮食。少食含钠较高食物如咸肉、酱菜、酱油、罐头食品、含钠味精等，切实控制钠和水的摄入量。④禁酒，忌用对肝脏有损害药物。

6. 心理护理　肝硬化病程长，患者常消极悲观，应给予精神安慰和支持，转移其注意力，使患者保持愉快心情，对严重焦虑与抑郁患者，应加强巡视并及时进行干预，避免发生意外。

【健康教育】

1. 预防疾病　肝硬化为慢性发展过程，应帮助患者和家属掌握本病的有关知识和自我护理方法，落实治疗计划到日常生活中。①心理调适：注意情绪的调节和稳定。②饮食调理：遵循饮食治疗原则和计划，禁酒。③预防感染：注意保暖和个人卫生。

2. 管理疾病　①肝硬化患者应保证足够的休息和睡眠。活动量以不感觉疲劳与不加重症状为度。②患者因皮肤干燥、水肿、黄疸时出现皮肤瘙痒，以及长期卧床等因素，易发生皮肤破损和继发感染，应注意皮肤清洁卫生，避免患者搔抓皮肤，以免皮肤破损。③肝硬化具有不可逆转性，因此患者症状好转后，仍需要加强营养，减少活动量，预防并发症。④用药指导：按医生处方用药，详细介绍药物的名称、计量、给药时间和方法，并教会其观察疗效和不良反应及处理办法。

第十节　原发性肝癌

原发性肝癌（primary carcinoma of the liver）指原发于肝细胞或肝内胆管细胞的恶性肿瘤，为我国常见恶性肿瘤之一，据统计，目前肝癌的死亡率为 20.37/10 万，是癌症相关死亡的第三大原因。

肝癌在世界各地的发病率虽有所不同，但均有上升趋势。其中以东亚、东南亚及北非最高。我国内地沿海高于内地，东南和东北高于西北和西南。本病可发生于任何年龄，以 40 ～ 49 岁年龄组最高，男女之比为（3 ～ 4）∶1。

【病因及发病机制】

原发性肝癌的病因和发病机制尚未完全明确，根据高发区流行病学调查，可能与多种因素的综合作用有关。

1. 病毒性肝炎　在我国，特别是东南沿海的肝癌高发区，肝癌患者中，有乙型肝炎感染背景者占 90% 以上。日本、欧洲的肝癌患者中丙型肝炎抗体阳性率显著高于普通人群。提示乙型肝炎病毒和丙型肝炎病毒的感染与肝癌发病有关。

2. 肝硬化　原发性肝癌合并肝硬化者占 50% ～ 90%，在我国原发性肝癌主要由慢性乙型或丙型病毒性肝炎后肝硬化发展而来；在欧美国家，肝癌常由酒精性肝硬化发展而来。

3. 黄曲霉毒素　黄曲霉素的代谢产物黄曲霉毒素 B_1（AFB_1）有强烈的致癌作用。流行病学调查发现在粮油受黄曲霉毒素污染严重的地区，肝癌发病率高，提示黄曲霉毒素 B_1 与肝癌的发生有关，且 AFB_1 与 HBV 感染有协同。

4. 饮用水污染　在我国，有研究表明，饮用水污染和肝癌的发生密切相关。饮池塘水的居民肝癌发病率（60/10万～101/10万）明显高于饮井水的居民（0～19/10万），池塘中生长的蓝绿藻产生的藻类毒素可污染水源，可能与肝癌有关。

5. 遗传因素 不同种族人群肝癌发病率不同，常有家族聚集现象，但是否与遗传有关，还待进一步研究。

6. 其他 长期饮酒和吸烟增加患肝癌的危险性。此外，一些化学物质如亚硝胺类、偶氮芥类、有机氯农药等均是可疑的致肝癌物质。肝小胆管中的华支睾吸虫感染可刺激胆管上皮增生，为导致原发性胆管细胞癌的原因之一。

【病理/病理生理】

1. 病理分型

（1）大体形态分型 ①块状型：最多见，呈单个、多个或融合成块，直径≥5cm。大于10cm者称巨块型，多呈圆形，质硬，呈膨胀性生长，癌块周围的肝组织常被挤压，形成假包膜，此型易液化、坏死及出血，故常出现肝破裂、腹腔内出血等并发症。②结节型：较多见，有大小和数目不等的癌结节，一般直径不超过5cm，结节多在肝右叶，与周围肝组织的分界不如块状形清楚，常伴有肝硬化。单个癌结节直径小于3cm或相邻两个癌结节直径之和小于3cm者称为小肝癌。③弥漫型：最少见，有米粒至黄豆大的癌结节弥漫地分布于整个肝脏，不易与肝硬化区分，肝脏肿大不显著，甚至可以缩小，患者往往因肝功能衰竭而死亡。

（2）组织学分型 ①肝细胞型：最为多见，约占原发性肝癌的90%。癌细胞由肝细胞发展而来，呈多角形排列成巢状或索状，在巢或索间有丰富的血窦，无间质成分。癌细胞核大、核仁明显、胞浆丰富、有向血窦内生长的趋势。②胆管细胞型：较少见，癌细胞由胆管上皮细胞发展而来，呈立方或柱状，排列成腺样，纤维组织较多、血窦较少。③混合型：最少见，具有肝细胞癌和胆管细胞癌两种结构，不完全像肝细胞癌，又不完全像胆管细胞癌。

肝内导管癌前病变的主要类型：①胆管上皮内瘤变（biliary intracpithelial neoplasia，BilIN）：根据胆管上皮的异性程度，可分为BilIN-1（低级别）、BilIN-2（中级别）和BilIN-3（高级别或原位癌）；②胆管内乳头状瘤：限于胆管腔内生长的管状-乳头状肿瘤，可伴不同级别的BilIN；③其他：胆管黏液性囊性肿瘤和胆管错构瘤等也可有不同程度的恶变风险，需结合BilIN程度考虑。

2. 转移途径

（1）肝内转移 肝癌最早在肝内转移，易侵犯门静脉及分支并形成癌栓，脱落后在肝内引起多发性转移灶。如门静脉干支有癌栓阻塞，可引起或加重原有门静脉高压，形成顽固性腹水。

（2）肝外转移 ①血行转移：最常见的转移部位为肺，因肝静脉中癌栓延至下腔静脉，经右心达肺动脉，在肺内形成转移灶。尚可引起胸、肾上腺、肾及骨等部位的转移。②淋巴转移：转移至肝门淋巴结最为常见，也可转移至胰、脾、主动脉旁及锁骨上淋巴结。③种植转移：少见，从肝表面脱落的癌细胞可种植在腹膜、横膈、盆腔等处，引起血性腹水、胸水。女性可出现卵巢转移癌。

【临床表现】

原发性肝癌起病隐匿，早期缺乏典型症状。经甲胎蛋白（AFP）普查检出的早期病例无任何症状和体征，称为亚临床肝癌。一旦出现症状而就诊者病程大多已进入中、晚期。本病常在肝硬化的基础上发生，或以转移病灶症状为首发表现，此时临床容易漏诊或误诊，应予注意。

1. 症状

（1）肝区疼痛 肝癌最常见的症状，半数以上患者有肝区疼痛，常因肿瘤生长过快，肝包膜被牵拉所致，多呈持续性钝痛或胀痛。若病变侵犯膈肌，疼痛可牵涉右肩或右背部；如肿瘤生长缓慢，则可完全无痛或仅有轻微钝痛。当肝表面癌结节破裂，可突然引起剧烈腹痛，从肝区开始迅速延至全腹，产生急腹症的表现，如出血量大，则引起休克。

（2）消化道症状　常有食欲减退，腹胀，恶心、呕吐，腹泻等症状。

（3）全身症状　患者进行性消瘦、乏力、营养不良，晚期患者可呈恶病质等。部分患者有低热，极少数可出现高热。少数肝癌由于癌细胞代谢异常，引起机体内分泌代谢异常，可出现伴癌综合征，主要表现为自发性低血糖症、红细胞增多症，其他少见的有高钙血症、高血脂等。对肝大伴有此类表现的患者，应警惕肝癌的存在。

（4）转移灶症状　肿瘤转移可产生相应的症状，如转移至肺可引起咳嗽和咯血，胸膜转移可引起胸痛和血性胸水；胸腔转移以右侧多见，可有胸水征；癌栓塞肺动脉及其分支可引起肺栓塞，产生严重的呼吸困难、低氧血症和胸痛。骨骼和脊柱转移，可引起局部压痛或神经受压症状；颅内转移可有相应的神经定位症状和体征。有时患者因转移灶症状而就诊。

2. 体征

（1）肝脏肿大　肝脏呈进行性肿大，质地坚硬，表明凹凸不平，有大小不等的结节或巨块，边缘钝而不整齐，常有不同程度的压痛。癌肿突出于右肋弓下或剑突下时，上腹可呈现局部隆起或饱满；若癌肿位于膈面，则主要表现为膈肌抬高而肝下缘不下移；如果压迫血管，致动脉内径变窄，可在腹壁上听到吹风样血管杂音。

（2）黄疸　一般出现在肝癌晚期，多为梗阻性黄疸，常因癌肿压迫或侵犯胆管或肝门转移性淋巴结肿大而压迫胆管造成梗阻所致；少数为肝细胞黄疸，由于癌组织肝内广泛浸润或合并肝硬化、慢性肝炎。

（3）肝硬化征象　肝癌伴肝硬化门脉高压者可有脾大、静脉侧支循环形成及腹水等表现。原有腹水患者，腹水可迅速增加，难治，一般为漏出液，也可出现血性腹水。

3. 伴癌综合征　伴癌综合征系指原发性肝癌患者由于癌肿本身代谢异常或癌组织对机体影响而引起内分泌或代谢异常的一组症候群。主要表现为自发性低血糖症、红细胞增多症；其他罕见的有高钙血症、高脂血症、类癌综合征等。

4. 并发症　本病可并发肝性脑病、上消化道出血、肝癌结节破裂出血、继发感染等。

（1）肝性脑病　常为肝癌终末期的最严重并发症，约 1/3 的患者因此死亡。

（2）上消化道出血　约占肝癌死因的 15%。肝癌常因合并肝硬化或门静脉、肝静脉癌栓致门静脉高压，导致食管胃底静脉曲张破裂出血；也可因晚期肝癌患者胃肠道黏膜糜烂、凝血功能障碍等出血。

（3）肝癌结节破裂出血　约 10% 的肝癌患者发生癌结节破裂出血。肝癌组织坏死、液化可致自发破裂或因外力而破裂。

（4）继发感染　患者因长期消耗或放射、化学治疗等，抵抗力减弱，加之长期卧床等因素，容易并发肺炎、败血症、肠道感染、压疮等。

【医学检查】

1. 癌肿标记物的检测

（1）甲胎蛋白（AFP）　现已广泛用于原发性肝癌的普查、诊断、判断治疗效果和预测复发。肝癌 AFP 阳性率为 70% ～ 90%。在排除妊娠、活动性肝炎、少数转移性肿瘤和生殖腺胚胎瘤的基础上，AFP 检查诊断肝细胞癌的标准为：① AFP 大于 500μg/L，持续 4 周以上；② AFP 由低浓度逐渐升高不降；③ AFP 在 200μg/L 以上的中等水平持续 8 周以上。

AFP 异质体的检测有助于提高原发性肝癌的诊断率，且不受 AFP 浓度、肿瘤大小和病期早晚的影响。

（2）γ-谷氨酰转移酶同工酶Ⅱ（GGT$_2$）　GGT$_2$ 在原发性和转移性肝癌的阳性率可达到 90%，特异性达 97.1%。在小肝癌中 GGT$_2$ 阳性率为 78.6%。

（3）其他　血清异常凝血酶原（APT）、α-L-岩藻糖苷酶（AFU）等活性升高。

甲胎蛋白、γ-谷氨酰转移酶同工酶Ⅱ、血清异常凝血酶原对肝癌有肯定的诊断价值，在普查中也有早期诊断意义。三项联合检测，可大大提高诊断准确率。

2. 超声显像　超声检查是肝癌最常用的定位及定性诊断方法。能确定肝内有无占位性病变（分辨率高的仪器可检出直径大于 2cm 的病灶）及提示病变的可能性质，对早期诊断有较大价值，结合 AFP 检测，已广泛应用于普查肝癌，有利于早期诊断。

3. 电子计算机 X 线体层显像（CT）　可显示 1cm 左右的肿瘤，阳性率在 90% 以上。如结合肝动脉造影，对 1cm 以下肿瘤的检出率可达 80% 以上，是目前诊断小肝癌和微小肝癌的最佳方法。

4. 肝血管造影　选择性腹腔动脉和肝动脉造影能显示直径 1cm 以上的癌结节，确诊率为 74%～94%，结合 AFP 检测的阳性结果，常用于小肝癌的诊断。数字减影血管造影（DSA）设备的普及，大大便利了该检查的开展。

5. 磁共振显像（MRI）　对于鉴别肝脏占位的性质有较大优势，尤其是近年特殊造影剂的应用更进一步提高了其对肝癌的诊断价值。MRI 能清楚显示肝细胞癌内部结构特征，对显示子瘤和癌栓有价值。

6. 肝穿刺活组织检查　近年来在超声或 CT 引导下用细针穿刺癌结节，吸取癌组织检查，癌细胞阳性者即可诊断。对肝脏占位性病变通常采用 16G 穿刺针，于肿瘤及肿瘤旁肝组织交界处穿刺 1 条，或于肿瘤和肿瘤旁肝组织各穿刺 1 条，以便相互对照做出正确诊断；评估慢性病毒性肝炎的穿刺组织则需略长，经 10% 中性福尔马林（甲醛）固定后长度约 1.5cm，固定时间 1～2 小时，并保持组织完整无断裂，在每张玻片上放置 ≥ 6 张间隔性连续组织切片，以综合评估各组织切片的病损程度。

7. 正电子发射断层显像（PET-CT）　PET-CT 是影像与生化检查技术结合的新技术，能反映该病局部生化代谢情况，可用于全身扫描发现病灶及判断病变部位的代谢活性，在肝癌诊断中有一定作用。

【诊断要点】

有乙/丙型病毒性肝炎病史或酒精性肝病的中年尤其是男性患者，有不明原因的肝区疼痛、消瘦、进行性肝脏肿大者，应考虑肝癌的可能，做血清 AFP 测定和有关影像学检查，必要时行肝穿刺活检，可获诊断。有典型临床症状的就诊患者，常已发展到晚期，为争取对肝癌的早诊早治，应对高危人群（肝炎史 5 年以上，乙型或丙型肝炎病毒标记物阳性，35 岁以上）进行肝癌普查，血清 AFP 测定和 B 型超声检查每年 1 次是肝癌普查的基本措施。经普查检出的肝癌可无任何症状和体征，称为亚临床肝癌。

对原发性肝癌的临床诊断及对普查发现的亚临床肝癌的诊断可参考以下标准：

1. 非侵入性诊断标准

（1）影像学标准　两种影像学检查均显示有＞ 2cm 的肝癌特征性占位性病变。

（2）影像学结合 AFP 标准　①一种影像学检查显示有＞ 2cm 的肝癌特征性占位性病变，同时伴有 AFP ≥ 400μg/L（排除妊娠、生殖系胚胎源性肿瘤、活动性肝炎及转移性肝癌）。

② AFP ≤ 400μg/L（排除妊娠、生殖系胚胎源性肿瘤、活动性肝炎及转移性肝癌），并有两种影像学检查具有肝癌特征的占位性病变；或有两种肝癌标志物（APT、GGT_2、AFP、AFU 等）阳性及一种影像学检查有肝癌特征的占位性病变。

2. 组织学诊断标准　肝组织学检查证实原发性肝癌。对影像学尚不能确定诊断的 ≤ 2cm 的肝内结节应通过肝穿刺活检以证实原发性肝癌的组织学特征。

【治疗】

治疗要点是早期肝癌应尽量采取手术切除，对不能切除的患者应采取综合治疗措施。

1. 手术治疗　手术切除仍是目前根治原发性肝癌最好的方法，对诊断明确并有手术指征者应及早手术。

2. 局部治疗

（1）肝动脉化疗栓塞治疗（TACE）　肝癌非手术治疗的首选方法，可明显提高患者的 3 年生存率。目前临床上多采用抗肿瘤药物和碘化油混合后注入肝动脉，发挥持久的抗肿瘤作用。一般每 6 ～ 8 周重复 1 次，经 2 ～ 5 次治疗，可使肝癌明显缩小，可进行手术切除。

（2）无水酒精注射疗法（PEI）　PEI 是在 B 超引导下，将无水酒精直接注入肝癌组织内，使癌细胞脱水、变性，产生凝固性坏死，属于一种化学性治疗肝癌的方法。目前已被推荐为肿瘤直径小于 3cm，结节数在 3 个以内伴有肝硬化而不能手术治疗的主要治疗方法。

（3）物理疗法　局部高温疗法不仅可以使肿瘤细胞变性、坏死，而且还可以增强肿瘤细胞对放疗的敏感性，常见的方法有高功率聚焦超声治疗、射频消融、微波组织凝固技术等。另外，冷冻疗法和直流电疗法也可以起到杀伤肝癌细胞的作用。

3. 放射治疗　近年来，由于三维适形放射治疗、立体定向放射治疗、质子与重离子放射治疗等技术应用，使放射治疗在肝癌治疗中地位有所提高。其中，适形放射治疗和立体定向放射治疗肝癌是目前多数肿瘤放射治疗中心能够实现的安全、有效的方法。目前主张放射治疗联合化疗、中药治疗和其他支持治疗，可获得显著疗效。

4. 化学抗肿瘤药物治疗　常用阿霉素类、顺铂（DDP）、丝裂霉素、5-FU 等药物，近年新药如去氧氟尿苷、卡培他滨为 5-FU 的前体。采用肝动脉给药和（或）栓塞，并配合放射治疗，效果较明显。

5. 生物和免疫治疗　在上述治疗的基础上，应用生物和免疫治疗可起巩固和增强疗效的作用，如用干扰素、肿瘤坏死因子（TNF）、白细胞介素 2（IL-2）进行治疗。目前单克隆抗体（MAbs）和酪氨酸激酶抑制剂（TKI）类的各种靶向治疗药物等已相继应用于临床。此外，肝癌疫苗的研究也已进入了临床试验阶段。

6. 中医治疗　配合手术、化疗和放疗使用，以改善症状，调动机体免疫功能，减少不良反应，从而提高疗效。

【护理诊断 / 问题】

1. 疼痛：肝区痛　与肿瘤增长迅速、肝包膜被牵拉或肝动脉栓塞术后产生栓塞后综合征有关。

2. 营养失调：低于机体需要量　与机体慢性消耗、化疗所致胃肠道反应有关。

3. 预感性悲哀　与获知疾病预后不良有关。

【护理措施】

1. 安全与舒适管理　①根据病情适当休息，晚期伴腹水、黄疸者卧床休息。②护理操作过程中减少对患者不良刺激，减少探视，防止交叉感染。

2. 疾病监测　①常规监测：肝癌患者早期可无自觉症状，随着疾病的发展可出现发热、腹水、黄疸、呕血、便血等。因此，需密切观察体温、脉搏、血压等。②上消化道出血：密切监测生命体征、尿量，有无呕血、黑便等。③肝癌结节破裂出血：密切监测是否出现压痛性包块（病变限于包膜下）、急性腹痛和腹膜刺激征（肝癌结节破入腹腔）。

3. 对症护理

（1）疼痛护理　指导患者放松和转移注意力，如深呼吸、听音乐、与病友交谈等，有利于缓解疼痛。遵医嘱采取患者自控镇痛（PCA）法进行止痛。

（2）昏迷护理　出现意识障碍按照昏迷护理。

（3）出血护理　动态观察血压变化及大便颜色、性质、血红蛋白等变化。

4. 肝动脉化疗栓塞患者的护理　肝动脉化疗栓塞是一种创伤性的非手术治疗，应做好术前和术后护理及术中配合，以减少患者疼痛及并发症的发生。

（1）术前护理　①向患者及家属解释有关治疗的意义、方法和效果，减轻其对手术的疑虑，积极配合手术治疗。②协助患者进行各项术前检查，如血常规、出凝血时间、肝肾功能、B超、心电图、胸透等；检查股动脉和足背动脉搏动的强度。③药物过敏试验，包括碘过敏试验和普鲁卡因过敏试验，如碘过敏试验阳性可用非离子型造影剂。④术前6小时禁食禁水；术前半小时可遵医嘱给予镇静剂；测量血压并记录。⑤调节好室内温度，备好麻醉床，备好心电监护仪。

（2）术中配合　备好各种抢救物品，安慰患者，使其尽量放松。①在术者注射造影剂时，密切观察患者有无恶心、心慌、胸闷、皮疹等过敏症状，监测血压的变化；②注射化疗药物后应观察患者有无恶心、呕吐，一旦出现应帮助患者头偏向一侧，避免呛咳，如反应较重，可遵医嘱给予止吐药；③观察患者腹痛情况，必要时遵医嘱给予对症处理。

（3）术后护理　术后由于肝动脉血供突然减少，可发生栓塞后综合征，即出现腹痛、发热、恶心、呕吐、人血白蛋白降低、肝功能异常等改变，应做好相应护理。①术后禁食2～3天，逐渐过渡到流质饮食，少量多餐，减轻恶心、呕吐，待患者胃肠道症状好转后，鼓励其多饮水。②穿刺部位须压迫止血15分钟后再加压包扎，沙袋压迫6～8小时，保持穿刺侧肢体伸直24小时；注意观察穿刺部位有无血肿及渗血。③鼓励患者深呼吸，必要时吸氧，提高血氧分压，利于肝细胞的代谢。④密切观察病情变化，多数患者于术后4～8小时体温升高，持续1周左右，是机体对坏死肿瘤组织重吸收的反应。高热者应采取降温措施，避免机体大量消耗。注意有无肝性脑病前驱症状，一旦发现异常，及时配合医生进行处理。⑤术后1周，常因肝缺血影响肝糖原储存和蛋白质的合成，应根据医嘱静脉输注白蛋白，适量补充葡萄糖液。准确记录出入量，如出汗、小便、呕吐物等，以作为补液的依据。化疗患者应鼓励其多饮水。

5. 饮食护理　给予高蛋白、高能量的饮食，晚期处于恶病质或进食不能摄入足够的营养时，应给予胃肠外静脉营养。

6. 心理护理　根据患者的心理反应给予正确的心理疏通，使患者渐渐接受事实，并配合治疗与护理。①与患者建立良好的护患关系，多与患者沟通，深入了解其内心活动，鼓励患者说出内心感受，以便解决其心理问题；②由于极度恐惧而可能有危险行为发生的患者，应加强监控，并尽快与其亲属沟通，取得配合，防止意外发生；③对于肝癌晚期的患者，尤应注意维护患者的尊严，做好临终护理。

【健康教育】

1. 预防疾病　①注意饮食和饮水卫生，做好粮食保管，防霉去毒，保护水源，防止污染。②注射乙型肝炎疫苗，积极宣传和普及肝癌的预防知识，定期对肝癌高发区人群进行普查，以预防肝癌发生和早期诊治肝癌。

2. 管理疾病 ①按医嘱服药，忌服伤肝药物。②指导患者保持乐观情绪，建立积极的生活方式，积极参加社会性抗癌组织活动，增加精神支持，以提高机体抗癌能力。③保持生活规律，注意劳逸结合，避免情绪剧烈波动和劳累，以减少肝糖原分解，减少乳酸和血氨的产生。④指导患者合理进食，饮食以高蛋白、高维生素、适当热量为宜，避免摄入高脂、高热量和刺激性食物。戒烟、酒。⑤向患者和家属介绍肝癌相关并发症的识别，定期随访复诊。

第十一节　肝性脑病

肝性脑病（hepatic encephalopathy，HE）是由严重肝病引起，以代谢紊乱为基础，以意识障碍、行为失常和昏迷为主要临床表现的中枢神经功能失调综合征。主要临床特征为意识障碍、行为失常和昏迷。对于有严重肝病尚无明显临床表现，需用精细的智力试验和（或）电生理检测才能发现异常情况者，称为轻微肝性脑病（minomal hepatic encephalopathy），是肝性脑病发病过程中的一个阶段。

【病因及发病机制】

1. 病因　①大部分肝性脑病是由各型肝硬化（其中以病毒性肝炎后肝硬化最多见）及门体分流手术引起，小部分肝性脑病见于重症病毒性肝炎、中毒性肝炎和药物性肝炎的急性或暴发性肝衰竭阶段。②肝性脑病也可由原发性肝癌、妊娠期急性脂肪肝、严重胆道感染等引起。

2. 诱发因素　①上消化道出血：出血后血液淤积在胃肠道中，经细菌分解作用后，产生大量的氨，从而引起血氨升高；②大量排钾利尿：排钾利尿剂可导致电解质平衡失调，尤其低钾，可加速肝性脑病的发生；③药物：催眠镇静药、麻醉药等药物可直接抑制大脑和呼吸中枢，造成缺氧，脑组织缺氧可降低脑对氨的耐受性；④其他：放腹水、感染、手术、高蛋白饮食、尿毒症、低血糖、便秘等因素经常诱发肝性脑病，尤其是门体分流性脑病。

3. 发病机制　肝性脑病的发病机制迄今未完全明了。一般认为其病理生理基础是由于肝细胞功能衰竭和门 – 腔静脉之间有手术造成或自然形成的侧支分流，来自肠道的许多毒性代谢产物，未能被肝解毒和清除，经侧支进入体循环，透过血脑屏障而至脑部，引起大脑功能紊乱。关于HE 发病机制目前主要有如下假说：

（1）神经毒素　氨是促发 HE 最主要的神经毒素。消化道是氨产生的主要部位，当其被吸收后通过门静脉进入体循环。健康的肝脏可将门静脉输入的氨转化为尿素和谷氨酰胺，使之极少进入体循环。肝功能衰竭时，肝脏对氨的代谢能力明显减退；当有门体分流存在时，肠道的氨不经肝脏代谢而直接进入体循环，血氨增高。氨对脑功能的影响是多方面的：①干扰脑细胞的能量代谢，使脑细胞的能量供应不足，不能维持正常功能；②增加了脑对抑制大脑功能的中性氨基酸如苯丙氨酸、酪氨酸、色氨酸等的摄取；③脑星形胶质细胞含有谷氨酰胺合成酶，可促进氨与谷氨酸合成谷氨酰胺，可导致脑水肿，而谷氨酸的降低则使大脑抑制增加；④氨可直接干扰神经电活动。

（2）神经递质的变化

1）γ – 氨基丁酸 / 苯二氮卓（GABA/BZ）复合体学说　GABA 是哺乳动物大脑的主要抑制性神经递质，在门体分流和肝衰竭时，可绕过肝进入体循环。近年在肝性脑病的动物模型中发现 GABA 浓度增高，血脑屏障的通透性也增高，大脑突触后神经元的 GABA 受体增多。这种受体不仅与 GABA 结合，还可与巴比妥类和苯二氮卓类药物结合，故称为 GABA/BZ 复合体。上述三者的任何一种与受体结合后，均可导致神经传导抑制。

2）假性神经递质　神经冲动的传导是通过递质来完成的。神经递质分兴奋和抑制两类，正常时两者保持生理平衡。肝衰竭时，食物中的芳香族氨基酸，如酪氨酸、苯丙氨酸等，在肝内清除发生障碍进入脑组织形成 β-多巴胺和苯乙醇胺，后两者的化学结构与正常神经递质去甲肾上腺素相似，但不能传递神经冲动或作用很弱，因此称为假性神经递质。当假性神经递质被脑细胞摄取而取代正常递质时，则神经传导发生障碍。兴奋冲动不能正常地传至大脑皮质而产生异常抑制，出现意识障碍或昏迷。

3）色氨酸　正常情况下色氨酸与白蛋白结合不易进入血脑屏障，肝病时白蛋白合成降低，加之血浆中其他物质对白蛋白的竞争性结合，造成游离的色氨酸增多。游离的色氨酸可通过血脑屏障，在大脑中代谢生成 5-羟色胺（5-HT）及 5-羟吲哚乙酸（5-HITT），二者都是抑制性神经递质，参与肝性脑病的发生，与早晚睡眠方式及白夜节律改变有关。

急性肝功能衰竭所致的 HE 患者的脑部常无明显的解剖异常，主要是继发性脑水肿。慢性肝性脑病患者可能出现 Alzheimer Ⅱ 型星形细胞，病程较长者则大脑皮质变薄，神经元及神经纤维消失，皮质深部有片状坏死，甚至累及小脑和基底部，但这些变化与临床神经-精神表现的关系尚不清楚。

【临床表现】

肝性脑病发生在严重肝病和（或）广泛门体分流的基础上，临床上主要表现为高级神经中枢的功能紊乱（如性格改变、智力下降、行为失常、意识障碍等）及运动和反射异常（如扑翼样震颤、肌阵挛、反射亢进和病理反射等）。根据意识障碍程度、神经系统体征和脑电图改变，可将肝性脑病的临床过程分为四期。分期有助于早期诊断、预后估计及疗效判断。

一期（前驱期）：焦虑、欣快激动、淡漠、睡眠倒错、健忘等轻度性格改变和精神异常，可有扑翼样震颤，脑电图多数正常。此期临床表现不明显，易被忽视。

二期（昏迷前期）：嗜睡、行为异常（如衣冠不整或随地大小便）、言语不清、书写障碍、定向力及理解力障碍。患者有明显神经体征，如腱反射亢进、肌张力增高、踝阵挛及锥体束征阳性等。此期扑翼样震颤存在，脑电图有特异性异常。

三期（昏睡期）：以昏睡和精神错乱为主，大部分时间患者呈昏睡状态，但可以唤醒。各种神经体征持续或加重，肌张力增高，四肢被动运动常有抵抗力，锥体束征阳性。扑翼样震颤仍可引出，脑电图明显异常。

四期（昏迷期）：昏迷，神志完全丧失，不能唤醒。浅昏迷时，对疼痛等强刺激尚有反应，腱反射和肌张力亢进；深昏迷时，各种腱反射消失，肌张力降低瞳孔散大，可出现阵发性惊厥、踝阵挛和换气过度，脑电图明显异常。由于患者不能合作，扑翼样震颤无法引出。

轻微肝性脑病患者，无上述临床症状和体征，可从事日常生活和工作，但用精细的智力测试和（或）电生理检测可发现异常，这些患者的反应能力常降低，在驾驶各种交通工具时，有发生交通事故的危险，因而不宜驾车和高空作业。

肝性脑病的临床表现及临床过程因原有肝病不同、肝功能损害严重程度不同及诱因不同而异。急性肝功能衰竭所致的肝性脑病往往诱因不明，肝性脑病发生后很快进入昏迷至死亡。失代偿期肝硬化大多有明显诱因，临床表现分期明显，如能去除诱因，及时治疗可能恢复。肝硬化终末期肝性脑病，起病缓慢，可反复发作，逐渐转入昏迷至死亡。少数慢性肝性脑病患者还可因中枢神经系统不同部位有器质性损害而出现暂时性或永久性智能减退、共济失调、锥体束征阳性或截瘫。

【医学检查】

1. 血氨　正常人空腹静脉血氨为 6 ～ 35μmol/L。慢性肝性脑病尤其是门体分流性脑病患者多有血氨增高，但急性肝衰竭所致脑病患者的血氨可以正常。

2. 脑电图检查　脑电图是大脑细胞活动时所发生的电活动，正常人的脑电图呈 α 波，8 ～ 13次 / 秒。肝性脑病患者的脑电图表现为节律变慢，二至三期患者出现普遍性 4 ～ 7 次 / 秒 δ 波或三相波；昏迷时表现为高波幅的 δ 波，少于 4 次 / 秒。

3. 诱发电位　诱发电位检查多用于轻微肝性脑病的诊断与研究。

4. 心理智能测验　心理智能测验主要用于早期肝性脑病，尤其轻微肝性脑病的诊断。一般将木块图试验常与数字连接试验及数字符号试验联合应用，用于诊断轻微肝性脑病。此方法简便，无需特殊器材，但受年龄、教育程度的影响。老年人和教育层次比较低者在进行测试时较为迟钝，影响结果。

5. 影像学检查　急性肝性脑病患者进行头部 CT 或 MRI 检查时可发现脑水肿，慢性肝性脑病患者则可发现不同程度的脑萎缩。

6. 临界视觉闪烁频率　临床主要用于检测轻微肝性脑病。早期 HE，星形胶质细胞轻度肿胀可改变胶质神经元的信号传导。同时，视网膜胶质细胞也有类似变化，故视网膜胶质细胞病变可作为 HE 时大脑胶质星形细胞病变的标志，通过测定临界视觉闪烁频率可辅助诊断 HE。

【诊断要点】

肝性脑病的主要诊断依据为：①严重肝病和（或）广泛门体静脉侧支循环形成；②出现精神紊乱、昏睡或昏迷，可有扑翼样震颤；③有肝性脑病的诱因；④明显肝功能损害和（或）血氨增高；⑤脑电图异常，对肝硬化患者进行数字连接试验和心理智能测验可发现轻微肝性脑病。

【治疗】

治疗要点是去除肝性脑病诱因，避免肝脏功能进一步受损，治疗氨中毒及调节神经递质是治疗肝性脑病的主要措施。

1. 去除诱因　及时防治感染和上消化道出血，慎用麻醉剂及镇静药（患者出现烦躁、抽搐时禁用鸦片类、巴比妥类、苯二氮卓类，可试用异丙嗪、氯苯那敏等）、纠正电解质和酸碱平衡紊乱，止血和清除肠道积血。

2. 减少肠内毒物的生成和吸收

（1）限制蛋白质饮食　起病数天内禁食蛋白质［Ⅰ～Ⅱ期肝性脑病可限制在 20g/d 以内，神志清楚后从 20g/d 开始逐渐增加至 1g/（kg·d）］。植物蛋白为佳，因其含支链氨基酸较多，且所含非吸收性纤维被肠菌酵解产酸有利氨的排出。限制蛋白质饮食的同时应保证足够热量和各种维生素的补充。

（2）清洁肠道　清除肠内积食、积血或其他含氮物，可用生理盐水或弱酸性溶液灌肠，或口服 25% 硫酸镁 30 ～ 60mL 导泻。也可口服乳果糖，30 ～ 60g/d，从小剂量开始，调节到每天排便 2 ～ 3 次；或乳梨醇 30 ～ 40g/d，疗效同乳果糖。

（3）抑制肠道细菌生长　口服新霉素 2 ～ 8g/ d，分 4 次口服，或甲硝唑 0.2g，4 次 / 天。利福昔明每天口服 1.2g。

（4）益生菌制剂　起到维护肠道正常菌群、抑制有害菌群、减少毒物滋生的作用。

3. 促进有毒物质的代谢清除

（1）降氨药物　L- 鸟氨酸 -L- 门冬氨酸（OA）能促进体内的尿素循环（鸟氨酸循环）而降低血氨，每日静脉注射 20g 的 OA 可降低血氨，改善症状，不良反应为恶心、呕吐。精氨酸可促进尿素合成而降低血氨。

（2）GABA/BZ 复合受体拮抗药　氟马西尼是 BZ 受体拮抗剂，通过抑制 GABA/BZ 受体发挥作用，对部分三期、四期患者有催醒作用。剂量 0.5 ～ 1mg 静脉注射或 1mg/h 持续静脉滴注。

（3）减少或拮抗假神经递质　支链氨基酸（BCAA）制剂是一种以亮氨酸、异亮氨酸、缬氨酸等为主的复合氨基酸，其机制是竞争性抑制芳香族氨基酸进入大脑，减少假神经递质的形成，但疗效尚有争议，理论上可纠正氨基酸代谢不平衡，有效恢复患者的正氮平衡。

（4）人工肝　临床上有多种人工肝支持治疗方式，如血浆置换、血液透析、血液灌流、分子吸附再循环系统（molecular absorbent recycling system，MARS）及生物人工肝等。用活性炭、树脂等进行血液灌流可清除肝性脑病患者血液中部分有毒物质、降低血胆红素浓度及改善凝血酶原时间，对于肝性脑病有一定疗效。

4. 对症治疗

（1）纠正水、电解质和酸碱失衡　入液总量以不超过 2500mL/d 为宜，肝硬化腹水患者入液总量一般为尿量加 1000mL，以免血液稀释，血钠过低而加重昏迷。及时纠正低钾和碱中毒。

（2）保护脑细胞功能　防治脑水肿；静滴高渗葡萄糖、甘露醇等脱水剂；可用冰帽降低颅内温度，以减少脑细胞能量消耗。

（3）保持呼吸道通畅　深昏迷者，可做气管切开，必要时吸痰给氧。

5. 肝移植　治疗各种终末期肝病的一种有效手段，严重肝性脑病在肝移植术后能得到显著改善。

6. 其他　如肝细胞移植，将人的肝细胞通过门静脉或肝内移植，也可做脾内移植，移植的肝细胞可存活，但由于需要大量肝细胞，目前尚不能广泛用于临床；减少门体分流，对于治疗门体分流性难治性肝性脑病，可采用介入方法用钢圈或气囊栓塞有关的门静脉系统减少分流。

【护理诊断 / 问题】

1. 意识障碍　与血氨增高、中枢神经系统功能失调有关。

2. 有感染的危险　与长期卧床、营养失调、抵抗力低下有关。

3. 有受伤的危险　与肝性脑病致精神异常、烦躁不安有关。

4. 知识缺乏　缺乏预防肝性脑病发生的相关知识。

【护理措施】

1. 安全与舒适管理　患者绝对卧床休息，保证患者充足的睡眠与休息，减轻肝脏负荷，加强巡视，及早发现异常情况。对烦躁患者应注意保护，可加床栏。

2. 疾病监测　①常规监测：密切注意肝性脑病的早期征象，如患者有无冷漠或欣快，理解力和近期记忆力减退，行为异常，以及扑翼样震颤。定时监测生命体征。密切观察神志、呼吸，监测动脉血气分析和水、电解质酸碱平衡情况。②加重期监测：当患者出现嗜睡、昏睡，甚至昏迷，表明患者意识障碍加重。可通过刺激或定期唤醒等方法评估者意识障碍的程度。监测并记录患者血压、脉搏、呼吸、体温及瞳孔变化。③并发症监测：若患者出现呕血或解黑便可能并发消化道出血；出现抽搐、呼吸节律改变等应警惕脑水肿或脑疝形成，应及时报告医生并协助抢救。④危急重症监测：肝性脑病患者进入四期，预后极差。需进行严密监护或入住 ICU。密切监测血氨、肝功能、肾功能、电解质。

3. 去除诱发因素　①清除胃肠道内积血，减少氨的吸收。上消化道出血为最常见的诱发因素，可用生理盐水或弱酸性溶液灌肠，忌用肥皂水。②避免快速利尿剂和大量放腹水，以防止有效循环血量减少、大量蛋白质丢失及低钾血症。③避免使用催眠镇静药、麻醉药等。④防止及控制感染，发生感染时应遵医嘱及时准确地应用抗生素，有效控制感染。⑤保持排便通畅，防止便秘。

4. 对症护理

（1）前驱期　尽量安排专人护理，训练患者的定向力，利用电视、收音机、报纸、探视者等提供环境刺激。对烦躁或谵妄患者应注意保护，可加床栏，必要时使用约束带，防止坠床、撞伤或伤害他人等意外发生。

（2）昏迷期　①患者取仰卧位，头略偏向一侧，以防舌后坠阻塞呼吸道；②保持呼吸道通畅，深昏迷患者必要时做气管切开以排痰，必要时吸氧；③做好口腔、眼的护理，对眼睑闭合不全、角膜外露的患者可用生理盐水纱布覆盖眼部；保持床褥干燥、平整，定时协助患者翻身，按摩受压部位，防止压疮；④尿潴留患者给予留置导尿，并详细记录尿量、颜色、气味；⑤给患者做肢体的被动运动，防止静脉血栓形成及肌肉萎缩。

5. 用药护理

（1）长期服用新霉素的患者用药期间应监测听力和肾功能，用药不宜超过 1 个月。

（2）应用谷氨酸钾和谷氨酸钠时，谷氨酸钾、钠比例应根据血清钾、钠浓度和病情而定。患者尿少时慎用钾剂，腹水和水肿明显时慎用钠剂。谷氨酸盐为碱性，使用前可先注射 3 ~ 5g 维生素 C，碱血症者不宜使用。

（3）应用精氨酸时，滴注速度不宜过快，以免引起流涎、呕吐与面色潮红等反应。因精氨酸呈酸性，含氯离子，不宜与碱性溶液配伍使用。

（4）乳果糖因在肠内产气较多，可引起腹胀、腹绞痛、恶心、呕吐及电解质紊乱等，应用时应从小剂量开始。

（5）大量输入葡萄糖等液体的过程中，必须警惕低血钾症、心力衰竭和脑水肿。

6. 饮食护理　因食物中的蛋白质可被肠菌的氨基酸氧化酶分解产生氨，故肝性脑病患者应限制蛋白质的摄入。①发病开始数天内禁食蛋白质，每天供给足够的热量和维生素，以碳水化合物为主。昏迷患者鼻饲 25% 葡萄糖液供给热量，以减少体内自身蛋白质分解。因糖类可促使氨转变为谷氨酰胺，从而有利于降低血氨。患者神志清楚后，根据病情可逐步增加蛋白质饮食，以植物蛋白为宜，如豆制品，显著腹水者钠量应控制在 2500mg/d，入水量一般为尿量加 1000mL/d。②脂肪可延缓胃的排空，应尽量少用。③口服或静脉使用支链氨基酸制剂，可调节芳香族氨基酸 / 支链氨基酸（AAA/BCAA）比值。④不宜用维生素 B_6，因其可使多巴在外周神经处转为多巴胺，影响多巴进入脑组织，减少中枢神经系统的正常传导递质。

7. 心理护理　①患者清醒时向其讲解意识模糊的原因，安慰患者，尊重患者的人格，切忌嘲笑患者的异常行为。②随着病情发展，患者反复发生肝性脑病，逐渐丧失工作与自理能力。长期治疗影响家庭正常运转，并给家庭带来一定的经济负担，患者及家属会出现抑郁、焦虑、恐惧等各种心理问题，故应对患者、家属及其照顾者给予关心和照顾，在情感上、经济上、人力资源上给予支持。

【健康教育】

1. 预防疾病　向患者和家属介绍肝脏疾病和肝性脑病的有关知识，指导其认识肝性脑病的各种诱发因素，要求患者自觉避免诱发因素，如限制蛋白质的摄入，不滥用对肝有损害的药物，戒烟酒，保持大便通畅。

2. 管理疾病　指导患者遵医嘱服药，了解药物的主要不良反应，定期随访复诊，出现肝性脑病症状及时就诊。指导家属给予患者精神支持和生活照顾，帮助患者树立战胜疾病的信心。

第十二节 急性胰腺炎

急性胰腺炎（acute pancreatitis）是多种病因导致胰酶在胰腺内被激活后引起胰腺组织自身消化、水肿、出血，甚至坏死的化学性炎症。临床特征为急性上腹痛、发热、恶心、呕吐、血和尿淀粉酶增高等。本病可见于任何年龄，但以青壮年居多。90% 患者为轻症患者，重症可继发感染、腹膜炎、休克，甚至发展为多器官功能衰竭，病死率高达 15%。

【病因及发病机制】

引起急性胰腺炎的病因较多，我国以胆道疾病为常见病因，西方国家则以大量饮酒引起者多见。

1.病因

（1）胆道系统疾病 为我国急性胰腺炎最常见病因，其中胆石症最常见。由于在解剖上70% ~ 80% 的胰管与胆总管汇合成共同通道开口于十二指肠壶腹部，一旦结石嵌顿在壶腹部，将会导致胰腺炎与上行胆管炎，即"共同通道学说"。目前除"共同通道"外，尚有其他病因，可归纳为：①梗阻：胆石、感染、蛔虫等因素致 Oddi 括约肌水肿、痉挛，使十二指肠壶腹部出口梗阻，胆道内压力高于胰管内压力，胆汁逆流入胰管，引起急性胰腺炎。② Oddi 括约肌功能不全：胆石在移行过程中损伤胆总管、壶腹部或胆道感染引起 Oddi 括约肌松弛，使富含肠激酶的十二指肠液反流入胰管，引起急性胰腺炎。③胆道炎症时细菌毒素、游离胆酸、非结合胆红素等可通过胆胰间淋巴管交通支扩散到胰腺，激活胰酶，引起急性胰腺炎。

（2）胰管阻塞 胰管结石、狭窄、肿瘤或蛔虫钻入胰管等均可引起胰管阻塞，或胰腺组织分裂症患者因先天发育异常致副胰管引流大量胰液，这些均使胰管内压过高，使胰管小分支和胰腺泡破裂，胰液与消化酶外溢至间质引起急性胰腺炎。

（3）酗酒和暴饮暴食 大量饮酒和暴饮暴食均可致胰液分泌增加，并刺激 Oddi 括约肌痉挛，十二指肠乳头水肿，使胰管内压增高，胰液排出受阻，引起急性胰腺炎。慢性嗜酒者常在胰管内胰液蛋白沉淀形成蛋白栓致胰液排泄障碍。

（4）手术与创伤 腹腔手术，特别是胰、胆或胃手术，腹部钝挫伤等，可直接或间接损伤胰腺组织和胰腺的血液供应引起胰腺炎。ERCP 检查后，少数患者因重复注射造影剂或注射压力过高而发生胰腺炎。

（5）内分泌与代谢障碍 任何原因引起的高钙血症或高脂血症，可通过胰管钙化或胰液内脂质沉着等引发胰腺炎；妊娠、糖尿病昏迷和尿毒症也偶可发生急性胰腺炎；妊娠时胰腺炎多发生在中晚期，但90% 合并胆石症。

（6）感染 急性传染病如流行性腮腺炎、传染性单核细胞增多症等，可使胰液分泌增加引起急性胰腺炎，但大多症状较轻，随感染痊愈而自行消退。

（7）药物 噻嗪类利尿剂、糖皮质激素、四环素、磺胺类等药物，可直接损伤胰腺组织，使胰液分泌或黏稠度增加，可引起急性胰腺炎。

（8）特发性胰腺炎 尽管急性胰腺炎病因繁多，多数可找到致病因素，但仍有 5% ~ 25% 的患者急性胰腺炎病因不明，称为特发性胰腺炎。

2.发病机制 急性胰腺炎的发病机制尚未完全阐明。上述多种病因，虽然致病途径不同，但都具有相同的病理生理过程，即胰腺自身消化。正常情况下，胰腺分泌的消化酶有两种形式，一种是具有生物活性的酶，另一种是以酶原形式存在的无活性的酶。合成的胰酶绝大多数是无活性的酶原，胰腺腺泡的胰管内含有胰蛋白酶抑制物，灭活少量的有生物活性或提前激活的酶，但当某些病因作用下，使胰腺自身防御机制中某些环节被破坏，酶原被激活成有活性的酶，使胰腺发生自身消化。

近年的研究揭示急性胰腺炎时，胰腺组织损伤过程中产生一系列炎性介质，如氧自由基、血小板活化因子、白细胞三烯、前列腺素等起着重要介导作用，这些炎性介质和血管活性物质如一氧化氮（NO）、血栓素（TXA$_2$）等导致胰腺血液循环障碍，又可通过血液循环和淋巴循环途径，输送到全身，引起多脏器损害，成为急性胰腺炎的多种并发症和致死原因。

急性胰腺炎病理上分为两型。急性水肿型大体上见胰腺肿大、水肿、分叶模糊，质脆，病变累及部分或整个胰腺，胰腺周围有少量脂肪坏死。组织学检查见间质水肿、充血和炎症细胞浸润，可见散在的点状脂肪坏死，无明显胰实质坏死和出血。急性坏死型大体上表现为红褐色或灰褐色，并有新鲜出血区，分叶结构消失。有较大范围的脂肪坏死灶，散落在胰腺及胰腺周围组织如大网膜，称为钙皂斑，病程较长者可并发脓肿、假性囊肿或瘘管形成，显微镜下胰腺组织的坏死主要为凝固性坏死，细胞结构消失。坏死灶周围有炎性细胞浸润包绕，常见静脉炎、淋巴管炎、血栓形成及出血坏死。部分病例可有化学性腹水、胸水和心包积液，易继发细菌感染；发生急性呼吸窘迫综合征时可出现肺水肿、肺出血和肺透明膜形成；也可见肾小球病变、肾小管坏死、脂肪栓塞和弥散性血管内凝血等病理变化。

【临床表现】

急性胰腺炎的临床表现和病程，取决于其病因、病理类型和治疗是否及时。轻者以胰腺水肿为主，临床多见，病情常呈自限性，预后良好，又称为轻症急性胰腺炎（MAP）。少数重者胰腺出血坏死，常继发感染、腹膜炎和休克等并发症，病死率高，称为重症急性胰腺炎（SAP）。

1. 症状

（1）腹痛　为本病的主要表现和首发症状，常在暴饮暴食或酗酒后突然发生。疼痛剧烈而持续，呈钝痛、钻痛、绞痛或刀割样痛，可有阵发性加剧。腹痛常位于中上腹，向腰背部呈带状放射，取弯腰抱膝位可减轻疼痛，一般胃肠解痉药无效。水肿型腹痛一般3～5天后缓解。坏死型腹部剧痛，持续时间较长，由于渗液扩散可引起全腹痛。极少数年老体弱患者腹痛极轻微或无腹痛。

（2）恶心、呕吐及腹胀　起病后多出现恶心、呕吐，大多频繁而持久，吐出食物和胆汁，呕吐后腹痛并不减轻。常同时伴有腹胀，甚至出现麻痹性肠梗阻。

（3）发热　多数患者有中度以上发热，一般持续3～5天。若持续发热1周或逐日升高，伴有白细胞升高，应考虑有胰腺脓肿或胆道炎症等继发感染。

（4）低血压或休克　常见于重症胰腺炎患者，表现为烦躁不安、皮肤苍白、湿冷等；极少数休克可突然发生，甚至猝死。其主要原因为有效循环血容量不足，缓激肽类物质致周围血管扩张，并发消化道出血等。

（5）水、电解质、酸碱平衡紊乱　多有轻重不等的脱水，呕吐频繁可出现代谢性碱中毒。重症者尚有明显脱水与代谢性酸中毒，伴低血钾、低血钙、低血镁，部分伴血糖增高，偶可发生糖尿病酮症酸中毒或高渗性昏迷。

2. 体征

（1）轻症急性胰腺炎　患者腹部体征较轻，往往与主诉腹痛程度不十分相符，可有腹胀和肠鸣音减弱，无肌紧张和反跳痛。

（2）重症急性胰腺炎　患者呈急性病容、痛苦表情，脉搏增快、呼吸急促、血压下降。上腹或全腹腹肌紧张，压痛明显伴反跳痛，并发脓肿时可扪及有明显压痛的包块。胰源性腹水者可出现移动性浊音，腹水多呈血性，伴麻痹性肠梗阻且有明显腹胀，肠鸣音减弱或消失。

少数患者因胰酶、坏死组织及出血沿腹膜间隙与肌层渗入腹壁下，致两侧胁腹部皮肤呈暗灰蓝色，称 Grey-Turner 征；或致脐周围皮肤青紫，称 Cullen 征。在胆总管或壶腹部结石、胰头炎性水肿压迫胆总管时，可出现黄疸；后期出现黄疸应考虑并发胰腺脓肿或假性囊肿压迫胆总管，或因肝细胞损害所致。低血钙时手足搐搦提示预后不佳，系大量脂肪组织坏死分解出的脂肪酸与钙结合成脂肪酸钙，大量消耗钙所致，也与胰腺炎时刺激甲状腺分泌降钙素有关。

【并发症】

重症胰腺炎可有局部并发症和全身并发症。局部并发症包括胰腺脓肿和假性囊肿；全身并发症包括急性肾损伤、急性呼吸窘迫综合征、消化道出血、败血症、皮下骨髓脂肪坏死、脑炎、心律失常和心力衰竭、肺炎、糖尿病、弥散性血管内凝血等，病死率很高。

胰腺脓肿因胰腺及周围组织坏死继发感染引起，出现于起病后 2～3 周，高热不退、呈弛张热，持续腹痛，上腹部肿块。假性囊肿出现于起病后 3～4 周，因胰腺坏死组织或脓肿内容物与胰管相通排出后所致，多位于胰腺体尾部，囊壁为坏死组织、肉芽无上皮组织覆盖，故易破裂致胰源性腹水，系难治性腹水，严重者囊肿破裂后并发急性弥漫性腹膜炎。

【医学检查】

1. 白细胞计数　多有白细胞增加，以中性粒细胞升高为主，常有核左移现象。

2. 血、尿淀粉酶测定　急性胰腺炎时，血清和尿淀粉酶常有明显升高，但病情的严重性与淀粉酶升高的程度并不一致（表 4-3）。血清淀粉酶超过正常值 3 倍可确诊本病。血清淀粉酶一般在起病后 6～12 小时升高，48 小时后下降，持续 3～5 天。尿淀粉酶升高较晚，常在发病后 12～14 小时开始升高，持续 1～2 周逐渐恢复正常，但尿淀粉酶受患者尿量的影响。胰源性腹水和胸水中的淀粉酶值亦明显升高。

表 4-3　急性胰腺炎血、尿淀粉酶在发病后的动态变化

项目	升高时间（小时）	高峰（小时）	开始下降（小时）	持续时间（天）	诊断值
血淀粉酶	6～12	12～24	48～72	3～5	> 500U
尿淀粉酶	12～14			7～14	> 256U

3. 血清脂肪酶测定　血清脂肪酶于起病后 24～72 小时开始升高，持续 7～10 天，对就诊较晚的急性胰腺炎患者有诊断价值，且特异性较高。

4. C 反应蛋白（CRP）　CRP 是组织损伤和炎症的非特异性标志物，在胰腺坏死时 CRP 明显升高，有助于评估与监测急性胰腺炎的严重程度。

5. 生化检查　暂时性血糖升高较常见，但持久空腹血糖高于 10mmol/L 反映胰腺坏死，提示预后不良。可有血钙降低，低血钙程度与临床严重程度平行，若低于 1.5mmol/L 则预后不良。少数患者可见高胆红素血症，多于发病后 4～7 天恢复正常。此外，可有血清 AST、LDH 增加，人血白蛋白降低。

6. 影像学检查　腹部 X 线平片可见"哨兵袢"和"结肠切割征"，为胰腺炎的间接指征，并可发现肠麻痹或麻痹性肠梗阻征象。腹部 B 超与 CT 显像可了解胰腺大小、有无胆道疾病等，如见胰腺弥漫增大，其轮廓与周围边界模糊不清，坏死区呈低回声，或低密度图像，对并发胰腺脓肿或假性囊肿的诊断有帮助。

【诊断要点】

患有胆道疾病、酗酒、暴饮暴食等病史；突发剧烈而持续的上腹部疼痛，伴恶心、呕吐、发热及上腹部压痛；血、尿淀粉酶显著升高，排除其他急腹症者，即可诊断。重症除具备轻症急性胰腺炎的诊断标准，且具有局部并发症（胰腺坏死、假性囊肿、脓肿）和（或）器官衰竭。

以下表现须按重症胰腺炎处理：①临床症状：烦躁不安、四肢厥冷、皮肤呈斑点状等休克症状；②体征：腹肌强直、腹膜刺激征，Grey-Turner 征或 Cullen 征；③实验室检查：血钙下降至 2.0mmol/L 以下，血糖 > 11.2mmol/L（无糖尿病史），血、尿淀粉酶突然下降；④腹腔诊断性穿刺有高淀粉酶活性的腹水。

【治疗要点】

治疗目的是减轻腹痛、减少胰腺分泌、防治并发症。

1. 轻症急性胰腺炎治疗 经 3～5 天积极治疗多可治愈。①禁食及胃肠减压，必要时持续胃肠减压，适用于腹痛、腹胀、呕吐严重者。②静脉输液，补充血容量，维持水、电解质和酸碱平衡，注意补充能量。③腹痛剧烈者可给予哌替啶。④抗感染：由于急性胰腺炎是化学性炎症，一般不使用抗生素；如疑合并胆道感染，则使用抗生素。⑤抑酸治疗：常静脉给予 H_2 受体拮抗剂或质子泵抑制剂。

2. 重症胰腺炎治疗 必须采取综合性治疗措施，积极抢救。除上述治疗措施外，还应包括以下方面：

（1）重症监护 如有条件应转入重症监护病房（ICU），针对代谢紊乱和器官衰竭情况采取相应措施。

（2）维持水、电解质平衡 积极补充液体和电解质，维持有效循环血容量。重症患者应给予清蛋白、全血及血浆代用品，休克者在扩容的基础上用血管活性药，注意纠正酸碱失衡。

（3）营养支持 早期一般采用全胃肠外营养（TPN），如果无肠梗阻，应尽早过渡到肠内营养，以增强肠道黏膜屏障。

（4）抗感染治疗 重症患者常规使用抗生素，有预防胰腺坏死合并感染作用。

（5）减少胰液分泌 生长抑素具有抑制胰液和胰酶分泌，抑制胰酶合成的作用。生长抑素剂量为 250μg/h，生长抑素的类似物奥曲肽为 25～50μg/h，持续静滴，持续 3～7 天。

（6）抑制胰酶活性 仅用于重症胰腺炎的早期，常用药物有抑肽酶 20 万～50 万 U/d，分 2 次溶于葡萄糖液静滴，加贝脂 100～300mg 溶于葡萄糖液，以每小时 2.5mg/kg 速度静滴。

3. 并发症治疗 对急性坏死型胰腺炎伴腹腔内大量渗液者或急性肾损伤者，可采用腹膜透析治疗；急性呼吸窘迫综合征除药物治疗外，可做气管切开和呼吸机治疗；并发糖尿病者可使用胰岛素治疗。

4. 内镜下 Oddi 括约肌切开术（EST） 用于胆源性胰腺炎合并胆道梗阻或胆道感染者。Oddi 括约肌切开术及（或）放置鼻胆管引流。

5. 中医治疗 对急性胰腺炎效果良好。常用中药有柴胡、黄连、黄芩、枳实、厚朴、木香、白芍、芒硝、大黄（后下）等，根据症状加减用量。

6. 手术治疗 对于急性出血坏死型胰腺炎经内科治疗无效，或胰腺炎并发脓肿、假性囊肿、弥漫性腹膜炎、肠穿孔、肠梗阻及肠麻痹坏死时，需实施外科手术治疗。腹腔灌洗亦可清除腹腔内细菌、内毒素、胰酶、炎性因子等。

【护理诊断 / 问题】

1. 疼痛：腹痛 与胰腺及其周围组织炎症、水肿或出血坏死有关。

2. 体温过高 与胰腺炎症有关。

3. 营养失调：低于机体需要量 与急性胰腺炎行禁食和胃肠减压有关。

4. 潜在并发症 低血容量性休克、急性肾损伤、DIC、ARDS、败血症等。

5. 知识缺乏 缺乏本病有关的病因和预防知识。

【护理措施】

1. 安全与舒适管理 ①急性期发作患者绝对卧床休息，降低机体代谢率，增加脏器血流量，促进组织修复和体力恢复。②必要时协助患者选择舒适卧位，如弯腰、屈膝侧卧位等，以减轻疼痛。鼓励患者翻身。③保证患者安全，因剧痛在床上辗转不安者要防止坠床，周围不要有危险物品。④因疼痛多汗者要注意保持皮肤干燥。

2. 疾病监测 ①常规监测：注意观察患者呕吐物的量及性质，胃肠减压者观察和记录引流量及性质。准确记录 24 小时出入量，作为补液的依据。密切监测患者疼痛的性质和特点，注意观察患者体温、血压、呼吸等。②重症胰腺炎患者严密监测生命体征，一般 15 ~ 30 分钟测量 1 次。注意有无多器官功能衰竭的表现，如尿量减少、呼吸急促、脉搏细速等。定时留取标本，监测血淀粉酶、尿淀粉酶、血糖、血清电解质的变化，做好动脉血气分析的测定。③患者如持续高热、畏寒、腹痛加剧，可能合并感染如胰腺脓肿、胆道炎症及败血症等，及时报告医生采取必要的急救措施。④危急重症监测：重症性胰腺炎患者，体温持续升高、呼吸困难、血压下降及意识障碍提示病情危重，需进行严密监护或转入重症监护病房。

3. 对症护理

（1）疼痛护理 ①指导患者采用松弛疗法、皮肤针刺疗法等减轻腹痛。②腹痛剧烈者，遵医嘱给予止痛药，如哌替啶、阿托品等。③密切监测用药前、后患者疼痛的变化情况，若疼痛持续存在伴高热，考虑可能并发胰腺脓肿；如果疼痛剧烈，腹肌紧张、压痛和反跳痛明显，提示可能并发腹膜炎，应报告医生及时处理。

（2）发热护理 密切监测体温。①高热可采用头部冰敷、酒精擦浴进行物理降温，观察降温效果。②物理降温效果欠佳时，可遵医嘱使用退热药和抗菌药物。③定期进行病房空气消毒，减少探视人员，协助患者做好皮肤、口腔的清洁护理。

（3）低血容量性休克 ①严密监测患者生命体征，定时测定患者的体温、血压、脉搏、呼吸。②尽快建立静脉通路，至少建立两条静脉通道，必要时静脉切开，按医嘱输注液体、血浆或全血，补充血容量。③根据血压调整给药速度，必要时测定中心静脉压，确定输液量和速度。如果循环衰竭持续存在，按医嘱给予升压药。

（4）ARDS 患者严重呼吸困难 护士应配合气管切开与应用人工呼吸器。

（5）严重腹腔内渗液 需配合医生做好耻骨上切开引流的手术前准备。

（6）重症胰腺炎有明显手术指征者 需立即做手术切除者，做好术前准备。

4. 用药护理 ①反复应用阿托品时，注意有无心动过速、肠麻痹加重等不良反应。②腹痛剧烈者，可遵医嘱给予哌替啶止痛药，但注意反复使用哌替啶可成瘾。禁用吗啡，以防引起 Oddi 括约肌痉挛，加重病情。③合理应用抗生素，用药期间注意有无真菌感染。

5. 饮食护理

（1）轻症急性胰腺炎患者禁食 4 ~ 7 天，重症患者禁食至少 2 周。禁食期间通过静脉滴注葡萄糖注射液补充能量，对重症者进行全胃肠外营养，促进胰腺细胞修复。做好口腔护理。

（2）对血、尿淀粉酶显著下降且无肠梗阻者，可在胃镜直视下经鼻置入鼻肠营养管于十二指肠降段远端（距门齿约 60cm），体外留置约 10cm 固定，进行肠内营养。一般鼻肠营养管最多留置 42 天，留置期间每 8 小时用 25 ～ 50mL 生理盐水冲洗管道，管饲前后用至少 25mL 生理盐水冲洗管道，以防堵塞。开始时用营养泵控制肠内营养液滴速，从以 25mL/h 开始，逐渐增至稳定数值，以此速度持续滴入，以后再分次滴入，以防止一过性高血糖及低血糖反应发生。

（3）随着病情逐渐好转，待腹痛和呕吐基本消失后，可给少量碳水化合物类流食，逐渐恢复正常饮食，但忌油脂，避免刺激性强、产气过多、高蛋白饮食。

6. 心理护理

（1）帮助患者减轻或去除加重疼痛的因素，指导患者采用减轻疼痛的方法如松弛疗法、皮肤刺激疗法等。

（2）向患者及家属解释禁食的重要意义，并关心和照顾其生活，以减轻其焦虑。

（3）对重症胰腺炎者，护士应简明扼要讲解疾病的发生发展，给予适当安慰，减轻恐惧。鼓励患者树立信心，以积极配合治疗。

【健康教育】

1. 预防疾病　①向患者及家属介绍本病主要诱因和疾病的发展过程，积极治疗胆道疾病，注意防治胆道蛔虫。②指导患者及家属掌握饮食卫生知识，平时应养成良好的饮食习惯，避免暴饮暴食，戒除烟酒，防止复发。

2. 管理疾病　告知胆道疾病、十二指肠疾病、肥胖、高脂血症患者宜积极治疗原发病。

第十三节　消化系统常用诊疗技术及护理

一、腹腔穿刺术

腹腔穿刺术（abdominocentesis）是指对腹腔积液患者进行腹腔穿刺、抽取积液的操作过程。常用于检查腹腔积液性质，协助疾病诊断和疾病的治疗。

【适应证】

1. 抽取腹腔积液进行各种实验室检查，以寻找病因。

2. 对大量腹水患者，可适当抽放腹水，以缓解胸闷、气短等症状。

3. 腹腔内注射药物，以协助治疗疾病。

【禁忌证】

1. 有肝性脑病先兆者，禁忌腹腔穿刺放腹水。

2. 确诊有粘连性结核性腹膜炎、包虫病、卵巢肿瘤者。

【操作】

①体位：术前先嘱受术者排空尿液，放液前应测量腹围、脉搏、血压和检查腹部体征，以观察病情变化，协助受术者取平卧或稍左侧卧位。②定位：协助受术者暴露腹部，选择适宜的穿刺点。取左下腹部脐与左髂前上棘连线的中外 1/3 交点处；取脐与耻骨联合中点上 1cm，稍偏左或右 1.5cm 处；取侧卧位脐水平线与腋前线或腋中线的交点。对少量或包裹性腹水，常须在 B 超定位下穿刺。③消毒麻醉：穿刺部位常规消毒，戴无菌手套，铺消毒洞巾，用 2% 利多卡因局部麻醉达壁腹膜。④穿刺：操作者持针穿刺皮肤、入腹壁，抽腹水备检或放腹水（引腹水至引流袋）。诊断性穿刺可选用 7 号针头进行穿刺，直接用无菌的 20mL 或 50mL 注射器抽取腹水。大量放液时可用针尾接橡皮管的 8 号或 9 号针头，在放液过程中，用血管钳固定针头并夹持橡皮管。⑤拔针包扎。如穿刺处有腹水渗出时，可用蝶形胶布或涂上火胶棉封闭。

【护理】

1. 术前护理 ①向受术者解释穿刺的目的、方法及操作中可能会产生的不适，消除其紧张、焦虑情绪。②检查前嘱受术者排尿，以免穿刺时损伤膀胱。③放液前测量腹围、脉搏、血压和腹部体征，以观察病情变化。

2. 术中护理 协助术者完成操作，记录液体放出量，观察腹水性质，术中密切观察受术者有无头晕、恶心、心悸、气短、面色苍白等，一旦出现应立即停止操作，并对症处理。注意腹腔放液速度不宜过快，以防腹压骤然降低，内脏血管扩张而发生血压下降甚至休克等现象。肝硬化患者一次放腹水一般不超过 3000mL，过多放液可诱发肝性脑病和电解质紊乱，但在补充输注大量白蛋白的基础上，也可以大量放液。

3. 术后护理 ①术后嘱受术者卧床休息 8～12 小时，密切监测生命体征。②穿刺点护理：观察穿刺点有无渗液、渗血，如有腹水外溢，可用蝶形胶布粘贴，及时更换被浸湿的敷料和腹带，防止伤口感染。③测量腹围，监测腹水消长情况。

二、十二指肠引流术

十二指肠引流术（duodenal drainage）是指用十二指肠引流管将十二指肠液及胆汁引出体外的检查方法，目的在于协助诊断肝、胆、胰系统疾病及判断胆系运动功能。

【操作】

①术前准备：检查引流管及长度标记；受术者漱口，于胸前铺巾。②体位：取右侧卧位，垫高臀部。③插管：以液状石蜡润滑引流管前端，插入胃管 50～55cm 达胃内，抽出全部胃内容物，注入温生理盐水 50mL，使弯曲的引流管伸直。每 1～2 分钟将引流管送下约 1cm，经30～60 分钟可达十二指肠内。当引流管第二标记线（55cm）到达门牙后，抽取少量液体判断管端位置。④收集引流液：当管的第三标志（75cm）达门齿时，即固定。管外端置于床面水平以下，留取自然流出液体 10mL，标记为 "D 管"。引流至液尽，将预温的 33% 硫酸镁溶液 50mL 自管缓慢注入，用血管钳夹闭引流管外口 5～10 分钟后虹吸液体。弃去先流出的硫酸镁溶液，留标本 10mL 金黄色胆总管液体，标记为 "A 管"；继之流出来自胆囊的稍黏稠的棕黄、棕褐色液体 30～75mL，留标本并标记为 "B 管"。继续流出稀薄淡黄色胆汁，留标本标记为 "C 管"，将三瓶标本及时送检。

【护理】

1. 术前护理

（1）术前评估 ①适应证：慢性胆道系统、胰腺及十二指肠疾病等，如疑有胆道炎症、结石、肿瘤和梗阻者；疑有肝胆寄生虫病者，如华支睾吸虫、胆道蛔虫等；疑有胰腺病变者。②禁忌证：重度食管静脉曲张、食管狭窄、食管肿瘤者；严重高血压、心力衰竭、主动脉瘤、晚期妊娠者；近期有上消化道出血，胆囊炎、胰腺炎的急性期；溃疡病出血止血未满 2 周者为相对禁忌证。

（2）术前指导（或准备） ①向受术者解释检查的目的、方法及操作中可能产生恶心、呕吐等不适，解除受术者紧张、焦虑等情绪。②检查前禁食 12 小时，检查前 3 天应进行低脂肪饮食，检查晨空腹。准备无菌十二指肠引流包、标本瓶、无菌手套等检查物品。

2. 术中护理 ①协助受术者取适当体位，术前用 3% 过氧化氢溶液或 Dobell 液漱口，嘱其全身放松。密切监测生命体征。②观察引流液颜色，准确记录液体量、正确标志标本。当疑有胆系感染时，于引流胆汁过程中用标有 A、B、C 的无菌培养瓶留取胆汁各 1mL 送检，做细菌培养；如为肿瘤患者，需进行脱落细胞检查，应冷却标本，然后送检；注入硫酸镁后若无胆汁流出，可再注入 50mL，若仍无胆汁流出，提示胆管痉挛或梗阻。如引流管在 3 小时仍不能进入十二指肠，应停做或改期再做。

3. 术后护理 ①拔管后，帮助受术者漱口、洗脸。若有不适应暂时禁食，待不适缓解后再进食。②观察受术者有无呕血、黑便等消化道出血现象，一旦发现应积极配合医生进行处理。

三、食管胃底静脉曲张内镜下止血术

食管胃底静脉曲张内镜下止血术主要包括内镜食管静脉曲张硬化剂治疗（endoscopic variceal sclerotherapy，EVS）和内镜食管静脉套扎术（endoscopic varicealligation，EVL），是目前控制食管胃底静脉曲张急性出血和预防出血的有效方法。两者联合应用可提高疗效。

【操作】

1. 内镜食管静脉曲张硬化剂治疗（EVS） ①体位与麻醉同胃镜检查。②插镜：用 2% 利多卡因咽部喷雾局麻后，插入内镜达十二指肠球部，在胃镜顺序退出的同时，观察并记录出血病变部位和（或）静脉曲张的程度、范围。③将硬化剂自活检孔道送入注射针，注射，穿刺静脉注入硬化剂。拔针观察数分钟，有穿刺点出血者立即喷洒肾上腺素或凝血酶或压迫注射点。④整理。

2. 内镜食管静脉套扎术（EVL） ①准备套扎器，受术者左侧卧位。②咽喉麻醉。③将胃镜送入食管或胃内，直视下使内环全周与套扎部位接触后进行负压吸引，将曲张静脉吸入内环所形成的腔内，套扎。结扎顺序从贲门与食管交界处开始，然后依次向近侧结扎，一般应在距切牙 30cm 范围内多次结扎。每次结扎数目根据静脉曲张数量与严重程度而定。④整理。检查完毕退出内镜时，尽量抽气，以防止受术者腹胀。⑤套扎治疗可反复进行，一般需间隔 2 周，有利于病灶的修复。

【护理】

1. 术前护理

（1）术前评估 ①适应证：食管静脉曲张和（或）胃底静脉曲张破裂出血药物止血无效者；既往曾接受分流术、断流术或脾切除术后再出血；经三腔管压迫和血管加压素或生长抑素等药物暂时止血后数小时；重度食管静脉曲张，有出血史，全身状况差，不能耐受外科手术者；拟外科手术治疗，术前行 EVS；预防食管静脉曲张破裂出血的择期治疗。②禁忌证：心、肺、脑、肾严重功能不全；严重出血，出血性休克未纠正；全身情况极差，不能配合和耐受治疗者。

（2）术前指导（或准备） ①向受术者解释止血术的目的、方法、注意事项，解除其顾虑，取得配合。如套扎曲张静脉形成息肉状，数天后自行脱落，手术不会导致食管腔狭窄。②术前常规禁食 8 小时，术前半小时按医嘱酌情给予镇静剂及解痉剂如地西泮及丁溴东莨菪碱。③建立静脉通道（选用静脉留置针）。第 1 次做硬化剂注射或曲张静脉套扎术者可在术前和术中静滴降门脉压药物（如生长抑素等），以后酌情应用。④常规检查血常规、出凝血时间。准备足量的新鲜血以备用。⑤观察受术者生命体征和全身情况，失血性休克或肝性脑病者需纠正后才能施行内镜下止血术。⑥其余同胃镜检查的准备。

2. 术中护理 ①协助医生将胃镜送入食管内。②术中密切观察血压、脉搏、血氧饱和度，注意有无恶心、呕吐，呕吐物是否为血性，以防大出血。

3. 术后护理 ①术后禁食 24 小时，并遵医嘱静脉补液，以后进流质饮食 2 天。②遵医嘱给予抗生素 2～3 天，并连续服用氢氧化铝凝胶 3 天。③术后严密观察病情，定时测定血压、脉搏，观察有无呕血、便血，注意有无并发症出现，并给予积极处理。常见的并发症包括：迟发性出血：套扎治疗 1 周左右，因局部溃疡可发生大出血；溃疡：EVS、EVL 均可发生溃疡，一般无症状，可自愈，EVS 发生的溃疡与硬化剂的刺激、注射的次数及硬化剂黏膜下泄漏程度有关，行 EVL 治疗者可在套扎部位发生浅表溃疡，治疗后应根据医嘱常规给予制酸剂和黏膜保护剂；穿孔：发生与内镜穿破或穿刺针穿透食管及硬化剂反应性组织坏死有关，小穿孔可以自愈，大穿孔死亡率极高；狭窄：发生率约为 3%，可能与硬化剂剂型、浓度和注射方法有关。⑤其他并发症：如胸骨后疼痛、咽下困难、低热等，一般在术后 2～3 天内消失；肺部并发症有胸腔积液和 ARDS；偶见菌血症、食管旁脓肿、纵隔炎等；偶见异位栓塞，如脑、肺栓塞。

四、肝穿刺活组织检查术

肝穿刺活组织检查术（liver biopsy）简称肝活检，是由穿刺采取肝组织标本进行组织学检查或制成涂片做细胞学检查，以明确肝脏疾病诊断，或了解肝病演变过程、观察治疗效果及判断预后。

【操作】

①受术者取仰卧位，身体右侧靠近床沿，并将右手置于脑后，受术者需保持固定的体位。②确定穿刺点：穿刺点一般取右侧腋前线第 8、9 肋间，腋中线第 9、10 肋间肝实音处穿刺。如疑诊肝癌、肝脓肿者在 B 超定位下进行。备好快速穿刺套针，根据穿刺目的的不同，一般选择 12 或 16 号穿刺针。活检时选择较粗的穿刺针。取 1 支 10～20mL 注射器与穿刺针连接，吸取 3～5mL 无菌生理盐水，使其充满穿刺针。③消毒，局部麻醉。④穿刺，抽吸标本。按压穿刺点 5～10 分钟，再以胶布固定，以多头腹带束紧 12 小时，压上小沙袋 4 小时。⑤送检：将抽吸的肝组织标本制成玻片，或注入 95% 乙醇或 10% 甲醛固定液中送检。

【护理】

1. 术前护理

（1）术前评估 ①适应证：原因不明的肝大、肝功能异常者；原因不明的黄疸及门脉高压者；代谢性肝病如脂肪肝、淀粉样变性、血色病等疾病。协助各型肝炎诊断，判断疗效及预后。②禁忌证：全身情况衰竭者；肝外阻塞性黄疸、肝功能严重障碍、腹水者；肝包虫病、肝血管瘤、肝周围化脓性感染者；严重贫血、有出血倾向者；精神障碍、烦躁等不能合作者。

（2）术前指导（或准备） ①根据医嘱监测受术者肝功能，出、凝血时间，凝血酶原时间及血小板计数，若异常应根据医嘱肌注维生素 K_1 10mg，连用 3 天后复查，正常后再行操作。②术前行胸部 X 线检查，观察有无肺气肿、胸膜增厚等肺部病变。有大量腹水又必须做肝穿刺活检者，可在术前做腹穿放液治疗。验血型，以备必要时输血。③向受术者解释穿刺的目的、意义、方法，消除顾虑和紧张情绪，同时术前训练其屏息呼吸方法（深吸气，呼气，憋住气片刻），以利术中配合。情绪紧张者可于术前 1 小时口服地西泮 5mg。穿刺前测量血压、脉搏。④术前禁食 8～12 小时。

2. 术中护理 ①协助受术者取仰卧位，消除其紧张情绪。②配合医生做好各项操作，及时收集活检标本。

3. 术后护理 ①术后受术者应卧床 24 小时，给予生活照顾，保证充足睡眠。②密切监测血压、脉搏、呼吸的变化，穿刺后每隔 15～30 分钟测量 1 次，连续观察 4 小时，无出血可去除沙袋，再每 1～2 小时测血压、脉搏、呼吸 1 次，观察 4 小时。如有脉搏细速、血压下降、烦躁不安、面色苍白、出冷汗等内出血征象，应立即通知医生紧急处理。③穿刺点用沙袋压迫 4 小时。注意观察有无伤口渗血、红肿、疼痛等表现。穿刺部位疼痛明显时，可遵医嘱给予止痛剂，但需注意有无气胸、胸膜休克或胆汁性腹膜炎，应及时处理。

复习思考题

1.患者，男，32岁，公司职员。反复发作上腹部疼痛3年，疼痛呈烧灼感，常有午夜痛，进食后疼痛能缓解。近2周因工作繁忙，疼痛逐渐加剧并伴有恶心、呕吐、反酸、食欲不振，患者心情忧郁。T：36.5℃，P：86次/分，R：22次/分，BP：116/80mmHg。腹软，上腹部稍偏右有轻度压痛，无反跳痛和肌紧张。纤维胃镜见十二指肠球部黏膜潮红水肿，球腔变形变小，前壁近大弯处有一椭圆形溃疡，边缘光滑，表面覆盖厚白苔，周围黏膜明显水肿。

问题：

（1）该患者的临床诊断可能为什么？

（2）该患者目前的主要护理诊断及依据是什么？

（3）该患者的健康教育要点是什么？

2.患者，女，52岁，上腹部隐痛不适2个月，进食后明显，伴饱胀感。自觉乏力，体重下降3kg。近日大便色黑，大便潜血（+），上消化道造影提示：胃窦小弯侧似见约2cm大小龛影，周围黏膜僵硬粗糙。胃镜提示胃窦ca。

问题：

（1）该患者的首选治疗是什么？

（2）胃大部切除术的术后并发症有哪些？

参考答案

题1：

（1）十二指肠溃疡。

（2）主要护理诊断：

1）疼痛：腹痛　与胃酸刺激溃疡面，引起化学性炎症反应有关。

2）营养失调：低于机体需要量　与疼痛致摄入量减少及消化吸收障碍有关。

（3）健康教育要点：

1）向患者及家属讲解引起和加重溃疡病的相关因素。

2）指导患者保持乐观的情绪、规律的生活，避免过度紧张与劳累。

3）指导患者建立合理的饮食习惯和结构，戒除烟酒，避免摄入刺激性食物。

4）指导患者坚持按疗程治疗，切勿擅自停药。学会观察药效及不良反应，嘱患者慎用刺激或加剧溃疡的药物，如阿司匹林、吲哚美辛等。

5）嘱患者定期复诊，若上腹部疼痛节律发生变化并加剧，或者出现呕血、黑便时，应立即就医。

题2：

（1）手术治疗是首选的方法，切除范围应离癌肿边缘5cm以上。

（2）胃大部切除术的术后并发症有：①术后胃出血；②十二指肠残端破裂；③胃肠吻合口破裂或瘘；④胃排空延迟；⑤术后梗阻；⑥倾倒综合征。

扫一扫，查阅本章数字资源，含PPT、音视频、图片等

第一节 概 述

泌尿系统由肾脏、输尿管、膀胱和尿道等器官组成。泌尿系统疾病主要包括肾小球疾病、尿路感染性疾病、间质性肾炎、肾血管性疾病、肾小管疾病、急性肾损伤及慢性肾衰竭等。各种肾脏疾病在急性阶段若未能得到良好控制，最终将发展成为慢性肾脏病（CKD）。目前全球有超过5亿人患有不同类型的肾脏疾病，每年有超过百万人死于与慢性肾脏病相关的心脑血管疾病。根据我国最近一次的慢性肾脏病流行病学调查结果显示，我国成年人群中慢性肾脏病的患病率为10.8%，据此估计我国现有成年慢性肾脏病患者1.2亿。

【组织结构功能与疾病的关系】

1. 肾脏组织结构与疾病关系 肾脏是人体重要的排泄器官，双肾大小、重量大致相同，男性一个肾脏重量为100～140g，女性略轻。安静状态下，健康成年人两肾的血液灌注量即肾血流量约为1200mL/min，相当于心输出量的20%～25%。肾脏分为肾实质和肾间质。

（1）肾实质 肾实质可分为皮质和髓质。皮质在浅表，主要由肾单位构成；髓质位于深部，由十几个肾椎体组成。其中肾单位是肾脏结构与功能的基本单位，每个肾脏约有100万个肾单位。肾单位由肾小体和肾小管组成。

1）肾小体 由肾小球和肾小囊组成。①肾小球位于肾小体的中央部分，为肾单位的起始部分。包括入球小动脉、毛细血管丛、出球小动脉及系膜组织。肾小球毛细血管的内皮细胞、基底膜和肾小囊脏层上皮细胞（足细胞）构成滤过膜。内皮细胞上有许多小孔，称窗孔，可允许水和小分子溶质通过，但血细胞不能通过。基底膜的构架为Ⅳ型胶原并含有带负电荷的涎酸蛋白、阴离子硫酸肝素等，阻止同样带负电荷的人血白蛋白漏出。足细胞的足突附着于基底膜，有多种裂隙膜蛋白质分子构成分子筛，防止中、大分子量蛋白质漏出，因此足细胞及裂隙膜蛋白的损伤和改变可引起大量蛋白尿。系膜组织填充于肾小球毛细血管间，由系膜细胞和基质组成，具有支撑、保护毛细血管丛，调节毛细血管血流量，修复基膜等作用，同时系膜还参与肾小球的免疫及炎症反应。系膜细胞异常增生、系膜基质增多及免疫球蛋白沉积是某些肾小球疾病的病理基础。②肾小囊包裹于肾小球之外，分为脏层和壁层，其间为肾小囊腔，与近曲小管相通。

2）肾小管 肾小管是肾单位的另一重要组成部分，与肾小体构成密不可分的结构和功能单位，因此肾小球和肾小管的病变会相互影响。肾小管上皮细胞有强大的吸收功能，可重吸收99%的原尿。肾小管分为近端小管、细段、远端小管及连接小管（位于远端肾小管和集合管之间）。

3）肾小球旁器 肾小球的另一重要结构，由球旁细胞、致密斑和球外系膜细胞组成，具有

内分泌功能。①球旁细胞位于入球小动脉终末部的中膜内，胞质内有分泌肾素的颗粒；②致密斑是一个化学感受器，位于远曲小管起始部，可感受小管液量及其钠浓度的变化，调节球旁细胞对肾素的分泌；③球外系膜细胞位于入球小动脉、出球小动脉及致密斑所形成的三角地带，具有吞噬功能，其细胞内的肌丝收缩可调节肾小球滤过面积。

（2）肾间质　为充填于肾单位各部分和血管之间的少量结缔组织。肾皮质内的结缔组织较少，越接近肾乳头结缔组织越多。

2. 肾脏生理功能与疾病关系　肾脏主要功能是生成尿液，排泄代谢产物及调节水、电解质和酸碱代谢的平衡，维持机体内环境稳定。同时还具有重要的内分泌功能。

（1）肾小球的滤过功能　机体的代谢产物（包括含氮废物、部分有机酸、胺类、尿酸等）主要通过肾脏生成的尿液排出体外，而肾小球滤过是肾脏生成尿液的初始阶段。当血液流经肾小球时，除血细胞和大分子量蛋白质外，几乎所有的血浆成分均可通过肾小球滤过膜进入肾小囊，形成和血浆等渗的原尿，即肾小球超滤液。单位时间内（每分钟）双肾生成的超滤液量称为肾小球滤过率（GFR），受肾小球内毛细血管和肾小囊内的静水压、胶体渗透压、滤过膜的通透性、滤过面积的影响。当平均动脉压在 $80 \sim 160mmHg$ 范围内波动时，可依靠肾的自身调节机制保持 GFR 相对稳定。

（2）肾小管的功能　①重吸收功能，指原尿（约 180L/d）中的水和溶质通过肾小管上皮细胞的转运而进入血液循环的过程。肾小管的重吸收具有选择性，包括全部的氨基酸和葡萄糖、大部分的水、电解质、碳酸氢根等，重吸收量高达 99%，最终尿量约为 1.5L/d。②分泌和排泄功能，指肾小管和集合管的上皮细胞将其本身新陈代谢产物或血液中原有的某些物质分泌到小管液中的过程；肾小管上皮细胞分泌和排泄的物质主要有 H^+、NH_3、K^+、肌酐、有机酸、尿酸等，也包括一些药物和造影剂。③浓缩和稀释功能，通过逆流倍增、髓质渗透梯度、抗利尿激素的作用，使肾脏具有水调节功能，维持机体内环境稳定。髓袢（近端小管直部、细段和远端小管直部连接成 U 字形，称为髓袢）在髓质渗透梯度的形成中发挥重要作用。当体内缺水时，肾小管对水的重吸收增加，尿液被浓缩，机体排出高渗尿。体内水过剩时肾脏稀释尿液，机体排出低渗尿。当肾脏浓缩和稀释功能严重受损，无论体内水不足或过剩，终尿的渗透压都将与血浆相近，即为等渗尿。所以，根据尿渗透压可判断肾脏对尿液浓缩和稀释的能力。肾衰竭患者的肾脏对水代谢的调节功能障碍，可发生水潴留或脱水。

（3）肾脏的内分泌功能　肾脏是重要的内分泌器官，它所分泌的激素分为血管活性激素和非血管活性激素两种。前者作用于肾脏本身，参与肾脏的生理功能，主要是调节肾脏血流动力学和水盐代谢，包括肾素、前列腺素、激肽释放酶等；后者主要作用于全身，包括 $1-\alpha-$ 羟化酶和促红细胞生成素（EPO）等。

①肾素：肾素主要由肾小球旁器的球旁细胞产生，肾灌注压下降、交感神经兴奋及体内钠含量的减少均可刺激其分泌。肾素可使肝脏产生的血管紧张素原转变为血管紧张素 I，再经血管紧张素转换酶作用生成血管紧张素 II 及 III。血管紧张素 II 及 III 可直接引起小动脉平滑肌收缩使血压上升，同时还可刺激醛固酮分泌，促进水钠潴留，增加血容量，使血压升高。②前列腺素（PG）：大部分由肾髓质的间质细胞分泌，主要有 PGE_2、PGA_2 和少许 PGF_{2a}。前两者能扩张血管，增加肾血流量和水钠排出，使血压降低。PGF_{2a} 则有收缩血管的作用。③激肽释放酶：主要由肾皮质分泌，其作用是使激肽原生成激肽（主要是缓激肽）从而扩张小动脉，增加肾血流量，同时激肽释放酶可刺激 PG 分泌。激肽释放酶的产生和分泌受细胞外液量、体内钠量和肾血流量等因素的影响。④ $1-\alpha-$ 羟化酶：主要由肾皮质产生，可将 25-（OH）D_3 羟化为 1, 25-（OH）$_2D_3$，

后者是维生素 D_3 的活化形式，促进肠道对钙磷的吸收，促进骨骼钙磷代谢。因此慢性肾衰竭时，肾实质损害，1,25-（OH）$_2D_3$ 生成减少，可出现低钙血症，并诱发肾性骨营养不良。⑤促红细胞生成素（EPO）：90% 的 EPO 由肾脏产生，其可加速骨髓造血细胞和原红细胞的分化成熟，促进网织红细胞释放入血及加速血红蛋白合成。肾脏疾病常伴有贫血，与肾实质破坏导致 EPO 生成减少有关。此外，肾脏还是多种肾外分泌激素的重要靶器官，如甲状腺素、抗利尿激素、降钙素等，以及某些肾外分泌激素的主要降解场所，如促胃液素、胰岛素等。

【常见症状体征的护理】

1. 肾源性水肿 指由肾脏疾病所引起的一种全身性水肿，是肾小球疾病最常见的临床表现。肾源性水肿可分为两大类。①肾炎性水肿，主要因 GFR 降低而肾小管重吸收功能基本正常造成"球–管失衡"和肾小球滤过分数（肾小球滤过率/肾血浆流量）下降，导致水钠潴留产生。同时，毛细血管通透性增加等因素可使水肿持续加重。由于水钠潴留，血容量扩张，患者血压常升高。水肿多从眼睑、颜面部开始，指压凹陷不明显。②肾病性水肿，主要由于长期大量蛋白尿，造成血浆蛋白过低、血浆胶体渗透压降低，液体从血管内渗入组织间隙，产生水肿；此外部分患者因有效血容量减少，刺激肾素–血管紧张素–醛固酮活性增加和抗利尿激素分泌增加等，可进一步加重水钠潴留。水肿多从下肢部位开始，常为全身性、体位性和凹陷性，可无高血压和循环淤血的表现。

（1）护理评估

1）病史 水肿发生的时间、部位、范围、程度、诱因及原因、发展速度及与饮食、体位、活动、情绪等的关系；水肿的治疗情况，用药史，所用药物的名称、剂量、用法及效果等；饮食情况，尤其水、盐摄入量；输液量、尿量及透析量等。

2）身体状态 观察患者面容、生命体征、颈静脉充盈状态、营养状态、皮肤血供、张力变化、水肿部位、性质，皮肤完整性，尿量及体重，有无胸水征、腹水征等。

3）心理–社会状况 水肿可能导致患者外形、皮肤完整性等方面的改变，影响患者日常生活及睡眠，从而导致患者焦虑、紧张、抑郁等不良情绪。

4）医学检查 尿常规、尿蛋白定性及定量、血清电解质、肾功能指标、尿浓缩稀释试验、尿路平片、B超、静脉肾盂造影、肾活检等检查。

（2）护理诊断/问题

1）体液过多 与肾小球滤过功能下降致水钠潴留、大量蛋白尿致血浆白蛋白浓度下降有关。

2）有皮肤完整性受损的危险 与皮肤水肿、营养不良有关。

（3）护理措施

1）对症护理 ①抬高水肿部位，以增加静脉回流，减轻水肿。如颜面部水肿患者，卧床休息时可抬高头部；下肢水肿者，可抬高下肢；阴囊水肿者可用吊带托起。②保护水肿部位的皮肤，清洗和更换体位时动作轻柔，避免损伤；修剪指甲，避免抓伤；协助生活护理，避免跌倒、磕碰；密切观察患者的皮肤有无红肿、破溃、化脓等发生。长期水肿引起水肿区组织细胞营养不良，或因严重水肿导致皮肤渗液、形成皮肤水疱，易发生皮肤溃疡和继发感染，且伤口不易修复。因此尤其应注意避免外伤、烫伤、擦伤、抓伤，做好安全防范措施，维持皮肤完整性。③肌注时，应先将水肿皮肤推向一侧后再进针，拔针后以无菌干棉球按压穿刺部位，以防进针处渗液而发生感染。严重水肿的患者应避免肌注，可采用静脉途径给药。

2）疾病监测 ①记录 24 小时出入量。②体重监测，于晨起餐前排尿后测量体重，并记录。治疗期间平均每日下降 0.5～1.0kg 为宜。③观察有无胸腔、腹腔和心包积液及阴囊水肿。观察水肿的部位和性质，如初为晨起时眼睑与颜面部皮肤紧张发亮，以后可发展成全身水肿多见于肾炎性水肿；若水肿从下肢部位开始，发展成全身性水肿，并可随体位的改变，发生在躯体低垂部位，水肿显著，可伴有腹胀、腹部膨隆及移动性浊音考虑为肾病性水肿。颜面皮肤水肿，伴皮肤苍白，指压后无组织凹陷，常见于肾炎性水肿。水肿部位皮肤张紧发亮，取胫骨前内侧皮肤，指压3～5秒后，按压部位组织发生凹陷，见于肾病性水肿。

3）用药护理　遵医嘱使用利尿剂。常用利尿剂包括噻嗪类利尿剂（如氢氯噻嗪）、保钾利尿剂（如螺内酯、氨苯蝶啶）、袢利尿剂（如呋塞米、布美他尼）、渗透性利尿药（如甘露醇）等。观察用药反应，避免电解质紊乱，或过快过猛致血液浓缩增加形成血栓的风险。低钾血症表现为肌无力、腹胀、恶心、呕吐及心律失常。低钠血症可出现恶心、无力、肌肉痉挛、嗜睡、意识淡漠。低氯性碱中毒表现为呼吸浅慢、手足抽搐、肌痉挛、烦躁、谵妄。血容量不足可出现恶心、口干、心悸、直立性眩晕。另外，呋塞米等利尿剂具有耳毒性，可引起耳鸣、眩晕及听力障碍。

4）安全与舒适管理　①保持床单位平整，避免刺激皮肤。②严重水肿者应严格卧床休息，以增加肾血流量和尿量，缓解水钠潴留，待水肿减轻后可下床活动，但应避免劳累。③嘱患者穿柔软、宽松的衣裤，长期卧床或年老体弱者应协助其经常（间隔2小时）变换体位，协助其翻身或用软垫支撑受压部位，防止压疮的发生。④做好安全防护措施，防坠床，防跌倒。

5）饮食营养　①水肿患者应予以少盐饮食，2～3g/d为宜。避免含盐量高的饮食。②根据水肿程度及尿量调整液体入量，若24小时尿量≥1000mL，一般不需严格限水，但不可过多饮水；若24小时尿量＜500mL或有严重水肿者需限制液体摄入，采取"量出为入"的原则，每天液体入量约为前一日24小时尿量加500mL。液体入量包括饮食、饮水、服药、输液等各种形式或途径的摄入量。③肾病性水肿的患者，若无氮质潴留，可给予正常量的优质蛋白（每日1.0g/kg左右）。但不宜给予高蛋白饮食，因高蛋白饮食可致尿蛋白增多而加重肾脏负担。有氮质血症的水肿患者，应限制蛋白质的摄入，一般给予每日0.6～0.8g/kg的优质蛋白。优质蛋白是指富含必需氨基酸的动物蛋白如牛奶、瘦肉、鸡蛋等。④为避免发生负氮平衡，应让患者补充足够的热量，尤其对低蛋白饮食者，热量摄入不应低于每日126kJ/kg，即每日30kcal/kg。⑤注意补充各种维生素和微量元素。⑥必要时遵医嘱补充复方α-酮酸制剂或必需氨基酸。研究表明，低蛋白饮食（每日0.6g/kg）加复方α-酮酸制剂（每日0.12g/kg）治疗有如下益处：补充机体必需氨基酸，改善蛋白质代谢；减轻氮质血症，改善代谢性酸中毒；减轻胰岛素抵抗，改善糖代谢；提高脂酶活性，改善脂代谢；降低高血磷，改善低血钙，减轻继发性甲状旁腺功能亢进；减少蛋白尿排泄，延缓慢性肾脏病进展。

2. 尿路刺激征　尿路刺激征是指膀胱颈和膀胱三角区受炎症或机械刺激而引起的尿频、尿急、尿痛，可伴有排尿不尽感及下腹坠痛。尿频是指单位时间内排尿次数明显增加而每次尿量不多；尿急是指一有尿意即要排尿不能控制；尿痛是指排尿时伴有会阴或下腹部疼痛或烧灼感。

（1）护理评估

1）病史　每天排尿的次数、尿量，排尿感觉及严重程度；发生尿频、尿急、尿痛的起始时间；有无泌尿系统畸形、前列腺增生等疾病病史；患病以来的治疗经过及效果。

2）身体状态　生命体征，尤其是体温（如体温升高伴尿道口红肿常见于尿路感染）；如有尿频、尿急、尿痛等膀胱刺激症状，肾区疼痛、肋脊角压痛或叩击痛多考虑肾盂肾炎；精神、营养状况。

3）心理-社会状况　排尿形态发生改变，常会使患者产生紧张、焦虑等不良情绪，部分患者甚至觉得有关隐私而羞于启齿，出现性格孤僻、抑郁等情绪。

4）医学检查　尿液检查、影像学检查。

（2）护理诊断/问题　排尿障碍：尿频、尿急、尿痛。与尿路感染所致的膀胱激惹状态有关。

（3）护理措施

1）对症护理　①急性发作期嘱患者卧床休息，宜取屈曲位，尽量勿站立或坐直。②指导患者进行膀胱区热敷或按摩，以缓解局部肌肉痉挛，减轻疼痛。③告知患者多饮水（每天摄水量不低于2000mL），保证尿量在1500mL/d以上。

2）疾病监测　观察患者膀胱刺激征发作的特点及程度，注意监测患者的实验室检查结果，观察实施护理措施后症状有无缓解。

3）用药护理　遵医嘱给予敏感的抗菌药物以控制感染；给予碳酸氢钠以碱化尿液，减轻尿路刺激征；症状明显者可予以阿托品、普鲁苯辛等抗胆碱能药物以缓解症状。

4）安全与舒适管理　为患者提供安静、舒适的休息环境，指导患者从事一些感兴趣的活动，以分散其注意力，减轻焦虑，缓解尿路刺激征。同时，指导患者加强个人卫生，增加会阴清洗次数，以增进舒适，减少肠道细菌侵入尿路引起感染的机会。另外选择安全有质量保障的卫生用品，毛巾与内衣裤清洗后经阳光曝晒或煮沸消毒，避免不洁性生活等，减少感染的机会。

5）饮食与营养　饮食宜清淡、营养丰富、易消化，避免进食辛辣刺激性食物，以免加重尿路刺激症状。注意补充水分，尤其是高热者，同时做好患者的口腔护理。

3. 高血压　肾脏疾病常伴有高血压，称为肾性高血压，终末期肾脏疾病伴高血压者超过80%。①按病因可分为肾血管性和肾实质性两类。前者少见，为单侧或双侧肾动脉狭窄所致，其高血压程度较重，易进展为急进性高血压；后者多见，主要由急性或慢性肾小球肾炎、慢性肾盂肾炎、慢性肾衰竭等肾实质性疾病所致。肾实质损害导致肾内降压物质分泌减少，如前列腺素生成减少、激肽释放酶-激肽生成减少，也是肾性高血压原因之一。②按发病机制可分为容量依赖型和肾素依赖型。容量依赖型高血压是由于各种因素导致水钠潴留和血容量扩张所致，见于急、慢性肾炎和大多数肾功能不全患者。限制水钠摄入或增加水钠排出可明显降低血压。肾素依赖型高血压是由于肾素-血管紧张素-醛固酮系统兴奋所致，多见于肾血管疾病和少数慢性肾衰竭晚期患者。一般降压药物效果差，限制水钠或使用利尿剂后反而可使病情加重。肾小球疾病所致高血压多数为容量依赖型，少数为肾素依赖型，部分病例同时存在两种类型。此外，近年发现肾脏局部交感神经过度兴奋也可引起难治性高血压。

4. 尿异常　尿异常通常指24小时排尿量或尿液成分的改变。

（1）尿量异常　尿量的多少取决于GFR和肾小管重吸收量，正常成人每天平均尿量约为1500mL。尿量异常包括少尿、无尿、多尿和夜尿增多。

1）少尿　每天尿量少于400mL。可因肾前性（肾灌注不足）、肾性（肾实质受损）及肾后性（尿路梗阻等）因素引起。

2）无尿　每天尿量少于100mL或12小时内无尿液产生。

3）多尿　每天尿量超过2500mL。分为肾性和非肾性两类，肾性多见于各种原因所致的肾小管功能不全，非肾性多见于糖尿病、尿崩症等。

4）夜尿增多　夜间尿量超过白天尿量或夜间尿量超过750mL。持续的夜尿增多，且尿比重低而固定，提示肾小管浓缩功能减退。

（2）蛋白尿　每天尿蛋白定量超过150mg或尿蛋白定性试验呈阳性反应。产生蛋白尿的原因很多，一般可分为以下4类。

1）肾小球性蛋白尿 最常见。主要是因肾小球滤过膜受损，通透性增加，使血浆中大量蛋白滤过并超出肾小管重吸收能力，而出现于尿中。如病变导致滤过膜上的负电荷蛋白质减少，则仅有白蛋白滤过，称为选择性蛋白尿，一般每日＞2g；若病变导致滤过膜孔径增大或断裂，各种分子量蛋白质均可无选择性地滤出，称为非选择性蛋白尿。

2）肾小管性蛋白尿 肾小管受损但肾小球滤过膜正常，抑制了近端小管对正常滤过的蛋白质重吸收，导致小分子蛋白质从尿中排出。包括 β_2 微球蛋白、溶菌酶等，一般每日＜2g。

3）溢出性蛋白尿 肾小球滤过及肾小管重吸收功能均正常，但由于血中低分子量蛋白，如血红蛋白、肌红蛋白等异常增多，经肾小球滤过而不能被肾小管全部重吸收所致。多见于急性溶血性疾病、多发性骨髓瘤、巨球蛋白血症。

4）生理性蛋白尿 ①功能性蛋白尿，为一过性、轻度蛋白尿，常因发热、剧烈运动或紧张所致；②体位性蛋白尿，一般量＜1g/d，常见于青春期少年，于直立和脊柱前凸姿势时出现，卧位时消失。

（3）血尿 尿液内含有一定量的红细胞。新鲜尿沉渣每高倍视野红细胞＞3个，称为镜下血尿。如出血量超过 1mL/L，尿呈洗肉水样或血样，称肉眼血尿。血尿可由泌尿系统疾病（如泌尿系统结石、结核、感染、肿瘤等）、全身性疾病（如血液病、感染性疾病、风湿病等）、邻近器官疾病（如妇科炎症，直肠、结肠肿瘤等）、药物不良反应及剧烈运动引起。按病因分为肾小球源性和非肾小球源性。肾小球源性血尿系肾小球基底膜断裂所致，非肾小球源性血尿为肾小球外病变如尿路感染、结石及肿瘤等所致。新鲜尿沉渣相差显微镜检查尿红细胞以变形红细胞为主为肾小球源性血尿，当尿红细胞形态基本正常均一时，为非肾小球源性血尿。

（4）白细胞尿、菌尿 新鲜离心尿液每高倍镜视野白细胞＞5个，称为白细胞尿或脓尿；清洁中段尿涂片镜检，每个高倍视野均可见细菌，或尿细菌培养菌落计数＞10^5/mL，称为菌尿，可诊断为泌尿系统感染。

（5）管型尿 12小时尿沉渣计数管型超过5000个，或镜检发现大量或其他类型管型，称为管型尿。尿中出现管型表示蛋白质在肾小管内凝固，其形成与尿蛋白的性质和浓度、尿液酸碱度及尿量有密切关系，宜采集清晨尿标本做检查。白细胞管型是活动性肾盂肾炎的特征，上皮细胞管型可见于急性肾小管坏死，红细胞管型见于急性肾小球肾炎，蜡样管型见于慢性肾衰竭。

5. 肾区痛 肾区痛表现为肾区胀痛或隐痛、肾区压痛和叩击痛、肾绞痛等。因肾盂或输尿管内张力增高或包膜受到牵拉所致，常发生于肾肿瘤或肾脏及其附近组织炎症时。肾绞痛是一种特殊的肾区痛，主要因输尿管内结石、血块等移行所致。其特点为疼痛常突然发作，可向下腹、外阴及大腿内侧部位放射。

第二节 肾小球疾病

肾小球疾病（glomerulopathy）是指一组以血尿、蛋白尿、水肿、高血压等为主要临床表现的肾脏疾病。虽其病因、发病机制、病理改变和预后不尽相同，但病变主要累及双肾肾小球。可分为原发性、继发性和遗传性。原发性肾小球疾病的确切病因和发病机制尚未完全阐明，是以两侧肾脏弥漫性肾小球非化脓性炎症为主要病理特征的疾病，常为感染后免疫反应引起，是引起慢性肾衰竭最主要的原因；继发性肾小球疾病是指全身性疾病中的肾小球损害，如糖尿病肾病、系统性红斑狼疮肾炎；遗传性肾小球疾病为遗传基因变异所致的肾小球疾病，如 Alport 综合征。

多数肾小球疾病是免疫介导性炎症疾病。免疫反应含体液免疫和细胞免疫。①体液免疫：有三种方式在肾炎发病机制中的作用得到公认。第一种方式是循环免疫复合物（CIC）沉积，某些外源性或内源性抗原刺激机体产生相应抗体，在血液循环中形成 CIC，CIC 在某些情况下沉积于肾小球或为肾小球所捕捉，激活炎症介质导致肾炎。为肾脏免疫损伤中最常见的免疫复合物形成机制。第二种方式是原位免疫复合物（IC）形成，血液循环中游离抗体与肾小球固有抗原或种植于肾小球的外源性抗原结合，在肾脏局部形成原位免疫复合物，导致肾炎。第三种方式是自身抗体，自身抗体如抗中性粒细胞胞质抗体（ANCA）可以通过与中性粒细胞、血管内皮细胞及补体活化的相互作用造成肾小球的免疫炎症反应，引起典型的少免疫沉积性肾小球肾炎。②细胞免疫：微小病变和局灶节段性肾小球硬化症患者循环中存在血管通透性因子；急进性肾炎早期肾小球内常可发现较多的单核细胞；动物实验证实输注致病性的 T 细胞本身即可以诱发肾小球肾炎。因此细胞免疫在肾小球肾炎发病机制中的重要作用已得到认可。

始发的免疫反应需经炎症介导系统引起炎症反应才能导致肾小球损伤及其临床症状。炎症介导系统分为炎症细胞和炎症介质，两者共同参与并相互作用，最终导致肾小球损害。非免疫非炎症因素在肾小球疾病的慢性进行性发展过程中起着重要的作用。健存肾单位高灌注、高压力、高滤过，大量蛋白尿、高脂血症等均可加重肾小球损伤。另外，遗传因素与肾小球疾病的易感性、严重性和治疗反应性等可能有关联。

本节重点介绍原发性肾小球疾病。它的分型有临床及病理两大类。临床分型有 5 个，分别是急性肾小球肾炎（AGN）、急进性肾小球肾炎（RPGN）、慢性肾小球肾炎（CGN）、无症状性蛋白尿和（或）血尿（过去曾称为隐匿性肾小球肾炎）、肾病综合征（NS）。病理分型依据世界卫生组织（WHO）1995 年标准有 4 种，分别是轻微性肾小球病变、局灶性节段性病变（包括局灶性肾小球肾炎）、弥漫性肾小球肾炎（包括膜性肾病、增生性肾炎、硬化性肾小球肾炎）、未分类的肾小球肾炎。临床分型与病理分型间有一定的联系，但并无肯定的对应关系。肾活组织检查是确定肾小球疾病病理类型和病变程度的必要手段，而正确的病理诊断又必须与临床紧密结合。

一、急性肾小球肾炎

急性肾小球肾炎（acute glomerulonephritis，AGN）简称急性肾炎，是以急性肾炎综合征为主要临床表现的一组常见肾脏疾病。其特点为急性起病，有血尿、蛋白尿、水肿和高血压，并可伴一过性氮质血症，病初伴有血清补体 C3 下降。细菌、病毒及寄生虫感染可引起 AGN，根据致病的病原菌不同分为急性链球菌感染后肾小球肾炎（PSGN）和非链球菌感染后急性肾小球肾炎。PSGN 好发于儿童，儿童占总患病率的 90%，高峰发病年龄 2 ~ 6 岁。男性多于女性，男女之比为（2 ~ 3）：1。该病绝大多数患者为自限性，但重症患者可出现心力衰竭、高血压脑病、急性肾损伤等并发症。少部分患者转变为慢性肾小球肾炎，极少数患者（约＜1%）转变为急进性肾小球肾炎。本节主要介绍 PSGN。

【病因及发病机制】

1. 病因　PSGN 常见于 β 溶血性链球菌"致肾炎菌株"感染所致的上呼吸道感染（多为扁桃体炎）、猩红热、皮肤感染（多为脓疱疮）后，潜伏期 1 ~ 3 周，感染的严重程度与急性肾炎的发生及病变程度之间并无一致性。

2. 发病机制　感染链球菌后其胞壁上的 M 蛋白及胞浆成分刺激机体产生抗体，形成循环免疫复合物沉积于肾小球或原位免疫物种植于肾小球，发生免疫反应而引起的双侧肾脏弥漫性炎症。

【病理】

本病双侧肾脏轻到中度肿大，被膜紧张，表面充血，有的散在粟粒大小出血点，故有"大红肾"或"蚤咬肾"之称，切面肾皮质增厚。

本病的病理类型为毛细血管内增生性肾小球肾炎，光镜下可见病变呈弥漫性，以肾小球内皮细胞及系膜细胞增生为主，肾小管病变多不明显。免疫荧光可见基底膜和系膜区颗粒状 IgG 和 C3 沉积。电镜下可见上皮下驼峰状沉积物。

【临床表现】

本病起病较急，病情轻重不一，轻者呈亚临床症状（仅尿常规及 C3 异常），重者可发生急性肾损伤。本病为自限性疾病，大多预后良好，常可在数月内临床自愈。通常于前驱感染后 1～3 周（平均 10 天）起病，这段时间称为潜伏期，呼吸道感染的潜伏期较皮肤感染短。典型病例表现为急性肾炎综合征。

1. 尿异常　①血尿：几乎所有患者均有肾小球源性血尿，约 30% 患者有肉眼血尿，且常为首发症状和患者就诊原因。肉眼血尿持续 1～2 周即转为镜下血尿，镜下血尿持续时间较长。②蛋白尿：蛋白尿一般不重，常为轻、中度，少数患者（< 20% 的患者）可呈大量蛋白尿（> 3.5g/d）。

2. 水肿　80% 以上患者有水肿。常在起病初出现，典型表现为晨起眼睑水肿，面部肿胀，呈现所谓的"肾炎病容"，继而下行累及躯干和双下肢，严重时可出现全身性水肿、胸水和腹水。

3. 高血压　约 80% 患者有一过性轻、中度高血压。主要与水钠潴留有关，积极利尿后血压可很快恢复正常，少数患者可出现严重高血压，甚至发生高血压脑病。患者可因高血压出现相应眼底改变。严重的水钠潴留还可诱发充血性心力衰竭、肺水肿、脑水肿。

4. 肾功能异常　①尿量减少，见于 50% 患者，起病初期可因 GFR 下降、水钠潴留而尿量减少（400～700mL/d），少数患者少尿，但无尿少见。尿量多于 1～2 周后随肾功能逐渐恢复正常而逐渐增加。②可出现肾功能一过性受损，表现为轻度氮质血症（血中尿素、肌酐、尿酸等非蛋白氮含量升高）。极少数患者可出现急性肾损伤，易与急进性肾炎相混淆。

5. 全身症状　可出现疲乏、厌食、恶心、呕吐等。

【并发症】

本病可并发急性充血性心力衰竭、高血压脑病、急性肾损伤等。

【医学检查】

1. 尿液检查　尿相差镜检可见肾小球源性血尿、24 小时尿蛋白定量为轻（中）度蛋白尿，少数患者可呈大量蛋白尿。尿沉渣早期可见白细胞和上皮细胞稍增多，并可见颗粒管型和红细胞管型。

2. 抗链球菌溶血素"O"抗体（ASO）测定　敏感性高，ASO 明显升高提示近期有链球菌感染，于感染后 2～3 周出现，3～5 周为高峰期，滴度高低与感染严重性相关，但早期应用青霉素后，滴度可不高。

3. 血清补体测定　血清总补体及 C3 在发病初期均明显下降，到病程第 8 周 94% 的患者恢复至正常水平。血清 C3 的动态变化是 PSGN 的重要特征。

4. 肾功能检查　可有轻度 GFR 降低，血尿素氮和血肌酐升高。

5. 血沉　急性期病变常增快。

6. B 超　双肾大小正常或增大。

7. 肾活组织病理检查　①少尿 3～7 天或进行性尿量减少，肾小球滤过功能呈进行性损害，疑为急进性肾小球肾炎者。②病程 1～2 个月，临床表现无好转趋势，考虑其他原发或者继发肾小球疾病者。出现以上情况进行肾活检以明确诊断。

【诊断要点】

链球菌感染后 1～3 周发生急性肾炎综合征，伴有血清补体 C3 下降，在发病 8 周内逐渐减轻至完全恢复正常者，即可确诊。若肾小球滤过率进行性下降或病情于 2 个月未见好转者，及时做肾活检以明确诊断。

【治疗】

治疗要点是对症治疗，预防并发症，保护肾功能。

1. 对症治疗 限制水钠摄入，效果不佳时应适当使用利尿剂。若仍不能控制者，应予降压药治疗（参见第三章第五节），预防心脑血管并发症的发生。

2. 治疗感染灶 予以无肾毒性抗生素如青霉素、头孢菌素等治疗，不主张长期预防性使用抗生素。反复发作的慢性扁桃体炎，待病情稳定后可考虑摘除扁桃体，手术前后 2 周需注射青霉素。本病具有自限性，不宜应用糖皮质激素及细胞毒类药物。

3. 透析治疗 发生急性肾功能不全、严重的体液潴留（利尿剂反应差）、难以纠正的高血钾，应及时给予短期透析治疗，以度过危险期，一般不需长期透析。

4. 高血压脑病的治疗 快速给予镇静、扩血管、降压治疗。首选硝普钠，可直接作用于血管平滑肌使血管扩张，血压在 1～2 分钟内下降，同时能扩张冠状动脉和肾血管，增加肾血流量，开始以每分钟 1μg/kg 速度静脉滴注或微量泵泵入，根据血压随时调节速度（每分钟不超过 8μg/kg）。

5. 中医治疗 采用疏风解表、清热解毒、利湿消肿等治疗法则，常用方剂有越婢加术汤、麻黄连翘赤小豆汤等。

【护理诊断／问题】

1. 体液过多 与肾小球滤过率下降、尿量减少、水钠潴留有关。

2. 活动无耐力 与疾病所致水肿、高血压等有关。

3. 潜在并发症 高血压脑病、心力衰竭、急性肾损伤。

【护理措施】

1. 安全与舒适管理 急性期绝对卧床休息，症状明显者需卧床休息 4～6 周，待肉眼血尿消失、水肿消退及血压恢复正常后，方可下床轻微活动并逐渐增加活动量。做好防坠床、防跌倒的措施。病情稳定后可从事一些轻体力活动，但 1～2 年内应避免重体力活动和劳累。

2. 疾病监测 ①常规监测：每周测体重 2 次，水肿严重者，每天测体重 1 次，观察水肿的变化程度；每周留晨尿 2 次，进行尿常规检查；记录 24 小时出入量；观察患者水肿的消长情况，水肿部位皮肤有无红肿、破溃和化脓等情况。②并发症监测：监测患者生命体征变化，每天测血压 2 次（定时间、定部位、定血压计），如患者出现血压突升、剧烈头痛、呕吐、眼花、视物不清等应警惕高血压脑病的发生；如患者出现呼吸困难、端坐呼吸、频频咳嗽，甚至咳粉红色泡沫样痰应警惕心力衰竭的发生；如患者出现尿量急剧减少，甚至少尿时应警惕急性肾损伤的发生。

3. 对症护理 卧床休息时抬高水肿部位，以增加静脉回流，减轻水肿，保持皮肤清洁，修剪指甲，避免抓破皮肤，各种穿刺、治疗严格遵守无菌技术规程，预防感染。

4. 用药护理 观察利尿剂的疗效和不良反应，监测水和电解质情况，防止脱水和电解质紊乱。非紧急状态，利尿剂的应用选择早晨和日间为宜，避免夜间排尿过频影响睡眠。高血压脑病患者使用硝普钠时必须避光并新鲜配制，使用避光注射器、避光输液器、避光输液延长管、避光输液袋，如果曝光后分解变成蓝色即不能使用。

5. 饮食营养 给予易消化的高热量、高维生素、适量蛋白质和脂肪的低盐饮食。①急性期应严格限制钠的摄入，予以患者低盐饮食，1～2周内，应控制钠的摄入，每日1～2g，以减轻水肿和心脏负担，待病情好转、水肿消退、血压下降后，可逐渐转为正常饮食，每日3～5g。②控制水和钾的摄入，尤其是尿量明显减少者。③根据患者肾功能调整蛋白质的摄入量，肾功能正常者不需要限制蛋白质入量，有肾功能不全时可考虑限制蛋白质入量，每日0.6～0.8g/kg，并以优质动物蛋白为主（如奶、蛋、鱼、瘦肉），并提高碳水化合物摄入（126～147kJ/kg，即30～35kcal/kg）以最大限度地利用蛋白质。

6. 心理护理 部分患者表现为睡眠差、少语、情绪低落。在患者卧床休息期间除了相关知识的教育之外，指导患者听一些有益于身心健康的曲目、阅读一些积极心理学的书籍、做一些放松或冥想的练习，启发患者自觉排除不良情绪的干扰，帮助患者达到身心康复的最佳状态。

【健康指导】

1. 预防疾病 告知患者上呼吸道感染、皮肤感染与本病的关系，强调预防急性肾小球肾炎的关键是预防感染，向患者介绍预防上呼吸道及皮肤感染的措施。一旦发生以上感染，及时接受治疗。同时积极治疗某些慢性疾病，如慢性扁桃体炎、咽炎、龋齿、鼻窦炎及中耳炎。告知患者避免自行使用肾毒性药物，如西药的氨基糖苷类抗生素，中药的马兜铃、关木通、广防己、青木香等。

2. 管理疾病 指导患者及家属掌握用药方法、作用、疗程、注意事项及不良反应。教会患者及家属计算出入量，入量包括每天的饮水量、食物中的含水量、输液量、输血量等，固体食物应记录单位数量或重量，如米饭1中碗（约100g）、柚子1个（约100g）等，出量主要为尿量、大便量、呕吐物等。教会患者及家属测量体重和血压的方法。告知患者及家属休息的重要性。

3. 康复指导 叮嘱患者出院后不可以随便停用或增减药物，告知患者及家属定期到医院复查，出院后每周查尿常规1次，2个月后改为每月1次，直至正常。嘱患者出院后1～2个月内活动加以限制，3个月内避免剧烈活动，1年之后方可以进行正常的活动，养成积极健康的生活方式，戒除烟酒嗜好及晚睡等不良生活方式。痊愈后根据体能和兴趣选择合适的运动，循序渐进，长期坚持，调理身体，增强体质，改善身体防御机能，以平和的心态，怀抱信心面对生活。急性肾炎完全康复可能需要1～2年，此期间不要从事重体力劳动，避免劳累。另外，当临床症状消失后，微量尿蛋白、镜下血尿等可能迁延半年至1年消失，应定期随访，监测病情。

二、急进性肾小球肾炎

急进性肾小球肾炎（rapidly progressive glomerulonephritis，RPGN）简称急进性肾炎，是一组以急性肾炎综合征、肾功能急剧恶化、短期内出现少尿性急性肾损伤为临床特征，病理类型为新月体肾炎的一组疾病。RPGN发病率男性高于女性，男女比例为2：1；可见于任何年龄，但青年和中老年是两个发病高峰。

【病因及发病机制】

1. 病因 包括：①原发性急进性肾小球肾炎；②继发于全身性疾病的急进性肾小球肾炎；③在原发性肾小球疾病基础上形成广泛新月体，即病理类型转化而来。

2. 发病机制 RPGN的基本发病机制是免疫反应，根据免疫病理表现可分为3型。Ⅰ型为抗肾小球基底膜型，因抗肾小球基底膜抗体与肾小球基底膜抗原相结合激活补体而致病；Ⅱ型为免疫复合物型，因循环免疫复合物沉积或原位免疫复合物种植于肾小球内，激活补体而致病；Ⅲ型为少免疫复合物型，肾小球内无或仅有微量免疫球蛋白沉积，其发生可能与原发性小血管炎肾损害有关，患者血清中抗中性粒细胞胞浆抗体（ANCA）常呈阳性。

RPGN 患者可有上呼吸道感染的前驱病史，以Ⅱ型多见，但感染与 RPGN 发病的关系尚未明确。接触某些有机化学溶剂、碳氢化合物如汽油，与Ⅰ型发病有较密切的关系。某些药物如丙硫氧嘧啶、肼屈嗪等可引起Ⅲ型发病。吸烟、吸毒、接触碳氢化合物等为 RPGN 的诱发因素。

【病理】

本病双肾体积增大，色苍白，表面可有点状出血，切面见肾皮质增厚。

本病病理类型为新月体性肾小球肾炎，光镜下 50% 以上的肾小球囊腔内有新月体形成，新月体超过肾小囊腔面积的 50%，早期为细胞性新月体，后期可逐渐发展为纤维性新月体，最后导致肾小球硬化。

【临床表现】

1. 前驱期症状不明显（可有呼吸道感染史），起病急，发展快。

2. 表现以急性肾炎综合征为主，有血尿、蛋白尿、水肿、高血压。多在早期出现少尿或无尿。少有肾病综合征，持续进展可有肾衰竭，并发展为尿毒症，伴有中度贫血。

3. Ⅰ型好发于青、中年，Ⅱ、Ⅲ型好发于中老年。Ⅲ型患者常有不明原因的发热、乏力、关节痛或咯血等系统性血管炎的表现。我国以Ⅱ型多见。

【医学检查】

1. 尿液检查 常为肉眼血尿，镜下可见大量红细胞、白细胞和红细胞管型。尿蛋白常呈阳性，程度呈（+）～（++++）不等。

2. 肾功能检查 血肌酐、尿素氮进行性升高，内生肌酐清除率进行性下降。

3. 免疫学检查 Ⅰ型可有血清抗肾小球基底膜抗体阳性；Ⅱ型可有循环免疫复合物及冷球蛋白呈阳性，伴血清补体 C3 降低；Ⅲ型常有 ANCA 阳性。

4. B 超检查 双肾增大。

5. 肾活组织病理检查 典型的病理改变以明确诊断、指导治疗及判断预后等。

【诊断要点】

凡急性肾炎综合征伴肾功能急剧恶化，无论是否已达到少尿性急性肾损伤，均应怀疑为本病，肾活检示新月体肾炎，根据临床和实验室检查排除系统性疾病即可诊断。

【治疗】

治疗要点是早期诊断和针对免疫介导性炎症反应的强化治疗。

1. 强化治疗

（1）冲击疗法 适用于Ⅱ、Ⅲ型急进性肾小球肾炎，对Ⅰ型疗效较差。在没有严重感染、活动性消化道溃疡出血等禁忌证前提下，甲泼尼龙 0.5 ～ 1.0g 加入 5% 葡萄糖中静脉滴注，每日或隔日 1 次，3 次为 1 个疗程。必要时间隔 3 ～ 5 天进行下 1 个疗程，但一般不超过 3 个疗程。同时辅以泼尼松及环磷酰胺口服治疗。泼尼松用量为每日 1mg/kg，2 ～ 3 个月后逐渐减至维持量，再持续治疗 6 ～ 12 个月后继续减量至停药；环磷酰胺用量为每日 2 ～ 3mg/kg，总量不超过 6 ～ 8g。

（2）血浆置换疗法 主要用于Ⅰ型急进性肾小球肾炎和就诊时急性肾损伤需要透析的Ⅲ型，但需早期施行，对于伴有威胁生命的肺出血患者亦为首选。每日或隔日 1 次，每次置换血浆 2 ～ 4L，直到血清抗体或免疫复合物转阴，病情好转，一般需置换 6 ～ 10 次。同时联合泼尼松及细胞毒药物口服治疗。

2. 替代疗法 急性肾损伤符合血液透析指征者应及时行透析治疗。强化治疗无效的晚期病例或肾功能已无法逆转者，则有赖于长期维持透析。肾移植应在病情静止半年后进行。

3. 对症治疗 包括利尿、降压、抗感染和纠正水、电解质、酸碱平衡紊乱。

【护理诊断/问题】

1. 体液过多　与肾小球滤过率下降、大量激素治疗导致水钠潴留有关。

2. 有感染的危险　与激素、细胞毒药物的应用，血浆置换、大量蛋白尿致机体抵抗力下降有关。

3. 恐惧　与病情进展快、预后差有关。

4. 潜在并发症　急性肾损伤。

【护理措施】

1. 安全与舒适管理　①休息与活动：急性期应严格卧床休息，时间在 4～6 周，待肉眼血尿消失、水肿消退及血压正常后，肾功能指标稳定，方可下床轻微活动。②预防感染：保持病室温湿度适宜（温度 18～20℃，湿度 50%～60%），定时通风，每日紫外线空气消毒，减少探视，尤其是有呼吸道感染的亲朋，预防交叉感染，必要时住单人病室，保护性隔离。做好口腔护理，鼓励患者勤漱口。肾穿刺活检和血浆置换疗法严格遵守无菌技术规程。③安全防护措施：防坠床、防跌倒、防自杀、防走失，避免意外事件发生。

2. 病情监测　①常规监测：密切观察病情，监测患者生命体征，监测肾功能、尿常规和血常规，观察治疗效果。②并发症监测：若患者尿量迅速减少或出现无尿，血肌酐、血尿素氮快速进行性升高，内生肌酐清除率快速下降；血钾升高，出现各种心率失常甚至心脏骤停；食欲明显减退、恶心、呕吐等，均提示急性肾损伤的发生。

3. 对症护理　体液过多的护理措施具体见本章第一节。

4. 用药护理　遵医嘱用药，观察糖皮质激素、利尿剂、环磷酰胺等的疗效和不良反应。①糖皮质激素：使用原则为起始足量、缓慢减药和长期维持，肾脏疾病患者使用糖皮质激素后应特别注意有无发生水钠潴留、血压升高及继发感染，此类不良反应均会加重肾损害，导致病情恶化。此外还应观察患者是否出现了血糖上升、精神兴奋、消化道出血、骨质疏松及类肾上腺皮质功能亢进症（如满月脸、水牛背、多毛、向心性肥胖等）的表现。大剂量激素冲击疗法可明显抑制机体的防御能力，必要时需对患者实施保护性隔离。②利尿剂的用药护理见本章第二节肾病综合征。③环磷酰胺的用药护理参见第六章第四节。

5. 饮食护理　①控制钠摄入，因患者肾功能进行性下降，故应严格限制钠摄入，予低盐饮食（＜3g/d）。②控制水和钾的摄入，尤其是尿量明显减少者，每天饮水量是前一天的尿量加500mL。③控制蛋白质摄入量，采用优质低蛋白饮食，以减轻肾脏负担。④保证热量摄入，注意补充维生素和微量元素。

6. 心理护理　急进性肾炎病情进展迅速，肾功能可在短时间内出现迅速下降，护士应关心患者及家属，引导其以积极的心态面对疾病，减少患者的恐惧心理，增强其战胜疾病的信心。中医学认为"恐伤肾"，而每个人都有与生俱来对疾病和死亡的恐惧，尤其是本病进展快、预后差，给患者心理带来严重创伤，可出现多种不良情绪，否认、怀疑、恐惧、愤怒、悲伤等。护士可通过观察、沟通评估患者的心理状态，根据患者需求适度给予安慰、劝慰、启发、引导。而中医情志治疗的原则认为"思胜恐"，不妨指导患者选择性地阅读或聆听一些相关文章或书籍，对人生的意义进行思考，只有了悟生死，心怀感恩，才能克服恐惧，启发患者从危机中看到生机，最大限度地给予患者心理援助。

【健康指导】

1. 预防疾病　感染的预防请参见本节"急性肾小球肾炎"的相关内容。另外部分患者的发病与接触某些有机化学溶剂、碳氢化合物、某些药物、吸毒、吸烟有关，故应减少接触以上物品的机会。

2. 管理疾病　急性期应绝对卧床休息，时间在 4 ~ 6 周，待肉眼血尿消失、水肿消退及血压正常后，肾功能指标稳定，方可下床轻微活动。向患者及其家属强调严格遵医嘱服药的重要性，不可擅自更改或停止用药，告知糖皮质激素及免疫抑制剂的作用、用法及用量、可能出现的不良反应及其他服药注意事项。

3. 康复指导　经过早期合理的治疗，部分患者病情得到缓解，少数患者肾功能完全恢复，远期多数转为慢性肾衰竭，因此嘱患者出院后定期随访，监测肾功能。

三、慢性肾小球肾炎

慢性肾小球肾炎（chronic glomerulonephritis，CGN）简称慢性肾炎，是一组以蛋白尿、血尿、高血压、水肿为临床表现，起病方式不同，病情迁延、病变缓慢进展，可有不同程度肾功能减退，最终将发展为慢性肾衰竭的疾病。本组疾病的病理类型、病程及主要临床表现可各不相同，疾病表现呈多样化。

慢性肾小球肾炎可发生于任何年龄，但以青中年为主，男性多见。

【病因及发病机制】

1. 病因　慢性肾炎系由各种原发性肾小球疾病迁延不愈而致，病因大多尚不清楚，少数由 PSGN 演变而来。

2. 发病机制　不同病理类型的慢性肾炎发病机制不尽相同，但起始因素多为免疫介导炎症，非免疫非炎症因素是导致病程慢性化的重要因素（参见本章第三节慢性肾衰竭）。

【病理】

本病双肾体积缩小，表面呈弥漫性细颗粒状，称为继发性颗粒性固缩肾，切面皮质变薄，皮髓质界限不清。

光镜下肾小球发生玻璃样变和硬化、肾小管萎缩、间质纤维化、炎细胞浸润。

【临床表现】

慢性肾炎以中青年男性多见。多数起病隐匿，可有一个相当长的无症状尿异常期。临床表现呈多样性，可有不同程度的肾功能减退，病情时轻时重、迁延不愈，渐进性发展为慢性肾衰竭。

1. 尿异常　蛋白尿和血尿出现较早，多为轻度蛋白尿（1 ~ 3g/d）和镜下血尿，部分患者可出现大量蛋白尿（＞ 3.5g/d）或肉眼血尿。水肿期间尿量减少，无水肿期间尿量接近正常，常有夜尿及低比重尿。

2. 水肿　早期患者可有乏力、疲倦、腰部疼痛、纳差等表现，水肿时有时无，多为眼睑和颜面部，甚至下肢的轻中度水肿，晚期持续存在。

3. 高血压　患者血压正常或轻度升高。部分患者可出现血压（特别是舒张压）持续性中等程度以上升高，可有眼底出血、渗出，甚至视盘水肿，如血压控制不好，肾功能恶化较快，预后较差。

4. 肾功能改变　早期患者肾功能正常或轻度受损（内生肌酐清除率下降或轻度氮质血症），这种情况可持续数年甚至数十年，肾功能逐渐恶化并出现相应的临床症状，如贫血、血压增高等，最终进入尿毒症期。

5. 贫血　部分患者表现为贫血貌、唇甲苍白，若出现中度以上贫血，表明肾单位及肾功能损害已很严重。

病理类型为决定慢性肾炎肾功能恶化进展快慢的重要因素，如系膜毛细血管性肾小球肾炎进展较快、膜性肾病进展常较慢。

【医学检查】

1. 尿液检查 尿蛋白轻至中度增加，定性为（＋）～（＋＋＋），定量常在 $1 \sim 3g/d$，镜下可见多形性红细胞，可有红细胞管型。

2. 血常规检查 早期正常或轻度贫血，晚期红细胞计数和血红蛋白明显下降。

3. 肾功能检查 晚期血肌酐、血尿素氮增高，内生肌酐清除率明显下降。

4. B 超 晚期双肾缩小，肾脏表面不平，肾皮质变薄或肾内结构紊乱。

【诊断要点】

凡尿化验异常（蛋白尿、血尿）、伴或不伴水肿及高血压病史持续 3 个月以上，无论有无肾功能损害，在排除继发性肾小球肾炎和遗传性肾小球肾炎后，临床上可诊断为慢性肾炎。

【治疗】

治疗要点是防止和延缓肾功能进行性恶化、改善临床症状及防治并发症。

1. 积极控制高血压和减少尿蛋白 为控制病情恶化的重要环节。

理想血压控制水平视尿蛋白程度而定。①尿蛋白 $\geq 1g/d$，血压应控制在 125/75mmHg 以下；尿蛋白 $< 1g/d$，血压控制可放宽到 130/80mmHg 以下。尿蛋白的治疗目标则为争取减少至 $< 1g/d$。②降压药物首选对肾脏有保护作用的，如血管紧张素转换酶抑制剂（ACEI）、血管紧张素 II 受体阻滞剂（ARB），此两种药具有良好的降压作用，还有减低高滤过和减轻蛋白尿的作用。应用剂量需高于常规降压剂量，以达到减少尿蛋白目的。也可选用其他药物如钙通道阻滞剂、β 受体阻滞剂、血管扩张剂和噻嗪类利尿剂（若噻嗪类无效应改用袢利尿剂，但一般不宜过多、长久使用）。

2. 限制食物中蛋白及磷的摄入量 肾功能不全者应给予优质低蛋白、低磷饮食。为了防止负氮平衡，低蛋白饮食时可使用必需氨基酸或 α－酮酸。

3. 免疫抑制治疗 一般不主张积极应用糖皮质激素和细胞毒药物。对于肾功能正常或轻度异常，病理类型轻，且尿蛋白较多者可试用。

4. 防治引起肾损害的各种原因 包括：①预防与治疗感染；②禁用肾毒性药物（如含马兜铃酸的中药、氨基糖苷类抗生素等）；③及时治疗高脂血症、高尿酸血症等。

【护理诊断 / 问题】

1. 体液过多 与肾小球滤过率下降导致水钠潴留等因素有关。

2. 营养失调：低于机体需要量 与低蛋白饮食，长期蛋白尿致蛋白丢失过多有关。

3. 潜在并发症 慢性肾衰竭。

4. 焦虑 与疾病反复发作、预后不良有关。

【护理措施】

1. 安全与舒适管理 ①环境：保持病室清洁，定期消毒，地面无湿滑、无障碍。注意患者保暖，嘱患者加强个人卫生，预防感冒、皮肤感染等。②休息与活动：若患者尿蛋白不多、水肿不明显、无严重高血压及肾功能损害时，可以从事轻体力工作，嘱患者加强休息，以增加肾血流量和尿量，卧床时可抬高下肢，增加静脉回流，减轻下肢水肿，尤其应避免体力活动，以减轻肾脏负担，减少蛋白尿及水肿，延缓肾功能减退。③安全防护措施：防坠床、防跌倒、防自杀、防走失，避免意外事件发生。

2. 疾病监测 ①常规监测：观察并记录尿液改变情况，水肿、高血压及肾功能减退程度。监测生命体征、体重等。②加重期监测：如患者出现食欲减退、恶心、呕吐、头痛、嗜睡、尿少及出血倾向等应警惕早期尿毒症的发生。发现异常及时通知医生处理。

3. 对症护理　体液过多护理措施见本章第一节。降压措施包括低盐饮食和使用降压药。

4. 用药护理　①使用袢利尿剂时注意不宜过多、长久使用，以免加重肾损害，具体护理措施见本章第二节肾病综合征。②肾功能不全患者应用 ACEI 或 ARB 要防止高血钾，血肌酐＞256μmol/L（或 3mg/dL）时务必在严密观察下谨慎使用，若用药 2 周内血肌酐上升 30%～50%，宜停止使用，及时纠正其升高的原因，并使其降至用药前水平，再继续使用。用药期间应密切监测血肌酐、血钾，防止严重不良反应发生。

5. 饮食护理　予患者优质低蛋白、低盐、低磷饮食。①予以优质低蛋白饮食，每日 0.6～0.8g/kg，其中 50% 以上为高生物学效价的优质蛋白，适当增加碳水化合物的摄入，避免因热量供给不足而加重负氮平衡。热量维持在每日 30～35kcal/kg。②坚持低盐饮食，食盐摄入量以 2～3g/d 为宜。③控制磷的摄入，磷入量限制在 800mg/d 以下（最佳入量 500mg/d）。避免食用含磷高的动物内脏、脑等，可进食高钙低磷或不含磷的食物，如牛奶、萝卜、黄瓜、鸡蛋等，少喝或不喝各种汤，可弃汤吃肉。④注意补充维生素、叶酸和其他微量元素。⑤必要时遵医嘱补充必需氨基酸或复方 α-酮酸制剂。研究表明，低蛋白饮食加复方 α-酮酸制剂在延缓肾损害进展上优于必需氨基酸制剂，但同时 α-酮酸制剂含钙。也须谨防高钙血症发生。

6. 营养监测　实施低蛋白饮食时，须对患者治疗依从性及营养状况进行监测，以防营养不良发生。①热量摄入监测：根据患者 3 日饮食记录，计算实际摄入热量。②营养状态评估：治疗初或营养不良时每月监测 1 次，以后 2～3 个月监测 1 次。身体测量（包括体重指数、肱三头肌皮褶厚度和上臂肌围）；血生化指标检测（包括人血白蛋白、转铁蛋白、前白蛋白及血清胆固醇）；主观综合营养评估（SGA）。③蛋白入量监测：测定 24 小时尿尿素排泄量，计算氮表现率蛋白相当量（PNA）或蛋白分解代谢率（PCR）。

7. 心理护理　由于病情反复、迁延不愈，部分患者可表现为沮丧、悲观、抵触、沉默寡言等情绪，因此以娴熟的技术，以真诚、尊重、接纳、温暖的态度与患者建立良好的沟通关系，鼓励患者倾诉，通过倾听和交流获取信息，评估患者的自我概念、情感、感知、人生价值观，给予患者心理支持包括理解、安慰、同情、抚慰、启发等，形成治疗性护患关系，帮助患者通过反思建立积极的应对策略，帮助患者以积极的心态促进身体的康复，提升生活质量。鼓励家属陪伴患者，给予患者精神上的支持，以积极的视角思考问题，发现患者悲观厌世及时寻求医护人员及社会的帮助，防止意外事件发生。

【健康指导】

1. 预防疾病　告知患者慢性肾炎多由原发性肾小球疾病迁延不愈转变而来，应及时治疗各种原发性肾小球疾病，延缓肾功能损伤。

2. 管理疾病　①休息与饮食：嘱患者加强休息，避免体力活动，以减轻肾脏负担，减少蛋白尿及水肿，延缓肾功能减退，注意保暖，加强个人卫生，预防感冒、皮肤感染等，同时向患者解释饮食控制的重要性，避免高蛋白、高脂、高磷饮食加重肾损伤，指导患者根据自己的病情选择合适的食物和量。指导患者及家属以糖醋调味，或葱姜蒜炒香调味，或用柠檬汁、青椒、番茄、洋葱等果蔬的自然风味烹调，以减少对盐的需求，同时不影响食欲。限制摄入香肠、各种肉干、酱料、罐头、鸡精、味精、肉松等含盐高的熟食品和调味品。②避免加重肾损害的因素：向患者及家属讲解影响病情进展的因素，指导其避免加重肾损害的因素，如感染、劳累、妊娠、接种疫苗、应用肾毒性药物等。常见的肾毒性药物有氨基糖苷类抗生素、磺胺类、先锋霉素、两性霉素、含马兜铃酸的中药等。③用药指导：介绍各类降压药的疗效、不良反应及用药注意事项。如告诉患者 ACEI、ARB 可致血钾升高，并告知高血钾的表现等。

3. 康复指导　慢性肾炎病程长，需定期随访疾病的进展，监测肾功能、血压、水肿等的变化。一旦出现水肿或水肿加重、尿液泡沫增多、血压增高或有急性感染时应及时就诊。

四、肾病综合征

肾病综合征（nephrotic syndrome，NS）是由多种病因所致的，以大量蛋白尿（尿蛋白＞3.5g/d）、低蛋白血症（血浆清蛋白＜30g/L）、水肿、高脂血症为临床表现的一组综合征。可分为原发性及继发性，本节仅阐述原发性肾病综合征。肾病综合征是泌尿系统的常见病和多发病，男性多见，男女之比约为2：1。

【病因及发病机制】

原发性肾病综合征的发病机制为免疫介导性炎症所致的肾损害。原发于肾脏本身的肾小球疾病，如急性肾炎、急进性肾炎、慢性肾小球疾病发展过程中发生肾病综合征。

引起本病的主要病理类型有微小病变型肾病（MCD）、系膜增生性肾小球肾炎（分为IgA肾病IgAN及非IgA系膜增生性肾小球肾炎MsPGN）、系膜毛细血管性肾小球肾炎（MPGN）、局灶性节段性肾小球硬化（FSGS）及膜性肾病（MN）。

微小病变型肾病占儿童原发性肾病综合征的80%～90%，占成人原发性肾病综合征的10%～20%，系膜增生性肾小球肾炎约占我国原发性肾病综合征的30%，系膜毛细血管性肾小球肾炎占我国原发性肾病综合征的10%～20%，局灶性节段性肾小球硬化占我国原发性肾病综合征的5%～10%，膜性肾病约占我国原发性肾病综合征的20%。

【临床表现】

原发性肾病综合征的发病年龄、起病缓急与病理类型密切相关。微小病变型肾病以儿童多见；系膜增生性肾病好发于青少年，半数起病急骤，部分隐匿；系膜毛细血管性肾病好发于青少年，但大多起病急骤；局灶性节段性肾小球硬化多发生于青少年，多起病隐匿；膜性肾病多见于中老年，多起病隐匿。常于感染或受凉后起病。临床过程可自然缓解或经治疗而缓解，但易反复发作加重。典型临床表现如下：

1. 大量蛋白尿　典型病例可有大量选择性蛋白尿（尿蛋白＞3.5g/d）。主要因肾小球滤过膜分子屏障和电荷屏障作用受损，对血浆蛋白（多以清蛋白为主）的通透性增高，致使原尿中蛋白含量增多，当增多明显超过近曲小管重吸收量时，出现大量蛋白尿。凡是增加肾小球内压力及导致高灌注、高滤过的因素（如高血压、高蛋白饮食或大量输注血浆蛋白）均可增加尿蛋白的排出。

2. 低蛋白血症　血浆清蛋白＜30g/L，主要为自尿中丢失大量清蛋白，肝脏代偿性合成的清蛋白不足、胃黏膜水肿致蛋白质摄入与吸收减少等因素进一步加重低蛋白血症。除血浆清蛋白外，免疫球蛋白和补体成分、抗凝及纤溶因子、金属结合蛋白及内分泌激素结合蛋白等也可减少。尤其是肾小球病理损伤严重，大量蛋白尿和非选择性蛋白尿时更为显著，患者易产生感染、高凝、微量元素缺乏、内分泌紊乱和免疫功能低下等并发症。

3. 水肿　水肿是肾病综合征最早出现的症状和最突出的体征。其发生与低蛋白血症所致血浆胶体渗透压明显下降、激活RAAS系统、肾脏排泄钠负荷的能力降低等有关，多表现为指压凹陷性水肿。严重水肿者可出现胸腔、腹腔和心包积液，同时患者尿量常明显减少，可少至300～400mL/d。水肿与体位有明显的关系，如出现一侧下肢与体位无关的固定性水肿时应怀疑下肢深静脉血栓形成。

4. 高脂血症　肾病综合征患者常伴高脂血症，其中以高胆固醇血症最常见；甘油三酯、低密度脂蛋白（LDL）、极低密度脂蛋白（VLDL）浓度增加。其发生机制与肝脏合成脂蛋白增加和脂蛋白分解减弱有关。

【并发症】

本病可并发感染、血栓栓塞、急性肾损伤、蛋白质及脂肪代谢紊乱等。

【医学检查】

1. 尿液检查　尿蛋白定量＞ 3.5g/d，定性一般为（+++）～（++++）。尿沉渣常含红细胞、颗粒管型等。

2. 血生化检查　血浆清蛋白＜ 30g/L；总胆固醇、甘油三酯、低及极低密度脂蛋白均增高；血浆铜蓝蛋白、转铁蛋白、补体均减少。

3. 肾功能检查　内生肌酐清除率正常或降低，血肌酐、尿素氮可正常或升高。

4. B 超检查　双肾正常或缩小。

5. 肾活组织病理检查　可准确反映疾病的病理分型，指导治疗及判断预后等。

【诊断要点】

诊断标准为：①尿蛋白＞ 3.5g/d；②血浆白蛋白＜ 30g/L；③水肿；④血脂升高。其中①、②两项为诊断所必须，满足此两项肾病综合征的诊断即可成立。在排除继发性和遗传性病因后，才能诊断为原发性肾病综合征，肾组织活检确定病理类型。

【治疗】

治疗要点是以抑制免疫与炎症反应为主，加强对症治疗。

1. 对症治疗

（1）利尿消肿　多数患者经限钠、限水及应用糖皮质激素后可达到利尿消肿的目的，若经上述治疗水肿仍未消退者可使用利尿剂。①噻嗪类利尿剂：通过抑制钠和氯的重吸收，增加钾的排泄而利尿。常用氢氯噻嗪 25mg，口服 3 次 / 天，使用时警惕低血钠和低血钾的发生。②保钾利尿剂：排钠、排氯但潴钾。适用于低钾血症者，与噻嗪类合用可提高利尿效果，常用氨苯蝶啶 50mg，口服 3 次 / 天，使用时警惕高血钾的发生。③袢利尿剂：强力抑制钠、氯、钾的重吸收。常用呋塞米（速尿）20 ～ 120mg/d，或布美他尼 1 ～ 5mg/d，分次口服或静脉注射，使用时警惕低血钠、低血钾、低血氯的发生。④渗透性利尿剂：常用不含钠的低分子右旋糖酐或淀粉代血浆（羟乙基淀粉）250 ～ 500mL 静脉滴注，隔日 1 次，随之加用袢利尿剂可增强利尿效果，但对少尿（尿量＜ 400mL/d）患者慎用，可诱发"渗透性肾病"，导致急性肾损伤。⑤静脉输注血浆或白蛋白以提高血浆胶体渗透压，产生渗透性利尿，加用袢利尿剂能获得良好的利尿效果，但由于输入的蛋白将于 24 ～ 48 小时内由尿中排除，可引起肾小球高滤过和肾小管高代谢造成损伤，故应严格掌握用药适应证。另外，应注意利尿不能过猛，以免血容量不足，诱发血栓形成和肾损害，体重下降以每天 0.5 ～ 1.0kg 为宜。

（2）减少尿蛋白　减少尿蛋白的治疗是重要的，可反映出控制原发疾病的效果、肾小球高压的降低及足细胞损伤的好转。成人中这一危险因素的界值并不清楚，有研究提示，只要控制在 1g/d 以下，预后一样好。多数研究显示，如果尿蛋白低于 0.5g/d，可以明显延缓多数肾小球疾病肾功能恶化速度，对于 MCD 和激素敏感型肾病综合征，尿蛋白的完全缓解意味着病情痊愈。尿蛋白降至非肾病范围可使人血白蛋白水平升至正常。

血管紧张素转换酶抑制剂（ACEI）或血管紧张素 Ⅱ 受体拮抗剂（ARB）除通过有效控制高血压达到减少尿蛋白外，还可以通过降低肾小球内压和直接影响肾小球基底膜的通透性，达到减少尿蛋白，延缓肾功能进展的作用，降压的靶目标应低于 130/80mmHg；但在肾病综合征严重水肿期，存在肾血流量相对不足时，应避免使用，以免引起肾前性急性肾损伤。使用期间监测血清肌酐和血钾水平。

（3）降脂治疗 大多数患者仅通过低脂饮食难以降低血脂，需使用降脂药物，首选口服他汀类药物。血脂控制在胆固醇＜ 2.6mmol/L（100mg/dL），三酰甘油＜ 2.3mmol/L（200mg/dL）。降脂药物主要副作用是肝毒性和横纹肌溶解，使用中需监测肝功能和肌酶，并避免两类降脂药同时应用。对于单独应用胆固醇水平不能达标或不能耐受较大剂量他汀类药物治疗的患者，联合应用中小剂量他汀类药物与依折麦布（胆固醇吸收抑制剂）被视为合理选择。

2. 抑制免疫与炎症反应 这是本病的主要治疗措施之一，使用前，必须注意排除患者可能存在的活动性感染（特别是活动性肝炎、结核）、肿瘤等情况。免疫抑制治疗的目标是诱导期尽早获得完全缓解或部分缓解，并密切监测免疫抑制剂的不良反应。维持期以最小的有效剂量维持疾病的稳定，减少复发和尽量避免不良反应，保护肾功能。临床宜综合评估患者病情，制订个体化治疗方案。

（1）糖皮质激素 通过抑制炎症与免疫反应，抑制醛固酮和抗利尿激素分泌，影响肾小球基底膜通透性等综合作用而发挥利尿、消除尿蛋白的疗效。用药遵循"起始足量、缓慢减量、长期维持"的原则。常用药物为泼尼松，起始剂量为每日 1mg/kg（不超过 80mg/d），口服 6 ～ 12 周（根据病理分型决定）后，每 1 ～ 2 周减少原用量的 10%，减至低剂量每日 0.4 ～ 0.5mg/kg，完全缓解后，再维持 3 ～ 6 个月治疗。当减至 20mg/d 左右时病情易复发，需密切观察，避免感冒、劳累等诱因。维持期间可采用全日量顿服或两日量隔日 1 次顿服，以减轻激素副作用。水肿严重、肝功能损害或泼尼松疗效不佳时，可更换为甲泼尼龙（等剂量）口服或静脉滴注。长期使用主要副作用为高血糖、高血压、股骨头无菌性坏死、消化道溃疡、感染等。

（2）烷化剂 包括环磷酰胺、苯丁酸氮芥。大剂量糖皮质激素（泼尼松每日 1mg/kg）联合环磷酰胺（每日 2mg/kg）作为可选方案。药物副作用主要为骨髓抑制、肝功能损害、性腺抑制、脱发、出血性膀胱炎、感染加重及消化道反应。

（3）钙调神经磷酸酶抑制剂 包括环孢素 A、他克莫司。小剂量糖皮质激素（泼尼松每日＜ 0.5mg/kg）联合环孢素 A 治疗，为另一可选方案。用药起始剂量为每日 3.5 ～ 4mg/kg，4 ～ 6 个月后出现部分缓解或完全缓解，开始缓慢减量，疗程至少 1 年，之后可以小剂量每日 1 ～ 1.5mg/kg 长期维持。血胆固醇水平影响其有效组织浓度，与小剂量的他汀类药物合用是安全的，但联合使用可明显地增加肌痛 / 肌炎的风险。药物副作用主要为齿龈增生、多毛、肝毒性、肾毒性、手颤、高尿酸血症等。

（4）其他 吗替麦考酚酯（抑制鸟嘌呤核苷酸经典合成途径）、利妥昔单抗（特异性抑制 B 淋巴细胞增殖及其活性）增加肾病综合征的缓解率、降低复发率、减少激素等的副作用，剂量、疗程因人而异。

3. 中医治疗 采取健脾补肾利水、滋阴降火或清热祛湿等治疗法则，常用方剂有真武汤。雷公藤具有抗炎和抑制免疫、抑制肾小球系膜细胞增生、改善肾小球滤过膜通透性的作用，雷公藤多苷联合小剂量激素应用，能够提高疗效。

4. 并发症防治

（1）感染 与蛋白质营养不良、免疫功能紊乱及使用糖皮质激素有关，常见感染部位为呼吸道、泌尿道及皮肤。不主张常规应用抗生素预防感染，但一旦发现感染，应及时选用敏感、强效且无肾毒性的抗生素积极治疗，有明确感染灶者应尽快去除。严重感染难控制时应减少或停用激素，但需视患者具体情况而定。

（2）血栓、栓塞　多种因素如抗凝物质从尿中大量丢失、血小板功能异常、高脂血症、血液浓缩、激素及利尿剂的使用等使得肾病综合征患者存在高凝倾向，动静脉易形成血栓。静脉血栓按部位分可包括深静脉血栓（DVT）、肾静脉血栓（RVT）及肺栓塞（PE）、脑静脉血栓（CVT）等，其中肾静脉血栓和肺栓塞较为常见。而动脉血栓则好发于股动脉、肾动脉、主动脉、肠系膜动脉、大脑动脉和上肢动脉等部位，其中股动脉血栓最为常见。

当血浆白蛋白＜25g/L存在额外血栓的风险时，考虑预防性抗凝，开始使用足够剂量的肝素、低分子肝素等抗凝药物做短暂治疗以延长凝血时间，之后口服华法林，或辅以抗血小板聚集药如双嘧达莫或阿司匹林。一旦发生血栓、栓塞应尽早予以尿激酶或链激酶全身或局部溶栓，同时配合抗凝治疗。抗凝及溶栓治疗时均应避免药物过量导致出血。

（3）急性肾损伤　及时给予正确处理，大多数患者可望恢复。对袢利尿剂有效者应予以较大剂量，以冲刷阻塞的肾小管管型，同时可口服碳酸氢钠以碱化尿液，减少管型形成；利尿无效并已达到透析指征者，应及时透析治疗。

（4）蛋白质及脂肪代谢紊乱　调整饮食中蛋白质和脂肪的量及结构，应用ACEI或ARB类药物控制尿蛋白，应用他汀类药物控制脂质代谢异常。

【护理诊断/问题】

1.体液过多　与低蛋白血症致血浆胶体渗透压下降、体内水钠潴留有关。

2.营养失调：低于机体需要量　与大量蛋白尿、食欲减退及吸收障碍有关。

3.有感染的危险　与机体抵抗力下降、应用激素和（或）免疫抑制剂有关。

4.体象紊乱　与水肿、长期使用免疫抑制药物、内分泌代谢紊乱有关。

【护理措施】

1.安全与舒适管理　①保持病房环境清洁，减少探视，限制上呼吸道感染者探访。②嘱患者卧床休息至水肿消退，保持适度的床上及床旁活动，以避免血栓形成，水肿减轻后可进行简单的室内活动，尿蛋白降到2g/d以下时可恢复适量的室外活动。③安全防护措施，包括防坠床、防跌倒、防自杀、防走失，避免意外事件发生。④各项治疗和护理严格遵守无菌技术规程，如肾活检穿刺、腹腔穿刺、静脉输液等操作，严格执行无菌技术，预防穿刺处感染。

2.疾病监测　①常规监测：严格观察患者的生命体征、尿量及尿液性状的变化，观察水肿的部位、程度及性质，每日协助患者测量体重及腹围，指导其严格记录出入量。②并发症监测：血栓、栓塞是直接影响肾病综合征疗效和预后的重要因素，其中肾静脉血栓最常见，若患者突然出现一侧腰痛，应警惕肾血管栓塞的发生；尿量急剧减少提示可能发生了急性肾损伤，急性肾损伤因水肿致肾血流量下降，诱发肾前性氮质血症，经扩容、利尿后多可恢复。但少数可发展为肾实质性肾衰竭，扩容利尿无效。还应注意观察是否并发了心脑血管疾病。感染是导致本病复发和疗效不佳的主要原因之一。感染部位以呼吸道、泌尿道、皮肤最多见。密切监测生命体征，尤其应注意有无体温升高；观察有无呼吸道、泌尿道及皮肤感染的征象，如咳嗽、咳痰、肺部啰音、尿路刺激征、皮肤红肿等。③营养监测：记录进食情况，评估饮食结构是否合理，热量是否充足。定期测量血浆清蛋白、血红蛋白等指标，评估机体的营养状况。

3.对症护理　减轻水肿，维持皮肤完整性。预防感染，告知患者预防呼吸道和皮肤感染的重要性，必要时给予保护性隔离；协助患者加强全身皮肤、口腔黏膜和会阴部护理，保持皮肤清洁，也要预防洗浴过程中烫伤和擦伤皮肤。鼓励患者正确刷牙、勤漱口，也可以饭后使用"水牙线"清洁口腔食物残渣。中重度水肿患者皮肤易出现渗液和皮损，穿刺或注射后延长按压时间。遇寒冷季节注意保暖。监测生命体征，尤其是体温和血压，每日测量2次。

4. 用药护理

（1）利尿剂　利尿剂不宜过快过猛，以免造成血容量不足、加重血液高凝状态，诱发血栓、栓塞并发症。长期使用利尿剂应监测血清电解质紊乱及酸碱失衡情况，常见的有以下几种：①低钾血症：表现为肌无力、腹胀、恶心、呕吐及心律失常。低钾血症的补钾原则是见尿补钾，尿量必须在每小时30～40mL或前一日尿量大于500mL；补钾的每日剂量不宜多，参考血清钾水平，每日40～80mmol，即氯化钾3～6g；补钾浓度不宜过高，浓度≤40mmol/L，即1000mL液体中，最多加入3g氯化钾；绝对禁止高浓度含钾药物（如10%氯化钾注射液原液）直接静脉注射，以免导致心脏骤停；静脉补钾速度不宜过快，一般速度限制在0.75～1.5g/h，以免引起心律失常和疼痛；密切监测血钾水平。②低钠血症：患者可出现无力，恶心，肌痛性痉挛，嗜睡和意识淡漠。③低氯性碱中毒：表现为呼吸浅慢，手足抽搐，肌痉挛，烦躁和谵妄。④高钾血症：常发生于使用保钾利尿剂时，患者可出现恶心、呕吐、四肢麻木、烦躁、胸闷等症状，并可发生心率减慢、心律不齐，甚至室颤、心脏骤停。应注意观察心电图、采血化验血钾、忌食含钾高的食物、忌输库存血。少尿患者应慎用渗透性利尿剂，避免肾小管管腔中管型形成。通过提高血浆胶体渗透压以利尿的方式应严格掌握用药的适应证。此外，呋塞米具有耳毒性，可引起耳鸣、眩晕及听力丧失，应避免与氨基糖苷类抗生素等具有相同不良反应的药物同时使用。

（2）糖皮质激素　有关糖皮质激素的不良反应及其护理参考本章第二节急进性肾小球肾炎。

（3）烷化剂和环孢素　用药护理参见第六章。使用环磷酰胺当天多饮水、适当水化及上午用药，减少出血性膀胱炎的发生。

5. 饮食护理

予以高热量、低脂、低盐、高维生素及高纤维饮食。①给予低盐（＜3g/d）饮食，以减轻水肿。②蛋白质：肾功能正常者给予正常量（每日0.8～1.0g/kg）的优质蛋白（富含必需氨基酸的动物蛋白），肾功能不全者根据肾小球滤过率调整摄入量，近年来研究推荐，植物蛋白膳食如大豆蛋白饮食可能比优质蛋白更有益处（另外以亚麻籽为基础的蛋白饮食处于动物研究阶段），可更有效地降低尿蛋白的损失，增加血清蛋白水平，纠正高脂血症并减少肾的炎症和纤维化。③热量：供给足够的热量，每日126～147kJ/kg（每日30～35kcal/kg）。④脂肪：低脂（＜总热量的30%）、低胆固醇（＜200mg/d），少食富含饱和脂肪酸（动物脂肪）的饮食，多食富含多聚不饱和脂肪酸（PUFA）如植物油、鱼油（占总热量的10%），增加富含可溶性纤维素（燕麦、米糠、豆类）的食物以控制高脂血症。对于IgA肾病患者补充高剂量的鱼油（每天12g）可能有益。⑤注意维生素及微量元素按需补充，维持饮食中钙摄入量每天1200～1500mg同样重要。对接受高剂量糖皮质激素治疗的患者补充钙剂和维生素D以对抗骨密度的减小是合理的。另外血浆全段甲状旁腺激素（PTH）水平高，也给予钙剂和1,25-(OH)$_2$D$_3$补充。不推荐常规补充其他离子（如铁）和维生素，可能存在潜在的危害，若出现明显缺乏症应及时补充。

6. 心理护理

由于本病病程长、病情易反复发作造成患者情绪低落、对未来失去希望，同时由于水肿、长期使用免疫抑制药物、内分泌代谢紊乱导致身体外形的改变，患者对自我形象感到苦恼和自卑，尤其对于年轻的女性无法接受，而导致治疗的依从性下降。例如年轻女性对环孢霉素的多毛副作用的接受程度不如老年男性患者，这些性别、年龄的心理差异也应受到关注。所以需要耐心了解患者的感受和需求，医护患共同探讨帮助患者找到合适的应对策略。例如在使用环磷酰胺和苯丁酸氮芥等对性腺有毒性的药物之前，是否需要采取措施储存精子或卵子。而对于有生育潜力和意愿的女性患者，需要充分讨论妊娠的风险和时机。心理护理是重要而有意义的，又因为个体差异巨大，不容易形成一个普适的方法，但是以慈悲的心陪伴、倾听、启发可以帮助患者理解、接受目前自己的真实状况，了解自己还有很多事可以做，找到自我与生俱来的生命智慧克服病痛和困难，有质量地生活。

7. 并发症护理　①感染是肾病综合征最常见的并发症，与营养不良、免疫球蛋白和部分补体由尿中流失、使用糖皮质激素和（或）免疫抑制剂治疗有关。机体免疫功能低下，易感性增强，常见的感染是呼吸道、皮肤、肠道、尿路感染和自发性腹膜炎。护理中应严格遵循无菌操作原则。重度水肿的患者使用气垫床，勤翻身，防止褥疮发生，保持皮肤清洁，避免损伤，维持皮肤完整性。避免与呼吸道感染者接触，更不要去公共场所，必要时住单人病室，减少交叉感染。病室定时紫外线空气消毒。做好口腔护理，鼓励患者勤漱口。②静脉血栓栓塞是肾病综合征另一并发症，若出现一侧肢体突然肿胀、浅表静脉曲张、皮肤僵硬和色素沉着，腰痛，肾绞痛，以及肉眼血尿，胸痛，咯血，呼吸困难，突发性晕厥，低血压，重度低氧血症，皮肤由暖变冷，甚者苍白等表现时，则要高度考虑血栓栓塞可能。记录疼痛部位、触摸肢体相关动脉搏动，及时报告主管医生，鉴别是否存在下肢深静脉血栓、肾静脉血栓、肺动脉血栓。

【健康指导】

1. 预防疾病　做好疾病知识宣传教育工作，使患者及其家属了解本病是急性肾炎、急进性肾炎等肾小球疾病过程中发生的。因此首先应积极治疗肾小球疾病，阻止其向肾病综合征发展。

2. 管理疾病　①告诉患者优质低蛋白、高热量、低脂、高膳食纤维和低盐饮食的重要性，指导患者根据病情选择合适的食物，并合理安排每天的饮食。②肾病综合征患者免疫功能低下，易发生感染，告知患者预防感染的重要性，避免去人多的公共场所，减少与传染病患者接触；注意个人卫生，女患者注意会阴部清洁，每日用温水冲洗，男患者应注意保持会阴局部清洁干燥；水肿严重时，保护皮肤，防止皮肤破溃造成感染。同时应注意保暖，避免受凉、感冒。③告诉患者医生根据本学科的指南为患者进行检查、诊断、风险评估确定治疗方案以期达到最佳疗效，因此药物治疗的获益远大于不良反应的风险，所以应按时服药，不可擅自增减量或停用药物，同时告知患者各类药物的服用方法、疗程、用药注意事项及用药过程中发生哪些情况需要及时就医。

3. 康复指导　指导患者进行自我病情监测，监测水肿、尿蛋白和肾功能的变化。同时应遵医嘱定期随访，跟踪疾病进程，以便及时调整治疗方案。

"不唯洋、不唯上、唯求实"
——攀上肾病医研世界高峰的第一个中国人黎磊石院士

已故原全军肾病研究所所长黎磊石教授是首批中国工程院院士，国际著名肾脏病学家，中国现代肾脏病学的开拓者和创始人。

30 多年前，国内肾脏病研究尚属薄弱，落后于发达国家。20 世纪 80 年代初，黎磊石去澳大利亚参加肾脏病学术会议，作为中国代表，他没有发言和宣读论文的资格。他暗自发誓：一定要让中国的声音响彻世界医学论坛。

中医药是我国医药学的伟大宝库，黎磊石无意间发现一个用传统草本植物雷公藤治疗风湿性关节炎的病例，患者身上存在的合并严重蛋白尿病症突然消失了。黎磊石没有放过这一"偶然"现象，经过一系列研究，证实了雷公藤具有独特的免疫抑制功效。但雷公藤有剧毒，为了掌握雷公藤对治疗肾脏病既有效又安全的剂量，黎磊石冒着生命危险，每天亲口尝毒。就这样，运用西医学研究手段，发掘中医学遗产，揭开中医药治疗肾脏病的内涵，在国际上首创应用草药雷公藤治疗慢性肾炎获得成功，并在国内外推广应用，开辟了肾脏病治疗的新途径。

此后，黎磊石率团队在肾脏病领域填补了6项国际空白，使我国肾脏病研究和治疗跨进世界先进行列，他也因此成为发展中国家第一位国际肾脏病学会理事和国际肾脏病学术会议执行主席。至今军区总院肾脏科还执行着黎磊石的"不唯洋、不唯上、唯求实"三准则。

第三节　肾衰竭

一、急性肾损伤

急性肾损伤（acute kidney injury，AKI）是指各种病因导致短时间内（数小时至数周）肾功能急剧下降而出现的临床综合征，临床特征为含氮代谢物积蓄，水、电解质和酸碱平衡紊乱及全身各并发症。常伴有少尿或无尿，但也可以无少尿表现。急性肾损伤是较常见的一种临床急、危重症，占住院患者的3%～7.2%，重症监护室患者中高达30%。尽管医疗水平不断提高，但是其病死率仍居高不下，据报告死亡率28%～82%。

急性肾损伤有广义和狭义之分，广义的急性肾损伤根据病因可分为肾前性、肾性和肾后性3类。狭义的急性肾损伤指急性肾小管坏死（acute tubular necrosis，ATN）。本节主要以ATN为代表进行叙述。

【病因及发病机制】

1.病因　根据病因，将急性肾损伤分为肾前性、肾性、肾后性3类。

（1）肾前性　又称肾前性氮质血症，是由于各种原因引起的有效循环血容量减少，肾灌注压降低致肾功能下降，肾实质结构完好，迅速补足有效循环血容量，肾功能可很快恢复。常见原因包括：①急性血容量不足，如各种原因的液体丢失和出血。②心排血量减少，如心力衰竭等严重心脏疾病。③周围血管扩张，如败血症、过敏性休克或使用降压药物等。

（2）肾性　肾实质损伤所致，损伤可累及肾单位和间质。常见病因有四种：①急性肾小管坏死，常见原因有急性肾缺血、急性肾毒性物质损害。②急性肾小球病变，见于各种原因引起的急性肾炎、急进性肾炎、多发性肾小血管炎等。③肾血管病变，见于恶性或急进性高血压、肾动脉栓塞或血栓形成等。④急性间质性肾炎。

（3）肾后性　指各种原因引起梗阻性肾病所致，梗阻可发生在肾盂到尿道的尿路任一水平。膀胱颈阻塞是其常见原因，主要见于前列腺疾病、神经源性膀胱或应用胆碱能药物。其次还有输尿管阻塞，可由结石、血块或管外压迫等引起。肾后性急性肾损伤的肾功能多可在梗阻解除后得以恢复。

2.发病机制　急性肾小管坏死是引起急性肾损伤最常见病因，占75%～80%，目前对于缺血所致的急性肾小管坏死的发病机制主要有三种解释。

（1）肾血流动力学改变　有效循环血容量严重不足时，肾血管收缩，肾血流量明显减少，肾小球入球小动脉收缩，使肾灌注压明显降低，引起肾皮质缺血和急性肾小管坏死。

（2）肾小管阻塞学说　指缺血性损伤和肾毒性损伤导致肾小管损伤，甚至坏死。坏死脱落的肾小管上皮及其分解产物形成管型，阻塞肾小管，导致阻塞部近端肾小管管腔内压力升高，继而使肾小囊内压力升高，引起肾小球滤过率降低甚至停止。

（3）反漏学说　指肾小管上皮受损后坏死、脱落，肾小管管壁出现缺损和剥脱区，小管管腔与肾间质直接相通，致使肾小管腔中原尿反流至肾间质，引起肾间质水肿，压迫肾单位，加重肾缺血，使肾小球滤过率下降。

【临床表现】

由于引起急性肾小管坏死的病因不一，起始的临床表现也不同。一般多起病急骤，全身症状突出。根据病程和临床表现，典型病程分为三个阶段：起始期、维持期、恢复期。

1. 起始期　指典型肾前性氮质血症至肾小管坏死之前这一阶段。此期患者常遭受一些已知的 ATN 的病因，如低血压、缺血、脓毒血症等，但尚未发生明显的肾实质损伤，若及时治疗 AKI 是可预防的。但随着肾小管上皮细胞发生明显损伤，GFR 突然下降，临床上 AKI 综合征的表现变得明显，则进入维持期。起始期历时短，仅数小时至几天。

2. 维持期　又称少尿期，典型的为 7～14 天，但也可短至几天，有时可长至 4～6 周。肾小球滤过率保持在低水平。多数患者可出现少尿（＜400mL/d 或＜17mL/h）。但也可没有少尿，有的患者尿量在 400mL/d 以上，称为非少尿型急性肾损伤，其病情大多较轻，预后尚好。但不论尿量是否减少，随着肾功能减退，临床上均可出现一系列尿毒症表现。

（1）急性肾损伤的全身并发症

1）消化系统症状　食欲减退、恶心、呕吐、腹胀、腹泻等。严重者还可引起应激性溃疡或胃炎，出现上消化道出血。

2）呼吸系统症状　除感染的症状外，因过度容量负荷，可出现呼吸困难、咳嗽、憋闷、胸痛等症状。

3）循环系统症状　多因尿少和未控制饮水致体液过多，出现高血压及心力衰竭、肺水肿表现；因毒素滞留、电解质紊乱、贫血及酸中毒引起各种心律失常及心肌病变。

4）神经系统症状　出现意识障碍、躁动、谵妄、抽搐、昏迷等尿毒症脑病症状。

5）血液系统症状　可有出血倾向及轻度贫血现象。

6）其他　感染是急性肾损伤另一常见而严重的并发症。在急性肾损伤同时或在疾病发展过程中还可合并多个脏器衰竭，此类患者病死率可高达 70%。

（2）水、电解质紊乱和酸碱失衡

1）代谢性酸中毒　因肾排酸能力降低，同时急性肾损伤常合并高代谢状态，使酸性代谢产物增多。患者可出现呼吸深快、疲倦、恶心、呕吐、心律失常、嗜睡甚至昏迷等。

2）高钾血症　除肾排钾减少外，酸中毒和高分解状态也是主要原因。高钾血症轻症可无特征性临床表现，重症可引起心室颤动和心脏骤停，是少尿期患者常见的死因之一，及时处理至关重要。

3）高磷血症和低钙血症　由于肾脏排磷显著减少，少尿期血磷常轻度升高；若伴有高分解状态或酸中毒，血磷升高可较突出。由于血磷升高，可引起低钙血症。

4）低钠血症和低氯血症　与钠被稀释有关，亦与呕吐、腹泻导致钠盐丢失有关。严重低钠血症可致血浆渗透浓度降低，出现细胞内水肿，甚至急性脑水肿。低氯血症常与呕吐、腹泻或大剂量使用利尿剂有关，患者可出现腹胀、呼吸表浅或抽搐等表现。

3. 恢复期　肾小管细胞再生、修复，肾小管完整性恢复。肾小球滤过率逐渐恢复或接近正常范围。少尿型患者开始出现利尿，可有多尿表现，在不使用利尿剂的情况下，每日尿量可达 3000～5000mL，或更多。一般持续 1～3 周，继而逐渐恢复。与肾小球滤过率相比，肾小管上皮细胞功能（溶质和水的重吸收）的恢复相对延迟，常需数月。少数患者可最终遗留不同程度的肾脏结构和功能缺陷。

【医学检查】

1. 血液检查　可有轻度贫血。血肌酐每日平均增加≥44.2μmol/L，高分解代谢者上升速度更快，每日平均增加≥176.8μmol/L。血钾浓度升高，常大于5.5mmol/L。血pH值常低于7.35。碳酸氢根离子浓度多低于20mmol/L。血清钠正常或偏低。血钙降低，血磷升高。

2. 尿液检查 尿液外观多浑浊，尿色深。尿蛋白多为（±）～（＋），常以小分子蛋白为主。尿沉渣检查可见肾小管上皮细胞、上皮细胞管型和颗粒管型及少许红、白细胞等；尿比重降低且较固定，多在1.015以下；尿渗透浓度低于350mmol/L，与血渗透浓度之比低于1.1；尿钠含量增高，多在20～60mmol/L；尿肌酐与血肌酐之比常低于10。滤过钠排泄分数（FENa）可反映肾脏排出钠的能力，即FENa=（尿钠/血钠）/（尿肌酐/血肌酐）×100%，急性肾小管坏死者FENa常大于1。注意在进行尿液指标检查时须在输液及使用利尿药、高渗药物前进行，以免影响结果。

3. 影像学检查 尿路超声显像对排除尿路梗阻很有帮助。必要时进行CT等检查显示是否存在着与压力相关的扩张，如怀疑由梗阻所致，可做逆行性肾盂造影。CT血管造影、MRI或放射核素检查对检查血管有无阻塞有帮助，明确诊断仍需进行肾血管造影。

4. 肾活检 肾活检是重要的诊断手段。在排除肾前性和肾后性原因后，没有明显致病原因（肾缺血和肾毒性）的肾性AKI都有肾活检指征，活检结果可确定包括急性肾小球肾炎、系统性血管炎、急进性肾炎和急性过敏性间质性肾炎等肾脏疾病。

【诊断要点】

急性肾损伤一般是基于血肌酐的绝对或相对值的变化来诊断，如血肌酐绝对值每日平均增加44.2μmol/L或88.4μmol/L；或在24～72小时内血肌酐值相对增加25%～100%。根据原发病因、肾功能急速进行性减退，结合临床表现和实验室检查，一般不难做出诊断。

【治疗】

治疗要点：纠正可逆因素，对症支持治疗，加强营养，防止并发症。

1. 纠正可逆因素 首先纠正可逆的病因。对于各种严重外伤、心力衰竭、急性失血等都应进行相应治疗，积极处理血容量不足、休克、感染等，并停用影响肾灌注或肾毒性的药物，必须使用肾毒性药物时，应尽可能减少其肾毒性，且避免再次使用。

2. 高钾血症处理 血钾超过6.5mmol/L，心电图示QRS波增宽等明显变化时，应予以紧急处理。①予10%葡萄糖酸钙10～20mL，稀释后缓慢静脉注射（5分钟）。②11.2%乳酸钠或5%碳酸氢钠100～200mL静脉滴注，以纠正酸中毒并同时促进钾离子向细胞内流动。③50%葡萄糖液50～100mL加胰岛素6～12U缓慢静脉注射。④钠型或钙型离子交换树脂15～20g口服，每日3次。⑤以上措施无效，或为高分解代谢型ATN的高钾血症患者，透析治疗是最有效的治疗。

3. 代谢性酸中毒处理 应及时处理，如碳酸氢根低于15mmol/L，可予以5%碳酸氢钠100～250mL静脉滴注。对严重代谢性酸中毒者应尽早进行透析。

4. 抗感染 常见并发症，也是死亡的主要原因之一。尽早使用抗生素。根据细菌培养和药物敏感试验选用对肾无毒性或毒性低的药物，并按肌酐清除率调整用药剂量。

5. 对脓毒血症合并急性肾损伤患者的治疗 包括针对存在的血管内皮细胞损伤导致肾小球内微血栓的抗凝；维持平均动脉压≥65mmHg；维持血细胞比容≥30%；严格控制血糖；在脓毒血症难治性休克患者适度应用糖皮质激素及尽可能缩短机械通气时间，均为降低脓毒血症急性肾损伤死亡率的治疗措施。

6. 透析治疗 具体内容见本章第五节。

7. 多尿期治疗 治疗重点是维持水、电解质和酸碱的平衡，控制氮质血症，预防或处理并发症。已实行透析的患者，须继续透析。待血肌酐和尿素氮降至正常范围，可逐渐减少透析频率直至停止透析。

8. 恢复期治疗　无需特殊治疗，避免使用对肾脏有损害的药物。定期复查肾功能及尿常规。

【护理诊断 / 问题】

1. 体液过多　与肾小球滤过率下降有关。

2. 营养失调：低于机体需要量　与摄入不足、消耗增加、透析等因素有关。

3. 有感染的危险　与机体免疫功能下降及操作入侵性等有关。

【护理措施】

1. 安全与舒适管理　少尿期应卧床休息，可采取卧位或半卧位；伴下肢水肿者，适当抬高下肢；病情危重者注意预防压疮的发生。恢复期可适量进行活动，以不感觉劳累为原则。

2. 疾病监测　①常规监测：监测生命体征、意识，必要时给予 24 小时持续心电监护。准确记录每小时尿量及 24 小时出入液量。密切观察肾功能、电解质检测和动脉血气分析的结果。②密切观察有无心血管系统、消化系统、神经系统和感染的临床表现。③潜在并发症的监测：如果出现尿量急剧减少甚至无尿、血压增高、BUN 和 Scr 进行性增高、pH 值降低、血钾增高等提示病情加重；当出现急性心力衰竭，心室颤动或心脏骤停，$PaO_2 \leq 60mmHg$，血钾高于 6.0mmol/L，或 pH 值＜ 2.5 时，警惕高钾血症、代谢性酸中毒的发生，应立即进行处理。

3. 对症护理

（1）水肿的护理　观察水肿的特点及变化，限制液体的入量，维持体液平衡。发热患者只要体重不增加可增加进液量。下列几点作为补液量适中的指标：①皮下无水肿或脱水现象。②每日体重不增加，若体重每天增加 0.5kg 以上，提示体液过多。③血清钠浓度正常。④中心静脉压在 6 ～ 10cmH₂O，若高于 12cmH₂O，提示血容量过多。⑤胸部 X 线片血管影正常，若显示肺充血征象，提示体液潴留。⑥心率快，血压升高，呼吸急促，若无感染征象，应怀疑是体液过多所致。多尿期尽量通过胃肠道补液，补充量应少于出量 500 ～ 1000mL。

（2）感染的护理　安排单人病房，保持室内空气流通和新鲜，加强病房的消毒隔离措施；严格无菌操作；加强各种留置导管的护理；加强基础护理，做好口腔护理，定时翻身拍背，保持皮肤清洁、无破损，防止压疮发生。

（3）透析的护理　详见本章第五节。

4. 饮食护理　补充营养以维持机体的营养状况和正常代谢，有助于损伤细胞的修复与再生，提高存活率。①饮食以高热量、适量优质蛋白质、高维生素的流质或半流质饮食为主。少尿期营养的供给非常重要，尽可能通过胃肠道补充营养，病情严重者可通过静脉补充。热量供给按 30 ～ 35kcal/（kg·d）计算，少尿早期开始酌情限制蛋白质的摄入，按 0.8g/（kg·d）计算，对于高分解代谢或营养不良及接受透析的患者蛋白质摄入量可放宽。给予充足热量，每天供给 35kcal/kg（147kJ/kg）热量，其中 2/3 由碳水化合物提供，1/3 由脂类提供，以减少机体蛋白质分解。②血钾增高者限制香蕉、橘子、坚果、蘑菇、香菇、豆制品等含钾丰富的食物。

【健康指导】

1. 疾病预防　①早期发现并积极治疗各种可能导致肾功能受损的诱发因素。②禁用对肾脏有毒性的药物。

2. 管理疾病　①严格遵守饮食计划，并注意加强营养。②注意个人清洁卫生，注意保暖。③定期测量血压、体重及尿量，观察有无水肿，定期复查肾功能、尿常规和电解质。

3. 康复指导　随着肾功能的恢复，逐渐增加活动量，以免加重肾脏的负担。

二、慢性肾衰竭

慢性肾脏病（chronic kidney disease，CKD）是指各种病因导致的慢性肾脏结构和功能障碍≥3个月，包括肾小球滤过率（glomerular filtration rate，GFR）正常或不正常的病理性损伤、血液或尿液成分异常，以及影像学检查异常；或不明原因的 GFR 下降（＜60mL/min）超过 3 个月。慢性肾衰竭（chronic renal failure，CRF）简称肾衰，是指各种慢性肾脏病持续进展的共同结局。临床特征为代谢产物潴留，水、电解质及酸碱失衡和全身各系统症状。

慢性肾衰竭的防治已成为世界各国所面临的重要公共卫生问题，近年来慢性肾脏病的患病率有明显上升趋势。我国慢性肾衰竭发病率约为 100/ 百万人口，男女发病率分别占 55% 和 45%，高发年龄为 40～50 岁。

【病因及发病机制】

1. 病因 可分为原发性和继发性两类。①原发性肾病，如原发性肾小球肾炎、遗传性肾炎、多囊肾等。②继发性肾病，如系统性红斑狼疮性肾病、糖尿病肾病、高血压肾病、梗阻性肾病、过敏性紫癜性肾炎、药物性肾损害、环境与职业因素引起的肾损害。国外常见病因为继发性肾病，其中糖尿病和高血压是两大主要原因。我国以原发性肾病为主要原因，依次为肾小球肾炎、糖尿病肾病、狼疮性肾炎、梗阻性肾病等。近年来糖尿病肾病和高血压肾病的发病率有明显增高的趋势。

2. 发病机制 本病发病机制比较复杂，主要有以下几种学说，但没有一种能完整地解释其发病过程。

（1）肾单位高滤过 各种病因引起肾单位被破坏，导致健存肾单位代偿肥大，单个健存肾单位的肾小球滤过率增高（高滤过）、血浆流量增高（高灌注）和毛细血管跨膜压增高（高压力），这种高血流动力学状态使细胞外基质增加和系膜细胞增殖，加重肾小球进行性损伤，导致肾小球硬化和健存肾单位进一步减少。

（2）矫枉失衡学说 由于肾小球滤过率下降，造成体内代谢失衡，机体为了纠正代谢失衡，在此调节过程中进行了代偿性调节，但在调节过程中又导致了新的不平衡，造成了机体损害，称为矫枉失衡。成为慢性肾衰竭患者病情进展的重要原因之一。

（3）肾小管高代谢学说 残余肾单位的肾小管代谢亢进，致氧自由基产生增多，自由基清除剂生成减少，进一步引起脂质过氧化作用增强，进而导致细胞和组织的损伤，引起肾小管萎缩、小管间质炎症、纤维化和肾单位功能丧失。

【临床表现】

我国将慢性肾衰竭根据肾功能损害程度分为 4 期：肾功能代偿期、肾功能失代偿期、肾衰竭期和尿毒症期（表 5-1）。

表 5-1 慢性肾衰竭分期

分期	肌酐清除率（Ccr）（mL/min）	血肌酐（μmol/L）	临床症状
肾功能代偿期	50～80	133～177	无症状
肾功能失代偿期	20～50	186～442	轻度贫血、多尿、夜尿增多
肾衰竭期	10～20	451～707	轻中度的水、电解质和酸碱平衡紊乱；有明显贫血、消化道症状和神经系统症状
尿毒症期	＜10	≥707	严重的水、电解质和酸碱平衡紊乱；多系统的并发症

慢性肾衰竭起病隐匿，早起常无明显症状或症状不明显，当发展至肾衰竭失代偿期时才出现明显症状，尿毒症期出现全身多个系统的功能紊乱。

1. 水、电解质和酸碱平衡失调 表现为水肿或脱水、高钠或低钠血症、高钾或低钾血症、低钙血症、高磷血症、高镁血症、代谢性酸中毒等。

2. 蛋白质、糖类、脂类和维生素代谢紊乱 蛋白质分解增多或合成减少、负氮平衡、肾脏排泄障碍等致蛋白质营养不良和血清蛋白质水平降低。糖耐量降低主要与高血糖水平升高、胰岛素受体障碍有关。高甘油三酯血症、高胆固醇血症。血清维生素 A 水平增高、维生素 B_6 及叶酸缺乏等。

3. 心血管系统表现 心血管系统并发症是本病患者最常见的并发症和死亡原因。心血管系统并发症包括：

（1）高血压和左心室肥大 主要与水钠潴留有关；其次与肾脏分泌的扩血管物质减少和肾素 – 血管紧张素 – 醛固酮系统活性增强有关。高血压可引起左心室扩大、心力衰竭、动脉硬化并加重肾损害，个别可为恶性高血压。

（2）动脉粥样硬化 动脉粥样硬化是患者心血管系统异常的重要表现之一。其原因主要与高血压和脂代谢紊乱有关。

（3）心包炎 可分为尿毒症性心包炎和透析相关性心包炎，前者主要发生于透析前或透析刚开始，与尿毒症毒素、水钠潴留、继发性甲状旁腺功能亢进和感染等有关；后者发生在透析开始以后，与透析不充分或透析过程中感染和应用肝素等有关。两种类型的心包炎病理表现都为纤维素性心包炎，有渗出和出血，重者可发生心包填塞。患者常自觉胸痛，卧位或深呼吸时加重。

（4）心力衰竭 心力衰竭是本病死亡的常见原因。其发生与水钠潴留关系最为紧密，其次还与高血压、动脉粥样硬化、电解质紊乱、酸中毒、缺氧、感染等有关。临床表现为心悸、气促、端坐呼吸、颈静脉怒张、水肿等。

4. 呼吸系统表现 体液过多或酸中毒时出现气促，甚至发生 Kussmaul 呼吸；体液过多、心功能不全可引起肺水肿或胸腔积液。晚期可出现尿毒症肺、尿毒症性胸膜炎及肺钙化，肺部感染的发生率也明显增高。常表现为咳嗽、咳痰，甚至咳血痰、呼吸困难。

5. 消化系统表现 慢性肾衰竭患者最早且最突出的表现。①最早出现食欲减退，恶心、呕吐、腹泻，严重者可导致水、电解质和酸碱平衡紊乱，加重尿毒症症状。②晚期可出现口臭、带氨味。胃肠道症状主要与毒素刺激、胃泌素水平增高有关，严重者可导致消化性溃疡，出现消化道出血，表现为呕血、黑便。

6. 血液系统表现 主要表现为贫血和出血倾向。①贫血发生主要与促红细胞生成素生成减少及活性下降有关，其次与铁或叶酸缺乏、营养不良、慢性失血、尿毒症毒素等有关。贫血症状与贫血速度与程度有关。②出血倾向的产生原因与血小板的功能障碍、血管壁异常及凝血机制异常有关，一般表现为皮肤黏膜出血或淤斑、月经量增多，重者可见消化道出血、心包或胸膜出血，甚至发生颅内出血。

7. 神经系统表现 神经系统异常包括中枢和周围神经系统病变。①中枢神经系统病变又称为尿毒症脑病，患者早期表现为疲乏、注意力不集中、失眠，逐渐出现行为异常、抑郁、记忆力减退，判断力、定向力和计算能力障碍，同时伴发神经肌肉兴奋症状，如肌肉颤动或痉挛、呃逆、抽搐，晚期表现为抑郁或躁狂、精神错乱、幻觉等，可出现肌阵挛、震颤，甚至昏迷。②周围神经系统病变患者早期可见感觉异常，如手掌、足底的感觉异常，下肢疼痛或有烧灼感，运动后可减轻或消失，故患者常活动腿，称之为下肢不安综合征，逐渐出现肢体无力、步态不稳，甚至瘫痪。

8. 骨骼病变   肌肉系统病变表现为严重肌无力，以近心端肌肉受累为主，常有抬肩或上肢、起立困难。骨骼系统的病变表现为肾性骨病，可出现纤维性骨炎、骨软化症、骨质疏松症和骨硬化症。肾性骨病的发生与维生素 D_3 不足、继发性甲状旁腺功能亢进等有关。骨活检约 90% 可发现异常，故早期诊断要靠骨活检。

9. 内分泌系统表现   除肾脏本身分泌的激素分泌减少外，性激素的分泌也常减少，女性常表现为闭经、不孕，男性表现为阳痿、不育等。甲状旁腺功能低下引起基础代谢率下降。

此外，患者感染（最常见的感染部位是呼吸道、泌尿道）也是主要死亡原因之一；皮肤瘙痒也是最常见并发症；由于贫血面色苍白或萎黄，常伴有轻度的浮肿，被称为尿毒症特有的面容"尿毒症面容"。

【医学检查】

1. 血常规检查   红细胞减少，血红蛋白下降，白细胞计数可升高或降低。

2. 尿液检查   夜尿增多，尿渗透压下降。尿常规检查有蛋白或红细胞。尿沉渣中可见红细胞、颗粒管型、蜡样管型等。

3. 肾功能检查   肾小球滤过率下降，内生肌酐清除率降低，血肌酐和尿素氮水平增高。

4. 血生化检查   血浆清蛋白降低，血钾、血钠、血钙、血磷增高或降低，可有代谢性酸中毒。

5. 影像学检查   B 超、X 线平片、CT 等提示双肾体积缩小，形态改变。

【诊断要点】

主要依据慢性肾脏病病史，伴有贫血、钙磷代谢紊乱、血清肌酐和尿素氮增高、影像学检查显示双肾体积缩小，即可诊断。应进一步查明原发病。

【治疗】

治疗要点是去除诱发因素、延缓肾衰竭、对症治疗和替代治疗。

1. 治疗原发病和纠正诱因   对有明确原发疾病的患者，必须坚持长期治疗，有利于延缓肾功能的衰竭和减轻肾脏损害的程度，寻找各种可能加重肾脏损害的诱发因素，如血容量不足、感染、使用肾毒性药物、尿路梗阻、严重高血压、电解质紊乱和代谢性酸中毒、高蛋白饮食、充血性心力衰竭、高分解代谢状态。

2. 对症治疗

（1）纠正水、电解质和酸碱平衡紊乱   水钠潴留、高钾血症、代谢性酸中毒的治疗，参照急性肾损伤相关的内容。高磷血症严格限制磷的摄入和使用磷结合剂，常用氢氧化铝凝胶，但容易出现铝中毒，也可使用碳酸钙。血钙过低可使用葡萄糖酸钙，并注意补充活性维生素 D。

（2）控制血压   24 小时持续、有效地控制高血压，对保护靶器官具有重要作用，目前认为 CKD 患者血压控制目标需在 130/80mmHg 以下，是延缓肾衰竭进展的重要措施。血管紧张素转换酶抑制剂和血管紧张素 II 受体拮抗剂、利尿剂、钙通道阻滞剂均可以作为一线降压药物。

（3）心力衰竭和心包炎   心力衰竭的治疗同非尿毒症引起的心力衰竭，但使用洋地黄类药物时应选择速效、短效的制剂，以免蓄积中毒；若经常规方法处理效果不好，应尽早透析治疗。心包炎的治疗轻者限制水钠摄入，重者强调早期透析治疗。

（4）尿毒症肺炎、尿毒症性胸膜炎   首选透析治疗，可迅速改善症状。

（5）恶心、呕吐   可使用促胃肠动力的药物，如多潘立酮、莫沙比利等减轻症状。保持口腔清洁，防止细菌和真菌生长。保持大便通畅、透析均有利于改善消化道症状。

（6）贫血或出血倾向　贫血患者可给予重组人类促红细胞生成激素（EPO）治疗，同时注意补充造血原料如铁、叶酸等，严重者可输血。透析也有助于贫血的改善和减少出血，但透析时使用肝素有增加出血的危险，必要时改为低分子肝素。

（7）神经系统症状　控制血压、纠正酸中毒和维持电解质平衡，可减轻大部分患者症状。病重者选择血液净化治疗。周围神经系统病变除早期充分透析外，可使用 B 族维生素。

（8）控制感染　抗生素在疗效相近的情况下选择对肾脏无毒性的药物，但剂量需要根据GFR 水平调整，必要时根据药敏试验选择药物。

（9）肾性骨病　可口服骨化三醇、行甲状旁腺次全切除术等。在疾病早期应注意纠正钙、磷平衡失调及酸中毒，可防止大部分患者发生肾性骨病和继发性甲状旁腺亢进。

（10）清除肠道毒物　口服氧化淀粉，能吸附胃肠道中含氮代谢产物，并通过腹泻作用将有毒物质排出体外，临床常用包醛氧淀粉。

（11）中药治疗　对于非透析患者可推荐使用尿毒清颗粒、肾衰宁胶囊、肾康注射液、海昆肾喜胶囊等治疗。

3. 替代治疗　包括血液净化治疗和肾移植。

（1）血液净化指用人工的方法从体内清除内源性或外源性毒物、纠正内环境紊乱的方法总称，包括血液透析、腹膜透析、连续性肾脏替代治疗、血液滤过、血液透析滤过、血液灌流、血浆置换等，其中血液透析和腹膜透析已成为 CRF 治疗的重要手段，可迅速减轻尿毒症症状，提高患者的生存质量，延缓肾衰竭。

（2）肾移植治疗终末期肾衰竭最有效的方法。

【护理诊断 / 问题】

1. 体液过多　与肾小球滤过率下降有关。

2. 营养失调：低于机体需要量　与限制蛋白摄入、消化道不良反应、贫血等有关。

3. 活动无耐力　与贫血、心力衰竭、水电解质紊乱有关。

4. 有皮肤完整性受损的危险　与水肿、皮肤瘙痒、凝血机制异常、机体抵抗力下降有关。

【护理措施】

1. 安全与舒适管理　①保持环境清洁，温、湿度适宜。②慢性肾衰竭患者应卧床休息，病情较轻者，可适当活动；对病情较重、合并心力衰竭者，应绝对卧床休息，并提供安静的休息环境，协助患者做好各项生活护理。

2. 饮食护理　饮食一直被认为是慢性肾衰竭的基本治疗措施。根据患者的肾功能情况、基础病因、营养状况、摄食及消化能力、饮食习惯等协助患者按照医生的指导制订个体化的营养治疗方案，既可以减轻尿毒症的症状，又可以增加营养的供给，保持良好的营养状况，提高患者的生存质量。

（1）保证蛋白质摄入　①根据患者肾小球滤过率调整蛋白质摄入量。一般摄入量为 $0.6 \sim 0.8$ g/（kg·d），且饮食中 50% 以上的蛋白质是富含必需氨基酸的优质蛋白，如鸡蛋、牛奶、瘦肉等，由于植物蛋白中含非必需氨基酸多，因此应尽量减少摄入，如花生、豆类及其制品。②根据患者内生肌酐清除率（Ccr）调整蛋白质摄入量。Ccr $>$ 20mL/min，蛋白质摄入量为 0.7g/（kg·d）；Ccr 为 $10 \sim 20$ mL/min，蛋白质摄入量为 0.6g/（kg·d）；Ccr 为 $5 \sim 10$ mL/min，蛋白质摄入量为 0.4g/（kg·d）；Ccr $<$ 5mL/min 时，蛋白质摄入量为 0.3g/（kg·d）。③视情况补充必需氨基酸等。低蛋白饮食者可补充必需氨基酸 $0.1 \sim 0.2$ g/（kg·d）或（和）α－酮酸适量；长期低蛋白饮食者可适当补充氨基酸制剂，常用复方氨基酸（9AA）或复方 α－酮酸。

（2）保证热量与维生素摄入 ①对限制蛋白饮食者，要保证热量的供给。热量摄入量一般为 $126 \sim 147kJ/（kg \cdot d）$，其中 70% 以上热量应由碳水化合物提供，其余由脂肪提供，可增加不饱和脂肪酸的摄入（如植物油）。②食物富含维生素 C 和 B 族维生素，其次适当补充维生素尤其是维生素 B_6 和叶酸。按照病情补充矿物质和微量元素如铁和锌。

（3）增强食欲，给低盐低磷饮食 ①制订合理饮食计划，包括饮食营养，增进食欲。给予色、香、味俱全的食物，提供清洁、舒适的进餐环境，加强口腔护理，经常漱口、早晚刷牙，避免吸烟、饮酒，少食多餐等均可增加患者的食欲。②予低盐饮食，钠限制在 1.5g/d（相当于氯化钠 3.8g/d），见本章第一节。予低磷饮食，患者磷的摄入量一般应 $600 \sim 800mg/d$。对于严重高磷血症患者，还应同时给予磷结合剂。同时少食富含磷的食物，如坚果类、海产品等。

（4）评价营养状况 定期监测血红蛋白、白蛋白、前白蛋白、转铁蛋白、胆固醇、尿素氮和肌酐，评价患者体内蛋白贮存的情况。也可测量体重、计算体重指数、测量肱三头肌皮褶厚度评价身体脂肪量。

3. 疾病监测 ①常规监测：参照急性肾损伤。②并发症监测：如出现短期内尿量减少、体重增加、血压增高、心率加快、呼吸困难、颈静脉充盈等，BUN 和 Scr 进行性增高、pH 值降低、血钾增高等提示病情加重；如患者出现发热、寒战、乏力、食欲下降、咳嗽、咳脓性痰、尿路刺激征、白细胞增高等提示感染的发生；若患者出现头痛、烦躁不安或意识障碍、心悸、胸闷或胸痛，呼吸困难，肺底部湿啰音，提示高血压脑病、心力衰竭；如患者皮肤瘙痒、面色深而萎黄，轻度浮肿，呈"尿毒症"面容，此表现与尿素霜的沉积、贫血有关。

4. 对症护理

（1）水肿的护理 护理措施见本章第一节。

（2）感染的护理 采用下列措施积极预防感染的发生。①病室定期通风并做空气消毒；②改善营养状况；③严格无菌操作；④加强生活护理，尤其注意口腔黏膜及会阴部的护理；⑤教导患者尽量避免去公共场所；⑥卧床患者应定时翻身，指导患者有效咳嗽的技巧；⑦接受血液透析的患者要进行乙肝疫苗的接种，并尽量减少血液制品的输入等。

（3）皮肤瘙痒的护理 避免皮肤过于干燥，应以温和的肥皂和沐浴液进行皮肤清洁，洗后涂上润肤剂，以免皮肤瘙痒。指导患者修剪指甲，以防瘙痒时抓破皮肤造成感染，并可遵医嘱给予抗组胺类药物和止痒剂，避免用力搔抓。

（4）恶心、呕吐的护理 患者口中常有尿味，影响食欲，应加强口腔护理。可给予硬的糖果、口香糖等来刺激食欲，减轻症状。

5. 用药护理 ①在纠正水电解质、酸碱平衡用药中，对于有明显失水者，若无严重高血压、心力衰竭，可视病情给予补液，但由于慢性肾衰竭患者对水的调节能力减退，所以补液不宜过多过快。首选口服补液，不能口服者通过静脉补充，并密切观察血压、心功能，避免水潴留。②在控制血压时，对于合并蛋白尿的慢性肾衰竭患者，尿蛋白 $\geqslant 1.0g/d$ 者，血压控制目标为 < 125/75mmHg；尿蛋白 < 1.0g/d 者，血压控制目标为 < 130/80mmHg。③积极纠正患者贫血，遵医嘱用促红细胞生成素，观察用药后反应，如头痛、高血压、癫痫发作等。④使用氨基酸制剂时，能口服的以口服为宜，静脉使用时注意输液速度，若患者有恶心、呕吐则给予止吐剂，同时减慢速度。切勿在氨基酸内加入其他药物，以免引起不良反应。⑤骨化三醇用药期间监测血钙、血磷的变化；包醛氧淀粉餐后用温开水送服。

6. 心理护理 慢性肾衰竭是一个不可逆的疾病，因本病预后不良患者可产生预感性悲哀，其心理护理与急性肾损伤相同。

【健康指导】

1. 预防疾病　强调保护肾功能的重要性，尽量避免发展为尿毒症。避免促进肾功能恶化的因素，如感染、劳累、血压或血糖过高、使用肾毒性药物等，因此应积极预防感染，注意休息，控制血压和血糖，避免使用有肾毒性的药物等。老年、高血脂、肥胖、有肾脏疾病家族史是慢性肾脏病的高危因素，此类人群应定期检查肾功能。已有肾脏基础病变者，注意避免加速肾功能减退的各种因素，如血容量不足、尿路梗阻等。

2. 管理疾病　①强调饮食治疗的重要性，协助患者制订合理、可行的营养治疗方案，并严格执行。②按时服药，注意观察药物的不良反应，当有肾功能恶化时，根据医嘱调整用药，改善肾功能。③监测病情，定期随访。指导患者准确记录每天尿量和体重。指导患者自我检测血压的方法，每天测量血压，确保用药期间血压控制在目标值范围。如果出现体重增加超过2kg，水肿，血压增高明显，尿量减少，呼吸困难，恶心、呕吐加重，发热、乏力或虚弱感加重时提示病情加重，应立即就诊。④透析指导，准备进行血液透析的患者注意保护前臂、肘部的大静脉，为以后建立血管通路创造条件。对已经开始进行血液透析的患者，教会检查和保护内瘘的方法；腹膜透析的患者教会维护管道的方法。⑤加强休息，减少探视。

3. 康复指导　注意休息，调整饮食，预防感染，有利于延缓肾功能的衰竭，改善生活质量。

第四节　尿路感染

尿路感染（urinary tract infection，UTI）简称尿感，是指各种病原微生物在尿路中生长、繁殖引起的尿路炎症性疾病，临床特征为尿频、尿急、尿痛，伴排尿不尽感。属临床常见病和多发病，女性发病多于男性，比例约8∶1。以育龄期妇女、老年人、免疫力低下及尿路畸形者多见，妊娠妇女的发生率更高。尿感根据感染发生的部位，分为上尿路感染（肾盂肾炎、输尿管炎）和下尿路感染（膀胱炎、尿道炎）。临床根据有无尿路结构和功能的异常，又分为复杂性和非复杂性尿感。复杂性尿感是指伴有尿路引流不畅、结石、畸形、膀胱－输尿管反流等结构或功能的异常，或在慢性肾实质疾病基础上发生的尿路感染。不伴有上述情况者称为非复杂性尿感。

【病因及发病机制】

1. 病因　由细菌感染（占95%以上）引起，以革兰阴性杆菌感染为主，大肠杆菌感染最为常见，其次为肺炎克雷伯杆菌；由革兰阳性菌引起感染者约5%，主要是粪链球菌和葡萄球菌。真菌感染较少，致病菌多为念珠菌。某些病毒感染也可引起尿感，但无临床症状。

2. 发病机制

（1）感染途径　①上行感染：90%的尿感由细菌上行感染引起。细菌沿着尿道上行至膀胱、输尿管或肾脏而引起的感染，革兰阴性杆菌为尿感最常见致病菌，其中大肠埃希菌是最常见的感染，约占全部尿感的85%，其次为变形杆菌、克雷伯杆菌。5%～15%的尿感由革兰阳性菌引起，主要是肠球菌和凝固酶阴性的葡萄球菌等。②血行感染：占尿路感染不足3%。细菌从体内的感染灶侵入血液，到达肾脏和尿路其他部位引起感染，常见于金黄色葡萄球菌、沙门菌属、铜绿假单胞杆菌和念珠菌感染。③淋巴感染：下腹部或盆腔器官的淋巴管与肾的淋巴管相通，因此认为这些部位感染时，细菌可能经淋巴管道进入肾脏，但极为罕见。④直接感染：泌尿系统周围器官、组织发生感染时，病原菌可直接侵入到泌尿系统导致感染。导尿管相关性尿路感染主要是由于置管时尿道口与导尿管前端的细菌侵入、导尿管的密闭引流系统被破坏或引流袋被污染所致。

（2）易感因素　①尿路梗阻：诱发尿感的最重要的易感因素。尿路梗阻时尿液排泄不畅，细菌在尿路局部停留并大量繁殖，引起尿路感染。②输尿管反流及尿路畸形：输尿管反流患者排尿时尿液由膀胱逆流至肾盂，导致膀胱内细菌进入肾盂引起感染。③尿路器械的使用：导尿、膀胱镜检查、泌尿道手术不但会损伤局部黏膜，而且会将细菌带入尿路引起感染。④女性尿路的解剖生理特点：女性尿道的生理特点是导致细菌易沿尿道口向上侵犯尿路。尤其在月经期、妊娠期、绝经期和性交后较易发生感染。⑤机体抵抗力减弱：如糖尿病、慢性肾脏疾病、使用免疫抑制剂等使机体免疫力下降，易于发生尿感。

（3）机体防御能力　正常情况下，细菌可进入膀胱，但并不能引起尿感的发生。这与机体的自卫能力有关，具体包括三方面因素：①排尿的冲刷作用；②尿液与膀胱黏膜的抗菌能力；③尿液中高浓度尿素、高渗透压和低 pH 值等；④前列腺分泌的抗菌成分；⑤感染出现后，白细胞很快进入膀胱上皮组织和尿液中，起到清除细菌的作用；⑥输尿管膀胱连接处的瓣膜，具有防止尿液、细菌进入输尿管的功能。

【临床表现】

1. 膀胱炎　占尿路感染的 60% 以上。主要表现为尿频、尿急、尿痛；伴排尿不适、下腹部疼痛等，一般无全身感染症状，少数患者有腰痛、发热，约 30% 可出现血尿。

2. 肾盂肾炎　即通常所指的上尿路感染。根据病程及症状，可分为急性肾盂肾炎和慢性肾盂肾炎。

（1）急性肾盂肾炎　其临床表现主要包括以下两方面：①泌尿系统症状：腰痛，多为酸痛或钝痛，程度不一。尿频、尿急、尿痛等膀胱刺激症状。②全身症状和体征：高热、寒战，体温在 38 ～ 39℃，甚至高达 40℃。常伴有头痛、恶心、呕吐、食欲减退等。体检时在上输尿管点或肋腰点有压痛，肾区叩击痛阳性。

（2）慢性肾盂肾炎　症状轻重不一，轻者仅表现为低热、乏力、腰部酸痛等症状，伴有尿路刺激征，但症状较急性肾盂肾炎轻。重者常反复发作，会逐渐进展至慢性肾衰竭。

3. 无症状性菌尿　指患者具有真性菌尿，而无尿路感染的症状。其发病率随年龄增长而增加，女性多见。患者可长期无症状，尿常规可无明显异常，但尿培养有真性菌尿，也可以在病程中出现急性尿路感染症状。如不治疗，约 20% 的无症状性菌尿可发生急性肾盂肾炎。

【并发症】

本病可引起肾乳头坏死、肾周围脓肿、慢性肾衰竭等并发症。

【医学检查】

1. 血常规检查　急性期白细胞增高，中性粒细胞增高明显，核左移。血沉可增快。

2. 尿常规检查　最简便而可靠的检测方法。尿液外观清亮或浑浊，尿蛋白多为阴性或微量，镜下可见红细胞和白细胞。离心后尿沉渣镜检每个高倍视野超过 5 个白细胞（> 5 个 /HP）称为脓尿，是诊断尿感的敏感指标。

3. 尿细菌学检查　确定尿感最有价值的实验室检查。新鲜清洁中段尿细菌定量培养 ≥ 10^5/mL，称为真性菌尿，可确诊为尿路感染；如果菌落计数为 10^4 ～ 10^5/mL，则结果可疑；如果 < 10^4/mL，则为污染。

4. 影像学检查　包括 B 超、腹部平片、静脉肾盂造影、逆行肾盂造影和排尿期膀胱输尿管造影等，及时发现诱发尿感的不利因素如结石、梗阻、肿瘤、畸形、反流等。

【诊断要点】

典型尿路感染可根据膀胱刺激征、尿液改变和尿液细菌学检查加以确诊。不典型患者主要根据尿细菌学检查，以检测新鲜清洁中段尿细菌定量培养菌落 ≥ 10^5/mL；无症状细菌尿要求两次为同一菌种的真性菌尿。女性有明显尿频、尿急、尿痛，尿白细胞增多，尿细菌定量培养≥ 10^2/mL，并为常见致病菌时，可拟诊为尿路感染。

【治疗】

治疗要点是抗感染、对症治疗。

1. 急性膀胱炎

（1）单剂量疗法 磺胺甲基异噁唑（SMZ）2.0g，甲氧苄啶（TMP）0.4g，碳酸氢钠 1.0g，一次顿服（简称 STS 单剂）。

（2）短程疗法 目前推荐使用此法，与单剂量疗法相比，短疗程疗法更有效；耐药性并无增高；可减少复发，增加治愈率。可选用磺胺类、喹诺酮类、半合成青霉素或头孢菌素类等抗生素，任选一种药物，连用 3 天，约 90% 的患者可治愈。

（3）7 天疗法 对于孕妇、老年患者、糖尿病患者、机体免疫力低下及男性患者不宜使用单剂量和短程疗法，应持续抗菌药物治疗 7 天。

（4）中医中药治疗 可使用黄柏、苦参、土茯苓、蛇床子等熏洗，也可针刺关元、气海、三阴交等。

无论何种疗程，在停服抗生素 7 天后，需进行尿细菌定量培养。如果阴性表示已治愈；如仍有真性菌尿，应继续给予 2 周抗生素治疗。

2. 肾盂肾炎

（1）急性肾盂肾炎 应用抗生素，首选复方磺胺甲基异噁唑 2 片（每片含 SMZ0.4g，TMP0.08g），每日 2 次；或吡哌酸 0.5g，每日 3 ～ 4 次；或诺氟沙星 0.2g，每日 3 次；疗程 7 ～ 14 天。治疗 72 小时后根据治疗效果评估是否继续使用。感染严重有败血症者最好根据细菌培养结果选用敏感的抗生素。碱化尿液，口服碳酸氢钠片，每次 1.0g，每日 3 次，可增强磺胺类药物的疗效，减轻尿路刺激症状。

（2）慢性肾盂肾炎 急性发作者按急性肾盂肾炎治疗，反复发作者应通过细菌培养结果选择敏感的抗生素。反复发作者积极寻找并去除诱发因素。

3. 无症状性菌尿 一般不予治疗，但对妊娠妇女必须治疗，治疗与一般症状性尿感相同，但不宜用氯霉素和四环素，甲氧苄胺吡啶和磺胺甲噁唑在孕早期可用，妊娠最后 3 个月禁用。

4. 再发性尿感的处理 再发性尿感是指尿感经过治疗，细菌尿转阴后，再次发生真性细菌尿。再发可分为重新感染和复发，前者是指菌尿转阴后，另一种新的致病菌侵入尿路引起的感染，一般在菌尿转阴后 6 周内再发。后者是指治疗后菌尿转阴，停药后 6 周内原先的致病菌再次引起感染。重新感染约占 80%，按首次发作的方案处理，并检查有无易感因素，并予以去除。复发如果是由于尿路结构或功能异常导致尿流不畅引起的，需加以手术治疗；如果是抗菌药物选用不当、剂量和疗程不足引起的，可根据细菌培养结果治疗。对于单纯性下尿路感染，可推荐中成药三金片、肾舒颗粒、热淋清胶囊等。

【护理诊断 / 问题】

1. 体温过高 与泌尿系统感染有关。

2. 排尿形态异常：尿频、尿急、尿痛 与泌尿道感染有关。

【护理措施】

1. 疾病监测 ①常规监测：监测生命体征，观察尿频、尿急、尿痛的程度及变化，观察腰痛的性质、程度、部位及变化情况，观察尿液的颜色、尿量。②出现体温升高并持续不降、腰痛加重、尿量减少甚至肉眼血尿提示病情加重。③如果出现单侧或双侧剧烈腰痛、伴有血尿，尿中夹有坏死组织提示可能出现了肾周围脓肿或肾乳头坏死等并发症。

2. 对症护理

（1）高热护理　按高热患者护理，密切观察患者的热度和热型的变化，及时采取各种降温措施，例如冰敷、酒精擦浴等物理降温措施，做好降温和效果评价记录，做好皮肤护理等。

（2）疼痛的护理　①密切观察疼痛的部位、性质、程度及伴随症状。②腰痛或肾区疼痛者指导患者卧床休息，避免弯腰或站立。

3. 用药护理　服用磺胺类药物期间注意多饮水，或同时服用碳酸氢钠片，预防结晶或血尿。对磺胺类药过敏者、妊娠期或哺乳期妇女禁用。

4. 饮食护理　轻者进食清淡有营养的食物；发热、全身症状明显者，应给予流质或半流质饮食，增加饮水，如无禁忌证一天饮水量在 2000mL 以上，以促进尿液排泄，达到冲洗尿路的目的。

【健康指导】

1. 预防疾病　强调健康生活方式与良好卫生习惯对预防尿路感染的重要性。要求患者学习健康知识，改变不良生活习惯。①多饮水、勤排尿是最简便而有效的预防尿路感染的措施。②掌握尿路器械检查的指征，尽量避免使用尿路器械，必要时严格无菌操作。③盆腔局部有炎症（如女性阴道炎、男性前列腺炎等）应及时治疗。④与性生活有关的反复发作的尿感，应注意性生活后即排尿，并口服抗菌药物预防。⑤注意个人卫生，尤其是会阴部及肛周皮肤的清洁，特别是月经期、妊娠期、产褥期，防止逆行感染。教会患者正确的外阴清洁方法。

2. 管理疾病　①遵医嘱服用药物，定期复查尿常规和做尿细菌检查，以指导用药治疗。②频发性膀胱炎或慢性肾盂肾炎患者应尽早寻找复发的原因，并积极治疗，可促进疾病的康复。

3. 康复指导　①有膀胱输尿管反流的患者，养成"二次"排尿的习惯。②肾盂肾炎患者及时治疗，彻底治愈，预防慢性肾衰竭的发生。③有尿路梗阻的患者尽早解除梗阻，减少尿感复发的次数。

第五节　泌尿系统专科常用诊疗技术与护理

一、血液透析

血液透析（hemodialysis，HD）简称血透，是将患者血液与含一定化学成分的透析液分别引入透析器内的半透膜的两侧，根据膜平衡原理，经弥散、对流等作用，达到清除代谢产物及毒性物质，纠正水电解质和酸碱平衡紊乱的一种治疗方法。血液透析是最常用的血液净化方法之一。弥散是在布朗运动作用下，溶质从半透膜浓度高的一侧向浓度低的一侧移动，最后达到膜两侧浓度的平衡。对流是通过膜两侧的压力梯度使溶质随着水的跨膜移动而移动。血液透析还通过半透膜两侧的压力梯度作用去除患者体内过多的水分。血液透析能部分替代肾功能，清除血液中蓄积的毒素，纠正体内水、电解质紊乱，维持酸碱平衡。

【适应证】

1. 急性肾损伤　急性肾损伤患者伴明显的水潴留、急性肺水肿迹象；或血钾 $\geq$ 6.0mmol/L；或无尿 2 天或少尿 2 天以上；或高分解代谢状态，每日血尿素氮升高 > 6.0mmol/L，或每日血肌酐升高 > 176.8μmol/L，每日血钾升高 1 ~ 2mmol/L 或碳酸氢盐降低 > 2mmol/L（血 HCO_3^- < 15mmol/L，pH $\leq$ 7.25）；或血尿素氮升高 > 17.8mmol/L。

2. 慢性肾衰竭 慢性肾衰竭伴非糖尿病肾病内生肌酐清除率（Ccr）降至 10mL/min 或糖尿病肾病 Ccr 小于 15mL/min。下列情况可以酌情提前开始透析：严重并发症，经药物治疗不能有效控制者，如充血性心力衰竭、顽固性高血压；高钾血症；代谢性酸中毒；高磷血症；贫血等。

3. 其他疾病 严重的水、电解质及酸碱平衡紊乱，常规治疗难以纠正者。

【相对禁忌证】

颅内出血或颅内压增高；药物难以纠正的严重休克；严重心肌病变并有难治性心力衰竭；活动性出血；精神障碍不能配合者，或家属及本人不同意血液透析者。

【操作】

1. 血液透析前准备

（1）备齐用物，核对患者姓名、透析器、透析管路的型号及有效期、透析机及透析方法。

（2）准备设备，打开电源总开关，进行设备自检。检查血液透析器及透析管路有无破损，外包装是否完好，查看有效期、型号，遵循无菌原则按血流方向依次安装管路。密闭式预冲，预冲完毕后根据医嘱设置治疗参数。

2. 建立体外循环（上机） ①协助患者采取仰卧位，可适当抬高床头，保持体位舒适。②建立血管通路。打开中心静脉留置导管，上机前抗凝（使用低分子肝素作为抗凝剂），从导管动脉端依次连接体外循环。检查血管通路（动静脉内瘘），选择穿刺点后消毒穿刺部位，根据血管的粗细和血流量要求等选择穿刺针，采用阶梯式穿刺方法，以合适角度穿刺血管，先穿静脉，后穿动脉，以动脉端穿刺点距动静脉内瘘口 3cm 以上，动静脉穿刺点之间距离在 10cm 以上为宜，固定穿刺针。根据医嘱推注首剂量肝素，再次检查管路密闭状态及液面是否正确，确认血液透析机参数，将动脉穿刺针与管路动脉端连接引血上机，可开始透析。③连接管路，3 分钟后开始使用血液循环。

3. 透析过程中的监测 ①体外循环建立后，立即测量血压、脉搏。②按照体外循环管路走向的顺序，依次检查体外循环管路系统的各连接处和管路开口处。③根据医嘱查对机器治疗参数。④每小时检测生命体征 1 次，危重患者酌情增加观察次数。仔细询问患者自我感觉，测量心率、血压、呼吸。⑤定时检查穿刺部位，观察有无肿胀、渗血、针头滑脱等情况，并准确记录。⑥血液透析机出现报警时立即给予处理。

4. 结束透析（回血下机） ①调整血流量至 50～100mL/min。②打开动脉端预冲侧管，用生理盐水将残留在动脉侧管内的血液回输到动脉壶。③关闭血泵，靠重力将动脉侧管近心侧的血液回输入患者体内。④夹闭动脉管路夹子和动脉穿刺针处夹子。⑤打开血泵，用生理盐水回输至静脉壶、安全夹自动关闭后，停止回血。⑥夹闭静脉管路夹子和静脉穿刺针夹子。⑦拔出动脉内瘘针后再拔出静脉内瘘针，压迫穿刺部位 2～3 分钟。⑧弹力绷带压迫止血，松紧要适度，压迫后能触及动脉搏动，嘱患者压迫 15～20 分钟后摘除止血带并观察有无出血，听诊内瘘杂音是否良好。⑨整理用物。测量生命体征，填写治疗单，签名，向患者交代透析后的注意事项，送患者离开透析中心。

【护理】

1. 操作前护理

（1）操作前评估 ①评估患者一般情况，包括生命体征、有无水肿、体重增长情况、全身健康状况、有无出血倾向。②评估患者干体重，干体重是指患者既无水钠潴留也无脱水时的体重。并结合患者饮食、营养状况、症状及实验室检查结果综合评估。③评估患者动静脉内瘘是否通畅可用。若为临时深静脉插管，应检查插管处固定是否良好、有无渗出、肿胀和感染。

（2）操作前指导　向患者介绍血液透析的有关知识，消除恐惧心理，取得配合。

2. 血液透析的护理

（1）饮食护理　透析期间加强饮食控制，包括水和钠盐的摄入，使透析期间体重增长不超过干体重的 5% 或每日体重增长不超过 1kg；饮食中控制钾和磷的摄入；保证每日蛋白质摄入量达到 1.0 ～ 1.2g/kg，以高效价的优质动物蛋白为宜，并保证足够热量的摄入。

（2）做好瘘管的护理　对已建立动静脉内瘘的患者每日应对内瘘进行检查，触诊检查有无明显的震颤及搏动，也可听诊有无粗糙吹风样血管杂音；禁止在内瘘部位推高渗液体。避免该侧上肢剧烈运动、抽血、测血压、提重物，平时应加强手臂锻炼，使血管扩张充盈。对中心静脉置管者每日应注意置管部位有无出血、局部分泌物和局部出现不适等，一旦发现异常应及时就诊。

3. 血液透析后意外护理

（1）低血压　由于有效循环血容量减少、血管收缩功能障碍或心脏因素等原因，导致患者在透析过程中出现收缩压下降 > 20mmHg 或平均动脉压降低 10mmHg 以上，并有低血压症状。应予以紧急处理，其处理程序如下：①采取头低位。②吸氧。③停止超滤。④在血液通路输注 10% 盐水 10mL 或 50% 葡萄糖溶液 40 ～ 60mL，或输注生理盐水，林格液或鲜血。⑤上述处理后，如血压好转，可逐步恢复超滤，并密切观察血压变化；如血压无好转，应再次予以补充生理盐水等扩容治疗，减慢血流速度，并立即寻找病因，对可纠正的诱因进行干预。如果上述处理后血压仍快速降低，则应用升压药物治疗，并停止血液透析。

（2）失衡综合征　透析时由于血液中的溶质浓度快速下降，血浆渗透压下降，血液和脑组织液的渗透压差增大，水向脑组织转移，从而引起颅内压增高。轻者表现为头痛、烦躁不安，可伴有恶心、呕吐，重者表现为癫痫样发作、昏迷，甚至死亡。预防与处理措施包括：①脱水效率不宜过快；最初几次透析时间应短，不超过 4 小时；静注 50% 葡萄糖 40mL；或者采用高钠、碳酸氢盐透析液。②发生失衡综合征时，可静注高渗糖、高渗钠，并可应用镇静剂。

（3）肌肉痉挛　透析中低血压、低血容量、超滤速度过快及应用低钠透析液治疗等导致肌肉血流灌注降低，出现小腿、足部的肌肉疼痛性痉挛。可给予等渗或高渗盐水控制症状，非糖尿病患者还可用 50% 葡萄糖溶液加葡萄糖酸钙。

（4）空气栓塞　透析过程中，由于各管路连接不紧密，管路破裂或透析膜破损，回血不当导致空气进入血液。一旦发现应立即采取以下措施紧急抢救：①立即夹闭静脉血管路，停止透析。②采取头低足高、左侧卧位。③面罩吸氧，有条件者可进行高压氧舱治疗。④如空气量较多，有条件者可予右心房或右心室穿刺抽气。

4. 心理护理　血液透析患者面临来自医疗费用、家庭和社会等的巨大经济压力和心理压力，要加强心理疏导、家庭和社会支持。

二、腹膜透析

腹膜透析（peritoneal dialysis，PD）简称腹透，指利用腹膜的半透膜特性，将适量透析液引入腹腔并停留一段时间，借助腹膜毛细血管内血液及腹腔内透析液中的溶质浓度梯度和渗透梯度进行水和溶质交换，以清除蓄积的代谢废物，纠正水、电解质、酸碱平衡紊乱。是慢性肾衰竭患者最常用的替代疗法之一。常见的腹膜透析方法包括持续非卧床腹膜透析（CAPD）、间歇性腹膜透析（IPD）、持续循环腹膜透析（CCPD）、夜间间歇性腹膜透析（NIPD）、潮式腹膜透析（TPD）和自动腹膜透析（APD）等，目前以双连袋可弃式"Y"形管道系统的持续非卧床腹膜透析在临床使用最广泛。腹膜透析是通过弥散和超滤原理清除代谢废物。

【适应证】

同血液透析，下列情况更适合腹膜透析：老年人、幼儿、儿童，原有心、脑血管疾病或心血管系统功能不稳定、血管条件差或反复血管造瘘失败、凝血功能障碍及有明显出血倾向者。

【禁忌证】

（1）相对禁忌证　腹部手术3天内；腹腔置有引流管者；全身性血管性疾病；长期蛋白质及热量摄入不足所致严重营养不良者；晚期妊娠或腹内巨大肿瘤；局限性腹膜炎；过度肥胖；肠造瘘术或尿路造瘘术有精神或神经疾病的患者。

（2）绝对禁忌证　腹膜广泛粘连或纤维化；腹部或腹膜后手术导致严重腹膜缺损；外科无法修补的疝。

【操作】

1. 操作前准备　准备所需物品和操作环境，从恒温箱中取出加温至37℃的备用腹膜透析液，并检查透析液的成分、有效期、浓度、是否清澈、有无渗漏等。患者取舒适体位，充分暴露腹部，观察隧道口及腹膜透析短管情况，取出腹膜透析导管的延伸短管，并确认处于关闭状态。

2. 透析　①悬挂透析液，打开延伸短管接头上的小帽，将短管与透析液"Y"形管主干连接，"Y"形管2个分支分别与新透析液袋和引流袋连接。②关闭与新透析液袋相连的"Y"形管分支。③打开延伸短管上的开关和与引流袋相连的"Y"形管分支上的管夹，引流患者腹腔内的液体进入引流袋，引流完毕后关闭延伸短管上的开关。打开与新透析液相连的"Y"形管分支上的管夹，冲洗管路及排净空气，约5秒，冲洗液30～50mL被引入引流袋。④关闭与引流袋相连的"Y"形管分支上的管夹，打开延伸短管上的开关，使新的透析液灌入患者腹腔。⑤根据腹膜透析的方式，透析液灌入后停留一段时间，打开与引流袋相连的"Y"形管分支上的管夹，放出透析液，观察引流袋内引流液的情况，并称重、记录后弃去。⑥注意灌入液体的量、停留的时间和灌洗的次数与腹膜透析的方式有关系。⑦透析完毕，将"Y"形管主干末端接头与延伸短管接头分离，将小帽拧在延伸管接头上。

【护理】

1. 腹膜透析前护理

（1）腹膜透析前评估　评估患者既往史、化验检查情况、生命体征、意识状况、有无水肿及消化道症状、有无腹膜透析禁忌证。评估外出口和伤口情况。

（2）腹膜透析前指导　向患者介绍腹膜透析的目的、操作方法及注意事项，解除患者紧张情绪并取得合作，积极配合治疗。

2. 腹膜透析中护理

（1）协助患者取适当体位，嘱患者全身放松。

（2）透析过程中密切观察患者的体温变化；有无脱水或水潴留现象；有无高血钠、高血糖、低血钾或高血钾等并发症的症状，出现异常时及时通知医生并予以处理。观察患者腹膜透析液管路和引流是否通畅。观察引流液性状。透析过程询问患者透析后的感觉，并做好记录。

3. 腹膜透析后护理

（1）饮食护理：透析期间的饮食应注意补充高生物效价的蛋白质，如牛奶、鸡蛋、鱼肉等，1.2～1.5g/（kg·d），热量供应要充足，35kcal/（kg·d）。避免高磷饮食，严重水潴留患者，限制水和钠的摄入，每天水分摄入量＝500mL+前一天尿量＋前一天腹透超滤量。

（2）每日可用生理盐水清洗腹膜透析管出口周围的皮肤，再用含碘消毒液消毒，用无菌纱布覆盖。保持导管口周围干燥，不论伤口有无感染，均不宜进行盆浴和游泳，淋浴前可将透析管用塑料布包扎好，淋浴完后及时清洗消毒导管口周围皮肤并擦干，重新消毒并用纱块覆盖。进行各项操作时避免牵拉、挤压透析导管。每日仔细观察导管出口处及隧道有无渗血、渗液、红肿等，若出现上述情况，应立即进行处理。

4. 腹膜透析后并发症护理

（1）感染性腹膜炎　由于接触污染、皮肤出口或隧道感染等原因，导致患者出现不明原因的发热、腹痛，透析液浑浊和白细胞计数增加，迟发性引流管不畅等，应考虑可能出现了腹膜炎，应立即给予处理。及时留取第一袋透析液进行细菌学培养和细胞计数、分类检查。同时应更换腹透连接短管，在透析液中加入肝素 1000IU/L（8mg）快速冲洗腹腔 3～4 次。根据经验，先联合使用覆盖革兰阳性菌和革兰阴性菌的抗生素，如果有效，在用药 72 小时之内症状会明显改善；如果无效，在初治 24～48 小时后，可得到细菌学培养结果，此时可按细菌学培养结果调整抗生素。根据病情抗生素选择局部用药或静脉用药，一般使用 10～14 天。在合理抗生素治疗 4～5 天后引流液仍浑浊的患者存在难治性腹膜炎，应该拔管。

（2）腹膜透析导管功能障碍　由于导管受压扭曲或移位，被血块、纤维蛋白凝块阻塞，大网膜包裹等原因引起，多表现为单向阻塞，如果是由于透析导管位置不当或外移原因引起，可采取变化体位、轻压腹部或稍移动透析导管方向。如果发生在腹膜炎之后，多为透析液中含有纤维蛋白、血凝块或脓性分泌物阻塞和肠粘连等引起，可使用肝素 5mg 或尿激酶 5000～10000U 注入透析管内，并留置 30 分钟等方法处理，如仍无效，则属不可逆性阻塞或可能为大网膜包裹，需重新置管。

（3）透析液渗漏　早期渗漏（术后 30 天内）可能与患者腹壁松弛或既往有过置管史等有关，也可能由于置管时技术不佳、置管后立即开始透析灌入液量过大有关。如发生渗漏应立即暂停腹膜透析 2 周，或改为小容量间断腹膜透析。无效时应手术重新缝合。晚期渗漏（术后 30 天后）可能与透析管移位、腹内压过高等有关，可手术修复、临时血液透析、低透析液量 CAPD 及 APD，无效者改为血液透析。

三、连续性肾脏替代治疗

连续性肾脏替代治疗（continuous renal replacement therapy，CRRT）是维持、缓慢清除溶质和水分的血液净化治疗技术总称。目前主要包括缓慢性超滤（SCUF）、连续性静 - 静脉血液滤过（CVVT）、连续性静 - 静脉血液透析（CVVHD）、连续性静 - 静脉血液透析滤过（CVVHDF）、连续性高通过量透析（CHFD）等。传统上需 24 小时维持治疗，目前临床上可根据患者病情适当调节治疗时间。

【操作】

1. 治疗前准备　①备齐用物，开机，安装 CRRT 血滤器及管路，安放置换液袋，连接置换液、生理盐水预冲液、肝素溶液及废液袋，打开各管路夹。②进行管路预冲及机器自检。检查显示正常，关闭管路动脉夹和静脉夹。

2. 治疗开始　①根据医嘱设置参数：血流量、置换液流速、透析液流速、超滤液流速及肝素输注速度等，此时血流量设置在 100mL/min 以下为宜。②打开患者留置导管封帽，用消毒液消毒导管口，抽出导管内封管溶液并注入生理盐水冲洗管内血液，确认导管通畅后从静脉端给予负荷剂量肝素。③将管路动脉端与导管动脉端连接，打开管路动脉夹及静脉夹，按治疗键，CRRT 血滤器开始运转，放出适量管路预冲液后停止血泵，关闭管路静脉夹，将管路静脉端与导管静脉端连接后，打开夹子，开启血泵继续治疗。如无需放出管路预冲液，则在连接管路与导管时，将动脉端与静脉端一同接好，打开夹子进行治疗即可。用血管钳固定好管路，治疗巾遮盖好留置导管连接处。④逐步调整血流量等参数至目标治疗量，查看机器各监护系统是否处于监控状态，整理用物。

3. 治疗过程中的监护　①治疗过程中再次检查管路连接处连接是否紧密、牢固，管路上的夹子是否松开，回路各开口关 / 开到位。核对患者治疗参数设定是否正确，准确执行医嘱。②密切观察患者状态及管路凝血情况，记录各项生命体征，每小时记录 1 次治疗参数及治疗量，核实是否与医嘱一致。③根据机器提示，及时补充肝素溶液、倒空废液袋、更换管路及 CRRT 血滤器。④发生报警时，迅速根据机器提示解除报警。如报警无法解除且血泵停止运转，则立即停止治疗，手动回血，并速请维修人员到场处理。

4. 治疗结束　①准备好用物，按结束治疗键，停止血泵，关闭管路及留置导管动脉夹，分离管路动脉端与导管动脉端，将管路动脉端与生理盐水连接，将血流速度减至 100mL/min 以下，开启血泵回血。②回血完毕停止血泵，关闭管路及留置导管静脉夹，分离管路静脉端与导管静脉端。③消毒留置导管管口，生理盐水冲洗留置导管管腔，根据管腔容量封管，包扎固定。④根据机器提示步骤，卸下 CRRT 血滤器、管路及液体袋。关闭电源，擦净机器，收拾备用。

【护理】

1. 治疗前护理　向患者及家属解释 CRRT 的目的、方法及注意事项，减轻患者的思想负担，积极配合治疗。严格按照无菌操作的原则，在颈内、锁骨下或股静脉穿刺留置双腔导管，一般首选右侧颈内静脉插管。

2. 治疗过程护理

（1）密切观察病情变化　持续心电监护，每小时记录 1 次心率、血压、脉搏、呼吸，各项治疗参数，以便及时发现和处理各种异常情况并观察疗效。治疗后 2～4 小时检测 1 次肾功能、电解质、动脉血气分析。

（2）密切观察 CRRT 血滤器有无凝血或出血倾向　当出现管路中血液颜色变深，回路静脉压增高，在现有血流量下超滤明显减少，CRRT 血滤器报警时，提示管路凝血；轻度凝血可追加肝素剂量，调整血流速度，密切观察体外循环凝血情况，一旦凝血加重应立即回血，更换 CRRT 血滤器和管路。重度凝血需立即回血。如果凝血重而不能回血，不能强行回血，直接更换体外循环管路和 CRRT 血滤器。遵医嘱正确使用抗凝药，密切观察皮肤黏膜、消化道、穿刺点有无出血或渗血现象，一旦出现出血倾向或漏血报警应及时通知医生并处理。

3. 治疗后护理　严格执行无菌操作，预防感染的发生，管路的连接必须无菌，更换液体时连接口要消毒并用无菌纱布包裹。深静脉导管处每天要消毒，并用无菌贴膜覆盖，肝素帽严格消毒，每天更换 1 次。

复习思考题

1. 张某，男，45 岁。感冒 2 天，头晕、乏力，眼睑浮肿。血压 160/100mmHg，眼睑水肿。尿蛋白（++），尿红细胞 5～10 个 /HP。24 小时尿蛋白 1.8g。血红蛋白 90g/L，血肌酐 200μmol/L。

问题：

（1）该患者最可能的医疗诊断是什么？

（2）影响该病病情进展的因素有哪些？

（3）如何对该患者进行饮食护理？

2.谢某，女，16岁。无明显诱因出现眼睑及双下肢浮肿。血压110/70mmHg，眼睑及双下肢水肿。尿蛋白（+++），尿红细胞0～1个/HP。24小时尿蛋白4.5g。血浆白蛋白28g/L。

问题：

（1）该患者最可能的医学诊断是什么？

（2）该患者目前主要的护理诊断/问题是什么？

（3）针对该患者的潜在并发症如何进行护理？

3.患者，女，29岁，已婚。近1周熬夜后出现发热、头痛、尿频、尿急、尿痛、腰部不适入院。入院后尿液显微镜检查：红细胞3个/HP，白细胞8个/HP，尿蛋白（-），可见少量白细胞管型。

问题：

（1）该患者最可能患什么疾病？

（2）该种疾病患者的健康教育包括哪些方面？

4.患者，男，54岁。6年前不明原因出现眼睑、颜面水肿，晨起较重，活动后减轻，自行服利尿消肿药物后病情缓解，以后偶有发生，时轻时重，每次服药后均能缓解。1年前病情再次发作，眼睑、颜面水肿严重，尿量减少，昨日出现恶心呕吐入院，入院后行尿液检查，尿量350mL/d；尿液显微镜检查：红细胞7个/HP，白细胞3个/HP，尿蛋白（++），可见红细胞管型和蜡样管型。肾功能检查：内生肌酐清除率30mL/min。

问题：

（1）分析该患者的表现有哪些异常？

（2）该患者目前最可能患什么疾病？

（3）该患者的饮食原则是什么？

参考答案

题1：

（1）慢性肾小球肾炎。

（2）感染、劳累、妊娠、应用肾毒性药物、预防接种以及高蛋白、高脂或高磷饮食。

（3）饮食护理：予患者优质低蛋白、低盐、低磷饮食。①予以优质低蛋白饮食，每日0.6～0.8g/kg，其中50%以上为高生物学效价的优质蛋白，适当增加碳水化合物的摄入，避免因热量供给不足而加重负氮平衡。热量维持在每日30～35kcal/kg。②坚持低盐饮食，食盐摄入量以2～3g/d为宜。③控制磷的摄入，磷摄入量限制在800mg/d以下（最佳入量500mg/d）。避免食用含磷高的动物内脏、脑等，可进食高钙低磷或不含磷的食物，如牛奶、萝卜、黄瓜、鸡蛋等，少喝或不喝各种汤，可弃汤吃肉。④注意补充维生素、叶酸和其他微量元素。⑤必要时遵医嘱补充必需氨基酸或复方α-酮酸制剂。

题2：

（1）肾病综合征。

（2）①体液过多：与低蛋白血症致血浆胶体渗透压下降、体内水钠潴留有关。②营养失调：低于机体需要量：与大量蛋白尿、食欲减退及吸收障碍有关。③有感染的危险：与机体抵抗力下降、应用激素和（或）免疫抑制剂有关。④自我形象紊乱：与水肿、长期使用免疫抑制药物、内分泌代谢紊乱有关。

（3）并发症护理：①感染是肾病综合征常见的并发症，常见的感染是呼吸道、皮肤、肠道、尿路感染和自发性腹膜炎。护理中应严格遵循无菌操作原则。重度水肿的患者使用气垫床，勤翻身，防止褥疮发生，保持皮肤清洁，避免损伤，维持皮肤完整性。避免与呼吸道感染者接触，更不要去公共场所，必要时住单人病室，减少交叉感染。病室定时紫外线空气消毒。做好口腔护理，鼓励患者勤漱口。②静脉血栓栓塞是肾病综合征另一常见并发症。临床工作中应限制患者饮食中胆固醇的摄入量，鼓励病情稳定的患者适当活动，以防止静脉血栓的形成。另外，要密切观察患者有无静脉血栓栓塞的表现，若出现一侧肢体突然肿胀、浅表静脉曲张、皮肤僵硬和色素沉着；腰痛，肾绞痛，肉眼血尿；胸痛，咯血，呼吸困难，突发性晕厥，低血压，重度低氧血症，皮肤由暖变冷，甚至苍白等表现时，要高度考虑是否存在下肢深静脉血栓、肾静脉血栓、肺动脉血栓栓塞可能，详细记录疼痛部位、触摸肢体相关动脉搏动情况，及时报告主管医生。

题 3：

（1）急性肾盂肾炎。

（2）健康教育：

1）注意个人清洁卫生，尤其是会阴部及肛周皮肤清洁，特别是女性经期、妊娠期、产褥期。女婴应特别注意尿布及会阴部卫生。

2）避免劳累，坚持体育运动，增强机体的抵抗力。

3）多饮水（＞2500mL/d）、勤排尿是最简便有效的预防尿路感染的措施。

4）若局部有炎症（如女性尿道旁腺炎、阴道炎，男性前列腺炎等）应及时治疗。

5）如反复发作的炎症与性生活有关，应注意性生活后排尿，并口服抗生素预防。

6）严格掌握尿路器械检查的指征。

7）定期门诊随访，了解尿液检查的内容、方法和注意事项。

题 4：

（1）水肿、少尿、血尿、蛋白尿、肾功能减退。

（2）慢性肾衰竭。

（3）饮食治疗原则：

1）限制膳食中蛋白质的摄入量，其中优质蛋白质比例为 50%～70%。

2）热能摄入应充足，每日应摄入 2000～2500kcal。

3）全日提供优质蛋白质食品应尽量均匀分配在三餐，既能减轻肾脏负担，又可保证身体更好地吸收利用。

4）膳食中无机盐的供给要随病情的变化而及时调整，出现浮肿及高血压时要适当限制食盐入量，一般应低于 3g。当血钾升高、尿量减少（低于 1000mL/d）时，要适当限制含钾高的食品，如各种干货（紫菜、蘑菇、干枣、百合等）、多数蔬菜（菜花、油菜等）、各种肉类、薯类、粗粮类。当血钾降低或尿量增多时，就要相应补充钾。

5）补充钙剂，每天补充 1000～1500mL 钙，同时限制磷的摄入（如动物内脏、蛋黄、肉类）。

6）维生素供给要充足。

7）尿量减少，每天低于 1000mL 时，应适当限制饮水量及食物中的水分。

第六章
血液及造血系统疾病患者的护理

第一节 概 述

血液及造血系统疾病统称为血液病，系指原发或主要累及血液和造血器官的疾病。血液病有多种类型，包括红细胞疾病、白细胞疾病和出血性疾病。其共同点多表现为骨髓、脾、淋巴结等器官的病理损害，外周血细胞和血浆成分的病理性改变，免疫功能障碍及出、凝血机制功能紊乱。

【组织结构功能与疾病关系】

1. 造血器官和组织构成及其主要生理功能 造血器官和组织包括骨髓、脾、肝、淋巴结及分散在全身各处的淋巴组织和单核－吞噬细胞系统。在胚胎早期，肝、脾为主要造血器官，胚胎后期及出生后，骨髓成为人体最主要的造血器官。骨髓位于骨髓腔内，约占体重的4.5%，有红骨髓和黄骨髓之分。红骨髓为造血组织，黄骨髓为脂肪组织。正常情况下，7岁以前全身骨髓均为红骨髓，全部参与造血。随着年龄增长，长骨中的红骨髓逐渐被黄骨髓取代，到20岁左右，红骨髓仅限于扁骨、不规则骨、长骨骨骺端。肝、脾造血功能在出生后基本停止，但在应激情况下，如慢性溶血，已经停止造血的肝、脾可部分地恢复其造血功能，称之为髓外造血，肝、脾成为髓外造血的主要场所。

2. 造血干细胞的发育、成熟过程 血细胞起源于卵黄囊的中胚层造血干细胞，造血过程就是各类造血细胞发育、成熟的过程。一般把造血过程分为造血干细胞（HSC）、定向祖细胞（progenitor）和前体细胞三个阶段（图6-1）。第一阶段的造血干细胞既能通过自我复制保持数量的稳定，又能多向分化形成各系定向祖细胞，因此被称为多能或全能干细胞。第二个阶段是定向祖细胞阶段，处于这个阶段的造血细胞，进一步分化的方向受到限定，区分为红系祖细胞（CFU-E）、粒系祖细胞（CFU-GE）、巨核系祖细胞（CFU-MK）和TB淋巴系祖细胞（CFU-TB）。第三个阶段是形态可辨认的前体细胞阶段，此时造血细胞已经发育成为形态上可以辨认的各系幼稚细胞，进一步发育成熟为具有特殊细胞功能的各类终末血细胞，然后释放进入血液循环。造血细胞在经历上述发育成熟过程中，细胞自我复制的能力逐渐降低，而分化、增殖的能力逐渐增强，细胞数量逐步增多。因造血干细胞主要存在于骨髓，临床上可抽取正常人的骨髓给造血或免疫功能低下的患者进行骨髓造血干细胞移植（骨髓移植），可在受者身上重建造血和免疫功能。

3. 血细胞分类及生理功能 血细胞占血液容积的45%，是血液重要组成部分，包括红细胞、白细胞及血小板。血细胞生理功能与其形态、生理特征有关（表6-1）。

骨髓				血液
干细胞	祖细胞		前体细胞	成熟血细胞
自我更新	自我更新能力减低		无自我更新能力	
初级多能干细胞 ｜ 次级多能干细胞	1或2系分化潜能			

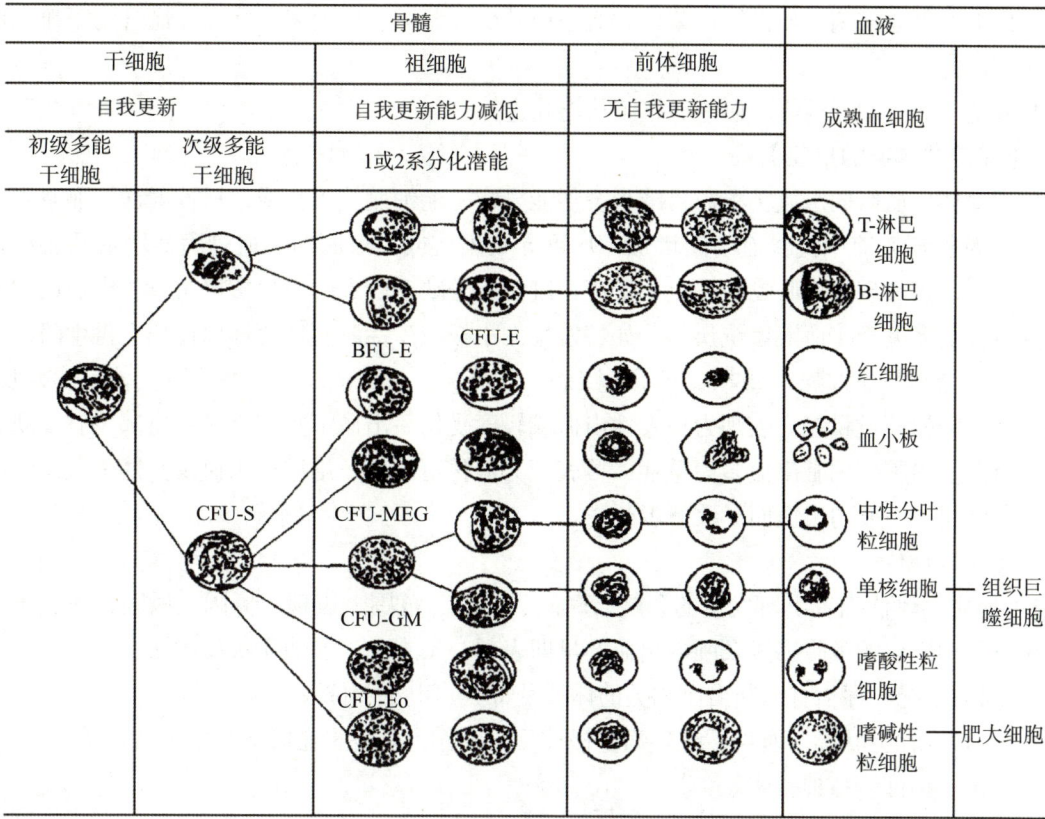

图 6-1　血细胞的成熟过程

表 6-1　血细胞分类及生理功能

血细胞分类	形态	生理特征	生理功能	正常值
红细胞	无核，呈双凹圆盘形	可塑变形性、悬浮稳定性、渗透脆性等	结合与运输 O_2 和 CO_2；酸碱缓冲作用和免疫功能	男（$4.3 \sim 5.8$）$\times 10^{12}$/L 女（$3.8 \sim 5.1$）$\times 10^{12}$/L
白细胞	无色、有核	变形、游走、趋化、吞噬和分泌	中性粒细胞：吞噬细菌和异物	（$3.5 \sim 9.5$）$\times 10^9$/L
			嗜酸性粒细胞：抗过敏、抗寄生虫	
			嗜碱性粒细胞：释放组胺及肝素	
			单核 - 吞噬细胞：更强的吞噬功能	
			淋巴细胞：参与机体的免疫应答反应	
血小板	无核、双面微凸的圆盘状	黏附、释放、聚集、收缩与吸附	止血和凝血	（$125 \sim 350$）$\times 10^9$/L

【疾病分类】

1. 红细胞疾病　如各类贫血、溶血和红细胞增多症等。

2. 粒细胞疾病　如各类粒细胞白血病、粒细胞缺乏症、中性粒细胞分叶功能不全、惰性白细胞综合征、类白血病反应等。

3. 单核细胞和巨噬细胞疾病　如炎症性组织细胞增多症、恶性组织细胞病等。

4. 淋巴细胞和浆细胞疾病　如各类淋巴瘤、急慢性淋巴细胞白血病、多发性骨髓瘤等。

5. 造血干细胞疾病　如再生障碍性贫血、阵发性睡眠性血红蛋白尿、骨髓增生异常综合征、骨髓增殖性疾病及急性非淋巴细胞白血病等。

6. 出血、凝血疾病　如血管性紫癜、血小板减少性紫癜、血友病、弥散性血管内凝血及血栓性疾病等。

7. 其他　如骨髓纤维化、血色病、脾功能亢进等。

【常见症状体征的护理】

1. 出血或出血倾向　血小板数目减少及功能异常、毛细血管脆性或通透性增加、血浆中凝血因子缺乏及循环血液中抗凝血物质增加，均可导致出血或出血倾向。血管脆性增加及血小板异常所致的出血多表现为皮肤黏膜淤点、淤斑；凝血因子缺乏所致的出血常以关节腔出血或软组织血肿为特征。多见于①血液系统疾病，如特发性血小板减少性紫癜、急性白血病、再生障碍性贫血、过敏性紫癜与血友病。②非血液系统疾病，如肝炎、尿毒症、流脑等。③其他，如蛇咬伤、水蛭咬伤、溶栓药过量等。表现为自发性出血或轻度受伤后出血不止。常见出血部位有皮肤、黏膜、关节腔、内脏。内脏出血多为重症，可表现为消化道出血、泌尿道出血及女性生殖系统出血等，严重者可发生颅内出血而导致患者死亡。

（1）护理评估

1）病史　评估患者出血发生的急缓、时间、部位、范围、表现、原因、诱因；内脏出血情况；诱发颅内出血的危险因素及颅内出血的早期表现；家族史；伴随症状与体征。

2）身体状况　评估有无与出血相关的体征及特点、出血部位及程度等。

3）心理 – 社会状况　血液系统疾病多慢性反复发作，反复出血影响日常生活及学习、工作，使患者焦虑、抑郁，精神紧张。

4）医学检查　血小板计数、出血与凝血时间、束臂试验、凝血因子检测等。

（2）护理诊断 / 问题

1）出血　与血小板数量减少和功能异常、凝血因子缺乏、血管壁异常有关。

2）恐惧　与出血量大或反复出血有关。

（3）护理措施

1）对症护理

①皮肤黏膜出血　重点在于避免人为的损伤而导致或加重出血。保持床单平整，被褥衣裤轻软，避免碰伤和撞伤。温水洗浴时避免用力擦洗皮肤，高热患者禁用酒精擦浴。尽量减少静脉穿刺，交替使用穿刺点和注射点，压脉带绑扎时间不宜过长，拔针后延长按压时间，必要时加压包扎。勤修剪指甲，避免搔抓或挤压皮肤。

②鼻腔黏膜出血　保持室内相对湿度在 50% ～ 60%，防止鼻黏膜干燥出血，秋冬季节可局部使用液状石蜡或抗生素眼膏。避免人为诱发出血，如用力擤鼻、用手抠鼻痂和外力撞击鼻部。一旦发生鼻出血，量少者可用棉球或吸收性明胶海绵填塞，或用 0.1% 去甲肾上腺素棉球或凝血酶棉球填塞，局部冷敷；量多者可行后鼻腔填塞术，术后定时用无菌液状石蜡湿润鼻腔黏膜，3 天后取出填塞于鼻腔的油纱条；由于行后鼻腔填塞术后，患者常被迫张口呼吸，故应加强口腔护理，保持口腔湿润；血友病患者发生鼻出血，可用吸引器将血吸出，并做好气管插管或气管切开的急救护理。

③口腔、牙龈出血　为防止牙龈和口腔黏膜损伤而导致或加重局部出血，故应指导患者避免进食粗糙坚硬的食物，用软毛牙刷刷牙，禁用牙签剔牙。牙龈渗血时，可用凝血酶、0.1% 肾上腺素棉球、吸收性明胶海绵片贴敷牙龈或局部压迫止血，并及时用生理盐水或 1% 过氧化氢清除口腔内陈旧血块，以免引起口臭而影响患者的食欲和情绪及可能继发细菌感染。口腔出血较重时，应及时清理，避免血液流入气管引起窒息。出血活动期应禁食热饮、辛辣刺激性饮食，注意

口腔卫生，及时用盐水漱口。

④关节腔出血或深部组织血肿　减少活动量，避免过度负重和易致创伤的运动。一旦发生出血，立即停止一切活动，卧床休息。关节腔出血者抬高患肢，固定于功能位，采取绷带压迫止血并给予局部冷敷，测量血肿范围，估计出血量。出血停止后改为热敷，以利于淤血消散。

⑤内脏出血　消化道出血的护理详见第四章第五节。女性月经量过多者，遵医嘱给予三合激素治疗。

⑥颅内出血　视野缺损或视力下降常提示眼底出血，应嘱患者减少活动，避免揉擦眼睛。若突然出现头痛、头晕、视力模糊、喷射性呕吐、双侧瞳孔变形不等大、对光反射迟钝、昏迷，提示颅内出血。一旦发生，应及时通知医生，并积极配合抢救，如立即去枕平卧，头偏向一侧；及时清除口鼻腔呕吐物。护理措施详见第九章第四节。

2）疾病监测　监测患者的生命体征及意识状态、出血发生部位、发展或消退情况，及时发现新的出血、重症出血及其先兆，并应结合患者的基础疾病及相关实验室或其他辅助检查结果，做出正确的临床判断，及时护理与配合抢救。①多部位出血是血液病出血的特点。皮肤黏膜淤点、淤斑，多见于血管性疾病及血小板异常；皮下软组织血肿、关节腔及内脏出血，多见于凝血性疾病；鼻出血、咯血、呕血、便血、血尿及月经过多，可见于各种有出血倾向的疾病；颅内出血，多危及生命，颅内出血先兆常出现剧烈头痛、喷射性呕吐，血小板测定常在 20×10^9/L 以下，患者出现上述症状应警惕颅内出血。②观察出血程度，一次出血量少于 500mL，可无明显临床症状为轻度出血；出血量在 500 ～ 1000mL，收缩压低于 90mmHg 为中度出血；出血量大于 1000mL，收缩压低于 60mmHg，心率 120 次 / 分以上为重度出血。

3）安全与舒适管理　营造良好的住院环境，保证充足睡眠，避免情绪激动。轻微出血者，可适当活动，但应避免剧烈运动；如血小板计数低于 50×10^9/L，应减少活动，增加休息，防止跌倒、碰撞等；严重出血或血小板计数低于 20×10^9/L 者，应绝对卧床休息，采取适当体位，协助做好生活护理。自身免疫性溶血性贫血者应注意保暖，避免受凉、精神刺激、外伤、手术、妊娠等；过敏性紫癜患者急性期卧床休息，尤其发作期 3 个月左右；弥散性血管内凝血患者宜卧床休息，出现休克时取中凹位，呼吸困难时取半坐卧位。

4）饮食指导　为了避免增加出血的危险或加重出血，保证患者的营养供给，故应做好患者的饮食指导。①鼓励患者进食高蛋白、高维生素、易消化的软食或半流质饮食，禁食过硬、粗糙的食物。缺铁性贫血患者多食动物肉类、肝脏、血、蛋黄、海带、黑木耳等含铁丰富且吸收率较高的食物；巨幼细胞贫血患者应进食绿叶蔬菜、水果、谷类和动物肉类、海产品等富含叶酸和维生素 B_{12} 的食品；G-6-PD（葡萄糖 -6- 磷酸脱氢酶）缺乏症者不可食用蚕豆；阵发性睡眠性血红蛋白尿的患者禁食酸性食物，如蛋黄、乳酪、甜点、白糖、火腿、面包、花生、海苔、巧克力等；过敏性紫癜患者勿食用易引起过敏的鱼、虾、牛奶、蚕豆、植物花蕾等，多食富含维生素 C 和维生素 K 的新鲜蔬菜和水果；血友病患者多食苜蓿、菜花、蛋黄、菠菜、肝脏等；白血病患者给予鱼、精瘦肉、蛋、牛奶等食物，避免进食高糖、高脂、产气过多和辛辣的食物。②保持排便通畅，便秘者可使用开塞露或缓泻剂促进排便，避免腹内压增高诱发内脏出血。

5）输血的护理　出血严重时，输血是迅速有效的治疗方法。遵医嘱输注浓缩血小板悬液、新鲜血浆或抗血友病球蛋白浓缩剂等。输血前采用双人双核对，共同做好"三查八对"。三查：查血液的有效期、血液的质量以及血液的包装是否完好无损。八对：核对患者姓名、床号、住院号、血液（瓶）号（储血号）、血型、交叉配血试验的结果、血液的种类、血量。确认血液在有效期内，血袋完整无破漏或裂缝，无变色、浑浊，无血凝块、气泡或其他异常物质，核对完毕，双人共同在交叉配血试验单上签字；血液自血库取出后，勿剧烈振荡，以免红细胞破坏而引起溶血，若输注的是全血有明显的分层（上层为浅黄色血浆，下层为暗红色的红细胞，两者边界清楚，无红细胞溶解）。输血时要密切观察有无输血反应。血液取回后应立即输注，不要放置太久或加温输入，因血液温度超过 37℃会造成红细胞变形、破坏而致溶血。库存血需在室温下放置 15 ～ 20 分钟后再输入；凝血因子取回后，应立即输注；血小板取回后，应尽快输注；新鲜血浆于采集后 6 小时内输完；浓缩红细胞输注过程中应密切观察患者反应，并匀速进行；抗血友病球蛋白浓缩剂沿瓶壁缓缓注入生理盐水稀释，勿剧烈冲击或震荡，以免泡沫形成而影响注射。注意观察患者体温、脉搏、血压及尿的颜色等。

6）心理护理　与患者加强沟通，鼓励患者表达自己的感受，对患者的恐惧表示理解，尽快清除一切血迹，保持病室清洁安静，避免恶性刺激，安慰患者，耐心细致地解答患者提出的各种问题，护理操作敏捷、准确、娴熟，增加患者的安全感和信任感。

2. 发热　发热是血液系统疾病患者的常见症状，特点为持续时间长、热型多样、常用抗生素治疗无效，继发感染是主要原因。正常白细胞减少和（或）功能缺陷、免疫抑制剂的应用、贫血、营养不良等均易导致机体抵抗力下降、继发各种感染。肿瘤细胞所产生的内源性致热因子，也是导致患者持续发热的原因之一。肿瘤性发热见于白血病、再生障碍性贫血等。感染部位常见于口腔黏膜、呼吸道、泌尿道及肛周皮肤。

（1）护理评估

1）病史　发热的原因、热型、相关感染灶的临床表现、治疗及效果。

2）身体状况　①生命体征，尤其是体温变化。②神经精神状态。③感染灶，以口腔炎、牙龈炎、咽峡炎最常见；急性白血病易发生肛周感染或脓肿。④感染的临床表现。

3）心理 – 社会状况　患者因反复感染常有忧郁、无助感，对治疗失去信心，如白血病、再生障碍性贫血的患者常有焦虑、悲观、绝望情绪。

4）医学检查　查看血常规、尿常规、大便常规及 X 线检查，血及各种分泌物培养、药物敏感试验。

（2）护理诊断 / 问题　体温过高：与感染、肿瘤细胞释放内源性致热因子有关。

（3）护理措施

1）对症护理　高热患者首先给予物理降温，禁用酒精擦浴，以防局部血管扩张而进一步加重出血。必要时，遵医嘱给予药物降温。降温过程中要密切监测患者的体温、脉搏等变化，并及时更换衣物，保持皮肤清洁干燥，防止患者受凉，降温不可过快，避免患者大量出汗，发生虚脱。静脉置管、留置导尿的患者，要严格遵守无菌操作，导管留置时间不宜过长。

2）疾病监测　注意观察有无感染灶及相应体征的变化。定时监测体温变化规律，观察患者呼吸、脉率、血压、意识状态等变化。记录 24 小时出入量，了解相关检查结果等。轻度或早期感染多为低热或不规则热，严重感染如败血症可为弛张热，体温可高达 39 ～ 40℃，伴有大量出汗、食欲不振、疲乏无力。少数老年人或机体免疫功能极差者，即使严重感染也可能无明显发热反应；如患者血液中成熟白细胞极少，虽感染严重，感染部位却无脓液形成；局灶感染常表现有口咽部局部小溃疡或糜烂、咽部充血、扁桃体肿大、口角糜烂。肺部感染包括气管炎和肺炎，出现咳嗽、咳痰、胸闷、气促等。鼻腔感染多为黏膜糜烂、流淡红色液体，严重者鼻中隔穿孔。皮肤感染较多见，可出现红肿、溃烂等；肛门感染表现为局部红肿、疼痛、糜烂、出血；尿道感染可有尿频、尿急、尿痛及血尿等。严重感染者可发生败血症。

3）用药护理　遵医嘱使用抗生素，正确配置药品并及时输注，及时发现不良反应的发生。

4）安全与舒适管理　保持病室安静、整洁、空气新鲜。患者应卧床休息，采取舒适的体位，减少机体的消耗，必要时吸氧。维持室温在 20 ～ 24℃、湿度 55% ～ 60%，并经常通风换气。患者宜穿透气、棉质衣服，若有寒战应给予保暖。定期消毒，限制探视，以防交叉感染。保持口腔及皮肤清洁，饭后可用苏打水或洗必泰（氯己定）漱口液漱口。

5）饮食护理　进食高热量、高维生素、富含营养的半流质或软食，如藕粉等。为防止脱水，患者宜多饮水，每天 2000mL 以上。为防止水、电解质失衡还应补充一些含盐饮料，必要时可遵医嘱静脉补液。对原有心肾功能不全或重症贫血伴有心力衰竭的患者，应严格限制液体的摄入量，并控制补液速度。

3. 骨、关节疼痛　常见于恶性血液病患者，主要与肿瘤细胞过度增生，广泛浸润骨骼、关节，导致骨髓腔或关节腔内压力增高、骨质破坏或溶解、病理性骨折等有关。常见于白血病、多发性骨髓瘤和淋巴瘤等疾病。疼痛部位与肿瘤细胞浸润部位有关，可表现为局部或全身骨、关节疼痛及压痛或叩击痛；发生骨折者，局部还可出现畸形等临床表现。多发性骨髓瘤患者多以骨痛为首发症状。

4. 贫血　贫血是血液病最常见的症状，详见本章第二节。

第二节　贫　血

贫血（anemia）是指人体外周血液单位容积中红细胞计数（RBC）、血红蛋白浓度（Hb）和（或）血细胞比容（HCT）减少，低于相同年龄、性别和地区正常范围下限的一种常见的临床症状。由于红细胞容量测定比较复杂，临床上常以血红蛋白浓度来代替。我国血液病学专家认为，在海平面地区，成年男性 Hb < 120g/L，成年女性（非妊娠）Hb < 110g/L，孕妇 Hb < 100g/L 可诊断为贫血。应注意，久居高原地区居民的血红蛋白正常值较海平面居民为高。据世界卫生组织统计，全球约有 30 亿人患有不同程度贫血，每年因贫血引发各类疾病而死亡的人数有上千万。中国贫血人口概率高于西方国家，在贫血人群中，女性明显高于男性，老人和儿童高于中青年。

贫血分类方法有多种，如根据贫血进展速度分为急、慢性贫血；根据红细胞形态可分为大细胞性贫血、正常细胞性贫血、小细胞低色素性贫血；根据血红蛋白浓度分为轻度、中度、重度、极重度贫血（表 6-2）；根据骨髓红系增生情况分为增生性贫血（如溶血性贫血、缺铁性贫血、巨幼细胞贫血等）和增生低下性贫血（如再生障碍性贫血）；按贫血的病因与发病机制进行分类，可分为红细胞生成减少性贫血、红细胞破坏过多性贫血、失血性贫血，更能反映贫血的病理本质（表 6-3）。

表 6-2　贫血的血红蛋白浓度分类

分类	血红蛋白（g/L）	临床表现
轻度	91 ～ 120	症状轻微
中度	60 ～ 90	活动后心慌、气短
重度	30 ～ 59	卧床休息时心慌、气短
极重度	< 30	常合并贫血性心脏病

表 6–3　贫血的病因学分类

分类	原因	常见疾病
红细胞生成减少性贫血	造血干细胞异常	再生障碍性贫血、纯红细胞再生障碍性贫血、白血病
	造血微环境（骨髓基质、基质细胞和造血调节因子）异常 造血原料不足或利用障碍	骨髓坏死、骨髓纤维化、肾功能不全、垂体或甲状腺功能低下、肿瘤性疾病或某些病毒感染、巨幼细胞贫血、缺铁性贫血
红细胞破坏过多性贫血	红细胞自身异常	溶血性贫血、遗传性球形细胞增多症、葡萄糖 -6- 磷酸脱氢酶缺乏症
	红细胞周围环境异常	蛇毒、疟疾、黑热病、化学毒物及药物中毒、大面积烧伤
失血性贫血	出凝血功能障碍	特发性血小板减少性紫癜、血友病、严重肝病
	非出凝血功能障碍	外伤、肿瘤、结核、消化性溃疡、肝病、痔疮

　　贫血的病理生理基础主要为血红蛋白含量减少，血液携氧能力下降，导致全身各器官和组织缺氧与功能障碍。贫血的临床表现与贫血病因、贫血发生的速度及严重程度、血液携氧能力下降程度、贫血个体代偿功能和耐受能力有关。

　　贫血最常见和最早表现为疲乏无力。临床可见皮肤黏膜、神经系统、呼吸系统、循环系统、消化系统、泌尿生殖系统及内分泌系统等不同表现。①皮肤黏膜：皮肤黏膜苍白是贫血最突出的体征，此外还可出现皮肤黏膜粗糙，缺少光泽甚至形成溃疡。②神经系统表现：头昏、头痛、耳鸣、失眠、多梦、记忆力减退及注意力下降等症状，严重者出现晕厥。老年患者常有神志模糊和精神异常的表现。③呼吸与循环系统表现：最常见为活动后心悸、气短。轻度贫血仅活动后引起呼吸加快加深，重度贫血平静状态下即可见气短甚至端坐呼吸，贫血性心脏病可见心绞痛、心律失常，甚至全心衰竭。心电图显示心肌劳损的征象，表现为 ST 段下降、T 波平坦或倒置等，贫血纠正后上述症状可消失。④消化系统表现：食欲减退、腹胀、大便规律和性状改变等。长期慢性溶血可合并胆道结石和脾大，巨幼细胞贫血或恶性贫血可引起舌炎、舌萎缩、牛肉舌、镜面舌等。吞咽异物感或异食癖多见于缺铁性贫血的患者。⑤泌尿生殖及内分泌系统表现：血管外溶血者尿中尿胆原增加，但无胆红素；血管内溶血者有血红蛋白尿和含铁血黄素尿，严重者可发生游离血红蛋白堵塞肾小管，导致急性肾损伤。长期贫血不仅影响女性激素的分泌导致月经失调及影响男性睾酮的分泌导致男性特征减弱，还会影响各内分泌腺体功能和红细胞生成素的分泌。⑥其他：贫血患者创口愈合较慢，易继发感染；重度贫血者还可出现低热，偶可见视网膜出血。

一、缺铁性贫血

　　缺铁性贫血（iron deficiency anemia，IDA）是指体内贮存铁缺乏，血红蛋白合成减少而引起的一种小细胞低色素性贫血。为临床常见贫血类型，全球发病率高，尤以发展中国家为甚。多见于婴幼儿、儿童和育龄妇女。

　　正常成人含铁总量为男性 50 ～ 55mg/kg，女性 35 ～ 40mg/kg。分为功能状态铁（包括血红蛋白、肌红蛋白、酶和辅因子、转铁蛋白和乳铁蛋白结合的铁）和贮存铁（包括铁蛋白和含铁血黄素）两部分。正常成人每天造血需铁量 20 ～ 25mg，主要来源于体内衰老红细胞破坏后释放的铁和食物中的铁。成人每天从食物中的摄铁量为 1 ～ 1.5mg（孕、乳妇女为 2 ～ 4mg），主要从动物食品中吸收（达 20%）。人体吸收铁的部位主要在十二指肠及空肠上段，胃肠功能（胃酸水平）、食物铁的状态（食物中的高价铁转化为低价铁后易被吸收）、体内铁贮存量、骨髓造血状态及某些食物（如维生素 C）等均影响铁的吸收。进入血浆中的铁（Fe^{2+}）经铜蓝蛋白氧化成高价铁（Fe^{3+}）后，与血浆中的转铁蛋白结合，成为转铁蛋白复合体即血清铁，并将铁运送到骨髓和其他组织。血清铁通过幼红细胞膜转铁蛋白受体胞饮入细胞内，与转铁蛋白分离，再次还原成 Fe^{2+}。然后在线粒体内与原卟啉相结合形成血红素，血红素再与珠蛋白结合形成血红蛋白（图 6-2）。体内多余的铁以铁蛋白和含铁血黄素的形式贮存于肝、脾、骨髓等器官的单核 – 吞噬细胞系统中，正常人每日铁排泄不超过 1mg，主要通过肠黏膜脱落细胞随粪便排出，少量通过尿、汗液排出，育龄妇女主要通过月经、乳汁丢失。

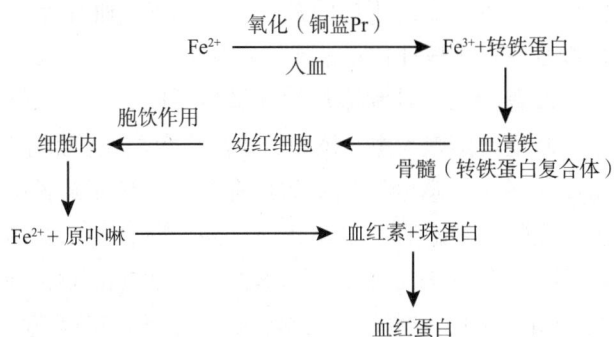

图 6-2　铁的转运和利用

【病因及发病机制】

1. 病因

（1）铁需求量增加而摄入不足　多见于婴幼儿、青少年、妊娠和哺乳妇女，婴幼儿、月经过多的女性、妊娠和哺乳期妇女需铁量较大，若不补充高铁食物，易造成 IDA；青少年偏食及长期食物缺铁者均易引起 IDA。

（2）铁吸收障碍　胃大部切除术后，食物绕过十二指肠快速进入空肠，使铁吸收减少。此外，胃空肠吻合术后、萎缩性胃炎、长期腹泻、慢性肠炎，以及服用降低胃酸药物，均可因为铁吸收障碍而发生 IDA。

（3）铁丢失过多　慢性失血是成人缺铁性贫血最常见、最重要的原因。反复多次小量失血可使体内贮存铁逐渐耗竭，尤以消化道慢性失血、月经过多或使用某些药物（如阿司匹林）后出血多见，反复发作的阵发性睡眠性血红蛋白尿亦可致缺铁。

2. 发病机制　当体内贮存铁减少到不足以补偿功能状态铁时，血红蛋白减少，红细胞胞浆少，体积变小，可出现组织缺铁、红细胞内缺铁及铁代谢指标异常。缺铁可引起黏膜组织病变，外胚叶组织营养障碍；含铁酶和铁依赖酶活性下降，可影响患者的精神、行为、体力、免疫功能及患儿的生长发育和智力水平。

【临床表现】

本病呈慢性渐进性发展，常伴有原发病的表现。

1. 贫血共有表现

（1）症状　头晕、头痛、乏力、易倦、心悸、活动后气短、眼花及耳鸣等。

（2）体征　面色苍白和心率增快，严重长期贫血可引起心脏扩大、心力衰竭。

2. 缺铁性贫血表现

（1）症状　①精神行为异常，多见于儿童，表现为容易兴奋、烦躁，易怒或淡漠、注意力不集中，少数患者出现异食癖，如喜食泥土、石子、冰块等。②儿童生长发育迟缓、智力低下。③患者体力、耐力下降，易发生感染。

（2）体征　①口腔炎、舌炎、舌乳头萎缩、口角皲裂。②皮肤黏膜苍白、毛发干枯脱落、皮肤干燥萎缩，指（趾）甲缺乏光泽、脆薄易裂，重者指（趾）甲变平，甚至呈匙状甲。③脾脏可有轻度肿大。

3. 原发病的表现　如消化性溃疡、肿瘤或痔疮等导致的黑便或腹部不适等。

【医学检查】

1. 外周血象　典型血象为小细胞低色素性贫血。血涂片中可见红细胞体积小，中心淡染区扩大。红细胞与血红蛋白的减少不成比例，血红蛋白减少更为明显。网织红细胞正常或轻度升高，白细胞或血小板计数正常或轻度减少。

2. 骨髓象　骨髓涂片呈现增生活跃，以红系增生为主，粒系、巨核系无明显异常。红系以中、晚幼红细胞为主，体积变小、染色质颗粒致密、胞浆少，呈"核老浆幼"现象。骨髓铁染色反映单核－吞噬细胞系统的贮存铁，是诊断缺铁的金指标，表现为细胞外铁消失，细胞内铁减少，铁粒幼细胞消失。

3. 生化检查　血清铁（ST）< 8.95μmol/L；血清总铁结合力（TIBC）> 64.4μmol/L；转铁蛋白饱和度（TS）< 15%；铁代谢和可溶性转铁蛋白受体（sTfR）浓度 > 8mg/L，血清铁蛋白（SF）< 12μg/L，是早期诊断贮存铁缺乏的一个常用指标，红细胞游离原卟啉（FEP）/Hb > 4.5μg/gHb；幼红细胞内铁小粒减少或消失，铁粒幼红细胞 < 15%；骨髓涂片用亚铁氰化钾染色（普鲁士蓝反应）后，在骨髓小粒中未见深蓝色的含铁血黄素颗粒。

4. 其他检查　主要是病因或原发病诊断的相关检查。

【诊断要点】

根据病史、症状、体征、实验室检查发现小细胞低色素性贫血、血清铁及铁蛋白降低、骨髓细胞外铁消失，可诊断为缺铁性贫血。

【治疗】

1. 病因治疗　去除导致缺铁的病因是纠正贫血、防止复发的关键环节。如改变不合理的饮食结构与方式，积极治疗原发病，预防性增加含铁丰富的食物等。

2. 铁剂治疗

（1）口服铁剂安全方便，是缺铁性贫血患者的首选，常用药物有硫酸亚铁、琥珀酸亚铁、富马酸亚铁（富马酸铁）、枸橼酸铁铵、多糖铁复合物（力蜚能）等。硫酸亚铁 0.3g，每日 3 次；或右旋糖酐铁 50mg，每日 2 ~ 3 次。

（2）若口服铁剂不能耐受或吸收障碍，可用右旋糖酐铁肌内注射，首次 50mg，如无不适，次日改为每日或隔日 100mg，缓慢注射，注意过敏反应，所需补铁量（mg）=（需达到的血红蛋白浓度 – 患者的血红蛋白浓度）×0.33× 患者体重（kg）。

（3）中药治疗：根据中医辨证论治选用养血丸、归脾汤、补肾生血汤等。

【护理诊断／问题】

1. 营养失调：低于机体需要量　与铁摄入不足、吸收不良、需要量增加或丢失过多有关。

2. 活动无耐力　与贫血引起全身组织缺氧有关。

【护理措施】

1. 安全与舒适管理　根据患者情况，制订合理的休息与活动计划，并随病情变化，增减活动量。当血红蛋白 < 50g/L 时，可在床上活动或床旁活动；当血红蛋白 < 20g/L 时，需绝对卧床休息，以免晕厥跌倒。

2. 疾病监测　了解患者依从性、治疗效果及药物的不良反应，观察患者的贫血症状及体征，皮肤黏膜苍白及活动无力的程度，有无头晕头痛、耳鸣、记忆力减退、食欲不振等；红细胞计数、血红蛋白浓度和网织红细胞的监测结果；铁代谢的有关实验指标的变化。

3. 用药护理

（1）口服铁剂的护理　发药时向患者说明服用铁剂的目的及注意事项，并给予必要的指导。①口服铁剂易引起胃肠道反应，如恶心、呕吐及胃部不适，饭后或餐中服用可减少反应，如不能耐受可减少剂量或从小剂量开始。②口服液体铁剂时须使用吸管，避免牙齿染黑。③避免与牛奶、茶、咖啡同服，避免同时服用抗酸药（碳酸钙和硫酸镁）及 H_2 受体拮抗剂，可服用维生素C、乳酸或稀盐酸等酸性药物或食物。④服铁剂期间，铁与肠内硫化氢作用生成黑色的硫化铁使粪便变成黑色，应做好解释，消除患者顾虑。⑤告知患者按剂量、按疗程服药，定期复查，避免因药物过量而引起中毒或相关病变的发生。

（2）注射铁剂的护理　①铁剂宜深部注射，经常更换注射部位，缓慢注射，以促进吸收，避免硬结形成。②少数患者可出现面色潮红、头痛、肌肉关节痛、荨麻疹等过敏反应，严重者发生过敏性休克，首次用药需用 0.5mL 试验剂量进行深部肌内注射，如 1 小时后无过敏反应，即可按照医嘱给予常规剂量治疗。③药物溢出可引起皮肤染色，应注意不要在皮肤暴露部位注射，抽取药液后更换注射针头，采用"Z"形注射法或留空气注射法。

（3）铁剂疗效观察　补充铁剂后，外周血中网织红细胞先增多，服药后 5～10 天出现高峰，2 周后血红蛋白浓度上升，2 个月左右恢复正常。铁剂治疗应在血红蛋白恢复正常后至少持续4～6 个月，待铁蛋白正常后停药。

4. 饮食护理　①养成良好的饮食习惯：指导患者保持均衡饮食，避免挑食或偏食。②增加含铁丰富食物的摄取：鼓励患者多食含铁丰富且吸收率较高的食物（如动物肉类、肝脏、血、蛋黄、海带与黑木耳等）或铁强化食物。③促进食物铁的吸收：避免不合理的饮食结构或搭配影响铁的吸收，如食物中蔬菜多而蛋类、肉类不足，富含铁的食物与牛奶、浓茶、咖啡同服，食物中维生素 C 含量不足等。

【健康指导】

1. 预防疾病　①开展卫生知识教育：婴幼儿要及时添加辅食，包括蛋黄、肝泥、肉末和菜泥等；生长发育期的青少年要改变不良的饮食习惯，如挑食、偏食，应摄入足量的动物食品、新鲜蔬菜和水果；月经期、妊娠后期及哺乳期妇女、2 个月左右的早产儿可给小剂量铁剂预防缺铁；妊娠期妇女每天可口服元素铁 10～20mg。②及时治疗各种慢性出血，如月经过多、消化性溃疡、肛门痔疮出血等。③预防钩虫感染，在钩虫病流行区应大规模地进行防治工作。

2. 管理疾病　①饮食和休息指导：指导患者和家属选择含铁丰富的食品，遵循高蛋白、高热量、高维生素、易消化的饮食原则，提倡均衡饮食，荤素搭配。为增加食物铁的吸收，可同时服用弱酸类食物，避免与抑制铁吸收的食物、饮料或药物同服。轻度贫血者可照常工作，注意休息和营养；中度以上贫血者，可散步或做力所能及的活动，活动量以不加重疲劳感或其他症状为度。②用药指导：根据医嘱按时、按量用药，定期门诊检查血象。③疾病监测：教会患者自我监测，包括自觉症状、静息状态下呼吸与心率的变化、能否平卧、有无水肿及尿量变化等，一旦上述症状加重应立即就医。

二、巨幼细胞贫血

巨幼细胞贫血（megaloblastic anemia，MA）是由于脱氧核苷酸（DNA）合成障碍引起的一种贫血。主要由体内缺乏维生素 B_{12} 或叶酸所致，也可因遗传性或药物等获得性 DNA 合成障碍引起。在我国叶酸缺乏者多见于进食新鲜蔬菜、肉类较少的人群，如陕西、山西、河南、山东等地，而在欧美国家，体内维生素 B_{12} 缺乏及内因子抗体者较为多见。

【病因及发病机制】

1. 叶酸和维生素 B_{12} 的代谢

（1）叶酸的代谢　叶酸亦称蝶酰谷氨酸，属水溶性 B 族维生素。人体不能合成叶酸，全部由食物供给。人体每日需要量为 200μg，储存量为 5～20mg，近一半储存在肝脏。叶酸的吸收主要在十二指肠及近端空肠，主要从尿和粪便排出体外，每日排出 2～5μg。

（2）维生素 B_{12} 的代谢　维生素 B_{12} 又名氰钴胺，属于水溶性 B 族维生素。人体每日需要量为 2μg 左右，储存量为 2～5mg（可用 2～5 年），其中 50%～90% 存于肝，每日经尿排出量约 30μg。维生素 B_{12} 必须与胃壁细胞所分泌的内因子结合后才能为回肠黏膜吸收，主要来源于动物肝、肾，以及鱼、肉、蛋、乳类食物。

2. 病因

（1）叶酸缺乏　①摄入不足，主要因食物加工不当（如烹饪时间过长或温度过高致食物中的叶酸大量破坏）和偏食（缺少富含叶酸的蔬菜、肉蛋类）引起。②需要量增加，婴幼儿、青少年、妊娠和哺乳妇女、白血病及恶性肿瘤患者需要量增加未及时补充。③吸收障碍，腹泻、小肠炎症、肿瘤及手术切除后均可影响叶酸的吸收。④利用障碍，某些药物（如甲氨蝶呤、氨苯蝶啶、乙胺嘧啶）影响叶酸利用；个体先天性酶（如甲基 FH_4 转移酶、亚氨甲基转移酶等）缺陷可干扰叶酸的利用。⑤排出增加，如血液透析、酗酒等可加速叶酸排出。

（2）维生素 B_{12} 缺乏　①摄入减少，绝对素食、偏食者容易出现维生素 B_{12} 缺乏。②吸收障碍，是维生素 B_{12} 缺乏最常见原因，主要见于胃肠道疾病、恶性贫血、服用某些药物（对氨基水杨酸、新霉素、秋水仙碱和苯乙双胍等）等。③利用障碍，先天性传递蛋白（先天性转钴蛋白 Ⅱ）缺乏可引起维生素 B_{12} 输送障碍。

3. 发病机制　叶酸和维生素 B_{12} 是细胞合成 DNA 过程的重要辅酶，同时维生素 B_{12} 还可促进细胞核中的生化反应发生。当叶酸和维生素 B_{12} 缺乏时，DNA 合成速度减慢，细胞内 RNA/DNA 比例增大，造成细胞体积增大，胞核发育滞后于胞浆，形成巨幼变。骨髓中的红细胞、粒细胞和巨核细胞也可以发生巨幼变，未成熟就被破坏，导致无效造血和全血细胞减少。DNA 合成障碍也累及黏膜上皮组织，造成局部组织萎缩，从而影响口腔和胃肠道功能。

【临床表现】

1. 血液系统表现　起病缓慢，常出现贫血的一般症状和体征。严重者出现全血细胞减少，反复感染和出血，少数患者有肝脾肿大和轻度黄疸。

2. 消化系统表现　早期胃肠黏膜萎缩可引起食欲不振、恶心、腹胀、腹泻或便秘。部分患者出现口角炎、舌炎，舌乳头萎缩使舌面光滑呈"镜面舌"或舌面绛红呈"牛肉样舌"。

3. 神经系统表现和精神症状　对称性远端肢体麻木、深感觉障碍、共济失调；少数患者可出现锥体束征阳性、肌张力增加和腱反射亢进。维生素 B_{12} 缺乏可出现抑郁、失眠、幻觉、妄想甚至精神错乱、人格变态，叶酸缺乏的患者常有易怒、妄想等精神症状。

【医学检查】

1. 血象　典型血象呈大细胞性贫血。红细胞与血红蛋白的减少不成比例，红细胞减少较血红蛋白减少更显著。平均红细胞血红蛋白含量（MCH）、平均红细胞体积（MCV）均增高，平均红细胞血红蛋白浓度（MCHC）正常。网织红细胞计数可正常或轻度增多，重症者全血细胞减少。血涂片中红细胞大小不等、中央淡染区消失，有大椭圆形红细胞，核右移。

2. 骨髓象　骨髓增生活跃，红系增生显著，胞体大，核大，核染色质疏松细致，胞浆比胞核成熟，呈"核幼浆老"。骨髓铁染色增多；粒系比较成熟，细胞呈"巨型变"和核右移。

3. 血清叶酸和维生素 B₁₂ 浓度测定　诊断本病的重要指标。血清叶酸浓度＜ 6.8nmol/L，红细胞叶酸浓度＜ 227nmol/L 和血清维生素 B₁₂ 浓度＜ 74pmol/L 均有诊断意义。

4. 其他　胃液分析、内因子抗体测定及维生素 B₁₂ 试验对诊断恶性贫血有参考作用。

【诊断要点】

根据患者的营养史、既往史及特殊用药史、贫血表现、消化道及神经系统症状、体征，结合特征性血象和骨髓象，血清叶酸、维生素 B₁₂ 水平测定有助于做出临床诊断。

【治疗】

1. 去除病因　有效治疗或根治的关键，应针对不同原因采取相应措施，如改变不合理的烹调方式或饮食结构，治疗原发病，药物所致者酌情停药。

2. 补充叶酸与维生素 B₁₂

（1）叶酸　口服叶酸，每次 5 ～ 10mg，每日 2 ～ 3 次，直至血象完全恢复正常。胃肠道吸收障碍者可肌内注射四氢叶酸钙 5 ～ 10mg，每日 1 次，直到血红蛋白恢复正常。无原发病者不需要维持治疗，如同时伴有维生素 B₁₂ 缺乏，应注射维生素 B₁₂，否则可加重神经系统症状。

（2）维生素 B₁₂　肌注维生素 B₁₂，每次 500μg，每周 2 次，至血象完全恢复正常。无吸收障碍者，口服维生素 B₁₂ 片剂 500ug，每日 1 次。如有神经系统表现，维持治疗半年至 1 年，恶性贫血者需终生性维持治疗。

3. 其他　有心脏疾病的老年患者，特别是饮食摄入不足者，应及时补充钾盐。如同时存在缺铁或治疗过程中出现缺铁的表现，应及时补充铁剂。

【护理诊断 / 问题】

1. 活动无耐力　与贫血引起的组织缺氧有关。

2. 营养失调：低于机体需要量　与叶酸、维生素 B₁₂ 摄入不足、吸收不良及需要量增加有关。

【护理措施】

1. 安全与舒适管理　末梢神经炎、四肢麻木无力的患者，应注意肢体保暖，避免受伤，协助其生活护理；出现共济失调者行走要有人陪伴。

2. 对症护理　①舌炎、口腔溃疡者，进温凉软食，注意口腔卫生，饭前、饭后可用生理盐水或朵贝液漱口，口腔溃疡面可涂溃疡散或云南白药等。②便秘或腹泻者保持肛周清洁。③有神经系统症状者，加强防护，避免坠床等意外发生。

3. 用药护理　①肌内注射维生素 B₁₂ 偶有过敏反应，如皮疹、药物疹等，重者出现过敏性休克，应注意观察，及时处理。②观察患者用药后的自觉症状、外周血象的变化，了解药物的治疗效果。一般情况下，有效治疗后 1 ～ 2 天，患者食欲好转；2 ～ 4 天网织红细胞增加，7 天左右网织红细胞达高峰，血红蛋白逐渐上升；10 ～ 14 天白细胞、血小板恢复正常；1 ～ 2 个月血象、骨髓象恢复正常；半年到 1 年后患者的神经症状得到改善。③治疗过程中，由于大量血细胞生成，血钾进入新生成的细胞中，导致血钾突然下降，应加强对老年人、心血管疾病患者、进食量少的患者的观察，遵医嘱预防性补钾。

4. 饮食护理　①改变不良的饮食习惯：改变患者偏食、挑食、酗酒和长期素食的饮食习惯。嘱患者进食富含叶酸和维生素 B₁₂ 的食品，如绿叶蔬菜、水果、谷类和动物肉类、海产品等；向患者及其家属说明营养均衡的重要性。②减少食物中叶酸的破坏：烹调时不宜温度过高或时间长，且烹煮后不宜久置。提倡急火快炒、灼菜、凉拌或加工成蔬菜沙拉后直接食用。③改善食欲：对于食欲降低、腹胀等消化道症状明显或吸收不良的患者，建议少食多餐、细嚼慢咽，进温凉、清淡饮食。本病属中医"血虚"范畴，中医中的"三红汤"能使气血生化充足，改善血虚症状，防止贫血。

【健康指导】

1. 预防疾病 ①纠正不良饮食习惯，烹饪时不宜温度过高或时间过久。②婴幼儿、青少年及妊娠期妇女对叶酸的需要量增加，应及时补充，多进食富含叶酸和维生素 B_{12} 的食品。③服用干扰核苷酸合成药物的患者，应该同时补充叶酸和维生素 B_{12}。

2. 管理疾病 ①让患者学会自我监测病情，如贫血的临床症状、皮肤黏膜情况及神经精神症状等。②贫血症状明显时应卧床休息，避免加重心脏负担而诱发心力衰竭。③贫血症状纠正后，可逐渐增加活动量。注意口腔和皮肤的清洁，勤洗澡更衣，预防感染。

三、再生障碍性贫血

再生障碍性贫血（aplastic anemia，AA）简称再障，是多种原因导致造血干细胞数量减少和（或）功能障碍的一类贫血，通常指原发性骨髓造血功能衰竭综合征。主要表现为骨髓造血功能低下、全血细胞减少和贫血、出血、感染。AA 可发生于各年龄阶段，男、女发病率无明显差别。我国再障的年发病率为 7.4/100 万人口，较日本、欧美国家低，其中急性再障发病率为 1.4/100 万人口，慢性再障发病率为 6.0/100 万人口，且每年以数万人的速度递增。

AA 分先天性与获得性两类，前者罕见，后者居绝大多数。按病情严重程度分为重型再障（SAA）和非重型再障（NSAA）。我国按发病缓急、进展速度及外周血象、骨髓象分为急性型（AAA）和慢性型（CAA），1986 年以后，又将 AAA 改称为重型再障 - Ⅰ 型（SAA-Ⅰ），将 CAA 进展成的急性型称为重型再障 - Ⅱ 型（SAA-Ⅱ）。

【病因及发病机制】

1. 病因 暂不明确，可能与药物及化学物质等因素有关。①药物及化学物质，如氯霉素类抗生素、磺胺类药物；苯及其衍生物（如油漆、塑料、燃料、染发剂及杀虫剂）等。②物理因素，如 X 射线、γ 射线及其他射线。③病毒感染，如风疹病毒、EB 病毒、流感病毒及肝炎病毒。④其他，如由阵发性睡眠性血红蛋白尿、系统性红斑狼疮、慢性肾衰竭演变而来。

2. 发病机制 尚不明确，多认为在遗传易感基础上，AA 可能通过以下机制发病：造血干细胞缺陷（"种子"学说）、造血微环境异常（"土壤"学说）及免疫异常（"免疫"学说）。但近年来多数专家认为 AA 的主要发病机制是免疫异常。造血微环境与造血干细胞数量的改变是异常免疫损伤的结果。

【临床表现】

再障的临床表现主要由全血细胞减少引起，表现为不同程度的贫血、出血和感染，多无肝、脾和淋巴结肿大。

1. 重型再障 起病急、病情重、进展快、预后较差。

（1）贫血 苍白、乏力、头昏、心悸、气短等症状进行性加重，易发生心力衰竭。

（2）感染 呼吸道感染最常见，其次为消化道、泌尿生殖道及皮肤、黏膜感染等。致病菌以革兰阴性杆菌、金黄色葡萄球菌和真菌为主，常合并败血症。多数患者有发热，体温在 39℃以上，个别患者自发病到死亡始终处于难以控制的高热之中。

（3）出血 出血部位广泛。皮肤可有出血点或大片淤斑，口腔黏膜有血泡，可出现鼻出血、牙龈出血、眼结膜出血等；深部脏器出血时可见呕血、咯血、便血、血尿、阴道出血、眼底出血和颅内出血（再障患者主要死因之一）。若出现视物不清、头痛、恶心、呕吐，常为颅内出血先兆表现，可危及患者生命。

2. 非重型再障 起病缓、进展慢、预后较好。贫血、出血的程度较重型轻，感染也较易控制，久治无效的患者可发生颅内出血。少数非重型再障患者可发展成重型再障。

重型再障与非重型再障的主要区别见表 6-4。

表 6-4 重型再障与非重型再障的主要区别

判断依据	重型再障（SAA）	非重型再障（NSAA）
起病与进展	起病急，进展快	起病缓慢，进展慢
感染表现的严重程度	严重，可发生败血症	轻，以上呼吸道感染多见
出血表现的严重程度	重，常发生在内脏，不易控制	轻，以皮肤、黏膜为主，易控制
血象	中性粒细胞计数 $< 0.5 \times 10^9/L$	中性粒细胞计数 $> 0.5 \times 10^9/L$
	血小板计数 $< 20 \times 10^9/L$	血小板计数 $> 20 \times 10^9/L$
	网织红细胞绝对值 $< 15 \times 10^9/L$	网织红细胞绝对值 $> 15 \times 10^9/L$
骨髓象	多部位增生极度减低	增生减低或活跃，常有增生灶
病程和预后	病程短，预后不良，多于 6~12 个月内死亡	病程长，预后较好，少数死亡

【医学检查】

1. 血象 呈全血细胞减少，三系细胞减少的程度不同，少数病例可呈两系或单系细胞减少。网织红细胞绝对值 $< 15 \times 10^9/L$、中性粒细胞绝对值 $< 0.5 \times 10^9/L$、血小板计数 $< 20 \times 10^9/L$ 有助于重型再障的临床诊断。

2. 骨髓象 确诊再障的主要依据。骨髓穿刺物中骨髓小粒无造血细胞，呈空虚状，脂肪滴较多。大多数患者有多部位骨髓增生减低，粒、红系及巨核细胞明显减少，形态大致正常；淋巴细胞、网状细胞及浆细胞等非造血细胞比例明显增高。

【诊断要点】

AA 诊断标准：①全血细胞减少，网织红细胞百分数 < 0.01，淋巴细胞比例增高。②一般无肝、脾大。③骨髓多部位增生减低（＜正常 50%）或重度减低（＜正常 25%），造血细胞减少，非造血细胞比例增高，骨髓小粒空虚（有条件者做骨髓活检可见造血组织均匀减少）。④排除引起全血细胞减少的其他疾病。

【治疗】

1. 对症治疗 ①纠正贫血：Hb $< 60g/L$，且患者对贫血耐受性较差时，可输注红细胞，但应严格掌握输血指征，防止输血过多。②控制出血：选用一般止血药物，如酚磺乙胺、氨基己酸等；子宫出血的患者可肌注丙酸睾酮；血小板减少引起的严重出血应输浓缩血小板，当血小板输注无效时，可输 HLA 配型相配的血小板；积极纠正因肝脏疾病引起的凝血因子缺乏。③控制感染：及时采用广谱抗生素治疗，并根据细菌培养和药敏试验结果更换抗生素；真菌感染可用两性霉素 B 等抗真菌药物；护肝治疗：合并肝功能损害者，可酌情选用护肝药物。

2. 针对发病机制的治疗

（1）免疫抑制治疗 ①抗胸腺细胞球蛋白 / 抗淋巴细胞球蛋白（ATG/ALG）用于 SAA。马 ALG 10~15mg/（kg·d），连用 5 天。兔 ATG 3~5mg/（kg·d），连用 5 天。②环孢素是治疗再障的一线药物，但不主张单用，与 ATG 或 ALG 联用可减轻后者的某些不良反应。环孢素口服用药，常用剂量 3~5mg/（kg·d），治疗期间血药浓度维持在 150~250μg/L，疗程 1 年以上。

（2）促骨髓造血治疗 ①雄激素是治疗 NSAA 的常用药物，可刺激肾脏产生更多的促红细胞生成素，并直接作用于骨髓刺激红细胞生成。常用药物有司坦唑醇、丙酸睾酮、十一酸睾酮及达那唑。用量每次 0.2g，每天 3 次。②造血生长因子特别适用于 SAA，一般在免疫抑制治疗后使用，维持 3 个月以上为宜。常用药物有重组人粒系集落刺激因子（G-CSF），剂量为 5μg/（kg·d），重组人红细胞生成素（EPO），常用剂量 50～100U/（kg·d）。

（3）造血干细胞移植 包括骨髓移植、脐血输注及胎肝细胞输注等，主要用于重型再障。移植指征为 40 岁以下、无感染及其他并发症、有合适供体的 SAA 患者。

【护理诊断/问题】

1. 有感染的危险 与粒细胞减少有关。

2. 活动无耐力 与贫血所致机体组织的缺氧有关。

3. 组织完整性受损 与血小板减少导致皮肤黏膜出血有关。

【护理措施】

1. 安全与舒适管理 ①急性型再障以休息为主，病情危重时绝对卧床休息。病情稳定及慢性型再障无严重贫血时可适当活动，防止碰、撞、摔跤等。②预防感染：定时开窗换气，但避免对流风直接吹到患者；严格执行无菌操作原则；粒细胞绝对值≤ $0.5×10^9$/L、重度出血贫血使用免疫抑制剂者应进行保护性隔离；加强口腔护理，督促患者养成进餐前后、睡前、晨起用生理盐水、氯己定、口灵或复方硼砂溶液交替漱口的习惯；保持皮肤清洁、干燥，避免破损；进行肌内、静脉内等各种损伤性穿刺时，局部要严格消毒。③避免诱发或加重出血的因素；停用或禁用对骨髓有损伤作用和抑制血小板功能的药物，避免再次接触放射性物质、苯及其衍生物等。

2. 疾病监测 ①注意观察患者生命体征，如体温和热型、神志、意识、瞳孔等的变化，若患者出现头痛、呕吐、视力模糊、意识障碍等颅内出血征兆，应立即报告医生。一旦发热提示有感染存在，应密切观察相关症状和体征，仔细寻找感染灶，并配合医生做好相关医学检查的标本采集工作。②定期观察血象，了解红细胞、白细胞、血小板数量有无上升。观察贫血体征，出血部位、程度，尤其要观察有无重要脏器出血。③观察患者皮肤淤点、淤斑情况，有无破损或感染。

3. 对症护理

（1）出血的护理 参见本章第一节。

（2）感染的护理 ①呼吸道感染：用消毒液擦拭地面和家具，用紫外线或臭氧照射消毒，每周 2～3 次，每次 20～30 分钟；限制探视人数及次数，避免到人群密集的公共场所；秋冬季节注意保暖，防止受凉；粒细胞绝对值≤ $0.5×10^9$/L 者，应给予保护性隔离，并向患者及其家属解释其必要性，使其自觉配合。②口腔感染：督促患者养成进餐前后、睡前、晨起用生理盐水、氯己定、复方茶多酚含漱液（口灵）或复方硼砂含漱液（多贝尔）交替漱口的习惯；若已发生口腔溃疡，可增加漱口次数并涂以外用药；若并发真菌感染，可加用 2.5% 制霉菌素或碳酸氢钠液含漱。③皮肤感染：保持皮肤清洁、干燥，勤沐浴、更衣和更换床上用品；勤剪指甲，蚊虫蜇咬时应正确处理，避免抓伤皮肤；女性患者应特别注意会阴部的清洁卫生，可于睡前、便后用 1：5000 高锰酸钾溶液坐浴，每次 15～20 分钟。保持大便通畅，避免用力排便诱发肛裂，增加局部感染的概率。

4. 用药护理 ①长期应用雄激素可出现面部痤疮、毛发增多、声音变粗、女性闭经、肝功能损害等不良反应，治疗过程中应定期检查肝功能。丙酸睾酮局部注射可形成硬块，甚至发生无菌性坏死，故需采取深部缓慢分层肌注，并经常更换注射部位。嘱患者用药期间要保持皮肤清洁，经常用温热水洗脸，不要用手抓痤疮，以防感染的发生。②免疫抑制剂 ATG 和 ALG 治疗过程中可出现超敏反应、出血加重和血清病及继发感染等不良反应。用药前需做过敏试验，应用糖皮质激素防治过敏反应和血清病，静脉滴注 ATG 不宜过快，每日剂量应维持点滴 12 ~ 16 小时。用药期间定期监测外周血象。做好保护性隔离，预防出血和感染。③泌尿生殖系统出血患者禁用氨基己酸。④用药后 1 个月左右网织红细胞上升，随之血红蛋白升高，3 个月后红细胞上升，血小板的恢复需要较长时间。⑤环孢素在用药期间，需配合医生监测患者的血药浓度、骨髓象、血象、T 细胞免疫学改变及药物不良反应（包括肝肾功能、牙龈增生及消化道反应）等，以调整用药剂量及疗程。

5. 饮食护理　鼓励患者多进食高蛋白、高热量、高维生素、易消化的清淡食物。血小板减少者应避免过硬、粗糙、刺激的食物；感染发热的患者，应多饮水，以补充机体丢失的水分并促进细菌毒素的排泄。

6. 心理护理　告诉患者再障的疾病特点及药物不良反应，说明不良反应会随病情缓解后药物的减少而消失，并让患者认识到不良情绪对疾病治疗的不利影响，帮助患者积极配合治疗。

【健康指导】

1. 预防疾病　指导患者避免服用氯霉素、磺胺药、阿司匹林等对骨髓造血有害的药物。长期接触放射性物质、农药、苯及其衍生物等危险品的人员，应严格遵守操作规程，做好个人防护。加强锻炼，增强体质，预防病毒感染。

2. 管理疾病　①使患者保持心情舒畅，按时按量服药。②注意个人卫生，适当做有氧运动，增强体质，但应注意劳逸结合。③忌房事，戒烟酒。

3. 康复指导　①向患者及家属介绍疾病的症状和体征，常见感染灶的症状、内脏出血表现，教会患者自我监测。若有上述症状、体征出现或加重，提示病情可能恶化，应及时就医。②让患者认识到本病治疗的长期性，说明坚持用药的重要性，定期门诊复查血象，以了解病情变化。

四、溶血性贫血

溶血性贫血（hemolytic anemia，HA）指由于各种因素使红细胞寿命缩短，过早、过多的破坏，超过骨髓造血代偿能力时产生的贫血。主要特点是贫血、黄疸、脾大、网织红细胞增高及骨髓幼红细胞增生。骨髓具有正常造血 6 ~ 8 倍的代偿能力，当红细胞破坏增加而骨髓能够代偿时，可无贫血，称为溶血性疾病。我国溶血性贫血患者占同期贫血患者的 10% ~ 15%。发病率有地区和民族差异。

按红细胞破坏的原因，将溶血性贫血分为遗传性和获得性两大类；根据溶血发生的场所可分为血管外溶血和血管内溶血；按临床表现可分为急性溶血和慢性溶血；按发病机制分为红细胞内异常和红细胞外异常所致的溶血性贫血，此分类在临床上较为常用，前者主要与遗传有关，后者多由获得性因素引起。

【病因及发病机制】

1. 病因　正常红细胞的平均寿命为 120 天，根据红细胞寿命缩短的原因，可分为红细胞内在缺陷和外来因素所致的溶血性贫血。引起溶血性贫血的主要原因如下。

（1）红细胞自身异常所致的 HA

1）红细胞膜异常　遗传性红细胞膜缺陷，如遗传性球形细胞增多症、遗传性椭圆形红细胞增多症等；获得性血细胞膜糖化肌醇磷脂（GPI）锚连膜蛋白异常，如阵发性睡眠性血红蛋白尿。

2）遗传性红细胞酶缺乏　戊糖磷酸途径酶缺陷如葡萄糖 –6- 磷酸脱氢酶缺乏症，无氧糖酵解途径酶缺陷如丙酮酸激酶缺乏症。

3）遗传性珠蛋白生成障碍　珠蛋白肽链结构异常不稳定血红蛋白病，如血红蛋白病 S、D、E 等；珠蛋白肽链数量异常，如地中海贫血。

4）血红素异常　先天性红细胞卟啉代谢异常如红细胞生成性血卟啉病；铅中毒。

（2）红细胞外部异常所致的 HA

1）免疫性 HA　①自身免疫性 HA，如温抗体型或冷抗体型，原发性或继发性。②同种免疫性 HA，如血型不符的输血反应、新生儿 HA。

2）血管性 HA　①微血管病性 HA，如血栓性血小板减少性紫癜／溶血尿毒症综合征、弥散性血管内溶血、败血症。②瓣膜病，如钙化性主动脉瓣狭窄、人工心瓣膜、血管炎。③血管壁受到反复挤压，如细菌性血红蛋白尿。

2. 发病机制

（1）溶血机制　正常红细胞形态呈双凹圆盘形，具有高度可塑性，保证了红细胞通过狭小的微循环管道而不被破坏。红细胞的这种特性，依赖于红细胞膜酶和血红蛋白的正常，任何一项异常都会使红细胞膜的完整性遭到破坏。其中，红细胞膜异常是溶血发生的主要机制。此外，红细胞受到物理和机械、化学毒物或生物毒素等因素的侵袭，也可引起溶血。

（2）溶血场所　①血管外溶血，指由单核 – 吞噬细胞系统（主要是脾脏）破坏红细胞而发生的溶血。起病比较缓慢，多见于遗传性球形细胞增多症、血红蛋白病、自身免疫性溶血性贫血（温抗体型）等。若骨髓内的幼红细胞在释入血液循环前已在骨髓内被破坏，称为原位溶血或无效性红细胞生成，其本质也是一种血管外贫血，常见于巨幼细胞贫血、骨髓异常增生综合征。②血管内溶血，指红细胞在血液循环中于血管内被破坏，血红蛋白直接进入血浆。以急性溶血为主，常伴有血红蛋白血症和血红蛋白尿。见于血型不合输血、输注低渗溶液、阵发性睡眠性血红蛋白尿及感染所致的溶血（图 6–3）。血管内溶血所释出的血红蛋白可经肾小球滤过而形成血红蛋白尿。此外，急性溶血的产物可阻塞肾小管，引起肾小管上皮细胞坏死而导致急性肾损伤。

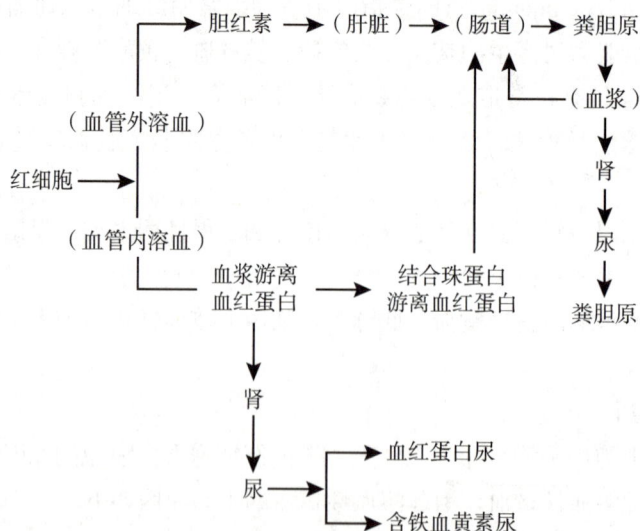

图 6-3　溶血性贫血红细胞代谢过程

（3）红系造血代偿性增生　由于溶血导致循环血液中的红细胞数目减少，引起骨髓红系造血代偿性增生，红细胞生成可增加 10 倍以上，外周血可出现大量网织红细胞和有核红细胞。儿童则可出现骨髓外造血，表现为肝、脾和淋巴结增大等。

【临床表现】

1. 急性溶血　指短期内血管内大量溶血。起病急骤，突发寒战，临床表现为高热、严重的腰背及四肢酸痛、头痛、呕吐、面色苍白、血红蛋白尿（酱油样尿）和黄疸等，严重者可发生周围循环衰竭和急性肾损伤。

2. 慢性溶血　起病缓慢，症状轻，有贫血、黄疸和肝脾大三大特征。由于长期的高胆红素血症，可并发胆石症和肝功能损害的表现。慢性重度 HA 时，长骨部分黄髓可以变成红髓。本病预后良好，多数患者可于 1～2 周内自行恢复。

【医学检查】

1. 实验室检查　确定是否溶血。①血象：红细胞计数下降，呈正细胞正色素性贫血。网织红细胞增多，可出现有核红细胞。②尿液检查：观察尿液颜色，尿蛋白、尿胆原、尿胆素及隐血试验结果等。③血清胆红素测定：总胆红素、游离胆红素增高，结合胆红素少于总胆红素 15%。④骨髓象：骨髓增生活跃或极度活跃，幼红细胞增加明显，以中幼和晚幼为主，形态多正常。

2. 筛查检测　①血浆游离血红蛋白检测：有助于血管内与血管外溶血的鉴别。血管内溶血时血浆游离血红蛋白含量明显增高，血管外溶血时多正常。②含铁血黄素尿：主要见于慢性血管内溶血。③红细胞寿命测定：用放射性核素 ^{51}Cr 标记红细胞检测其半衰期，是诊断溶血最可靠的指标。正常红细胞半衰期为 25～32 天，溶血性贫血患者常小于 15 天。④血清结合珠蛋白检测：血管内溶血时，血清中结合珠蛋白含量降低。

3. 红细胞内在缺陷的检测　有助于贫血原因及类型的判断。①红细胞脆性试验：检测红细胞膜缺陷的常用指标。遗传性球形细胞增多症时红细胞脆性增加，球蛋白生成障碍时脆性降低。②抗人体蛋白试验（Coombs 试验）：阳性见于自身免疫性溶血性贫血、系统性红斑狼疮。③酸溶血试验（Ham 试验）：有血红蛋白尿者应做此项检查，以排除阵发性睡眠性血红蛋白尿的可能。④血红蛋白电泳：珠蛋白生成异常的主要检测指标，用于海洋性贫血的诊断。⑤高铁血红蛋白还原试验：主要用于红细胞葡萄糖 -6- 磷酸脱氢酶（G-6-PD）缺乏症的筛查。⑥ G-6-PD 活性测定：诊断 G-6-PD 缺乏症最可靠的诊断指标。

【诊断要点】

有贫血、黄疸、脾大或血红蛋白尿等临床表现，医学检查有红细胞破坏增多或血红蛋白降解、红系代偿性增生及红细胞寿命缩短，可诊断为溶血性贫血。

【治疗】

1. 去除病因　尽快去除诱因与病因，积极治疗原发病。若为药物引起，停药后溶血很快停止；如为异型输血所致，应立即停止输血；感染引起的溶血，应予积极抗感染。

2. 药物治疗　糖皮质激素及免疫抑制剂主要用于某些自身免疫性溶血性贫血，糖皮质激素还可用于阵发性睡眠性血红蛋白尿（PNH）。常用的糖皮质激素有泼尼松、氢化可的松；免疫抑制剂有环磷酰胺、甲氨蝶呤等。这些药物不良反应较多，应该严格掌握适应证。

3. 脾切除　适应证：遗传性球形细胞增多症；自体免疫溶血性贫血应用糖皮质激素治疗无效；地中海贫血伴脾功能亢进者；其他溶血性贫血，如丙酮酸激酶缺乏，不确定血红蛋白病等。对遗传性球形细胞增多症效果最佳，贫血可能永久改善。

4. 输血　溶血性贫血明显时，输血是主要疗法之一。但在某些溶血情况下，也具有一定的危险性，例如给自体免疫性溶血性贫血患者输血可加重溶血，给 PNH 患者输血也可诱发溶血，大量输血还可抑制骨髓自身的造血功能，因此尽量少输血。

5. 其他　适当增加各种造血物质如铁、叶酸、蛋白质等的补充，以满足机体造血功能代偿性增强的需求。

【护理诊断 / 问题】

1. 活动无耐力　与贫血引起组织缺氧有关。

2. 疼痛　与急性溶血及慢性溶血引起的肝、脾大不适有关。

3. 潜在并发症　急性肾损伤、休克。

【护理措施】

1. 安全与舒适管理　进行免疫抑制剂治疗期间，应注意皮肤、黏膜的清洁护理，保持口腔清洁。进行适当体育锻炼，保证充分睡眠与休息，溶血发作期间减少活动或卧床休息。注意保暖，避免受凉，勤排尿等。休息与活动部分详见本节"缺铁性贫血"。

2. 疾病监测　密切观察患者的生命体征、神志状况及自觉症状的变化，及时了解实验室检查结果。注意贫血、黄疸、尿色、尿量的变化，记录 24 小时出入量，有异常立即通知医生，并做好相应急救的准备。

3. 对症护理　①腰背部及四肢酸痛：卧床休息，局部热敷。对于出现黄疸的患者，要注意伴随的症状及有无出血倾向，嘱患者不要搔抓皮肤，保持皮肤清洁。合并急性肾损伤的患者，按急性肾损伤护理常规执行。对合并胆石症的患者，密切观察其疼痛的部位和程度，增加尿量并采取相应的措施。②输液和输血：遵医嘱静脉输液、输血，以稀释血液中因溶血产生的毒物，促进毒物迅速排出体外。若需输血，血液取回后，应放置于室内 30 分钟后再输注，因血液温度＞ 37℃会造成红细胞变形破坏而溶血，因此不宜久置或加温输入；输血前，应认真核对配血单床号、姓名、血型、Rh 因子、血量及血液成分；输血时，必须严格执行操作规程；严密观察病情，及时发现各种不良反应，并协助医生处理。

4. 用药护理　糖皮质激素治疗用药时间长，应观察有无电解质紊乱、继发感染、消化性溃疡或穿孔等不良反应，注意监测血压、血糖。用环孢素应定期检查肝、肾功能。用环磷酰胺时应密切观察有无血尿，以了解有无出血性膀胱炎的发生。

5. 饮食护理　避免进食加重溶血的食物或药物（如蚕豆、磺胺药、伯氨喹及镇痛药等），鼓励患者多饮水。如用环磷酰胺的患者每日饮水量应在 3000mL 以上，促进溶血后产生的毒性物质排泄。进食高蛋白、高维生素、高热量、易消化饮食，禁食高脂肪油炸食物。

6. 心理护理　溶血性贫血多数不能根治，患者反复住院易产生急躁、孤独的情绪，要多与患者交谈，帮助其正确对待疾病，消除思想顾虑。让患者了解本病的基本知识，不能只以尿色作为判断病情的唯一标准而产生恐惧心理，要保持乐观情绪。

【健康指导】

1. 预防疾病　如已明确为化学毒物或药物引起的溶血，应避免再次接触或服用。自身免疫性溶血性贫血者，应注意保暖、避免受凉，避免精神刺激、外伤、手术、妊娠等。与遗传有关者在婚前、婚后应进行与遗传学相关的婚前咨询。加强输血管理，避免异型输血后溶血。

2. 管理疾病　指导患者适度活动，活动量以不感觉心悸、气短及过度疲劳为度，保证充足的休息和睡眠；溶血发作期间应减少活动或卧床休息，多饮水，勤排尿；注意保暖，避免受凉；进食高蛋白、高维生素食物。

3. 康复指导　教会患者如何判断巩膜黄染和尿色的改变，观察贫血、黄疸是否加重，注意有无尿量减少，尿色是否加深或呈酱油色，如发现异常，及时就医；教会患者生命体征（特别是体温和脉搏）及药物不良反应的自我监测，出现异常及时就医。对于阵发性睡眠性血红蛋白尿患者应忌食酸性食物和药物，如维生素 C、阿司匹林和苯巴比妥等；对 G-6-PD 缺乏者应禁食蚕豆及其制品和氧化性药物；对伴有脾功能亢进和白细胞减少者，应注意个人卫生，预防各种感染。

第三节 出血性疾病

出血性疾病是指因血管壁缺陷、血小板质和量的异常或凝血功能障碍引起的机体自发性或损伤后出血不止的疾病。据统计，出血性疾病患者占同期住院患者总数的 1.6% ～ 4.7%，儿童的发病比例偏高。一般获得性较遗传性多，遗传性出血性疾病在出血性疾病中所占比例为 4.5% ～ 17.5%。近年来由于对血小板的研究及相关疾病的诊断有很大进展，因此血小板疾病较以往多见，占出血性疾病的 30% 以上。

【分类】

根据病因、发病机制分为以下几种类型。

1. 血管壁异常 ①遗传性：家族性单纯性紫癜、遗传性出血性毛细血管扩张症、先天性结缔组织病等。②获得性：感染、过敏、化学物质及药物、营养不良与内分泌代谢障碍等。

2. 血小板异常

（1）血小板数量异常 ①血小板生成减少（如白血病、再生障碍性贫血等）；血小板破坏过多（如特发性血小板减少性紫癜），血小板消耗过多（如弥散性血管内凝血）。②血小板增多：原发性（如原发性血小板增多症）；继发性（如慢性粒细胞白血病、脾切除术后等）。

（2）血小板质量异常 ①遗传性：如巨大血小板综合征、血小板无力症、血小板颗粒性疾病；遗传性血小板功能障碍性疾病在临床比较少见，其种类和发病机制复杂多样，其中多种疾病还可同时存在免疫功能缺陷、发育和神经系统异常等临床表现，通常需要特殊实验室检查才能明确诊断。②获得性：较多见，如抗血小板药物、严重肝病、重症感染、异常球蛋白血症等引起。

3. 凝血异常 ①遗传性：血友病、遗传性纤维蛋白原缺乏症、遗传性凝血酶原缺乏症等。②获得性：严重肝病，抗凝血因子Ⅷ、Ⅸ抗体形成等。

4. 抗凝及纤维蛋白溶解异常 主要为获得性疾病，如肝素及双香豆素类药物过量、溶栓药物过量、免疫相关性抗凝物增多等。

5. 复合性止血机制异常 ①遗传性：血管性血友病。②获得性：弥散性血管内凝血。

一、特发性血小板减少性紫癜

特发性血小板减少性紫癜（idiopathic thrombocytopenia purpura，ITP）亦称自身免疫性血小板减少性紫癜，是以出血、血小板减少、骨髓巨核细胞发育成熟障碍、血小板生存时间缩短及出现血小板膜糖蛋白特异性自身抗体等为特征的一组免疫性出血性疾病，是最为常见的血小板减少性紫癜，发病率为 5/10 万人口～ 10/10 万人口，常有反复发作倾向，分为急性型与慢性型，急性型以儿童多见，尤其是 2 ～ 5 岁的儿童，男女发病率相近；慢性型多见于 40 岁以下女性，男女之比约为 1:4。65 岁以上老人发病率有增高趋势。本病的病死率为 1% 左右，多数是因颅内出血而死亡。

【病因及发病机制】

病因未明，主要原因可能为：

1. 感染 约 80% 的急性 ITP 患者在发病前 2 周左右有上呼吸道感染史；慢性 ITP 患者常因感染而加重病情。此外，病毒感染后发病的 ITP 患者，其血中可发现抗病毒抗体或免疫复合物，且抗体滴度及免疫复合物水平与血小板数目的多少及其寿命的长短呈负相关。这些均证明 ITP 与感染，尤其是与病毒感染有关，特别是急性 ITP。

2. 免疫因素 50%～70% ITP 患者的血浆、血小板表面可检测到血小板膜糖蛋白特异性自身抗体，血小板与抗体结合后易遭破坏。

3. 脾 脾是血小板相关抗体及抗血小板抗体产生的主要场所，与抗体结合的血小板也主要在脾遭到破坏。

4. 其他因素 体内雌激素水平过高可能与本病的发病有关。

ITP 主要发病机制是血小板自身抗原免疫耐受性丢失，导致体液和细胞免疫异常活化，共同介导血小板破坏加速及巨核细胞产生血小板不足。

【临床表现】

1. 急性型 半数以上发生于儿童。

（1）起病方式 80% 以上患者发病前 1～2 周有呼吸道等感染史，特别是病毒感染史。起病急，可有发热、畏寒。

（2）出血 ①突发广泛、严重的皮肤黏膜出血，甚至大片淤斑或血肿。皮肤淤点通常先出现于四肢，尤其以下肢为多，分布不均；黏膜出血多见于鼻腔、齿龈及口腔。②当血小板低于 20×10^9/L 时，可发生内脏出血，患者如有头痛、呕吐，要注意颅内出血的可能性。③出血量过大或范围过广时，可出现不同程度的贫血、血压降低或失血性休克。

2. 慢性型 主要发生于成人。

（1）起病方式 起病隐匿，有的患者在明确诊断前数月或数年有月经过多，反复鼻出血及易发淤斑等病史，多在常规检查时偶然发现。

（2）出血倾向 出现症状相对较轻，常反复发生。表现为四肢皮肤散在淤点、淤斑，牙龈出血或鼻出血。患者可因感染等致病情突然加重，出现广泛、严重的内脏及皮肤黏膜出血。长期月经过多则出现失血性贫血，反复发病可出现轻度脾大。

【医学检查】

1. 外周血象 慢性型血小板计数多为（30～80）$\times10^9$/L，急性型发作期血小板计数 $<20\times10^9$/L。短期内失血过多或反复出血者，红细胞和血红蛋白出现不同程度的下降，白细胞多正常。

2. 骨髓象 急性型骨髓巨核细胞轻度增加或正常，慢性型骨髓象中巨核细胞显著增多；有血小板形成的巨核细胞显著减少（＜30%）；巨核细胞发育成熟障碍，尤以急性型明显，表现为幼稚巨核细胞增加，巨核细胞体积变小，胞浆内颗粒减少。

3. 其他 90% 以上患者血小板生存时间明显缩短；可有程度不等的正常细胞或小细胞低色素性贫血；束臂试验阳性、出血时间延长、血块收缩不良。

【诊断要点】

广泛出血累及皮肤、黏膜与内脏；脾不大；多次检查血小板计数减少，但血细胞形态正常；骨髓巨核细胞增多或正常，并伴有成熟障碍；排除其他继发性血小板减少症；泼尼松或脾切除治疗有效。

【治疗】

1. 一般疗法 出血严重者应卧床休息，血小板 $<20\times10^9$/L 者应严格卧床，避免外伤。避免使用抑制血小板功能及降低血小板数量的药物。

2. 糖皮质激素 首选治疗，近期有效率约为 80%。常用泼尼松 1mg/（kg·d），分次或顿服，待血小板升至正常，可逐渐减量（每周减 5mg），并以小剂量（每日 5～10mg）持续 3～6 个月，症状严重者可静滴地塞米松或甲泼尼龙。血小板 $>30\times10^9$/L 者，可不予治疗。

3. 脾切除　可减轻血小板的破坏及减少血小板抗体产生，有效率为 70% ~ 90%。①适应证：正规糖皮质激素治疗 3 ~ 6 个月无效者；泼尼松有效，但维持剂量必须大于每日 30mg 者；^{51}Cr 扫描脾区放射指数增高者；不宜用糖皮质激素者。②禁忌证：妊娠期；因其他原因不能耐受手术者；年龄小于 2 岁者。

4. 免疫抑制剂　一般不宜作首选。适用于以上疗法无效或效果差、有脾切除或使用糖皮质激素禁忌证者，与糖皮质激素合用还可提高疗效及减少糖皮质激素的用量。主要药物有长春新碱、硫唑嘌呤、环磷酰胺和环孢素等。以长春新碱最为常用，除有免疫抑制作用外，还可能有促进血小板生成和释放作用。每周 1 次，每次 1mg，静脉注射，4 ~ 6 周为 1 个疗程。环孢素主要用于难治性 ITP 的治疗。

5. 其他　达那唑可用于难治性 ITP，与糖皮质激素有协同作用。还可用卡巴克洛（安络血）等血管性止血药及促血小板生成药。

6. 急重症的处理　急重症指出血严重且广泛。血小板 < $20×10^9$/L、疑有或已发生颅内出血、近期将实施手术或者分娩者。治疗方法有：①血小板输注：紧急补充血小板，成人按每次 10 ~ 20IU 给予，可根据病情重复使用。②静脉注射大剂量甲泼尼龙；每日 1g，3 ~ 5 次为 1 个疗程。③静脉滴注免疫球蛋白 400mg/kg，4 ~ 5 天为 1 个疗程。1 个月后可重复。④血浆置换：可有效清除血浆中抗血小板抗体。每次置换 3L，连续 3 ~ 5 天。

【护理诊断 / 问题】

1. 出血　与血小板减少、血小板生存时间缩短有关。

2. 有感染的危险　与糖皮质激素及免疫抑制剂治疗有关。

3. 恐惧　与血小板过低，随时有出血的危险有关。

4. 潜在并发症　颅内出血。

【护理措施】

1. 安全与舒适管理　出血严重者应卧床休息，血小板 < $20×10^9$/L 者应严格卧床，防止身体外伤如跌倒、碰撞。平时可用大枣、赤小豆、花生、桂圆、莲子、血糯煮粥常食，以健脾补血。

2. 疾病监测　注意出血病程长短、发生时间、出血部位和量，皮肤黏膜出血点、淤斑的大小，内脏出血表现。尤其注意观察意识状态及有无头痛、头晕、呕吐、视物不清等颅内压增高表现。

3. 对症护理　①预防和避免加重出血：避免使用可能引起血小板减少或抑制其功能的药。护理措施参见本章第一节。②预防和控制感染：参见本章第二节。

4. 用药护理　正确执行医嘱，注意观察和预防药物不良反应。①糖皮质激素：为首选药（参见本章第二节）。②长春新碱可引起骨髓造血功能抑制、末梢神经病变，静脉注射时应防止药物外漏、外渗。硫酸镁局部湿敷，可减轻药物外渗引起的烧灼感、疼痛感。③环磷酰胺水溶液不稳定，应现配现用。该药可引起出血性膀胱炎，应鼓励患者多饮水、勤排尿。用药期间定期检查血压、血糖、尿糖。

【健康指导】

1. 预防疾病　指导患者和家属了解本病的病因、主要表现和治疗方法。告知患者应注意防寒保暖，防治各种感染；注意休息，避免剧烈活动；防止便秘，保持大便通畅等。一旦发现皮肤黏膜出血加重或内脏出血的表现，应及时就医。

2. 管理疾病　①避免服用可能引起血小板减少或抑制其功能的药物，如阿司匹林、磺胺类、氨苄西林、氯霉素等。②服用糖皮质激素者，不可自行减量或停药，必须按医嘱、按剂量、按时、按疗程用药，以免加重病情。③定期复查血象，及时了解血小板数目的变化，若出现出血征象，应及时就医。

二、过敏性紫癜

过敏性紫癜（allergic purpura）又称 Schönlein–Henoch 综合征，是一种常见的血管变态反应性出血性疾病。由于机体对某些致敏物质发生变态反应，导致毛细血管通透性和脆性增加，发生皮肤、黏膜及某些器官出血。主要表现为皮肤紫癜、黏膜出血、腹痛、便血、关节肿痛或血尿，可同时伴有荨麻疹、血管神经性水肿等过敏表现。多为自限性，但约 1/3 的患者病情呈反复发作，出现肾脏严重的并发症，约 2% 的患者发展为不可逆的肾脏损害。本病多见于儿童及青少年，在儿童的发病率为 13.5/10 万～ 18.0/10 万，是儿童中发病最高的血管炎。

男性略多于女性，（1.4 ～ 2）∶1，以春秋季发病居多。

【病因及发病机制】

1. 病因 本病属血管免疫性疾病，过敏原可由多种因素引起。

（1）感染 为最常见病因和引起疾病复发的原因，包括细菌、病毒及寄生虫感染。细菌感染以 β 溶血性链球菌所致上呼吸道感染多见，病毒感染如风疹、水痘、麻疹等。

（2）食物 主要是人体对异性蛋白过敏所致，如鱼、虾、蟹、蛋和乳类等。

（3）药物 抗生素类（如青霉素、链霉素、红霉素、氯霉素及头孢菌素类）、解热镇痛药（如水杨酸类、保泰松、吲哚美辛）、磺胺类、异烟肼、苯巴比妥类、噻嗪类利尿药、阿托品及奎宁类等。

（4）其他 如花粉、疫苗接种、虫咬、寒冷刺激及精神因素等。

2. 发病机制 尚不明确，可能是在上述病因的致敏作用下，体内发生两种类型的变态反应：①致敏原刺激浆细胞产生抗体，引起抗原－抗体复合物反应。该复合物沉积在小血管壁或肾小球基底膜上，激活补体及产生一系列炎性介质的释放，吸引中性粒细胞释放溶酶体酶引起血管炎而累及相应器官。②致敏原进入人体后与体内某些蛋白质结合形成抗原，刺激机体产生抗体。此抗体吸附在肥大细胞上，当再遇同一抗原时，便与肥大细胞上的抗体产生免疫反应，引起血管炎。

【临床表现】

起病前 1 ～ 3 周常有上呼吸道感染病史。可有全身不适、低热、纳差等前驱症状，随后出现典型临床表现。根据受累部位的表现，可分为以下类型：

1. 紫癜型（单纯型） 最常见的类型。主要表现为皮肤上反复成批出现淤点、紫癜或淤斑，多位于下肢伸侧和臀部，常对称分布，分批出现、大小不一、突出皮表，初起呈深红色，可融合成片，伴轻微痒感。严重者可融合成大血疱，中心呈出血性坏死。数日后紫癜逐渐变成紫色、黄褐色、淡黄色，经 7 ～ 14 天消退，也可反复出现。少数患者可伴有荨麻疹、血管性水肿等。

2. 腹型（Henoch 型） 最具潜在危险性的类型。主要表现为腹痛，多位于脐周或下腹部，也可遍及全腹，常呈阵发性绞痛或持续性钝痛，可伴恶心、呕吐、腹泻及便血。因腹型可无皮肤改变，腹痛发作时，因腹肌紧张、明显压痛及肠鸣音亢进而误诊为外科急腹症。因肠道不规则蠕动，可诱发肠套叠，小儿多见。

3. 关节型（Schönlein 型） 病变常累及大关节，以膝、踝、肘、腕为主，反复发作，呈游走性。以关节肿胀、疼痛为主，可伴红、肿及活动障碍。X 线检查多无异常，严重者 B 超关节检查可发现关节腔积液，为非化脓性改变。一般在数日内消退，不遗留关节畸形，易误诊为风湿性关节炎。

4. 肾型　最严重的类型，表现为血尿、蛋白尿、管型尿、水肿或高血压，称为紫癜性肾炎。发生率为 12%～40%。肾损害多在紫癜发生后 1 周出现，多数患者 3～4 周内恢复，也有反复发作，迁延数月者，少数发展为慢性肾炎或肾病综合征。

5. 混合型　合并上述两种临床表现。

6. 其他　少数本病患者还可因病变累及眼部、脑及脑膜血管而出现视神经萎缩、虹膜炎、视网膜出血及水肿、中枢神经系统受累的症状、体征等。

【医学检查】

半数以上毛细血管脆性试验阳性，毛细血管镜可见毛细血管扩张、扭曲及渗出性炎症反应。血小板计数、功能及凝血相关检查均正常。肾脏受累时，可出现血尿、蛋白尿或管型尿，可有不同程度肾功能受损，如血尿素氮升高、内生肌酐清除率下降等。

【诊断要点】

发病前 1～3 周多有感染、食物、药物或花粉过敏，虫咬，疫苗接种等病史；有典型特征性皮肤紫癜，可伴腹痛、关节肿痛及血尿；全血白细胞及嗜酸性粒细胞增高，出血严重时，红细胞及血红蛋白降低，血小板计数、功能及凝血相关检查正常；排除由于其他原因所致的血管炎及紫癜。

【治疗】

1. 一般治疗　①抗组胺药：盐酸异丙嗪、氯苯那敏、阿司咪唑、去氯羟嗪等。②改善血管通透性药物：维生素 C、曲克芦丁、卡巴克洛等。

2. 糖皮质激素　抑制抗原 – 抗体反应，减轻炎症渗出，具有抗过敏及改善血管壁通透性作用，可以减少出血及改善症状。一般用泼尼松 30mg/d，顿服或分次口服，重症可用氢化可的松 100～200mg/d，或地塞米松 5～15mg/d，静脉滴注。糖皮质激素疗程一般不超过 30 天，肾型者可酌情延长。

3. 对症治疗　腹痛较重者，阿托品或山莨菪碱（654–2）口服；关节痛用止痛药；呕吐严重者用止吐药；伴发呕血、黑便者，可用奥美拉唑等治疗。

4. 其他　上述疗效不佳或近期内反复发作者，可使用：①免疫抑制剂，如硫唑嘌呤、环磷酰胺、环孢素等；②抗凝疗法，适用于肾型患者，初以肝素静脉滴注或低分子肝素皮下注射，后改为口服华法林；③中医中药，以凉血解毒、活血化瘀为主，适用于慢性反复发作或肾型患者。

【护理诊断 / 问题】

1. 出血　与血管壁通透性和脆性增加有关。

2. 腹痛、关节痛　与腹型或关节型过敏性紫癜有关。

3. 潜在并发症　慢性肾炎、肾病综合征、慢性肾衰竭。

【护理措施】

1. 安全与舒适管理　无论何种类型的患者，卧床均有助于症状的缓解，促使症状加快消失，行走活动则使症状加重或复发。因此急性期患者应卧床休息，尤其发作期的 3 个月左右，避免过早或过多的行走活动，不能过于劳累，以免加重病情，转为肾炎。注意保暖，避免寒冷刺激，防止感冒。控制和预防感染。

2. 疾病监测及对症护理　①紫癜型：观察皮肤出血的部位及范围，嘱患者切勿用手抓挠，避免外伤。②关节型：评估受累关节的部位、数目、局部有无红肿、压痛和功能障碍等。可将患肢放置合适且舒适的位置，减少活动，以减轻疼痛，促进血肿的吸收。③腹型：观察患者有无局限性或弥漫性压痛，出现便血应定时测量血压、脉搏。记录便血量、听肠鸣音，肠鸣音消失警惕肠梗阻。腹痛时按医嘱皮下注射阿托品。④肾型：观察尿色，定期做尿常规检查。

3. 用药护理 按医嘱给予患者糖皮质激素、维生素 C 或苯海拉明。使用糖皮质激素可致高血压、感染、向心性肥胖等，应注意观察有无电解质紊乱，遵医嘱规律用药，防止药物反跳，补充足量钙盐和维生素 D，预防骨折。苯海拉明易引起发困，应向患者提前说明并认真观察。若出现药物过敏，应停止使用。

4. 饮食护理 避免食用易引起过敏的鱼、虾、牛奶、蚕豆、植物花蕾等，多食富含维生素 C 和维生素 K 的食物。避免进食粗糙、坚硬和对胃肠道有机械性刺激的食物，如带刺的鱼、带壳的蟹等，以免刺伤口腔黏膜和牙龈，引起或加重出血。如有消化道出血，给予少量无渣温凉流食，出血量多者应禁食。

5. 心理护理 过敏性紫癜病程较长，易复发，且复杂多变，患者多有焦虑、恐慌等情绪。护士应加强与患者沟通交流，了解患者当前情境，耐心宣教本病的相关知识，及时对症治疗与护理，鼓励其树立战胜疾病的信心，建立良好心态，配合治疗。

【健康指导】

1. 预防疾病 花粉季节，过敏体质者应减少外出，避免接触与发病有关的食物或药物等。养成良好的个人卫生习惯，预防寄生虫感染，如饭前便后要洗手，避免食用不洁食物。预防上呼吸道感染，注意休息、加强营养与运动，增强体质。

2. 管理疾病 教会患者对病情的自我监测。若发现新发大量淤点或紫癜、明显腹痛或便血、关节肿痛、血尿、水肿甚至少尿者，多提示病情复发或加重，应及时就医。

三、血友病

血友病（hemophilia）是一组最常见的遗传性凝血因子缺乏的出血性疾病。以阳性家族史、幼年发病、自发或轻度外伤后出血不止、血肿形成及关节出血为特征。疾病的严重程度与所缺乏的凝血因子血浆水平呈正比，绝大部分患者为男性。包括血友病 A（遗传性抗血友病球蛋白缺乏或 FⅧC 缺乏症）、血友病 B（遗传性 FⅨ缺乏症）、遗传性 FⅪ缺乏症（Rosenthal 综合征）。其中血友病 A 最常见，遗传性 FⅪ缺乏症最少见，血友病 A、B 及遗传性 FⅪ缺乏症的比较发病率为 16∶3∶1。血友病的人群发病率为 5/10 万～10/10 万，婴儿发病率约 1/5000。在男性人群中血友病 A 的发病率约为 1/5000，血友病 B 的发病率约为 1/25000；女性血友病患者极其罕见。

【病因及发病机制】

1. 病因 血友病患者部分凝血因子的缺乏导致机体内源性凝血途径正常运作受阻，凝血活酶生成减少，凝血酶原激活受损，最终导致凝血功能障碍而使患者发生出血或出血倾向。

2. 发病机制 A 型和 B 型血友病均为性染色体（X 染色体）连锁隐性遗传（女性遗传、男性发病），女性一般不发病，但可以携带致病基因。患病男性与正常女性的后代中，男性全部正常，女性全部携带致病基因，因此表现为隔代遗传（图 6-4）。遗传性 FⅪ缺乏症为常染色体不全隐性遗传，男女均可遗传，子女均可发病。约 1/3 患者无家族史，发病原因不明。

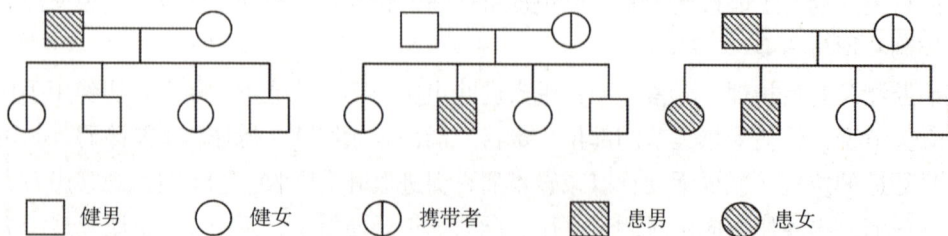

图 6-4 血友病遗传规律

【临床表现】

1. 出血　血友病患者最主要的临床表现，但罕有出生时脐带出血和皮肤紫癜。严重程度依次是血友病 A、血友病 B、遗传性 F XI 缺乏症。血友病的出血特征为幼年起病的自发性出血或轻度外伤、小手术后出现局部延迟性、持久性、缓慢的渗血，急性大出血少见。出血部位以皮下软组织及肌肉出血最常见，关节腔（特别是负重关节）次之，内脏出血较少见，此外颅内出血是患者死亡的主要原因。肌肉及关节腔内出血是血友病患者的特征。前者以下肢、前臂和臀部肌肉出血多见，多伴局部血肿形成；后者初期主要表现为关节腔内蚁咬感或针刺感，常反复出现，并可因关节腔内积血吸收不完全而机化或刺激滑膜增生，最终导致关节纤维化，表现为关节强直、僵硬、畸形而致残。

2. 血肿压迫的表现　口腔底部、咽后壁、喉及颈部血肿可致呼吸困难甚至窒息；深部组织内血肿可压迫附近血管引起组织坏死，压迫神经可出现肢体或局部疼痛、麻木及肌肉萎缩；压迫输尿管致排尿障碍，腹膜后出血可引起麻痹性肠梗阻。

【医学检查】

1. 血象　本病主要为内源性途径凝血障碍，红细胞、白细胞及血小板计数大致正常；凝血酶原时间（PT）、凝血酶时间（TT）、出血时间（BT）正常；血块回缩试验正常；纤维蛋白原定量正常。

2. 筛选试验　凝血时间（CT）和活化部分凝血活酶时间（APTT）延长、凝血酶原消耗试验（PCT）缩短及简易凝血活酶生成试验（STGT）异常。

3. 确诊试验　通过凝血活酶生成试验（TGT）及纠正试验可确定三种血友病的诊断与鉴别诊断（表 6-5）。FV Ⅲ C 主要用于 FV Ⅲ 血友病 A 疾病严重程度的判断（表 6-6）。

表 6-5　三种血友病发病 TGT 结果

血浆种类	血友病 A	血友病 B	遗传性 F XI 缺乏症
患者血浆	延长	延长	延长
患者血浆 + 正常吸附血浆	纠正	不能纠正	纠正
患者血浆 + 正常血清	不能纠正	纠正	纠正

注：正常 $BaSO_4$ 吸附血浆含因子 V Ⅲ、XI、X Ⅱ，正常血清含因子 Ⅸ、Ⅺ、Ⅻ。

表 6-6　血友病 A 的诊断与严重程度分型

严重程度分型	FV Ⅲ C 活性（%）	APTT	PCT	STGT
轻	6～25	可延长	可正常	多异常
中	2～5	延长	缩短	异常
重	<1	延长	缩短	异常

【诊断要点】

多为男性患者（女性纯合子极少见），根据性染色体隐性遗传家族史及出血特点，结合相关实验室检查及其他检查结果，如出血时间、血小板计数正常，凝血时间和激活部分凝血酶时间延长，以及凝血因子活性降低、凝血酶原消耗不良、简易凝血活酶生成试验等，一般可确诊。

【治疗】

以输入凝血因子的替代治疗为主，及时处理局部出血，预防损伤性出血。

1. 替代治疗　即补充缺失的凝血因子，是防止血友病出血的重要措施。替代治疗的目的是将患者缺乏的凝血因子提高到止血水平，以预防或治疗出血。主要有新鲜全血、新鲜血浆或冷冻血浆、冷沉淀物、FⅧ的浓缩剂或克隆纯化FⅧ（rFⅧ）。血友病B常用凝血酶原复合物（FⅨ、Ⅹ、Ⅶ、Ⅱ）。首次输入凝血因子剂量（IU）=体重×所需要提高的活性（%）÷2。正常人每毫升新鲜血浆中含1个国际单位（IU）FⅧ或FⅨ，每千克体重输注1IU的FⅧ或FⅨ，可提高凝血因子水平2%。最低止血要求FⅧC或FⅨ的活性达20%以上。中度以上出血如关节腔出血、颅内出血或需行中型以上手术者，应提高到40%以上。补充FⅧ需连续静脉滴注或每日2次，FⅨ每日1次即可。对于重症患者必须每8～12小时输注FⅧ1次。维持时间因病情不同而异，自发性出血者一般需要用药2～4天。

2. 药物治疗　①去氨加压素（DDAVP）：适用于轻症血友病A的患者。常用剂量为每小时16～32μg，用30mL生理盐水稀释后快速静注，也可分次皮下注射或鼻腔滴入。②其他药物：达那唑300～600mg/d，顿服或分次口服，可提高FⅧC抗体的活性，对轻、中型疗效较好。糖皮质激素可降低血管壁通透性，减少抗FⅧC抗体的产生，尤其适用于反复接受FⅧC治疗而疗效渐差的患者。抗纤溶药物能保护已经形成纤维蛋白凝块不再溶解，可用于口腔及拔牙时止血。

【护理诊断/问题】

1. 出血　与相关凝血因子缺乏有关。

2. 疼痛　与深部组织血肿或关节腔出血有关。

3. 恐惧　与害怕出血不止，危及生命有关。

【护理措施】

1. 饮食护理　血友病患者的饮食应以高蛋白质、高维生素和少渣、易消化的食物为主，如苜蓿、菜花、蛋黄、菠菜、肝脏及所有新鲜的绿叶蔬菜，不但可以补充促凝血物质、减少出血机会，还能促进人体健康。避免食用一些粗纤维及带有机械性刺激的食物，如竹笋、肉骨头等，以免损伤胃肠造成出血。

2. 疾病监测　监测患者的生命体征和自觉症状，注意颅内出血的表现。密切观察患者有无自发性或轻微受伤后出血现象，如皮下大片淤斑、肢体肿胀、皮肤出血、有无关节疼痛、活动受限等症状；询问患者有无腹痛、头痛、便血等，了解观察有无深部组织血肿压迫重要器官或重要脏器出血；监测实验室检查结果，如凝血时间、部分凝血酶原时间等；若出现危及生命的症状时，应遵医嘱及时处理。

3. 对症护理　①局部出血的护理：见本章第一节。②输血护理：见本章第一节。③评估关节情况及康复训练：评估关节外形、局部有无压痛、关节活动能力等，以判断关节病变处于急性期、慢性炎症期还是已发生纤维强直。急性期应卧床，用夹板固定患肢，放于功能位，可局部冷敷和用弹力绷带缠扎。关节出血停止，肿痛消失后，可进行受累关节的被动或主动活动，以防长时间关节固定造成畸形和僵硬，也可给予理疗以促进受累关节功能的康复。

4. 用药护理　①快速静滴去氨加压素可出现心率加快、颜面潮红、血压升高、少尿及头痛等不良反应，要密切观察，必要时遵医嘱对症处理。②可常规补充维生素C及路丁，禁忌使用抑制血小板功能的药物（如阿司匹林、双嘧达莫、吲哚美辛、保泰松、前列腺素E等）、对胃肠道有刺激的药物（如解热镇痛药、某些抗生素、消炎药）及引起血管扩张的药物等。

5. 安全与舒适管理　①平时活动量应适中，避免从事易引起受伤的工作和活动，行走、慢跑、手持重物等活动时间不可过长，不要穿硬底鞋或赤脚走路。②使用刀、剪等工具时应小心，必要时佩戴手套。③尽量减少或避免穿刺和注射，如必须进行，则拔针后局部按压 5 分钟以上，直至出血停止，禁止使用静脉留置套管针，以免针刺点渗血难止。④尽量避免手术等有创性治疗手段，必须手术时，需术前补充凝血因子。⑤注意口腔卫生，防龋齿，避免拔牙，少食带骨、刺的食物。⑥有出血倾向时，应及时去医院输注凝血因子。

【健康指导】

1. 预防疾病　①患者应自幼养成安静生活习惯，以减少和避免外伤出血，切勿过度劳累。告诉患者一定要避免使用阿司匹林或任何含有阿司匹林的药物，因此类药物能减弱血小板功能，增加出血的频率和严重度。饮食健康规律，勿暴饮暴食，少食或尽量不食辛辣刺激之品及硬质食物。注意保暖，避免外感风寒。②婚前检验、产前诊断和遗传咨询可以有效减少血友病的发病率，有家族史的患者婚前应常规进行血友病的遗传咨询。血友病患者及女性携带者不宜婚配，否则应避免生育。女性携带者均应进行产前诊断，可于妊娠第 13～16 周进行产前羊膜穿刺，如确诊为血友病，应终止妊娠。

2. 管理疾病　在症状出现 2 小时内治疗最佳，应教会患者学会自我注射凝血因子的方法，以便在紧急情况下，应急处理严重出血。还应告知患者应避免针灸等有创性疗法，禁服阿司匹林和其他甾体类解热镇痛药等。患者若需外出或远行，应携带写明血友病的病历卡，以备发生意外时可得到及时的处理。

3. 康复指导　让患者及家属了解本病为遗传性疾病，需终身治疗。说明血友病的病因、遗传特点、临床表现、诊断与治疗等。对患者及其家属进行健康宣教，并积极开展家庭治疗，如立即输注凝血因子替代治疗、冰敷等。为患者提供有关血友病社会团体的信息，鼓励患者及家属参与相关的社团及咨询活动。

4. 心理指导　对患者进行心理疏导，给予患者足够的关心和爱护，帮助患者树立自信、自立的生活观念。

四、弥散性血管内凝血

弥散性血管内凝血（disseminated intravascular coagulation，DIC）是在许多疾病基础上，致病因素损伤微血管体系，导致凝血活化，全身微血管血栓形成，凝血因子大量消耗并继发纤溶亢进，引起以出血及微循环衰竭为特征的临床综合征。本病起病急、进展快、死亡率高。

1. 病因　①感染性疾病：占 DIC 总发病数 31%～43%。包括由革兰阴性菌或阳性菌、病毒、立克次体等感染引起的疾病。②恶性肿瘤：占 DIC 总发病数 24%～34%。常见于淋巴瘤、急性早幼粒细胞白血病、胰腺癌、前列腺癌及其他实体瘤。③病理产科：占 DIC 总发病数 4%～12%，常见于羊水栓塞、死胎滞留、感染性流产、子宫破裂等。④医源性疾病：占 DIC 总发病数 4%～8%。其发病率日趋增高，主要与药物、手术、放疗、化疗及不正当的医疗操作有关。⑤创伤及手术：占 DIC 总发病数 1%～5%。严重挤压伤、大面积烧伤、骨伤及蛇咬伤易致 DIC。富含组织因子（TF）的器官如脑、胰腺、子宫、胎盘及前列腺等，可因手术、创伤等释放组织因子诱发 DIC。⑥全身各系统疾病：如恶性高血压、肺心病、巨大血管瘤、ARDS、急性膜腺炎、重症肝炎、溶血性贫血、血型不合输血、急进型肾炎、糖尿病酮症酸中毒、系统性红斑狼疮、移植物抗宿主病（GVHD）等。

2. 发病机制　凝血酶和纤溶酶的过度生成为 DIC 发生的共同特征，是血管内微血栓形成、血小板和凝血因子的大量消耗和继发纤溶亢进等改变的重要机制。血管内皮损伤启动内源性凝血途径、组织损伤激活外源性凝血途径、血小板活化激活凝血及纤溶系统激活是 DIC 发生的主要机制。

【临床表现】

可因原发病、DIC 病期的不同有较大差异。除原发病的症状外，还有其特殊临床表现。

1. 出血倾向　发病率 84%～95%，为自发性、多发性出血，多突然发生。以自发性、多发性皮肤、黏膜淤斑，注射、手术、创伤部位渗血不止为特征。严重者可有内脏出血，如呕血、便血、咯血、血尿及阴道出血，甚至出现颅内出血而致死。此外，若为分娩或产后发生 DIC，经阴道流出的血液可完全不凝或仅有很小的凝血块。纤溶亢进时皮肤可有大片淤斑。

2. 休克或微循环衰竭　发生率为 30%～80%，以不能用原发病解释的微循环障碍和顽固性休克为特征。表现为一过性或者持续性血压下降，早期可出现单个或多个重要器官功能不全，包括肾、肺、大脑等，表现为少尿、呼吸困难、肢体湿冷、发绀及神志改变等。休克可进一步加剧组织的缺血、缺氧与坏死，从而促进 DIC 的发生与发展，形成恶性循环。休克程度与出血量不成比例，且常规处理效果不佳。顽固性休克是 DIC 病情严重及预后不良的先兆。

3. 微血管栓塞　发生率 40%～70%，是 DIC 的基本病理特征。以皮肤栓塞最多见，分布广泛，多见于眼睑、四肢、胸背等，黏膜损伤多发生于口腔、消化道、肛门等部位。表现为组织缺血、坏死或溃疡等。深部栓塞多见于肾、肺、脑等脏器，引起急性肾损伤、意识障碍、呼吸衰竭等。

4. 微血管病性溶血　约见于 25% 的患者。主要特点为血片中出现红细胞碎片及畸形红细胞。表现为不明原因的进行性贫血，且贫血程度与出血量不成正比例。偶见巩膜、皮肤黄染。

【医学检查】

发生 DIC 时，PT 延长，纤维蛋白原定量减少；血小板计数减少；APTT 延长；血浆因子 V Ⅲ C 活性降低；抗凝血酶Ⅲ（AT-Ⅲ）含量及活性降低。纤溶酶、纤溶酶原激活物活性增高；血浆鱼精蛋白副凝试验（3P 试验）阳性；D-二聚体阳性或水平升高；纤维蛋白原的降解产物（FDP）明显增高。周围血涂片检查见红细胞形态常呈多角形、三角形或碎片改变。

【诊断要点】

有易引起 DIC 的基础疾病、典型的临床表现，结合实验室检查指标可做出诊断。

【治疗】

1. 消除诱因及治疗基础疾病　原发病的治疗是终止 DIC 病理过程的最为关键和根本的治疗措施。根据基础疾病分别采取控制感染、治疗肿瘤、纠正缺血、缺氧及酸中毒等。

2. 抗凝治疗　主要是终止 DIC 病理过程。

（1）肝素治疗　DIC 首选的抗凝方法。急性 DIC 选用肝素钠每日 10000～30000U 静滴，一般每日用 15000U，每 6 小时不超过 5000U，一般持续 3～5 天。低分子肝素抑制 FXa 作用较肝素钠强，较少依赖 AT-Ⅲ，较少引起血小板减少、出血，半衰期较长。常用剂量为 75～150 IUAXa（抗活化因子 X 国际单位）/（kg·d），一次或分两次皮下注射，连续用药 3～5 天。

肝素使用指征：①DIC 早期（高凝期）；②消耗性低凝期病因短期内不能去除者，在补充凝血因子情况下使用；③血小板、凝血因子进行性下降，微血管栓塞表现明显。肝素使用禁忌证：①蛇毒所致者；②近期有因肺结核大咯血或有大量出血的活动性消化性溃疡；③手术后或损伤创面未经良好止血；④DIC 晚期，有多种凝血因子缺乏和明显纤溶亢进。

（2）其他抗凝及抗血小板聚集药物　①低分子右旋糖酐每日 500～1000mL，3～5 天。可有辅助治疗效果，此药可引起过敏反应，严重者可致过敏性休克，应慎用。②复方丹参注射液疗效肯定、安全，可单独或与肝素联合应用。20～40mL 加入 5% 葡萄糖注射液 100～200mL 静脉点滴，每日 2～3 次，应用 3～5 天。③噻氯匹定为抗血小板药物，用于急性或慢性 DIC 治疗，口服，每次 250mg，每日 2 次，连用 5～7 天。

3. 凝血因子及血小板补充　适用于有明显血小板或凝血因子减少者。①新鲜冰冻血浆：每次 10～15mL/kg，需肝素化。②血小板悬液：用于血小板计数＜20×10⁹/L，疑有颅内出血或危及生命的出血者。③纤维蛋白原：首次剂量 2.0～4.0g，静脉滴注。24 小时内给予 8.0～12.0g。一般每 3 天用药 1 次。④新鲜全血：每次 800～1500mL，每毫升加 5～10IU 肝素。目前已少用。

4. 纤溶抑制药物　应在基础疾病及诱发因素已去除或控制、抗凝治疗及补充凝血因子基础上应用。适用于继发性纤溶亢进为主的 DIC 晚期。常用药为氨甲苯酸、氨基己酸等。

5. 溶栓疗法　用于 DIC 晚期，脏器功能衰竭明显及上述治疗无效者。可用尿激酶或组织型纤溶酶原激活剂溶栓治疗。

6. 其他治疗　并发肾上腺皮质功能不全、基础疾病需糖皮质激素治疗时可用糖皮质激素治疗，但不作常规应用。

【护理诊断 / 问题】

1. 出血　与 DIC 所致凝血因子被消耗、继发性纤溶亢进、肝素应用等有关。

2. 组织灌注量改变　与 DIC 造成的微循环障碍及出血引起的循环血容量降低有关。

3. 潜在并发症　休克、多发性微血管栓塞。

【护理措施】

1. 安全与舒适管理　患者宜卧床休息，若出现休克时取中凹位，呼吸困难时取半坐卧位。加强皮肤护理，防止压疮。对于意识障碍者要采取安全保护措施，如加用护栏、约束带等。保持病室环境安静清洁，定期开窗通风，做好基础护理，预防并发症。

2. 疾病监测　持续心电监护，严密观察病情变化，定时测量脉搏、体温、呼吸、血压，如有寒战、发绀等应立即吸氧保暖。观察皮肤颜色与温、湿度；有无皮肤黏膜和重要器官栓塞的症状和体征，如肺栓塞表现为突然胸痛、呼吸困难、咯血；脑栓塞表现为头痛、抽搐、昏迷等；肾栓塞可引起腰痛、血尿、少尿或无尿，甚至发生急性肾损伤；胃肠黏膜出血、坏死可引起消化道出血；皮肤栓塞可出现手指、足趾、鼻、颈、耳部发绀，甚至引起皮肤干性坏死等。此外，还应注意原发病的观察和密切监测实验室检查指标，关注检查结果，及时报告医生。

3. 对症护理　①出血护理见本章第一节。同时要警惕颅内出血的发生，若患者出现剧烈头痛、头昏、眼花、喷射性呕吐、血压增高等症状提示颅内出血，应立即将患者头部抬高并给予冷敷，迅速建立静脉通道，遵医嘱给予止血、降压药物和输新鲜血。及时清除患者口、鼻分泌物，保持呼吸道通畅，给予氧气吸入，定时吸痰，动作要轻柔。若患者出现昏迷或抽搐应专人护理，必要时采取安全保护措施，防止坠床。②对于呼吸困难张口呼吸者，应注意补充足够水分，同时做好口腔护理，保持呼吸道通畅，氧气吸入，改善缺氧症状。③微循环衰竭的护理：严密观察病情变化，若有重要脏器功能衰竭时应做相关护理并记录；定时测量生命体征，观察尿量、尿色变化；建立多条静脉通道，按医嘱给药，纠正酸中毒，维持水、电解质平衡，维持血压；做好各项基础护理，预防并发症。

4. 用药护理　①应用肝素抗凝治疗时，遵医嘱正确配制，严格掌握滴速，保证用药量准确无误的输入，防止过量或用量不足。同时密切观察患者出血情况，监测凝血时间（CT），如用药过程中出血加重且 CT＞30 分钟，应考虑肝素过量，立即停用肝素，按医嘱给予硫酸鱼精蛋白中和，鱼精蛋白 1mg 可中和肝素 100U（肝素剂量 1mg =128U）。注射鱼精蛋白速度不宜太快，以免抑制心肌，引起血压下降、心动过缓和呼吸困难。②按时、按量准确无误地输入各种药液，如抗生素、凝血因子、血制品、升压药等，同时注意观察患者用药反应。

【健康指导】

1. 预防疾病　做好卫生宣传教育工作，使患者及家属了解本病的病因，积极治疗原发病。

2. 管理疾病　①讲解本病的有关知识，如用药、输血的目的，吸氧的重要性等，使患者主动配合治疗。②对于病理产科患者再次怀孕和恶性肿瘤坚持化疗者，应密切监测血小板计数，注意出血倾向，一旦出现异常及时就诊。

第四节　白血病

白血病（leukemia）是骨髓造血干细胞克隆性增生形成的恶性肿瘤。其特点是大量白血病细胞在骨髓及其他造血组织中弥漫性恶性增生，使正常造血受抑制并浸润其他器官和组织。临床表现以贫血、发热、出血和肝、脾、淋巴结肿大伴周围血中白细胞质和量的异常为特征。我国白血病发病率为 3.84/10 万，急性白血病明显多于慢性，在恶性肿瘤死亡率中，男性居第 6 位，女性居第 7 位，儿童及 35 岁以下成人则居第 1 位。

按病程和白血病细胞的成熟程度，将白血病分为急性白血病（acute leukemia，AL）和慢性白血病（chronic leukemia，CL）两大类。根据主要受累的细胞系列将 AL 分为急性淋巴细胞白血病（简称急淋，acute lymphoblastic leukemia，ALL）、急性髓细胞白血病（简称急粒，acute mgelogenous leukemia，AML），将 CL 分为慢性淋巴细胞白血病（简称慢淋，chronic lymphoblastic leukemia，CLL）、慢性髓细胞白血病（简称慢粒，chronic mgelogenous leukemia，CML）。根据白细胞计数分为白细胞增多性白血病（白细胞超过 100×10^9/L）、高白细胞性白血病（白细胞超过 10×10^9/L）及白细胞不增多性白血病。

【病因及发病机制】

病因尚不完全清楚，与下列因素有关。

1. 病毒因素　成人 T 细胞白血病 / 淋巴瘤是由人类 T 淋巴细胞病毒 I 型所致。病毒感染机体后，作为内源性病毒整合并潜伏在宿主细胞内，一旦在某些理化因素作用下被激活则诱发白血病。

2. 化学因素　一些化学物质及药物与白血病发生有关，如苯及其衍生物，保泰松、氯霉素、烷化剂等药物。

3. 放射因素　包括 X 射线、γ 射线及电离辐射等。大面积和大剂量照射可导致骨髓抑制，机体免疫力低下，DNA 突变、断裂和重组，导致白血病发生。常导致 AL 和 CML。

4. 遗传因素　家族性白血病约占白血病的 7/1000，有染色体畸变的人群白血病发病率高于正常人，单卵孪生者中，如有一人患白血病，另一人发病率为 1/5，比双卵孪生者高 12 倍。

5. 其他血液病　某些血液病如淋巴瘤、骨髓增生异常综合征、多发性骨髓瘤等最终可能发展为白血病。

上述各种因素均可促发染色体畸变或遗传基因突变，导致白血病细胞株形成，因机体免疫功能的缺陷，使已形成的肿瘤细胞不断增殖，从而导致白血病发生。

一、急性白血病

急性白血病（AL）是骨髓中异常的原始细胞及幼稚细胞（白血病细胞）大量增殖并浸润各器官、组织，使正常造血受抑制的恶性克隆性疾病。表现为出血、贫血、感染和浸润等征象。

国际通用的是法、美、英 FAB 分类法。① ALL 分 3 型：L1 型，原始和幼淋巴细胞以小细胞为主（直径≤12μm）；L2型，原始和幼淋巴细胞以大细胞为主（直径＞12μm）；L3型，原始和幼淋巴细胞以大细胞为主，大小一致，细胞内有明显空泡，染色深，胞浆嗜碱性。②AML分8型：急性髓细胞白血病微分化型（M0）；急性粒细胞白血病未分化型（M1）；急性粒细胞白血病部分分化型（M2）；急性早幼粒细胞白血病（M3）；急性粒-单核细胞白血病（M4）；急性单核细胞白血病（M5）；急性红白血病（M6）；急性巨核细胞白血病（M7）。

【临床表现】

起病急缓不一，急者表现为突然高热（类似感冒）或严重出血，缓慢者则表现为面色苍白、皮肤紫癜，常因月经过多或拔牙出血不止就医时发现。

1. 贫血　常为首发症状，呈进行性加重。半数患者就诊时已有重度贫血，尤其是继发于MDS（骨髓增生异常综合征）者。也有部分患者因病程短而无贫血。贫血的原因主要是白细胞的异常过度繁殖，抑制了红细胞的生成。此外，无效红细胞的合成、溶血及失血等因素也是造成贫血的原因之一。

2. 发热　为最常见症状。白血病本身可引起发热，主要为持续中低热，称肿瘤性发热。特点是常规抗生素治疗无效，但化疗药有效。高热往往提示有继发感染，是白血病患者最常见的死因之一，体温可高达39～40℃，伴畏寒、出汗等。感染可发生在各个部位，牙龈炎、口腔炎、咽峡炎最常见，其次是肺部感染、肛旁脓肿、肛周炎，严重时可致菌血症或败血症。

3. 出血　近40%以出血为早期表现，几乎所有患者在病程中都有不同程度的出血。出血可发生在身体任何部位，以皮肤淤点、淤斑、牙龈出血、鼻出血、口腔血肿、月经过多或持续阴道出血较为常见。内脏出血主要表现为呕血、便血、咯血，颅内出血最为严重，当患者出现头痛、呕吐、瞳孔大小不对称等症状时应警惕颅内出血。急性早幼粒细胞白血病者易并发弥散性血管内凝血（DIC）而出现全身广泛性出血，是急性白血病亚型中出血倾向最为明显的一种，出血主要原因是血小板减少、凝血异常及感染。

4. 器官和组织浸润的表现　①淋巴结及肝脾肿大：可有轻至中度肝、脾肿大，50%有淋巴结肿大，多见于ALL。②骨骼和关节：骨骼、关节疼痛是常见的症状，胸骨下段局部压痛对诊断有价值。③口腔和皮肤：AL尤其是M4、M5，有牙龈增生、肿胀的表现；皮肤出现蓝灰色斑丘疹，局部皮肤变硬、隆起，呈紫蓝色结节。④眼部：粒细胞白血病形成的绿色瘤或粒细胞肉瘤常累及骨膜，眼眶部位最常见，可引起眼球突出、复视或失明。⑤中枢神经系统白血病（CNSL）是白血病髓外复发的主要原因，也是常见的髓外浸润部位。可发生于疾病的各个时期，但多见于缓解期。以ALL最常见，儿童患者尤甚，其次为M4、M5和M2。临床轻者表现为头晕、头痛，重者出现呕吐、颈项强直，甚至昏迷、抽搐。⑥睾丸：出现无痛性肿大，多为一侧，另一侧虽无肿大，但活检时往往发现有白血病细胞浸润。睾丸白血病多见于急性淋巴细胞白血病化疗缓解后的青年和幼儿，是仅次于CNSL的髓外复发的根源。⑦其他：白血病还可浸润心、肺、消化道、泌尿生殖系统等组织器官。

【并发症】

白细胞淤滞症：当白细胞计数＞200×10^9/L，可产生白细胞淤滞症。表现为呼吸困难、呼吸窘迫、低氧血症、言语不清、反应迟钝、颅内出血等。

【医学检查】

1. 外周血象　白细胞计数大多数在（10～50）×10^9/L，少数＜5×10^9/L或＞100×10^9/L，白细胞过低或过高预后均较差。血涂片分类检查中可见数量不等的幼稚细胞和原始细胞，早期血小板轻度减少或正常，约50%的患者血小板＜60×10^9/L，晚期血小板往往极度减少。

2.骨髓象 诊断 AL 必查项目和确诊的主要依据。WHO 分类将骨髓原始细胞≥20% 作为 AL 诊断标准，FAB 协作组提出原始细胞≥骨髓有核细胞的 30% 为 AL 诊断标准。多数患者骨髓象有核细胞显著增生，以原始细胞为主，较成熟的中间阶段细胞缺如，Auer 小体仅见于 AML，有独立诊断意义；少数患者骨髓象增生低下，称为低增生性 AL。

3.细胞化学 主要协助鉴别各类白血病。常用方法有糖原染色、过氧化物酶染色、非特异性酯酶和中性粒细胞碱性磷酸酶测定等。

4.免疫学检查 根据白血病细胞表达的系列相关抗原，以确定其系列来源。

5.染色体和基因改变 急性白血病常伴有特异的染色体和基因改变。

6.血液生化改变 在化疗期间，大量细胞被破坏，血清尿酸浓度增高，并发 DIC 时可出现凝血异常。出现 CNSL 时，脑脊液压力升高，蛋白质增多，白细胞计数增加，糖定量减少，涂片可找到白血病细胞。

【诊断要点】

具有贫血、出血、持续性发热、感染及白血病细胞浸润症状，如肝、脾、淋巴结肿大，胸骨压痛等；白细胞计数增加，分类可见原始或幼稚细胞；骨髓增生活跃，原始细胞明显增多，至少＞30%。

【治疗】

1.对症支持治疗 高白细胞血症突出表现为白细胞淤滞综合征，可采用血细胞分离机，单采清除过高的白细胞，同时给予化疗和水化，预防酸中毒、电解质紊乱、高尿酸血症、凝血异常等并发症；此外应注意防治感染和高尿酸血症肾病，做好营养支持。

2.化学药物治疗 这是目前最主要的治疗方法之一。化疗过程分诱导缓解和缓解后治疗两个阶段。目的是要迅速消灭尽量多的白血病细胞，使骨髓的造血功能恢复正常，达到完全缓解（CR），外周血白细胞分类中无幼稚细胞，骨髓象中相关系列的幼稚细胞、原始细胞之和＜5%，患者的症状和体征消失。诱导缓解是治疗急性白血病的起始阶段，目的是达到完全缓解。缓解后治疗是 CR 后的延续治疗，通过进一步巩固与强化治疗，彻底消灭残存的白血病细胞，防止病情复发。

化疗药物及治疗方案：根据药物作用于细胞周期的不同阶段，制订联合化疗方案，可提高疗效、延缓抗药性的发生，常用化疗药物见表 6-7、ALL 诱导缓解方案见表 6-8、AML 诱导缓解方案见表 6-9。白血病的增殖周期约为 5 天，有些抗白血病药物作用于周期的特定阶段，因此，每 1 个疗程需持续 7～10 天，使各增殖周期的细胞都有机会被杀灭。每 1 个疗程后，需休息 2 周，诱使休止期的白血病细胞进入增殖周期，有利于下 1 个疗程的治疗。

表 6-7 白血病常用化疗药物

药名	缩写	药理作用	主要不良反应
甲氨蝶呤	MTX	干扰 DNA 合成	口腔及胃肠道黏膜溃疡，骨髓抑制，肝损害
巯嘌呤	6-MP	阻碍 DNA 合成	骨髓抑制，肝损害，胃肠反应
氟达拉滨	FLU	阻碍 DNA 合成	骨髓抑制，神经毒性，自身免疫现象
环磷酰胺	CTX	破坏 DNA	骨髓抑制，脱发，恶心呕吐，出血性膀胱炎
白消安	BUS	破坏 DNA	皮肤色素沉着，肺纤维化，停经，精液缺乏
苯丁酸氮芥	CLB	破坏 DNA	骨髓抑制，胃肠反应
阿糖胞苷	Ara-C	阻碍 DNA 合成	骨髓抑制，消化道反应，肝功能异常
柔红霉素	DNR	抑制 DNA、RNA 合成	骨髓抑制，消化道反应，心脏损害

续表

药名	缩写	药理作用	主要不良反应
长春新碱	VCR	抑制有丝分裂	末梢神经炎，腹痛，便秘，脱发
依托泊苷	VP-16	干扰 DNA、RNA 合成	骨髓抑制，消化道反应，脱发
高三尖杉酯碱	HHT	抑制有丝分裂	骨髓抑制，消化道反应，心脏损害
维甲酸	ATRA	使白血病细胞分化为具有正常表型功能的血细胞	皮肤黏膜干燥，口角破裂，肝损害，消化道反应，头晕，关节痛
左旋门冬酰胺酶	L-ASP	影响瘤细胞蛋白质合成	肝损害，高尿酸血症，过敏反应，胰腺炎，高血糖，氮质血症
羟基脲	HU	阻碍 DNA 合成	骨髓抑制，消化道反应
泼尼松	P	破坏淋巴细胞	类 Cushing 综合征，糖尿病，高血压

表 6-8　ALL 诱导缓解方案

方案	药物	剂量	用法	疗程	CR（%）
VP（基本方案）	VCR	2mg	每周首日静注 1 次	2～3 周	成人 50 儿童 88
	P	1mg/kg	每日分次口服		
DVLP（推荐方案）	DNR	30mg/m²	每 2 周第 1～3 天静滴，每日 1 次	4 周	75～92
	VCR	2mg	每周首日静注 1 次	4 周	
	L-ASP	10000U	第 19 天开始每日静滴 1 次	10 天	
	P	1mg/kg	每日分次口服	4 周	

表 6-9　AML 诱导缓解方案

方案	药物	剂量	用法	CR（%）
DA（标准方案）	DNR	45mg/m²	第 1～3 天每日静注 1 次	50～80
	Ara-C	100mg/m²	第 1～7 天每日静滴 1 次	
HA	HHT	3～6mg/d	静滴 5～7 天	60～65
	Ara-C	100mg/m²	第 1～7 天每日静滴 1 次	
M3 诱导缓解	ATRA（全反式）	25～45mg/（m²·d）	口服治疗直至缓解；也可联合化疗	70～95

3. 中枢神经系统白血病的防治　由于化疗药物难以通过血脑屏障，中枢神经系统白血病需进行药物鞘内注射治疗或脑 - 脊髓放疗，常选用阿糖胞苷、甲氨蝶呤等药物，同时应用一定量激素减轻药物刺激引起的蛛网膜炎。

4. 细胞因子治疗　有促进造血细胞增殖的作用。与化疗同时应用或化疗后应用，可减轻化疗所致的粒细胞缺乏，缩短粒细胞恢复的时间。

5. 老年急性白血病的治疗　强调个体化治疗，多数患者化疗应减量用药，降低治疗相关死亡率。

6. 造血干细胞移植　详见本章第七节。

【护理诊断/问题】

1. 有出血的危险　与血小板减少有关。

2. 有感染的危险　与中性粒细胞减少、免疫功能下降有关。

3. 潜在并发症　静脉炎、口腔溃疡、心衰、肝损害、疼痛、高尿酸血症等。

4. 自我形象紊乱　脱发与化疗药物及放疗的毒性作用有关。

【护理措施】

1. 安全与舒适管理　防治感染是保证患者有效化疗或进行骨髓移植，降低死亡率的关键措施之一。因此患者宜住层流病房或消毒隔离病房，发热应做细菌培养和药敏试验，迅速给予经验性抗生素治疗。其他护理详见本章第一节。

2. 疾病监测　①密切观察患者体温，如出现发热，提示有感染存在时，应进一步寻找常见感染灶相关的症状和体征，配合医生做好标本的采集工作。②注意意识状态、表浅淋巴结大小、皮肤黏膜、鼻腔及牙龈有无出血情况，胸骨有无压痛，肝脾大小及有无疼痛，关注实验室检查结果。

3. 对症护理

（1）出血　详见本章第一节。

（2）感染　详见本章第二节。

（3）静脉炎　发生静脉炎的局部血管禁止静脉注射，患处勿受压。可用多磺酸黏多糖乳膏（喜疗妥）等药物外敷，鼓励患者多做肢体运动，以促进血液循环。

（4）消化道反应　应用化疗药物时常出现恶心、呕吐、食欲不振等不良反应。反应出现的时间和反应程度除与药物种类有关外，还有较大的个体差异性。一般第一次用药时反应较强烈，以后逐渐减轻，症状多在用药后 1～3 小时出现，体弱者症状出现早且较重。出现胃肠道反应时应减慢药物滴速，安抚患者紧张、恐惧心理。避免在治疗前后 2 小时内进食。必要时遵医嘱在治疗前 1～2 小时给予止吐药，应建议患者在胃肠道症状最轻的时间进食，以达到减轻症状的最好效果。

（5）口腔溃疡　教会患者漱口液的含漱及局部溃疡用药的方法，如已发生口腔溃疡，应给予口腔护理，每天 2 次。①一般情况下选用生理盐水、复方硼砂溶液交替漱口；疑为厌氧菌感染时选用 1%～3% 过氧化氢溶液；真菌感染选用 1%～4% 碳酸氢钠溶液或 1：2000 的氯己定溶液。每次含漱 15～20 分钟，每天至少 3 次。②可用 1%～2% 碘甘油 10mL、思密达（十六角蒙脱石）1 包与地塞米松 5mg 调配成糊状，或用溃疡贴膜、新霉素、金霉素甘油等，于三餐后及睡前用漱口液漱口后，将药涂于溃疡处，涂药后 2～3 小时方可进食或饮水，以保证疗效的正常发挥。③四氢叶酸钙（口服与含漱）对大剂量甲氨蝶呤化疗引起的口腔溃疡效果显著，真菌感染可选用制霉菌素甘油。

（6）心脏毒性　阿霉素、柔红霉素、高三尖杉酯碱类药物可引起心肌及心脏传导损害。用药前后应监测患者心率、节律及血压；密切观察患者面色、心率及尿量的变化。出现心衰的表现，即刻通知医生做好相应处理。应用阿霉素、柔红霉素、高三尖杉酯碱类药物时应注意控制总体药量，因心衰的发生与总体药量有关，勿与其他对心脏有毒性的药物同时应用。

（7）肝功能损害　甲氨蝶呤、门冬酰胺酶对肝功能有损害作用，用药期间应密切观察患者是否出现黄疸，定期监测肝功能。

（8）鞘内注射化疗药物　协助患者采取头低抱膝侧卧位，协助医生做好穿刺点定位、消毒与麻醉等工作。注射后嘱患者去枕平卧 4～6 小时，观察是否出现头痛、呕吐、发热等化学性脑膜炎症状。

（9）肌肉酸痛　常发生于化疗后 2 ～ 3 天，多数 1 周左右恢复正常。除按医嘱给予止痛药外，应注意向患者解释这种症状是可逆的。并协助日常生活护理，按摩酸痛处，帮助其转移注意力，减轻不适，条件许可的情况下可以进行理疗。

（10）脱发　①为减轻脱发，可在注射药物前 10 分钟戴冰帽至药物注射完毕后 30 ～ 40 分钟，以使头皮血管收缩，减少头皮血流灌注，有效控制药物对毛囊的作用。②嘱患者使用温和的洗发用品和宽齿梳子。③指导患者在脱发前选择合适的假发、帽子或头巾；建议开始脱发时剪短或剃光头发。④告知患者一般脱发之后头发会重新生长，安抚患者情绪。

（11）高尿酸血症肾病　由于白血病细胞大量破坏，尿液及血清中尿酸浓度增高，积聚在肾小管，引起阻塞而发生高尿酸血症肾病。因此，鼓励患者多饮水，24 小时持续静脉补液，使每小时尿量＞ 150mL，碱化尿液并口服别嘌醇，抑制尿酸合成。

（12）骨痛　①评估患者骨痛的部位、疼痛的性质、程度。②卧床休息，减少活动，改变体位时动作轻缓。保持肢体功能位，避免受压，以减轻疼痛。③遵医嘱予止痛治疗，用药后观察患者疼痛缓解程度。④遵医嘱予穴位按摩，取太阳、印堂、头维、上星、百会、风池、风府、列缺、合谷、阿是穴等穴。有出血倾向的患者禁用。⑤遵医嘱予耳穴贴压，取脑、额、枕、神门、肝等穴。粒细胞缺乏（＜ $0.5×10^9$/L）的患者禁用。

4. 输血的护理　严重贫血给予吸氧，输浓缩红细胞维持 Hb ＞ 80g/L，白细胞淤滞症时不宜立即输红细胞，以免进一步增加血黏度。如因血小板计数过低而引起出血，可输注单采血小板悬液。其他详见本章第一节。

5. 用药护理

（1）合理选择静脉　反复化疗者，采用中心静脉或深静脉留置导管；若使用浅表静脉，应选择有弹性且直的大血管，避免在循环不良的肢体进行注射；外周静脉不宜留置留置针。

（2）避免药物外渗　静注化疗药物用药前应先用生理盐水输注，确定穿刺成功方可输注药物，如有数种药物时，先用刺激弱的药物；药液输注完毕，用生理盐水 10 ～ 20mL 冲洗后拔针，以减轻药物对血管的刺激；输液过程中不要自行调节输液速度。拔针后，按压局部数分钟，达到止血和预防药液外渗的目的。

（3）化疗药液外渗处理　当疑有或已发生药物外渗时，立即停止输入；局部用生理盐水加地塞米松做多处皮下注射，范围应大于渗漏区域；或用 75% 酒精局部湿敷 10 ～ 20 分钟后用紫草膏涂抹；也可用 25% 硫酸镁湿敷或局部涂抹喜疗妥。

（4）药物不良反应的观察及护理　大剂量化疗药物的使用可引起严重的骨髓抑制，多数化疗药物抑制骨髓至最低点的时间为 7 ～ 14 天，恢复时间为之后的 5 ～ 10 天。因此，从化疗开始至停止化疗 2 周内应加强预防出血和感染的措施。环磷酰胺可引起血尿，输注期间应保证输液量，密切观察尿量及颜色，鼓励患者多饮水，发生血尿应停止使用，同时检查肾功能；长春新碱可引起末梢神经炎，出现手足麻木感，但停药后可逐渐消失。

6. 饮食护理　化疗和放疗的副作用可引起患者消化道黏膜炎及功能紊乱，因此应补充营养，维持水电解质平衡。给予高蛋白、高维生素、高热量、清淡易消化的饮食，如鱼、精瘦肉、蛋、牛奶等食物，避免进食高糖、高脂、产气过多和辛辣的食物；每日保证充足的饮水量；饮食应多样化，食欲差者少量多餐；食后可适当活动，避免饭后立即平卧。

7. 心理护理　耐心倾听患者的诉说，了解患者心理状态、诉求及社会支持系统的资源。根据患者心理需求、性格、文化背景有针对性心理疏导。化疗前向患者讲明化疗可能导致脱发、恶心呕吐等一系列不适反应及应对措施。帮助患者建立正确的认知以应对由于脱发造成的自我形象紊乱引起的心理变化。鼓励其表达内心的感受；组织病友之间进行经验交流，鼓励患者正视疾病，积极配合完成治疗。

【健康教育】

1. 预防疾病　指导患者避免接触对骨髓造血系统有损害的诸多理化因素，如油漆、染发剂、电离辐射等含苯物质，氯霉素、保泰松及其衍生物等药物。如应用某些抗肿瘤细胞的细胞毒药物如环磷酰胺、氮芥、依托泊苷等，定期复查血象及骨髓象。

2. 管理疾病　①提高机体抵抗力：保证充足休息与睡眠，适当加强健身活动，如打太极拳、散步等。②皮肤护理：沐浴时水温以37～40℃为宜，水温过高可促进血管扩张，加重皮下出血；应注意剪短指甲，避免抓搔而损伤皮肤。③预防感染和出血：在所有致白血病复发的因素中，感冒是最常见的因素，故在日常生活中，一定要时刻注意预防感冒，及时增减衣物，避免淋雨水受凉，少去人群拥挤的地方，学会自测体温；勿用牙签剔牙，用软毛刷刷牙；勿用手挖鼻孔，空气干燥时可用薄荷油滴鼻腔。④及时复查：病情稳定或经治疗完全缓解后，仍应定期复查。随时动态观测病情，发现发热、出血、骨关节疼痛应及时就诊。

3. 饮食指导

（1）贫血患者宜食富含铁的食品，如豌豆、黑豆、芝麻酱、蛋黄、血豆腐、猪肝，新鲜水果和绿叶蔬菜等。

（2）发热患者多饮水或果汁，如西瓜汁、梨汁、橘汁或用鲜芦根煎汤代茶饮，汗出较多者，可适量饮用淡盐水，脾胃虚寒者慎用。

（3）有出血倾向患者避免食用坚硬或带骨刺的食品，如坚果、排骨、鱼虾等。

（4）饮食宜多样化、甘温适宜，避免肥甘厚味辛辣刺激或寒凉冰冷的食物。

4. 情志调理

（1）向患者及家属讲解疾病的相关知识，如发病诱因、治疗方法及化疗时注意事项等，使患者正确面对疾病，积极配合治疗和护理。

（2）注意调节情志，宜平淡静志，避免七情过激和外界不良刺激，可采用移情疗法、暗示疗法等，及时发泄抑郁情绪，化郁为畅。

（3）定期组织病友会，患者通过沟通交流，增强树立战胜疾病的信心。

【预后】

目前小儿急性淋巴细胞白血病的完全缓解率可达90%以上，5年存活率在50%～70%之间。成人急性淋巴细胞白血病的完全缓解率在75%以上，5年生存率在35%～50%之间。儿童和成人的急性非淋巴细胞白血病的完全缓解率在70%～85%之间，儿童的5年生存率达50%以上，成人在35%～40%之间。

二、慢性髓细胞白血病

慢性髓细胞白血病（CML，简称慢粒）是一种发生在多能造血干细胞上的恶性骨髓增生性疾病，主要涉及髓系。病程发展缓慢，脾肿大明显，外周血中粒细胞显著增多且不成熟。本病可发生于各年龄段，年发病率为（3～4）/10万，以中年最多见，男性多于女性。

【临床表现】

慢粒的自然病程分为三期：慢性期（CP）、加速期（AP）、最终急变期（BP/BC）。

1. 慢性期　一般持续1～4年。可有低热、多汗或盗汗、乏力、消瘦等代谢亢进的表现，部分患者有胸骨中下段压痛，患者自觉左上腹部坠胀感。最显著的体征是脾大。部分患者初诊时脾大可达脐或脐以下，甚至盆腔；质地硬、平滑，无压痛。如果发生脾梗死，脾区可有剧烈疼痛和明显压痛。肝脏明显肿大较少见。当白细胞明显增高时，可有眼底充血及出血；当白细胞极度增高时，可发生白细胞淤滞症。

2. 加速期　可维持几个月到数年。主要表现为高热、虚弱、脾持续或进行性肿大，骨关节痛及逐渐出现贫血、出血；白血病细胞对原来有效的药物发生耐药。

3. 最终急变期　加速期维持几个月或 1 ～ 2 年即进入急变期。表现与 AL 类似，多数为急粒变，少数为急淋变。预后极差，往往数月死亡。

【医学检查】

1. 慢性期

（1）外周血象　白细胞数明显增高，常超过 $20×10^9/L$，疾病晚期可高达 $100×10^9/L$。可见各阶段粒细胞，以中性中幼、晚幼和杆状核粒细胞为主。疾病早期血红蛋白可正常，血小板也多在正常水平，部分增多；晚期血小板逐渐减少，出现贫血。

（2）骨髓象　骨髓增生明显或极度活跃。以粒细胞为主，粒/红比例增高明显，其中中性中幼、晚幼、杆状核粒细胞明显增多；原始细胞＜ 10%；红系细胞相对减少；嗜碱、嗜酸性粒细胞增多；巨核细胞正常或增多，晚期减少。

（3）染色体检查　90% 以上的慢粒血细胞中出现 pH 染色体阳性，显带分析为 t（9；22）（q34；q11），即 9 号染色体长臂上 C-ab1 原癌基因易位至 22 号染色体长臂断裂点簇集区（BCR）形成 BCR-ABL 融合基因。

（4）中性粒细胞碱性磷酸酶（NAP）　活性减低或呈阴性反应。治疗有效时 NAP 活性可恢复，疾病复发时又下降，并发细菌性感染时可略升高。

（5）血液生化　血清乳酸脱氢酶增高，血清、尿中尿酸浓度增高。

2. 加速期　外周血嗜碱性粒细胞＞ 20%；外周血或骨髓原粒细胞≥ 10%；不明原因血小板进行性减少或增加；粒 – 单系祖细胞集簇增加而集落减少；除 ph 染色体以外又出现其他染色体异常；骨髓活检示胶原纤维显著增生。

3. 急变期　外周血中原粒细胞 + 早幼粒细胞＞ 30%；出现髓外原始细胞浸润；骨髓中原粒细胞 + 早幼粒细胞＞ 50%；骨髓原粒细胞或原淋巴细胞 + 幼淋巴细胞或原单核细胞 + 幼单核细胞＞ 20%。

【诊断要点】

凡有不明原因的持续性 WBC 数增高，根据典型的血象及骨髓象的改变、脾大、pH 染色体阳性，即可诊断；但应注意鉴别，2%AML、5% 儿童 ALL 及 25% 成人 ALL 的 pH 染色体阳性。

【治疗】

1. 化学治疗

（1）羟基脲　目前首选化疗药。起效快，持续时间短，用药后 2 ～ 3 天，WBC 即下降，停药后很快上升，常用剂量每天 3.0g，分 3 次口服。WBC 降至 $20×10^9/L$ 时剂量减半，降至 $10×10^9/L$ 改为小剂量每天 0.5 ～ 1g 维持治疗。

（2）白消安　起效比羟基脲慢，但持续时间长，剂量不易掌握。用药 2 ～ 3 周后 WBC 开始下降，停药后 WBC 减少持续 2 ～ 4 周。用药过量常导致严重骨髓抑制，且长期用药可出现皮肤色素沉着、闭经、肺纤维化等，现较少应用。

（3）其他药物　高三尖杉酯碱、阿糖胞苷、鸟嘌呤、环磷酰胺、砷剂、6-MP 及其他联合化疗也有效。

2.α-干扰素（α-IFN） 与羟基脲或小剂量阿糖胞苷联用，提高疗效。剂量为 300 万～500 万 U/（m^2·d）皮下注射或肌注，3～7 次/周，持续数月至数年不等。约 1/3 患者血细胞 Ph 染色体减少或消失。

3.甲磺酸伊马替尼 抑制染色体易位形成的断裂点簇集区-艾贝尔逊白血病病毒（BCR-ABL）阳性细胞的增殖。

4.异基因造血干细胞移植 目前被普遍认可的根治性治疗方法，在慢性期血象和体征控制后尽早进行。

5.脾放射治疗 一般用于脾大明显而化疗效果不佳者。

6.慢粒急变期的治疗 同急性白血病。

【护理诊断/问题】

1.脾胀痛 与脾大、脾梗死有关。

2.营养失调：低于机体需要量 与机体代谢亢进有关。

3.潜在并发症 尿酸性肾病。

【护理措施】

1.疾病监测 ①每天测量脾的大小、质地并做记录。监测脾区有无压痛，观察有无脾栓塞或脾破裂的表现。脾栓塞或脾破裂时，患者突然脾区疼痛、发热、多汗甚至休克，脾区拒按，触痛明显，脾进行性肿大，脾区闻及摩擦音，甚至出现血性腹水。②化疗期间定期进行白细胞计数、肾功能和尿常规、血尿酸水平等检查。准确记录出入量，观察患者排尿情况，注意尿液的量、色、质；出现少尿或无尿时及时报告医生，协助做好急性肾损伤的救治。

2.对症护理 患者脾胀痛时应卧床休息，取左侧卧位，以减轻不适感。少食多餐，以减轻腹胀。尽量避免弯腰和碰撞腹部，避免脾破裂。

3.用药护理 ①化疗前后遵医嘱应用利尿剂，以促进尿酸的稀释与排泄。遵医嘱预防性服用别嘌醇和碳酸氢钠，抑制尿酸生成、碱化尿液，减少尿液结晶析出。应用化疗药后，应嘱患者每半小时排尿 1 次，持续 5 小时。②长期应用 α-干扰素和伊马替尼者，应注意药物不良反应。α-干扰素常见的不良反应为发热、畏寒、疲劳、头痛、恶心等上呼吸道感染症状及骨骼疼痛、骨髓抑制、肝肾功能异常等，应定期检查肝肾功能及血象。伊马替尼最常见的不良反应有胃肠道反应如恶心、呕吐、腹泻等及肌肉痉挛、水肿、皮疹，但一般症状轻微，应定期检查血象。

4.饮食护理 同急性白血病。鼓励患者多饮水，化疗期间每天饮水量在 3000mL 以上。

【健康教育】

1.预防疾病 长期从事接触放射性核素或苯类化学物质者，应严格遵守劳动保护制度，增强身体素质，提高机体抗病能力。

2.管理疾病 ①出现发热、贫血加重、腹部剧烈疼痛，尤其是腹部受到撞击可疑脾破裂时，应立即到医院就诊。②慢性期病情稳定时，患者可适当工作和学习，适度锻炼，不可过劳。生活有规律，保证充足的睡眠和休息。

三、慢性淋巴细胞白血病

慢性淋巴细胞白血病（CLL，简称慢淋）是指均一形态、略不规则的小 B 淋巴细胞在外周血、骨髓、脾脏和淋巴结浸润的一种慢性淋巴细胞增殖性疾病。本病在欧美国家为最常见的白血病，但在我国、东南亚国家较少见。患者多系老年人，90% 以上在 50 岁以上发病，男女比例 2：1。

【临床表现】

起病缓慢，多无自觉症状。早期症状主要有：

1. 轻度贫血。患者会有头晕眼花、疲乏无力、心悸气短等不适。

2. 浅表淋巴结肿大，常为就诊的主要原因。60%～80%的患者淋巴结肿大，多见于颈部、腋下、腹股沟，无压痛、较坚实、可移动。偶有纵隔淋巴结及肠系膜、腹膜后淋巴结肿大而引起相应的症状；50%～70%患者有肝、脾轻至中度肿大。

晚期免疫功能减退，易发生贫血、出血、感染，尤其是呼吸道感染。约8%患者可并发自身免疫性溶血性贫血。

【医学检查】

1. 外周血象 持续淋巴细胞增多，白细胞计数＞$10×10^9$/L，淋巴细胞占50%以上，以小淋巴细胞为主。随着病情的发展，血红蛋白和血小板减少，贫血逐渐明显。

2. 骨髓象 骨髓增生明显活跃。粒系、红系及巨核细胞均减少，淋巴细胞比例≥40%，主要为成熟淋巴细胞，可见幼稚淋巴细胞或不典型淋巴细胞，发生溶血时幼红细胞可代偿性增生。

3. 免疫学检查 淋巴细胞具有单克隆性。约半数患者血清蛋白含量减少，20%患者抗人球蛋白试验阳性，绝大多数病例的淋巴细胞为B淋巴细胞，晚期T细胞功能障碍。

4. 细胞遗传学 50%～80%患者出现染色体异常，部分患者出现基因突变或缺失。

【诊断要点】

结合患者有全身淋巴结肿大而无压痛等临床表现，外周血中持续性单克隆性淋巴细胞＞$5×10^9$/L，骨髓中小淋巴细胞≥40%，可做出诊断。

Binet分期标准将慢淋分为三期。A期：血和骨髓中淋巴细胞增多，＜3个区域的淋巴组织肿大；中数存活期＞10年。B期：血和骨髓中淋巴细胞增多，≥3个区域的淋巴组织肿大；中数存活期7年。C期：除与B期相同外，尚有贫血（Hb：男性＜110g/L，女性＜100g/L）或血小板减少（＜$100×10^9$/L）；中数存活期2年。

【治疗】

根据临床分期、症状、疾病活动情况而定。一般早期（Binet A期）患者无需治疗，定期复查即可。出现下列情况则应化疗：①体温＞38℃超过2周，盗汗、极度疲劳，体重减少≥10%；②淋巴结进行性肿大或直径＞10cm；③进行性脾大（左肋弓下＞6cm）或脾区疼痛；④进行性淋巴细胞增生，2个月内增加＞50%，或倍增时间＜6个月；⑤激素治疗后，自身免疫性溶血性贫血或血小板减少反应较差；⑥骨髓进行性衰竭，贫血或血小板减少出现或加重。C期无疾病进展表现者，也可观察。

1. 化学治疗 常用药物有氟达拉滨和苯丁酸氮芥，前者效果较后者更好。氟达拉滨常用剂量为25～30mg/（m^2·d），连续静滴3天或5天，每4周重复1次。其他嘌呤类药物还有克拉曲宾、喷妥司汀，烷化剂有环磷酰胺。

2. 免疫治疗 单克隆抗体、α-干扰素。

3. 造血干细胞移植 在缓解期自体干细胞移植治疗可以获得较理想的效果。

4. 并发症治疗 积极抗感染治疗，反复感染可注射丙种球蛋白；并发血小板减少或自身免疫性溶血性贫血可用较大剂量糖皮质激素治疗，疗效不佳且明显脾大时，可行脾切除。

【护理诊断/问题】

1. 有感染的危险 与低免疫球蛋白血症、正常粒细胞缺乏有关。

2. 有出血的危险 与本病晚期血小板减少有关。

3. 营养失调：低于机体需要量 与食欲不振、持续发热及代谢亢进有关。

【护理措施】

1. 疾病监测 注意体温、淋巴结、脾脏变化，如患者主诉极度疲劳、盗汗、体重减少 ≥ 10% 等情况时及时通知医生。

2. 对症护理 出血、预防感染（详见本章第一节）。

3. 用药护理 长期应用干扰素注意观察有无不良反应（详见本节"慢性粒细胞白血病"）。

4. 饮食护理 同"慢性粒细胞白血病"。

5. 心理护理 同"急性白血病"。

【健康教育】

1. 预防疾病 遵循饮食原则，增强身体素质，提高机体抗病能力。

2. 管理疾病 定期复查血象，出现出血、发热或其他感染迹象应及时就诊。

3. 康复指导 生活有规律，适当锻炼，但不可过劳，保证充足的睡眠和休息。

4. 饮食指导 可多食新鲜果蔬，适量增食血肉有情之品，即动物类食品，烹调方法以煮、炖为主，以补经血，提高免疫力。禁烟、酒及油炸食品。避免过燥、过温、过凉、过油腻和辛辣刺激食物。

第五节　淋巴瘤

淋巴瘤起源于淋巴结和淋巴组织，由免疫应答过程中淋巴细胞增殖分化产生的某种免疫细胞恶变导致，属免疫系统恶性肿瘤。组织病理学将淋巴瘤分为霍奇金淋巴瘤（hodgkin lymphoma，HL）和非霍奇金淋巴瘤（non-hodgkin lymphoma，NHL）两类。两者虽均发生于淋巴组织，但在流行病学、病理特点及临床表现方面有明显的不同，在我国，HL 占淋巴瘤的 9% ~ 10%，NHL 约占 90%。排在全球十大高发恶性肿瘤中的 9 ~ 10 位，男性多于女性。

【病因及发病机制】

病因尚不清楚，主要认为是病毒感染所致。主要有 EB 病毒、逆转录病毒及 Kaposi 肉瘤病毒。此外，遗传性或获得性免疫缺陷及幽门螺杆菌可能与淋巴瘤的发病有关。

【病理与分型】

1. 霍奇金淋巴瘤 里-斯（R-S）细胞是 HL 的特点。目前普遍采用的分型方法按病理组织形态学特点将 HL 分成四类（表 6-10）。国内以混合细胞型最为常见，结节硬化型次之，其他各型较少见。除结节硬化型较固定外，其他各型可相互转化。

表 6-10　霍奇金淋巴瘤组织学分型（2008 年 WHO 淋巴瘤分类）

类型	病理组织学特点	临床特点
淋巴细胞丰富型	结节性浸润，主要为中、小淋巴细胞，里-斯细胞少见	病变局限，预后较好
结节硬化型	胶原纤维将浸润细胞分隔成明显的结节，里-斯细胞明显可见，呈腔隙型	年轻发病，预后相对好
混合细胞型	纤维化伴局限性坏死，浸润细胞呈多形性，伴血管增生和纤维化，里-斯细胞大量存在，较典型	有播散倾向，预后较差
淋巴细胞消减型	主要为组织细胞浸润、弥漫性纤维化及坏死，里-斯细胞数量不等，多形性	多为老年，预后最差

2.非霍奇金淋巴瘤　2008年世界卫生组织（WHO）经修订公布了淋巴瘤分类第四版，临床常见类型见表6-11。

表6-11　世界卫生组织（WHO）关于淋巴瘤的分类（2008年）

前驱肿瘤	前驱淋巴性肿瘤	成熟B细胞淋巴瘤	成熟T/NK细胞淋巴瘤
1.母细胞性浆细胞样树状突细胞肿瘤，以前称为母细胞性NK细胞淋巴瘤 2.谱系未定的急性白血病 - 急性未分化白血病 - 混合表型急性白血病，有/无重现性遗传学异常前驱淋巴性肿瘤	1.B淋巴母细胞白血病/淋巴瘤，非特殊类型 2.B淋巴母细胞白血病/淋巴瘤伴重现性遗传学异常 3.T-淋巴母细胞白血病/淋巴瘤	1.慢性淋巴细胞性白血病/小淋巴细胞性淋巴瘤 2.B-前淋巴细胞性白血病 3.脾边缘带淋巴瘤 4.毛细胞白血病 5.脾淋巴瘤/白血病，不能分类 6.淋巴浆细胞淋巴瘤 7.重链病	1.T淋巴母细胞白血病/淋巴瘤 2.T细胞前淋巴细胞白血病 3.T细胞大颗粒淋巴细胞白血病 4.慢性NK细胞淋巴增殖性疾病 5.侵袭性NK细胞白血病 6.成人T细胞白血病/淋巴瘤 7.EBV相关的克隆性淋巴组织增殖性疾病（儿童）

【临床表现】

具有全身性、多样性的特点。无痛性进行性淋巴结肿大或局部肿块是淋巴瘤共同的临床表现。

1.霍奇金淋巴瘤　多见于青年，儿童少见。

（1）淋巴结肿大　无痛性颈部或锁骨上淋巴结进行性肿大常为首发症状，其次是腋下淋巴结肿大。肿大的淋巴结可活动，也可相互粘连，融合成块，触诊有软骨样感觉。深部淋巴结肿大可引起压迫症状，如腹膜后淋巴结肿大可压迫输尿管，引起肾盂积水；纵隔淋巴结肿大可出现气促、咳嗽、胸闷、肺不张及上腔静脉压迫综合征等。

（2）发热　30%～40%的HL患者以原因不明的持续发热为首发症状，年龄稍大男性多见。周期性发热约见于1/6的HL患者，女性多见。

（3）皮肤瘙痒　HL较特异的表现，可为HL的唯一全身症状。可有局部及全身皮肤瘙痒，多为年轻女性。

（4）酒精疼痛　17%～20%的HL患者饮酒后20分钟病变局部（淋巴结）发生疼痛，称为"酒精疼痛"，是HL特有的症状。

2.非霍奇金淋巴瘤　见于各年龄组，随年龄增长而发病增多，男性多于女性。

（1）发热　一般在病变较广泛时才发热，多为高热。

（2）组织器官受累　NHL远处扩散及结外侵犯较HL多见。肝受累引起肝大和肝区疼痛，少数患者发生黄疸；胃肠道损害时可出现腹痛、腹泻、腹块、肠梗阻和出血；肾损害主要为肾肿大、高血压、肾功能不全及肾病综合征；中枢神经系统病变以累及脑膜及脊髓为主，约20%的患者晚期发展为急性淋巴细胞白血病；骨骼损害以胸椎及腰椎最常见；皮肤受累表现为皮下结节、溃疡、肿块等。

【医学检查】

1.外周血象　HL外周血象变化较早，常有轻或中度贫血，约20%患者嗜酸性粒细胞升高；骨髓浸润广泛或发生脾功能亢进时，全血细胞下降。NHL白细胞数多正常，可伴有淋巴细胞绝对或相对增多。

2.骨髓象　骨髓涂片能找到里-斯细胞是HL骨髓浸润的依据。NHL部分患者骨髓涂片中可找到淋巴瘤细胞。

3.其他检查　淋巴结活检是淋巴瘤确诊和分型的主要依据，腹部超声、胸部X线或胸（腹）

部 CT 等有助于确定病变的部位及范围。HL 活动期血沉增快，血清乳酸脱氢酶升高提示预后不良；血清碱性磷酸酶活力或血钙增加则提示骨骼受累。NHL 可并发抗人球蛋白试验阳性或溶血性贫血。

【诊断要点】

对进行性、无痛性淋巴结肿大者，经淋巴结活检即可确诊。伴有血清碱性磷酸酶增高、血细胞数量异常或有骨骼病变时，可做骨髓活检和涂片，根据检查结果，做出诊断。

临床上常用的分期依然采用 Ann Arbor 分期（表 6-12），该分期系统将淋巴瘤分为四期，并根据有无全身症状进一步分为 A、B 两组。由于 NHL 具有更高的异质性，其发病部位常呈"跳跃式"，Ann Arbor 分期对于 NHL 的适用性并不好，难以准确地反映预后差异，所以目前更主张以 IPI（表 6-13、表 6-14）来判断患者的疾病程度。这个预后指数的优点在于整合了患者的整体状况，与临床预后的相关性更强，近年来得到广泛的应用，其有效性在 T 细胞淋巴瘤中也得到证实。

表 6-12　Ann Arbor 分期

分期	表现
Ⅰ期	侵犯整个淋巴结区域（Ⅰ）或单个结外器官或部位（ⅠE）
Ⅱ期	侵犯横膈同侧两个以上淋巴结区域，或局部侵犯单个结外器官或部位（Ⅱ）伴横膈同侧一个或多个淋巴结区域（ⅡE）；应指明受累解剖部位数，如Ⅱ4
Ⅲ期	侵犯横膈两侧的淋巴结区域（Ⅲ），可伴有单个结外器官部位的侵犯（ⅢE），或脾脏侵犯（ⅢS），或两者均受侵犯（ⅢES）；脾门、腹腔或门静脉旁淋巴结受累（Ⅲ1）或腹主动脉旁、髂动脉或肠系膜动脉旁淋巴结受累（Ⅲ2）
Ⅳ期	广泛侵犯一个或多个结外组织或器官，伴或不伴淋巴结的侵犯。肝脏或者骨髓只要受累均为Ⅳ期
各期进一步分组	
A组	无全身症状
B组	有全身症状，不明原因的发热（＞38℃，连续3天以上）、盗汗、6个月内无原因的体重下降＞10%
E组	有1个淋巴结部位局部扩散引起的单一结外部位受累
X-巨块型	在T6～T7水平纵隔宽度大于胸腔直径的1/3，或肿块直径＞10cm

表 6-13　国际预后指数（IPI）

项目	危险因数 [a]
国际预后指数（IPI）（所有患者）	年龄＞60岁
	乳酸脱氢酶（LDH）水平升高
	一般状况（ECOG）≥2级
	临床分期（Ann Arbor）Ⅲ期或Ⅳ期
	结外器官受侵数目＞1个
年龄校正的国际预后指数（aaIPI）（年龄≤60岁患者）	乳酸脱氢酶（LDH）水平升高
	一般状况（ECOG）≥2级
	临床分期（Ann Arbor）Ⅲ期或Ⅳ期

注：a：每个危险因数积1分。

表 6-14　IPI 与 aaIPI 危险分组

危险分组	IPI 积分	aaIPI 积分
	所有患者	年龄 ≤ 60 岁的患者
低	0 或 1	0
低 / 中	2	1
中 / 高	3	2
高	4 或 5	3

【治疗】

治疗要点是以化疗、放疗和生物免疫治疗的综合方式为主，必要时行造血干细胞移植治疗。

1.化学治疗　HL Ⅲ、HL Ⅳ 期和 NHL 低度恶性Ⅲ、Ⅳ期及 NHL 中高度恶性，临床分期Ⅰ、Ⅱ期患者均应以化疗为主，必要时加局部放疗。多采用联合化疗，争取首次治疗获得缓解，利于患者长期存活。常用联合化疗方案见表 6-15。

表 6-15　淋巴瘤常用联合化疗方案

疾病		方案	药物
HL		ABVD± 美罗华	多柔比星、博来霉素、长春碱、达卡巴嗪、美罗华
		MOPP（有心脏病史）	氮芥、长春新碱、丙卡巴肼、泼尼松
NHL	Ⅰ，Ⅱ期，非大肿块，无不良预后因素	CHOP± 美罗华 4 疗程 + 局部放疗；有放疗禁忌者选择 HOP± 美罗华 6 ～ 8 疗程	环磷酰胺、阿霉素、长春新碱、泼尼松、美罗华
	Ⅰ，Ⅱ期，非大肿块，有不良预后因素	CHOP± 美罗华 4 疗程 + 局部放疗；或 CHOP± 美罗华化疗 6 ～ 8 疗程后加或不加局部放疗	环磷酰胺、阿霉素、长春新碱、泼尼松、美罗华
	Ⅰ，Ⅱ期大肿块	CHOP± 美罗华 6 ～ 8 疗程后 + 局部放疗	环磷酰胺、阿霉素、长春新碱、泼尼松、美罗华
	Ⅲ，Ⅳ期	CHOP± 美罗华 6 ～ 8 疗程或参加临床研究	环磷酰胺、阿霉素、长春新碱、泼尼松、美罗华
复发淋巴瘤		ESHAP	依托泊苷、阿糖胞苷、甲泼尼龙、顺铂

2.放射治疗　有扩大及全身淋巴结照射两种。扩大照射用于治疗 HL ⅠA 和ⅡA，疗效较好。若病变在膈以上，照射部位为两侧从乳突端至锁骨上下、腋下、肺门、纵隔至横膈的淋巴结（"斗篷式"）；病变在膈以下，照射从膈下淋巴结到腹主动脉旁、盆腔及腹股沟淋巴结，同时照脾区（倒 "Y" 字式）。NHL 对放射敏感、易复发，但原发病灶在鼻咽部、扁桃体或为原发于骨骼的组织细胞型，局部放疗后可获得较为满意的长期缓解。放射剂量为 30 ～ 40Gy，3 ～ 4 周为 1 个疗程。

3.生物治疗　干扰素、单克隆抗体（CD20）、抗幽门螺杆菌的药物。

4.造血干细胞移植　55 岁以下，重要脏器功能正常，能耐受大剂量放、化疗的患者，实施异基因或自体干细胞移植，可取得较长缓解期和无病存活。

【护理诊断 / 问题】

1.体温过高　与 HL 疾病本身或感染有关。

2.有感染的危险　与放、化疗使机体免疫力低下有关。

3. 潜在并发症 骨折、放射性肺炎、皮肤破溃等。

【护理措施】

1. 安全与舒适管理 ①注意室内消毒及通风换气。②疾病早期可适当活动，若出现发热或处于疾病晚期应卧床休息。③避免使局部皮肤受到冷或强热的刺激，勿用刺激性的化学物品，如乙醇、油膏、肥皂等，尽量不使用冰袋、热水袋，沐浴水温 37～40℃为宜；外出应避免阳光直接照射；放疗期间应穿质地柔软、宽大的纯棉或丝绸内衣，洗浴毛巾应柔软，擦洗放射区域皮肤时应尽量减少摩擦，动作轻柔，放疗照射区域皮肤可涂保护油，防止皮肤损伤。

2. 疾病监测 ①观察全身症状、血象、体温的变化。②观察淋巴肿大累及范围大小。③观察有无骨骼浸润，警惕病理性骨折，脊髓压迫症状。④注意有无胸闷、气急、胸痛等放射性肺炎及心力衰竭等症状。⑤观察放射野皮肤反应、口腔黏膜反应。

3. 对症护理 照射区皮肤一般均有轻度损伤，皮肤对刺激的耐受性非常低，易发生二次皮肤损伤。当局部皮肤有痒感、发红时，应及早涂油膏保护皮肤；局部皮肤灼痛时，用 0.2% 薄荷淀粉或氢化可的松软膏外涂；局部皮肤刺痒、渗液、水疱时，用 2% 甲紫、冰片蛋清、氢化可的松软膏外涂，或用硼酸软膏外敷后再加压包扎 1～2 天，渗液吸收后暴露局部；局部皮肤出现溃疡坏死时，应给予全身抗感染治疗，局部外科清创、植皮。

4. 用药护理 注意观察与处理化疗药物不良反应。

5. 饮食护理 同"急性白血病"。

6. 心理护理 同"急性白血病"。

【健康教育】

1. 预防疾病 做好卫生宣传教育工作，嘱患者注意防寒保暖，加强锻炼，增强机体免疫力。

2. 管理疾病 注意个人卫生，剪短指甲，皮肤瘙痒时避免用指甲抓搔，以免造成皮肤破溃。沐浴时水温勿过高，选用温和的沐浴液。向患者说明随着治疗方法的不断改进，淋巴瘤缓解率大幅度提高，应坚持定期巩固强化治疗，以延长淋巴瘤的缓解期和生存期。若出现身体不适，如疲乏无力、盗汗、发热、咳嗽、气促、腹痛、腹泻、皮肤瘙痒及口腔溃疡等，应及早就诊。

3. 康复指导 缓解期或全部疗程结束以后，仍要保证充分的休息及睡眠，适当室外锻炼，如打太极拳、散步、慢跑、做体操等，以提高机体免疫力。

4. 饮食指导

（1）对有心悸、失眠、贫血、自汗、盗汗等症状的患者可选用桂圆、红枣、枸杞子、党参、粳米共同煮粥达到养心安神、健脾补血的功效。

（2）淋巴结肿大患者可选用具有解毒、散结功效的食疗方，如长春花粥：长春花瓣 8 朵，薏苡仁适量。将长春花瓣加入薏苡仁粥内，加蜂蜜 1 匙，每天 1 次。三尖杉叶粥：三尖杉叶水煎取汁，兑入薏苡仁粥内，加蜂蜜适量。

（3）皮肤瘙痒破溃者忌食辛辣刺激和腥发之物。

【预后】

HL 已成为化疗可治愈的肿瘤之一。疾病分期越早，预后越好，淋巴细胞为主型预后最好，5 年生存率 94.3%；其次为结节硬化型，淋巴细胞消减型最差，5 年生存率仅 27.4%。Ⅰ期与Ⅱ期 5 年生存率达 90% 以上，Ⅳ期 31.9%，肿瘤细胞负荷大者预后差。女性较男性预后好，中青年较老年人、儿童预后好，无全身症状者较有全身症状者预后好。

第六节　多发性骨髓瘤

多发性骨髓瘤（multiple myeloma，MM）是浆细胞恶性增殖性疾病，骨髓中克隆性浆细胞异常增生，并分泌单克隆免疫球蛋白或其片段（M蛋白），导致相关器官或组织损伤（ROTI）。常见临床表现为骨痛、贫血、肾功能不全和感染等。在世界范围内，MM约占所有肿瘤的0.8%，发病率仅次于非霍奇金淋巴瘤，位居血液肿瘤的第2位。在不同地区人群中的发病率为（1.3～5）/10万，其中发病率最高的是澳大利亚、新西兰、北美、北欧和东欧，最低的是亚洲。我国发病率约为1/10万，多见于中老年患者，以50～60岁之间为多，40岁以下者少见，男女之比约为3：2。近10余年来无论是发病率还是病死率均呈增长之势，原因尚不明确。

【病因及发病机制】

病因不明。可能与病毒感染、种族、遗传、免疫、电离辐射等因素有关。

【临床表现】

1. 组织器官的浸润与破坏

（1）骨骼症状

可有骨痛、局部肿块和病理性骨折等表现。骨髓细胞大量增生，压迫骨髓及骨膜引起疼痛，向髓外浸润形成骨骼肿块，释放细胞因子引起病理性骨折。骨痛是最常见的早期症状，约占70%，多为腰骶，其次为胸骨、肢体。若活动或扭伤后出现剧痛，可能为病理性骨折，多发生在肋骨、锁骨、下胸椎及上腰椎。骨髓瘤细胞浸润在胸、肋、锁骨连接处发生串珠样结节者为本病特征之一，少数病例仅有单个骨骼损害，称为孤立性骨髓瘤。

（2）髓外浸润

1）器官肿大　肝、脾、淋巴结和肾脏肿大。

2）神经浸润　胸、腰椎破坏压缩脊髓所致截瘫多见，还可为神经根损害。出现多发性神经病时呈双侧对称性远端感觉和运动障碍。若同时出现多发性神经病变、内分泌病、器官肿大、单株免疫球蛋白血症和皮肤改变，称为POEMS综合征。

3）髓外骨髓瘤　部分患者仅在软组织出现孤立性病变，如口腔和呼吸道。

4）浆细胞白血病　骨髓瘤细胞浸润外周血所致，浆细胞＞2.0×10^9/L即可诊断。大多为IgA型，症状和治疗同其他急性白血病。

2. 全身紊乱症状　骨髓瘤细胞分泌大量M蛋白所致。

（1）感染　导致死亡的第一原因。多见于细菌感染，以细菌性肺炎及泌尿系统感染较为常见，严重者可引发败血症。病毒感染以带状疱疹多见。

（2）高黏滞综合征　骨髓瘤细胞产生大量M蛋白，使血液黏滞度增加，引起微循环障碍。最易受累的部位为视网膜、心血管系统和中枢神经，可有头昏、眼花、耳鸣、突发意识障碍、手指麻木、冠状动脉供血不足、慢性心力衰竭等症状，部分患者可有雷诺现象。

（3）贫血及出血倾向　贫血是本病的常见临床表现，初诊患者发病率大于70%。一般为正细胞正色素性贫血，由高浓度M蛋白使血容量增加引起血液稀释所致。出血以牙龈出血、鼻出血和皮肤紫癜多见，主要原因是血小板减少与功能异常、凝血障碍及血管壁损伤。

（4）淀粉样变性　发病率约10%。淀粉样物质聚集于体内各器官和组织的血管壁中，故受累的组织器官较广泛，可产生多器官病变。表现为舌肿大、腮腺肿大、皮肤苔藓样变、心脏扩大、腹泻或便秘、肾功能受损、外周神经病变和肝脾增大等。

3. 肾功能损害　50% 的患者早期出现蛋白尿、血尿、管型尿。在所有的 MM 中，近 50% 的患者可发展为肾衰竭，25% 的患者死于肾衰竭，是仅次于感染的第二大死亡原因。

【医学检查】

1. 血象　正常细胞性贫血，可伴有少数幼红、幼粒细胞，血沉增快。晚期血中出现大量骨髓瘤细胞，形成浆细胞白血病。

2. 骨髓　异常浆细胞大于 10%，并伴有质的改变。细胞大小形态不一，成堆出现。自骨压痛处穿刺，可提高阳性率。

3. 生化检查

（1）单株免疫球蛋白血症检查　蛋白电泳出现 M 蛋白；免疫电泳发现重链，是诊断重链病的重要依据；血清免疫球蛋白定量测定显示 M 蛋白增多，正常免疫球蛋白减少。

（2）血钙、血磷测定　骨质广泛破坏，出现高钙血症，血磷正常。

（3）血清 β_2 微球蛋白、人血白蛋白　人血白蛋白量与骨髓瘤生长因子 IL-6 的活性呈负相关。

（4）C- 反应蛋白（CRP）和血清乳酸脱氢酶（LDH）　可反映疾病的严重程度。骨髓瘤患者的血清 IL-6 和 CRP 呈正相关，LDH 和肿瘤细胞活动有关。

（5）尿和肾功能　血清肌酐和尿素氮可增高。90% 以上患者有蛋白尿，半数患者尿中出现本-周蛋白。

4. X 线检查　骨病变 X 线表现：骨质疏松，多在肋骨、脊柱和骨盆；典型病变为圆形，边缘清楚如凿孔样的多个大小不等的溶骨性损害；病理性骨折。

5. ^{99m} 锝 - 亚甲基二膦酸盐（^{99m}Tc-MDP）γ 骨显像　可较 X 线提前 3 ~ 6 个月发现骨病变。

【诊断要点】

1. 无症状（冒烟型）骨髓瘤诊断标准　①血清单克隆 M 蛋白 ≥ 30g/L，24h 尿轻链 ≥ 0.5g；②骨髓单克隆浆细胞比例 10% ~ 59%；③无相关器官及组织的损害（无 SLiM-CRAB 等终末器官损害表现）。

满足指标①②中任一条和指标③即可诊断。

2. 有症状（活动性）多发性骨髓瘤诊断标准

（1）骨髓单克隆浆细胞比例 ≥ 10% 和 / 或组织活检证明有浆细胞瘤。

（2）血清和 / 或尿出现单克隆 M 蛋白[a]。

（3）骨髓瘤引起的相关表现：①靶器官损害表现（CRAB）[b]：校正血清钙 > 2.75mmol/L[c]；肾功能损害（肌酐清除率 < 40mL/min 或肌酐 > 177μmol/L）；贫血（Hb 低于正常下限 20g/L 或小于 100g/L）；溶骨性破坏，通过影像学检查（X 线片、CT 或 PET-CT）显示 1 处或多处溶骨性病变。②无靶器官损害表现，但出现以下 1 项或多项指标异常（SLiM）：骨髓单克隆浆细胞比例 ≥ 60%[d]；受累 / 非受累血清游离轻链比 ≥ 100[e]；MRI 检查出现 > 1 处 5mm 以上局灶性骨质破坏。

满足第（1）（2）条及第（3）条中任何一项即可诊断。

注：a 无血尿、M 蛋白量的限制，如未检测出 M 蛋白（诊断不分泌型 MM），则需骨髓瘤单克隆浆细胞 ≥ 30% 或活检为浆细胞瘤并需要免疫组化等证实 κ 或 λ 轻链限制性表达；b 其他类型的终末器官损害也偶有发生，且需要治疗，若证实这些脏器的损害与骨髓瘤相关，可进一步支持诊断和分类；c 校正血清钙（mmol/L）= 血清总钙（mmol/L）-0.025× 血清白蛋白浓度（g/L）+1.0（mmol/L），或校正血清钙（mg/dL）= 血清总钙（mg/dL）- 血清白蛋白浓度（g/L）+4.0（mg/

dL）；d 浆细胞克隆性可通过流式细胞学、免疫组化、免疫荧光的方法鉴定其轻链 κ 、λ 限制性表达，骨髓浆细胞比例优先于骨髓细胞涂片和骨髓活检方法，在穿刺和活检比例不一致时，选用浆细胞比例高的数值；e 建议使用英国 The Binding Site Group（Birmingham，UK）的检测技术，需要受累轻链数值至少 ≥ 100mg/L。

确立 MM 诊断和免疫球蛋白分型诊断后，为指导治疗及判断预后提供依据，应按国际分期系统（ISS）分期。Ⅰ期：血清 β_2 微球蛋白 < 3.5mg/L，白蛋白 > 3.5g/dL，中数生存时间 62 个月；Ⅱ期：介于Ⅰ期和Ⅲ期之间，中数生存时间 44 个月；Ⅲ期：血清 β_2 微球蛋白 > 5.5mg/L，中数生存时间 29 个月。

【治疗】

1. 无症状骨髓瘤　不推荐治疗，高危患者可根据意愿进行综合考虑或进入临床试验。

2. 孤立性浆细胞瘤　①骨型：对受累野放疗。②骨外型：先对受累野放疗，必要时手术治疗，疾病发展至 MM 者，按多发性骨髓瘤治疗。

3. 有症状多发性骨髓瘤　多发性骨髓瘤如有 CRAB 或者 SLiM 表现需启动治疗。年龄 ≤ 65 岁，体能好，或年龄 > 65 岁，但全身体能状态评分良好者，经有效的诱导治疗后应将 ASCT 作为首选，以免随后的干细胞动员采集失败和（或）造血重建延迟。

表 6-16　骨髓瘤常用联合治疗方案

方案	药物	一般剂量	用法	说明
MPT	美法仑（马法兰）	4mg/（m²·d）	口服共 7 天	每 4 周重复 1 次，至少 1 年
	泼尼松	40mg/（m²·d）	口服共 7 天	
	沙利度胺	100mg/d	每天 1 次，连续半年	
VAD	长春新碱	0.4mg/d	静脉滴注共 4 天	每 4 周重复给药
	阿霉素	10mg/d	静脉滴注共 4 天	
	地塞米松	40mg/d	口服，1～4，9～12，17～20 天	
DT-PACE	地塞米松	40mg/d	口服，1～4 天	
	沙利度胺	100mg/d	口服，连续	
	环磷酰胺	400mg/m²	静脉注射共 4 天	
	阿霉素	10mg/d	静脉滴注共 4 天	
	顺铂	10mg/（m²·d）	静脉滴注共 4 天	
	VP16	40mg/（m²·d）	静脉滴注共 4 天	

【护理诊断 / 问题】

1. 骨骼疼痛　与骨髓瘤细胞浸润骨骼和病理性骨折有关。

2. 有感染的危险　与免疫反应低下有关。

3. 躯体移动障碍　与病理性骨折、骨痛或胸腰椎压迫脊髓导致瘫痪等有关。

【护理措施】

1. 安全与舒适管理　适度活动，促进肢体血液循环和血钙在骨骼的沉积，防止骨骼进一步脱钙，必要时搀扶或提供辅助器械，防止活动时摔伤；出现截瘫的患者，睡硬板床，保持肢体功能位，给予肢体按摩，进行肢体主动和被动锻炼，每 1～2 小时协助患者翻身 1 次，预防压疮的发生；为了防止病理性骨折、活动性骨痛，翻身时至少3人，力量要均匀，步调一致，保持患者的平衡位置；鼓励患者咳嗽和深呼吸；指导患者保持良好的卫生习惯，协助患者做好口腔、外阴及肛周的护理，每天用温水擦洗全身皮肤、保持皮肤清洁干燥。

2. 疾病监测 观察患者疼痛部位、性质、持续时间、发作特点；有无截瘫发生；监测体温，观察有无感染发生；有无出血及出血部位、出血量；监测尿量，评价肾功能；有无骨折及骨折部位、程度；监测血常规、骨髓象及X线检查情况。

3. 对症护理 对于疼痛患者应协助其取舒适体位，指导患者采用放松、音乐疗法等转移对疼痛的注意力，适当按摩病变部位，但避免用力过度，以防病理性骨折。评估疼痛状况、等级，并进行疼痛干预，遵医嘱给予止痛药，密切观察止痛药物的止痛效果。

4. 用药护理 注意和处理化疗药物不良反应。

5. 饮食护理 给予高热量、高蛋白、富含维生素、易消化的饮食，忌食肥甘厚味及生冷、辛辣、大热、煎炸之品，限制钠盐摄入，每日2～3g。如无禁忌证，每天应饮水2000～3000mL，多摄取粗纤维的食物，以保持排便通畅，预防便秘。

6. 情志护理 此病病程缠绵，病死率高，患者易产生焦虑、恐惧等不良情绪，对治疗和生活失去信心。护士应加强与患者的情感交流，积极给予情志疏导，鼓励其表达自身感受和学会自我调节，使患者保持情绪稳定，避免因情绪而致病情加重。应动员患者的社会支持系统如家属、朋友对其劝导、陪伴和鼓励，予以正向心理支持，满足其各种需求，使之增强战胜疾病的信心，积极配合治疗和护理。

【健康指导】

1. 预防疾病 教会预防感染的方法，如注意保暖、注意个人卫生、定时进行流感疫苗的注射，预防上呼吸道的感染。

2. 管理疾病 ①保持充足的睡眠与休息：每天至少睡8～10小时，适当做运动，如下象棋、散步、做保健操等。若活动或扭伤后出现剧烈疼痛，可能为病理性骨折，应立即就诊。②病情缓解后仍需坚持定期复查与治疗。一旦出现发热等症状，应及时就医。

第七节　常用专科技术与护理配合

一、骨髓穿刺术

骨髓穿刺术是一种常用的临床诊疗技术，检查内容包括细胞学、细菌学和原虫等几个方面，协助诊断血液病、传染病和寄生虫病；了解骨髓造血情况，可作为化疗和应用免疫抑制剂的参考。骨髓移植时经骨髓穿刺术采集骨髓液。

【操作】

①体位：根据穿刺部位协助患者采取适宜的体位，于胸骨、髂前上棘做穿刺者取仰卧位，前者还需用枕头垫于背后，以使胸部稍突出；于髂后上棘穿刺者取侧卧位或俯卧位；棘突穿刺者则取坐位或侧卧位，头俯屈于胸前使棘突暴露。②穿刺点：髂前上棘（常取髂前上棘后上方1～2cm处作为穿刺点，此处骨面较平，容易固定，操作方便安全），髂后上棘（位于骶椎两侧、臀部上方骨性突出部位），胸骨柄（此处骨髓含量丰富，但此处骨质较薄，其后有心房及大血管，较少选用），腰椎棘突（位于腰椎棘突突出处，极少选用）。③消毒、麻醉（用2%利多卡因做局部皮肤、皮下及骨膜麻醉）。④穿刺：将骨髓穿刺针缓慢钻刺骨质，吸骨髓液0.1～0.2mL滴于

载玻片上，迅速送检，如需要做骨髓液细菌检查，再抽取 1～2mL。⑤拔针。

【护理】

1. 术前护理

（1）术前评估　①适应证：各种原因所致的贫血和各类型的白血病、血小板减少性紫癜、多发性骨髓瘤、转移瘤、骨髓发育异常综合征、骨髓纤维化、恶性组织细胞病等；某些寄生虫病，如疟疾、黑热病等可检测寄生虫；长期发热，肝、脾、淋巴结肿大均可行骨髓穿刺检查，以明确诊断；骨髓穿刺又可观察某些疾病的疗效。②禁忌证：严重出血的血友病禁忌做骨髓穿刺；有出血倾向或凝血时间明显延长者不宜做骨髓穿刺，但为明确诊断疾病也可做，穿刺后必须局部压迫止血 5～10 分钟；晚期妊娠的妇女慎做骨髓穿刺，小儿及不合作者不宜做胸骨穿刺。

（2）术前指导（或准备）　①向患者解释本项检查的目的、意义、安全性、穿刺步骤及注意事项，使患者了解骨髓穿刺术相关知识，以减轻其紧张、恐惧心理便于配合。②做好化验及药物过敏试验：查出血及凝血时间；若使用普鲁卡因做局部麻醉，需做过敏试验。

2. 术后护理　穿刺处 48～72 小时内保持穿刺处干燥，如有渗血，应即刻更换无菌纱块，压迫伤口直至无渗血为止。避免剧烈活动，防止伤口感染。

二、造血干细胞移植术

造血干细胞移植术（hematopoietic stem cell transplantation，HSCT）是指对患者进行全身照射、化疗和免疫抑制预处理后，将正常供体或自体的造血细胞经血管输注给患者，使之重建正常的造血和免疫功能。

【操作】

1. 供者的选择与准备　①供者的选择：异基因造血干细胞移植的首要步骤。以健康供者与受者（患者）的 HLA 配型相合为前提，首选具有血缘关系的同胞或兄弟姐妹，无血缘关系的供体为候选。若有多个 HLA 相合者，则选择年轻、健康、男性、ABO 血型相合和巨细胞病毒（CMV）阴性者。②供者的准备：根据造血干细胞的采集方法及需要量的不同，供者可短期留观或住院。若需采集外周血造血干细胞者，为进一步扩增外周血中造血干细胞的数量，常于采集造血干细胞前 5～7 天，皮下注射造血生长因子，如粒-巨噬细胞集落刺激因子等。

2. 患者预处理　①预处理目的：清除基础疾病；抑制受体免疫功能以免排斥移植物。②预处理方案：大剂量化疗、放疗或同时应用免疫抑制剂。根据预处理的强度，移植又可分为传统的清髓性造血干细胞移植和非清髓性造血干细胞移植。后者主要适用于疾病进展缓慢、肿瘤细胞相对较少，对移植物抗白血病（GVL）作用较敏感、不适合常规移植和年龄＞50 岁的患者。

3. 造血干细胞的采集　①骨髓：在无菌条件下，供者行硬膜外麻醉，依所需骨髓量的不同，自髂前、髂后上棘等 1 个或多个部位抽取骨髓。按患者体重，（2～4）×10^8/kg 单个核细胞数为一般采集目标值。为确保供髓者血流动力学稳定，一般在抽髓前 14 天预先保存供者自身血，在手术中回输。②外周血：通常情况下，外周血中的造血细胞很少，因此，需通过血细胞分离机经多次采集获得。对于异体供者，影响采集效果的重要因素是采集的时机。一般参考造血因子动员剂作用的峰值时间（为使用后的第 6～8 天），并结合白细胞总数的监测或经流式细胞仪检测 CD34 的结果，选择开始采集的时间及最佳采集时间。另外，为确保 PBSC（外周血干细胞）的质量，应避免在注射 G-CSF（粒细胞集落刺激因子）3 小时内采集；上午时段进行采集，可获得较多的 PBSC，按患者体重，采集量为单个核细胞数达到 5×10^8/kg。采集过程中应注意做好枸橼酸盐反应、低钙综合征、低血压等并发症的预防、观察与处理。自体移植者，采集的外周血造血干细胞需加入冷冻保护剂 10% 二甲基亚砜处理后置于 −196℃ 液氮罐中保存，待患者预处理结束后 48 小时复温输注。③脐带血：脐带血中的造血干细胞和免疫细胞均相对不成熟，CBT（脐血造血干细胞移植）后 GVHD（移植物抗宿主反应）相对少。因细胞总数少，不植活者相对多，造血重建速度较慢，对成人及大体重儿童进行 CBT 尚有问题。在手术室进行采集，采集的脐带血需经冷冻处理后置于 −196℃ 液氮中保存，要求有核细胞达到 $2×10^8$/kg（患者体重）。

【护理】

1. 术前护理

（1）术前评估　适应证：CML、MDS、CLL 多采用异体移植；AML、ALL 自体、异体移植均可采用；淋巴瘤、骨髓瘤则多采用自体移植，也可进行异体移植；重型再生障碍性贫血（SAA）；重症海洋性贫血；重型联合免疫缺陷病；所有先天性淋巴造血系统疾病和酶缺乏所致的代谢性疾病。

（2）患者入无菌层流病房前的护理　①无菌层流病房的准备：无菌层流病房的使用是有效预防造血干细胞移植术后继发感染的重要保障之一。病房内一切用品需经清洁、消毒、灭菌处理。病房内不同空间位置采样行空气细菌学监测合格后方可允许患者进入。②患者准备：心理准备：了解患者、家属对造血干细胞移植的目的、过程及不良反应的了解程度；在消毒灭菌前带患者进病房观看，以解除其恐惧、陌生和神秘感；对自体造血干细胞移植者，详细介绍骨髓或外周血干细胞采集的方法、过程、对身体的影响等方面的知识，消除患者的疑虑。身体准备：心、肝、肾功能及人类巨细胞病毒检查；异体移植者需做组织配型、ABO 血型配型等；清除潜在感染灶，请眼科、口腔科、耳鼻喉科及肛肠科会诊，彻底治疗已有的感染灶，如疖肿、痔疮等，并排除肺内感染及结核；进食消毒饮食；肠道及皮肤准备，入病房前 3 天服用肠道不易吸收的抗生素；入病房前 1 天剪指（趾）甲、剃毛发（头发、腋毛、阴毛）、洁脐；入病房当天沐浴后用 1∶2000 氯己定药浴 30 ～ 40 分钟，清洁眼、外耳道、口腔和脐部后，更换无菌衣裤后进入层流病房，即刻对患者皮肤皱褶处进行多个部位的细菌培养。

2. 术中护理

（1）无菌物品的消毒及环境的保持　①控制入病房人员，每次入病房不超过 2 人，以免引起交叉感染。患感染性疾病的医护人员不得入病房。医护人员入病房前应沐浴，穿戴无菌衣裤、帽子、口罩，用快速皮肤消毒剂消毒双手，穿无菌隔离衣、无菌袜套、拖鞋、戴无菌手套后方可进入层流病房，每进入 1 间病房更换 1 次拖鞋。医护人员应按患者病情及感染情况，先进无感染的房间，最后进感染较重患者的房间，每进入 1 间病房需更换无菌手套、隔离衣、袜套。②病房内物品表面、墙壁及地面每日用消毒液擦拭 2 次，隔天高压消毒患者被套、大单、枕套、衣裤，每日高压消毒生活用品。凡需递入病房的所有物品、药品、器材等应根据其耐受性及性状，采用不同的方法进行消毒灭菌。每周对物品表面、空气进行采样培养。

（2）患者的准备　①生活护理：进食前后用氯己定或 3% 碳酸氢钠漱口，每日口腔护理 3 ～ 4 次。0.05% 氯己定或 0.05% 碘伏擦拭鼻前庭、外耳道，庆大霉素或阿昔洛韦滴眼液交替滴眼，每日 2 ～ 3 次。每晚用 0.05% 氯己定擦浴 1 次，便后用 1% 氯己定擦洗肛周或坐盆，女患者月经期间增加外阴部清洗次数。水果需经 0.5% 氯己定浸泡 15 分钟削皮后方可进食，各种食物必须经微波炉消毒后食用。②锁骨下静脉导管的护理：移植前一天行颈外静脉或锁骨下静脉置管术，严格执行无菌操作及导管的使用原则，导管局部换药每周 2 ～ 3 次，血小板降低者禁用肝素封管。③观察与记录：严密监测生命体征和患者的症状，注意皮肤黏膜及脏器有无出血倾向。观察有无局部感染灶的存在，如咽部、肛周、皮肤、穿刺处有无异常等。准确记录 24 小时出入量。

④用药护理：患者入病房后仍继续口服肠道不吸收抗生素，药物需经紫外线消毒后服用（每片每面均需照射 15～30 分钟）。应用细胞刺激因子过程中要注意观察有无皮疹、发热、头痛、肌肉痛、胸痛、关节酸痛等表现。有关化疗药应用的护理，详见本章"急性白血病"的护理。⑤成分输血护理：为预防输血相关的 GVHD，全血、血制品在输注前必须经 ^{60}Co 照射，以灭活具有免疫活性的 T 淋巴细胞。⑥心理护理：患者及家属在治疗前已有一定的思想准备，但仍常因恐惧心理导致其失眠。另外，因层流病房空间小、娱乐工具少，患者与家属的隔绝，因此多有较强的孤独感。护理人员应满足患者的生理需要，多与患者交谈，倾听其诉求。利用对讲机让家属与患者适当对话，提供患者喜爱的书籍及音像设备，调动患者积极性，提高对治疗的依从性。

（3）造血干细胞输注的护理

1）骨髓输注的护理 ①异体骨髓输注：患者进行预处理后再采集供者的骨髓，若供受者 ABO 血型相合时，即可输入；若 ABO 血型不合，要待处理后（比如清除骨髓中红细胞）方可输注。输注前给予抗过敏药物，如地塞米松 3～5mg 静注、速尿 20mg 静注，以利尿、预防肺水肿。输注时用无滤网的输液器由中心静脉导管输入，速度宜慢，观察 15～20 分钟无反应后再调整滴速，要求 30 分钟内将 300mL 骨髓输完，需余少量（约 5mL）骨髓弃去，防止发生脂肪栓塞。同时另一静脉通道同步输入适量鱼精蛋白，以中和骨髓液内的肝素，输注速度不宜过快，防止出现心动过速、低血压、呼吸困难等。输注骨髓过程中，密切观察患者生命体征及有无肺水肿等征兆，如出现皮疹、腰部不适、酱油色尿等溶血现象则立即停止输入，并积极配合医生做好抢救工作。②自体骨髓回输：患者进行预处理前采集自体骨髓液。采集后加入保护液置于 4℃冰箱内液态保存，于 72 小时预处理结束后，提前取出室温下放置 0.5～1 小时，再回输给患者。回输方法同异体骨髓输注。

2）外周血造血干细胞输注的护理 ①自体外周血造血干细胞的回输：输前 15～20 分钟应用抗过敏药，以减少因冷冻剂或细胞破坏引起的过敏反应；在床旁以 38.5～40℃恒温水迅速复温融化冷冻保存的造血干细胞。融化后即刻用无滤网输液器从静脉导管输入，同时输等量鱼精蛋白以中和肝素。为防止 PBSC 中混有红细胞引起血红蛋白尿，还需同时静滴 5% 碳酸氢钠和生理盐水、速尿和甘露醇，以维持足够的尿量，直至血红蛋白尿消失。此外，在患者可以耐受情况下，应在 15 分钟内回输一袋 PBSC，回输第二袋 PBSC 前应用生理盐水冲管。②异体外周血造血干细胞输注：采集时间与异体骨髓移植相同。采集后可立即输注给受者。但输注前应先将造血干细胞 50～100mL 加生理盐水稀释至 200mL。

3）脐带血造血干细胞输注护理 脐带血回输量一般较少，在 100mL 左右，一般采用手推注或微量泵推注，以避免出现漏液现象。但应密切观察患者的心率变化，调整推注的速度。

3. 术后护理

（1）感染的预防与护理 最常见的并发症之一，也是移植成败的关键，感染率可高达 60%～80%，可发生于任何部位。移植早期（移植后第 1 个月）是感染危险期，尤以单纯疱疹病毒、细菌和真菌感染较为常见；移植中期（移植后 2～3 个月），以巨细胞病毒和卡氏肺囊虫为多；移植后期（移植 3 个月后），则应注意水痘、带状疱疹等病毒感染及移植后肝炎等。感染的主要原因：①由于移植前预处理使用大剂量化疗，造成皮肤、黏膜、器官等正常的损害，破坏了机体天然保护屏障。②大剂量的放疗、化疗破坏了机体的免疫细胞，中性粒细胞最低可降至零，机体免疫力极度低下。③移植中使用免疫抑制剂以降低移植物抗宿主反应的强度，但也抑制了免疫系统对入侵微生物的杀伤和识别功能。④ GVHD。⑤锁骨下静脉导管的留置。

（2）出血的预防与护理 预处理后血小板极度减少是患者出血的主要原因。因此，每天监测血小板计数，观察有无出血倾向，如出血点、口腔及牙龈有无出血，胃肠道及颅内有无出血等。此时除一般止血外，可输注浓缩血小板。

（3）GVHD 预防与护理　GVHD 是由供者 T 细胞攻击受者同种异型抗原所致，是最严重的并发症。急性 GVHD 发生于移植后 100 天内，100 天后出现的为慢性 GVHD。典型的 GVHD 发生在移植后 2～4 周，表现为突发广泛性斑丘疹（最早出现在手掌、足掌、面部、耳后与颈部）、腹泻、持续性厌食、黄疸与肝功能异常等。生存期超过 6 个月的患者，20%～50% 合并慢性 GVHD，临床表现为类似自身免疫病表现，如面部皮疹、关节炎、皮肌炎、系统性硬化病等。GVHD 死亡率高，治疗困难。单独或联合应用免疫抑制剂和清除 T 淋巴细胞是预防 GVHD 最常用的两种方法。

（4）化疗药不良反应的预防与护理　①肝功能损害的预防与护理：造血干细胞移植术后约 50% 的患者出现肝损害，主要并发症有肝静脉闭塞病：临床特征为不明原因的体重增加、腹水、肝大、右上腹痛。高峰发病时间为移植后 16 天，一般在 1 个月内发病。因此应注意观察有无上述改变；输血后肝炎和一过性肝损害。②其他不良反应的预防与护理：详见本章第四节。

不忘初心，守护生命

造血干细胞移植是血液专科最复杂、最有效的治疗手段之一。目前仍是治愈大多数白血病、重型再生障碍性贫血等血液病的唯一方法。从 2000 年到 2021 年，从第一例造血干细胞移植到现在的一万例，北京大学人民医院、北京大学血液病研究所成为亚洲唯一达到此里程碑的骨髓移植中心。从同胞 HLA（human leukocyte antigen，人类白细胞抗原）完全相配到亲属 HLA 半相合，再到现在北京方案的成熟完善，从学习西方先进科学技术，到为世界同行建立科学标准并成为全球最大的造血干细胞移植中心，这都是几代"北大血研所人"艰苦奋斗、努力拼搏、薪火相传的结果，正是由于有这种责任和担当才使得我们的技术得以进步。因此，作为医护工作者，我们也要坚守这份责任和使命，不辞艰辛，执着追求，为祖国医药卫生事业的发展和人类身心健康奋斗终生。

复习思考题

1. 患者，女，42 岁，2 个月前因受凉出现发热，T39.5℃，伴咽喉部疼痛、头晕、乏力、面色苍白和胸痛，颈部发现肿块，无咳嗽咳痰、咳血、胸闷、呼吸困难和其他不适。在当地医院诊断为急性上呼吸道感染，予青霉素等药物治疗效果不佳，上述症状进行性加重并出现自发性皮肤黏膜和牙龈出血，为明确诊断和进一步治疗而入院。既往体健，无过敏史，无特殊用药史。

体格检查：T38.6℃，P108 次 / 分，R27 次 / 分，BP117/80mmHg。发育正常，营养中等，神志清晰，精神欠佳。皮肤黏膜苍白，可见散在瘀点瘀斑。颈部和腋下淋巴结肿大，质地较硬，无压痛。胸廓无畸形，胸骨下端压痛阳性。

实验室检查：

血象：Hb 90g/L，WBC 50×10^9/L，分类：原始和早幼淋巴细胞 45%，PLT 60×10^9/L。

骨髓象：骨髓增生明显活跃，以原始和早幼淋巴细胞为主。

X 线胸片：未见异常。

问题：

（1）患者可能患何种疾病？诊断依据是什么？

（2）患者存在哪些护理问题？该如何进行护理？

2.患儿 13 个月，男，足月顺产，出生体重 3kg，母乳喂养，已添加少量稀粥和奶粉。近 2 个月面色逐渐苍白，食欲减退，不爱活动，不愿下地行走，有时萎靡不振。

体检：T37.2℃、P102 次 / 分、R21 次 / 分，体重 8.1kg。面色、睑结膜、口唇、甲床均苍白，两肺听诊无异常，心音有力、律齐。腹平软，肝右肋下 2.5cm，脾左肋下刚扪及，质软。

血常规：RBC 3×10^{12}/L，Hb 80g/L，WBC 10.5×10^9/L，中性粒细胞 42%，淋巴细胞 57%。外周血涂片示红细胞大小不等，以小细胞为主，中央淡染区扩大。

问题：

（1）患者最可能的临床诊断是什么？

（2）主要护理诊断有哪些？

（3）主要护理措施有哪些？

参考答案

题 1：

（1）患者可能患急性白血病。

诊断依据：

1）患者 2 个月前因受凉出现发热，予青霉素等药物治疗，效果不佳。持续性发热为急性白血病最常见的症状和就诊的原因之一。

2）患者头晕、乏力、面色苍白，皮肤黏膜苍白，睑结膜和口唇苍白，Hb 90g/L，说明患者出现贫血。

3）患者出现自发性皮肤黏膜和牙龈出血，皮肤可见散在瘀点、瘀斑，PLT 60×10^9/L。

4）颈部和腋下淋巴结肿大，胸骨下端压痛阳性，白细胞增多都是急性白血病的临床常见表现。

（2）存在护理问题：

1）有受伤的危险：出血　与血小板减少有关。

2）有感染的危险　与正常粒细胞减少有关。

3）活动无耐力　与白血病引起代谢增高及贫血有关。

4）营养失调　与营养低于机体需要量有关。

5）疼痛　与骨骼关节疼痛有关。

6）潜在并发症　化疗药物的不良反应。

护理措施：

1）注意观察患者出血部位、出血量。定期监测血小板计数。做好休息与饮食指导，避免加重出血。注意观察患者有无头痛症状，防止颅内出血。

2）采取保护性隔离，密切监测患者体温，预防呼吸道、口腔、皮肤、肛周的感染。加强营养支持，鼓励患者多进食高蛋白、高热量、富含维生素的清淡食物。多饮水，补充机体丢失的水分和有助于增加细菌毒素的排出。遵医嘱输注浓缩粒细胞悬液，增强机体抗感染能力。正确应用抗生素、免疫抑制剂、雄激素等药物，注意用药时间和剂量，药物疗效和不良反应。定期复查血象，了解血红蛋白、白细胞计数及网织红细胞计数的变化。

3）指导患者合理休息与活动，减少机体的耗氧量。患者中度贫血，增加卧床休息时间，但若病情允许，应鼓励其生活自理，活动量应以不加重症状为度，并指导患者在活动中自我监测。必要时给予协助，防止跌倒。

4）注意防护静脉炎及化疗药物外渗引起的组织坏死发生，首选中心静脉置管，尽量选择粗直的静脉，观察用药后反应。

5）做好患者心理护理，鼓励患者保持愉悦的心情，积极配合治疗。

题 2：

（1）临床诊断：缺铁性贫血。

（2）主要护理诊断：

1）营养失调　与铁供应不足、吸收不良、丢失过多有关。

2）活动无耐力　与贫血导致组织供氧不足，易疲乏有关。

3）有感染的危险　与机体免疫力低下有关。

4）潜在并发症　心力衰竭。

（3）主要护理措施：

1）指导患儿家属按时添加含铁丰富的食物，如动物内脏、蛋黄等。指导合理的膳食搭配，耐心喂养。

2）合理安排休息与活动，根据患儿贫血程度、活动能力安排活动量。

3）观察贫血症状体征的变化及服用药物后症状缓解情况，及时发现有无危重情况的出现。

4）遵医嘱选用铁剂治疗，服用铁剂期间应注意以口服为主，指导从小剂量开始，在两餐之间服用。同时服用含维生素 C 的果汁，或胃蛋白酶合剂、稀盐酸，以促进铁的吸收。

5）做好口腔护理，鼓励患儿多饮水。

扫一扫，查阅本章数字资源，含PPT、音视频、图片等

第一节　概　述

内分泌与代谢系统疾病主要包括内分泌系统疾病、代谢疾病及营养疾病。内分泌系统由内分泌腺和分散于某些组织器官中的内分泌细胞组成，具有释放各种激素以调节体内代谢过程、脏器功能、生长发育、生殖与衰老等作用。各种原因引起激素分泌或作用异常便可导致内分泌系统疾病，主要表现为腺体功能亢进或功能减退而致的相应症状。接受药物或激素治疗也可引起医源性内分泌系统疾病。新陈代谢指机体与环境之间不断进行物质交换与转化，以进行自我更新的过程。新陈代谢的过程中某一环节障碍可引起代谢性疾病。营养物质不足、过多或比例不当，可引起营养疾病。

【组织结构功能与疾病关系】

1. 内分泌系统的结构与功能

（1）内分泌腺

1）下丘脑　①合成释放激素和抑制激素，通过垂体 – 门脉系统进入腺垂体，对腺垂体起调节作用。②下丘脑分泌的释放激素包括促甲状腺激素释放激素（TRH）、促肾上腺皮质激素释放激素（CRH）、促性腺激素释放激素（GnRH）、生长激素释放激素（GHRH）、催乳素释放因子（PRF）等；下丘脑释放的抑制激素包括生长激素抑制激素（GHIH）或称生长抑素（SS）、催乳素抑制因子（PIF）等。

2）垂体　①分为腺垂体和神经垂体两部分，在下丘脑神经激素及其相应靶腺激素等调节下发挥作用。②腺垂体分泌促甲状腺激素（TSH）、促肾上腺皮质激素（ACTH）、黄体生成素（LH）、卵泡刺激素（FSH）、生长激素（GH）、催乳素（PRL）。神经垂体贮存下丘脑视上核和室旁核分泌的血管升压素（VP）或称抗利尿激素（ADH）和缩宫素（OT）。

3）甲状腺　①合成与分泌甲状腺素（四碘甲状腺原氨酸，T_4）及三碘甲状腺原氨酸（T_3）。甲状腺素可促进物质能量代谢和生长发育；对糖代谢有双重作用，可促进肝糖异生及增强胰高血糖素、生长激素的生糖效应以升高血糖，也可同时加强外周组织对糖的利用以降低血糖；小剂量可促进酶和蛋白质的合成，大剂量则抑制蛋白质的合成，使血浆、肝脏和肌肉中的游离氨基酸增高。②甲状腺滤泡旁 C 细胞分泌降钙素（CT），抑制骨钙的再吸收，降低血钙水平。

4）甲状旁腺　分泌甲状旁腺激素（PTH）。它能促进破骨细胞活动，增加肾小管对钙的再吸收，减少尿钙排出；与 CT 及 1,25- 二羟维生素 D_3［1,25-$(OH)_2D_3$］共同调节体内钙磷代谢。

5）胰岛　①胰岛是由散布在胰腺各处的细胞团组成，有五种分泌不同激素的细胞。A 细胞

（α 细胞）约占 25%，分泌胰高血糖素；B 细胞（β 细胞）占 60% ～ 70%，为胰岛的主要细胞，分泌胰岛素；D 细胞较少，分泌生长抑素；D1 细胞分泌肠血管活性肽；PP 细胞分泌胰多肽。② 胰岛素促进机体利用葡萄糖、合成肝糖原，抑制糖异生；促进脂肪、蛋白质等的合成；抑制糖原、脂肪及蛋白质分解，以调节血糖并维持其稳定。胰高血糖素促进肝糖原分解和糖异生，促进脂肪、蛋白质分解使血糖升高，对胰岛素起拮抗作用。

6）肾上腺　①包括肾上腺皮质、髓质。②肾上腺皮质分泌糖皮质激素（主要为皮质醇）、盐皮质激素（主要为醛固酮）和性激素（小量雄激素及微量雌激素）。皮质醇参与物质代谢与应激反应，调节水盐代谢及组织器官活动，药理剂量时具有抗炎、抗毒、抗过敏和抗休克作用；醛固酮促进肾远曲小管和集合管对钠、水重吸收和排出钾；性激素促进蛋白质合成及骨骺愈合。肾上腺髓质分泌肾上腺素和去甲肾上腺素。肾上腺素作用于 α 和 β 受体，改善心肌供血，扩张支气管平滑肌；去甲肾上腺素主要作用于 α 受体，强烈收缩血管，升高血压。

7）性腺　①男性性腺为睾丸，主要产生精子及分泌雄激素。雄激素可刺激男性性器官发育，使男性第二性征出现，并维持其成熟状态；促进蛋白质的合成、骨骼生长及红细胞生成；促进精细管上皮生成精子等作用。②女性性腺为卵巢，主要产生卵子及分泌雌激素和孕激素。雌激素可刺激女性性器官发育，使女性第二性征出现，并维持其成熟状态。孕激素主要为黄体酮，由黄体分泌，作用于子宫内膜，使其在增生期的基础上进入分泌期，并可促进乳腺腺泡的发育成熟；还有致热作用，使排卵后基础体温升高；在水钠代谢方面有抗醛固酮作用。

8）其他　松果体主要分泌褪黑素（MT）和 8- 缩宫素（AVT）。MT 有镇静、镇痛、抗惊厥、抑制性腺和甲状腺的功能。AVT 有抑制生殖系统的活动、抑制动物排卵等作用。

（2）弥散性神经 – 内分泌细胞系统　指除神经组织以外各组织的神经内分泌细胞。主要分布于脑、胃、肠、胰和肾上腺髓质，合成和分泌肽类与胺类激素。

（3）组织的激素分泌细胞　绝大多数组织均含有合成和分泌激素的细胞。

2. 激素分泌的调节

（1）体液调节　①轴系反馈调节效应：下丘脑 – 垂体 – 靶腺轴在激素分泌稳态中有重要作用。下丘脑通过分泌释放激素或抑制激素调节垂体激素的释放，以控制周围靶腺激素的分泌；靶腺激素对垂体和下丘脑的分泌起反馈调节作用，垂体分泌的激素对下丘脑也有反馈调节作用，这种反馈调节多为负反馈调节，也有正反馈调节，但较少。②代谢物调节效应：很多激素都参与细胞物质代谢的调节，而血中反映代谢状态的物质可通过直接反馈效应调整效应激素的分泌，如血糖水平对胰岛素和胰高血糖素分泌的调节。

（2）神经免疫调节　下丘脑是神经系统和内分泌系统活动相互联络的枢纽。内外环境中各种形式的刺激都可以通过神经通路影响下丘脑的神经内分泌细胞的活动，发挥其对内分泌系统和整体功能活动的高级整合作用。此外，交感神经和迷走神经的活动对激素的分泌也有相应的调节作用。免疫系统与神经内分泌系统之间也可通过激素和共有的受体相互作用，形成一个完整的调节环路。一方面淋巴细胞膜表面有多种神经递质或激素受体，神经内分泌系统通过其递质或激素与之结合，介导对免疫系统的调节；另一方面神经内分泌细胞膜上有免疫反应产物如白细胞介素、胸腺肽等细胞因子的受体，免疫系统也可通过细胞因子对神经内分泌系统产生反向调节作用。一些内分泌系统疾病如 1 型糖尿病、甲状腺功能亢进症、桥本甲状腺炎的发病都与自身免疫有关，自身免疫疾病用肾上腺皮质激素治疗有效，也说明内分泌系统与免疫系统有相互调节作用。

3. 激素分泌与疾病的关系　内分泌系统疾病按病因可分为原发性（发生在周围靶腺）和继发

性（发生在下丘脑或垂体）；按病理生理可分为功能亢进、功能减退或功能正常。

（1）功能亢进的原因　①激素分泌过多：如甲状腺功能亢进、异位内分泌综合征、多发性内分泌腺瘤等。②激素代谢异常（含医源性）：如严重肝病患者，雄烯二酮在周围组织转变为雌二醇增多；长期应用糖皮质激素引起 Cushing 综合征。

（2）功能减退的原因　①内分泌腺激素合成缺陷：如生长激素、生长激素释放激素基因缺失或突变等。②内分泌腺的破坏：可因肿瘤、自身免疫疾病（如桥本甲状腺炎、1 型糖尿病）、坏死、放射损伤、手术切除等引起。③内分泌腺以外的疾病：如某些疾病导致肾实质破坏，不能将 25-OHD$_3$ 转变为具有活性的 1，25-（OH）$_2$D$_3$，导致肾性骨营养不良。

（3）激素敏感性缺陷　由于受体和（或）受体后信号转导缺陷，使激素不能发挥作用。表现为对激素发生抵抗，血中激素水平异常增高但功能缺陷。

【营养、代谢生理与疾病关系】

1. 营养、代谢生理

（1）营养物质的供应和摄取　人体所需营养物质包括：①宏量营养素：包括糖类、蛋白质和脂肪，是提供热能的主要营养素。②微量营养素：指矿物质，维持人体健康所必须，包括常量元素和微量元素。③维生素：分为脂溶性和水溶性。④其他膳食成分：包括膳食纤维、水等。食物的营养价值指食物中所含营养素和热能是否能满足人体需要。营养价值高低取决于其所含营养素的种类、数量和比例，以及是否容易被人体吸收等。人体每日所需能量为基础能量消耗、特殊功能活动和体力活动等所消耗能量的总和。而摄取营养物质的行为受神经、内分泌等控制，也受文化、家庭、宗教信仰、经济和市场供应等因素的影响。

（2）营养物质的消化、吸收、代谢和排泄　食物进入人体后，经消化液、酶及激素等的作用转变为氨基酸、单糖、脂肪酸、甘油等进入血液，到达肝和周围组织被利用，合成物质或氧化供能，最终以水、二氧化碳、含氮物质或其他代谢产物，经肾、肺、肠和皮肤排出。

2. 相关疾病

（1）营养病

1）原发性营养失调　由营养物质摄取不足、过多或比例失调所致，如蛋白质缺乏症、肥胖和消瘦等。

2）继发性营养失调　由器质性或功能性疾病所致。①进食、消化及吸收障碍，如消化系统疾病。②机体对营养需求的改变，如甲状腺功能亢进患者对热量的需求增加，而糖尿病患者应严格控制总热量。③排泄异常。

（2）代谢病

1）遗传性代谢病（先天性代谢缺陷）　基因突变引起蛋白质结构和功能紊乱，特异酶催化反应消失、降低或升高，导致细胞和器官功能异常。

2）获得性代谢病　可由不合适的食物、药物、理化因素、创伤、感染、器官疾病等环境因素引起；也可由遗传和环境因素相互作用所致，如肥胖和糖尿病。

【常见症状体征的评估与护理】

1. 身体外形的改变　指个体外在形象与正常人群存在很大差别。①身材过高或矮小：身材过高见于肢端肥大症、巨人症患者；身材矮小见于侏儒症、呆小病患者。②肥胖或消瘦：肥胖指体重超过标准体重的 20% 或体重指数（BMI）≥ 25kg/m^2，分为单纯性肥胖和继发性肥胖。继发性肥胖可见于 Cushing 综合征、2 型糖尿病（肥胖型）、甲状腺功能减退症等。消瘦指体重低于标准体重的 20% 或 BMI < 18.5kg/m^2，常见于甲状腺功能亢进症、1 型与 2 型糖尿病（非肥胖

型）、肾上腺皮质功能减退症、嗜铬细胞瘤等。③毛发改变：全身性多毛见于先天性肾上腺皮质增生、Cushing 病等。睾丸功能减退、肾上腺皮质和卵巢功能减退、甲状腺功能减退等均可引起毛发脱落。④面容变化：眼球突出、颈部增粗常见于甲状腺功能亢进症；满月脸、病理性痤疮见于 Cushing 综合征。⑤皮肤黏膜色素沉着、皮肤紫纹：表皮基底层的黑色素增多使皮肤色泽加深称为色素沉着。伴全身性色素沉着的内分泌疾病有原发性肾上腺皮质功能减退症、先天性肾上腺皮质增生症、ACTH 依赖性 Cushing 综合征、异位 ACTH 综合征。皮肤紫纹是 Cushing 综合征的特征之一。

（1）护理评估

1）病史　身体外形改变的原因与发生时间，饮食运动情况，糖尿病、甲状腺功能亢进症等内分泌代谢疾病病史或家族史，治疗经过及疗效。

2）身体状态　①面容异常：如肢端肥大症在成年后发病可表现为脸部增长、下颌增大、颧骨凸出、嘴唇增厚、耳鼻长大等异常容貌；甲状腺功能减退症患者呈黏液性水肿面容，面颊及眼睑虚肿、表情淡漠，呈"假面具样"；甲状腺功能亢进症患者呈上眼睑挛缩、眼裂增宽、眼球突出、表情惊愕的"甲亢面容"；皮质醇增多症患者有"满月脸"、痤疮、多血质貌等。②身高与体形异常：若男性身高＞ 200cm、女性身高＞ 185cm 则为过高，异常高大称巨人症，见于在发育成熟前发生腺垂体功能亢进者。而男性＜ 145cm，女性＜ 135cm 时为过矮，异常矮小见于垂体性侏儒症及小儿甲状腺功能减退症时出现的呆小症。Cushing 综合征患者，可呈现向心性肥胖、水牛背、腹大似球形、四肢相对瘦细等特殊体态。③其他表现：慢性肾上腺皮质功能减退症患者可表现为皮肤、黏膜色素沉着，尤以摩擦处、掌纹、乳晕、瘢痕处明显；肾上腺皮质功能亢进症患者由于雄激素分泌增多可有多毛。④全身情况：如生命体征和营养状况等有无改变。

3）心理 - 社会状况　特殊的身体外形改变可能导致患者发生心理障碍，出现焦虑、自卑、抑郁、性格孤僻等，严重者影响到人际交往和社会活动，甚至出现自杀行为或倾向。

4）医学检查　垂体、肾上腺、甲状腺、性腺功能检查，胰岛素水平检测（表 7-1）。

表 7-1　内分泌与代谢性疾病常用检验项目

项目	目的	正常值	病理值
催乳素	协助诊断催乳素瘤	＜ 20μg/L	＞ 100μg/L
促肾上腺皮质激素	判断腺垂体功能	上午 8 时：25 ～ 100ng/L 下午 6 时：10 ～ 80ng/L	上午 8 时：＞ 100ng/L 或＜ 25ng/L 下午 6 时：＞ 80ng/L 或＜ 10ng/L
促甲状腺素	判断腺垂体功能	2 ～ 10mU/L	＞ 10mU/L 或＜ 2mU/L
总三碘甲状腺原氨酸	判断甲状腺功能	1.6 ～ 3.0nmol/L	＞ 3.0nmol/L 或＜ 1.6nmol/L
游离三碘甲状腺原氨酸	判断甲状腺功能	6.0 ～ 11.4pmol/L	＞ 11.4pmol/L 或＜ 6.0pmol/L
总甲状腺素	判断甲状腺功能	65 ～ 155nmol/L	＞ 155nmol/L 或＜ 65nmol/L
游离甲状腺素	判断甲状腺功能	10.3 ～ 25.7pmol/L	＞ 25.7pmol/L 或＜ 10.3pmol/L
精氨酸加压素	协助诊断尿崩症	2.3 ～ 7.4pmol/L	＞ 7.4pmol/L 或＜ 2.3pmol/L
血清皮质醇	判断肾上腺皮质功能	上午 8 时：140 ～ 630nmol/L 午夜 2 时：55 ～ 165nmol/L	上午 8 时：＞ 630nmol/L 或＜ 140nmol/L 午夜 2 时：＞ 165nmol/L 或＜ 55nmol/L 出现昼夜节律性改变

续表

项目	目的	正常值	病理值
血糖	诊断糖尿病	空腹血糖：3.9～6.1mmol/L OGTT 糖负荷后 2 小时血糖：< 7.8mmol/L	低血糖：< 3.9mmol/L 糖尿病：空腹血糖≥ 7.0mmol/L；OGTT 糖负荷后 2 小时血糖≥ 11.1mmol/L 空腹血糖调节受损：空腹血糖 6.1～6.9mmol/L 葡萄糖耐量异常：OGTT 糖负荷后 2 小时血糖 7.8～11.0mmol/L 危急值：≥ 22.2mmol/L 或≤ 2.8mmol/L
糖化血红蛋白	协助诊断糖尿病	HbA$_1$c：4%～6%	糖尿病高危人群：5.7%～6.4% 糖尿病：≥ 6.5%
血钙	协助诊断骨质疏松	2.25～2.58mmol/L	> 2.58mmol/L 或< 2.25mmol/L 危急值：≥ 3.5mmol/L 或≤ 1.5mmol/L
甲状旁腺激素	判断甲状旁腺功能	1～10pmol/L	> 10pmol/L 或< 1pmol/L
血尿酸	协助诊断痛风	男性：150～380μmol/L 女性：100～300μmol/L	男性和绝经后女性：> 420μmol/L 绝经前女性：> 350μmol/L

（2）护理诊断 / 问题　体像紊乱：与疾病引起身体外形改变等因素有关。

（3）护理措施

1）对症护理　指导患者适当修饰，增强自信，如甲亢突眼患者外出可戴墨镜，身材过于肥胖或矮小者选择合适的衣服，头发稀少者可戴假发或帽子等。鼓励肥胖患者积极参与体力劳动或运动，保证足够的运动量与运动时间。

2）饮食营养　指导患者合理饮食，如对肥胖患者进行食物选择和摄食行为的干预，减少热量的摄入，以达到控制体重的目标。

3）心理护理　评估患者发生身体形象改变后的心理状态，鼓励患者参与正常的社交活动，加强同伴教育，减轻患者焦虑、抑郁情绪，使患者正视并接受自己目前的身体形象改变。必要时安排心理医生给予心理疏导，防止恶性事件的发生。

2. 生殖发育及性功能异常　指生殖器官发育迟缓或发育过早，性欲减退或丧失；女性可有月经紊乱、溢乳、闭经或不孕；男性可有勃起功能障碍、乳房发育等。儿童期腺垂体 GH 缺乏或性激素分泌不足可导致患者青春期性器官仍不发育，第二性征缺如，男性生殖器小，睾丸细小；女性表现为原发性闭经，乳房不发育。如青春期前开始的性激素或促性腺激素分泌过早、过多则为性早熟。

3. 骨痛与自发性骨折　骨痛指骨骼局部疼痛，为代谢性骨病的常见症状。自发性骨折是指无明显外伤或轻微外伤即引起骨折，主要见于骨质疏松。除绝经后骨质疏松外，糖尿病、甲状腺功能亢进症、性腺功能减退症、Cushing 综合征、甲状旁腺功能亢进症和催乳素瘤常伴有骨质疏松症。

4. 进食或营养异常　指食欲亢进或减退、营养不良、消瘦或肥胖等。如糖尿病患者烦渴多饮，善饥多食，多数新发患者体重减轻；甲状腺功能亢进症患者食欲亢进，体重减轻；肥胖症患者体内脂肪过多积聚而超重；神经性厌食患者对进食有恐惧感，出现食欲减退、饱胀感而导致低体重。营养状况可根据皮肤、毛发、皮下脂肪、肌肉的发育情况综合判断。

5. 排泄功能异常　指排尿、排便的次数、性状、量的异常。内分泌系统功能改变常可影响排泄形态，糖尿病患者会有多尿；甲状腺功能亢进症患者会出现多汗、排便次数增多、排稀软便；甲状腺功能减退症患者会出现便秘。

6. 疲乏　疲乏为一种无法抵御的持续的精力衰竭感，以及体力和脑力的下降。是一种非特异性症状，也是内分泌与代谢性疾病的常见伴随症状，见于甲状腺功能亢进症和减退症、Cushing综合征、肥胖症等。可通过询问患者从事日常活动的能力有无改变、是否感觉疲乏无力或睡眠时间延长等评估其体力水平。

第二节　垂体瘤

垂体瘤是一组从垂体前叶和后叶及颅咽管上皮残余细胞发生的肿瘤。临床特征主要为激素异常分泌和垂体周围组织受压症群。腺垂体的每一种分泌细胞与其特定的原始干细胞均可发生肿瘤性病变。从增生、腺瘤到腺癌，可由一种或几种细胞演变而来，激素可由一种或几种细胞产生。垂体肿瘤约占颅内肿瘤的15%。在手术切除的垂体瘤中以分泌生长激素、催乳素和阿片－黑素－促皮质素原（POMC）腺瘤占绝大多数，催乳素瘤占1/3以上，促性腺激素瘤和促甲状腺激素瘤仅占不到5%。

【病因】

垂体瘤的病因有：①遗传因素：如多发性内分泌腺瘤病－1（MEN1）、垂体瘤转录因子（prop-1）过度激活等；②下丘脑病变：如GHRH或CRH过多、多巴胺缺乏等；③垂体因素：某些信号转导分子（gas，CREB）突变，生长因子（FGF-2，EGF）过多，癌基因激活及抑癌基因失活等；④环境因素：放射线作用，雌激素应用；⑤靶腺功能衰竭。

【临床表现】

1. 激素异常分泌　①分泌过多：生长激素分泌过多常出现肢端肥大症，肾上腺皮质激素分泌过量引发 Cushing 病。②垂体促激素分泌减少：表现为继发性性腺、肾上腺皮质、甲状腺功能减退症和生长激素缺乏，为垂体本身受压症群。

2. 垂体周围组织受压症群　①压迫鞍膈而出现头痛；②压迫视神经交叉出现视力减退、视野缺损，主要为颞侧偏盲或双颞侧上方偏盲；③压迫上方影响下丘脑可出现尿崩症、睡眠异常、食欲亢进或减退、体温调节障碍、自主神经功能失常、性早熟、性腺功能减退、性格改变；④压迫侧方影响海绵窦，压迫第Ⅲ、Ⅳ、Ⅵ脑神经可引起睑下垂、眼外肌麻痹和复视，压迫第Ⅴ对脑神经的眼支和上颌支而有神经麻痹、感觉异常等。

3. 垂体卒中　指在肿瘤发展的基础上发生垂体瘤内出血。可引起严重头痛、视力急剧减退、眼外肌麻痹、昏睡、昏迷、脑膜刺激征和颅内压增高。

【医学检查】

1. 激素测定　垂体瘤确诊的重要手段，测定脑垂体分泌的各种激素及靶腺功能。

2. 影像学检查　①头颅 X 线：缺乏特异性和灵敏度。②CT 扫描：诊断价值高。常规 5mm CT 扫描仅能发现较大的蝶鞍区占位病变。高分辨多薄层（1.5mm）冠状位重建 CT 在增强扫描时可发现较小病灶。③MRI：定位精确，可以发现直径 3mm 的微腺瘤。

3. 病理学检查　最为可靠的诊断方法，误诊率极低。

【诊断要点】

病史询问和体格检查、影像学检查（MRI、CT）、各种垂体激素及其动态功能试验对判断某些病变有一定价值。病理检查（免疫细胞化学检测）可最终诊断。

【治疗】

治疗要点是减轻或消除肿瘤占位病变的影响；纠正肿瘤分泌过多激素；尽可能保留垂体功能。

1. 手术治疗　除催乳素瘤一般首先采用药物治疗外，其他垂体瘤的首选治疗仍为手术摘除。除非大腺瘤已向鞍上和鞍旁伸展，要考虑开颅经额途径切除肿瘤，鞍内肿瘤一般均采取经蝶显微外科手术切除微腺瘤，手术治愈率为 70% ～ 80%，复发率 5% ～ 15%，术后并发症发生率较低，死亡率＜ 1%。

2. 药物治疗　常用的药物有溴隐亭（多巴胺激动剂，控制 PRL 水平）、生长抑素类似物等，但为安全考虑，妊娠期仍宜停止应用。

3. 放射治疗　对垂体腺瘤有一定效果，控制肿瘤发展。适用于手术不彻底或可能复发的垂体腺瘤及原发腺癌或转移病例。

【护理诊断 / 问题】

1. 体像紊乱　与激素分泌异常有关。

2. 舒适度减弱　与头疼有关。

3. 感知改变　与压迫视神经引起的视觉改变有关。

【护理措施】

1. 安全与舒适管理　①环境：保持室内环境温湿度适宜，防止患者受凉。将水、餐具、呼唤器等常用物品放在患者视力范围内。出现垂体周围组织受压症群的患者，室内用物相对固定，移除障碍物。如用物位置发生改变要告诉患者。房门一定要全开或全关，防止半开。床边应有扶栏，保持床位低水平。提供适当的辅助用具并指导患者练习使用，当患者行走时要扶持。②休息与活动：嘱患者卧床休息，减少不良刺激，避免过度劳累与激动。指导患者使用缓解疼痛的技术和放松技术。

2. 饮食护理　放疗患者易出现胃肠功能紊乱、味觉减退，导致食欲下降；放疗过程中脑组织暂时水肿、颅内压增高，反射性引起呕吐，可加重患者的厌食，将使机体营养失调，抵抗力降低。故应给予高热量、高蛋白、高维生素、清淡易消化的食物，以维持机体正氮平衡，必要时静脉补充营养。

3. 疾病监测　记录 24 小时出入量，及时发现并纠正患者的脱水状态。若患者出现尿崩症，应严密观察并记录每小时尿量，测定尿比重。观察用药效果及反应。若患者出现高热、循环衰竭、休克、恶心、呕吐、头痛、神志不清等情况，要警惕垂体危象的发生，应立即报告医生。

4. 对症护理　①脑脊液鼻漏患者绝对卧床休息，去枕平卧。禁用棉球、纱条填塞鼻腔，以防感染。切勿用力擤鼻涕，以免加重脑脊液鼻漏。给予抗生素治疗，防止颅内感染。②患者并发垂体危象时，应遵医嘱静脉滴注 50% 葡萄糖 40 ～ 60mL 及糖盐水，以纠正低血糖及失水等。可将低温患者放入 24 ～ 35℃温水中，逐渐加热水温至 38 ～ 39℃，当患者体温回升至 35℃以上则擦干保暖。高热者根据具体情况选择降温方法。

5. 用药护理　激素治疗时会出现各种副作用，如水、电解质、蛋白质和脂肪代谢紊乱等。停药过快还会引起原有疾病加剧恶化。嘱患者根据医嘱按时、按量服用激素，不可擅自减量或停药。患者并发垂体危象时，禁用或慎用吗啡、巴比妥类、氯丙嗪等各类镇静药物及各种降糖药，以防诱发昏迷。

6. 心理护理　与患者交谈，鼓励患者表达自己的感受。鼓励患者保持经常进行修饰的习惯，指导改善个体形象的方法，恰当的衣着及修饰。帮助患者适应日常生活，参与社会活动及人际交往。

【健康指导】

1. 预防疾病　清淡饮食，禁烟酒；避免重体力劳动、情绪激动；注意保暖，预防感冒；定期复查。

2.管理疾病 出院后遵医嘱服用激素治疗，注意药物的不良反应，特别注意尿量的观察。

3.康复指导 加强营养，多食新鲜的、高蛋白质的食物，增强体质，使病后机体早日康复。放疗期间少出入公共场所，注意营养，定期测血象。按医嘱服药。

第三节 尿崩症

尿崩症是指精氨酸加压素（arginine vasopressin，AVP）又称抗利尿激素（antidiuretic hormone，ADH）缺乏或肾脏对 AVP 不敏感引起的以多尿、烦渴、多饮、低比重尿、低渗尿为特征的一组综合征。可分为：中枢性尿崩症，多由 AVP 或 ADH 严重缺乏引起；肾性尿崩症，多由肾脏对 AVP 不敏感、肾小管重吸收水的功能障碍引起。尿崩症可发生于任何年龄，但以青少年为多见。男性多于女性，男女之比为 2 : 1。本节着重介绍中枢性尿崩症。

【病因及发病机制】

中枢性尿崩症是由多种原因影响了 AVP 的合成、转运、储存及释放所致，可分为继发性、特发性和遗传性尿崩症。

1.继发性尿崩症 约 50% 患者为下丘脑神经垂体部位的肿瘤，10% 由头部创伤所致。此外，少数中枢性尿崩症由脑部感染性疾病、组织细胞增生症或其他肉芽肿病变、血管病变等影响该部位引起。任何破坏下丘脑正中隆突（漏斗部）以上部位的病变，常引起永久性尿崩症。若病变在正中隆突以下的垂体柄至神经垂体，可引起暂时性尿崩症。

2.特发性尿崩症 约占 30%，病因不明。病毒或"退行性变"可引起本病，但也可由于自身免疫紊乱破坏了合成与分泌抗利尿激素的下丘脑细胞所致。

3.遗传性尿崩症 少数中枢性尿崩症有家族史，呈常染色体显性遗传。还可出现 X 连锁隐性遗传的类型，由胎盘产生的 N 末端氨基肽酶使其 AVP 代谢加速，导致 AVP 缺乏，在妊娠期出现，常于分娩后数周缓解，故称为妊娠性尿崩症。

根据 AVP 缺乏的程度，可分为完全性尿崩症和部分性尿崩症。

【临床表现】

1.症状 ①多尿、烦渴、多饮，起病急，24 小时尿量可多达 5 ～ 10L，最多不超过 18L。由于低渗性多尿，兴奋口渴中枢，患者常大量饮水，如水分供应充足，患者健康可不受影响。但病变累及下丘脑口渴中枢时，口渴感消失，或患者处于意识不清状态，如不及时补充水分，可出现严重失水，出现高钠血症，表现为极度虚弱、发热、精神症状、谵妄甚至死亡，多见于继发性尿崩症。②低比重尿和低渗尿，尿比重常在 1.005 以下，尿渗透压常为 50 ～ 200mOsm/L，尿色淡如清水。

2.体征 病程久者可出现体形消瘦、疲乏无力、食欲减退、皮肤干燥、毛发枯黄、头晕目眩、心悸、大便秘结。

【医学检查】

1.禁水 – 加压素试验 比较禁水前后与使用血管加压素前后的尿渗透压变化，用于尿崩症各类型的鉴别诊断。

2.血浆 AVP 测定 正常人血浆 AVP 浓度为 2.3 ～ 7.4pmol/L，禁水后可明显升高。中枢性尿崩症患者血浆 AVP 不能达到正常水平，禁水后也升高不明显。

3.影像学检查 蝶鞍 CT 或 MRI 可明确有无垂体或附近的病变。

【诊断要点】

诊断主要依据尿量增多、低渗尿的症状及禁水试验不能使尿渗透压和尿比重增加，而注射加压素后尿量减少、尿比重增加、尿渗透压较注射前增加 9% 以上，AVP 或去氨加压素（DDAVP）治疗有明显效果。

【治疗】

治疗要点是抗利尿，治疗原发病。

1. 激素替代疗法

（1）去氨加压素　抗利尿作用强，无加压作用，不良反应少，为目前治疗中枢性尿崩症的首选药物。用法：①鼻腔喷雾吸入，每日 2 次，每次 10 ～ 20μg（儿童每次 5μg，每日 1 次）；②口服醋酸去氨加压素片剂，每次 0.1 ～ 0.4mg，每日 2 ～ 3 次，部分患者可睡前服药 1 次，控制夜间排尿次数；③肌内注射制剂，每日 1 ～ 2 次，每次 1 ～ 4μg（儿童每次 0.2 ～ 1μg）。由于剂量的个体差异大，用药必须个体化，严防水中毒。

（2）鞣酸加压素注射液　60U/mL，首次 0.1 ～ 0.2mL 肌内注射，注意观察尿量，了解药物疗效及作用持续时间，从而调整剂量及间隔时间，一般注射 0.2 ～ 0.5mL，效果可维持 3 ～ 4 天，具体剂量因人而异，用时应摇匀。长期应用可因产生抗体而减效。慎防用量过大引起水中毒。

（3）垂体后叶素水剂　每次 5 ～ 10U，皮下注射，但作用仅能维持 3 ～ 6 小时，每日须多次注射，长期应用不便。主要用于脑损伤或手术时出现的尿崩症。

2. 其他抗利尿药物　①氢氯噻嗪：每次 25mg，每日 2 ～ 3 次，作用机制可能是由于尿中排钠增加、体内缺钠、肾近曲小管重吸收增加，因而尿量减少。②卡马西平：每次 0.2g，每日 2 ～ 3 次。能刺激 AVP 分泌，使尿量减少。其作用不及氯磺丙脲。③氯磺丙脲：每日剂量不超过 0.2g，早晨一次口服。刺激 AVP 释放并增强 AVP 对肾小管的作用。服药后使尿量减少，尿渗透压增高。

3. 病因治疗　积极治疗原发病。

【护理诊断/问题】

1. 体液不足　与多尿、供水不足有关。

2. 知识缺乏　缺乏与疾病及用药相关知识。

【护理措施】

1. 安全与舒适管理　患者常因多尿而软弱无力，须防止跌伤，备好夜用便器，注意安全。多饮、多尿影响患者睡眠，应注意保证患者适当卧床休息。保持皮肤、衣裤、床单清洁干燥。

2. 饮食护理　多饮影响患者食欲，多尿丢失水分使血液呈高渗状态，应给予营养丰富的低盐饮食。饭前少饮水，用有营养的汤或饮料代之。多尿者应预防脱水。如患者口渴中枢受损或处于意识不清状态，遵医嘱予以胃肠外补液。

3. 疾病监测　告知患者准确监测液体平衡的重要性，监测尿量、饮水量、每日称体重（同一时间穿同样衣服），从而监测液体出入量，准确记录，并观察尿色、尿比重及电解质、血渗透压情况。

4. 用药护理　①使用鞣酸加压素注射液前必须充分摇匀，注射部位宜深并每次更换注射部位，使其易于吸收；用药期间应注意观察有无面色苍白、恶心、呕吐、腹痛等，此为药物的加压作用引起，应尽量减少剂量，避免不良反应的发生。②抗利尿药物氢氯噻嗪长期服用可能引起低钾、高尿酸血症，应适当补充钾盐；氯磺丙脲可引起严重低血糖和水中毒，应加以注意。严格按医嘱用药，慎防用量过大引起中毒。③垂体后叶素粉剂，从鼻腔给药效果好，睡前给药能使患者减少夜间排尿，保证睡眠。应注意在鼻炎、鼻窦炎、哮喘等情况下禁忌使用。

【健康指导】

1.预防疾病 嘱患者保持皮肤、黏膜的清洁，注意预防感染，尽量休息，适当运动。有便秘倾向者及早预防。便秘者可以多服用粗纤维食物，如芹菜等。

2.管理疾病 指导患者记录尿量及体重的变化。准确遵医嘱用药，不得自行加大剂量或停药。门诊定期随访。

第四节　腺垂体功能减退症

腺垂体功能减退症是由多种病因引起一种或多种腺垂体激素减少或缺乏所致的一系列临床综合征。其功能减退可原发于垂体病变，也可继发于下丘脑病变。病因不同，累及的激素种类和数量也不同，故临床症状变化大，但补充所缺乏激素治疗后症状可快速缓解。西方国家的患病率为（29～44.5）/10 万，无性别差异，约 50% 的患者有 3 种或 3 种以上腺垂体激素缺乏。我国患病率不详。

【病因及发病机制】

1.垂体瘤 成人最常见的原因，大都属于良性肿瘤，可分为功能性和无功能性肿瘤。腺瘤增大可压迫正常垂体组织，引起垂体功能减退或功能亢进。

2.下丘脑病变 如肿瘤、炎症、浸润性病变（如淋巴瘤、白血病等）、肉芽肿（如结节病）等，可直接破坏下丘脑神经内分泌细胞，使释放激素分泌减少，从而减少腺垂体分泌各种激素。

3.垂体缺血性坏死 妊娠期垂体呈生理性肥大，代谢旺盛，对缺血缺氧极为敏感。若围生期因前置胎盘、胎盘早期剥离、胎盘滞留、子宫收缩无力等引起大出血、休克、血栓，可使腺垂体大部分缺血坏死，致腺垂体功能低下，临床称为希恩（Sheehan）综合征。糖尿病血管病变使垂体供血障碍也可导致垂体缺血性坏死。

4.蝶鞍区手术、放疗和创伤 垂体瘤切除、术后放疗及乳腺癌做垂体切除治疗等，均可损伤垂体或下丘脑，引起垂体功能减退。颅底骨折可损毁垂体柄和垂体门静脉血液供应。

5.感染和炎症 细菌、病毒、真菌等感染引起的脑炎、脑膜炎、流行性出血热、梅毒或疟疾等均可损伤下丘脑和垂体而导致功能减退。

6.糖皮质激素长期治疗 可抑制下丘脑 - 垂体 - 肾上腺皮质轴，突然停用糖皮质激素后可出现医源性腺垂体功能减退，表现为肾上腺皮质功能减退。

7.遗传因素 因基因缺陷或基因突变而致腺垂体激素合成障碍或产生无生物活性的激素，见于垂体先天发育缺陷、特发性垂体单一或多激素缺乏症等。

8.垂体卒中 垂体瘤内突然出血，瘤体骤然增大，压迫正常垂体组织和邻近视神经束，可出现急症危象。

9.其他 自身免疫性垂体炎、空泡蝶鞍、颞动脉炎、海绵窦处颈内动脉瘤均可引起腺垂体功能减退。

【临床表现】

垂体组织破坏达 95% 表现为重度垂体功能减退，破坏 75% 表现为中度，破坏 60% 表现为轻度，破坏 50% 以下者不出现功能减退症状。腺垂体功能减退主要表现为相应靶腺（性腺、甲状腺、肾上腺）功能减退。促性腺激素（Gn）、生长激素（GH）和催乳素（PRL）缺乏最早出现；促甲状腺激素（TSH）缺乏次之；然后可伴有促肾上腺皮质激素（ACTH）缺乏。希恩综合征患者往往表现为垂体激素均缺乏，但无占位性病变。

1. 靶腺功能减退表现

（1）性腺（卵巢、睾丸）功能减退　常最早出现。女性多数有产后大出血、休克、昏迷病史，表现为产后无乳、绝经、乳房萎缩、性欲减退、不育、性交痛、阴道炎等。查体见阴道分泌物减少，外阴、子宫和阴道萎缩，毛发脱落，尤以阴毛、腋毛为甚。成年男子表现为性欲减退、阳痿、无男性气质等，查体见肌力减弱、皮脂分泌减少、睾丸松软缩小、胡须稀少、骨质疏松等。

（2）甲状腺功能减退　表现与原发性甲状腺功能减退症相似，但通常无甲状腺肿。

（3）肾上腺皮质功能减退　表现与原发性慢性肾上腺皮质功能减退症相似，但原发性慢性肾上腺皮质功能减退症表现为皮肤色素加深，而本病由于缺乏黑素细胞刺激素，皮肤色素减退，表现为面色苍白、乳晕色素浅淡。

（4）生长激素不足　成人一般无特殊症状，儿童出现生长障碍，表现为侏儒症，身材矮小。

2. 垂体内或其附近肿瘤压迫症群　最常见的为头痛及视神经交叉受损引起的偏盲甚至失明。

3. 垂体功能减退性危象　在全垂体功能减退症基础上，各种应激如感染、败血症、腹泻、呕吐、失水、饥饿、寒冷、急性心肌梗死、脑血管意外、手术、外伤、麻醉及使用镇静药、安眠药、降糖药等均可诱发垂体功能减退性危象（简称垂体危象）。临床表现为：①高热型（体温＞40℃）；②低温型（体温＜30℃）；③低血糖型；④低血压、循环虚脱型；⑤水中毒型；⑥混合型。各种类型可伴有相应的症状，突出表现为消化系统、循环系统和神经精神方面的症状，如高热、循环衰竭、休克、恶心、呕吐、头痛、神志不清、谵妄、抽搐、昏迷等严重垂危状态。

【医学检查】

1. 性腺功能测定　女性有血雌二醇水平降低，没有排卵及基础体温改变，阴道涂片未见雌激素作用的周期性改变；男性见血睾酮水平降低或正常低值，精液检查精子数量减少，形态改变，活动度差，精液量少。

2. 甲状腺功能测定　游离 T_4、血清总 T_4 均降低，而游离 T_3、血清总 T_3 可正常或降低。

3. 肾上腺皮质功能测定　24 小时尿 17–羟皮质类固醇及游离皮质醇排出量减少；血浆皮质醇浓度降低，但节律正常；葡萄糖耐量试验显示血糖曲线低平。

4. 腺垂体分泌激素测定　如 FSH、LH、TSH、ACTH、GH、PRL 均减少。

5. 腺垂体内分泌细胞的储备功能测定　可采用 TRH、PRL 和 LRH 兴奋试验。胰岛素低血糖激发试验忌用于老年人、冠心病、惊厥和黏液性水肿的患者。

6. 其他检查　通过 X 线、CT、MRI 无创检查来了解、辨别病变部位、大小、性质及其对邻近组织的侵犯程度。肝、骨髓和淋巴结等活检可用于判断原发性疾病的原因。

【诊断要点】

本病诊断须根据病史、症状、体征，结合实验室和影像学检查进行全面分析，排除其他疾病和影响因素后才能明确。

【治疗】

包括病因治疗和激素替代治疗。激素替代治疗要尽量符合生理需求，避免过量。

1. 病因治疗　肿瘤患者可通过手术、放疗或化疗等措施缓解症状，如鞍区占位性病变，首先必须解除压迫及破坏作用，减轻和缓解颅内高压症状；出血、休克而引起的缺血性垂体坏死，预防是关键，应加强产妇围生期的监护。

2. 靶腺激素替代治疗　需长期甚至终身维持治疗，宜口服给药。①糖皮质激素：应先补糖皮质激素，以防止肾上腺危象发生。常用氢化可的松 20～30mg/d，按照生理分泌节律服用，根据病情变化将剂量做相应调整。②甲状腺激素：常用左甲状腺素 50～150μg/d，或甲状腺干粉片 40～120mg/d。对于冠心病、老年人、骨密度低的患者，为防止诱发危象，应从最小剂量给药并缓慢递增。③性激素：育龄女性病情较轻者可采用人工月经周期治疗，恢复第二性征和性功能；男性患者可用丙酸睾酮治疗，以改善性功能、增强体质等。

3. 垂体危象抢救 抢救过程见图 7-1。抢救过程中，禁用或慎用麻醉剂、镇静药、催眠药或降糖药等。

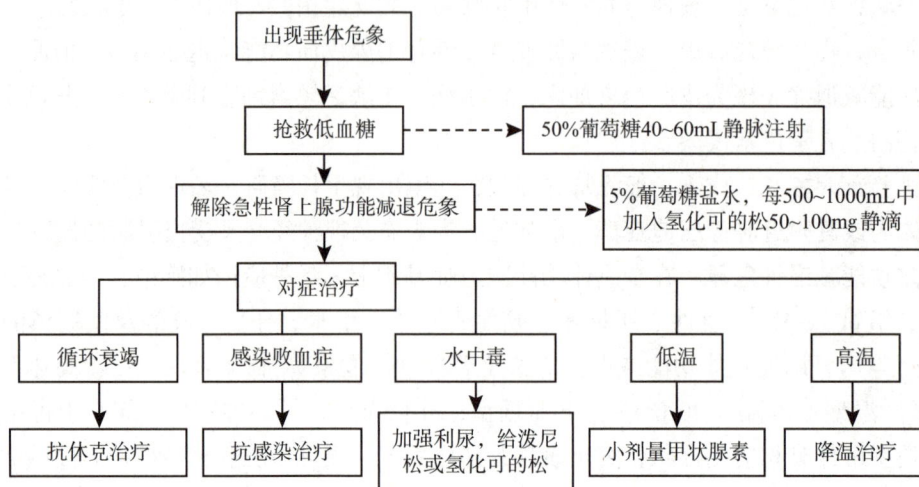

图 7-1 垂体危象抢救

【护理诊断 / 问题】

1. 性功能障碍 与促性腺激素分泌不足有关。

2. 体像紊乱 与身体外观改变有关。

3. 体温过低 与继发性甲状腺功能减退有关。

4. 潜在并发症 垂体危象。

【护理措施】

1. 安全与舒适管理 根据自身体力情况安排适当的活动量，保持情绪稳定，注意生活规律，避免感染、饥饿、寒冷、手术、外伤、过劳等应激状况以免诱发垂体危象。更换体位时动作宜缓慢，以免发生晕厥。

2. 疾病监测 ①常规监测：观察有无视力障碍，脑神经压迫症状及颅内压增高征象。②并发症监测：严密观察患者生命体征、意识、瞳孔变化，一旦出现低血糖、低血压、高热或体温过低、谵妄、恶心、呕吐、抽搐甚至昏迷等垂体危象的表现，立即通知医生并配合抢救。

3. 对症护理 性功能障碍者，应安排恰当的时间与患者沟通，了解患者目前的性功能、性活动与性生活情况。向患者解释疾病及药物对性功能的影响，为患者提供信息咨询服务的途径，如专业医生、心理咨询师、性咨询门诊等。鼓励患者与配偶交流感受，共同参加性健康教育及阅读有关性健康教育的材料。女性患者若存在性交痛，推荐使用润滑剂。

4. 用药护理 向患者讲解所服药物的名称、剂量、用法、不良反应，剂量不足或过量的危险性；服甲状腺激素者应观察心率、心律、体温及体重的变化；嘱患者避免与镇静剂、麻醉剂等药物同服。应用激素替代疗法的患者，应使其认识到长期坚持按量服药的重要性和随意停药的危险性。

5. 垂体危象护理 急救配合：①立即建立两条静脉通路，维持输液通畅，保证药物、液体输入。②保持呼吸道通畅，氧气吸入。③做好对症护理，低温者可用热水袋或电热毯保暖，但要注意防止烫伤；高热者应进行降温处理，如酒精擦浴、冰敷或遵医嘱用药。④加强基础护理，如口腔护理、皮肤护理，防止感染。

【健康指导】

1. 预防疾病 避免到人多拥挤的公共场所，注意个人卫生，保持皮肤清洁，督促患者勤换衣、勤洗澡，保持口腔清洁。鼓励患者活动，减少皮肤感染和皮肤完整性受损的机会；告知患者要注意休息，保持心情愉快，避免精神刺激和情绪激动。

2. 管理疾病 指导患者定期复查，发现病情加重或有变化时及时就诊。为避免患者发生意外，嘱患者外出时随身携带识别卡。

3. 康复指导 遵医嘱定时、定量服用激素，勿随意停药。若需要生育者，可在医生指导下使用性激素替代疗法，以期精子（卵子）生成。

第五节 甲状腺疾病

一、单纯性甲状腺肿

单纯性甲状腺肿是指由多种原因引起的非炎症性或非肿瘤性甲状腺肿大，一般不伴有甲状腺功能异常，也称为非毒性甲状腺肿。约占人群的 5%，女性发病率是男性的 3～5 倍。本病可呈地方性分布，也可散发。如果某地区儿童中单纯性甲状腺肿的患病率超过 5%，称为地方性甲状腺肿。

我国碘缺乏病的防治

从新中国成立开始，党中央、国务院就从全局高度谋划，凝聚全社会的力量推进地方病防治。碘缺乏病曾是我国纳入重点防治的地方病之一。20 世纪 80 年代，我国将学龄儿童尿碘中位数低于 $100.0\mu g/L$、儿童甲状腺肿大率大于 5% 作为碘缺乏地区的标准。

从 1993 年起，我国采取了普遍食盐加碘策略用于消除碘缺乏的危害。自 1994 年以来，随着对全国碘缺乏病的连续监测，我国曾 4 次调整盐碘浓度。2017～2018 年，全国生活饮用水水碘含量调查工作结束后，国家提出了新的防治策略，即水碘在 $10.0\mu g/L$ 以下的地区要保证碘盐的供应；水碘 $10.0\sim 100.0\mu g/L$ 地区建立我国适碘地区标准；水碘在 $100.0\mu g/L$ 以上的地区供应未加碘食盐。至此，我国碘缺乏病实现了"因地制宜、分类指导、科学补碘"的精准防治。目前，全国 94.2% 的县消除了碘缺乏病，建立了完善的碘缺乏病监测系统。回首过去党中央、国务院在地方病防治工作中的正确领导和艰辛付出，我们更应认真贯彻党的十九大精神和习近平总书记对地方病防治工作的要求，不忘初心，牢记使命，为全面持续消除地方病危害，为实现中华民族的伟大复兴做出更大贡献！

【病因及发病机制】

1. 病因

（1）碘缺乏 地方性甲状腺肿的主要原因，主要见于山区和远离海洋的地区。

（2）致甲状腺肿物质 ①食物：卷心菜、大豆等含有致甲状腺肿或阻止 TH 合成的物质。

②药物：硫脲类药物、磺胺等能阻碍 TH 合成引起甲状腺肿。③高碘：长期摄入含碘高的食物、水或长期服用含碘的药物，会抑制 TH 的合成和释放，导致甲状腺肿。

（3）先天性某些酶的缺陷　如甲状腺内的碘转运障碍、过氧化物酶活性缺乏、碘化酪氨酸偶联障碍等。

（4）特殊人群　青少年生长发育期、妊娠期、哺乳期，机体对 TH 需要量增加，可出现相对性缺碘而致生理性甲状腺肿。

2. 发病机制　单纯性甲状腺肿的发病机制尚未完全阐明。一般认为，当一种或数种因素影响或损害甲状腺合成分泌能力时，血中 TH 减少，通过负反馈作用，使垂体分泌 TSH 增多。TSH 刺激甲状腺致使甲状腺组织代偿性增生，腺体肿大。

【临床表现】

1. 甲状腺肿大　为临床主要表现。早期甲状腺呈轻度或中度弥漫性肿大，表面平滑，质地较软，无压痛；随着病情缓慢进展，甲状腺肿大常不对称，表面不光滑，呈小叶状或结节状，质地较硬（图 7-2）。

2. 压迫症状　重度肿大的甲状腺可引起压迫症状。胸骨后甲状腺肿可引起上肢静脉回流受阻，出现面部青紫、肿胀、颈胸部浅静脉扩张等。

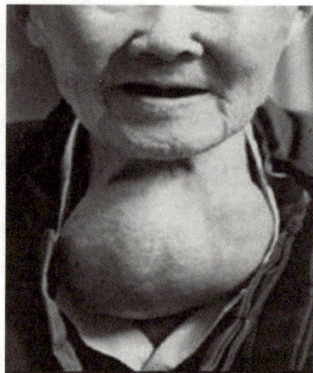

图 7-2　甲状腺肿

【医学检查】

1. 甲状腺功能检查　血清 T_4 正常或偏低，T_3、TSH 正常或偏高。

2. 甲状腺摄 ^{131}I 率及 T_3 抑制试验　摄 ^{131}I 率增高但高峰不前移，可被 T_3 所抑制。当甲状腺结节有自主功能时，可不被 T_3 抑制。

3. 甲状腺扫描　可见弥漫性甲状腺肿，常均匀分布。

【诊断要点】

本病诊断主要依据患者有甲状腺肿而甲状腺功能基本正常。地方性甲状腺肿地区的流行病史有助于本病的诊断。

【治疗】

治疗要点是根据不同病因，采取不同治疗方法。

1. 补充碘剂　在地方性甲状腺肿流行地区可采用食盐碘化防治；摄入致甲状腺肿物质引起的甲状腺肿一般在停用后可以自行消失。妊娠和哺乳期妇女碘摄入量标准为 250μg/d。

2. 手术　一般不宜手术，但当出现压迫症状、药物治疗无好转，或疑有癌变时应手术治疗。

【护理诊断/问题】

1. 体像紊乱　与甲状腺肿大导致颈部增粗有关。

2. 知识缺乏　缺乏单纯性甲状腺肿的相关防治知识。

3. 潜在并发症　呼吸困难、声音嘶哑、吞咽困难等。

【护理措施】

1. 安全与舒适管理　注意休息，劳逸结合，避免情绪紧张和过度劳累。

2. 饮食护理　指导患者食用碘盐，并添加富含碘的食物，如海带、紫菜等海产类食品。避免摄入大量阻碍 TH 合成的食物，如卷心菜、花生等。

3. 疾病监测　观察甲状腺肿大的程度、质地、有无结节及压痛，颈部增粗的进展情况。若患者出现呼吸困难、声音嘶哑、吞咽困难等压迫症状时，应立即通知医生做相应处理。

4. 用药护理　如需使用甲状腺素治疗，应从小剂量给药，以免诱发和加重冠心病，在用药期间必须监测 TSH 水平；结节性甲状腺肿患者避免大剂量使用碘治疗，以免诱发甲状腺功能亢进症。

5. 心理护理　措施参见本章第一节。

【健康指导】

1. 预防疾病　指导患者补充碘盐，这是预防地方性甲状腺肿最有效的措施，并有针对性地在地方性甲状腺肿地区开展宣传教育工作。指导碘缺乏患者和妊娠期妇女多进食含碘丰富的食物，如海带、紫菜等海产类食品。避免摄入大量阻碍甲状腺激素合成的食物和药物，食物有卷心菜、花生、菠菜、萝卜等，药物有硫氰酸盐、保泰松、碳酸锂等。

2. 管理疾病　检测尿碘可了解碘营养状态，尿碘中位数（MUI）正常范围为 100～200μg/L。病程中应注意观察甲状腺肿大的形态、大小、质地及活动度的变化，如甲状腺肿经治不消、增大变硬等应及时就诊。

二、甲状腺功能亢进症

甲状腺功能亢进症是指甲状腺腺体本身产生甲状腺激素过多而引起的甲状腺毒症，简称甲亢。甲状腺毒症是指血液循环中甲状腺激素过多，引起以神经、循环、消化等系统兴奋性增高和代谢亢进为主要表现的一组临床综合征。根据甲状腺的功能状态，甲状腺毒症可分为甲状腺功能亢进类型和非甲状腺功能亢进类型（表 7-2）。甲亢的病因很多，其中以 Graves 病为多见，占全部甲亢的 80%～85%。本节对 Graves 病予以重点讨论。

表 7-2　甲状腺毒症的常见原因

分类	病因
甲状腺功能亢进病因	弥漫性毒性甲状腺肿（Graves disease）多结节性毒性甲状腺肿 甲状腺自主高功能腺瘤（Plummer disease） 碘致甲状腺功能亢进症（碘甲亢，IIH） 桥本甲状腺毒症（Hashitoxicosis） 垂体 TSH 腺瘤 滤泡状甲状腺癌 妊娠一过性甲状腺毒症（GTT） 新生儿甲状腺功能亢进症
非甲状腺功能亢进病因	亚急性甲状腺炎 无症状性甲状腺炎（silent thyroiditis） 桥本甲状腺炎（包括萎缩性甲状腺炎） 产后甲状腺炎（PPT） 外源甲状腺激素替代 异位甲状腺激素产生（卵巢甲状腺肿等）

Graves 病又称弥漫性甲状腺肿、Parry 病、Basedow 病，以下简称 GD。GD 是一种伴甲状腺激素（TH）分泌增多的自身免疫性甲状腺疾病，是甲状腺功能亢进症的最常见病因，西方国家学者报告本病的患病率为 1.1%～1.6%，我国学者报告是 1.2%，女性显著高发，各年龄组均可发病，以 20～50 岁为多。

【病因及发病机制】

1. 遗传因素　本病有显著的遗传倾向，与人类白细胞抗原（HLA）类型有关。

2. 自身免疫 本病是在遗传易感性的背景下，由感染、精神创伤等因素诱发的体内免疫功能紊乱。主要特征是患者血清中存在甲状腺细胞 TSH 受体的特异性自身抗体，称为 TSH 受体抗体（TRAb），包括甲状腺刺激性抗体（TSAb）和甲状腺刺激阻断性抗体（TSBAb）。TSAb 与 TSH 受体结合，可激活腺苷酸环化酶信号系统，导致甲状腺细胞增生和甲状腺激素合成、分泌增加，是 Graves 病的致病性抗体。TSBAb 的作用与 TSAb 相反，它阻断 TSH 与 TSH 受体结合，使甲状腺细胞萎缩，甲状腺激素产生减少。Graves 病两个抗体的滴度可以变化，占优势的抗体决定其甲状腺功能。Graves 病可以自发性发展为甲减，TSBAb 的产生占优势是原因之一。此外，Graves 病患者体内还可存在其他甲状腺自身抗体，如甲状腺过氧化物酶抗体（TPOAb）。

3. 环境因素 环境因素可能诱发本病的发生，如细菌感染、性激素、应激和锂剂的应用等，可能是疾病发生和病情恶化的重要影响因素。

【临床表现】

多为缓慢发病，少数在感染或精神创伤等应激状态后急性起病。典型表现有 TH 分泌过多所致的高代谢症群、甲状腺肿及眼征。

1. 甲状腺毒症表现

（1）高代谢综合征 甲状腺激素分泌增多导致交感神经兴奋性增高和新陈代谢加速，常有疲乏无力、怕热多汗、多食易饥、体重下降等。

（2）精神神经系统 TH 分泌过多，中枢神经系统兴奋性增高，患者常出现神经过敏、易激动、紧张焦虑、失眠不安、注意力不集中、记忆力减退等症状，偶尔表现为淡漠、寡言。

（3）心血管系统 患者常出现心悸、胸闷、气短、第一心音亢进、收缩压升高、舒张压降低、脉压增大。合并甲状腺毒症心脏病时，出现心律失常、心脏增大、心动过速和心力衰竭。以心房颤动为常见，偶见房室传导阻滞。

（4）消化系统 患者食欲亢进、消瘦、排便次数增加、稀便。严重者可以出现肝大、肝功能异常，偶有黄疸。

（5）肌肉骨骼系统 主要是甲状腺毒症性周期性瘫痪，好发于亚洲20～40岁男性青年，在剧烈运动、高糖饮食等情况下起病，主要累及下肢，常有低钾血症。少数患者出现甲亢性肌病，表现为肌无力、饮水呛咳、肌萎缩，也可伴发重症肌无力。

（6）生殖系统 女性月经减少或闭经。男性阳痿，偶有乳腺增生。

（7）造血系统 外周血白细胞计数偏低，分类淋巴细胞比例增加，单核细胞数量增加。血小板寿命较短，可伴发血小板减少性紫癜。

2. 甲状腺肿 大多数患者有程度不等的甲状腺肿大，常呈弥漫性、对称性、质软、无压痛，甲状腺上下极可触及震颤，闻及血管杂音，震颤和杂音为本病的重要体征。甲状腺肿大程度与甲亢病情轻重无明显关系。

3. 眼征 突眼为 Graves 病重要而特异的体征之一，分为单纯性突眼和浸润性突眼。

（1）单纯性突眼 由于交感神经兴奋性增加，眼外肌群及上睑肌张力增高所致。可恢复，可无自觉症状，仅眼征阳性。单纯性突眼常见的表现包括：①轻度突眼，突眼度≤18mm；② Stellwag 征，瞬目减少、炯炯发亮；③上睑挛缩，睑裂增宽；④ von Graefe 征，双眼向下看时，由于上眼睑不能随眼球下落，显现白色巩膜；⑤ Joffroy 征，眼球向上看时，前额皮肤不能皱起；⑥ Mobius 征，双眼看近物时，眼球辐辏不良（图 7-3）。

（2）浸润性突眼 又称 Graves 眼病，与自身免疫有关，突眼度＞18mm。男性发病率高，单侧或双侧眼球均可受累。除具有单纯性突眼的表现外，常有眼睑肿胀，结膜充血水肿，眼球后水肿、活动受限，眼球凸出度超过正常值上限 4mm，双眼突眼度不对称（相差 > 3mm）。患者自诉眼内有异物感、胀痛、畏光、流泪、复视、斜视、视力下降、视野缩小。严重者眼球固定、眼睑闭合不全、角膜外露，因溃疡或全眼球炎导致失明。

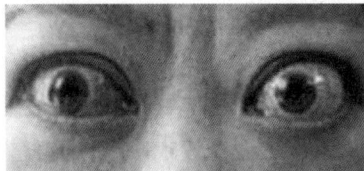

图 7-3 单纯性突眼

【特殊的临床表现和类型】

1.甲状腺危象 也称甲亢危象，是甲状腺毒症急性加重的一个综合征，其发生机制可能与短时间内大量 T_3、T_4 释放入血有关。

（1）主要诱因 应激状态，如感染、手术、精神刺激等；严重躯体症状，如心力衰竭、急腹症或严重创伤等；口服过量 TH 制剂；甲亢手术准备不充分或术中过度挤压甲状腺。

（2）临床表现 高热（体温 > 39℃）、心动过速（140～240 次 / 分）、大汗淋漓、烦躁不安、呼吸急促、厌食、恶心、呕吐、腹泻，严重者心力衰竭、肺水肿、休克、谵妄甚至昏迷。处理不及时或不当，常很快死亡。

2.淡漠型甲亢 多见于老年患者。起病隐袭，症状不明显。主要表现为神志淡漠、乏力、嗜睡、反应迟钝、明显消瘦，有时仅有腹泻、厌食等消化系统症状；或仅表现为心血管症状，如原因不明的心房颤动、心悸；老年人可合并心绞痛、心肌梗死，易误诊为冠心病。

3.胫前黏液性水肿 Graves 病的特征表现之一，属自身免疫性病变，约 5% 的 GD 患者伴发本症，多发生在胫骨前下 1/3 部位，也见于足背、踝关节、肩部、手背或手术瘢痕处，偶见于面部。皮损大多为对称性，早期皮肤增厚、变粗，有广泛大小不等的棕红色或红褐色或暗紫色突起不平的斑块或结节，边界清楚，大小不等，皮损周围的表皮稍发亮，伴感觉过敏或减退，或伴痒感；后期皮肤粗厚，如橘皮或树皮样，严重时下肢粗大似象皮腿（图 7-4）。

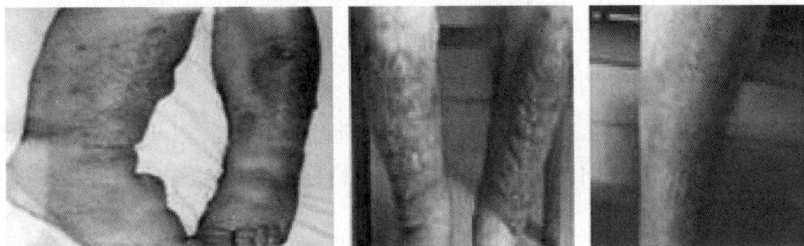

图 7-4 胫前黏液性水肿

4.T_3 型甲状腺毒症 多见于碘缺乏地区人群和老年人，发生机制尚不清楚。因甲状腺功能亢进时产生的 T_3 显著多于 T_4 所致。GD、自主高功能性腺瘤、毒性结节性甲状腺肿都可以发生 T_3 型甲亢。实验室检查 TT_3 与 FT_3 增高，TT_4 与 FT_4 正常，TSH 减低，甲状腺 ^{131}I 摄取率增加。

5.甲状腺毒症心脏病 甲状腺毒症可使心脏 β 受体对儿茶酚胺的敏感性增加，增强心肌收缩力，增加心输出量，导致心动过速、心房颤动和心力衰竭。心力衰竭可分为两种类型：一类是由于心输出量增加和心动过速引起的"高排出量型心力衰竭"，主要见于年轻甲亢患者，甲亢控制后心力衰竭可恢复。另一类是甲亢可诱发和加重潜在或已有的缺血性心脏病而发生心力衰竭，属于心脏泵衰竭。本病患者发生心力衰竭时，30%～50% 与心房颤动并存，甲状腺毒症纠正后，心房颤动可以消失。

6.妊娠期甲状腺功能亢进症 简称妊娠甲亢，主要有以下几种情况：①妊娠合并甲亢：孕妇体重不随妊娠月份相应增加，或四肢近端肌肉消瘦，休息时心率＞100 次 / 分时应怀疑甲亢。由于妊娠期甲状腺结合球蛋白增高，导致血清 TT_4 和 TT_3 增高，所以妊娠甲亢的诊断应依赖血清 FT_4、FT_3、TSH。②妊娠一过性甲状腺毒症：人绒毛膜促性腺激素（HCG）与 TSH 具有相同的亚单位，能刺激 TSH 受体而出现甲亢症状，多见于妊娠早期，病程有自限性。③新生儿甲状腺功能亢进症：母体的 TRAb 透过胎盘刺激胎儿的甲状腺引起新生儿甲亢。④产后 GD：产后由于免疫抑制的解除，易发生 GD。

【医学检查】

1. 血清甲状腺激素测定

（1）血清总甲状腺素（TT_4）　TT_4 是判定甲状腺功能最基本的筛选指标。但受 TBG（甲状腺素结合球蛋白）等结合蛋白量和结合力变化的影响，一般高于正常值。

（2）血清总三碘甲状腺原氨酸（TT_3）　诊断 T_3 型甲亢的特异性指标，也是早期 GD、治疗中疗效观察及停药后复发的敏感指标，但同样受到 TBG 含量的影响。甲亢时 TT_3 增高，但老年淡漠型甲亢或久病者 TT_3 可正常。

（3）血清游离甲状腺素（FT_4）、游离三碘甲状腺原氨酸（FT_3）　诊断临床甲亢的首选指标。直接反应甲状腺功能状态，且不受 TBG 影响。

2. 促甲状腺激素（TSH）　血清 TSH 浓度的变化是反映甲状腺功能最敏感的指标，尤其对亚临床型甲亢和亚临床甲减的诊断意义重大。

3. ^{131}I 摄取率　诊断甲亢的传统方法，但不能反映病情严重程度与治疗中的病情变化，目前已经被 TSH 测定技术所代替。甲亢时 ^{131}I 摄取率增高，摄取高峰前移。

4. TSH 受体抗体（TRAb）　鉴别甲亢病因、诊断 GD 的重要指标之一。未经治疗的 GD 患者 TRAb 的阳性率为 75%～96%。

5. TSH 受体刺激抗体（TSAb）　诊断 GD 的重要指标之一，有早期诊断意义，可判断病情发展、复发，还可作为治疗停药的重要指征。

6. 影像学检查　超声、甲状腺放射性核素扫描、CT 和 MRI 等，有助于甲状腺肿、异位甲状腺肿和球后病变性质的诊断，可酌情选用。

7. 基础代谢率（BMR）测定　正常 BMR 为 –10%～+15%，约 95% 的患者 BMR 增高。临床上常根据脉率和脉压计算。BMR%= 脉压 + 脉率 –111。需在禁食 12 小时、睡眠 8 小时以上、静卧空腹状态下进行。

【诊断要点】

GD 诊断主要结合患者怕热、多汗、激动、纳多伴消瘦、静息时心率过速、眼征、甲状腺肿大等症状和体征，并依据实验室检查而确诊。

【治疗】

治疗要点是抗甲状腺药物（ATD）、^{131}I 和手术治疗。

1. 抗甲状腺药物　常用 ATD 有两类，一类为硫脲类，包括丙硫氧嘧啶（PTU）和甲硫氧嘧啶（MTU）等；另一类为咪唑类，包括甲巯咪唑（MMI，他巴唑）和卡比马唑（CMZ，甲亢平）等。较常用的是 PTU 和 MMI，其作用机制是通过抑制甲状腺内过氧化酶系，抑制碘离子转化为新生态碘或活性碘，从而阻碍 TH 的合成，PTU 还可抑制 T_4 转化为 T_3，因此 PTU 可作为严重病例或甲状腺危象的首选药。

（1）适应证　①病情轻、中度患者；②甲状腺轻、中度肿大患者；③年龄＜20 岁；④孕妇、高龄或由于其他严重疾病不适宜手术者；⑤手术前或 ^{131}I 治疗前的准备；⑥手术后复发且不适宜

^{131}I 治疗的患者。

（2）剂量与疗程　以 PTU 为例，MMI 使用剂量为 PTU 的 1/10。①初治期：PTU300 ～ 450mg/d，分 3 次口服，持续 6 ～ 8 周，至症状缓解或血 TH 恢复正常后开始减药。②减量期：每 2 ～ 4 周减量 1 次，每次减量 50 ～ 100mg/d，3 ～ 4 个月至症状完全消失、体征明显好转再减至维持量。③维持期：50 ～ 100mg/d，维持治疗 1 ～ 1.5 年。疗程中一般不宜中断，并定期随访疗效。

2. 其他药物　①碘剂：用于术前准备和甲状腺危象，常用的有复方碘口服液。② β 受体阻滞剂：一般在 ATD 初治期使用，可较快控制甲亢的临床症状，可用于 ^{131}I 治疗前后及甲状腺危象时，也可与碘剂合用用于术前准备。常用的有普萘洛尔、阿替洛尔、美托洛尔等。

3. ^{131}I 治疗　甲状腺摄取 ^{131}I 后释放出 β 射线破坏甲状腺组织、减少甲状腺激素的产生来达到治疗目的。治愈率达 85% 以上，复发率小于 1%，是欧美国家治疗成人甲亢的首选方法。

（1）适应证　① ATD 治疗失败或过敏；②毒性多结节性甲状腺肿；③老年甲亢；④甲亢手术后复发；⑤成人 Graves 甲亢伴甲状腺肿大Ⅱ度以上；⑥甲状腺毒症心脏病或甲亢伴其他心脏病；⑦甲亢合并白细胞和（或）血小板减少或全血细胞减少；⑧甲亢合并糖尿病；⑨自主功能性甲状腺结节合并甲亢。

（2）禁忌证　①妊娠和哺乳期妇女；②年龄不满 25 岁；③严重心、肝、肾衰竭或活动性肺结核者；④外周血白细胞不足 $3×10^9$/L 或中性粒细胞不足 $1.5×10^9$/L 者；⑤重症浸润性突眼；⑥甲状腺危象。

（3）并发症　①甲状腺功能减退是主要并发症；②放射性甲状腺炎，发生在 ^{131}I 治疗后 7 ～ 10 天；③少数患者可出现甲状腺危象；④有时浸润性突眼症状会加重。

4. 手术治疗　常采取甲状腺次全切除术，治愈率可达 70% 以上，复发率为 8%。主要并发症是手术损伤导致甲状旁腺功能减退症和喉返神经损伤。

5. 甲状腺危象的治疗　避免和去除诱因，积极治疗甲亢是预防甲状腺危象的关键，尤其是防治感染和做好充分的术前准备工作。一旦发生需积极抢救。

（1）抑制 TH 合成　首选 PTU 500 ～ 1000mg 口服，或经胃管注入，以后每 4 小时给予 250mg 口服，待症状缓解后减至一般治疗剂量。

（2）抑制 TH 释放　服 PTU 1 小时后再加用复方碘口服溶液 5 滴，每 6 小时 1 次，一般使用 3 ～ 7天。

（3）抑制外周组织 T_4 转化为 T_3 和（或）T_3 与细胞受体结合　普萘洛尔 60 ～ 80mg/d，每 4 小时口服 1 次。

（4）防止和纠正肾上腺皮质功能减退　氢化可的松 300mg 首次静滴，以后每次 100mg，每 8 小时 1 次。

（5）支持治疗　①透析治疗：上述常规治疗效果不理想时，可选用腹膜透析、血液透析或血浆置换等措施迅速降低血浆甲状腺激素浓度。②降温：高热者予物理降温，避免用乙酰水杨酸类药物。

6. 妊娠期甲状腺功能亢进的治疗　① ATD 治疗。首选 PTU，因该药与蛋白结合紧密，通过胎盘和进入乳汁的量均少于 MMI，一般认为 PTU 300mg/d 对哺乳婴儿是安全的。②禁用 ^{131}I 治疗。③哺乳期如需 ATD 治疗，推荐 MMI 20mg/d，在哺乳后服用，服药后 3 小时再行哺乳。④必须采用手术治疗者，应在妊娠中期实施甲状腺次全切除术。

7. 甲状腺功能亢进性心脏病的治疗　首选 ^{131}I 治疗，不适合的患者使用 ATD 治疗。β 受体阻断药普萘洛尔可以控制心动过速，也可以用于心动过速导致的心力衰竭。

【护理诊断 / 问题】

1. 营养失调：低于机体需要量　与代谢率增高、腹泻及吸收差有关。

2. 体像紊乱　与突眼、甲状腺肿大等身体外观改变有关。

3. 潜在并发症　甲状腺危象。

【护理措施】

1. 安全与舒适管理　①环境：室内清洁舒适，室温20℃左右，减少探视，避免各种不良刺激。②休息与活动：根据患者体力情况制订日常活动计划，活动量以不感疲劳为度。③协助患者生活自理：协助甲亢性心脏病患者完成洗漱、进餐、如厕等活动。对出汗多的患者，应随时更换衣物及床单，保持干燥，防止受凉，加强皮肤护理。

2. 饮食护理　给予高热量、高蛋白、高维生素、矿物质丰富及低纤维素的饮食。主食足量，可以增加优质蛋白摄入；多摄取新鲜蔬菜和水果；每日饮水2000～3000mL，但并发心血管疾病时避免大量饮水，以防诱发水肿和心力衰竭；避免摄入刺激性食物及饮料，如浓茶、咖啡等，以免引起患者精神兴奋；避免进食海产品、碘盐等含碘丰富的食物；忌食生冷食物，减少食物中粗纤维的摄入。

3. 疾病监测　①常规监测：定时测量患者的生命体征、精神状态、神志、基础代谢率、体重、食欲变化；观察甲状腺肿大及突眼程度，腹泻的量、颜色及次数。②并发症监测：警惕甲状腺危象的发生，若原有甲亢症状加重，并出现高热（体温＞39℃）、乏力、烦躁、大汗淋漓、心悸、心率达140次/分以上等症状，立即通知医生。

4. 对症护理　①眼部保护：休息或睡眠时抬高头部；外出时戴深色眼镜；经常用眼药水湿润眼睛；睡前涂抗生素眼膏，对于眼睑不能闭合者用无菌纱布或眼罩覆盖；指导患者当眼睛有异物感、刺痛或流泪时，勿用手直接揉眼睛。定期眼科检查，以防角膜溃疡。②胫前黏液性水肿护理：保持皮肤清洁，重者局部涂肾上腺皮质激素软膏或局部皮下注射肾上腺皮质激素。

5. 甲状腺危象护理　需急救配合（图7-5）。

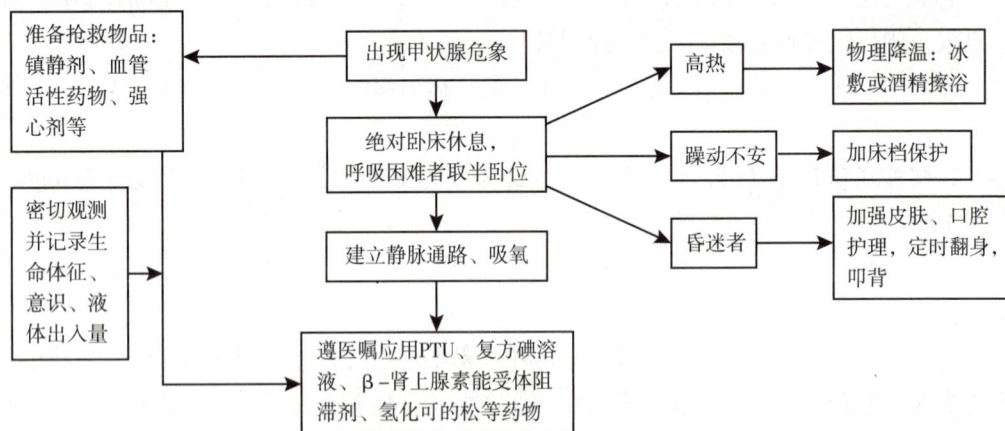

图 7-5　甲状腺危象急救

6. 用药护理　嘱患者按医嘱正确服药，向患者解释长期、规律服药的重要性；并随时观察药物疗效和不良反应，及时处理。孕妇禁用¹³¹I治疗，慎用普萘洛尔。ATD的常见不良反应有粒细胞减少、皮疹、中毒性肝病等。服用ATD，开始3个月，每周查血象1次，以后每2周查1次，注意观察有无发热、咽痛等症状。遵医嘱定期复查肝功及甲状腺功能。

7. 心理护理　帮助患者进行自我放松训练并教会其控制情绪的方法，积极配合治疗。

【健康指导】

1. 预防疾病　向患者及家属介绍本疾病的基本知识和防护要点，避免精神刺激、过度劳累及各种应激事件的发生。

2. 管理疾病　指导患者自我保护。衣领宜宽松，以防压迫到肿大的甲状腺。严禁用手挤压甲状腺致 TH 分泌过多，加重病情。向患者讲解坚持长期服药的重要性，指导患者按时按量服药，不可随意减量和停药，并教会患者观察和处理药物的不良反应。

3. 康复指导　指导患者定期复查血常规、测量甲状腺功能，每日晨起卧床自测脉搏、定期测量体重，以观察药物疗效。出现甲状腺危象，及时就诊。

三、甲状腺功能减退症

甲状腺功能减退症简称甲减，是由各种原因导致的低甲状腺激素血症或甲状腺激素抵抗而引起的全身性低代谢综合征，其病理特征是黏多糖在组织和皮肤堆积，表现为黏液性水肿。起病于胎儿或新生儿的甲减称为呆小病，常伴有智力障碍和发育迟缓。起病于成年者称成年型甲减。国外临床甲减患病率为 $0.8\% \sim 1.0\%$，发病率为 3.5/1000，我国临床甲减患病率为 1.0%，发病率为 2.9/1000，本病多见于中年女性，男女之比为 1 :（$5 \sim 10$）。根据病变发生的部位分为原发性甲减、中枢性甲减、甲状腺激素抵抗综合征。根据病变的原因可分为药物性甲减、手术后或 ^{131}I 治疗后甲减、特发性甲减、垂体或下丘脑肿瘤手术后甲减等。根据甲状腺功能减低的程度分为临床甲减和亚临床甲减。本节介绍成年型甲减。

【病因及发病机制】

（1）自身免疫损伤　最常见的病因是自身免疫性甲状腺炎，包括桥本甲状腺炎、萎缩性甲状腺炎、产后甲状腺炎等。

（2）甲状腺破坏　包括手术、^{131}I 治疗。

（3）碘过量　可引起具有潜在性甲状腺疾病者发生甲减，也可诱发和加重自身免疫性甲状腺炎。

（4）抗甲状腺药物　如锂盐、硫脲类、咪唑类等亦可引起本病。

【临床表现】

本病起病隐匿，进展缓慢，早期缺乏特异性症状和体征。

1. 一般表现　易疲劳、怕冷、少汗、少言懒动、动作缓慢、体重增加、记忆力减退、智力低下、反应迟钝、嗜睡等，严重者呈痴呆、幻觉、木僵、昏睡或惊厥。体检可见表情淡漠，面色苍白，皮肤干燥、粗糙、脱屑，颜面、眼睑和手部皮肤水肿，声音嘶哑，毛发稀疏，眉毛外 1/3 脱落。由于高胡萝卜素血症，手足皮肤呈姜黄色。

2. 肌肉与关节　肌肉乏力，暂时性肌强直、痉挛、疼痛，咀嚼肌、胸锁乳突肌、股四头肌和手部肌肉可有进行性肌萎缩。部分患者可伴有关节病变，或伴有关节腔积液。

3. 心血管系统　心肌黏液性水肿导致心肌收缩力降低、心动过缓、心排血量下降。病程长的患者因血胆固醇增高，易并发冠心病。

4. 消化系统　厌食、腹胀、便秘，严重者出现麻痹性肠梗阻或黏液水肿性巨结肠。

5. 血液系统　主要表现为贫血。

6. 内分泌系统　男性表现为性欲减退、阳痿，女患者常有月经过多或闭经，部分患者有溢乳。

7. 黏液性水肿昏迷　诱发因素为严重的全身性疾病、寒冷、手术、麻醉和使用镇静药等。临床表现为嗜睡、低体温（体温 < 35℃）、呼吸徐缓、心动过缓、血压下降、四肢肌肉松弛、反射

减弱或消失，甚至昏迷、休克而危及生命。

【医学检查】

1. 血常规及生化检查 血常规检查为轻、中度正细胞正色素性贫血；生化检查常有胆固醇、甘油三酯增高，高密度脂蛋白降低。

2. 甲状腺功能检查 血清 TSH 增高，TT_4、FT_4 降低是诊断本病的必备指标。TT_3、FT_3 常在正常范围之内，但严重者降低。甲状腺摄 ^{131}I 降低。

3. TRH 刺激试验 主要用于原发性甲减与中枢性甲减的鉴别。静脉注射 TRH 后，血清 TSH 不增高者提示为垂体性甲减；延迟增高者为下丘脑性甲减；血清 TSH 在增高的基值上进一步增高，提示原发性甲减。

4. 影像学检查 X 线片可见心脏向两侧增大，可伴心包积液和胸腔积液；部分患者有蝶鞍增大。

【诊断要点】

根据临床表现、血清 TSH 增高、FT_4 降低，原发性甲减即可确诊。若 TSH 正常，FT_4 降低，考虑为垂体性或下丘脑性甲减，需做 TRH 刺激试验来区分。

【治疗】

所有类型的甲减均需用 TH 替代治疗，治疗的目标是将血清 TSH 和甲状腺激素水平恢复到正常范围内，需要终生服药。

1. 替代治疗 首选左甲状腺激素（$L-T_4$）口服，从小剂量开始，逐渐增加至维持剂量，以达到用最小剂量纠正甲减而又无明显不良反应，使 TSH 值恒定在正常范围内。成年患者 $L-T_4$ 替代剂量 50～200μg/d，平均 125μg/d。按体重计算的剂量是 1.6～1.8μg/kg/d；儿童需要较高的剂量，大约 2.0μg/kg/d；老年患者则需要较低的剂量，大约 1.0μg/kg/d。亚临床甲减者有高脂血症，血清 TSH > 10mU/L 时，也需要给予 $L-T_4$ 治疗。

2. 对症治疗 有贫血者补充铁剂、维生素 B_{12}、叶酸等。胃酸低者补充稀盐酸，并与 $L-T_4$ 合用。

3. 黏液水肿性昏迷的治疗 ①补充甲状腺激素，$L-T_4$ 首次 300～500μg 静脉注射，以后 50～100μg/d，症状改善、清醒后改为口服。如 24 小时症状未改善，可给予 $T_3$10μg，每 4 小时 1 次。②保温、吸氧，保持呼吸道通畅，必要时行气管切开、机械通气等。③氢化可的松 200～300mg/d 持续静滴，患者清醒后逐渐减量。④根据需要补液，但是输入量不宜过多。⑤控制感染，治疗原发疾病。

【护理诊断/问题】

1. 体温过低 与机体基础代谢率降低有关。

2. 活动无耐力 与甲状腺激素合成分泌不足有关。

3. 有皮肤完整性受损的危险 与皮肤组织营养障碍有关。

4. 潜在并发症 黏液性水肿昏迷。

【护理措施】

1. 安全与舒适管理 ①环境：室温在 22～23℃，体温过低者注意保暖。②休息与活动：根据患者体力制订活动计划，指导和鼓励患者由简单到复杂地进行自我护理。

2. 饮食护理 给予高蛋白、高维生素、低钠、低脂肪饮食，多食蔬菜、水果。桥本甲状腺炎所致甲减者应避免摄取含碘食物和药物，以免诱发黏液性水肿。

3. 疾病监测 ①常规监测：观察患者意识及生命体征的变化、全身黏液性水肿消退的情况，每日记录患者液体出入量。②并发症监测：如患者出现体温低于 35℃、呼吸浅慢、心动过缓、血压下降等症状，应立即通知医生。

4. 对症护理 ①体温低：注意保暖，防止着凉，如添加衣物、包裹毛毯等。②便秘：指导患者养成规律的排便习惯，并为卧床患者提供良好的排便环境；适当增加运动量或按摩腹部，以促进肠蠕动；必要时给予缓泻剂。③皮肤：注意皮肤护理，及时用温水清洗并使用润肤剂，防止皮肤干裂。

5. 黏液性水肿昏迷护理 急救配合（图 7-6）。

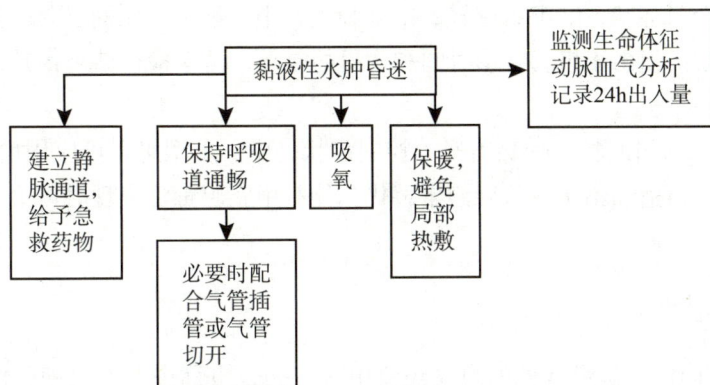

图 7-6 黏液性水肿昏迷急救

6. 用药护理 ①甲状腺制剂从小剂量开始，逐渐增加，不可中途停药或更改剂量，以防诱发心力衰竭或心肌梗死。用药前后分别监测脉搏、体重及水肿情况，以便观察药物疗效。②长期应用替代治疗者应 6 ～ 12 个月检测 TSH 1 次。

【健康指导】

1. 预防疾病 告知患者发病原因及注意事项；注意个人卫生，冬季注意保暖，避免出入公共场所，以预防感染和创伤；慎用催眠、镇静、止痛、麻醉药物。

2. 管理疾病 向患者解释终身坚持服药的重要性和必要性，不可随意停药或变更剂量，否则可导致心血管疾病；告知患者甲状腺激素服用过量的症状，指导其自我监测。

3. 康复指导 告知患者黏液性水肿昏迷发生的原因及表现，教会患者自我观察，若出现症状，及时就诊。

四、甲状腺炎

（一）亚急性甲状腺炎

亚急性甲状腺炎与病毒感染相关联，具有自限性，恢复后极少出现甲状腺功能减退症，预后良好，约占甲状腺疾病的 5%。女性患病率为男性的 3 ～ 6 倍，女性患者中又以 40 ～ 50 岁最为多见。

【病因】

该病与感染柯萨奇病毒、腺病毒、流感病毒、腮腺炎病毒等有关。

【临床表现】

发病前常有呼吸道感染病史或腮腺炎病史等，甲状腺区出现明显疼痛，可放射至耳部，吞咽时疼痛加重，可伴有周身不适、食欲减退、肌肉酸痛、发热、心动过速、多汗等。体格检查可发现甲状腺轻至中度肿大，有时单侧肿大明显，甲状腺质地较硬，压痛明显，部分患者可出现颈部淋巴结肿大。

【医学检查】

本病可分为三期：①甲状腺毒症期：当甲状腺滤泡被炎症破坏时可出现 T_3、T_4 升高，TSH 降低，^{131}I 摄取率降低（24 小时 < 2%）。这种甲状腺激素水平和甲状腺摄碘能力的"分离现象"为本病的特征。②甲减期：血清 T_3、T_4 逐渐下降至正常水平以下，TSH 回升至高于正常值，^{131}I 摄取率逐渐恢复。③恢复期：血清 T_3、T_4、TSH 和 ^{131}I 摄取率恢复至正常。

【诊断要点】

①急性炎症的全身症状；②甲状腺轻、中度肿大，中等硬度，压痛显著；③典型患者医学检查呈现上述三期表现。但由于患者就诊时间和病程的差异，医学检查结果各异。

【治疗】

轻型患者可给予阿司匹林、吲哚美辛等控制症状；中、重型患者可应用糖皮质类固醇激素。针对一过性甲减者，可适当给予甲状腺激素替代；伴有甲状腺毒症表现时可给予非特异的药物普萘洛尔。

（二）桥本甲状腺炎

桥本甲状腺炎（HT）是最常见的自身免疫甲状腺病，也称慢性淋巴细胞性甲状腺炎。本病特征是存在高滴度的甲状腺过氧化物酶抗体（TPOAb）和甲状腺球蛋白抗体（TgAb）。我国患病率为 1.6%，女性发病率是男性的 3 ~ 4 倍，高发年龄在 30 ~ 50 岁。

【病因】

本病属自身免疫性疾病，具有一定的遗传倾向。碘摄入量是本病发生发展的重要环境因素，随着碘摄入量增加，HT 的发病率显著增加。

【临床表现】

本病早期仅表现为 TPOAb 阳性，没有临床症状。病程晚期出现甲状腺功能减退的表现。多数病例以甲状腺肿或甲减症状首次就诊。HT 表现为甲状腺中度肿大，质地坚硬，且有弹性感，边界清楚，无触痛。

【医学检查】

甲状腺功能正常时，TPOAb 和 TgAb 滴度明显增高，是最有意义的诊断指标。发生甲状腺功能损伤时，可出现血清 TSH 增高，TT_4、FT_4 正常；或血清 TSH 增高，血清 FT_4、TT_4 减低。^{131}I 摄取率降低。甲状腺扫描显像有不规则浓集或稀疏区，少数表现为"冷结节"。甲状腺细针穿刺细胞学检查有助于诊断的确立。

【诊断要点】

凡是弥漫性甲状腺肿大，特别是伴峡部锥体叶肿大，不论甲状腺功能有无改变，都应怀疑 HT。如血清 TPOAb 和 TgAb 显著增高，即可诊断本病。

【治疗】

本病尚无针对病因的治疗措施。一般轻度弥漫性甲状腺肿又无明显压迫症状、不伴有甲状腺功能异常者无需特殊治疗。对甲状腺肿大明显并伴有压迫症状者，可采用 L-T_4 制剂治疗减轻甲状腺肿。如有甲减者，则需采用 L-T_4 替代治疗。压迫症状明显、药物治疗后不缓解者，可考虑手术治疗。

第六节 肾上腺皮质疾病

一、库欣综合征

库欣综合征是指各种病因造成肾上腺分泌过多糖皮质激素（主要是皮质醇）所致病症的总称，临床特征为向心性肥胖、满月脸、多血质外貌等典型表现，皮质醇常分泌增多且失去昼夜分泌节律等。其中以垂体促肾上腺皮质激素（adrenocorticotropic hormone，ACTH）分泌亢进所引起的临床类型最多见者，称为 Cushing 病。欧洲数据显示库欣综合征的年发病率为 2/100 万～ 3/100 万人，男女比例约为 1：3，我国尚缺乏大规模流行病学数据。

【病因】

1. 依赖 ACTH 的库欣综合征 包括① Cushing 病：最常见，指垂体 ACTH 分泌过多，伴肾上腺皮质增生。垂体多有微腺瘤，少数有大腺瘤，极少数患者未发现肿瘤；②异位 ACTH 综合征：垂体以外肿瘤分泌大量 ACTH，伴肾上腺皮质增生，最常见的是肺癌，其次是胸腺癌、胰腺癌和甲状腺髓样癌等。

2. 不依赖 ACTH 的库欣综合征 包括①肾上腺皮质腺瘤，多见于成人，男性多见；②肾上腺皮质癌，病情重，进展快；③不依赖 ACTH 的双侧性肾上腺小结节性增生，又称原发性色素性结节性肾上腺病、Meador 综合征，患者血中 ACTH 低或测不到，大剂量地塞米松不能抑制；④不依赖 ACTH 的双侧性肾上腺大结节性增生，相应受体在被相应配体激活后使肾上腺皮质产生过量的皮质醇。

【临床表现】

主要由于皮质醇分泌过多引起代谢紊乱及多器官功能障碍。其中以满月脸、多血质、向心性肥胖、皮肤紫纹、痤疮、糖尿病倾向、高血压和骨质疏松等为本病的主要临床表现。

1. 脂肪代谢紊乱 面部和躯干部脂肪堆积（向心性肥胖）为本病的特征性表现。皮质醇可引起脂肪代谢紊乱及脂肪重新分布，由于四肢对皮质醇脂肪动员作用敏感，蛋白质分解又使四肢肌肉萎缩，所以形成向心性肥胖。表现为满月脸、水牛背、腹大隆起似球形（胸、腹、颈、背部脂肪甚厚），疾病后期，因肌肉消耗、脂肪转移，四肢相对瘦小。

2. 蛋白质代谢障碍 大量皮质醇促进蛋白质分解，抑制蛋白质合成，从而使蛋白质过度消耗，机体处于负氮平衡状态。临床表现为皮肤菲薄，毛细血管脆性增加，轻微损伤即可引起淤斑。由于肥胖、皮肤薄、皮肤弹力纤维断裂等原因，患者大腿、腹下侧等处可见典型的皮肤紫纹。骨中蛋白基质减少导致骨质疏松、病理性骨折、脊椎畸形、骨及背部疼痛，久病者出现肌肉萎缩。

3. 糖代谢障碍 大量皮质醇促进肝糖原异生，减少外周组织对葡萄糖的利用，造成血糖升高，葡萄糖耐量减低，有时出现继发性的糖尿病，称为类固醇性糖尿病。

4. 电解质紊乱 皮质醇有保钠排钾的作用，患者可有水肿及低血钾症状，但患者血电解质多正常，有些疾病如肾上腺皮质癌可有明显的低钾低氯性碱中毒。

5. 心血管病变 皮质醇和脱氧皮质醇增多常引起高血压，与肾素–血管紧张素系统被激活，对血管活性物质加压反应增强、血管舒张系统受抑制及皮质醇可作用于盐皮质激素受体等因素有关。部分患者可伴动脉硬化和肾小动脉硬化，这是高血压的后果，又可加重高血压。长期高血压患者可并发左心室肥大、心力衰竭和脑卒中。由于凝血功能异常、脂肪代谢紊乱，易发生动静脉血栓，使心血管并发症的发病率增高。

6. 感染　长期皮质醇增多可使免疫功能减弱，易发生各种感染。以肺部感染多见。化脓性感染不易局限，可发展为蜂窝织炎、菌血症等。由于皮质醇对发热等机体免疫反应的抑制，患者感染后常炎症反应不显著，发热不明显，易漏诊造成严重后果。

7. 造血系统及血液改变　骨髓受到皮质醇的刺激，使红细胞计数和血红蛋白含量偏高。白细胞总数及中性粒细胞增多，促使淋巴组织萎缩、淋巴细胞和嗜酸性粒细胞的再分布，这两种细胞的绝对值和白细胞分类中百分率减少。

8. 性功能障碍　由于肾上腺雄激素产生过多及皮质醇对垂体促性腺激素的抑制作用，女性患者大多出现月经紊乱（月经减少、不规则、停经）、不孕、痤疮、多毛、男性化等，男性性欲减退、阴茎缩小、睾丸变软、阳痿、男性性征改变等性功能低下表现。

9. 精神神经症状　皮质醇兴奋大脑皮层，引起中枢神经系统紊乱，患者常有不同程度的精神、情绪变化，如情绪不稳定、欣快、注意力不集中、失眠、易怒、焦虑等，严重者精神变态，个别可发生偏执狂。

【医学检查】

1. 一般检查　红细胞计数和血红蛋白含量偏高，白细胞总数及中性粒细胞增多，血糖高、血钠高、血钾低。

2. 皮质醇测定　血皮质醇水平升高，昼夜节律消失（早晨正常或强度升高，晚上不明显低于早晨）；24小时17–羟皮质激素、尿游离皮质醇增高。

3. 地塞米松抑制试验　①小剂量地塞米松抑制试验：尿17–羟皮质类固醇不能被抑制到对照组的50%以下，表示不能被抑制。各型库欣综合征都不能被小剂量地塞米松抑制。②大剂量地塞米松抑制试验：尿17–羟皮质类固醇能抑制到对照组的50%以下是垂体病变，不能被抑制则可能为肾上腺皮质肿瘤或异位ACTH。

4. ACTH 试验　正常人、单纯性肥胖症、垂体病变、异位ACTH综合征于注射ACTH后可使血皮质醇浓度或者尿17–羟皮质类固醇含量明显升高，而原发性肾上腺皮质肿瘤大多无反应。

5. 影像学检查　包括肾上腺超声检查、CT扫描、肾上腺血管造影等一些定位性的检查。

【诊断要点】

典型病例根据临床表现即可做出诊断。早期及不典型病例有赖于实验室及影像学检查。注意与单纯性肥胖、2型糖尿病进行鉴别。

【治疗】

治疗原则是以病因治疗为主，病情严重者应先对症治疗以避免并发症的发生。

1. 对症治疗　低钾时给予补钾，给予控制血糖的药物。

2. 病因治疗　应根据不同的病因做相应的治疗。Cushing病的治疗主要有手术切除、垂体放疗、药物治疗3种方法，其中经蝶窦切除垂体微腺瘤为治疗本病的首选疗法。肾上腺皮质病变如肾上腺皮质瘤、肾上腺皮质癌等主要采取手术治疗；异位ACTH综合征应治疗原发性恶性肿瘤，视具体病情给予手术、放疗和化疗。

【护理诊断/问题】

1. 体像紊乱　与Cushing综合征引起身体外观改变有关。

2. 有感染的危险　与皮质醇增多导致机体免疫力下降有关。

3. 有受伤的危险　与代谢异常引起钙吸收障碍，导致骨质疏松、骨折有关。

【护理措施】

1. 安全与舒适管理　①环境：提供清洁、安全、舒适的环境，以减少交叉感染机会；伴骨质疏松者应移除环境中带棱带角的尖锐物品及不必要的家具或摆设，以防患者撞伤；地面采取防滑措施以防摔倒。嘱患者注意保暖，减少或避免到公共场所，以防上呼吸道感染。协助患者做好个人卫生，避免皮肤擦伤和感染。长期卧床患者需预防压疮。病情危重者做好口腔护理。②休息与活动：鼓励患者做力所能及的活动，以防止肌肉萎缩；久病骨质疏松、关节与腰背疼痛适当限制活动，做好安全防护，防止摔伤、骨折；病情严重者卧床休息，以减少机体消耗，避免水肿加重。

2. 饮食护理　饮食要注意给予高蛋白、高维生素、高钙、高钾、低盐、低脂、低碳水化合物、低热量的食物，避免刺激性食物，适当限制饮水量。鼓励患者多吃高蛋白的食物，如奶制品、鱼等，多吃含钾丰富的食物，如柑橘类、香蕉、南瓜等，摄取富含钙及维生素 D 的食物，出现糖耐量减低或有糖尿病症状时按糖尿病饮食进行护理。

3. 疾病监测　评估患者水肿情况，每天测量体重的变化，记录 24 小时液体出入量，监测电解质浓度和心电图变化；密切观察体温变化，定期检查血常规，注意有无感染征象；观察患者有无关节痛或腰背痛等情况，及时报告医生，必要时请骨科评估是否需要助行器辅助行动；注意患者精神、情绪变化，观察睡眠情况。

4. 用药护理　①应用利尿剂的护理：水肿严重时，根据医嘱给予利尿剂，观察疗效及不良反应，如出现心律失常、恶心、呕吐、腹胀等低钾症状和体征时，及时处理。②糖皮质激素替代治疗护理：在激素治疗过程中，应观察血压、电解质。永久性替代治疗的患者应坚持服药，不宜中断药物，防止肾上腺危象发生。③服用阻断皮质醇生成药物时，应注意观察药物的副作用，如低血压、头昏、嗜睡、口干、恶心呕吐、头痛、腹泻、皮疹等症状，定期复查肝功能等。

5. 心理护理　关心体贴患者，鼓励患者表达其感受。指导患者改善自身形象，选择合身的衣服，可以增加心理舒适和美感。鼓励患者加入集体活动，改善社交状况。注意患者的心理状态和行为，预防自杀行为的发生。

【健康指导】

1. 预防疾病　告知患者有关疾病的基本知识和治疗方法，指导患者避免感染、不适当的活动方式等各种可能导致病情加重或并发症发生的因素，定期门诊复查。

2. 管理疾病　指导患者正确用药并掌握药物疗效和不良反应的观察，了解激素替代治疗的有关注意事项，尤其是识别激素过量或不足的症状和体征，并告诫患者随意停用激素会引起致命的肾上腺危象。

3. 康复指导　指导患者正确地摄取营养平衡的饮食，教会患者自我护理方法，适当从事力所能及的活动，增强患者的自信心和自尊感。定期复诊。

二、原发性慢性肾上腺皮质功能减退症

慢性肾上腺皮质功能减退症分为原发性和继发性两种。原发性慢性肾上腺皮质功能减退症又称 Addison 病，是多种原因使双侧肾上腺绝大部分被破坏，引起肾上腺皮质激素分泌不足的疾病。其临床特征为全身皮肤色素加深，尤以暴露、摩擦等处明显。该病是一种罕见疾病，国外研究显示，发病率为每年 0.4/10 万，患病率为（10～14）/10 万。继发性者由下丘脑 – 垂体病变引起促肾上腺皮质激素不足所致。本节仅叙述 Addison 病。

【病因】

1. 感染　肾上腺结核是最常见的病因，约占 80%，结核菌以血行播散的方式导致肾上腺干酪样的坏死。肾上腺真菌感染、艾滋病，其他如严重脑膜炎球菌感染，严重败血症等感染均可引起

肾上腺皮质功能的减退。

2. 自身免疫性肾上腺炎 为本病常见原因之一，在发达国家已成为 Addison 病的病因之首。其发生与自身免疫致双侧肾上腺皮质破坏有关，血中可检出抗肾上腺的自身抗体，并常伴有其他器官特异性自身免疫性疾病，如甲减、卵巢功能早衰、恶性贫血等。

3. 其他较少见的病因 如恶性肿瘤转移、白血病浸润、淋巴瘤、淀粉样变性、双侧肾上腺切除、放射治疗破坏、肾上腺酶系抑制药或细胞毒药物的长期应用、血管栓塞、肾上腺脑白质营养不良症等也可导致本病。

【临床表现】

起病隐袭，呈缓慢进行性发展，90% 以上的肾上腺皮质破坏出现明显的临床症状。临床表现和严重程度与激素的缺乏程度有关，临床特征性表现为全身皮肤色素加深，可有其他系统症状，严重者可出现肾上腺危象。

1. 特征性表现 最具特征性者为全身皮肤色素加深，暴露处、摩擦处及乳晕、瘢痕等处尤为明显，黏膜色素沉着见于齿龈、舌部、颊黏膜等处。系垂体 ACTH、促黑激素（MSH）分泌增多所致。

2. 其他系统症状 ①神经、精神系统：表现为乏力，淡漠，疲劳，重者嗜睡、意识模糊，严重者可出现精神失常。②消化系统：表现为食欲减退，嗜咸食，胃酸过少，消化不良，如有恶心、呕吐、腹泻者，提示病情加重。③心血管系统：由于血容量降低，心排出量减少，患者主要表现为血压降低，可有头昏、眼花、直立性昏厥等表现，并有心脏缩小，心音低钝。④代谢障碍：糖异生作用减弱，肝糖原耗损，可发生低血糖症状；储存脂肪消耗，脂肪的动用和利用减弱。⑤生殖系统：女性主要表现为阴毛、腋毛稀疏，月经失调或闭经，但病情轻者仍可生育；男性则常有性功能减退。⑥肾脏：排泄水负荷的能力减弱，在大量饮水后可出现稀释性低钠血症；糖皮质激素缺乏同时伴有血容量不足时，抗利尿激素的释放增多，这也是造成低血钠的原因。⑦结核菌感染引发的肾上腺皮质功能减退：当病灶处于活跃期，常有低热、盗汗、体质虚弱、消瘦等症状。本病与其他自身免疫病并存时，则伴有相应疾病的临床表现。

3. 肾上腺危象 肾上腺危象为本病急骤加重的表现，主要由于对感染、外伤等各种应激的抵抗力减弱，往往于感染、创伤、手术、分娩、过劳、大量出汗、呕吐、腹泻、失水或突然中断肾上腺皮质激素治疗等应激情况下出现。其表现为恶心、呕吐、腹痛或腹泻、血压降低、心率快、脉搏细弱、精神失常、高热、严重的脱水、低血糖症、低钠血症，血钾可低可高。如不及时抢救，可发展至休克、昏迷、死亡。

【医学检查】

1. 血常规检查 常有正细胞正色素性贫血，少数患者合并有恶性贫血。中性粒细胞减少，淋巴细胞相对增多，嗜酸性粒细胞明显增多。

2. 血液生化检查 显示低血钠、高血钾。少数患者可有轻、中度高血钙；脱水明显时有氮质血症；可出现空腹低血糖。

3. 激素检查 ①基础血、尿皮质醇，尿 17- 羟皮质类固醇测定：常低于正常值。② ACTH 兴奋试验：通过静脉滴注 ACTH，观察尿 17- 羟皮质类固醇和（或）皮质醇变化，可探查肾上腺的储备功能，用于鉴别原发性与继发性肾上腺皮质功能减退症。③血浆基础 ACTH 测定：原发性肾上腺皮质功能减退者明显增高，继发性肾上腺皮质功能减退者在血浆皮质醇降低的条件下，ACTH 浓度也低。

4. 影像学检查 X 线、CT 或 MRI 检查结核病患者可示肾上腺增大及钙化阴影。如为感染、出血、转移性病变，CT 扫描时也示肾上腺增大，自身免疫病所致者肾上腺不增大。心脏缩小呈垂直位。

【诊断要点】

患者有皮肤黏膜色素沉着、乏力、食欲减退、体重减轻、血压下降时需要考虑本病；再结合血生化及常规检查、皮质醇测定或 ACTH 兴奋试验可确诊。ACTH 兴奋试验最具诊断价值。同时需要与一些慢性消耗性疾病进行鉴别。

【治疗】

治疗原则为终生使用肾上腺皮质激素，同时注意结合病因治疗等。

1. 基础治疗　终身使用肾上腺皮质激素。

（1）糖皮质激素替代治疗　一旦明确诊断应尽早给予治疗，根据身高、体重、性别、年龄、体力劳动强度等，确定合适的基础量。上午 8 时前服用全日量的 2/3，下午 4 时前服余下的 1/3。常用药物有氢化可的松或可的松。

（2）食盐及盐皮质激素替代治疗　食盐的摄入量应充分，每日至少 8～10g。如有水肿、高血压、低血钾应减量。如有腹泻、大汗等情况应酌情增加食盐的摄入。必要时加服盐皮质激素。

2. 病因治疗　自身免疫病者检查腺体功能，如有功能减退应辅以相应治疗。活动性结核者，应积极给予抗结核治疗。补充替代剂量的肾上腺皮质激素并不影响对结核病的控制。

3. 肾上腺危象的治疗　为内科急症，应积极抢救。

（1）补充液体　应迅速于初治的第 1、2 天内补充生理盐水 2000～3000mL/d。同时补充葡萄糖液以避免低血糖。以糖皮质激素缺乏为主，但脱水不甚严重者补盐水量应适当减少。

（2）给予糖皮质激素　立即静脉注射琥珀酸氢化可的松或氢化可的松 100mg，使血皮质醇浓度达到正常人在发生严重应激时的水平。以后每 6 小时加入 100mg 于液体中静滴，最初 24 小时总量可给 400mg，第 2、3 天可减至 300mg/d，分次静滴。如病情好转，继续减至 200mg/d，继而 100mg/d。呕吐停止可进食者，可改为口服。

（3）其他处理　积极治疗感染及预防其他诱因。

4. 外科手术或其他应激时的治疗　大多数外科手术应激为时短暂。在发生严重应激时，应每天给予氢化可的松总量约 300mg。在数日内逐步减量，直到维持量。较轻的短暂应激，每日给予氢化可的松 100mg 即可，以后按情况递减。

【护理诊断/问题】

1. 营养失调：低于机体需要量　与糖皮质激素缺乏导致食欲下降、消化功能不良有关。

2. 体液不足　与醛固酮减少引起水钠排泄增加，胃肠功能紊乱引起恶心、呕吐有关。

3. 潜在并发症　肾上腺危象，水、电解质紊乱。

【护理措施】

1. 安全与舒适管理　①环境：保持室内空气新鲜，定时通风换气，病床单位整洁，避免感染发生。减少探视，以保证患者充分休息，减少机体消耗。②休息与活动：患者常感乏力，易疲劳、反应减弱，常由于低血压而出现头晕、眼花或体位性低血压。因此活动中应注意环境的安全，并保证充分的休息，避免过劳。在下床活动和改变体位时动作宜缓慢，防止直立性低血压的发生而出现意外。

2. 饮食护理　进食高碳水化合物、高钠、高蛋白、低钾饮食。摄取足够的食盐（8～10g/d）以补充失钠量。如出现大汗、腹泻应酌情增加食盐摄入量。在病情许可时，鼓励患者多摄取水分，一般摄入 3000mL/d 以上，注意避免进食含钾丰富的食物，防止高血钾的发生，以免诱发心律失常。

3. 疾病监测 观察患者意识及生命体征；记录每天液体出入量，观察患者皮肤的颜色、湿度及弹性，注意有无脱水表现；观察患者的精神状态，注意有无嗜睡、精神异常；监测血糖、电解质及血钙；监测心电图，注意有无心律失常；观察患者有无恶心、呕吐、腹泻并及时记录；观察血压及肢体水肿情况。

4. 用药护理 使用盐皮质激素的患者要密切观察血压、肢体水肿、血清电解质等变化，为调整药量和电解质的摄入量提供依据。监测血压、血糖、血钾变化，观察有无感染、消化性溃疡、骨质疏松、低血钾、高血糖等不良反应。指导患者将药物与食物或制酸剂一起服用，避免餐前服用，如有胃痛或黑便应及时就诊。

【健康指导】

1. 预防疾病 教导患者外出时避免阳光直晒，以免加重皮肤黏膜色素沉着；加强营养及体育锻炼，增强机体抗病能力，避免结核、感染等；积极预防应激（如感染、外伤），避免危象发生。

2. 管理疾病 Addison病需药物终身替代治疗，教会患者认识所服用药物的名称、剂量、用法及不良反应，强调要按时定量服用，切勿自行增减药量或停药，以免发生危险。随身携带识别卡，写明姓名、地址、说明自己的病情，以便紧急情况时可以得到及时处理。定期到医院复查，调整药物剂量。如有情绪变化、消化不良、感染、失眠和糖尿病、高血压等症状出现时，应及时复诊。

3. 康复指导 教会患者自我护理措施，适当从事力所能及的活动，增强自信心和自尊感。

第七节　糖尿病

糖尿病（diabetes mellitus，DM）是一组由多病因引起的以慢性血葡萄糖（简称血糖）水平增高为特征的代谢性疾病。其临床特征为胰岛素分泌和（或）作用缺陷引起碳水化合物、脂肪、蛋白质代谢紊乱，继而引起多系统损害，导致眼、肾、神经、心脏、血管等组织器官的慢性进行性病变、功能减退及衰竭；病情严重或应激时可发生急性严重代谢紊乱，如糖尿病酮症酸中毒（diabetic ketoacidosis，DKA）、高血糖高渗状态等。目前国际上通用WHO（1999年）糖尿病专家委员会提出的病因学分型 1 型糖尿病（T1DM）、2 糖尿病（T2DM）、其他特殊类型糖尿病、妊娠糖尿病。

糖尿病是常见病、多发病，其患病率正随着人民生活水平的提高、人口老龄化、生活方式改变而迅速增加，呈逐渐增长的流行趋势。根据国际糖尿病联盟（IDF）2019 年数据统计，目前全球糖尿病患者已达 4.63 亿，按目前的增长速度，估计到 2030 年全球将有近 5.78 亿人患糖尿病。2017 年最新的全国性调查结果显示，在 18 岁以上的人群中，按照美国糖尿病学会（ADA）的诊断标准，我国总糖尿病加权患病率为 12.8%，糖尿病前期患病率达 35.2%；按照世界卫生组织（WHO）的诊断标准，我国总糖尿病加权患病率为 11.2%，我国糖尿病患病形式尤为严峻。而已接受治疗者，糖尿病的控制情况也很不理想。另外，儿童和青少年 2 型糖尿病的患病率显著增加，已成为超重儿童的关键健康问题。糖尿病已成为发达国家中继心脑血管病、肿瘤之后另一个严重威胁人类健康的慢性非传染性疾病。

【病因及发病机制】

1. 1 型糖尿病 曾称作胰岛素依赖型糖尿病（IDDM），绝大多数 T1DM 是自身免疫性疾病，遗传因素和环境因素共同参与其发病过程。某些外界因素作用于有遗传易感性的个体，激活 T 淋巴细胞介导的一系列自身免疫反应，可产生胰岛细胞抗体，导致胰岛呈病毒性炎症或自身免疫性破坏，引起选择性胰岛 β 细胞损伤和功能衰竭，使胰岛素分泌绝对缺乏。具有自身免疫性、特发性。

（1）遗传因素 在同卵双生子中 T1DM 同病率达 30%～40%，提示遗传因素在 T1DM 发病中的重要作用。T1DM 遗传易感性涉及多个基因，已知位于 6 号染色体短臂的人类白细胞相容抗原（HLA）基因为主效基因，DR3-DQ2/DR4-DQ8 为高危基因。其他基因如 INS5′ VNTR（胰岛素基因的非编码启动区，染色体 11p）、CTLA4（细胞毒性淋巴细胞抗原 A 基因，染色体 2q）等也可能与 T1DM 的遗传易感性有关。

（2）环境因素 ①病毒感染：已知与 T1DM 有关的病毒有柯萨奇病毒、流行性腮腺炎病毒、风疹病毒、巨细胞病毒和脑炎心肌炎病毒等。病毒感染可破坏胰岛 β 细胞，使抗原成分暴露、启动自身免疫反应，这是病毒感染导致胰岛 β 细胞损伤的主要机制。②化学毒性物质和饮食因素：四氧嘧啶和链脲佐菌素糖尿病动物模型及灭鼠剂吡甲硝苯脲导致的人类糖尿病可属于免疫介导性胰岛 β 细胞破坏（小剂量、慢性损伤）或非免疫介导性胰岛 β 细胞破坏（急性损伤）。过早接触牛奶或谷类蛋白者 T1DM 发病机会增加，可能与肠道免疫失衡有关。

（3）自身免疫 许多证据提示 T1DM 为自身免疫性疾病，在遗传的基础上，病毒感染或其他环境因素启动了自身免疫过程，造成胰岛 β 细胞破坏和 T1DM 的发生。

（4）自然史 T1DM 的发生发展经历以下阶段：①个体具有遗传易感性，临床无异常；②如有病毒感染等触发事件，引起少量胰岛 β 细胞破坏并启动自身免疫过程；③免疫学异常，可检测各种抗体，如胰岛素抗体（IAA）、胰岛细胞抗体（ICA）、谷氨酸脱羧酶抗体（GADA）等；④胰岛 β 细胞数目开始减少，仍能维持糖耐量正常；⑤胰岛中仅残存少量（10%～20%）β 细胞，胰岛素分泌不足，糖耐量降低或出现临床糖尿病，需用胰岛素治疗；⑥胰岛 β 细胞几乎完全破坏，需依赖外源胰岛素维持生命。

2. 2 型糖尿病 曾称作非胰岛素依赖性糖尿病（NIDDM），目前对 T2DM 的病因仍然认识不足，认为也是复杂的遗传因素和环境因素共同作用的结果。

（1）遗传因素与环境因素 2 型糖尿病有明显家族史，一般认为是多基因遗传疾病。环境因素包括人口老龄化、现代生活方式、营养过剩、体力活动不足、子宫内环境及应激、化学毒物等。

（2）胰岛素抵抗和 β 细胞功能缺陷 胰岛素抵抗指胰岛素作用的靶器官（肝脏、肌肉和脂肪组织）对胰岛素作用的敏感性降低。存在胰岛素抵抗的情况下，如果 β 细胞能代偿性增加胰岛素分泌，则可维持血糖正常；当 β 细胞功能无法代偿胰岛素抵抗时，就会发生 T2DM。糖脂毒性、氧化应激、内质网应激、胰岛脂肪及淀粉样物质沉积、β 细胞低分化和过度凋亡等使 β 细胞功能进一步恶化。

（3）胰岛 α 细胞功能异常和胰高糖素样肽-1（GLP-1）分泌缺陷 T2DM 患者由于 β 细胞数量明显减少，α/β 细胞比例显著增加，α 细胞对葡萄糖敏感性下降，导致胰高血糖素水平升高，肝糖输出增加。GLP-1 由肠道的 L 细胞分泌，可刺激 β 细胞葡萄糖介导的胰岛素分泌，抑制胰高血糖素的分泌。已证实 T2DM 患者负荷后 GLP-1 释放曲线低于正常个体，表明 GLP-1 分泌缺陷可能在 T2DM 的发病中也起到重要作用。

（4）自然史 T2DM 早期存在胰岛素抵抗而胰岛 β 细胞可代偿性增加胰岛素分泌时，血糖可维持正常；当 β 细胞功能有缺陷、对胰岛素抵抗无法代偿时，则会进展为葡萄糖调节受损（IGR）和糖尿病。IGR 和糖尿病早期不需胰岛素治疗的阶段较长，部分患者可通过生活方式干预或在此基础上使用口服降糖药使血糖达到理想控制，但随着 β 细胞功能进行性下降，相当一部分患者需用胰岛素控制血糖或维持生命。

【临床表现】

患者常出现代谢紊乱症状群，以"三多一少"为典型，但多数患者常无典型症状。此外，1型糖尿病和2型糖尿病的临床特点也呈现差异。

1.症状　代谢紊乱症状群，血糖升高后因渗透性利尿引起多尿，继而口渴多饮；外周组织对葡萄糖利用障碍，脂肪分解增多，蛋白质代谢负平衡，渐见乏力、消瘦，儿童生长发育受阻；患者常易饥、多食，故糖尿病的临床表现常被描述为"三多一少"，即多尿、多饮、多食和体重减轻。血糖升高较快时可使眼房水、晶体渗透压改变，引起屈光改变致视力模糊。可有皮肤瘙痒，尤其外阴瘙痒。许多患者无任何症状，仅于健康检查或因各种疾病就诊化验时发现高血糖。

2.常见类型糖尿病的临床特点

（1）1型糖尿病　通常年轻起病，儿童多属此类型；起病迅速，症状明显，中度至重度的临床症状包括体重下降、多尿、烦渴、多饮、体形消瘦、易发生酮尿或酮症酸中毒等，需要胰岛素治疗；可伴有其他自身免疫性疾病。

（2）2型糖尿病　发生在任何年龄，常在40岁以后起病；超体重者占多数；常有家族史；多数发病缓慢，症状相对较轻，半数以上无任何症状；不少患者因慢性并发症、伴发病或仅于健康检查时发现，很少自发性发生酮症酸中毒。但在严重感染、中断治疗、应激等诱因下也可发生。

【并发症】

1.急性并发症

（1）糖尿病酮症酸中毒（DKA）　最常见的糖尿病急症，是儿童糖尿病急症死亡的主要原因。由于胰岛素严重缺乏或升糖激素不适当升高导致三大代谢紊乱，血糖明显升高、脂肪组织分解增加，产生大量酮体（β-羟丁酸、乙酰乙酸、丙酮），若超过机体的氧化利用能力时，酮体堆积形成酮症或发展为酮症酸中毒。

1）诱因　T1DM患者有自发DKA倾向，T2DM患者在一定诱因作用下也可发生DKA。常见诱因有感染、胰岛素治疗中断或不适当减量、饮食不当，各种应激如创伤、手术、妊娠和分娩等，有时无明显诱因。

2）临床表现　早期"三多一少"症状加重；酸中毒失代偿后，出现疲乏、食欲减退、恶心呕吐、多尿、口干、头痛、嗜睡、呼吸深快、呼气中有烂苹果味（丙酮）；后期严重失水出现尿量减少、眼眶下陷、皮肤黏膜干燥、脉细速、血压下降；晚期各种反射迟钝，不同程度意识障碍甚至昏迷。感染等临床表现可被DKA的表现所掩盖，少数患者表现为腹痛，酷似急腹症。

（2）高血糖高渗状态（HHS）　糖尿病急性代谢紊乱的另一临床类型，以严重高血糖、高血浆渗透压、脱水为特点，常有不同程度的意识障碍或昏迷，而无明显酮症酸中毒。多见于老年糖尿病患者，超过2/3患者发病前无糖尿病病史。

1）诱因　急性感染、外伤、手术、脑血管意外等应激状态；使用糖皮质激素、利尿剂、甘露醇等药物；水摄入不足或失水，透析治疗，静脉高营养疗法等。有时在病程早期因误诊而输入大量葡萄糖液或因口渴而摄入大量含糖饮料可诱发本病或使病情恶化。

2）临床表现　起病缓慢，最初表现为多尿，多饮，多食不明显或反而食欲减退；逐渐出现严重脱水和神经精神症状，患者反应迟钝、烦躁或淡漠、嗜睡，继而陷入昏迷、抽搐；晚期尿少甚至尿闭。与DKA相比，失水更严重，神经精神症状更突出。

2.感染　糖尿病患者常发生疖、痈等皮肤化脓性感染，可反复发生，有时可引起败血症或脓毒血症；皮肤真菌感染如足癣、体癣；真菌性阴道炎和巴氏腺炎是女性患者常见并发症，多为白色念珠菌感染所致；糖尿病合并肺结核的发生率较非糖尿病者高，病灶多呈渗出干酪性，易扩展播散；肾盂肾炎和膀胱炎多见于女性患者，反复发作可转为慢性。

3. 慢性并发症

（1）大血管病变　与非糖尿病患者群相比较，糖尿病患者中动脉粥样硬化的患病率较高，发病年龄较小，病情进展较快。动脉粥样硬化主要侵犯主动脉、冠状动脉、脑动脉、肾动脉和肢体外周动脉等，引起冠心病、缺血性或出血性脑血管病、肾动脉硬化、肢体动脉硬化等。

（2）微血管病变　糖尿病的特异性并发症，典型改变是微循环障碍和微血管基底膜增厚。病变主要表现在视网膜、肾、神经和心肌组织，尤以糖尿病肾病和视网膜病变为重要。①糖尿病肾病：常见于病史超过10年的患者，是T1DM患者的主要死亡原因；在T2DM，其严重性仅次于心、脑血管病。糖尿病肾损害可分5期，常与肾小球硬化和间质性纤维化并存。Ⅰ期、Ⅱ期仅有肾本身的病理改变；Ⅲ期开始出现微量清蛋白尿；Ⅳ期尿蛋白逐渐增多，可伴有浮肿和高血压、肾功能逐渐减退；Ⅴ期出现明显的尿毒症症状。②糖尿病性视网膜病变：多见于糖尿病病程超过10年者，是失明的主要原因之一。视网膜改变可分为6期，分属两大类。Ⅰ期：微血管瘤、小出血点；Ⅱ期：出现硬性渗出；Ⅲ期：出现棉絮状软性渗出；Ⅳ期：新生血管形成、玻璃体积血；Ⅴ期：纤维血管增殖、玻璃体机化；Ⅵ期：牵拉性视网膜脱离、失明。以上Ⅰ～Ⅲ期为非增殖期视网膜病变（NPDR），Ⅳ～Ⅵ期为增殖期视网膜病变（PDR）。当出现PDR时，常伴有糖尿病肾病及神经病变。③其他：心脏微血管病变和心肌代谢紊乱可引起心肌广泛灶性坏死，称为糖尿病心肌病，可诱发心力衰竭、心律失常、心源性休克和猝死。

（3）神经系统并发症　①中枢神经系统并发症：如缺血性脑卒中、脑老化加速、老年性痴呆危险性增高。②周围神经病变：远端对称性多发性神经病变最为常见，通常为对称性，呈袜子或手套状分布，下肢较上肢严重，先出现肢端感觉异常，可伴痛觉过敏、疼痛；后期可有运动神经受累，出现肌力减弱甚至肌萎缩。局灶性单神经病变以动眼、正中和腘神经最常见，表现为病变神经分布区域疼痛，常呈自限性。若同时累及多个单神经称非对称性的多发局灶性神经病变。多发神经根病变（糖尿病性肌萎缩）最常见为腰段多发神经根病变，初起股、髋、臀部疼痛，随后骨盆近端肌群萎缩。③自主神经病变：多影响胃肠、心血管及泌尿生殖系统。临床表现为胃排空延迟、腹泻或便秘；直立性低血压、休息时心动过速、寂静性心肌缺血；尿失禁、尿潴留；其他还有瞳孔改变、排汗异常、阳痿等。

（4）糖尿病足（DF）　指下肢远端神经异常和不同程度周围血管病变相关的足部溃疡、感染和（或）深层组织破坏。轻者表现为足部畸形、皮肤干燥和发凉、胼胝（高危足）；重者可出现足部溃疡、坏疽。

（5）其他　糖尿病还可引起其他眼部并发症，如白内障、青光眼、屈光改变、虹膜睫状体病变等。皮肤病变也很常见，大多数为非特异性。牙周病是糖尿病最常见的口腔并发症。

【医学检查】

1. 糖代谢异常严重程度或控制程度的检查

（1）血糖测定　诊断糖尿病、判断病情和控制情况的主要指标。常用葡萄糖氧化酶法测定。空腹静脉血糖正常值（FPG）3.9～6.1mmol/L（70～108mg/dL），FPG≥7.0mmol/L（126mg/dL）应考虑糖尿病。诊断糖尿病需做静脉血葡萄糖测定，糖尿病患者血糖监测可用毛细血管血葡萄糖测定和24小时动态血糖测定。

（2）葡萄糖耐量试验（OGTT）　对血糖值超过正常范围而又未达诊断标准者需做口服葡萄糖耐量试验。试验前停用可能影响OGTT的药物如避孕药、利尿剂等3～7天；试验前3天内，每日碳水化合物摄入量不少于150g；在试验过程中，受试者避免喝茶及咖啡，不吸烟，不做剧烈运动等。具体操作：受试者清晨空腹采静脉血测定血糖后，将75g无水葡萄糖（儿童为1.75g/kg，总量不超过75g）溶于300mL水中，5分钟内服下，从服糖第一口开始计时，服糖后2小时再次采静脉血测定血糖。葡萄糖负荷后2小时血糖正常值（OGTT2h）< 7.8mmol/L（140mg/dL），如服糖后2小时血糖（OGTT2hPG）≥ 11.1mmol/L（200mg/dL）即可确诊。

（3）糖化血红蛋白（GHbA1）和糖化清蛋白测定　GHbA1为血红蛋白中两条β链N端的缬氨酸与葡萄糖非酶化结合而成，其量与血糖浓度正相关，其中以HbA_{1C}最为主要，可反映近8～12周内平均血糖水平，正常值为4%～6%。血浆蛋白（主要为清蛋白）也可与葡萄糖发生非酶催化的糖化反应而形成果糖胺（FA），正常值为1.7～2.8mmol/L。清蛋白半衰期为19天，故FA反映患者近2～3周内平均血糖水平，为糖尿病患者近期病情监测的指标。

（4）尿糖测量　尿糖阳性提示血糖值超过肾糖阈（大约10mmol/L），是诊断糖尿病的重要线索。因多种因素可使肾糖阈值升高，故尿糖阴性不能排除糖尿病。肾小管病变时，对葡萄糖的重吸收能力降低，在血糖正常的情况下也会出现尿糖阳性。

2. 胰岛β细胞功能检查

（1）胰岛素释放试验　正常人空腹基础血浆胰岛素为35～145pmol/L（5～20mU/L），口服75g无水葡萄糖后，血浆胰岛素在30～60分钟达到峰值，为基础值的5～10倍。本实验反映基础和葡萄糖介导的胰岛素释放功能，易受外源性胰岛素及胰岛素抗体的干扰。

（2）C肽释放试验　方法同上，空腹基础值不小于400pmol/L。高峰时间同上，峰值为基础值5～6倍，也反映基础和葡萄糖介导的胰岛素释放功能，C肽测定不受血清中的胰岛素抗体和外源性胰岛素影响。

（3）其他检测β细胞功能的方法　根据患者的具体情况和检查目的而选用。如采用静脉注射葡萄糖–胰岛素释放试验，可了解胰岛素释放第一时相；胰高血糖素–C肽刺激试验可了解非糖介导的胰岛素释放功能等。

3. 并发症检查　①根据病情需要选用血脂、肝肾功能等常规检查，急性严重代谢紊乱时的酮体、电解质、酸碱平衡检查，以及心、肝、肾、脑、眼科、神经系统的各项辅助检查等。②糖尿病酮症酸中毒：血糖多为16.7～33.3mmol/L（300～600mg/dL），有时可达55.5mmol/L（1000mg/dL）以上；血酮体升高，> 1.0mmol/L为高血酮，> 3.0mmol/L提示有酸中毒，血实际HCO_3^-和标准HCO_3^-降低，CO_2结合力降低；酸中毒失代偿后血pH下降，剩余碱负值增大，阴离子间隙增大，与HCO_3^-降低大致相等。③高血糖高渗状态：血糖常高至33.3mmol/L（600mg/dL）以上，一般为33.3～66.6mmol/L（600～1200mg/dL）；有效血浆渗透压达到或超过320mOsm/L（一般为320～430mOsm/L）；尿酮体阴性或弱阳性，一般无明显酸中毒。

4. 有关病因和发病机制的检查　GADA、ICA、IAA及IA–2A抗体的联合检测，胰岛素敏感性检查，基因分析等。

【诊断要点】

1. 诊断　以静脉血浆葡萄糖的测定为依据。目前国内使用WHO糖尿病专家委员会提出的诊断标准（1999）：糖尿病症状（多饮、多食、多尿、体重下降）加随机血糖≥ 11.1mmol/L（200mg/dL）；或FPG ≥ 7.0mmol/L（126mg/dL）；或OGTT2hPG ≥ 11.1mmol/L（200mg/dL）。无糖尿病症状者，需改日重复检查，但不做第3次OGTT。2011年WHO建议在条件具备的国家和地区采用HbA_{1C} ≥ 6.5%作为诊断糖尿病的标准，但我国目前尚未采用。

如FPG值在6.1～6.9 mmol/L（110～125mg/dL）称为空腹血糖受损（IFG），OGTT2hPG

值在 7.8 ～ 11.0mmol/L（140 ～ 199mg/dL）称为糖耐量减低（IGT），IFG 和 IGT 统称为糖调节受损，也称为糖尿病前期。IFG 和 IGT 的诊断应根据 3 个月内两次 OGTT 结果的平均值来判断。

2. 鉴别诊断　最重要的是鉴别 1 型糖尿病和 2 型糖尿病。单用血糖水平不能区分，特别是在患者起病初期进行分类有时很困难。1 型糖尿病诊断可借助以下几点：①血糖水平达到糖尿病诊断标准。②具备 1 型糖尿病特点：发病年龄通常小于 30 岁，起病迅速，明显体重下降，中度至重度的临床症状，体形消瘦，常有酮尿或酮症酸中毒，需要胰岛素治疗等；空腹或餐后的血清 C 肽水平明显降低或缺乏；可出现免疫标记，如谷氨酸脱羧酶抗体（GADA）、胰岛细胞抗体（ICA）、胰岛素自身抗体（IAA）、人胰岛细胞抗原 2 抗体（IA-2A）等，可伴有其他自身免疫性疾病。需注意血清 C 肽及其他与 1 型糖尿病相关的自身免疫标记物的检测有助于鉴别诊断，但不能作为建立诊断的必要证据。③分型：免疫介导（1A 型）；特发性（1B 型）。

如果对诊断有任何不确定时，可先做一个临时分类，用于指导治疗。然后依据对治疗的初始反应再重新评估和分型。

【治疗】

治疗原则为早期、长期、综合治疗、全面达标和治疗方法个体化。综合治疗包括降糖、降压、调脂、抗凝、控制体重、改善生活方式等措施，降糖治疗包括糖尿病教育、医学营养治疗、运动治疗、病情监测和药物治疗五个要点。

1. 药物治疗

（1）口服降糖药物治疗

1）促胰岛素分泌剂　①磺脲类：可刺激胰岛 β 细胞分泌胰岛素，作用不依赖于血糖浓度。其降血糖作用的前提条件是机体尚保存相当数量（30% 以上）有功能的胰岛 β 细胞，单药治疗主要用于新诊断的 2 型非肥胖型糖尿病，用饮食和运动控制血糖不理想时。临床常用药物有格列苯脲、格列吡嗪、格列齐特、格列喹酮等，分次餐前服用。禁用于 1 型糖尿病、有严重并发症或 β 细胞功能很差的 2 型糖尿病、儿童糖尿病、妊娠及哺乳妇女等。②格列奈类：一类快速作用的胰岛素促分泌剂，降血糖作用快而短，主要用于控制餐后高血糖。较适合于 T2DM 早期餐后高血糖阶段或以餐后高血糖为主的老年患者。临床常用药物：瑞格列奈常用剂量为每次0.5 ～ 4mg，每日 3 次；那格列奈常用剂量为每次 60 ～ 120mg，每日 3 次；米格列奈常用剂量为每次 10 ～ 20mg，每日 3 次。③DPP-Ⅳ（二肽基肽酶Ⅳ）抑制剂：延缓 GLP-1（胰高糖素样多肽 -1）在体内的灭活，以增加 GLP-1 介导的胰岛素分泌。临床常用药物有西格列汀、沙格列汀、阿格列汀和维格列汀。

2）增加胰岛素敏感性的药物　①双胍类：目前广泛应用的是二甲双胍。主要作用机制为抑制糖原异生，减少肝葡萄糖输出，改善外周组织对胰岛素的敏感性，增加对葡萄糖的摄取和利用。许多国家及国际学术组织的糖尿病指南均推荐二甲双胍作为 T2DM 患者控制高血糖的一线用药及联合用药中的基础用药。但禁用于 DKA、急性感染、充血性心力衰竭、肝肾功能不全的患者，也不宜用于孕妇和哺乳期妇女。老年患者慎用，药量酌减并监测肾功能。准备做静脉注射碘造影剂检查的患者应暂停服用。二甲双胍常用剂量为每日 500 ～ 1500mg，分 2 ～ 3 次口服，最大剂量每日不超过 2g。其他还有苯乙双胍，现已很少使用。②噻唑烷二酮类（TZDs，格列酮类）：主要作用是增强靶组织对胰岛素的敏感性，减轻胰岛素抵抗。近来发现它也可改善胰岛 β细胞功能。临床常用药物：罗格列酮用量为每日 4 ～ 8mg，分 1 ～ 2 次口服；吡格列酮用量为15 ～ 30mg，每日 1 次口服。

3）α- 葡萄糖苷酶抑制剂（AGI）　抑制小肠黏膜刷状缘的 α- 葡萄糖苷酶，延迟碳水化合物吸收，降低餐后高血糖。适用于空腹血糖正常（或不太高）而餐后血糖明显升高者，可单独用药或与其他降糖药物合用。T1DM 患者在胰岛素治疗基础上加用 AGI 有助于降低餐后高血糖。AGI 应在进食第一口食物后立即服用。临床常用药物：①阿卡波糖：主要抑制 α - 淀粉酶，每次 50～100mg，每日 3 次。②伏格列波糖：主要抑制麦芽糖酶和蔗糖酶，每次 0.2mg，每日 3 次。③米格列醇：每次 50～100mg，每日 3 次。

4）SGLT-2（钠 - 葡萄糖共转运蛋白 2）抑制剂　通过减少肾小管对葡萄糖的重吸收，以增加肾脏对葡萄糖的排出，从而达到降低血糖的作用。目前临床被批准使用的主要有达格列净、恩格列净和坎格列净。

（2）GLP-1（胰高糖素样肽 -1）受体激动剂　GLP-1 受体激动剂通过激动 GLP-1 受体，以葡萄糖浓度依赖的方式增强胰岛素分泌、抑制胰高血糖素分泌，并能延缓胃排空，通过中枢性的食欲抑制来减少进食量。目前国内上市的 GLP-1 受体激动剂为艾塞那肽和利拉鲁肽，均需皮下注射。有胰腺炎病史者禁用。

（3）胰岛素治疗　胰岛素是控制高血糖的重要手段。根据来源和化学结构的不同，胰岛素可分为动物胰岛素、人胰岛素和胰岛素类似物。根据作用特点的差异，胰岛素又可分为超短效胰岛素类似物、常规（短效）胰岛素、中效胰岛素、长效胰岛素（包括长效胰岛素类似物）和预混胰岛素（包括预混胰岛素类似物）。胰岛素制剂及作用特点见表 7-3。

表 7-3　胰岛素制剂及作用特点

胰岛素制剂	起效时间	峰值时间	作用持续时间
短效胰岛素（RI）	15～60min	2～4h	5～8h
速效胰岛素类似物（门冬胰岛素）	10～15min	1～2h	4～6h
速效胰岛素类似物（赖脯胰岛素）	10～15min	1～1.5h	4～5h
中效胰岛素（NPH）	2.5～3h	5～7h	13～16h
长效胰岛素（PZI）	3～4h	8～10h	长达 20h
长效胰岛素类似物（甘精胰岛素）	2～3h	无峰	长达 30h
长效胰岛素类似物（地特胰岛素）	3～4h	3～14h	长达 24h
预混胰岛素（HI 30R，HI 70/30）	0.5h	2～12h	14～24h
预混胰岛素（50R）	0.5h	2～3h	10～24h
预混胰岛素类似物（预混门冬胰岛素 30）	10～20min	1～4h	14～24h
预混胰岛素类似物（预混赖脯胰岛素 25）	15min	30～70min	16～24h
预混胰岛素类似物（预混赖脯胰岛素 50、预混门冬胰岛素 50）	15min	30～70min	16～24h

1）适应证　①T1DM。②新发病且与 T1DM 鉴别困难的消瘦糖尿病患者。③各种严重的糖尿病急性或慢性并发症。④各种应激状态如创伤、手术、妊娠和分娩期间。⑤T2DM 经生活

方式和口服降糖药物联合治疗血糖仍未达到控制目标者；β 细胞功能明显减退者。⑥新诊断的 T2DM 伴有明显高血糖或在病程中无明显诱因出现体重显著下降者。⑦某些特殊类型糖尿病。

2）治疗原则和方法 胰岛素治疗应在综合治疗的基础上进行；方案力求模拟生理性胰岛素分泌模式；应从小剂量开始，根据血糖水平逐渐调整至合适剂量。

1 型糖尿病：①一经诊断就需开始使用胰岛素并终身替代治疗，应注意治疗方案的个体化。②多数患者需应用强化胰岛素治疗方案，尤其是 β 细胞功能已衰竭或妊娠等，采用多次皮下注射胰岛素或持续皮下胰岛素输注（CSII，又称胰岛素泵）。③初始胰岛素剂量约为每日每千克体重 $0.5 \sim 1.0U$，其中 $40\% \sim 50\%$ 用于提供基础胰岛素，其余部分分别用于每餐前。④胰岛 β 细胞功能特别差或血糖波动较大者，可另于早餐前给予 1 次小剂量中效或长效胰岛素，以维持日间的基础胰岛素水平。⑤部分 T1DM 患者在胰岛素治疗一段时间内，病情可部分或完全缓解，胰岛素剂量可减少甚至停用，称"糖尿病蜜月期"，在此期可短期使用预混胰岛素每日 2 次注射，但 T1DM 不宜长期使用预混胰岛素治疗。

2 型糖尿病：高血糖治疗（含胰岛素治疗）路径见图 7-7。

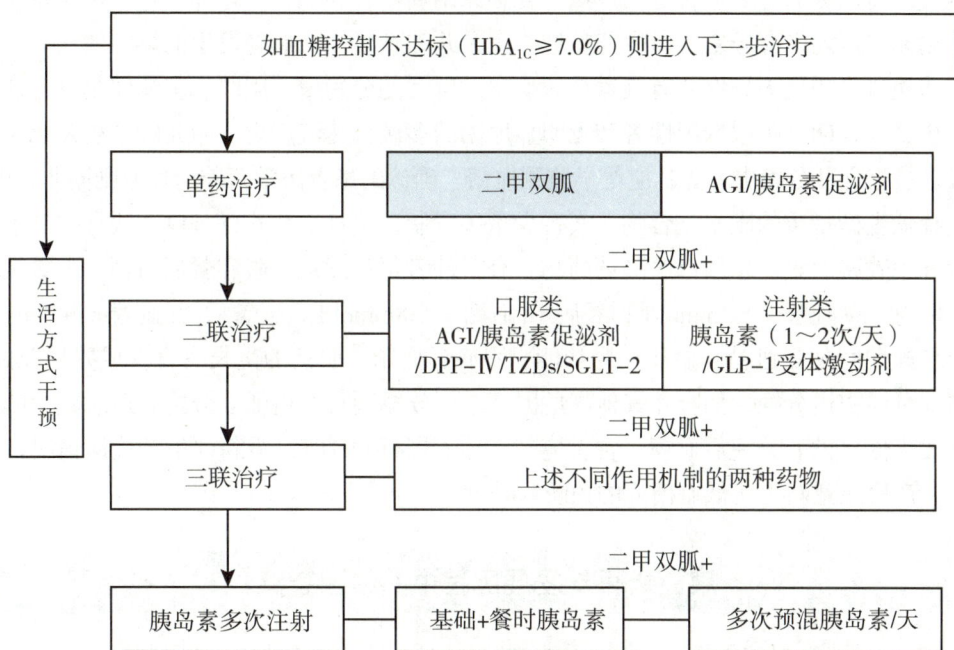

图 7-7 2 型糖尿病高血糖治疗路径

采用强化胰岛素治疗方案后，有时早晨空腹血糖仍然较高，可能的原因为：①夜间胰岛素作用不足；②"黎明现象"，即夜间血糖控制良好，也无低血糖发生，仅于黎明短时间内出现高血糖，可能由于清晨皮质醇、生长激素等胰岛素拮抗素激素分泌增多所致；③Somogyi 效应，即在夜间曾有低血糖，在睡眠中未被察觉，但导致体内胰岛素拮抗激素分泌增加，继而发生低血糖后的反跳性高血糖。夜间多次（于 0、2、4、6、8 时）测定血糖，有助于鉴别早晨高血糖的原因。强化胰岛素治疗时，低血糖症发生率增加，应注意避免、及早识别和处理。2 岁以下幼儿、老年患者、已有严重并发症者不宜采用强化胰岛素治疗。

2. 人工胰 由血糖感受器、微型电子计算机和胰岛素泵组成。葡萄糖感受器能敏感地感知血糖浓度的动态变化，将信息传给电子计算机，指令胰岛素泵输出胰岛素，模拟胰岛 β 细胞分泌胰岛素的模式，目前尚未广泛应用。

3. 胰腺和胰岛细胞移植 有单独胰腺移植或胰、肾联合移植，治疗对象主要为 T1DM 患者，目前尚局限于伴终末期肾病的 T1DM 患者，或经胰岛素强化治疗仍难达到控制目标且反复发生严重代谢紊乱者。但由于供体来源短缺、移植后的免疫排斥反应等限制了该方案在临床的广泛推广。

4. 代谢手术 肥胖是 2 型糖尿病的常见合并症。减肥手术（代谢手术）可明显改善肥胖伴 2 型糖尿病患者的血糖控制，甚至可以使一些糖尿病患者的糖尿病"缓解"。但该治疗方法的长期有效性和安全性尚有待评估，目前还不适合大规模推广。

5. 糖尿病合并妊娠及妊娠糖尿病（GDM）的治疗 在糖尿病诊断之后妊娠者为糖尿病合并妊娠；2013 年 WHO 将妊娠期间发现的高血糖分为两类：妊娠期间的糖尿病（diabetes mellitus in pregnancy）和妊娠期糖尿病（gestational diabetes mellitus）。妊娠期间的糖尿病诊断标准与 1999 年 WHO 的非妊娠人群糖尿病诊断标准一致；我国妊娠期糖尿病的诊断标准为空腹血糖 ≥ 5.1 mmol/L 和（或）75gOGTT 试验后 1h 血糖 ≥ 10.0mmol/L 和（或）75gOGTT 试验后 2h 血糖 ≥ 8.5mmol/L。

妊娠期间高血糖的主要危害是围产期母婴临床结局不良和死亡率增加，包括母亲发展为 2 型糖尿病、胎儿在宫内发育异常、新生儿畸形、巨大儿和新生儿低血糖发生的风险增加等。所以对有高度糖尿病风险的妊娠妇女如有妊娠糖尿病史、巨大儿分娩史、肥胖、多囊卵巢综合征、有糖尿病家族史、早孕期空腹尿糖阳性者和无明显原因的多次自然流产史、胎儿畸形史及死胎史、新生儿呼吸窘迫综合征分娩史者等，应尽早监测血糖。确诊的患者医学营养治疗原则同非妊娠患者，尽可能选择低生糖指数的碳水化合物，实行少量多餐制，每日 5 ～ 6 餐。单纯饮食控制不佳者需采用短效和中效胰岛素，忌用口服降糖药物。有条件者每日测定空腹和餐后血糖 4 ～ 6 次。血糖控制的目标为空腹血糖 < 5.3mmol/L；餐后 1h 血糖 < 7.8mmol/L，或餐后 2h 血糖 < 6.7mmol/L。

整个妊娠期间加强血糖、血压、肾功能、眼底、血脂、胎儿的生长发育及成熟情况的监测。无特殊情况可经阴道分娩，如合并其他高危因素，可放宽剖宫产指征。分娩后适时减少胰岛素用量，防止发生低血糖。分娩后血糖正常者应在产后 6 周行 OGTT，重新评估糖代谢情况，并进行终身随访。产后注意新生儿低血糖症的预防和处理。

胰岛素百年发展历程中的中国智慧

1921 年，多伦多大学研究人员发现的胰岛素为糖尿病的治疗开启了新纪元。到 2021 年，胰岛素的发展已走过百年历程。在胰岛素发展的过程中，我国科学家也贡献了中国智慧。1958 年，我国科学家（主要来自中国科学院上海生化所及北京大学）率先大胆地提出了人工合成胰岛素的课题，经过数年攻关，克服了缺乏设备、仪器、试剂及有经验的专家等一系列难题，终于在 1965 年成功合成了人工牛胰岛素的晶体，这是世界上第一个人工合成的具有生物活性的结晶蛋白质，成为我国自然科学发展史及胰岛素发展史上一个重要的里程碑！在完成此项课题中，我国科学家所体现的敢想敢做、勇攀高峰、艰苦奋斗、团队协作等精神值得我们学习、代代相传。

6. 糖尿病酮症酸中毒治疗

（1）补液 抢救 DKA 首要的、关键的措施。通常先输注生理盐水，如患者无心力衰竭，开始时输液速度较快，在 1 ～ 2 小时内输入 0.9% 氯化钠溶液 1000 ～ 2000mL，前 4 小时输入所计算失水量 1/3 的液体，以便尽快补充血容量，改善周围循环和肾功能。以后根据血压、心率、每小时尿量、末梢循环情况及有无发热、吐泻等决定输液量和速度。24 小时输液量应包括已失水量和部分继续失水量。老年患者及有心肾疾病患者必要时监测中心静脉压。如治疗前已有低血压或休克，快速输液不能有效升高血压，应输入胶体溶液并采用其他抗休克措施。

（2）胰岛素治疗　应另建输液途径，采取每小时给予每千克体重 0.1U 短效胰岛素，加入生理盐水中持续静脉滴注。可给予首次负荷剂量 10 ～ 20U 短效胰岛素静脉注射。血糖下降速度一般以每小时降低 3.9 ～ 6.1mmol/L（70 ～ 110mg/dL）为宜，每 1 ～ 2 小时复查血糖，若在补足液量的情况下 2 小时后血糖下降不理想或反而升高，胰岛素剂量应加倍。当血糖下降至 13.9mmol/L（250mg/dL）时改用 5% 葡萄糖液，并按每 2 ～ 4g 葡萄糖加入 1U 短效胰岛素。此时仍需每4 ～ 6 小时复查血糖。尿酮体消失后，根据患者尿糖、血糖及进食情况调节胰岛素剂量或改为每4 ～ 6 小时皮下注射 1 次胰岛素 4 ～ 6U，使血糖水平稳定在较安全的范围内。

（3）纠正电解质及酸碱平衡失调　①DKA 患者体内存在不同程度缺钾，应根据治疗前血钾水平及尿量决定补钾时机、补钾量及速度。在开始胰岛素及补液治疗后，患者的尿量正常，血钾低于 5.2mmol/L 即可静脉补钾。治疗前已有低钾血症，每小时尿量 ≥ 40mL 时，在胰岛素及补液治疗同时必须补钾。严重低钾血症可危及生命，应立即补钾，当血钾升至 3.5mmol/L 时，再开始胰岛素治疗，以免发生心律失常、心脏骤停和呼吸肌麻痹。②轻、中度酸中毒经充分静脉补液及胰岛素治疗后酮体水平下降，酸中毒可自行纠正，一般不需补碱。pH < 7.1、HCO_3^- < 5mmol/L 的严重酸中毒者应采用小剂量等渗碳酸氢钠（1.25% ～ 1.4%）溶液静脉输入，但需避免过多过快补碱。补碱后注意监测动脉血气情况。

（4）处理诱发病和防治并发症　在抢救过程中要注意治疗措施之间的协调，从一开始就重视防治重要并发症，包括休克、严重感染、心力衰竭、肾衰竭、脑水肿、急性胃扩张等，维持重要脏器功能。

7. 高血糖高渗状态治疗　治疗原则同 DKA。①严重失水时，24 小时补液量可达 6000 ～ 10000mL。目前多主张治疗开始时使用等渗溶液如 0.9% 氯化钠，如治疗前已有休克，宜先输生理盐水和胶体溶液尽快纠正休克。如无休克或休克已纠正，在输入生理盐水后血浆渗透压高于 350mOsm/L，血钠高于 155mmol/L，可考虑输入适量低渗溶液如 0.45% 氯化钠。②胰岛素治疗方法与 DKA 相似，静脉注射短效胰岛素首次负荷量后，继续以每小时每千克体重 0.05 ～ 0.1U 的速率静脉滴注胰岛素，一般来说本症患者对胰岛素较敏感，因而胰岛素用量较小。③血糖下降至 16.7mmol/L 时开始输入 5% 葡萄糖液并按每 2 ～ 4g 葡萄糖加入 1U 胰岛素。应注意高血糖是维护患者血容量的重要因素，如血糖迅速降低，补液不足，将导致血容量和血压进一步下降。④补钾要更及时，一般不需补碱。⑤积极消除诱因和治疗各种并发症，预防从脑细胞脱水转为脑水肿的可能。

8. 糖尿病足的治疗

（1）治疗病因　严格控制血糖、血压、血脂及改善全身基础情况。

（2）神经性足溃疡的治疗　治疗关键是通过特殊的改变压力的矫形鞋或足的矫形器来改变患者足部的压力；采用一些生物制剂或生长因子类药物配合换药及局部用药，促进创面愈合。

（3）缺血性病变的处理　对于未导致严重血管阻塞或无手术指征者，可以采取静滴扩血管和改善血液循环的药物等内科保守治疗措施。如患者出现严重的周围血管病变，应尽可能行血管重建手术，如血管置换、血管形成或血管旁路术。坏疽患者在休息时有疼痛及广泛的病变不能通过手术改善者，可考虑截肢。

（4）感染的治疗　有骨髓炎和深部脓肿者，必须早期切开排脓减压，彻底引流、清除坏死组织及死骨等，加强抗感染治疗。

9. 其他糖尿病慢性并发症的治疗

（1）糖尿病高血压、血脂紊乱和大血管病变 血压控制在 130/80mmHg 以下，如 24 小时尿蛋白大于 1g，血压控制应低于 125/75mmHg，低密度脂蛋白的控制目标为 < 2.6mmol/L。可给予阿司匹林（每日 75 ～ 150mg）用于心血管疾病的预防。

（2）糖尿病肾病 尽早筛查微量蛋白尿，早期肾病患者可应用血管紧张素转化酶抑制剂（ACEI）或血管紧张素 II 受体拮抗剂（ARB）延缓肾病的进展。临床糖尿病肾病期（IV 期）需矫正高血压及减慢 GFR 下降速度。给予低蛋白饮食，GFR 进一步下降后加用 α - 酮酸。尽早给予促红细胞生成素（EPO）纠正贫血，并尽早进行肾脏替代治疗。

（3）糖尿病视网膜病变 定期检查眼底，重度非增殖性视网膜病变（NPDR）应尽早接受视网膜光凝治疗。

（4）糖尿病周围神经病变 加强糖尿病综合控制。甲钴胺、硫辛酸、前列腺素类似物、醛糖还原酶抑制剂、神经营养因子等有一定的作用。对于痛性糖尿病神经病变可给予抗惊厥药、阿片类药物等。

【护理诊断 / 问题】

1. 营养失调：低于或高于机体需要量 与胰岛素绝对或相对减少，物质代谢紊乱有关。

2. 有感染的危险 与高血糖有利于细菌生长繁殖，神经、血管病变易发生组织损伤有关。

3. 潜在并发症 酮症酸中毒、高渗性非酮症昏迷、糖尿病足、低血糖。

【护理措施】

1. 安全与舒适管理

（1）合理运动 运动能促进糖代谢及提高胰岛素在周围组织中的敏感性，降低血糖，促进体重减轻并维持适当的体重，促进肌肉利用脂肪酸，降低胆固醇，有利于预防冠心病、动脉硬化等并发症的发生。应根据年龄、性别、体力、病情及有无并发症等不同情况，进行循序渐进和长期坚持、有规律的合适运动。空腹血糖 > 16.7mmol/L、反复低血糖或血糖波动较大，有糖尿病酮症酸中毒等急性代谢并发症，合并急性感染、增殖性视网膜病、严重肾病、严重心脑血管疾病（不稳定性心绞痛、严重心律失常、一过性脑缺血发作）等情况下禁忌运动。

1）运动方式 可结合患者的爱好，进行有氧运动，如快走、做体操、打太极拳、慢跑、打球等，成年糖尿病患者每周至少运动 150 分钟（如每周运动 5 天，每次 30 分钟），肥胖的患者可适当增加运动次数。如无禁忌证，每周最好进行 2 ～ 3 次抗阻运动。

2）运动量 宜适当，以不感到疲劳为度，可使用简易心率计算法：心率 =170- 年龄。过量的运动可使病情加重。

3）运动原则 循序渐进、逐步增加运动量和运动时间，持之以恒，切忌随意中断。

4）运动注意事项 ①运动时间最好在餐后 1 小时以后，避免在空腹、降糖药物作用的高峰期进行运动以免发生低血糖。尽量避免在恶劣天气中运动。②使用胰岛素患者，需要注意运动量，如运动量比平常多时，可适量加餐或减少胰岛素剂量，预防低血糖。③不可单独进行运动，尤其爬山、游泳、远足等。运动时随身携带糖尿病卡以备急用。④运动时需穿合适的鞋袜，避免扭伤脚部，运动后要察看双足有无损伤。⑤运动中注意补充水分，随身携带糖果，如在运动中出现低血糖症状时，应立即停止运动并进食，一般休息 10 分钟左右即可缓解，若不能缓解应立即送医院治疗。⑥运动中若出现胸闷、胸痛、视力模糊等应立即停止运动并及时处理。

（2）指导患者注意个人卫生，保持全身和局部清洁 ①皮肤护理：指导患者勤换衣服，选择质地柔软、宽松的衣服，避免摩擦损伤皮肤；经常用中性肥皂和温水清洁皮肤，勤洗澡，常按摩皮肤促进局部血液循环；如有外伤或皮肤感染时，嘱患者不要搔抓皮肤。②保持口腔清洁，睡前、早起后刷牙，饭后漱口，防牙周及口腔黏膜感染。③会阴护理：女性患者要特别注意外阴部清洁，以防止或减少瘙痒和湿疹发生，防泌尿道逆行感染。

2. 疾病监测

（1）常规检测　血糖监测包括空腹血糖、餐后血糖和糖化血红蛋白。建议患者应用便携式血糖仪进行自我血糖监测（SMBG），对无症状低血糖或频发低血糖的患者可进行持续血糖监测。糖化血红蛋白可用于评价长期血糖控制情况及调整治疗方案，患者初诊时应常规行此检查，此后每 3 个月检查 1 次。每年至少做 1 次全面检查，了解血脂及心、肾、眼底、神经等情况，合并高血压的患者同时加强血压的监测。

（2）并发症监测　监测血糖、血酮、血渗透压、血脂及心、肾、神经和眼底等情况，尽早发现 DKA、HHS 等并发症并给予相应治疗。

（3）加重期监测　严密观察患者生命体征、神志、记录 24 小时出入液量、必要时行心电监护及血氧饱和度监测。

3. 并发症护理

（1）低血糖　一般将血糖 < 2.8mmol/L 作为低血糖的诊断标准，而糖尿病患者血糖 < 3.9mmol/L 就属于低血糖。①糖尿病患者低血糖有 2 种临床类型，即空腹低血糖和餐后（反应性）低血糖。前者多见于胰岛素及口服促胰岛素分泌类药物使用不当；后者见于 2 型糖尿病初期，由于餐后胰岛素分泌高峰延迟，于餐后 4 ～ 5 小时出现反应性低血糖，尤以单纯性进食碳水化合物时为著。②低血糖症状包括交感神经过度兴奋的症状如焦虑、心悸、出冷汗、强烈饥饿感、肌肉颤抖、疲乏无力、面色苍白、心率加快、收缩压轻度升高等和中枢神经症状如思维语言迟钝、头晕、嗜睡、视物不清、步态不稳、神志改变、认知障碍、幻觉、躁动甚至抽搐、昏迷等。③反复发生低血糖或较长时间的低血糖昏迷可引起脑部损伤，怀疑低血糖时立即测定血糖以明确诊断，无法确定血糖时暂按低血糖处理，应尽快补充糖分以解除脑细胞缺糖症状。意识清楚者，给予口服 15 ～ 20g 糖类食品如饼干、面包、含糖饮料等。意识障碍者，给予 50% 葡萄糖液 20 ～ 40mL 静脉注射或胰高血糖素 0.5 ～ 1.0mg 肌注。15 分钟后监测血糖，如血糖 ≤ 3.0mmol/L，继续给予 50% 葡萄糖液 60mL 静脉注射；如血糖 ≤ 3.9mmol/L，可给予葡萄糖口服或静脉注射；如血糖 ≥ 3.9mmol/L，但距离下次就餐时间在 1 小时以上，应给予含淀粉或蛋白质的食物；如低血糖还未纠正，可给予 5% 或 10% 的葡萄糖静脉滴注或加用糖皮质激素。继续监测血糖 24 ～ 48 小时，注意低血糖诱发的心脑血管疾病，积极寻找并纠正低血糖的原因。④低血糖的预防：胰岛素或胰岛素促泌剂应从小剂量开始，根据血糖水平谨慎调整剂量，告知家属及患者不可随意更改剂量；注射胰岛素或服用降糖药物后，应按照要求及时就餐，如进餐量减少时则相应减少药物剂量；反复发生低血糖或严重低血糖，应在专科医生的帮助下及时调整治疗方案，并适当调整血糖控制目标；运动量增加时应减少胰岛素用量或及时加餐；避免酗酒和空腹饮酒；易在夜间及清晨发生低血糖的患者，晚餐适当增加主食或含蛋白质较高的食物，并监测睡前血糖；老年患者可因自主神经功能紊乱而导致低血糖症状不明显，因此对血糖控制不宜过严，一般空腹血糖不超过 7.8mmol/L，餐后血糖不超过 11.1mmol/L 即可；强化治疗的患者空腹血糖控制在 4.4 ～ 6.7mmol/L，餐后血糖 < 10mmol/L，睡前血糖 5.6 ～ 7.8mmol/L，凌晨 3 时血糖不低于 4mmol/L 为宜；糖尿病患者应常规随身备用碳水化合物类食品，一旦发生低血糖，立即食用。

（2）酮症酸中毒、高渗性昏迷

1）预防措施　定期检测血糖，应激状况时每天监测血糖；合理用药，不可随意减量或停用药物；需要脱水治疗时，应监测血糖、血钠和渗透压；鼓励患者主动饮水，特别是发生呕吐、腹泻、严重感染等疾病时应保证足够的水分。

2）病情监测　①对有诱因的患者，密切观察是否出现酮症酸中毒、高渗性昏迷的征象。②严密观察和记录患者的神志、生命体征、24小时液体出入量等变化。③遵医嘱及时留取血、尿标本检测血糖、血钾、pH值、酮体等，并将检验结果及时通知主管医生。

3）急救配合　①立即开放两条静脉通路，准确执行医嘱，确保液体和胰岛素的输入。②给予低流量持续吸氧。③患者绝对卧床休息，加强生活护理，注意保暖，加强皮肤、口腔护理。④昏迷者按昏迷常规护理。

（3）视网膜病变　患者出现视物模糊时，应减少活动，保持大便通畅，避免用力排便，防止发生视网膜剥离。患者视力下降时，注意加强日常生活的协助和安全护理，以防意外，如将日常用物放在患者随手可及范围内，移去环境中障碍物，鼓励患者触摸去熟悉环境等。

（4）糖尿病足　①评估患者有无足溃疡的危险因素。每天检查患者双足1次，观察足部皮肤有无颜色、温度改变及足背动脉搏动情况，注意检查趾甲、趾间、足底部皮肤有无鸡眼、甲沟炎、甲癣，是否发生红肿、溃疡、坏死等损伤；了解足部感觉，定期做足部感觉的测试，如关节位置觉、振动觉、痛觉、温度觉、触觉和压力觉，评估患者是否出现保护性感觉丧失，以判断足溃疡的危险性。②保持足部清洁，避免感染。每天用温水清洗足部1次，可用肘部或请家人代试水温，不可用过热的水烫脚；若足部皮肤干燥，清洁后可涂用油膏类护肤品。③预防外伤。指导患者避免赤脚走路，以防刺伤；袜子宜透气散热好及弹性好的棉毛之品；鞋子宜轻巧柔软、前端宽大，并需每天进行检查、保持里衬的平整和清除可能的异物；对有视力障碍的患者，应由他人帮助修剪指甲，指甲应与脚趾平齐，避免修剪得太短；冬天使用热水袋、电热毯等需谨防烫伤，同时应注意预防冻伤。④其他。积极控制血糖；保持良好坐姿，避免盘腿坐或跷二郎腿；劝导患者戒烟。

4. 用药护理

（1）口服降糖药　①磺脲类：应从小剂量开始，于餐前半小时口服。该药的主要不良反应是低血糖，少见有肠道反应、皮肤瘙痒、胆汁淤滞性黄疸、肝功能损害、再生障碍性贫血、溶血性贫血、血小板减少等。此外，还应注意水杨酸类、磺胺类、保泰松、利舍平、β受体阻滞剂等可增强磺脲类降糖药的作用。而噻嗪类利尿药、呋塞米、依他尼酸（利尼酸）、糖皮质激素等可降低磺脲类降血糖的作用。②双胍类：常见副作用是胃肠反应，表现为口干苦、金属味、厌食、恶心、呕吐等，应于进餐时或餐后服药，从小剂量开始，逐渐增加剂量。③其他：α-葡萄糖苷酶抑制剂应与第一口饭同时服用，服用后常有腹部胀气等症状。瑞格列奈应于餐前口服，不进餐不服用。噻唑烷二酮主要不良反应为水肿，有心力衰竭倾向和肝病者应注意观察。DPP-Ⅳ抑制剂、SGLT-2抑制剂餐前、餐后服用均可。

（2）胰岛素

1）胰岛素的注射途径　①静脉滴注：指静脉输入小剂量胰岛素，使用方法详见糖尿病酮症酸中毒的处理。②皮下注射：有胰岛素专用注射器、胰岛素笔和胰岛素泵3种。专用于胰岛素注射的1mL注射器消除了普通1mL注射器注射无效腔较大的缺点，并且注射器上直接标注胰岛素单位，有利于减少发生剂量错误；胰岛素笔是一种笔式注射器，胰岛素笔芯直接装入笔内，不需抽取，易于携带，对老年患者、经常外出的患者尤为方便；使用胰岛素泵时，将短效或超短效胰岛素装入其储药器内，按预先设定的程序注入体内，特点是模拟胰岛 β 细胞生理分泌，亦可餐前追加负荷量。

2）使用胰岛素的注意事项 ①胰岛素的保存：未开封的胰岛素保存温度为 2～8℃，禁止冷冻；正在使用的胰岛素在常温环境下（25～30℃）可保存 28～30 天，无需放入冰箱，应避免过热、过冷、太阳直晒、剧烈晃动等。②准确用药：熟悉各种胰岛素的名称、剂型及作用特点；准确执行医嘱，做到制剂、种类正确，剂量准确，按时注射，并注意胰岛素的有效期和单位换算；使用短效人胰岛素或含短效与中效成分的预混人胰岛素须在餐前 30 分钟进行注射。③注射胰岛素应严格无菌操作，防止发生感染。④混合胰岛素配制方法：自行混合两种剂型胰岛素时，先抽短效胰岛素，再抽中效或长效胰岛素，然后摇匀，以免将长效胰岛素混入短效内，影响其速效性。⑤注射部位的选择与更换：人体适合皮下注射胰岛素的部位是手臂外侧、腹部、大腿外侧和臀部；注射部位要经常更换，长期注射同一部位可能导致局部皮下脂肪萎缩或增生，局部硬结；如在同一区域注射，必须与上一次注射部位相距 1cm 以上。⑥注意监测血糖，如持续高血糖或血糖波动过大，应及时通知医生。⑦使用胰岛素笔注射时，应注意笔与笔芯相互匹配，每次注射前均应更换针头。

3）胰岛素不良反应的观察及处理 ①低血糖反应：最常发生，危险性也较大。②过敏反应：如荨麻疹、血管神经性水肿，甚至过敏性休克。处理措施包括更换胰岛素制剂种类，使用抗组胺药和糖皮质激素等，严重过敏反应者需停止或暂时中断胰岛素治疗。③注射部位皮下脂肪萎缩、硬结：采用多部位交替皮下注射可预防其发生。停止该部位注射后，硬结多可缓慢自然恢复。

5. 饮食护理 医学营养治疗是达到理想代谢控制的关键因素。主要目标是纠正代谢紊乱、达到良好的代谢控制，减少血糖波动，减少心血管疾病的危险因素，提供最佳营养以改善患者的健康状况，维持体重、血脂正常。

（1）计算总热量 首先按患者性别、年龄和身高查表或用简易公式计算理想体重 ［理想体重（kg）＝身高（cm）–105］，然后根据理想体重和工作性质，参照原来生活习惯等，计算每日所需总热量。成年人休息状态下每日每千克理想体重给予热量 105～125.5kJ（25～30kcal），轻体力劳动 125.5～146kJ（30～35kcal），中度体力劳动 146～167kJ（35～40kcal），重体力劳动 167kJ（40kcal）以上。儿童、孕妇、乳母、营养不良和消瘦及伴有消耗性疾病者应酌情增加，肥胖者酌减，使体重逐渐恢复至理想体重的 ±5%。

（2）营养物质 ①碳水化合物占饮食总热量 50%～60%，提倡用粗制米、面和一定量杂粮，严格限制葡萄糖、蔗糖、蜜糖及其制品（各种糖果、甜糕点饼干、冰淇淋、含糖饮料等）。②蛋白质含量一般不超过总热量 15%～20%，成人每日每千克理想体重 0.8～1.2g，儿童、孕妇、乳母、营养不良或伴有消耗性疾病者增至 1.5～2.0g，伴有糖尿病肾病而肾功能正常者应限制至 0.8g，血尿素氮升高者应限制在 0.6g。蛋白质应至少 1/3 为动物蛋白质，以保证必需氨基酸的供给。③脂肪约占总热量 30%，饱和脂肪、多不饱和脂肪与单不饱和脂肪的比例应为 1：1：1，每日胆固醇摄入量宜在 300mg 以下。超重及血脂增高患者忌食油炸食品，少食动物内脏、蟹黄、鱼子等含胆固醇较高的食物。④各种富含可溶性食用纤维的食品可延缓食物吸收，降低餐后血糖高峰，有利于改善糖、脂代谢紊乱，并促进胃肠蠕动，防止便秘。每日饮食中纤维素含量不宜少于 40g，提倡食用绿叶蔬菜、豆类、块根类、粗谷物、含糖成分低的水果等。⑤每日摄入食盐应限制在 6g 以下，限制饮酒。

（3）合理分配 确定每日饮食总热量和糖类、蛋白质、脂肪的组成后，按每克糖类、蛋白质产热 16.7kJ（4kcal），每克脂肪产热 37.7 kJ（9kcal），将热量换算为食品后制订食谱，并根据生活习惯、病情和配合药物治疗需要进行安排。可按每日三餐分配为 1/5、2/5、2/5 或 1/3、1/3、1/3。

【健康指导】

健康教育是糖尿病重要的基础管理措施，包括糖尿病防治专业人员的培训，医务人员的继续医学教育，患者及其家属和公众的卫生保健教育等。

1. 预防疾病 开展糖尿病社区预防，普及糖尿病相关知识。针对高危人群进行筛查，对糖耐量减低的人群进行生活方式的干预。

2. 管理疾病 ①采用多种方式对患者及家属宣教，让患者了解糖尿病的基础知识和治疗控制要求，了解糖尿病的控制目标（表 7-4）。②嘱患者保持生活规律，戒烟和烈性酒，加强足部护理、口腔护理、皮肤护理等。③学会正确使用便携式血糖仪及规范的胰岛素注射技术。④掌握医学营养治疗的具体措施和体育锻炼的具体要求，使用降血糖药物的注意事项，指导患者识别常用药物的不良反应如低血糖等，并教会处理方法。⑤随身携带糖尿病治疗卡，以便发生紧急情况时及时得到救治。⑥定期门诊复查，一般每 2～3 个月复检 HbA$_{1c}$，如原有血脂异常，每 1～2 个月监测 1 次，如无异常每 6～12 个月监测 1 次。体重每 1～3 个月测 1 次，每年全身检查 1～2 次，如查眼底、尿蛋白、心血管及神经系统功能等，以便尽早防治慢性并发症。

3. 康复指导 指导患者正确处理疾病所致的压力，树立战胜疾病的信心，提高患者对治疗的依从性，从而在医务人员指导下长期坚持合理治疗并达标，坚持随访，按需要调整治疗方案。

表 7-4 中国 2 型糖尿病的综合控制目标

检测指标		目标值
血糖 [a]（mmol/L）	空腹	4.4～7.0
	非空腹	＜10.0
糖化血红蛋白（%）		＜7.0
血压（mmHg）		＜130/80
总胆固醇 TC（mmol/L）		＜4.5
高密度脂蛋白（mmol/L）	男性	＞1.0
	女性	＞1.3
甘油三酯（mmol/L）		＜1.7
低密度脂蛋白（mmol/L）	未合并冠心病	＜2.6
	合并冠心病	＜1.8
体重指数（kg/m^2）		＜24.0
中等强度有氧运动（分/周）		≥150.0
体质指数（kg/m^2）		＜24

注：[a] 毛细血管血糖。

第八节　嗜铬细胞瘤

嗜铬细胞瘤起源于肾上腺髓质、交感神经节或其他部位的嗜铬组织，是由瘤组织持续或间断地释放大量儿茶酚胺，引起持续性或阵发性高血压和多个器官功能及代谢紊乱的疾病。其临床特征以心血管症状为主。嗜铬细胞瘤大多为良性，如及早诊治，手术切除可根治。恶性肿瘤约占 10%，治疗困难，已发生转移者预后不一，重者在数月内死亡，少数可存活 10 年以上，5 年生存率为45%。各年龄段均可发病，以30～50岁最多见，男女发病率无明显差异。

【病因及发病机制】

发病原因尚不明确。肿瘤位于肾上腺者占80%～90%，大多为一侧性，少数为双侧性或一侧肾上腺瘤与另一侧肾上腺外瘤并存，多见于儿童和有家族史的患者。

肾上腺髓质的嗜铬细胞瘤可产生去甲肾上腺素和肾上腺素，以前者为主，极少数只分泌肾上腺素，家族性者以肾上腺素为主，尤其在早期、肿瘤较小时；肾上腺外的嗜铬细胞瘤，除主动脉旁嗜铬体所致者外，只产生去甲肾上腺素，不能合成肾上腺素。

嗜铬细胞瘤可产生多种肽类激素，如P物质、生长抑素、鸦片肽、舒血管肠肽、血管活性糖肽等，并可引起一些不典型的症状，如面部潮红、便秘、腹泻、面色苍白、血管收缩及低血压或休克等。

【临床表现】

由于大量儿茶酚胺作用于肾上腺素能受体所致，以心血管系统症状为主，兼有其他系统的表现。

1. 心血管系统表现

（1）高血压　为本病最主要症状，有阵发性和持续性两型，持续性者亦可有阵发性加剧。

（2）低血压、休克　本病可发生低血压，甚至休克；或出现高血压和低血压相交替的表现。这种患者还可发生急性腹痛、心前区痛、高热等。高血压与低血压交替发生的原因可能与肿瘤释放的缩血管物质（去甲肾上腺素、肾上腺素）和舒血管物质（肾上腺髓质素）比例变化有关。

（3）心脏表现　大量儿茶酚胺可引起儿茶酚胺性心肌病，伴心律失常，如期前收缩、阵发性心动过速，甚至心室颤动。心肌的损害可导致心力衰竭或因持续性高血压而发生心脏扩大、心肌肥厚等。

2. 代谢紊乱

（1）基础代谢增高　肾上腺素可作用于中枢神经及交感神经系统控制下的代谢过程，使患者耗氧量增加。代谢亢进可引起发热、消瘦。

（2）糖代谢紊乱　肝糖原分解加速及胰岛素分泌受抑制而致糖异生加强，可使糖耐量降低，引起血糖过高。

（3）脂代谢紊乱　脂肪分解加速、血游离脂肪酸增高。

（4）电解质紊乱　少数患者可出现高钙血症、低钾血症等。

3. 其他临床表现

（1）腹部肿块　少数患者在左或右侧中上腹部可触及肿块，个别肿块可很大，扪及时应注意有可能诱发高血压。恶性嗜铬细胞瘤可转移到肝，引起肝脏肿大。

（2）消化系统　儿茶酚胺使肠蠕动及张力减弱，引起便秘、肠扩张。此外，还可出现肠坏死、出血、穿孔等，且胆石症发生率较高。

（3）泌尿系统　病程长及病情重者可发生肾功能减退，高血压发作时可引起膀胱扩张，无痛性肉眼血尿等。

（4）血液系统　血容量减少，血细胞重新分布，周围血中白细胞增多，有时红细胞也可增多。

（5）伴发其他疾病　嗜铬细胞瘤可伴发于一些因基因种系突变而致的遗传性疾病，如多发性神经纤维瘤、2型多发性内分泌腺瘤病等疾病。

【医学检查】

1. 血、尿儿茶酚胺及其代谢物测定　阵发性者平时儿茶酚胺可不明显升高，而在发作后才高于正常，故需测定发作后血或尿儿茶酚胺。持续性高血压型患者尿儿茶酚胺及其代谢物香草基杏仁酸（VMA）及甲氧基肾上腺素（MN）和甲氧基去甲肾上腺素（NMN）皆升高，常在正常高限的两倍以上。假阳性结果可由摄入可乐、咖啡类饮料及左旋多巴、拉贝洛尔、普萘洛尔（心得安）、四环素等药物引起；休克、低血糖、高颅内压可使内源性儿茶酚胺增高。

2. 胰升糖素激发试验 对于阵发性，且一直等不到发作者可做该试验。

3. 影像学检查 ①B超做肾上腺及肾上腺外肿瘤定位检查，对直径1cm以上者，阳性率较高。②CT扫描，90%以上的肿瘤可准确定位。③MRI有助于鉴别嗜铬细胞瘤和肾上腺皮质肿瘤，可用于孕妇。④放射性核素标记定位。⑤静脉导管术。

【诊断要点】

本病诊断的重要依据必须建立在24小时尿儿茶酚胺或其他代谢产物增加的基础上。对于高血压呈阵发性或持续性发作的患者，尤其是儿童和年轻人，要考虑本病的可能性。并根据家族史、临床表现、实验室检查等确定诊断。本病的早期诊断尤为重要，且与其他继发性高血压及原发性高血压相鉴别。

【治疗】

治疗原则以药物治疗联合手术治疗为主，如出现高血压危象，应立即抢救。

1. 药物治疗 嗜铬细胞瘤手术切除前可采用α受体阻断药使血压下降，减轻心脏负担，使原来缩减的血管容量扩大。常用酚苄明、哌唑嗪口服。

2. 手术治疗 手术治疗可根治大多数良性的嗜铬细胞瘤，但有一定危险性。在麻醉诱导期、手术过程中，尤其在接触肿瘤时，可出现血压急骤升高、心律失常和休克。瘤被切除后，血压一般降至90/60mmHg。如血压过低，表示血容量不足，应补充适量全血或血浆，必要时可静脉滴注适量去甲肾上腺素，但不可用缩血管药来代替补充血容量。

3. 并发症的治疗 当患者发生高血压危象时，应立即予以抢救（图7-8）。

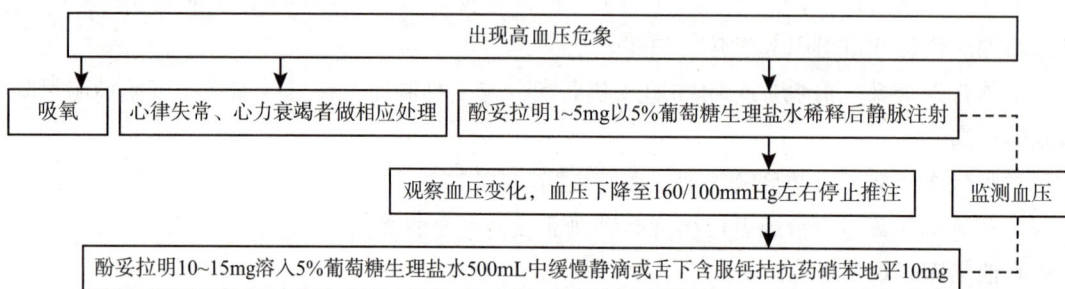

```
                        ┌─────────────────────────────────────────┐
                        │              出现高血压危象               │
                        └─────────────────────────────────────────┘
         ┌──────────┬────────────────────────────┬────────────────────────────────────────┐
         ▼          ▼                            ▼
    ┌────────┐ ┌──────────────────────┐ ┌──────────────────────────────────────────┐
    │  吸氧  │ │心律失常、心力衰竭者做  │ │酚妥拉明1～5mg以5%葡萄糖生理盐水稀释后静脉注射│ ┈┐
    └────────┘ │相应处理              │ └──────────────────────────────────────────┘  ┊
               └──────────────────────┘              ▼                               ┊
                          ┌──────────────────────────────────────────────┐  ┌──────────┐
                          │观察血压变化，血压下降至160/100mmHg左右停止推注│  │ 监测血压 │
                          └──────────────────────────────────────────────┘  └──────────┘
                          ┌─────────────────────────────────────────────────────────────┐
                          │酚妥拉明10～15mg溶入5%葡萄糖生理盐水500mL中缓慢静滴或舌下含服钙 │ ┈┘
                          │拮抗药硝苯地平10mg                                            │
                          └─────────────────────────────────────────────────────────────┘
```

图7-8 高血压危象抢救

4. 恶性嗜铬细胞瘤的治疗 较困难，一般对放疗和化疗不敏感，可用抗肾上腺素药做对症治疗。

【护理诊断/问题】

1. 组织灌注无效 与血管过度收缩有关。

2. 疼痛：头痛 与血压升高有关。

3. 潜在并发症 高血压危象。

【护理措施】

1. 安全与舒适管理 高血压发作间歇期患者可适量活动，但不能剧烈活动。急性发作时应保持环境安静，光线宜偏暗，避免刺激，绝对卧床休息。护理人员操作应集中进行，以免过多打扰患者。

2. 饮食护理　给予高热量、高蛋白质、高维生素、易消化饮食，避免饮含咖啡因的饮料，并鼓励患者多饮水。

3. 疾病监测　①常规监测：密切观察血压变化，定时、定血压计、定体位、定人进行测量并做好记录；观察有无头痛及头痛程度、持续时间，是否有其他伴随症状；观察患者的发病是否存在诱发因素；记录液体出入量，监测患者水、电解质变化。②并发症监测：如患者出现剧烈头痛、面色苍白、大汗淋漓、恶心、呕吐、视力模糊、复视等高血压危象表现，或心力衰竭、肾衰竭、高血压脑病的症状和体征，应立即通知医生，并配合抢救。

4. 高血压危象急救配合　①卧床休息，吸氧，抬高床头以减轻脑水肿，加用床栏以防患者因躁动而坠床；②按医嘱给予酚妥拉明等急救药；③持续心电图、血压监测，每15分钟记录1次测量结果；④因情绪激动、焦虑不安可加剧血压升高，应专人护理，及时解释病情变化，安抚患者，使其保持平静；⑤若有心律失常、心力衰竭、高血压脑病、脑卒中和肺部感染者，协助医生处理并给予相应的护理。

5. 用药护理　α受体阻滞剂用药者要密切观察血压变化及药物不良反应。如酚苄明可引起直立性低血压、鼻黏膜充血、心动过速等；哌唑嗪可引起直立性低血压、低钠倾向等，要及时发现异常情况并处理；头痛剧烈者按医嘱给予镇静剂。

6. 心理护理　本病患者常有恐惧感，渴望早诊早治。护士要主动关心患者，向其介绍有关疾病知识、治疗方法及注意事项。患者发作时，护士要守护在患者身边，使其具有安全感，消除恐惧心理和紧张情绪。

【健康指导】

1. 预防疾病　患者充分休息，生活有规律，避免劳累，保持情绪稳定、心情舒畅。

2. 管理疾病　告知患者当双侧肾上腺切除后，需终身应用激素替代治疗，并使患者知晓药物的作用、服药时间、剂量、过量或不足的征象及常见的不良反应。

3. 康复指导　嘱患者随身携带识别卡，以便发生紧急情况时能得到及时处理。并定期返院复诊，以便及时调整药物剂量。

第九节　肥胖症

肥胖症指多种因素相互作用引起的体内脂肪堆积过多和（或）分布异常、体重增加的慢性代谢性疾病。肥胖症分单纯性肥胖症和继发性肥胖症两大类。临床上无明显内分泌及代谢性病因所致的肥胖症，称单纯性肥胖症。若作为某些疾病的临床表现之一，称为继发性肥胖症，约占肥胖症的1%。肥胖症的临床特征为脂肪细胞数量增多、体脂分布失调以及局部脂肪沉积。在西方国家成年人中，约有半数人超重和肥胖。《中国居民营养与慢性病状况报告（2015年）》数据显示，我国18岁及以上成人超重率、肥胖率分别为30.1%、11.9%。肥胖症已成为重要的世界性健康问题之一。可见于任何年龄，女性较多见。

【病因及发病机制】

病因未明，一般认为是遗传和环境因素在内的多种因素相互作用的结果。总的来说，脂肪的积聚是由于摄入的能量超过消耗的能量。

1. 遗传因素　肥胖症有家族聚集倾向，但遗传基础未明。

2. 环境因素　主要是饮食和体力活动。通过饮食习惯和生活方式的改变，如坐位生活方式、体育运动少、体力活动不足使能量消耗减少、进食多、喜甜食或油腻食物，使摄入能量增多。

3. 中枢神经系统　体重受神经系统和内分泌系统双重调节，最终影响能量摄取和消耗的效应器官而发挥作用。

4. 内分泌系统　肥胖症患者均存在血中胰岛素升高，高胰岛素血症可引起多食和肥胖。

5. 其他因素　①与棕色脂肪组织（BAT）功能异常有关，可能由于棕色脂肪组织产热代谢功能低下，使能量消耗减少。②肥胖症与生长因素有关，幼年起病者多为增生型或增生肥大型，肥胖程度较重，且不易控制；成年起病者多为肥大型。③调定点说，肥胖者的调定点较高，具体机制仍未明了。

【临床表现】

肥胖症患者多有进食过多和（或）运动不足，肥胖家族史。引起肥胖症的病因不同，其临床表现也不相同，主要包括体形改变及多系统受累。

1. 体形变化　脂肪堆积是肥胖的基本表现。脂肪组织分布存在性别差异，通常女性型主要分布在腰部以下，以下腹部、臀部、大腿部为主，称为梨型。男性型主要分布在腰部以上，以颈项部、躯干部为主，称为苹果型。

2. 心血管疾病　肥胖患者血容量、心排血量均较非肥胖者增加而加重心脏负担，引起左心室肥厚、扩大；心肌脂肪沉积导致心肌劳损，易发生心力衰竭。由于静脉回流障碍，患者易发生下肢静脉曲张、栓塞性静脉炎和静脉血栓形成。

3. 消化系统疾病　胆石症、胆囊炎发病率高，慢性消化不良、脂肪肝、轻至中度肝功能异常较常见。

4. 内分泌与代谢紊乱　常有高胰岛素血症、动脉粥样硬化、冠心病等，且糖尿病发生率明显高于非肥胖者。

5. 呼吸系统疾病　由于胸壁肥厚，腹部脂肪堆积，使腹内压增高、横膈升高而降低肺活量，引起呼吸困难。严重者导致缺氧、发绀、高碳酸血症，可发生肺动脉高压和心力衰竭。还可引起睡眠呼吸暂停综合征及睡眠窒息。

6. 其他　恶性肿瘤发生率升高，如女性子宫内膜癌、乳腺癌；男性结肠癌、直肠癌、前列腺癌发生率均升高。因长期负重易发生腰背及关节疼痛。皮肤皱褶易发生皮炎、擦烂、并发化脓性或真菌感染。

【医学检查】

肥胖症的评估包括测量身体肥胖程度、体脂总量和脂肪分布，其中后者对预测心血管疾病危险性更为准确。常用测量方法如下：

1. 体重指数（BMI）　测量身体肥胖程度，BMI= 体重（kg）/［身长（m）］^{2}，是诊断肥胖症最重要的指标。我国成年人 BMI 正常范围为 $18.5 \sim 24.0\text{kg/m}^2$，$24.0 \sim 28.0\text{kg/m}^2$ 为超重，$\geqslant 28.0\text{kg/m}^2$ 为肥胖。

2. 腰围（WC）　腰围比腰臀比更简单可靠，是诊断腹部脂肪积聚最重要的临床指标。腰围测量髂前上棘和第 12 肋下缘连线的中点水平。我国成年男性 WC $\geqslant 90\text{cm}$、女性 WC $\geqslant 85\text{cm}$ 为腹部脂肪积蓄的诊断界限。

3. 腰臀比（WHR）　反映脂肪分布。臀围测量环绕臀部的骨盆最突出点的周径。正常成人 WHR 男性 $\leqslant 0.90$，女性 $\leqslant 0.85$，超过此值为中央性（又称腹型或内脏型）肥胖。但腰臀比相近的个体，体重可以相差很大，该指标和腹部内脏脂肪堆积相关性低于腰围。

4. CT 或 MRI　评估体内脂肪分布最准确的方法，计算皮下脂肪厚度或内脏脂肪量。

5. 其他　身体密度测量法、生物电阻抗测定法、双能 X 线（DEXA）吸收法测定体脂总量等。

【诊断要点】

目前国内外尚未统一标准。根据病史、临床表现和实验室检查即可诊断。应鉴别单纯性或继发性肥胖症。

【治疗】

治疗原则是减少热量摄取、增加热量消耗。继发性肥胖应针对病因治疗。

1. 行为治疗　内科医生、心理治疗师、营养师、护士等组成指导小组，教育患者采取健康的生活方式，改变饮食和运动习惯，并自觉地长期坚持。

2. 医学营养治疗　其核心原则是使患者能量代谢处于负氮平衡，应注意控制总进食量，采用低热量、低脂肪饮食。对肥胖患者应制订能为之接受、长期坚持下去的个体化饮食方案，使体重逐渐减轻到适当水平，再继续维持。

3. 体力活动和体育运动　与医学营养治疗相结合，并长期坚持，尽量创造多活动的机会、减少静坐时间，鼓励多步行。运动方式和运动量应适合患者具体情况，注意循序渐进，有心血管并发症和肺功能不好的患者必须更为慎重。

4. 药物治疗　长期用药可能产生药物副作用及耐药性，因而选择药物必须十分慎重，减重药物应根据患者个体情况在医生指导下应用。目前常用的减肥药有奥利司他、西布曲明、利莫那班等。

5. 外科治疗　仅用于重度肥胖、减重失败，又有能通过体重减轻而改善严重并发症者。可选择使用吸脂术、切脂术和各种减少食物吸收的手术，如空肠回肠分流术、胃气囊术、小胃手术或垂直结扎胃成形术等。

【护理诊断 / 问题】

1. 营养失调：高于机体需要量　与能量摄入和消耗失衡有关。

2. 体像紊乱　与肥胖对身体外形的影响有关。

3. 有感染的危险　与机体抵抗力下降有关。

【护理措施】

1. 安全与舒适管理　肥胖症患者的体育锻炼应长期坚持，并提倡进行有氧运动，包括散步、慢跑、跳舞、游泳、打太极拳、球类活动等，运动强度以中等强度的体力活动为宜，其运动方式根据年龄、性别、体力、病情及有无并发症等情况确定。

（1）评估患者的运动能力和喜好，帮助患者制订每天活动计划并鼓励实施，避免运动过度和过猛。

（2）指导患者固定每天运动的时间，每次运动 30 ～ 60 分钟，包括前后 10 分钟的热身及整理运动，持续运动 20 分钟左右。如出现心率比日常运动时明显加快、心律不齐、心悸、心率先快而后突然变慢等；出现胸部、上臂或咽喉部疼痛或沉重感；特别眩晕或轻度头疼、意识紊乱、出冷汗或晕厥；严重气短；身体任何一部分突然疼痛或麻木；一时性失明或失语等应立即停止活动。

2. 饮食护理　与患者共同制订适宜的饮食计划和减轻体重的具体目标，饮食计划应为患者能接受并长期坚持的个体化方案，护士应监督和检查计划执行情况，使体重逐渐减轻（每周降低 0.5 ～ 1kg）直到理想水平并保持。①采用低热量、低脂肪饮食，控制每日总热量的摄入。②采用混合的平衡饮食，合理分配营养比例，蛋白质占总热量的 15% ～ 20%，碳水化合物占 50%～55%，脂肪占 30% 以下。③合理搭配饮食，饮食包含适量优质蛋白质、复合糖类（如谷类）、足量的新鲜蔬菜（400～500g/d）和水果（100～200g/d）、适量维生素及微量营养素。④养成良好的饮食习惯，少食多餐、细嚼慢咽、蒸煮替代煎炸、粗细搭配、少脂肪多蔬菜、多饮水、停止夜食及饮酒、控制情绪化饮食。

3. 疾病监测 定期评估患者营养状况和体重的控制情况，观察生命体征、睡眠、皮肤状况，动态观察实验室有关检查的变化。注意热量摄入过低可引起衰弱、脱发、抑郁甚至心律失常，应严密观察并及时按医嘱处理。

4. 用药护理 对使用药物辅助减肥者，应指导患者正确服用，并观察和处理药物的不良反应。①奥利司他主要不良反应为胃肠胀气、大便次数增多和脂肪便。由于粪便中含有脂肪多而呈烂便、脂肪泻、恶臭，肛门常有脂滴溢出而容易污染内裤，应指导患者及时更换，并注意肛周皮肤护理。②西布曲明可使患者出现头痛、口干、畏食、失眠、便秘、心率加快、血压轻度升高等不良反应，故禁用于冠心病、充血性心力衰竭、心律失常和脑卒中的患者。

5. 心理护理 鼓励患者表达自己的感受；鼓励患者自身修饰；加强自身修养，提高自身的内在气质；与患者讨论疾病的治疗及预后，增加战胜疾病的信心；及时发现患者情绪问题，及时疏导，严重者建议心理专科治疗。

【健康指导】

1. 预防疾病 加强患者的健康教育，特别是有肥胖家族史的儿童，妇女产后及绝经期，男性中年以上或病后恢复期尤应注意。让其了解肥胖对健康的危害，肥胖症与心血管疾病、高血压、糖尿病、血脂异常等密切相关。告知肥胖患者体重减轻 5%～10%，就能明显改善以上与肥胖相关的心血管病危险因素及并发症。

2. 管理疾病 向患者宣讲饮食、运动对减轻体重及健康的重要性，指导患者坚持运动，并养成良好的进食习惯。

3. 康复指导 运动要循序渐进并持之以恒，避免运动过度或过猛，运动时注意安全，避免单独运动；患者运动期间，不要过于严格控制饮食。

第十节　高尿酸血症与痛风

痛风是指慢性嘌呤代谢障碍所引起的一组代谢性疾病。临床表现为高尿酸血症、急慢性关节炎、痛风石、关节畸形、慢性间质性肾炎和尿酸性尿路结石。高尿酸血症患者只有出现上述临床表现时，才称之为痛风。本病可分为原发性和继发性两大类，前者多由先天性嘌呤代谢异常所致，后者则由某些系统性疾病或药物引起。痛风患者常有阳性家族史，属多基因遗传缺陷。

【病因及发病机制】

病因和发病机制不清。由于受地域、民族、饮食习惯的影响，高尿酸血症与痛风发病差异较大。原发性高尿酸血症常伴有肥胖、糖尿病、动脉粥样硬化、冠心病和高血压等，目前认为与胰岛素抵抗关系密切。

1. 高尿酸血症 尿酸是嘌呤代谢的终产物，主要由细胞代谢分解的核酸和其他嘌呤类化合物及食物中的嘌呤经酶的作用分解而来。人体中尿酸 80% 来源于内源性嘌呤代谢，而来源于富含嘌呤或核酸蛋白食物仅占 20%。尿酸排泄障碍是引起高尿酸血症的重要因素，包括肾小球尿酸滤过减少、肾小管重吸收增多、肾小管分泌减少及尿酸盐结晶沉积。高尿酸血症患者中

80%～90%均具有尿酸排泄障碍，并以肾小管分泌减少最为重要。另外，由于酶的缺陷，引起嘌呤合成增加而导致尿酸水平升高。

2. 痛风　临床上仅有10%～20%的高尿酸血症患者会发展为痛风。当血尿酸浓度过高和（或）在酸性环境下，尿酸析出结晶，沉积在骨关节、肾脏和皮下等组织，造成组织病理学改变，导致痛风性关节炎、痛风肾和痛风石等。

【临床表现】

临床多见于中老年男性和绝经期后女性，常有家族遗传史。

1. 无症状期　仅有波动性或持续性高尿酸血症，从血尿酸增高至症状出现的时间可长达数年至数十年，部分患者可终身不出现症状。但随年龄的增长，痛风的患病率也随之增加，并与高尿酸血症的水平和持续时间有关。

2. 急性关节炎期　多在午夜或清晨突然起病，多呈剧痛，数小时内出现受累关节的红、肿、热、痛和功能障碍，单侧踇趾及第1跖趾关节最常见，其余依次为踝、膝、腕、指、肘，并伴发热、高尿酸血症，但部分患者急性发作时血尿酸水平正常。初次发作常呈自限性，数日内自行缓解，受累关节局部皮肤出现脱屑和瘙痒，为本病特有的表现。

此外，受寒、过度劳累、酗酒、高蛋白高嘌呤饮食及外伤、手术、感染等为常见的发病诱因。

3. 痛风石及慢性关节炎期　痛风石是痛风的特征性临床表现，是尿酸盐沉积所致。常出现在耳轮、跖趾、指间和掌指关节处，常为多关节受累，且多见于关节远端，受累关节表现为以骨质缺损为中心的关节肿胀、僵硬、畸形及周围组织的纤维化和变性，严重时患处皮肤发亮、菲薄，破溃则有豆渣样的白色物质排出形成瘘管，不易愈合但很少出现感染。

4. 肾脏病变　痛风性肾病是痛风特征性的病理变化之一，起病隐匿，早期仅有间歇性蛋白尿，随着病情的进展而呈持续性，伴有肾浓缩功能受损时，夜尿增多，晚期可发生肾功能不全，表现水肿、高血压、血尿素氮和肌酐升高。少数患者表现为急性肾损伤，出现少尿或无尿，最初24小时尿酸排出增加。10%～25%的痛风患者有尿酸性尿路结石，呈泥沙样，常无症状，结石较大者可发生肾绞痛、血尿，发生梗阻时会导致肾积水、肾盂肾炎、肾积脓或肾周围炎，感染可加速结石的增长和肾实质的损害。

【医学检查】

1. 血尿酸测定　正常男性为150～380μmol/L（2.5～6.4mg/dL），女性为100～300μmol/L（1.6～5.0mg/dL），绝经期后接近男性。血尿酸存在较大波动，应反复监测。

2. 尿尿酸测定　限制嘌呤饮食5天后，每日尿酸排出量大于3.57mmol（600mg），提示尿酸生成增多。

3. 滑囊液或痛风石内容物检查　关节腔滑囊液偏振光显微镜检查可见双折光的针形尿酸盐结晶是确诊本病的依据。

4. 其他检查　X线、CT、MRI检查、关节镜等有助于发现骨及关节相关病变或尿酸性尿路结石。

【诊断要点】

男性和绝经后女性血尿酸＞420μmol/L（7.0mg/dL）、绝经前女性＞350μmol/L（5.8mg/dL）可诊断为高尿酸血症。中老年男性出现特征性关节炎表现、尿路结石或肾绞痛发作，伴有高尿酸血症应考虑痛风。关节液穿刺或痛风石活检证实为尿酸盐结晶可做出诊断。受累关节X线检查、CT或MRI扫描、关节腔镜检查可协助诊断。急性关节炎期诊断有困难者，秋水仙碱试验性治疗有诊断意义。

【治疗】

治疗要点：①控制高尿酸血症，预防尿酸盐沉积；②迅速终止急性关节炎的发作；③防止尿酸结石形成和肾功能损害。

1. 一般治疗 控制饮食总热量；限制高嘌呤食物（如心、肝、肾等）的大量摄入，禁酒；每天饮水量大于 2000mL 以增加尿酸的排泄；慎用抑制尿酸排泄的药物如噻嗪类利尿药等；适当运动，控制体重，减轻胰岛素抵抗；避免各种诱发因素和积极治疗相关疾病等。

2. 高尿酸血症的治疗

（1）排尿酸药 可通过抑制近端肾小管对尿酸盐的重吸收，增加尿酸的排泄，降低尿酸，适合肾功能良好者；剂量应从小剂量开始逐步递增。常用药物有苯溴马、丙磺舒等。

（2）抑制尿酸生成药物 别嘌呤醇可通过抑制黄嘌呤氧化酶，使尿酸的生成减少，适用于尿酸生成过多或不适合使用排尿酸药物者。

（3）碱性药物 可碱化尿液，长期大量服用可致代谢性碱中毒。

3. 急性痛风性关节炎期的治疗

（1）秋水仙碱 缓解炎症反应，是治疗急性痛风性关节炎的特效药物，应用越早效果越好。

（2）非甾体抗炎药 抑制前列腺素的合成而达到消炎镇痛，禁忌证为活动性消化性溃疡、消化道出血。常用药物有吲哚美辛、双氯芬酸、布洛芬、罗非昔布等。

（3）糖皮质激素 上述药物治疗无效或不能使用秋水仙碱和非甾体抗炎药时，可考虑使用。该类药物的特点是起效快、缓解率高，但停药后容易出现症状"反跳"。

4. 发作间歇期和慢性期的处理 目的是维持血尿酸正常水平，较大痛风石或经皮溃破者可手术剔除。

5. 其他 高尿酸血症和痛风常与代谢综合征伴发，应积极行降压、降脂、减重及改善胰岛素抵抗等综合治疗。

【护理诊断／问题】

1. 疼痛：关节痛 与尿酸盐结晶、沉积在关节引起炎症反应有关。

2. 躯体活动障碍 与关节受累、关节畸形有关。

3. 知识缺乏 缺乏与痛风有关的饮食知识。

【护理措施】

1. 安全与舒适管理 关节疼痛时避免关节负重、抬高患肢，24 小时内可冰敷或用 25% 硫酸镁湿敷，24 小时后可行热敷，理疗、保暖，可减少疼痛。卧床休息，疼痛缓解 3 日后开始恢复活动。

2. 饮食护理 在急性发作时应选用无嘌呤食物，如脱脂奶、鸡蛋、植物油等，或选用低嘌呤食物如富强粉面包、饼干、蔬菜、水果等，食物应尽量精细，全天液体摄入量应在 2000mL 以上，两餐之间可用碳酸氢钠液体；慢性期缓解期应选用低嘌呤饮食，每周应有 2 日无嘌呤饮食，饮食中注意补充维生素及铁质，多食水果及黄、绿叶蔬菜；禁食高嘌呤食物，如动物内脏、鱼虾类、蛤蟹、肉类、菠菜、蘑菇、黄豆、扁豆、豌豆、浓茶等；禁饮酒，指导患者进食碱性食物，如牛奶、鸡蛋、马铃薯；控制体重，避免过胖。

3. 疾病监测 平日生活中经常检查是否存在痛风石，尤其是耳轮和手足关节处。定期复查血尿酸。

4. 用药护理 指导患者严格按照医嘱正确用药，注意观察用药效果，及时发现处理不良反应。①应用排尿酸药时，应嘱患者多饮水，口服碳酸氢钠等碱性药。苯溴马不良反应轻，一般不影响肝肾功能；少数患者可出现胃肠道反应、过敏性皮炎、发热等不良反应；丙磺舒偶见皮疹、发热、胃肠道刺激等不良反应。②抑制尿酸生成药物别嘌呤醇不良反应有胃肠道刺激、皮疹、发热、肝损害、骨髓抑制等，肾功能不全者剂量减半。③秋水仙碱，口服给药可出现恶心、呕吐、厌食、腹胀和水样腹泻，白细胞减少、血小板减少等骨髓抑制表现及脱发等不良反应；如出现不良反应，应及时与医生联系，调整剂量或停药。静脉给药时避免药液外漏，否则可引起剧烈疼痛和组织坏死。此外，更应当注意的是静脉给药可产生严重的不良反应，如骨髓抑制、肾衰竭、弥散性血管内溶血、肝坏死、癫痫样发作甚至死亡，因此国内极少静脉给药。④注意不可同时服用两种或多种非甾体抗炎药，否则会加重不良反应。⑤使用糖皮质激素，应观察其疗效，严密观察有无症状的"反跳"现象出现，若同时口服秋水仙碱，可防止症状反跳。

【健康指导】

1. 预防疾病　保持劳逸结合，张弛有度，有规律的生活习惯。保持情绪平和、心情舒畅、精神乐观。有阳性家族史者日常注意避免高嘌呤饮食。

2. 管理疾病　生活要有规律；肥胖者应减轻体重；应避免受凉、劳累、感染、外伤等因素，以免疾病复发。指导高尿酸血症与痛风患者保持健康的生活方式，定期筛查和监测器官损害和控制相关合并症，如糖尿病、高血压等。血尿酸水平升高是高尿酸血症和痛风及其相关合并症发生、发展的根本原因，血尿酸长期达标可减少痛风发作频率，预防痛风石形成，防止骨破坏，降低死亡风险，是预防痛风及其相关合并症的关键。高尿酸血症和痛风患者应知晓控制血尿酸水平的重要性，并了解血尿酸水平的影响因素，将血尿酸水平控制在理想范围。

3. 康复指导　运动与关节保护：①运动后疼痛超过 1 小时，应停止此项运动。②使用大肌群，如能用肩部负重者不用手提，能用手臂就不要用手指。③交替完成轻重不同工作，不长时间持续进行重体力工作。④保持关节功能位，若有局部温热和肿胀，应给予制动。告知患者此病为慢性疾病，饮食是控制疾病的要点，保持各关节功能位，维持最大限度的自理是最终目标。

第十一节　原发性骨质疏松症

骨质疏松症（osteoporosis，OP）是多种原因引起的一种以骨量降低和骨组织微结构破坏为特征，导致骨骼脆性增加，易于出现骨折的代谢性骨病。各年龄期均可发病，老年人多见，绝经期后的女性尤甚。按病因可分为原发性和继发性两类。原发性骨质疏松症包括绝经后骨质疏松症（Ⅰ型）、老年骨质疏松症（Ⅱ型）和特发性骨质疏松症（包括青少年型）。绝经后骨质疏松症一般发生在女性绝经后 5～10 年内；老年骨质疏松症一般指 70 岁以后发生的骨质疏松；特发性骨质疏松症主要发生在青少年，病因不明。继发性 OP 常继发于其他疾病，常由内分泌代谢疾病（如性腺功能减退症、甲亢、库欣综合征、1 型糖尿病等）或全身性疾病引起，也与长期大剂量使用糖皮质激素有关。

【病因及发病机制】

原发性骨质疏松的病因尚未明确。正常成熟骨的代谢主要以骨重建形式进行。在各种激素、细胞因子和其他调节因子的调节作用下，骨组织不断吸收旧骨，长成新骨。凡可以使骨吸收增加和（或）骨形成减少的因素都会导致骨丢失和骨质量下降，脆性增加，直至发生骨折。

1. 吸收因素

（1）性激素　雌激素和雄激素等性激素与骨质疏松有关。雌激素缺乏使破骨细胞功能增强，骨丢失加速，这是绝经后骨质疏松症的主要原因；而老年性骨质疏松症与雄激素缺乏有重要关系。

（2）妊娠和哺乳　妊娠期间，母体血容量增加，钙的分布容量可增加一倍。钙、磷和其他物质完全由母体供给，如摄入不足或存在矿物质吸收障碍，必须动用骨盐维持血钙水平。因此，妊娠期饮食钙含量不足，可诱发骨质疏松的发生。

（3）活性维生素 D　1，25-（OH）$_2$D$_3$ 促进钙结合蛋白生成，增加肠钙吸收。活性维生素 D 缺乏，可伴血清钙浓度下降，导致骨盐动员加速，骨吸收增强。

（4）降钙素（CT）　当降钙素减少时，不利于成骨细胞的增殖与钙在骨基质中沉着，因此可抑制骨吸收，降低血钙。

（5）甲状旁腺素（PTH）　甲状旁腺素分泌增多时，可加强破骨细胞介导的骨吸收过程；PTH 是促进骨吸收的重要介质。

（6）细胞因子　骨组织的 IL-1、IL-6 和肿瘤坏死因子等均可导致破骨细胞活性增强和骨吸收。

2. 形成因素　①峰值骨量（PBM）：青春发育期是人体骨量增加最快的时期，在 30 岁左右达到 PBM。PBM 越高，发生骨质疏松症的可能性越小或发生的时间越晚。至 PBM 年龄以后，OP 的发生主要取决于骨丢失的量和速度。②骨重建功能：骨重建功能衰退可能是老年性 OP 的重要发病原因。成骨细胞的功能与活性缺陷导致骨形成不足和骨丢失。

3. 骨质量下降　骨质量主要与遗传因素有关，包括骨的形态、微损伤累积、骨矿物质与骨基质的理化与生物学特性等。骨质量下降导致骨脆性和骨折风险增高。

4. 不良生活方式和生活环境　足够的体力活动有助于提高峰值骨量，活动过少或过度运动容易发生骨质疏松症。其他危险因素，如高龄、吸烟、制动、酗酒、跌倒、长期卧床、长期服用糖皮质激素、光照减少、钙和维生素 D 摄入不足等。危险因素越多，发生 OP 概率越大。

【临床表现】

1. 骨痛和肌无力　轻者无症状。较重患者出现腰背疼痛、乏力或全身骨痛。骨痛为弥漫性，无固定部位，无压痛区（点）。乏力常于劳累或活动后加重，不能负重或负重能力下降。

2. 骨折　常因轻微活动、创伤、弯腰、负重、挤压或摔倒后发生骨折。多见于脊柱、髋部和前臂，其他部位亦可发生，如肋骨、盆骨、肱骨甚至锁骨和胸骨等。脊柱压缩性骨折多见于绝经后骨质疏松症，出现身高变矮、驼背；髋部骨折多在股骨颈部（股骨颈骨折）。

【医学检查】

1. 骨量的测定　骨矿含量（BMC）和骨矿密度（BMD）测量是判断低骨量、确定骨质疏松的重要手段，是评价骨丢失率和疗效的重要指标。

2. 骨转换的生化测定　①与骨吸收有关的生化指标：空腹尿钙或 24 小时尿钙排量是反映骨吸收状态最简单的方法，但受钙摄入量、肾功能等多种因素的影响。收集 24 小时尿之前，应进素食 2～3 天。②与骨形成有关的生化指标：包括血清碱性磷酸酶、血清Ⅰ型前胶原羧基端前肽和血骨钙素。

3. X 线检查　在骨量丢失 30% 以上时，X 线所见呈阳性。表现为骨皮质变薄，骨小梁减少、间隙增宽，骨结构模糊，椎体变形等。

4. 骨矿密度测量　①双能 X 线吸收测量法：可测定全身任何部位的骨量，精确度高。此法较准确，重复性好。②超声波：可测骨密度和骨强度。

【诊断要点】

详细的病史和体检是临床诊断的基本依据，但此病的确诊有赖于 X 线照片检查和 BMD 或 BMC 测定。确定是低骨量（低于同性别 PBM 的 1 个骨标准差以上但小于 2.5 个标准差）、骨质疏松（低于同性别 PBM 的 2.5 个标准差以上）或严重骨质疏松（骨质疏松伴一处或多处骨折）。OP 性骨折的诊断主要根据年龄、外伤骨折史、临床表现及影像学检查确立。正、侧位 X 线片确定骨折的部位、类型、移位方向和程度；CT 和 MRI 对椎体骨折和微细骨折有较大诊断价值；CT 三维成像能清晰显示关节内或关节周围骨折；MRI 对新鲜和陈旧性椎体骨折有较大意义。

WHO 推荐的骨质疏松症诊断方法为使用双能 X 线吸收计量法测定骨密度，根据骨密度 T 记分做出诊断。中华医学会骨质疏松和骨矿盐疾病分会推荐采用 WHO 诊断标准，即 T 记分 ≤ -2.5 为骨质疏松症。

【治疗】

治疗要点是强调综合治疗、早期治疗和个体化治疗。合适的治疗可减轻症状，改善预后，降低骨折发生率。

1. 一般治疗

（1）改善营养状况　补给足够的蛋白质有助于 OP 和 OP 性骨折的治疗，多食富含异黄酮类食物对保存骨量也有一定作用。提倡低钠、高钾、高钙和高非饱和脂肪酸饮食，戒烟忌酒。补充钙剂和维生素 D，每日钙的总摄入量达 800 ～ 1200mg/d。同时补充维生素 D 400 ～ 600IU/d。非活性维生素 D 主要用于 OP 的预防，而活性维生素 D 可促进肠钙吸收，增加肾小管对钙的重吸收，抑制 PTH 分泌，故可用于各种 OP 的治疗。

（2）避免使用致 OP 药物　如抗癫痫药、苯妥英、苯巴比妥、卡巴马嗪、扑米酮等。

（3）加强运动　多选择户外活动，增强应变能力，提高耐受力和平衡能力，减少骨折意外的发生，降低摔倒和骨折风险。避免肢体制动，增强抵抗力，加强个人护理。

2. 对症治疗　有疼痛者可给予适量非甾体抗炎药，如阿司匹林，每次 0.3 ～ 0.6g，每日不超过 3 次；或吲哚美辛（消炎痛）片，每次 25mg，每日 3 次；发生骨折或遇顽固性疼痛时，可应用降钙素制剂。骨畸形者可局部固定或采用其他矫形措施防止畸形加剧。骨折者应给予牵引、固定、复位或手术治疗，同时应辅以物理康复治疗，尽早恢复运动功能。必要时给予被动运动，避免因制动或失用而加重病情。

3. 特殊治疗

（1）性激素补充治疗　雌激素补充治疗主要用于女性绝经期后 PMOP 的预防，疗程一般不超过 5 年，治疗期间要定期进行妇科和乳腺检查。雄激素补充治疗用于男性 OP 的治疗，雄激素对肝有损害，并常导致水钠潴留和前列腺增生，因此长期治疗宜选用经皮制剂。

（2）二膦酸盐　可抑制破骨细胞生成和骨吸收，增加骨密度，缓解骨痛。常用的有依替膦酸二钠、帕米膦酸钠、阿仑膦酸钠。

（3）降钙素　为骨吸收的抑制剂，孕妇和过敏反应者禁用。应用降钙素制剂前需补充数日钙剂和维生素 D。

（4）甲状旁腺素（PTH）　小剂量 PTH 可促进骨形成，增加骨量。对老年性 OP、PMOP、雌激素缺乏的年轻妇女和糖皮质激素所致的 OP 均有治疗作用。

【护理诊断/问题】

1. 有受伤的危险　与骨质疏松导致骨骼脆性增加有关。

2. 疼痛：骨痛　与骨质疏松有关。

3. 躯体移动障碍　与骨骼畸形活动范围受限有关。

【护理措施】

1. 安全与舒适管理　①环境：保证住院环境安全，加强巡视，预防意外的发生。家居摆设方便安全，家居位置固定，过道通畅，病室、卫生间地面干燥，光线明暗适宜。②休息与活动：疼痛明显时，可使用硬板床，取仰卧位或侧卧位，卧床休息数天到 1 周以缓解疼痛。疼痛缓解后，鼓励患者进行适当的活动，以步行、游泳、慢跑、骑自行车等运动为主，必要时可建议患者使用手杖，以增加活动的稳定性，避免进行剧烈的、有危险的运动。运动要循序渐进，持之以恒。③服饰：衣服鞋袜干净、舒适，尺码合体，有利于活动。

2. 饮食护理　给予高钙、低盐、低糖、富含维生素 D 的饮食。含钙食品有牛奶、大豆、芝麻、鱼、海带、虾皮、骨头汤、鸡蛋、粗杂粮、瓜子、绿叶蔬菜等。补充维生素 A、维生素 C 及含铁的食物，以利于钙的吸收。适度摄取蛋白质及脂肪。指导患者戒烟酒，少喝咖啡、浓茶等饮料。

3. 用药护理

（1）配合用药：骨质疏松症属慢性病，需长期按剂量服药，护理人员要向患者说明用药的意义及注意事项，使他们能主动配合治疗。

（2）慎用活性维生素 D 和钙剂：钙剂空腹服用效果最好，服用过程中要增加饮水量，以增加尿量，降低泌尿系统结石形成的可能。补充维生素 D，但不可与绿叶蔬菜一起服用，以免形成钙螯合物而减少钙的吸收。长期大量服用活性维生素 D 和钙剂可出现高血钙、心动过速、血压升高、肾功能下降，所以，冠心病患者、动脉粥样硬化患者应慎用此药，并且服药后要严密监测血钙，注意有无食欲减退、恶心、颜面潮红等不良反应。

（3）慎用雌激素：绝经后老年妇女使用雌激素替代治疗，可以预防或减轻骨质疏松，但必须在医生的指导下使用，剂量要准确，并与钙剂、维生素 D 同时使用。乳腺癌、原因不明的妇科出血患者禁用雌激素，肝肾功能减退者慎用雌激素。

（4）应用二膦酸盐时，应指导患者空腹服用，服药期间需补充钙剂，偶可发生浅表性消化性溃疡；静脉注射可导致二膦酸盐钙螯合物沉积，有血栓栓塞性疾病、肾功能不全者禁用。治疗期间追踪疗效，并监测血钙、磷和骨吸收生化标志物。

4. 对症护理　疼痛是此病最常见的症状之一。所以疼痛的缓解尤为重要。要注意保暖，随天气变化增减衣物，避免着凉，防止肌肉痉挛造成的疼痛。

【健康指导】

1. 预防疾病　指导患者合理的生活方式和饮食习惯以延缓和减轻骨质疏松症的发生。安全护理、适当运动、合理膳食，保证充足的钙剂摄入。

2. 管理疾病　嘱患者按时服用药物，学会自我监测药物不良反应，预防跌倒。

3. 康复指导　指导患者做有规律的负重运动，抗阻运动，如快步走、举哑铃、举重、划船运动等。建议负重运动每周 4～5 次，抗阻运动每周 2～3 次。强度以每次运动后肌肉有酸胀和疲乏感，休息后次日这种感觉消失为宜。四肢瘫痪、截瘫和偏瘫的患者，由于神经的损伤和肌肉的失用容易发生继发性骨质疏松，这些患者应增加瘫痪肢体的抗阻运动及负重站立和功能性电刺激。

第十二节　专科常用诊疗技术与护理

一、快速血糖测试

快速血糖测试为采用快速血糖测定仪监测机体末梢毛细血管血液血糖值。此技术已被广泛应用，并成为临床监测血糖的重要手段。快速血糖测定仪体积小，携带方便，操作简单易行，取 1 滴末梢血就能在短时间内读取血糖值。患者可随时随地监测自己的血糖，及时了解自己的病情。

【操作】

①调整血糖仪的代码与试纸的代码一致（部分血糖仪不需此程序）。②将采血针头装入自动刺指器。③洗手并擦干，以 75% 酒精消毒欲采血部位的皮肤。④采血部位下垂 30 秒，促进局部血液充足。⑤将试纸条插入血糖仪，屏幕显示血滴标识。⑥将血糖试纸插入血糖仪中（部分血糖仪需先将试纸插入血糖仪中，再将血滴在试纸上指定区域）。确认采血部位干燥后行皮肤穿刺，用试纸条吸血。⑦按压采血点几秒钟之后，从血糖仪上读出血糖值。⑧测定结果的记录包括被测试者姓名、测定日期、时间、结果、单位、检测者签名等。

【护理】

①采血前检查试纸条和质控品贮存是否恰当，查对血糖试纸的有效期，以及血糖仪代码与试纸代码是否一致，以免影响检测结果的准确性。②通常选用指尖、足跟两侧等末梢毛细血管进行采血，水肿或感染的部位不宜采血。③采血部位要交替轮换，以免形成疤痕。注意不可过度用力挤压采血部位。④餐后 2 小时血糖应从吃第一口饭开始计时。⑤定期校正血糖仪是否准确，或与静脉采血检查结果对比，确定其准确性。血糖仪测定的血糖比静脉抽血测定值略低 10% 左右。出现血糖异常结果时应当采取以下措施：重复检测 1 次；通知医生采取不同的干预措施；必要时复检静脉生化血糖。⑥血糖仪注意保持洁净。

二、胰岛素泵治疗

胰岛素泵是采用人工智能控制的胰岛素输注装置，通过模拟胰腺的胰岛素生理分泌模式，采用持续皮下输注胰岛素的方式达到控制高血糖的一种治疗方式。胰岛素泵由 4 个部分构成：含有微电子芯片的人工智能控制系统、电池驱动的机械泵系统、储药器、与之相连的输液管和皮下输注装置。

【操作】

以首次安装胰岛素泵为例。①药物准备：将胰岛素从冰箱中提前取出，待其恢复到室温时使用。洗手、戴口罩。②安装储药器：从包装中取出储药器，消毒胰岛素笔芯瓶口，将针头与储药器连接并刺入胰岛素瓶内，缓慢拉动活塞，将胰岛素抽吸至储药器内，垂直将储药器从笔芯瓶上拔除。③安装输注管路：将输注管路接头安装在储药器上，轻推活塞直至胰岛素进入管内，以排除储药器顶部的气泡。将活塞与储药器分离。④马达复位：将胰岛素泵进行马达复位，屏幕上出现"安装 / 固定储药器"。⑤安装储药器：从储药仓顶部将储药器置入胰岛素泵内。⑥手动充盈：按住启动键进行手动充盈，排空导管中的气体，至针尖处有液滴时停止。⑦设置胰岛素泵参数：核对医嘱，设置胰岛素泵的日期、时间、基础率、追加胰岛素的最大剂量等。⑧安装胰岛素泵：消毒注射部位，将针头装入助针器，持助针器垂直扎入，退出助针器，拔除引导针，以防水透气贴膜固定。⑨开启胰岛素泵：定量充盈引导针拔出后软管中留下的空隙，开启胰岛素泵。

【护理】

①注射部位多采取腹部，注意避开肚脐周围 5cm 处及腰带或松紧带处。其他可供选择的部位包括臀部、大腿外侧上部、上臂（图 7-9）。定期更换注射部位，距离前一个部位 3 ～ 5cm，注意保护皮肤。②注射部位出现疼痛、出血、肿块、淤斑等，应通知医生，视情况更换位置。③定时检测血糖，根据血糖值调整胰岛素泵设置。记录胰岛素泵的型号、安装时间、基础率、换管时间、更换注射部位时间和剩余量。④注意检查输注管路和胰岛素泵接头处、埋置针头处有无

渗漏；管路有无打结、堵塞；胶布有无松脱；穿刺部位有无感染、皮疹等现象。⑤管路应定期更换，不能重复使用，也不能使用非专用输注管路。⑥胰岛素泵使用的胰岛素是短效胰岛素或超短效胰岛素类似物，不能使用中、长效鱼精蛋白锌胰岛素或超长效胰岛素类似物。⑦胰岛素泵使用胰岛素的浓度是 100U/mL，与人胰岛素笔芯的浓度相同，普通瓶装胰岛素的浓度是 40U/mL，不能用于胰岛素泵。⑧加强带泵患者的管理，嘱不可自行调整胰岛素泵的设置，并防止胰岛素泵的丢失或损坏。在患者洗澡、游泳，或做某些特殊检查（如核磁共振）时，为避免胰岛素泵的损害，应暂停并分离胰岛素泵。⑨电量不足时，应及时更换电池。

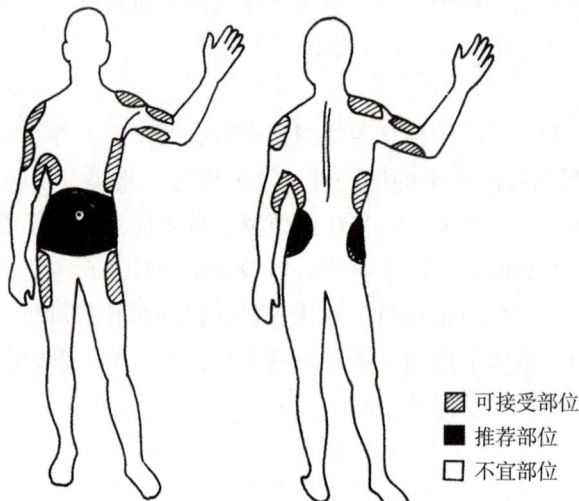

可接受部位
推荐部位
不宜部位

图 7-9　胰岛素泵的注射部位

复习思考题

1. 患者，女，38 岁，因确诊甲状腺功能亢进症 3 月余，高热伴心悸、呕吐半天收住入院。

患者 3 个月前无明显诱因出现颈部增粗、心悸、食量较前明显增加，但体重下降约 4kg，伴怕热多汗、烦躁易怒。患病后睡眠差，大便 3 次 / 日，为不成形糊状便，小便正常，月经量较前减少，经期不规律。查甲状腺功能示：TT_3 11.15nmol/L，TT_4 381.0nmol/L，FT_3 31.6pmol/L，FT_4 152.3pmol/L，TSH 0.008mIU/L。甲状腺彩超：甲状腺弥漫性增大，血流速度加快，呈"火海征"。确诊为甲状腺功能亢进症，给予甲巯咪唑 20mg 口服，每日 1 次。本次入院前患者因家人病重陪护，于今晨出现高热、心悸、胸闷、气短、恶心，呕吐胃内容物 3 次，急诊收住入院。

体格检查：体温 39.5℃，脉搏 158 次 / 分，呼吸 32 次 / 分，血压 140/75mmHg，神清，精神差，大汗淋漓。双侧眼球轻度突出，瞬目减少。双侧甲状腺Ⅲ度肿大，质软，可闻及血管杂音。双肺呼吸音粗，未闻及干湿啰音。心率 158 次 / 分，律齐，心尖部可闻及 2 级收缩期吹风样杂音。腹软，肝脾肋下未触及。双下肢无黏液性水肿。

问题：

（1）该患者目前出现了什么情况？常见的诱因有哪些？

（2）该患者存在的或潜在的护理诊断是什么？

（3）对该患者应实施哪些护理措施？

2. 患者，男，35 岁，诊断 1 型糖尿病 1 年，不规则使用胰岛素治疗，平时几乎不监测血糖，近一周出现感冒后食欲明显下降，极度口渴，伴恶心、呕吐，今晨起四肢厥冷，呼吸加快，随即入院收入内分泌科。

体格检查：体温 36.9℃，脉搏 120 次／分，呼吸 28 次／分，血压 120/75mmHg，神情疲倦，形体消瘦。呼吸有烂苹果味，皮肤干燥，眼眶下陷，瞳孔等大等圆，对光反射存在，其他查体无异常。

辅助检查：静脉血糖 21mmol/L，尿糖（++++），尿酮（++++），二氧化碳结合力 10mmol/L，pH 7.29，白细胞计数 1.6×10^9/L。

问题：

（1）该患者最可能的医疗诊断是什么？

（2）如何对该患者进行抢救及护理？

3. 患者，男，55 岁，建筑工人。因反复多关节红肿热痛 20 年，双足第一跖趾关节变形伴皮下结节 6 个月入院。

20 年前患者因饮酒后出现左跖趾关节红肿热痛，不能行走，数天后自行缓解，随后每年关节疼痛发作 1～2 次，多在饮酒后发生，疼痛逐渐累及双踝、双腕、掌指等关节，疼痛发作时均有发热、关节红肿等症状，服用吲哚美辛数日后可缓解。6 个月前，四肢多处关节疼痛加重，触之痛甚，手足关节处皮下出现结节，破溃后有白色糊状物溢出，不能行走，抬送入院。

体格检查：体温 37.5℃，脉搏 95 次／分，呼吸 18 次／分，血压 135/85mmHg。神志清楚，心肺听诊无异常，腹软，四肢关节红肿，有触痛，双足第一跖趾关节明显变形，关节皮下可见数个鸽蛋大小结节，质软。

辅助检查：红细胞计数 5.5×10^{12}/L，血红蛋白 120g/L，白细胞计数 4.0×10^9/L，血沉 127mm/h，血尿酸 720μmol/L。

初步诊断：急性痛风性关节炎。

问题：

（1）目前应如何安排该患者的休息与活动？

（2）如何对该患者进行运动指导？

（3）如何对该患者进行饮食指导？

参考答案

题 1：

（1）甲状腺危象。

常见诱因：①应激状态，如感染、手术、精神刺激、过度劳累等；②严重躯体疾病，如心力衰竭、急腹症、严重创伤等；③口服过量 TH 制剂；④甲状腺手术准备不充分或术中过度挤压甲状腺。

（2）存在或潜在的护理诊断：

1）潜在并发症　甲状腺危象。

2）体温过高　与甲状腺激素过多引起高热有关。

3）营养失调：低于机体需要量　与基础代谢率增高、恶心呕吐有关。

4）活动无耐力　与基础代谢率增高、蛋白质代谢呈负平衡有关。

5）体像紊乱　与甲状腺肿大、突眼等症状有关。

6）有组织完整性受损的危险　与突眼有关。

（3）护理措施：

1）抢救配合　①绝对卧床休息，有呼吸困难者取半卧位。②立即给予氧气吸入。③备好镇静药、血管活性药物、强心药等抢救用物。④迅速建立静脉通路，遵医嘱使用 PTU、复方碘溶液等药物。⑤对症护理：体温过高时，给予物理降温；躁动不安者，使用床挡保护；昏迷者加强皮肤护理、口腔护理，预防压疮及肺炎的发生。⑥密切监测生命体征及神志变化，准确记录 24 小时出入液量。

2）起居护理　保持病室安静、舒适，避免各种刺激。病情稳定后嘱患者适当活动，但不宜紧张和劳累。注意个人卫生。

3）饮食护理　给予高热量、高蛋白、高维生素、易消化饮食。主食应足量，适当增加优质蛋白质，多摄入新鲜蔬菜和水果。每日饮水量为 2000 ~ 3000mL，禁止摄入咖啡、浓茶等刺激性饮料。减少食物中粗纤维的摄入。避免摄入含碘丰富的食物和药物。

4）用药护理　①指导患者遵医嘱按疗程用药。②注意 ATD 治疗期间有无粒细胞减少引起的感染症状。有无皮疹、中毒性肝病等不良反应。③服用 ATD 开始 3 个月，每周查血象 1 次，以后每 2 周查 1 次。遵医嘱定期复查肝功能及甲状腺功能。

5）眼部护理　外出配戴深色眼镜以防光线及灰尘刺激。眼睛有异物感、刺痛或流泪时，不要用手揉搓眼睛。可用眼药水湿润眼睛。睡前涂抗生素眼膏，眼睑不能闭合者以无菌纱布或眼罩覆盖双眼。睡觉时抬高头部以减轻球后水肿。定期行角膜检查。

6）心理护理　向患者及家属解释本病的相关知识，关心体贴患者，避免引起精神刺激的言行。指导患者自我调节，保持情绪稳定。

7）病情监测　指导患者每日清晨起床前自测脉搏，定期测量体重，如脉搏减慢、体重增加是治疗有效的标志。注意观察有无甲状腺危象的症状。

题 2：

（1）糖尿病酮症酸中毒（DKA）。

（2）抢救及护理：

1）补液：对于无心力衰竭的患者在开始 2 小时应补液 1000 ~ 2000mL，以后根据病情调整滴速，第 1 个 24 小时总输液量为 4000 ~ 5000mL，清醒患者鼓励多饮水，以帮助恢复灌注、改善周围循环。

2）胰岛素治疗：迅速小剂量持续补充胰岛素，开始以 0.1U/（kg·h）胰岛素加入生理盐水中静滴，当血糖下降至 13.9mmol/L 时，改为 5% 葡萄糖液，并按每 2 ~ 4g 葡萄糖加入 1U 短效胰岛素滴注，此后注意复查血糖，并根据患者病情调节胰岛素用量。

3）注意病情观察：准确记录患者 24 小时出入液量，密切观察患者生命体征、瞳孔大小、神志、尿酮、血酮、动脉血气、电解质的变化，如有必要则纠正电解质及酸碱平衡失调。

4）积极处理诱发病、防治并发症。

题 3：

（1）关节疼痛时避免关节负重、抬高患肢，24 小时内可冰敷或用 25% 硫酸镁湿敷，24 小时后可行热敷、理疗、保暖，可减少疼痛。

（2）卧床休息，疼痛缓解 3 日后开始恢复活动。

（3）在急性发作时，应选用无嘌呤食物，如脱脂奶、鸡蛋、植物油等，或选用低嘌呤食物如富强粉面包、饼干、蔬菜、水果等，食物应尽量精细，全天液体摄入量应在 2000mL 以上，两餐之间可用碳酸氢钠液体。

扫一扫，查阅本章数字资源，含PPT、音视频、图片等

第一节 概 述

风湿性疾病（简称风湿病）泛指由于免疫紊乱引起的多器官尤其是骨关节及其周围软组织（如肌腱、滑囊、筋膜等）病变的一组自身免疫性疾病。主要表现为关节疼痛、肿胀、活动障碍，发作期与缓解期交替出现。部分患者可发生脏器功能损害，甚至功能衰竭。风湿病的发病与遗传有关，在此基础上环境、感染等因素导致机体免疫功能紊乱、自身免疫耐受破坏，最终产生肿瘤坏死因子等炎症介质介导的自身免疫。风湿病发病率高，目前全世界大约有 3.55 亿人患有各种风湿病。在我国，类风湿关节炎（RA）患病率为 0.3%～0.5%，强直性脊柱炎（AS）患病率为 0.2%～0.4%，干燥综合征（SS）患病率为 0.29%～0.77%，系统性红斑狼疮（SLE）患病率为 0.075%，骨性关节炎在 50 岁以上者达到 50% 以上。此外，风湿病还具有高致残率，未经治疗的 RA 和 AS 患者 2～3 年致残率分别为 70% 和 37%。世界卫生组织将风湿病列为继心血管疾病、癌症之后的第三大健康杀手。

风湿性疾病根据其发病机制、病理及临床特点可分为以下 10 类。

1. 弥漫性结缔组织病 如类风湿关节炎、红斑狼疮、心肌炎等。

2. 脊柱关节病 如强直性脊柱炎、Reiter 综合征、银屑病、关节炎等。

3. 退行性变 如原发性骨关节炎、继发性骨关节炎。

4. 与代谢和内分泌相关的风湿病 如痛风、假性痛风等。

5. 与感染相关的风湿病 如感染性关节炎、风湿热、反应性关节炎等。

6. 神经血管疾病 如雷诺病、神经病变性关节炎、挤压综合征等。

7. 肿瘤相关的风湿病 如腱鞘囊肿、滑膜肉瘤等。

8. 非关节性风湿病 如关节周围病变、椎间盘病变、滑囊炎、纤维肌瘤等。

9. 骨与软骨病变 如骨质疏松、骨软化、肥大性骨关节病等。

10. 其他有关节症状的疾病 周期性风湿病、间歇性关节积液、药物相关的风湿性综合征等。

风湿病具有以下临床特点：

1. 发作与缓解交替的慢性过程，如 SLE、RA、痛风等，并逐渐累及多个器官和系统。

2. 异质性，即同一疾病，在不同患者的临床表现和预后差异甚大，如 SLE，部分患者以皮肤损害为主，出现典型的蝶形红斑；部分患者无皮肤损害，却有明显狼疮性肾炎表现，甚至出现肾衰竭。

3. 常伴免疫学异常或生化改变，如 SLE 可有抗双链 DNA 抗体阳性，RA 多有类风湿因子

（RF）阳性，痛风有血尿酸增高等。

4. 对糖皮质激素的治疗有一定反应。

【常见症状体征的护理】

1. 关节疼痛与肿胀　关节疼痛是风湿性疾病最常见的首发症状之一，也是风湿病患者就诊的主要原因。不同疾病关节疼痛的部位和性质有所区别。疼痛的关节可有肿胀和压痛，多由关节腔积液或滑膜肥厚所致，是滑膜炎或周围组织炎的体征。

（1）护理评估

1）病史　疼痛的起始时间、起病特点、缓急、诱因、发病年龄；疼痛部位、性质、持续时间、程度、与活动的关系；累及的关节大小、数量，关节畸形、功能障碍、晨僵情况；伴随症状；减轻疼痛的方法及效果。

2）身体评估　①疼痛部位，四肢大关节游走性疼痛多见于风湿性关节炎；四肢小关节对称性多关节疼痛多见于类风湿关节炎；四肢小关节或单关节非对称性疼痛多见于痛风等。②疼痛与活动的关系，活动后疼痛缓解多见于类风湿关节炎；活动后疼痛加剧多见于骨关节炎。③伴随症状，常伴发热、消瘦、疲乏等全身症状和心、肺、肾等多系统损害，如蛋白尿、血尿、高血压、心律失常、呼吸困难等。

3）心理 – 社会状况　由于关节疼痛、肿胀、畸形，反复发作，迁延不愈，对患者日常生活及睡眠造成影响，患者可产生焦虑、紧张、抑郁等不良情绪。

4）医学检查　自身抗体测定、滑液检查及关节 X 线检查等。

（2）护理诊断 / 问题　慢性关节疼痛：与炎性反应有关。

（3）护理措施

1）对症护理　协助患者减轻疼痛，非药物性止痛措施有松弛术、皮肤刺激疗法、分散注意力等；根据病情使用蜡疗、水疗、磁疗、红外线等治疗，按摩肌肉、活动关节，以防治肌肉挛缩和关节活动障碍。

2）安全与舒适管理　为患者创造适宜休息的环境，保暖、防寒，避免杂乱、吵闹。炎症急性期，关节肿胀伴体温升高时，应卧床休息。帮助患者采取舒适的体位，尽可能保持关节的功能位置，必要时关节制动。避免疼痛部位受压，可用支架支起盖被。

3）心理护理　鼓励患者说出内心感受，针对病情和患者一起分析产生不良情绪的原因。教会患者及家属使用放松心理的措施，如听音乐、自然疗法、放松训练、指导式想象、按摩等。

2. 关节僵硬与活动受限　僵硬指经过一段静止或休息后（如清晨），患者试图再活动某一关节时，感到不适，难以达到平时关节活动范围，常与关节疼痛、肿胀相伴，又称为晨僵。晨僵持续时间与炎症的严重程度一致，是判断滑膜关节炎症活动性的客观指标。轻度的关节僵硬在活动后可减轻或消失，重者需 1 小时至数小时才能缓解。早期关节活动受限主要由肿胀、疼痛引起；晚期主要由关节骨质破坏、纤维骨质粘连和关节半脱位引起，此时关节活动严重障碍，最终导致功能丧失。

（1）护理评估

1）病史　关节僵硬与活动受限发生的时间、部位、持续时间、缓解方式；关节僵硬与活动的关系，活动受限发生的缓急，减轻僵硬的措施及效果；生活自理能力，疾病对患者生活的影响等。

2）身体状况　患者的全身情况及僵硬关节的分布，活动受限的程度，畸形和功能障碍；肌力，肌萎缩，皮肤的完整性；血栓性静脉炎、腓肠肌痛、肢体发红、局部肿胀、温度升高等伴随症状。

3）心理－社会状况　关节僵硬及活动受限，可导致患者产生焦虑、紧张、抑郁等不良情绪。

4）医学检查　自身抗体测定、关节影像学和关节镜等检查结果。

（2）护理诊断/问题　躯体活动障碍：与关节疼痛、僵硬及关节、肌肉功能障碍等有关。

（3）护理措施及依据

1）对症护理　①评估患者日常生活能力及疾病对生活的影响，训练患者自理能力，必要时给予帮助或提供适当的辅助工具，指导患者及家属正确使用辅助性器材。②关节肿痛时，限制活动。急性期后，鼓励患者坚持每天定时进行被动和主动的全关节活动锻炼。功能锻炼要循序渐进，活动量宜从小到大，一般来说，每日的活动量以不加重局部症状为原则，持之以恒。

2）疾病监测　密切观察僵硬关节的部位，活动受限的程度，有无畸形和功能障碍，判断患者肌力水平，是否伴有肌萎缩，观察皮肤的完整性，检查有无血栓性静脉炎、腓肠肌痛、肢体发红等。观察出入量和营养状况，注意有无摄入量不足或负氮平衡。

3）安全与舒适管理　①根据患者活动受限的程度，协助患者洗漱、进食、大小便及个人卫生等，鼓励患者使用健侧手臂从事自我照顾的活动，尽可能帮助患者恢复生活自理能力。②夜间睡眠时注意对病变关节保暖，预防晨僵。

4）预防并发症　①定时为患者做肢体按摩，防止肌肉萎缩；②鼓励卧床患者做有效咳嗽和深呼吸，防止肺部感染；③保持肢体功能位，如用枕头、沙袋或夹板保持足背屈曲，防止足下垂；④协助患者定时翻身，适当使用气圈、气垫等抗压力器材，以预防压疮；⑤鼓励患者摄入富含纤维素的食物，保证充分的液体入量，适当活动，并配合腹部按摩，以防便秘，必要时予缓泻剂等。

5）心理护理　帮助患者面对现实，强调自身仍有的功能。允许患者以自己的速度完成工作，鼓励、强调正面效果，以增进患者的自信心。

3. 皮肤受损　风湿性疾病常见的皮损有皮疹、红斑、水肿、溃疡等，多由血管炎性反应引起。类风湿性血管疾病、SLE、RA及皮肌炎等疾病均有皮肤受损的表现。SLE患者最具特征性皮损特点为面部蝶形红斑，RA患者多在肘鹰嘴附近受压部位出现无痛性皮下结节。

（1）护理评估

1）病史　皮肤受损的起始时间、演变特点，伴随症状如日光过敏、口眼干燥、胸痛等。

2）身体状况　①皮损的部位、形态、面积大小及指尖和肢体的溃疡情况。②肢端皮肤颜色和温度。③活动能力及对皮肤受压的感知情况。④生命体征。

3）心理－社会状况　因皮损影响容貌，患者自尊心受挫，不愿与人接触，常表现出悲观、抑郁和孤独心理。

4）医学检查　皮肤狼疮带试验、肾活检、肌肉活检等。

（2）护理诊断/问题

1）皮肤完整性受损　与血管炎性反应及应用免疫抑制剂等因素有关。

2）外周组织灌注无效　与肢端血管痉挛、血管舒缩功能调节障碍有关。

（3）护理措施及依据

1）对症护理　除常规的皮肤护理、预防压疮外，应注意病房背光，挂窗帘，房间消毒禁用紫外线；患者外出时应采取遮阳措施，忌日光浴；避免接触刺激性物品，如染发烫发剂、定型发胶；保持皮肤清洁干燥，每天用温水擦洗，忌用碱性肥皂。

2）疾病监测　注意观察患者皮肤颜色和温度，皮损的部位、形态、面积大小及指尖和肢体的溃疡情况。类风湿性血管疾病发生在皮肤，可见到棕色皮疹，甲床有淤点或淤斑；发生在眼部可引起巩膜炎、虹膜炎和视网膜炎；SLE 患者最具特征性的皮肤损害为面部蝶形红斑，口腔、鼻黏膜受损可表现为溃疡或糜烂；RA 者可表现有皮下结节，多位于肘鹰嘴附近、枕、跟腱等关节隆突部及受压部位的皮下，结节呈对称性分布，质硬无压痛，大小不一，直径数毫米至数厘米不等。

3）用药护理 遵医嘱使用药物治疗，并注意观察药效及不良反应。①常用的非甾体类抗炎药如布洛芬、萘普生、阿司匹林等，具有抗炎、解热、镇痛作用，能迅速减轻炎症引起的症状。主要不良反应有胃肠道反应、神经系统反应。前者主要表现为消化不良、上腹痛、恶心、呕吐等，严重者出现胃黏膜损伤，应指导患者饭后服药或同时服用胃黏膜保护剂、H_2 受体拮抗剂、米索前列醇等以减轻损害；后者主要表现为头晕、头痛及精神错乱等，长期服药者还可出现肝肾毒性、抗凝作用及皮疹等，用药期间应严密观察不良反应，及时处理。②糖皮质激素有较强抗炎、抗过敏和免疫抑制作用，能迅速缓解症状，常用药物有可的松、地塞米松及泼尼松等。主要不良反应有继发感染，无菌性骨坏死；向心性肥胖，血压、血糖升高，电解质紊乱；引起或加重消化性溃疡，骨质疏松，诱发精神失常。因此，用药期间应加强监测，给予低盐、高蛋白、高钾、高钙饮食，补充维生素 D 和钙剂。③免疫抑制剂常用的有环磷酰胺、硫唑嘌呤、环孢素、雷公藤等，主要不良反应有白细胞减少、胃肠道反应、黏膜损伤、皮疹、脱发、出血性膀胱炎、畸胎等。应注意观察尿液情况，鼓励患者多饮水；育龄妇女应避免使用。有脱发者，鼓励患者带假发以增强自尊。④血管扩张剂和抑制血小板聚集的药物，如硝苯地平、地巴唑、山莨菪碱或低分子右旋糖酐等。肢端血管痉挛引起皮肤苍白、疼痛时，可局部涂硝酸甘油膏，以扩张血管，改善血液循环，缓解症状。

4）安全与舒适管理 指导患者在寒冷的天气，尽量减少户外活动或工作，外出注意保暖，戴帽子、口罩，穿保暖袜子等；平时注意肢体末梢保暖，勿用冷水洗手洗脚；避免吸烟、饮咖啡，以免引起交感神经兴奋，病变小血管痉挛，导致组织缺血、缺氧；保持良好的心态，避免情绪激动，过度紧张会导致血管发生痉挛，从而加重患者的病情。

第二节　系统性红斑狼疮

系统性红斑狼疮（systemic lupus erythematosus，SLE）是一种累及多脏器、多系统的慢性自身免疫病，其血清具有以抗核抗体为代表的多种自身抗体。病程以病情缓解和急性发作交替为特点，临床特征为皮肤、关节和肾脏损害，有内脏（肾、中枢神经）损害者预后较差。发病人群以女性多见，患病年龄以 20～40 岁最多。通过早期诊断和综合性治疗，本病的预后较前明显改善。

【病因及发病机制】

1.病因 病因不明，可能与遗传、性激素、环境等有关。

（1）遗传因素 有色人种 SLE 患病率高于白人，提示其与种族有关；SLE 发病有家族聚集倾向，近亲的患病率可高达 13%；同卵孪生的患病率高达 25%～75%，而异卵孪生中仅1%～3%；SLE 易感基因，如 HLA-DR2、HLA-DR3 阳性，C4a、C1q、C1r/s 和 C2 天然缺陷的人群患病率明显高于正常人群。

（2）雌激素 女性患者明显高于男性，在更年期前阶段为 9∶1，在儿童及老年 SLE 患者中女性患病率略高于男性，为 3∶1。

（3）其他 日光、感染、食物、药物等因素与 SLE 有关。日光中的紫外线损害皮肤上皮细胞；SLE 与某些病毒感染有关；某些含补骨脂素的食物如芹菜、无花果可增强 SLE 患者对紫外线的敏感性。

2. 发病机制　发病机制不明，主要发病机制可能是在各种致病因子（遗传、感染、药物、紫外线等）作用下激发机体免疫功能紊乱或免疫调节障碍而出现的一种自身免疫性疾病。SLE 免疫调节障碍可以出现在多个方面和多个水平，其中以 T 和 B 淋巴细胞高度活化和功能异常最为突出。多数学者认为 T 辅助淋巴细胞的功能亢进促使了 B 淋巴细胞高度活化而产生多种自身抗体，这是本病的免疫学特点，也是本病发生和持续的主要因素之一。

SLE 的主要病理改变为炎症反应和血管异常，可出现在身体任何器官，中小血管因免疫复合物沉积或抗体直接侵袭而出现血管壁的炎症或坏死，继发的血栓使管壁变窄，而引起组织坏死。SLE 特征性的病理表现：①苏木紫小体，由抗核抗体与细胞核结合，使之变性形成嗜酸性团块；②"洋葱皮样"病变，小动脉周围出现向心性的纤维组织增生；③狼疮性肾炎，几乎所有 SLE 患者都有肾脏损害，病理改变可位于肾小球、肾小管及肾血管。

【临床表现】

临床症状多样，早期症状往往不典型，后期侵及多个系统，多数患者呈缓解与发作交替过程。

1. 全身症状　活动期患者大多数有全身症状。约 90% 患者在病程中出现各种热型的发热，尤以低、中热常见。此外可有疲倦、乏力、体重下降及淋巴结肿大等。

2. 皮肤与黏膜　80% 患者在病程中出现皮疹，表现各异，如蝶形红斑、盘状红斑、指掌部和甲周红斑、指端缺血、面部及躯干皮疹等，其中以颊部蝶形红斑最具特征性。40% 患者在日晒后出现光过敏，30% 患者在急性期出现口腔溃疡伴轻微疼痛，40% 患者有脱发，30% 患者有雷诺现象。SLE 皮疹多无明显瘙痒，明显瘙痒者提示过敏。30% 患者有口腔糜烂，免疫抑制剂治疗后应注意口腔真菌感染。

3. 骨关节与肌肉　约 85% 患者有关节受累，常出现对称性多关节肿痛，10% 的患者因关节周围肌腱受损而出现 Jaccoud 关节病，其特点为可复位的非侵蚀性关节半脱位，可以维持正常关节功能，关节 X 线片多无关节骨破坏。可以出现肌痛和肌无力，5%～10% 出现肌炎。

4. 肾　几乎所有病例均有肾组织的病理变化，但有临床表现者仅 75%，早期可无症状，随病情发展，可出现蛋白尿、血尿、管型尿、肾性高血压、肾功能不全等。狼疮性肾炎表现为急慢性肾炎、肾病综合征、远端肾小管酸中毒和尿毒症等。尿毒症是 SLE 常见死亡原因。

5. 心血管　约 30% 患者有心血管表现，其中以心包炎最为常见，可为纤维蛋白性心包炎或渗出性心包炎，但心包填塞少见。也可发生心内膜炎、心肌炎、心律失常、心力衰竭、冠状血管病变、血栓性静脉炎等。

6. 肺与胸膜　约 35% 的患者有胸腔积液，多为中小量、双侧性。患者可发生狼疮性肺炎，表现为发热、干咳、气促，肺 X 线可见片状浸润阴影。SLE 还可引起肺间质性病变。

7. 消化系统　约 30% 患者有食欲不振、腹痛、呕吐、腹泻、腹水等。部分患者以上述症状为首发症状。约 40% 患者血清转氨酶升高。少数可并发急腹症，如胰腺炎、肠坏死、肠梗阻。

8. 神经系统　又称神经精神狼疮（NP-SLE），以脑损害多见，提示病情加重，预后不良，表现为头痛、呕吐、癫痫发作、偏瘫、意识障碍等，其中头痛可以是 SLE 的首发症状。此外，亦可出现脑神经与外周神经病变。

9. 血液系统　活动性 SLE 中血红蛋白下降、白细胞和（或）血小板减少常见。约 20% 患者有无痛性轻或中度淋巴结肿大，以颈部和腋下多见。约 15% 患者有脾肿大。

10. 眼　15% 患者有眼底变化，如出血、乳头水肿、视网膜渗出物等。病因主要是视网膜血管炎。若累及视神经，重者可在数日内致盲。早期治疗，多数可逆转。有继发性干燥综合征者，可出现干燥性角结膜炎。

11. 抗磷脂抗体综合征（APS）　常出现在 SLE 的活动期，表现为动脉和（或）静脉血栓形成、习惯性自发性流产、血小板减少，患者血清不止一次出现抗磷脂抗体。

12. 干燥综合征　约 30% SLE 患者有继发性干燥综合征，表现为唾液腺和泪腺功能不全。

【并发症】

本病可并发急性狼疮性肺炎、成人呼吸窘迫综合征、狼疮性腹膜炎、肠系膜血管炎等。

【医学检查】

1. 一般检查　血、尿常规检查异常，提示血液系统和肾受损。血沉增快表示疾病控制尚不满意。

2. 免疫学检查　本病以存在多种抗核抗体为其特点，对 SLE 的敏感性为 95%，是目前最佳筛选试验，但特异性较低。抗 Sm 抗体和抗 ds-DNA 抗体对 SLE 的诊断特异性较高。此外，还可有抗 RNP 抗体、抗 SSA 抗体、抗 SSB 抗体、抗红细胞抗体、抗血小板相关抗体等。免疫复合物增加及补体 C3、C4、CH50（总补体）降低有助于 SLE 诊断，并提示狼疮活动。免疫病理学检查方法有肾穿刺活组织检查和皮肤狼疮带试验。

3. 其他　CT、X 线及超声心动图检查分别有利于早期发现出血性脑病、肺部浸润及心血管病变。

【诊断要点】

目前普遍采用美国风湿病学会 1997 年推荐的 SLE 分类标准（表 8-1）。该分类标准的 11 项中，符合 4 项或 4 项以上者，在除外感染、肿瘤和其他结缔组织病后，可诊断 SLE。其敏感性和特异性分别为 95% 和 85%。需强调的是，患者病情的初始或许不具备分类标准中的 4 条，随着病情的进展方出现其他项目的表现。11 条分类标准中，免疫学异常和高滴度抗核抗体更具有诊断意义。一旦患者免疫学异常，即使临床诊断不够条件，也应密切随访，以便尽早做出诊断和及时治疗。

表 8-1　美国风湿病学会 1997 年推荐的 SLE 分类标准

分类标准	表现
颊部红斑	固定红斑，扁平或高起，在两颧突出部位
盘状红斑	片状高起于皮肤的红斑，黏附有角质脱屑和毛囊栓；陈旧病变可发生萎缩性瘢痕
光过敏	对日光有明显的反应，引起皮疹，从病史中得知或医生观察到
口腔溃疡	经医生观察到的口腔或鼻咽部溃疡，一般为无痛性
关节炎	非侵蚀性关节炎，累及 2 个或更多的外周关节，有压痛、肿或积液
浆膜炎	胸膜炎或心包炎
肾脏病变	尿蛋白 > 0.5g/24h 或（+++），或管型（红细胞、血红蛋白、颗粒或混合管型）
神经病变	癫痫发作或精神病，除外药物或已知的代谢紊乱
血液学疾病	溶血性贫血，或白细胞减少，或淋巴细胞减少，或血小板减少
免疫学异常	抗 ds-DNA 抗体阳性，或抗 Sm 抗体阳性，或抗磷脂抗体阳性（包括抗心磷脂抗体，或狼疮抗凝物，或至少持续 6 个月的梅毒血清试验假阳性，三者中具备一项阳性）
抗核抗体	在任何时候和未用药物诱发"药物性狼疮"情况下，抗核抗体滴度异常

【治疗】

目前仍无根治方法，但合理的治疗可缓解病情，宜早期诊断，早期治疗。

1. 肾上腺糖皮质激素　目前治疗 SLE 主要药物。一般选用泼尼松或甲泼尼龙，只有鞘内注射时用地塞米松。适用于急性爆发性狼疮，肾、中枢神经系统、心、肺等脏器受损者，急性溶血性贫血、血小板减少性紫癜等患者。轻型病例，可先试用泼尼松每日 0.5 ～ 1mg/kg，晨起顿服，病情稳定后 2 周或疗程 8 周内，开始以每 1 ～ 2 周减 10% 的速度缓慢减量，减至小于每日 0.5mg/kg 后，减药速度按病情适当调慢；如果病情允许，维持治疗的激素剂量尽量小于泼尼松每日 10mg。对于病情突然恶化的狼疮性肾炎和严重中枢神经系统病变者，可采用大剂量短期冲击疗法，即用甲泼尼龙 500 ～ 1000mg，溶于 5% 葡萄糖溶液 250mL 中，缓慢静脉滴注每天 1 次，连用 3 天为 1 个疗程。

2. 免疫抑制剂　适用于单独使用糖皮质激素无效、重症患者或病情易复发而又不能使用激素者。主要药物有环磷酰胺（CTX）、硫唑嘌呤、环孢素、抗疟药及雷公藤。

3. 免疫球蛋白　适用于病情严重或（和）并发全身性严重感染者，一般每日 0.4g/kg，静脉滴注，连续 3 ～ 5 天为 1 个疗程。

4. 非甾体类抗炎药　常用药物有阿司匹林、吲哚美辛、布洛芬、萘普生等。主要用于发热、关节肌肉疼痛、关节炎、浆膜炎等。

5. 其他　血浆置换对于危重患者或经多种治疗无效的患者有迅速缓解病情的功效；人造血干细胞移植可使传统免疫抑制剂治疗无效的患者病情得以缓解。

【护理诊断 / 问题】

1. 皮肤完整性受损　与疾病所致的血管炎性反应等因素有关。

2. 慢性关节疼痛　与自身免疫反应有关。

3. 潜在并发症　慢性肾衰竭。

4. 焦虑　与病情控制不良、反复发作等有关。

【护理措施】

1. 安全与舒适管理　为患者创造适宜休息的环境，保暖、防寒，避免杂乱、吵闹；注意劳逸结合，避免过度劳累；切忌挤压、抓搔皮损部位；避免一切诱发和加重病情的因素，如日晒、寒冷、妊娠、分娩、手术等。

2. 疾病监测　定时测量生命体征、体重，观察水肿的程度、尿量、尿色、尿液检查结果的变化，监测血清电解质、血肌酐、血尿素氮的改变。严密观察皮肤黏膜改变，关节受累情况，有无关节疼痛，有无精神障碍，有无心包炎等临床表现。

3. 对症护理

（1）口腔护理　注意保持口腔清洁。有口腔黏膜破损时，每日晨起、睡前和进餐后用漱口液漱口，有口腔溃疡者在漱口后用中药冰硼散或锡类散涂敷溃疡部，可促进愈合。对合并有口腔感染者，遵医嘱局部使用抗生素。

（2）皮肤护理　保持皮肤的清洁卫生，可用清水冲洗皮损处，每日 3 次用 30℃ 左右温水湿敷红斑处，忌用碱性肥皂，避免使用化妆品及化学药品。

4. 用药护理　遵医嘱用药，严密观察用药后疗效及不良反应发生。不可擅自更改剂量或减撤药物。出现不适及时就医。

5. 饮食护理　饮食以高蛋白、高维生素、易消化的食物为主。避免刺激性食物，忌食芹菜、无花果、蘑菇、烟熏食物、冷冻食品及辛辣刺激性食物。肾功能不全者，应给予低盐、优质低蛋白饮食，限制水钠摄入；必要时遵医嘱给予静脉补充足够的营养。

6. 心理护理　接受患病事实，积极配合治疗护理，学会调整情绪的方法，如静坐训练、放松训练等。

【健康教育】

1. 预防疾病　指导患者要避免一切可能诱发本病的因素，如阳光照射、妊娠、分娩、药物等。外出时戴宽边帽子，穿长袖衣及长裤。育龄妇女避孕。病情活动伴有心、肺、肾功能不全者属妊娠禁忌，并避免接受各种预防接种。

2. 管理疾病　注意个人卫生，切忌挤压皮肤斑丘疹，预防皮损和感染。剪指甲勿过短，防止损伤指甲周围皮肤。疾病缓解期，逐步增加活动，可参加社会活动和日常工作，但要注意劳逸结合，避免过度劳累。

3. 康复指导　出院后坚持严格按医嘱治疗，遵医嘱服药，不可擅自改变药物剂量或突然停药。应向患者详细介绍所用药物名称、剂量、给药时间和方法等，并教会其观察药效和不良反应。定期门诊复查，争取病情稳定，长期缓解，减少复发。

第三节　类风湿关节炎

类风湿关节炎（rheumatoid arthritis，RA）是以对称性多关节炎为主要临床表现的异质性、系统性、自身免疫性疾病。临床特征为受累关节疼痛、肿胀、功能障碍，晚期可引起关节畸形和致残，病变呈持续、反复发作过程。本病呈全球性分布，但各个国家和地区的患病率不同。我国的患病率为 0.32% ～ 0.36%，是造成我国人群丧失劳动力与致残的主要病因之一。任何年龄均可发病，以 35 ～ 50 岁为发病高峰。女性高于男性 2 ～ 3 倍。

【病因及发病机制】

发病原因尚不清楚，可能与以下因素有关。

1. 感染　未证实有导致本病的直接感染因子，但临床及实验研究资料均表明一些细菌、支原体、病毒、原虫等的感染与 RA 关系密切。

2. 遗传易感性　流行病学调查显示 RA 的家族及同卵双胞胎中 RA 的发病约为 15%，说明有一定的遗传倾向。

3. 免疫紊乱　免疫紊乱被认为是 RA 主要的发病机制，以活化的 CD_4^+ T 细胞和 MHC-11 型阳性的抗原递呈细胞（APC）浸润滑膜关节为特点。

类风湿关节炎的基本病理改变是滑膜炎。急性期滑膜表现为渗出性和细胞浸润，慢性期表现为增生、变肥厚，形成许多绒毛样结构突起。血管炎可发生在患者关节外的任何组织，累及中、小动脉和（或）静脉，管壁有淋巴细胞浸润、纤维素沉着，内膜增生导致血管腔狭窄或堵塞。类风湿结节是血管炎的一种表现，常见于关节伸侧受压部位的皮下组织，也可见于肺。

【临床表现】

大部分患者起病缓慢，在出现明显的关节症状前可有乏力、全身不适、发热、纳差等症状。少数患者起病较急剧，在数天内出现多个关节的症状。

1. 关节表现　可分滑膜炎症状和关节结构破坏的表现，前者经治疗后有一定可逆性，但后者很难逆转。典型者表现为对称性多关节炎。主要侵犯小关节，以腕、掌指关节、近端指间关节最常见。其次为足趾、膝、踝、肘、肩等关节。

（1）晨僵　出现在 95% 以上的 RA 患者，持续时间至少 1 小时者意义较大。晨僵持续时间和关节炎症的程度呈正比，是反映本病活动和诊断 RA 的一个重要指标。

（2）痛与压痛 关节痛往往是最早的症状，多呈对称性、持续性，但时轻时重，疼痛的关节往往伴有压痛，受累关节的皮肤出现褐色色素沉着。

（3）关节肿胀 凡受累的关节均可肿胀，多呈对称性。主要因关节腔内积液或关节周围软组织炎症引起，病程较长者可因滑膜慢性炎症后的肥厚而引起肿胀。

（4）关节畸形 见于较晚期患者，常见畸形有腕和肘关节强直、掌指关节的半脱位、手指向尺侧偏斜、"天鹅颈"样及"纽扣花样"畸形。重症患者关节功能严重受损，致使生活不能自理。

（5）功能障碍 关节肿痛和结构破坏均可引起关节活动障碍。

2. 关节外表现

（1）类风湿结节 本病较特异的表现，提示疾病处于活动期。15% ～ 25% 的患者出现类风湿结节。浅表结节多位于肘鹰嘴附近、枕、跟腱等关节隆突部及受压部位的皮下。结节呈对称分布，质硬无压痛，大小不一，直径数毫米至数厘米不等。深部结节可出现在肺部、心脏、肠道及硬脑（脊）膜。

（2）类风湿血管炎 关节外损害的病理基础，多影响中小血管，可发生于任何部位。体格检查能观察到的有指甲下或指端出现的小血管炎，累及到眼，多表现为巩膜炎，严重者因巩膜软化而影响视力。

（3）其他 ①肺受累有时可为首发症状，见于 30% 的患者。②急慢性 RA 患者都可以出现心脏受累，其中心包炎最常见，但多数患者无相关临床表现。③神经受压是 RA 患者出现神经系统病变的常见原因，最常受累的神经有正中神经、尺神经及桡神经。④RA 患者的贫血一般是正细胞正色素性贫血，通常和病情活动度相关，尤其是和关节的炎症程度相关。⑤ 30% ～ 40% 的患者可出现干燥综合征。

【医学检查】

1. 血液检查

（1）血常规 有轻至中度贫血。活动期血小板增多，白细胞及分类多正常。

（2）炎性标志物 病情活动期可有血沉增快、C 反应蛋白增高。

（3）类风湿因子（RF） 一种自身抗体，可分为 IgM 型、IgG 型、IgA 型及 IgE 型，常规测得的是 IgM 型 RF，见于 70% 的患者血清中，其滴度与本病的活动性和严重性呈正比。但 RF 可出现在除本病外的多种疾病中，在 5% 的正常人中也可出现，因此对 RA 的诊断不具特异性。

（4）免疫复合物及补体 70% 患者血清中可出现各种不同类型的免疫复合物，尤其是活动期和 RF 阳性患者。血清补体在急性期和活动期常增高，合并血管炎者出现低补体血症。

2. 关节滑液检查 患者关节腔内滑液量常超过 3.5mL，滑液中白细胞明显增多，可达到（2000 ～ 75000）×10⁶/L，中性粒细胞占优势。

3. 关节 X 线检查 对本病的诊断、关节病变的分期、监测病变的演变均很重要，其中以手指和腕关节的 X 线片最有价值。片中可见关节周围软组织的肿胀阴影，关节端的骨质疏松（Ⅰ期）；关节间隙因软骨的破坏变得狭窄（Ⅱ期）；关节面出现虫凿样破坏性改变（Ⅲ期）；晚期可见关节半脱位和关节破坏后的纤维性和骨性强直（Ⅳ期）。

4. 类风湿结节活检 典型的病理改变有助于诊断。

【诊断要点】

目前 RA 的诊断仍沿用美国风湿病学院 1987 年修订的分类标准：①关节内或周围晨僵持续时间＞1 小时；②至少有 3 个关节肿或积液同时存在；③腕、掌指、近端指间关节区中，至少

1个关节区肿胀；④对称性关节炎；⑤有类风湿结节；⑥血清 RF 阳性；⑦X 线片改变（至少有骨质疏松和关节间隙狭窄）。符合以上 7 项中 4 项者可诊断为 RA（第一至第四项病程至少持续 6 周）。该标准容易遗漏一些早期或不典型的病例，对此应根据本病的特点，结合辅助检查进行全面综合考虑。

【治疗】

减轻关节症状、延缓病情进展、防止和减少关节的破坏、保护关节功能、最大限度地提高患者的生活质量是目前的治疗目标。

1. 药物治疗

（1）非甾体类抗炎药（NSAID）　具有镇痛消肿作用。是改善关节炎症状的常用药，是本病治疗不可缺少的、非特异性的对症治疗药物。常用药物有塞来昔布、美洛昔康、双氯芬酸、吲哚美辛、萘普生、布洛芬。无论选择何种 NSAID，都会出现胃肠道不良反应，使用中必须加以注意，剂量应个体化。避免两种或两种以上 NSAID 同时服用。

（2）慢作用抗风湿药　起效时间长，可作用于病程中的不同免疫成分，并有控制病情进展的可能，同时又有抗炎作用，常与 NSAID 联合应用。常用的药物有甲氨蝶呤、雷公藤、金制剂、青霉胺、环磷酰胺、环孢素等。

（3）肾上腺糖皮质激素　本药有强大的抗炎作用。适用于活动期有关节外症状者，或关节炎明显而 NSAID 无效者。可予泼尼松每日量为 30 ～ 40mg，症状控制后递减，以每日 10mg 或低于 10mg 维持。但由于它不能根治本病，停药后症状会复发。

2. 外科治疗　治疗包括关节置换和滑膜切除手术，前者适用于较晚期有畸形并失去功能的关节，后者可使病情得到一定缓解，但当滑膜再次增生时病情又趋复发，所以必须同时应用慢作用抗风湿药。

【护理诊断 / 问题】

1. 疼痛　与关节炎性反应有关。

2. 躯体移动障碍　与关节疼痛、僵硬、功能障碍有关。

3. 有失用综合征的危险　与关节炎反复发作、疼痛和关节骨质破坏有关。

【护理措施】

1. 安全与舒适管理　急性活动期，应卧床休息，减少体力消耗，保护关节功能，避免脏器受损。限制受累关节活动，保持功能位，如膝下放一平枕，使膝关节保持伸直位，足下放置足板，避免垂足。但一般不需要绝对卧床休息。

2. 疾病监测　①了解关节疼痛的部位、患者对疼痛性质的描述，关节肿胀和活动受限的程度，有无畸形，晨僵的程度，以判断病情及疗效。②注意关节外症状，如胸闷、心前区疼痛、腹痛、消化道出血、头痛、发热、咳嗽、呼吸困难等，提示病情严重，应尽早给予适当的处理。

3. 对症护理　晨僵护理及预防关节失用，晨起僵硬关节先热水浸泡，而后活动关节；夜间睡眠关节部位保暖，以减轻僵硬；指导患者坚持循序渐进的各种肢体锻炼，如肢体的摸高、伸腰、踢腿等。避免出现关节畸形和肌肉萎缩。

4. 用药护理　遵医嘱用药，观察药物不良反应，定期检测血、尿常规及肝、肾功能。如有严重不良反应及时就医，调整用药。不要自行停药、换药、增减药量。以免复发。

5. 饮食护理　鼓励高蛋白、高维生素食物，饮食应清淡、易消化，忌辛辣、刺激性食物。如风湿活跃，关节红肿热痛，需忌食辛热燥火的姜、椒、葱、羊肉、狗肉之类。

【健康教育】

1.预防疾病 避免感染、寒冷、潮湿、过劳等各种诱因，注意保暖，勤晒被褥，勿穿湿衣。尽量不接触冷水。

2.管理疾病 ①生活指导：强调休息和治疗性锻炼的重要性，养成良好的生活方式和习惯，每天有计划地进行锻炼，增强机体的抗病能力，保护关节功能，防止失用。②用药指导：指导患者用药方法和注意事项，不要随便停药、换药、增减药量，坚持治疗，减少复发。③定期复查：病情复发时，应及早就医，以免重要脏器受损。

医学诺贝尔之路（1950）：肾上腺皮质激素

1923年，27岁、毕业于匹兹堡大学的美国人菲利普 S. 亨奇（Philip S.Hench）进入梅奥诊所风湿病学系，开始专门致力于解决此类疾病。在治疗患者的过程中，细心的亨奇发现了一些现象：因患肝脏疾病出现黄疸的患者，他们的类风湿关节炎症状常常会有所减轻；妇女在怀孕后，孕前就有的类风湿关节炎症状也会减轻。

此时，亨奇的同事，化学家爱德华 C 肯道尔（Edward C Kenda）带来了好消息：经过努力，肯道尔教授与另一名化学家撒迪厄斯·赖希斯坦（Tadeus Reichstein）成功分离、纯化并鉴定了一种新的类固醇激素：化合物 E（Compound E），即可的松，这就是赫赫有名的肾上腺皮质激素，与胆汁酸、性激素系出同源。

亨奇把自己的想法告诉肯道尔之后，决定使用可的松来试验性治疗类风湿关节炎。治疗获得了前所未有的成功，疼痛的关节不再痛了，肿胀也消退了，全身的症状也大幅好转。这是皮质激素立竿见影的效果，亨奇的成功吸引了全世界的目光。皮质激素以及肾上腺在其他疾病中所扮演的角色也开始为大家所重视。

如今人们已经了解到，皮质激素能够下调免疫反应，因此对于那些因自身免疫系统异常而导致的疾病，皮质激素几乎都有用武之地，包括过敏、哮喘、肾病、肿瘤、器官移植等广泛领域。特别是在危重症抢救过程中，皮质激素往往有起死回生的效果。

肾上腺皮质激素的发现、提纯、鉴定和应用是医学历史上的一大进展。1950年亨奇、肯道尔和赖希斯坦三人获得诺贝尔医学奖。

第四节 特发性炎症性肌病

特发性炎症性肌病（idiopathic inflammatory myopathy，IIM）是一组病因未明的非化脓性炎症性疾病，以横纹肌肌纤维变性、坏死及炎性细胞浸润为特征，包括多发性肌炎（polymyositis，PM）、皮肌炎（dematomyositis，DM）、无肌病性皮肌炎、幼年型皮肌炎、恶性肿瘤相关 DM 或 PM、其他结缔组织病伴发 DM 或 PM 及包涵体肌炎。其中 PM 和 DM 临床上较多见，成人约为 IIM 的 70% 左右，本节将重点讨论。PM 是横纹肌的弥漫性炎性疾病，引起进行性、对称性骨盆带、肩胛带肌群、颈肌和咽部肌肉软弱无力和萎缩，皮肤、心、肺、胃肠等多系统亦可受累。约 68% PM 伴有典型皮疹，称皮肌炎。PM 与 DM 患病率为 0.5/10 万～ 8.4/10 万人。其发病年龄呈双峰型，前峰 5 ～ 14 岁儿童，后峰 45 ～ 64 岁成人。女性较男性多发，男女之比约为 1：2。

【病因及发病机制】

本病的病因与发病机制尚不清楚，但众多研究结果表明，特别是儿童期特发性炎症性肌病的发生可能与感染、自身免疫、环境、遗传等多种因素有关。如柯萨奇病毒、流行性感冒病毒进入人体后可直接导致骨骼肌纤维的急性损伤；遗传因素主要与肌炎的易感性有关，自身免疫异常可出现多种自身抗体（如抗核抗体、肌浆球蛋白抗体等）。另外肌肉过度劳累、情绪压力也可以成为其发病的因素。

肌肉活检炎性浸润为特征性表现。炎性细胞多为淋巴细胞、巨噬细胞和浆细胞。肌纤维变性坏死、被吞噬、再生及胶原结缔组织增生均可见到。初期轻度改变可见个别肌纤维肿胀，呈灶性透明变性或颗粒变性。在进行性病变中肌纤维可呈玻璃样、颗粒状和空泡变性，甚至坏死。同时可见再生的肌细胞。慢性患者可见纤维大小不等，间质纤维化。

【临床表现】

特发性炎症性肌病的主要临床表现是对称性四肢近端肌无力。全身症状可有发热、关节痛、乏力、体重减轻。

1. 多发性肌炎　缓慢起病，病情于数周、数月或数年发展至高峰。主要表现为对称性近端肢体肌无力，或伴自发性肌痛与肌肉压痛。最易累及骨盆带及肩胛带肌群，表现为近端肢体肌无力，尤以髋周及臀部肌无力为甚，患者蹲下或起立困难，肩胛带肌群受累时双臂不能上举，半数发生颈部肌肉无力，累及咽肌可见吞咽困难和发音困难。呼吸肌受累可导致呼吸困难。常有关节痛、晨僵、畏食、体重减轻和发热等全身症状。病程中任何时期均可发生肺、心、消化道等多系统受累的相应表现，如肺部病变可有间质性肺炎、肺纤维化、吸入性肺炎等；心肌受累可出现心肌炎、心包炎、心电图改变、心律失常及心力衰竭等。

2. 皮肌炎　占 IIM 的 35%，指有皮疹的 PM。皮疹可出现在肌炎之前、同时或之后，与肌肉受累程度常不平行且通常无瘙痒及疼痛，缓解期可完全消失，或遗留皮肤萎缩、色素沉着或脱失、毛细血管扩张或皮下钙化。多为暂时性皮疹，但可反复发作。典型皮疹包括以上眼睑为中心的眶周水肿性紫红色斑；四肢肘、膝关节伸侧面和内踝附近、掌指关节、指间关节伸面紫红色丘疹，逐渐融合成斑片，有毛细血管扩张、色素减退，上覆细小鳞屑，称 Gottron 征；颈前及上胸部"V"字形红色皮疹；肩颈后皮疹（披肩征）；部分患者双手外侧掌面皮肤出现角化、裂纹，皮肤粗糙脱屑，如同技术工人的手，称"技工手"。

3. 特殊的皮肌炎类型

（1）幼年型皮肌炎　16 岁以下青少年皮肌炎称为幼年型皮肌炎，除成人皮肌炎症状外，还有血管炎、异位钙化、脂肪代谢障碍、皮疹与肌无力常同时发生等特殊性。此型皮肌炎个体差异大，有的稍加治疗或未经治疗即完全缓解；但伴血管炎者，可引起胃肠出血或穿孔，皮下组织或肌肉可发生异位钙化，治疗后仍迅速发展，预后差。

（2）其他结缔组织病伴发 DM 或 PM　系统性硬化病、类风湿关节炎、系统性红斑狼疮等结缔组织病常伴发皮肌炎，称重叠综合征。

（3）恶性肿瘤相关 DM 或 PM　成人尤其是 40 岁以上的皮肌炎患者，应警惕恶性肿瘤的存在，常见于乳腺癌、肺癌、卵巢癌、胃癌等。

【并发症】

本病常见的并发症有恶性肿瘤、间质性肺炎、心肌炎、真菌性脑膜炎、败血症、消化道出血和胃肠道穿孔等。

【医学检查】

1. 一般检查　可有贫血，白细胞增多，血沉增快，血肌酸增高，肌酐下降，尿肌酸排泄增多。

2. 血肌酶谱　肌酸磷酸激酶（CPK）、肌酸激酶（CK）、天门冬氨酸氨基转移酶（AST）、丙氨酸氨基转移酶（ALT）、乳酸脱氢酶（LDH）增高，尤以 CK 升高最显著。这些酶与疾病的活动度相关，连续观察可判断病情。

3. 自身抗体测定　大部分患者 ANA 阳性，部分患者 RF 阳性。

4. 肌电图　90% 患者肌电图异常，为肌源性萎缩相肌电图，表现为：①低波幅，短程多相波；②插入（电极）性激惹增强，肌肉自发性纤颤，表现为高尖的阳性波；③自发性、杂乱、高频放电。对肌源性和神经性损害有鉴别诊断价值。

5. 肌活检　典型肌炎病理改变，早期表现为肌纤维肿胀，横纹消失，肌浆透明化，肌纤维膜细胞核增多，炎细胞浸润。晚期肌纤维分离、断裂，呈玻璃样、颗粒状、空泡状变性，甚至坏死。有时可见钙质沉着。部分患者血管损伤有炎性改变，管腔内膜增厚，管腔狭窄，甚至栓塞。

【诊断要点】

2003 年 Dalakas 和 Hohlfeld 在总结近年来大量临床和基础研究成果的基础上，提出了新的 PM 和 DM 诊断标准（表 8-2），这一诊断标准可以最大限度地减少 PM 和 DM 的误诊和漏诊，避免不恰当的治疗。目前这一诊断标准被越来越多的临床研究采用，并在国际范围内逐渐得到广泛接受。

表 8-2　多发性肌炎和皮肌炎的诊断标准（Dalakas MC，2003）

临床表现及实验室检查	多发性肌炎		皮肌炎		隐性肌病皮肌炎
	确诊	拟诊	确诊	拟诊	
肌源性肌无力 *	有	有	有	有	无 △
肌电图	肌源性	肌源性	肌源性	肌源性	肌源性或非特异性
肌酶	升高	升高	升高或正常	升高或正常	升高或正常
肌肉活检	原发性严重 CD₈/MHC-Ⅰ 阳性复合体，无镶边空泡	广泛 MHC-Ⅰ 表达无 CD₈ 细胞浸润，无镶边空泡 #	肌束或血管周围及外膜炎性浸润，束周萎缩	肌束或血管周围及外膜炎性浸润，束周萎缩	非特异性改变
皮损和钙化	无	无	有	无	有

注：* 肌源性肌无力是指亚急性起病的、逐渐进展的、以四肢近端受累为主的肌肉无力，不累及面肌和眼肌，没有遗传家族史，排除药物或其他毒素引起的肌肉无力；# 这类患者如果有典型的包涵体肌炎的临床特征，应重复肌肉活检排除包涵体肌炎的可能；△ 尽管肌力检查是正常的，但患者有新近出现的易疲劳、肌痛和运动耐力下降，而且如果进行仔细的肌力检测会发现有轻微的肌力减退。

【治疗】

主要应用肾上腺糖皮质激素和免疫抑制剂等药物治疗。首选肾上腺糖皮质激素。常用泼尼松 1 ～ 2mg/（kg·d），根据症状好转情况和肌酶谱变化，调整激素用量，减量速度要慢，维持服药时间长达 1 ～ 2 年，约 90% 病例病情明显改善，50% ～ 75% 患者可完全缓解，但易复发。应用激素时应防止低血钾引起肌无力。重症患者可合用免疫抑制剂，如甲氨蝶呤、环磷酰胺等。皮肤损害者可加用羟氯喹，对危重症状可用大剂量丙种球蛋白静脉冲击治疗。

【护理诊断 / 问题】

1. 躯体活动障碍　与肌无力、肌萎缩和关节炎疼痛有关。

2. 皮肤完整性受损　与血管炎性反应、免疫功能缺陷引起皮肤受损有关。

3. 疼痛　与关节炎性反应有关。

【护理措施】

1.安全与舒适管理　急性期有肌痛、肌肉肿胀、关节疼痛者，应卧床休息。协助患者在床上进餐、洗漱、大小便等。病情允许者鼓励其适当活动，如梳头、下蹲运动，用手握健身球等，但应避免过劳。对肌无力的肢体应协助被动活动。

2.疾病监测　注意观察疼痛肌肉的部位，是否伴有发热、呼吸困难、皮疹、关节痛、乏力、体重减轻等。

3.对症护理

（1）局部皮肤护理　本病急性期患者皮肤红肿，局部要保持清洁干燥，避免擦伤。有水泡时可涂用炉甘石洗剂，有渗出时可用 3% 硼酸溶液湿敷。伴感染者，根据情况对症消炎、清创换药处理。

（2）肌无力护理　患者病情稳定后，指导患者进行适当合理的肌力锻炼，活动量由小到大，锻炼应循序渐进，持之以恒，促进肌力恢复。

（3）疼痛护理　指导患者使用非药物性止痛技术，如松弛术、皮肤刺激疗法、分散注意力等；根据病情可配合按摩肌肉、活动关节，以防治肌肉挛缩和关节活动障碍。

4.饮食护理　对咀嚼和吞咽困难者给予半流或流质饮食，少量缓慢进食，以免呛咳，引起吸入性肺炎，必要时给予鼻饲。尽可能不进食海产品（鱼、虾、蟹）等易引起过敏的食物；忌食辛辣刺激食物（葱、姜、蒜等）。

5.心理护理　病情反复，易情绪低落，失去信心，护士要鼓励患者与同样疾病的人群认识，相互支持鼓励。提供残疾功能康复训练指导，帮助其重新确立信心。

【健康教育】

1.预防疾病　避免一切诱因，如感染、寒冷刺激、创伤、情绪受挫等。有皮损者，避免日光照射。育龄女性应避孕，以免病情复发或加重。避免一切免疫接种。合理安排生活，劳逸适度。

2.管理疾病　①疾病知识教育：向患者及家属说明本病的有关知识和自我护理方法，使其正确对待疾病，做好长期治疗的思想准备。②用药指导：患者出院后应继续执行治疗方案，规则服药，不要因为症状减轻就停止服药。③定期随诊：告知患者及家属病情危重的征象，如呼吸肌、咽肌无力等，一旦发生病情变化，应及时就医。

第五节　雷诺现象与雷诺病

雷诺现象是一种血管痉挛性疾病，多由寒冷或情绪波动及其他因素影响引起肢端细小动脉痉挛，继以皮肤苍白、青紫而后潮红，伴以疼痛和感觉异常，并因温暖而恢复正常的血管功能障碍性疾病。本病分为原发性和继发性两类，前者原因不明，称为雷诺病；后者出现于其他已明确诊断的疾病，称为雷诺现象。雷诺现象的发病率逐年增高，普通人群的发病率高达 2%～14%，但其高低与地理环境、气候变化有关。本病可见于任何年龄，以 20～40 岁多见，女性多于男性。

【病因及发病机制】

病因仍不明确，常见于系统性硬皮病、系统性红斑狼疮、混合性结缔组织病、皮肌炎、干燥综合征、类风湿关节炎等。寒冷刺激、情绪激动或精神紧张是主要的激发因素，其他诱因有感染、疲劳等。

雷诺现象和（或）雷诺病的发生可能涉及交感神经支配的血管受体活性增强、内皮细胞受损、可产生降钙素基因相关肽的神经的缺陷或体温调节中枢的某种功能紊乱等多种因素。

早期或病情轻者无病理改变。后期或病情严重者小动脉内膜增生、肌层纤维化、血管壁增厚、管腔狭窄，少数患者管腔闭塞或血栓形成。

【临床表现】

起病缓慢，开始偶尔在冬季出现轻度、短时间的发作，若干年后，病情严重性和持续时间均有增加。

典型发作分缺血期、缺氧期及充血期3期。①缺血期：指（趾）远端皮肤出现发作性苍白、僵冷，伴出汗、麻木或疼痛；②缺氧期：受累部位继续缺血，毛细血管扩张淤血，皮肤发绀，皮温低，疼痛；③充血期：一般在保暖以后，也可自动发生。有轻度烧灼样胀痛及搏动性疼痛。以上发作常从某一手指开始，逐渐在其余手指出现类似症状。

非典型发作可仅出现苍白、发绀，无明显充血期；部分患者出现苍白后潮红，或苍白、青紫、潮红并存。有些患者可能只有一个或两个手指呈非对称性受累，或只是手指的某些部分累及。女性患者临床症状常在月经期加重，妊娠期缓解，可能与性腺功能有关。

【诊断要点】

雷诺现象或雷诺病可依据其典型的临床表现进行诊断，必要时可辅以激发试验等检查。两者的鉴别一般可借助某些简单的试验及体检，指端硬化、指（趾）点状瘢痕、手指肿胀伴毛细血管扩张、ANA抗体阳性、皮下钙质沉着、肺基底部纤维化、甲皱微循环的改变、近端甲皱病理活检发现PAS阳性小球等均提示有潜在的结缔组织病。这些临床征象或相关检查的阳性结果常提示雷诺现象，而不是雷诺病。

【治疗】

1.药物治疗 药物治疗是主要的治疗手段，适用于反复发作或症状加重者。最常用的药物是钙通道阻滞剂。①妥拉唑啉：口服每次25～50mg，每日4～6次，饭后服用。②利舍平：因其具有去儿茶酚胺和去血清素作用，是治疗雷诺病历史较久、疗效较好的药物。口服剂量相差很大。③硝苯地平：一种钙通道阻滞剂，口服20mg，每日3次，疗程2周～3个月。④胍乙啶：具有类似利舍平的作用，口服每次5～10mg，每日3次。

2.外科疗法 少数患者药物治疗无效、病情恶化，症状严重影响工作和生活，或指端皮肤存在营养性改变者，可考虑施行交感神经节切除。

【护理诊断/问题】

1.疼痛 与指（趾）动脉痉挛造成远端组织暂时缺血有关。

2.有皮肤完整性受损的危险 与病情反复发作引起皮肤营养障碍有关。

【护理措施】

1.避免引起血管收缩的因素 避免诱发因素，注意保暖严防冻伤，避免皮肤受损，避免精神紧张和过度劳累，戒烟、不饮咖啡等。

2.疾病监测 观察雷诺现象的发生频率、持续时间及诱因；观察肢体末梢有无发冷、感觉异常，皮肤有无苍白、发绀等。

【健康教育】

1.预防疾病 ①指导患者避免寒冷、潮湿、过劳等各种诱发因素。②教育和劝导其戒烟，以免尼古丁刺激血管收缩。

2.管理疾病 ①休息与活动。养成良好的生活方式和习惯，有计划进行体育锻炼，提高身体抗病能力。②注意病情变化，定期门诊随访。

复习思考题

1. 王某，女，54岁。自3年前开始无明显诱因反复出现双手指关节肿痛，屈伸不利，尤以晨起或午休后明显，活动后可缓解。患者双手近端指间关节呈梭形，伴肿胀，活动受限；局部皮肤红肿明显，触之微热，有压痛。实验室检查：血沉68mm/h，RF（+）。

问题：

（1）患者可能患有何种疾病？

（2）初步的护理诊断／问题有哪些？

（3）如何进行护理？

（4）该患者经治疗后病情稳定，即将出院，如何进行健康指导？

2. 罗某，女，41岁，2年前面部出现红斑，经日晒后加重，伴发热、关节疼痛两年。自觉红斑日晒后症状较前加重，直至面部红斑呈现蝶状、红褐色。5个月前全身关节疼痛明显加重，且乏力。于当地医院按风湿性关节炎治疗1个月无效。此后关节疼痛、发热、口干等症状反复发作，伴口腔糜烂。查体：心肺无异常、颜面蝶形红褐色、两颊明显、可见毛细血管扩张。实验室检查：抗核抗体（+）、滴度1∶1∶16；C3补体45mg/dL、抗DNA抗体（+）、蛋白尿（++）。

问题：

（1）患者可能患有何种疾病？

（2）初步的护理诊断／问题有哪些？

（3）如何进行护理？

（4）该患者经治疗后病情稳定，即将出院，如何进行健康指导？

参考答案

题1：

（1）类风湿关节炎。

（2）护理诊断：

1）疼痛　与关节炎性反应有关。

2）躯体移动障碍　与关节疼痛、僵硬、功能障碍有关。

3）有失用综合征的危险　与关节炎反复发作、疼痛和关节骨质破坏有关。

（3）护理措施：

1）安全与舒适管理　急性活动期，应卧床休息，减少体力消耗，保护关节功能，避免脏器受损。

2）疾病监测　①了解关节疼痛的部位情况；②注意关节外症状。

3）对症护理　晨僵护理及预防关节失用。

4）用药护理　遵医嘱用药，观察药物不良反应，定期检测血、尿常规及肝、肾功能。

5）饮食护理　鼓励高蛋白、高维生素食物，饮食应清淡、易消化，忌辛辣、刺激性食物。

（4）健康指导：

1）预防疾病　避免感染、寒冷、潮湿、过劳等各种诱因。

2）疾病管理　①生活指导：强调休息和治疗、锻炼的重要性，养成良好的生活方式和习惯。②用药指导：指导患者用药方法和注意事项。不要随便停药、换药、增减药量，坚持治疗，减少复发。③定期复查：病情复发时，应及早就医，以免重要脏器受损。

题 2：

（1）系统性红斑狼疮。

（2）护理诊断：

1）皮肤完整性受损　与疾病所致的血管炎性反应等因素有关。

2）慢性关节疼痛　与自身免疫反应有关。

3）潜在并发症　慢性肾衰竭。

4）焦虑　与病情控制不良、反复发作等有关。

（3）护理措施：

1）安全与舒适管理　为患者创造适宜休息的环境；注意劳逸结合，避免过度劳累；避免一切诱发和加重病情的因素，如日晒、寒冷、妊娠、分娩、手术等。

2）疾病监测　定时测量生命体征，严密观察皮肤黏膜改变、关节受累情况。

3）对症护理　①注意保持口腔清洁；②保持皮肤的清洁卫生。

4）用药护理　遵医嘱用药，严密观察用药后疗效及不良反应，不可擅自更改剂量或减少药量。出现不适及时就医。

5）饮食护理　饮食以高蛋白、高维生素、易消化的食物为主，避免刺激性食物，忌食芹菜、无花果、蘑菇、烟熏食物、冷冻食品及辛辣刺激性食物。

（4）健康指导：

1）预防疾病　指导患者要避免一切可以诱发本病的因素。育龄期女性避孕。

2）管理疾病　注意个人卫生，预防皮肤破损和感染。疾病缓解期，逐步增加活动，注意劳逸结合，避免过度劳累。

3）康复指导　坚持严格按照医嘱治疗，遵医嘱服药，不可擅自改变药物剂量或突然停药。定期门诊复查，减少复发。

第九章
神经系统疾病患者的护理

第一节 概 述

神经系统疾病是指发生于神经系统和骨骼肌，以感觉、运动、意识、自主神经功能障碍为主要表现的疾病，又称神经病。神经病可由多种病因引起，常见的有神经系统和骨骼肌的血管性病变、感染、变性、肿瘤、外伤、中毒、免疫障碍、代谢障碍、营养缺陷、遗传因素等。神经系统疾病发病率高、病死率高、致残率高，尤其是脑血管疾病，是三大致死原因之一，严重威胁患者的生存和生命质量。神经系统疾病可以是急性危及生命的紧急情况，也可使患者处于慢性长期残障状态，给患者的工作、生活带来很大影响。

【组织结构功能与疾病的关系】

神经系统由中枢神经系统和周围神经系统两大部分组成。中枢神经系统由脑和脊髓组成，脑又可分为大脑、间脑、脑干和小脑，脊髓由含有神经细胞的灰质和含上下行传导束的白质组成。周围神经系统包括脑神经和脊神经。

（一）中枢神经系统

1.大脑 又称端脑，由大脑半球、侧脑室和基底核组成。大脑半球由大脑纵裂分隔左右对称分布，两侧大脑半球由胼胝体相连接。每侧大脑半球表面是大脑皮质所覆盖，在大脑表面形成脑沟和脑回，内部为白质、基底节和侧脑室。大脑半球分为额叶、颞叶、顶叶、枕叶、岛叶和边缘系统。大脑半球的功能极其复杂，除运动、感觉功能外，还与认知、情感、语言、行为等高级神经活动有关。两侧大脑半球的功能不完全对称，按功能分为优势半球和非优势半球。优势半球为在语言、逻辑思维、分析综合及计算功能等方面占优势的半球，多位于左侧，只有一小部分右利手和约半数左利手者可能在右侧。非优势半球多为右侧大脑半球，主要在音乐、美术、综合能力、空间、几何图形和人物面容的识别及视觉记忆等方面占优势。不同部位损害会产生不同的症状（图9-1）。侧脑室位于大脑半球内，在正常情况下是左、右对称的腔隙，内含无色透明的脑脊液。基底核位于靠近大脑半球的底部，是埋藏在白质之中的核团。

（1）额叶 位于大脑半球最前端，占大脑半球表面的前1/3，位于中央沟前方和外侧沟之上。额叶的主要功能与随意运动和高级精神活动有关。其主要功能区包括：①皮质运动区。位于中央前回，是锥体束的主要发源地，管理对侧半身的随意运动。中央前回受损，若为刺激性病灶，产生对侧上、下肢或面部抽搐，破坏性病灶多表现为单瘫或对侧中枢性偏瘫。②书写中枢。位于优势半球的额中回后部，与支配手部的皮质运动区相邻。此区病变可出现书写不能。

③运动性语言中枢（Broca 区）。位于优势半球的额下回后部，管理语言运动，此区病变可产生运动性失语。

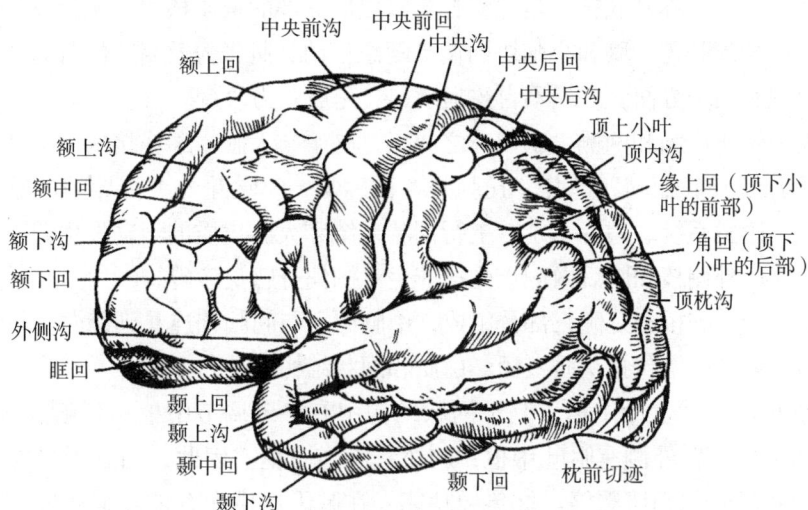

图 9-1　大脑半球（上外侧面）

（2）顶叶　位于大脑半球的中部，中央沟后、顶枕沟前和外侧裂延线的上方。顶叶的功能主要与肢体感觉、阅读及复杂的动作和技能有关。其主要功能区包括：①皮质感觉区。位于中央后回，主管对侧肢体感觉。破坏性病变主要表现为病灶对侧肢体复合性感觉障碍，如实体觉、位置觉、两点辨别觉和皮肤定位觉的减退和缺失，而一般感觉正常。刺激性病变可出现病灶对侧肢体部分性感觉性癫痫，为针刺感、电击样感觉，亦可出现局部抽搐发作。②视觉性语言中枢。又称阅读中枢，位于角回，靠近视觉中枢，与理解看到的文字和符号有关。优势侧角回受损可产生古茨曼综合征，表现为计算不能（失算症）、不能辨别手指（手指失认症）、左右辨别不能（左右失认症）、书写不能（失写症）。

（3）颞叶　位于外侧裂的下方，顶枕裂前方。颞叶的功能主要与听觉、语言、记忆及精神活动有关。其主要功能区包括：①感觉性语言中枢（Wernicke 区）。位于优势半球颞上回后部。此区受损患者会出现感觉性失语，能听见对方和自己说话的声音，但不能理解说话的含义。②听觉中枢。位于颞上回中部和颞横回。双侧颞叶受损可引起严重的记忆障碍。

（4）枕叶　位于大脑半球后部，顶枕沟与枕前切迹连线的后方。枕叶的功能主要与视觉有关。围绕距状裂的皮质为视觉中枢。此区刺激性病变可出现闪光、暗影、色彩等幻视现象，破坏性病变可出现视野缺损。

（5）岛叶　又称脑岛，呈三角形岛状，位于外侧裂深面，被额、顶、颞叶覆盖。岛叶的功能主要与内脏感觉和运动有关。岛叶受刺激可引起内脏运动紊乱，出现恶心、呃逆、胃肠蠕动增加或饱胀感。

（6）边缘叶　由半球内侧面位于胼胝体周围和侧脑室下角底壁的一圆弧形结构构成，包括隔区、扣带回、海马回、海马旁回和钩回。边缘叶与杏仁核、丘脑前核、下丘脑、中脑被盖、岛叶前部、额叶眶面等结构共同组成边缘系统。其生理功能与高级神经、精神（情绪和记忆等）及内脏活动有关。边缘系统损害时可出现情绪及记忆障碍、行为异常、幻觉、反应迟钝等精神障碍及内脏活动障碍。

（7）内囊　指位于尾状核、豆状核及丘脑之间的白质结构，由纵行的纤维束组成，其纤维呈扇形放射至大脑皮质。内囊的范围狭小，纤维集中，若完全损害，病灶对侧可出现"三偏"综合征，即对侧偏瘫、偏身感觉障碍及偏盲，见于脑出血及脑梗死等。

（8）基底神经节 亦称基底核，是埋藏在大脑白质深部的灰质核团，包括纹状体、屏状核及杏仁核。基底核的功能是与大脑和小脑协同调节随意运动、肌张力及复杂的行为活动。基底核病变的主要临床表现有两个方面，一是不自主运动，二是肌张力改变。

2. 间脑 间脑位于中脑和两侧大脑半球之间，是脑干与大脑半球连接的中继站。间脑包括丘脑、上丘脑、下丘脑和底丘脑四部分。丘脑是各种感觉（嗅觉除外）传导的皮质下中枢和中继站，对运动系统、感觉系统、边缘系统、上行网状系统和大脑皮质的活动发生着重要的影响。丘脑外侧群尤其是腹后外侧核和腹后内侧核受损产生对侧偏身感觉障碍。

3. 脑干 由中脑、脑桥和延髓三部分组成，中脑向上与间脑相连，延髓向下与脊髓相连。

（1）脑干的内部结构 包括灰质核团、白质和网状结构。

（2）脑干的功能 ①生命中枢。脑干网状结构中有许多调节中枢；延髓内侧有呼吸中枢，外侧有血管运动中枢，背外侧有呕吐中枢；脑桥有呃逆中枢。因此，当脑干严重受损，特别是延髓损害时可导致呼吸、心搏骤停。②传导功能。在脑干白质中有传导束通过，上行传导束将脊髓及周围的感觉传导至中枢，下行传导束将大脑皮质的兴奋经脑干传导至脊髓及神经支配的效应器。脑干病变可出现交叉性瘫痪，表现为病变侧脑神经的周围性麻痹、对侧肢体中枢性麻痹和偏身感觉障碍。③睡眠与觉醒的维持。脑干网状结构的激活与抑制的交替，控制着觉醒与睡眠。

4. 小脑 位于颅后窝，在小脑幕下方，脑桥及延髓的背侧。由中央的小脑蚓部和两侧的小脑半球组成。小脑的主要生理功能是维持躯体平衡，控制姿势和步态，调节肌张力和协调随意运动的准确性。小脑病变最主要的症状为共济失调。

5. 脊髓 脊髓属于中枢神经系统，是脑干向下延伸的部分。成人脊髓全长 40～45cm，相当于椎管长度的 2/3。

（1）脊髓的解剖结构 呈微扁圆柱体，位于椎管内。上端于枕骨大孔处与延髓相接，下端在成人平第 1 腰椎，新生儿约平第 3 腰椎下缘，占据椎管的上 2/3。脊髓共有 31 节，即 8 个颈节（C1～C8），12 个胸节（T1～T12），5 个腰节（L1～L5），5 个骶节（S1～S2）和 1 个尾节（C0）（图 9-2），但表面并无节段界限。脊髓受损的症状和体征与脊髓受损的部位和程度有关。

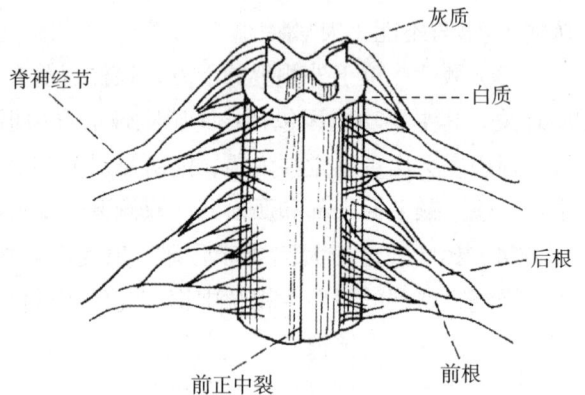

图 9-2 脊髓的解剖结构

（2）脊髓的主要功能 脊髓是中枢神经系统的低级中枢，主要具有传导功能和反射功能，正常的脊髓活动是在大脑的控制下完成的。①传导功能。脊髓内的神经元是上、下传导通路的中继站，沟通周围神经与脑的联系。脊髓内的上行传导束将躯体（头面部除外）的深、浅感觉和大部分内脏感觉的信息传至脑，在脑内分析和整合之后，再发出各种神经冲动，经过下行传导束传至脊髓，从而调节骨骼肌和内脏的活动。②反射功能。脊髓的反射功能是指脊髓固有的反射，即在脊髓内就能完成的反射活动，是较为简单的反射，如竖毛反射、牵张反射、屈曲反射、排尿反射、排便反射等。

（二）周围神经系统

1.脑神经　脑神经共有 12 对（图 9-3），主要功能如下：

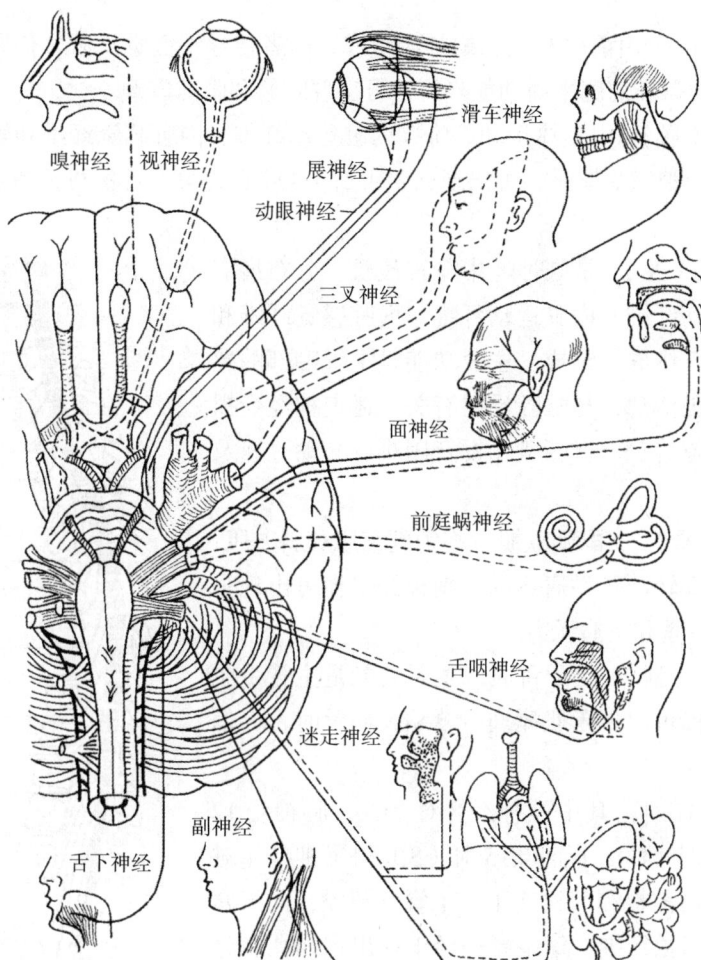

图 9-3　12 对脑神经

（1）嗅神经（Ⅰ）　主要功能是传导嗅觉。嗅觉中枢左右两侧有较多的联络纤维，因此病变时不引起嗅觉丧失。但嗅觉中枢的刺激性病变可引起嗅幻觉，如臭皮蛋、烧胶皮的气味。

（2）视神经（Ⅱ）　主要功能是传导视觉冲动。视神经病变可导致视力障碍、视野缺损及视神经盘异常。

（3）动眼神经（Ⅲ）　主要功能是支配眼肌运动，司眼球向上、下、内运动；支配瞳孔括约肌和睫状肌，参与缩瞳和调节反射。动眼神经受损可出现眼球向外下斜视、上睑下垂、瞳孔对光反射消失及瞳孔扩大等。

（4）滑车神经（Ⅳ）　主要功能是支配上斜肌，司眼球向上外方转动。滑车神经受损表现为眼球向外下方活动受限。

（5）三叉神经（Ⅴ）　主要功能是支配颜面部感觉和咀嚼运动。三叉神经受损可出现头面部皮肤、口鼻腔黏膜、牙及牙龈等部位感觉障碍，角膜反射消失，咀嚼肌瘫痪、萎缩，张口时下颌偏向患侧。

（6）展神经（Ⅵ）　主要功能是支配外直肌，司眼球向外侧转动。展神经受损表现为患侧眼球内斜视，外展运动受限或不能，可伴有复视。

（7）面神经（Ⅶ）　主要功能是主管味觉和颜面表情。面神经受损可导致面肌瘫痪，表现为病侧额纹消失，不能闭眼，鼻唇沟变浅，口角偏向健侧；泪腺、下颌下腺、舌下腺等腺体分泌障碍及舌前味觉障碍。

（8）听神经（Ⅷ）　由前庭神经和蜗神经组成，前者传导平衡觉，后者传导听觉。听神经受损表现为伤侧听力障碍和前庭平衡功能障碍，可出现眩晕和眼球震颤。

（9）舌咽神经（Ⅸ）　由躯体运动纤维、内脏运动纤维、内脏感觉纤维和躯体感觉纤维四种纤维成分组成。舌咽神经受损时，可出现患侧舌后 1/3 味觉丧失，舌根与舌咽区痛觉障碍，患侧咽肌肌力减弱。

（10）迷走神经（Ⅹ）　是脑神经中行程最长、分布最广的神经，由躯体运动纤维、内脏运动纤维、内脏感觉纤维和躯体感觉纤维四种纤维成分组成。主要功能是主管咽部的感觉和运动，调节内脏活动，与呕吐反射有关。迷走神经受损可出现呛咳、吞咽障碍、声音嘶哑、发音困难、心动过速及内脏活动障碍等。

（11）副神经（Ⅺ）　支配咽喉肌、胸锁乳突肌和斜方肌，主要功能是主管头部转动和举肩运动。副神经受损可出现头无力转向对侧，肩下垂和抬肩无力。

（12）舌下神经（Ⅻ）　支配舌肌，主要功能是主管舌肌运动。舌下神经受损可出现舌肌瘫痪、萎缩，伸舌时舌尖偏向患侧。

2. 脊神经　共 31 对，其中颈神经 8 对（C），胸神经 12 对（T），腰神经 5 对（L），骶神经 5 对（S）和尾神经 1 对（C0）。每对脊神经借前根和后根连于一个脊髓节段，前根属运动纤维，后根属感觉纤维。每条脊神经干在出椎间孔后分为前支、后支、脊膜支和交通支。前支交织成丛，即颈丛、臂丛、腰丛和骶丛，主管躯体前外侧和四肢肌肉运动及皮肤感觉；后支分为肌支和皮支，肌支主管项、背和腰骶部肌肉运动；皮支主管枕、项、背、腰、骶及臀部皮肤感觉。脊神经在皮肤的分布有明显的节段性，如 T2 分布于胸骨角水平，T4 分布于乳头水平，T6 分布于剑突水平，T8 分布于肋弓水平，T10 分布于脐水平，T12 和 L1 分布于腹股沟水平（图 9-4）。

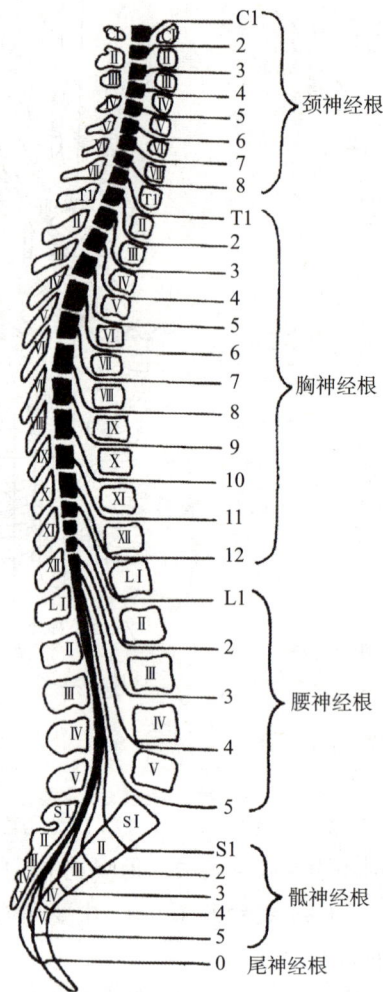

图 9-4　脊髓节段与椎骨的对应关系

（三）脑的血管

1. 脑的动脉　脑的动脉来源于颈内动脉和椎 - 基底动脉（图 9-5）。

（1）颈内动脉　起自颈总动脉，从颈部向上至颅底，经颈动脉管进入颅腔。主要供应大脑半球前 3/5 和部分间脑的血液。

（2）椎 - 基底动脉　起自锁骨下动脉，向上穿行 5 ～ 6 个颈椎横突孔，经枕骨大孔入颅腔，在脑桥与延髓交界处腹侧，左右椎动脉汇合为一条基底动脉。主要供应大脑半球后 2/5 及部分间脑、脑干和小脑的血液。

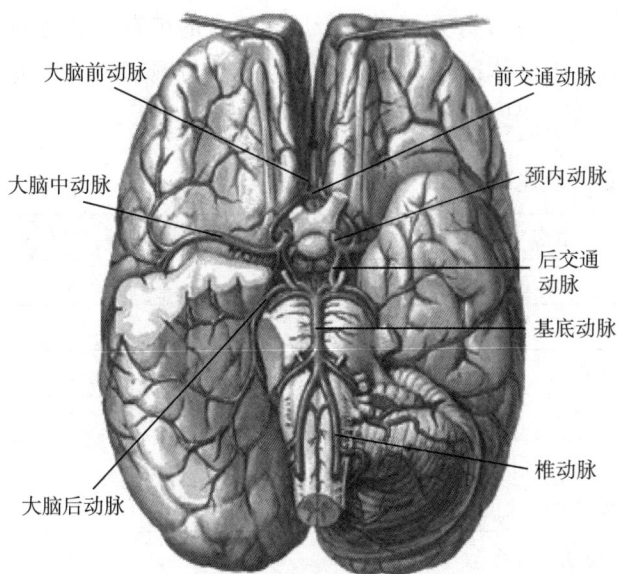

图 9–5 脑底动脉

（3）大脑动脉环 又称 Willis 环，由一条前交通动脉、两侧大脑前动脉起始段、两侧颈内动脉末段、两侧后交通动脉和两侧大脑后动脉起始段共同构成。该环对颈内动脉和椎－基底动脉系统之间，特别是两侧大脑半球的血液供应有重要的调节和代偿作用。正常情况下两大动脉系统之间的血液不相混合，当此环内某一处血管狭窄或闭塞时，可一定程度上通过该环使血液重新分配和代偿，从而维持脑的血液供应。

2. 脑的静脉 脑的静脉包括大脑浅静脉和大脑深静脉两组，两组静脉的血液最后经乙状窦由颈内静脉出颅，回流至右心房。

3. 脑血管的特点

（1）脑动脉行程弯曲，缺乏搏动，因此不易推动和排出随血液运行的栓子，易发生脑栓塞。

（2）脑动脉壁薄，内膜层厚，有较发达的弹力膜；中层和外层壁较薄，没有弹力膜，因此，脑动脉几乎没有搏动，这样可避免因血管搏动影响脑功能。但易导致胆固醇、甘油三酯等沉积，使血管壁硬化，管腔狭窄，脑血栓形成。此外，由于脑动脉壁薄，当血压突然升高时，容易导致脑出血。

（3）脑动脉和脑静脉不伴行，脑静脉与颈静脉之间有静脉窦形成，造成了脑血管病症状的复杂多样。

（4）脑的血管具有自动调节的功能，脑血液供应在平均动脉压 60 ～ 160mmHg 范围变化时仍可维持稳定。

【常见症状体征的护理】

1. 意识障碍 意识障碍是指人对外界环境刺激缺乏反应的一种精神状态。任何病因引起的大脑皮质、皮质下结构、脑干网状上行激活系统等部位的损害或功能抑制均可出现意识障碍。①以觉醒度改变为主的意识障碍，包括嗜睡、昏睡、浅昏迷、深昏迷。②以意识内容改变为主的意识障碍，包括意识模糊和谵妄状态。③特殊类型的意识障碍，包括去皮层综合征、闭锁综合征、无动性缄默症（又称睁眼昏迷）、植物状态、微意识状态。④脑死亡，指全脑（包括大脑、小脑和脑干）功能的不可逆丧失。

（1）护理评估

1）病史 发病方式及过程；相关疾病史及诱因（如高血压、心脏病、内分泌及代谢疾病、癫痫等病史，受凉、感染、外伤或急性中毒等诱因）；治疗经过及效果。

2）身体状况 ①意识障碍的程度及类型。患者的自发活动和身体姿势（如牵扯衣服、自发咀嚼、眨眼或打哈欠；对外界的注视或视觉追随等）；回答问题、睁眼动作和肢体反应情况（可通过言语、针刺及压迫眶上神经等刺激检查）。为了较准确地评价意识障碍的程度，国际通用 Glasgow 昏迷评定量表（表 9-1）。最高得分为 15 分，最低得分为 3 分，分数越低病情越重。通常在 8 分以上恢复机会较大，7 分以下预后较差，3 ～ 5 分并伴有脑干反射消失的患者有潜在的死亡危险。②全身情况评估。瞳孔、对光反射、生命体征（尤其注意呼吸节律与频率的改变）；肢体瘫痪、头颅外伤等情况；耳、鼻、结膜、皮肤情况；脑膜刺激征。

表 9–1　Glasgow 昏迷评定量表

项目	状态	分数
睁眼反应	自发性睁眼	4
	声音刺激有睁眼反应	3
	疼痛刺激有睁眼反应	2
	任何刺激均无睁眼反应	1
语言反应	对人物、时间、地点等定向问题清楚	5
	对话混淆不清，不能准确回答有关人物、时间、地点等定向问题	4
	言语不当，但字意可辨	3
	言语模糊不清，字意难辨	2
	任何刺激均无语言反应	1
运动反应	可按指令动作	6
	能确定疼痛部位	5
	对疼痛刺激有肢体退缩反应	4
	疼痛刺激时肢体过屈（去皮质强直）	3
	疼痛刺激时肢体过伸（去大脑强直）	2
	疼痛刺激时无反应	1

3）心理 – 社会状况　评估患者对疾病的认识及社会支持情况。

4）医学检查　一般先检查常规项目，如三大常规、血液生化、血电解质等，后再依据病情和条件行头部 CT、磁共振、脑电图、脑脊液检查等。

（2）护理诊断 / 问题　急性意识障碍：与脑组织受损、功能障碍有关。

（3）护理措施

1）疾病监测　临床上通过患者的言语反应、对针刺的痛觉反应、瞳孔对光反射、吞咽反射、角膜反射和睫毛反射等来判断意识障碍的程度。①急性谵妄状态常见于高热或中毒；慢性谵妄状态多见于慢性乙醇中毒。②患者对外界刺激无反应，无自发性言语及有目的动作，能无意识地睁眼闭眼或吞咽动作，瞳孔对光反射和角膜反射存在，为去皮层综合征，见于缺氧性脑病、大脑皮质损害较广泛的脑卒中和脑外伤。③神志清楚，眼球活动正常，但不能言语，不能活动，仅以眼球活动示意，多为闭锁综合征，系脑桥腹侧部病变引起，脑电图正常有助于与真正的意识障碍相区别，见于脑血管病、肿瘤等。④患者可以注视检查者和周围的人，貌似觉醒，但缄默不语，不能活动。四肢肌张力低，腱反射消失，肌肉松弛，大小便失禁，无病理征，对任何刺激无意识反应，睡眠觉醒周期存在，多为无动性缄默症，为脑干上部和丘脑的网状激活系统损害所致，而大脑半球及其传导通路无损害。⑤意识丧失、呼吸停止、脑干和脑神经反射全部消失，但脊髓反射可以存在，多为脑死亡。

2）安全与舒适管理　①患者卧气垫床或按摩床，谵妄躁动者加床栏，必要时做适当的约束，防止可能出现的损伤。②平卧头侧位或侧卧位，开放气道，取下活动性义齿，及时清除口鼻分泌物和吸痰，防止舌根后坠、窒息、误吸，预防肺部感染。③保持床单整洁、干燥，减少皮肤的机械性刺激。定时给予翻身、拍背，按摩骨突受压处，预防肺部感染和压疮；保持会阴部皮肤清洁，预防尿路感染。④注意口腔卫生，不能经口进食者每天口腔护理2～3次，预防口腔感染。⑤慎用热水袋，防止烫伤。

3）饮食护理　给予高维生素、高热量饮食，补充足够的水分；鼻饲者应定时饲食，保证足够的营养供给；鼻饲前后抬高床头防止食物反流。

4）氧疗　根据病情给予适当流量的氧气吸入。

2. 头痛　头痛是神经系统疾病常见症状之一，通常是指局限于头颅上半部，包括眉弓、耳郭上缘和枕外隆突连线以上部位的疼痛。引起头痛的神经系统疾病主要有神经痛、脊髓压迫症、脑出血、蛛网膜下腔出血、偏头痛等。

（1）护理评估

1）病史　头痛部位、性质、程度、持续时间；头痛伴发症状和先兆症状，诱发因素和缓解因素。

2）身体状况　意识、生命体征、瞳孔（大小与对光反射）及脑膜刺激征、病理反射等。

3）心理－社会状况　持续头痛可使患者出现恐惧、焦虑或忧郁等情绪，头痛严重时可对患者的日常生活、工作和社交造成影响。

4）医学检查　脑脊液检查，CT 或 MRI 检查。

（2）护理诊断/问题　头痛：与脑部器质性病变或颅内外血管舒缩功能障碍有关。

（3）护理措施

1）对症护理　根据头痛的不同原因采用不同的缓解疼痛的方法。如三叉神经痛患者洗脸、刷牙、剃须、咀嚼时动作要轻柔，吃软食小口咽，以免诱发疼痛；脑出血头痛患者给予镇痛药，过度烦躁不安的患者可适量用镇静药；偏头痛可指导患者采用松弛疗法，如局部按摩、热水浴、局部热疗、针灸、生物反馈训练等；高颅压性疼痛可遵医嘱给予20% 甘露醇，以脱水降颅压，减轻疼痛；低颅压性头痛者应卧床休息，避免因立位而加重头痛。

2）疾病监测　①密切观察头痛部位（表9-2）及头痛性质、程度和意识、瞳孔及生命体征的变化以判断与疾病的关联（表9-3）。②密切观察疼痛是否伴有头晕、恶心、呕吐、复视、耳鸣、失语等先兆或伴随症状。如颅内感染常伴有高热，典型偏头痛常伴有视觉先兆症状或伴有恶心、呕吐等。

表 9-2　头痛部位与疾病的可能关系

头痛部位	病因
前头部	鼻窦炎性头痛、丛集性头痛、后颅窝肿瘤、小脑幕上肿瘤
偏侧头部	鼻窦炎性头痛、耳源性头痛、血管性偏头痛
全头	脑肿瘤、颅内出血、颅内感染、紧张性头痛、低颅压性头痛
眼部（单侧或双侧）	丛集性头痛、青光眼、高颅压性头痛、一氧化碳中毒性头痛
双颞部	垂体瘤、蝶鞍附近头痛
枕颈部	高血压头痛、蛛网膜下腔出血、高颅压性头痛、颈性头痛、肌挛缩性头痛、脑膜炎、后颅窝肿瘤

表 9-3　头痛性质与疾病的可能关系

疾病	头痛性质与其他症状
颅内压增高	突然感觉有劈裂样疼痛，分布于前额、后枕或整个头部，可延及颈、肩、背等，用力、头部突然活动等可使头痛加剧，晨起较重。无前驱症状，起病急骤，以用力或激动为发病诱因，常伴有喷射性呕吐，出现不同程度的意识障碍
偏头痛	一侧颞部搏动性头痛。发作前出现同侧视觉障碍（亮点、暗点、盲区、闪光等）、偏身麻木感等先兆表现，发作时常伴有恶心、呕吐、畏光、畏声等
蛛网膜下腔出血	突起剧烈头痛
颅内占位性疾病	持续性、进行性加重的头痛
低颅压性头痛	常与体位有明显关系，如立位时出现或加重，卧位时减轻或消失

3）用药护理　应遵医嘱给药，告知患者止痛药物的作用与不良反应。①非甾体抗炎药，常用药物有阿司匹林、布洛芬、罗非昔布等，止痛作用比较弱，无成瘾性。②人工合成的中枢性止痛药，常用药物有曲马多等，不会引起成瘾。③麻醉性止痛药，常用药物有吗啡、哌替啶，止痛作用很强，长期使用会成瘾。

4）安全与舒适管理　教育患者避免引起头痛加重的各种因素，如偏头痛者应卧床休息，减少头部运动，避免声光刺激。高颅压性头痛者应绝对卧床休息，床头抬高 15°～ 30°，有利于颅内静脉血液的回流，以减轻脑水肿，降低颅内压；避免咳嗽、喷嚏，以免加重颅内压升高。

3. 言语障碍　凡影响通过视听途径的基本言语交际过程的病态现象属言语障碍，多由视、听、发音、书写器官的器质性病变造成。言语障碍可分为失语症和构音障碍两类。①失语症是由于脑损伤所致的语言交流能力障碍。②构音障碍是由于神经肌肉的器质性病变，造成发音器官的肌无力及运动不协调所致的纯言语障碍。患者表现为发音含糊不清而用词正确。

（1）护理评估

1）病史　文化程度、职业及语言背景等；与语言障碍有关的疾病；语言障碍的类型。

2）身体状况　意识状态；口、咽、喉等发音器官肌肉及运动情况；流涎、口腔滞留食物、饮水呛咳等情况。

3）心理 - 社会状况　患者因语言沟通障碍可能出现孤独、悲观、烦躁、自卑等负性情绪。

4）医学检查　头部 CT、MRI 检查；重症肌无力导致构音障碍者，新斯的明试验可为阳性。

（2）护理诊断 / 问题　语言沟通障碍：与大脑皮层语言中枢病变或发音器官神经肌肉受损有关。

（3）护理措施

1）疾病监测　①密切观察和分析判断失语症患者自发语言、听语理解、口语复述、匹配命名、阅读及书写能力、伴随症状等（表 9-4）。②密切观察患者构音障碍的类型。上运动神经元疾病，如急性脑卒中所致一侧皮质脑干束病变只引起暂时的构音障碍；下运动神经元病变，如面瘫可产生唇音障碍；迷走神经和舌下神经的周围性或核性麻痹时发音不清楚、无力，带有鼻音；脑性瘫痪，两侧大脑半球病变如脑卒中、多发性硬化、各种原因所致的假性延髓性麻痹等引起双侧皮质脑干束损害时均产生构音不清；肌肉本身病变，如肌营养不良中的面肌麻痹影响发音；重症肌无力侵犯咽喉部肌肉时可引起构音障碍；锥体外系疾病和小脑病变由于肌张力增高亦出现构音障碍。

表 9-4　临床常见失语症的临床特点、伴随症状及病变部位

类型	临床特点	伴随症状	病变部位
Broca 失语	典型非流利型口语，电报样言语，言语缺失，语法缺失	轻偏瘫	Broca 区损害（额下回后部）
Wernicke 失语	流利型口语，口语理解严重障碍，语法完好；有新语、错语和词语堆砌	视野缺损	Wernicke 区病变（颞上回后部）
传导性失语	复述不能、理解和表达完好		缘上回皮质或深部白质内的弓状纤维束受损
命名性失语	命名不能		颞中回后部或颞枕交界区
完全性失语	所有语言功能明显障碍	偏瘫、偏身感觉障碍	大脑半球大范围病变
失写	能抄写，不能自发书写或写出的句子有遗漏错误	运动或感觉性失语	优势半球额中回后部
失读	不认识文字、词句、图画	不能书写，也不能抄写	优势半球顶叶角回

2）心理护理　提供有关疾病治疗和预后的可靠信息，加强与患者交流，尤其对失语患者，应鼓励并指导患者用非语言方式表达自己的需求及情感；指导家庭成员积极参与患者的康复训练；鼓励或组织病友之间康复训练的经验交流；指导患者正确面对疾病，避免过分依赖，帮助患者树立信心，积极配合治疗。

3）康复护理　护理人员、语言康复治疗师等成员组成的康复小组根据患者病情制订个体化语言康复训练计划并加以实施。对于 Broca 失语者，训练侧重于口语表达；对于 Wernicke 失语者，训练侧重于理解、会话、复述等；对于构音障碍者，训练侧重于发音。训练应由少到多、由易到难、由简单到复杂，循序渐进地进行。

4. 感觉障碍　感觉障碍是指机体对各种形式刺激（痛、温、触、压、位置、震动等）无感知、感知减退或异常的综合征。感觉障碍可分为抑制性症状和刺激性症状两类。抑制性症状是由于感觉路径被破坏或功能受抑制而出现感觉减退或感觉缺失。刺激性症状是由于感觉路径受到刺激或兴奋性增高时出现的症状，如感觉异常、感觉过敏、感觉倒错、疼痛等。疼痛根据病变部位和特点不同可分为局部疼痛、放射性疼痛、扩散性疼痛、灼性神经痛、牵涉性疼痛等。

（1）护理评估

1）病史　感觉障碍的部位、类型、范围、性质；感觉障碍出现的时间，加重或缓解的因素；感觉障碍的特点（图 9-6）。

2）身体状况　意识状态；深浅感觉、复合感觉；伴随运动功能障碍。

①浅感觉检查。触觉可用棉丝或软纸片轻触所要检查的部位，嘱患者说出能否感知及感知的程度；痛觉可用大头针均匀力量轻刺皮肤，嘱患者回答是否疼痛及其程度；温度觉可用装有热水（40～50℃）与冷水（5～10℃）的试管底部分别轻触皮肤。②深感觉检查。运动觉检查时嘱患者闭目，检查者轻轻夹住患者手指或足趾两侧，向上、下移动5°左右，让患者辨别是"向上"还是"向下"移动。位置觉检查时患者闭目，检查者将其肢体放于某一位置，嘱患者说出肢体所处的位置或用对侧肢体模仿。振动觉检查时用振动着的音叉（128Hz）柄置于手指、尺骨茎突、锁骨、内外踝等骨隆突处，询问有无振动的感觉和持续时间。③复合感觉检查。复合感觉是大脑皮质（顶叶）对感觉刺激的综合分析和判断的结果，也称皮质感觉。检查时要求上述的一般感觉必须正常。注意两侧对比且须与正常范围对照。通常检查定位觉、图形觉、两点辨别觉和实体觉。

3）心理-社会状况　评估患者对疾病的认识及社会支持情况。

4）医学检查　肌电图、诱发电位及 MRI 检查。

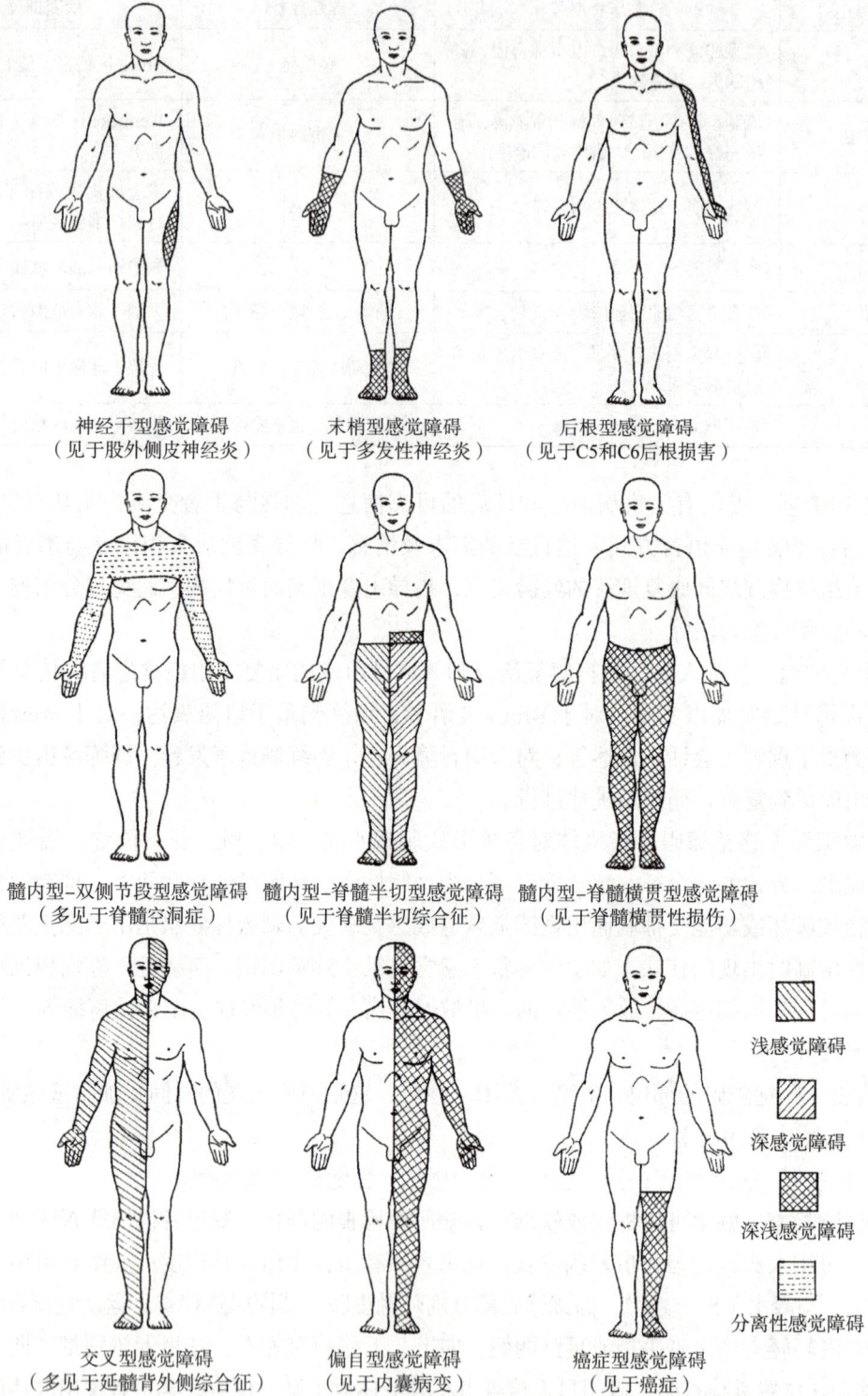

图 9-6　常见的感觉障碍类型

（2）护理诊断／问题　有受伤的危险：与感觉障碍有关。

（3）护理措施及依据

1）疾病监测　观察记录患者感觉障碍的分布范围，是否伴有运动障碍，注意神志、瞳孔、呼吸、血压、神经反射等变化。用棉丝轻触或大头针轻刺皮肤、患者闭目移动其肢体等方式了解是深浅感觉障碍还是复合感觉障碍。

2）安全与舒适管理　　保持床单平整、干燥，以防对感觉障碍部位的机械性刺激。避免温度过高或过低物体接触感觉障碍部位，以免烫伤或冻伤。热水袋水温不超过50°，每30分钟查看一次并更换部位。对深感觉异常、步态不稳者，必须给予搀扶，以防跌撞受伤。

3）康复护理　　对患者进行感知觉功能的训练，可采用拍打、按摩、理疗、针灸、被动运动及各种冷、热、电的刺激。每天用温水擦洗感觉障碍的皮肤，以促进血液循环，提高中枢神经的感知功能。

5. 运动障碍　　运动障碍指各种原因引起的肌肉、骨骼或神经病变所致的身体各部位运动异常，包括瘫痪、僵硬、不随意运动和共济失调等。①瘫痪。指机体随意运动功能的减弱或消失。②僵硬。指肌张力增高所引起的肌肉僵硬、活动受限或不能活动的一组综合征。由中枢神经、周围神经、肌肉及神经肌肉接头的病变所致。临床上有痉挛、僵直、强直等不同表现。③不随意运动。指不随意志控制的无规律、无目的的面、舌、肢体、躯干等骨骼肌的不自主活动，由锥体外系病变所致。临床上包括震颤、手足徐动、投掷运动、舞蹈、扭转痉挛等。④共济失调。指由本体感觉、前庭迷路、小脑系统损害所引起的机体维持平衡和协调不良所产生的临床综合征，可表现为站立不稳、步态蹒跚、言语不清等。根据病变不同可分为小脑性共济失调、大脑性共济失调和脊髓性共济失调。

（1）护理评估

1）病史　　运动障碍发生的时间、缓急、性质、程度；伴随症状；原因和诱因。

2）身体状况　　肌力、肌张力和各种反射，运动障碍的程度及类型。

3）心理 - 社会状况　　患者可因行动不便、生活不能自理而出现焦虑、恐惧、悲哀、抑郁等不良情绪。

4）医学检查　　CT、MRI、肌电图等。

（2）护理诊断 / 问题

1）躯体活动障碍　　与中枢神经系统及神经肌肉病变致运动障碍有关。

2）有失用综合征的危险　　与患者肢体瘫痪、缺乏运动有关。

3）预感性悲哀　　与患者突然肢体瘫痪、缺乏心理准备有关。

（3）护理措施

1）疾病监测　　①肌力。分为0～5级。0级：完全瘫痪；Ⅰ级：可见肌纤维收缩，但不能产生动作；Ⅱ级：肢体能在床面水平移动，但不能克服自身重力，即不能抬起；Ⅲ级：肢体能克服自身重力离开床面，但不能克服外加阻力；Ⅳ级：肢体能克服外加的阻力活动，但较正常肌力稍差；Ⅴ级：正常肌力。②瘫痪类型。不同病变部位，表现的瘫痪类型也不同。单瘫是指单个肢体的运动不能或运动无力，多表现为一个上肢、一个下肢或某些肌群，见于大脑半球、脊髓前角细胞、周围神经和肌肉的病变。偏瘫表现为一侧面部和肢体瘫痪，常伴有瘫痪侧肌张力增高、腱反射亢进和病理反射阳性等体征，见于一侧大脑半球病变，如内囊出血、大脑半球肿瘤、脑梗死等。交叉性瘫痪是指病变侧脑神经麻痹和对侧肢体瘫痪，常见于脑干肿瘤、炎症和血管性病变。中脑病变时出现病侧动眼神经麻痹，对侧肢体瘫痪；脑桥病变可出现病侧外展、面神经麻痹和对侧肢体瘫痪。截瘫是指双下肢瘫痪，常见于脊髓胸腰段的炎症、外伤、肿瘤等引起的脊髓横贯性损害。四肢瘫是指四肢不能运动或肌力减退，常见于高颈段脊髓病变或周围神经病变。③瘫痪的性质。由于病变部位不同，可出现两种不同性质的瘫痪，即上运动神经元性瘫痪和下运动神经元性瘫痪（表 9-5）。

表 9-5 上、下运动神经元性瘫痪的鉴别

鉴别点	上运动神经元性瘫痪	下运动神经元性瘫痪
瘫痪分布	较广，可表现为偏瘫、单瘫、截瘫和四肢瘫	多局限，可表现为以肌群为主的瘫痪或四肢瘫
肌张力	增高，呈痉挛性瘫痪	减低，呈弛缓性瘫痪
腱反射	亢进	减弱或消失
病理反射	（+）	（-）
肌肉萎缩	无或轻度失用性萎缩	显著，早期出现
肌束震颤	无	有
皮肤营养障碍	多无	常有
肌电图	神经传导速度正常，无失神经电位	神经传导速度减低，有失神经电位

2）安全与舒适管理　提供安全方便的住院环境，将呼叫器置于患者床头伸手可及处；日常用品如餐具、水、便器、纸巾等定位放置于床旁；走廊、卫生间、楼道设置扶手；病房、浴室地面保持平整，防湿、防滑；配备手杖、轮椅等必要的辅助用具，以增加活动时的安全性。保持床单位整洁、干燥，减少对皮肤的机械刺激。协助患者做好日常生活护理，包括皮肤护理、口腔护理和大小便护理。

3）康复护理　①重视早期康复干预。有助于抑制和减轻肢体痉挛姿势的出现与发展，能促进康复、预防并发症、减轻致残程度和提高生活质量。协助患者保持良肢位，使肢体处于功能位，指导进行主动或被动运动；避免让手处于抗重力的姿势，勿在足部放置坚硬的物体。不同的体位均应用数个不同大小和形状的软枕支持，避免被褥过重或太紧。翻身是抑制痉挛和减少患侧受压最具治疗意义的活动。偏瘫、截瘫患者每 2～3 小时翻身 1 次。患侧卧位是所有体位中最重要的体位。仰卧位为过渡性体位，应尽可能少用。重视患侧刺激，通常患侧的体表感觉、视觉和听觉减退，加强患侧刺激可以对抗其感觉丧失。尽量让患侧接受更多的刺激，如床头柜、电视机应置于患侧，所有护理工作如帮助患者洗漱、进食，测血压、脉搏等都尽可能在患侧进行，家属与患者交谈时也应握住患侧手，引导偏瘫患者头转向患侧。避免在患肢静脉输液，慎用热水袋。正确的运动训练有助于缓解痉挛和改善已形成的异常运动模式。常用的训练方法有关节被动运动、Bobath 握手、桥式运动（选择性伸髋）、起坐训练等，应鼓励患者每天多次练习，每次20～30 分钟。②恢复期康复训练。恢复期指导患者进行转移动作训练、坐位训练、站立训练、步行和实用步行训练、平衡共济训练、日常生活活动训练等。上肢功能训练一般采用运动疗法和作业疗法相结合；下肢功能训练主要以改善步态为主。肌张力增高或共济失调的患者，指导步行训练时应给予辅助支持。具体方法有踝关节选择性背屈和跖屈运动、患侧下肢负重及平衡能力训练等。③其他康复手段。根据病情，指导患者尽早合理选用针灸、理疗、推拿等康复治疗方法，以促进运动功能的恢复。

第二节　周围神经疾病

周围神经系统是指除嗅、视神经以外的脑神经和脊神经、自主神经及其神经节。周围神经疾

病是指原发于周围神经系统结构或功能损害的疾病。周围神经疾病病因复杂，可能与炎症、营养代谢、外伤、压迫、遗传、变性、肿瘤、中毒等有关。周围神经疾病有许多特有的症状和体征，主要表现为感觉障碍、运动障碍、自主神经障碍及腱反射减弱或消失。

一、三叉神经痛

三叉神经痛（trigeminal neuralgia）又称为原发性三叉神经痛，是指原因未明的在三叉神经分布区域内出现短暂的、反复发作的、难以忍受的剧痛。可分为原发性三叉神经痛和继发性三叉神经痛。继发性三叉神经痛是由脑桥小脑角占位性病变、炎症、血管病变、多发性硬化等病因引起。本节主要介绍原发性三叉神经痛。本病多发生于中年以后，40岁以上患者占70%～80%。女性多于男性，疼痛是突出的特点，可缓解，但极少自愈。

【病因及发病机制】

原发性三叉神经痛的病因至今无统一认识，一般认为原发性三叉神经痛是一种感觉性痫样发作，病变部位在三叉神经脊束核或脑干内。较多学者认为是三叉神经根被邻近小团的异常血管压迫所致。三叉神经根受压迫，造成纤维挤压、脱髓鞘性变，伪突触形成而发生"短路"，轻微触觉刺激即可通过"短路"传入中枢，而中枢的传出冲动也可通过"短路"成为传入冲动，如此叠加造成三叉神经痛发作。

【临床表现】

1. 症状

（1）**疼痛部位**　疼痛严格限于三叉神经感觉支配区内，常自一侧的上颌支（第2支）或下颌支（第3支）开始，随着病情进展可影响其他分支。疼痛常局限于一侧，极个别患者可先后或同时发生两侧三叉神经痛。虽3支均可受累，但以第2、3支累及最常见，约占95%。

（2）**疼痛性质**　呈发作性撕裂样、触电样、闪电样、针刺样、刀割样或烧灼样剧痛，突发突止，间歇期正常。疼痛由颌面或牙槽开始，沿神经支配区放射，每次疼痛持续数秒至数十秒，亦可长达数分钟。发作次数多随病程的延长而逐渐频繁，间歇期缩短，疼痛加剧。但夜间发作减轻或停止。

（3）**诱发因素及"扳机点"**　疼痛发作常由说话、咀嚼、洗脸、刷牙、微笑、扮鬼脸等面部随意运动或触摸面部某一区域（如上唇外侧、鼻翼、颊部、舌等处）而诱发。这些敏感区称为"扳机点"或触发点。

（4）**其他症状**　发作时可伴有同侧面部肌肉的反射性抽搐，称为"痛性抽搐"。

2. 体征　神经系统检查一般无阳性体征。

【诊断要点】

根据三叉神经支配区域内的发作性疼痛及临床特点，可明确诊断。

【治疗】

1. 药物治疗　首选药物卡马西平，一般从小剂量开始，首次剂量为0.1g，口服2次/日，之后每日增加0.1g，最大剂量不超过1.0g/d，直至疼痛消失。然后再逐渐减量，最小有效维持剂量为0.6～0.8g/d。也可选用苯妥英钠、氯硝西泮、巴氯芬等。

2. 封闭治疗　服药无效者可试行无水乙醇或甘油封闭三叉神经分支或半月神经节，破坏感觉神经细胞，可达到止痛效果。

3. 经皮半月神经节射频电凝疗法　适用于年老体衰及患有全身性疾病、不能耐受手术者。对多数患者有效，可缓解疼痛数年至数月。但20%患者可出现面部感觉异常、角膜炎、咀嚼肌无力、复视、带状疱疹等并发症。

4. 手术治疗　对顽固病例，可行三叉神经感觉根切断术或三叉神经微血管减压术。

【护理诊断/问题】

疼痛　与三叉神经损害有关。

【护理措施】

1. 安全与舒适管理　为患者提供安静、舒适的住院环境，保证患者充分休息，以利于减轻疼痛。鼓励患者运用听音乐、指导式想象、阅读报纸等方法，放松心身，转移注意力，从而提高痛阈而减轻疼痛。避免不适当的洗脸、刷牙、剃须等，以免诱发疼痛。

2. 用药护理　用药过程中注意观察有无眩晕、嗜睡、恶心、步态不稳、皮疹、白细胞减少等不良反应，轻者多在数日后消失，重者应告知医生，给予对症处理。指导患者按医嘱服药，不可随意停药和换药。服用卡马西平期间不能独自外出，不开车或高处作业，以免发生意外。

3. 饮食护理　指导患者选择清淡、营养丰富、无刺激性软食，严重者可进半流质或流质饮食。咀嚼时动作要轻柔，吃软食小口咽，以免诱发疼痛。

二、面神经炎

面神经炎（亦称特发性面神经麻痹，或称贝尔麻痹），是指因茎乳孔内面神经非特异性炎症所致的周围性面神经麻痹。任何年龄均可发病，多见于20～40岁，男性多于女性。

【病因及发病机制】

面神经炎的病因与发病机制尚未完全明确。长期以来认为本病与嗜神经病毒感染有关。受凉或上呼吸道感染后发病，可能是茎乳孔内的面神经急性病毒感染和水肿所致神经受压或局部血液循环障碍而产生面神经麻痹。多数人认为，本病亦属于一种自身免疫反应。早期面神经炎的病理改变主要为面神经水肿和髓鞘肿胀、脱失，晚期可出现不同程度的轴突变性，以在茎乳孔和面神经管内的部分尤为显著。

【临床表现】

1. 病前常有面部受凉风吹袭或咽部感染史，急性起病，数小时或1～3天达高峰。

2. 主要表现为口角歪斜、流涎、讲话漏风，吹口哨或发笑时尤为明显。体格检查时，可见患侧面部表情肌瘫痪，额纹消失，不能皱额蹙眉，眼裂增大，眼裂闭合不能或闭合不全；闭眼时双眼球向外上方转动，露出白色巩膜，称 Bell 征。病侧鼻唇沟变浅、口角下垂、露齿时口角歪向健侧、吹口哨及鼓腮不能等。颊肌瘫痪，食物常滞留于齿颊之间。

3. 不同部位的面神经损害出现不同的临床表现。鼓索以上面神经病变可出现同侧舌前2/3味觉消失；膝状神经节受累时，除有周围性面瘫，舌前2/3味觉消失及听觉过敏外，还可伴有乳突部疼痛，耳郭、外耳道感觉减退和外耳道、鼓膜疱疹，称为 Ramsay-Hunt 综合征。

【诊断要点】

根据急性起病，临床表现主要为周围性面瘫，诊断即可明确。

【治疗】

1. 药物治疗　急性期尽早使用糖皮质激素，可用地塞米松静滴10～20mg/d，7～10日为1个疗程，或口服泼尼松30mg/d。维生素 $B_1$100mg，维生素 B_{12}500μg，肌内注射，以促进神经髓鞘的恢复。Ramsay-Hunt 综合征患者可口服阿昔洛韦7～10日。

2. 局部物理疗法　急性期可在茎乳突口附近行超短波热透疗法、红外线照射或局部热敷等，有利于改善局部血液循环，减轻神经水肿。恢复期可做碘离子透入疗法、针刺或电针治疗。

3. 手术治疗　病后 2 年仍未恢复者，可考虑做面神经 – 副神经、面神经 – 舌下神经或面神经 – 膈神经吻合术。

【护理诊断 / 问题】

体像紊乱　与面神经麻痹所致口角歪斜等有关。

【护理措施】

1. 安全与舒适管理　注意保暖，防止受凉、感冒，治疗期应用围巾等适当遮挡患部。对口腔内有食物滞留的患者，应指导其饭后及时漱口，保持口腔清洁。

2. 对症护理　对于眼睛不能闭合的患者应加强眼部防护，外出应戴眼镜，睡觉时覆盖眼罩，并定时应用眼药，以防眼部并发症。

3. 饮食护理　饮食宜清淡，避免粗糙、干硬及辛辣食物。有味觉障碍者应注意食物的冷热度，以防烫伤口腔黏膜。

4. 康复护理　指导患者尽早开始面肌的主动和被动运动，可对着镜子做皱眉、抬额、闭眼、露齿、鼓腮和吹口哨等动作，每次 5 ～ 15 分钟，每日数次。同时给予面肌按摩。

三、多发性神经病

多发性神经病（又称末梢神经炎），是指肢体远端多发性神经损害。主要表现为四肢远端对称性运动、感觉及自主神经功能障碍。本病可发生于任何年龄，最常见于青年人或中年人，男性发病率高于女性。

【病因及发病机制】

本病可由多种原因引起。①中毒。如呋喃类、磺胺类、异烟肼等药物或二硫化碳、二硝基苯等化学品。②营养缺乏或代谢障碍。如 B 族维生素缺乏、慢性酒精中毒、糖尿病等。③自身免疫性。可见于急性炎症性脱髓鞘性神经病、结缔组织病（如类风湿关节炎、红斑狼疮）等。④其他。如遗传性运动感觉性神经病，淋巴瘤、肺癌等所致的癌性远端轴突病等。最常见的病理改变是轴索变性，常从远端开始，逐渐向近端发展。

【临床表现】

起病可急可缓，主要表现为肢体远端对称性感觉、运动及自主神经功能障碍，以下肢为重。

1. 感觉障碍　早期可出现烧灼感、蚁走感、疼痛、感觉过度等刺激症状，以后逐渐出现四肢远端对称性深浅感觉减退或消失，呈手套、袜子型分布。

2. 运动障碍　肢体远端下运动神经元性瘫痪，对称性肌无力，可伴有肌萎缩、肌束颤动等。部分患者可出现垂足、垂腕。

3. 自主神经功能障碍　表现为肢体末端干燥、苍白、变冷、发绀、多汗或无汗，足部皮肤变薄、变嫩或粗糙，高血压及体位性低血压等。

【医学检查】

1. 脑脊液检查　多正常，少数患者可有脑脊液蛋白含量轻度升高。

2. 肌电图检查　神经传导速度可有不同程度的减低。

3. 神经活检检查　可见周围神经节段性髓鞘脱失或轴突变性。

【诊断要点】

根据肢体远端对称性感觉障碍，末端明显弛缓性瘫痪，自主神经功能障碍，伴有肌电图、神经传导速度及神经组织活检的改变，诊断即可确立。

【治疗】

1.病因治疗　根据不同的病因采取不同的治疗，如药物引起者应立即停药、糖尿病患者要注意控制血糖。

2.综合治疗　急性期应卧床休息，使用大量 B 族维生素、神经生长因子等，病重者可并用辅酶 A、ATP 等。恢复期可采用针灸、理疗、按摩及康复治疗。

【护理诊断 / 问题】

生活自理缺陷　与周围神经病变致肢体远端下运动神经元性瘫痪及感觉障碍有关。

【护理措施】

1.疾病监测　密切观察患者感觉障碍的性质、程度、范围；观察运动障碍的部位、程度，了解肌力大小，有无肌张力和腱反射的改变，是否两侧对称，是否由远端逐渐向近端发展；有无肢体末端干燥、苍白、变冷、发绀、多汗等自主神经功能的症状，以了解疾病的动态变化。

2.饮食护理　指导患者进食高热量、高维生素、清淡易消化饮食，为补充足够的 B 族维生素，应多吃新鲜的蔬菜、水果、大豆、谷类、蛋、瘦肉等。有烟、酒嗜好者，应劝其戒烟、戒酒。

3.安全与舒适管理　寻找并避免不利于疾病康复的因素，如避免接触呋喃类、磺胺类、异烟肼等药物或二硫化碳、二硝基苯等化学品。

4.康复护理　参见本章第一节。

四、急性炎症性脱髓鞘性多发性神经病

急性炎症性脱髓鞘性多发性神经病（acute inflammatory demyelinating polyneuropathy，AIDP）又称吉兰 – 巴雷综合征（GBS），是一种自身免疫介导的周围神经病，常累及脑神经。临床特征为急性、对称性、弛缓性肢体瘫痪及脑脊液蛋白细胞分离现象。患者多在 6 ～ 12 个月基本痊愈。

GBS 的年发病率为 0.6/10 万～ 1.9/10 万人，男性略高于女性，各年龄组均可发病。发病年龄有双峰现象，即 16 ～ 25 岁和 45 ～ 60 岁高发。我国尚无系统的流行病学资料，以儿童和青壮年多见。

【病因及发病机制】

本病的病因尚未完全阐明。临床及流行病学资料显示本病的发病可能与空肠弯曲菌感染有关，以腹泻为前驱症状的 GBS 患者空肠弯曲菌感染达 85%。另外，GBS 还可能与巨细胞病毒、乙型肝炎病毒、HIV、EB 病毒、肺炎支原体等感染有关。目前普遍认为 GBS 是由免疫介导的迟发性超敏反应，启动免疫反应的首要因素是感染。本病主要病理改变是脊神经根广泛的节段性脱髓鞘和炎性细胞浸润，轴索改变相对较轻。脊神经前根较后根先受损且较重，周围神经近端受损较重而远端相对较轻。

【临床表现】

急性或亚急性起病，病前 1 ～ 3 周有胃肠道或呼吸道感染症状或疫苗接种史。常表现为运动障碍、感觉障碍、脑神经受损及自主神经功能障碍。

1.运动障碍　首发症状为四肢远端对称性无力，很快加重并向近端发展，或自近端开始向远端发展。一般是下肢重于上肢，近端重于远端。瘫痪为弛缓性，腱反射减弱或消失，病理反射阴性。严重病例瘫痪平面迅速上升，侵及颈、胸神经根、脑神经，常因损害延髓，累及肋间肌和膈肌而致呼吸麻痹。急性呼吸衰竭是本病死亡的主要原因。

2.感觉障碍　一般较轻或缺如，表现为肢体远端感觉异常，如烧灼、麻木、刺痛和不适感

等，和手套、袜套样感觉减退，可伴有肌肉压痛，尤其是腓肠肌的压痛。

3. 脑神经损害 半数以上患者有脑神经损害，而且多为双侧，以双侧面神经麻痹最常见，其次为舌咽神经和迷走神经麻痹，表现为面瘫、吞咽困难、声音嘶哑、呛咳和不能咳痰，易并发肺炎、肺不张、窒息及营养不良等。动眼、外展、舌下、三叉神经的损害较为少见。儿童以舌咽神经和迷走神经麻痹为多见。

4. 自主神经损害 以心脏损害最严重也最常见，如心律失常、心肌缺血、体位性低血压等，也可出现皮肤潮红、多汗、皮肤干燥、手足肿胀及营养障碍等。

多数病例病情发展迅速，3～15天内达到高峰，90%以上患者的病情在4周内停止进展，1～2个月后开始恢复。

【并发症】

常见有呼吸肌麻痹、肺炎、肺不张、中毒性心肌炎、心力衰竭等。

【医学检查】

1. 脑脊液检查 特征性表现为蛋白 – 细胞分离（protein-cell separated）现象，即蛋白含量明显增高（为神经根的广泛炎症反应所致）而细胞数量正常。发病1～2周后蛋白开始升高，4～6周后可达高峰。

2. 电生理检查 神经传导速度减慢，对GBS的诊断有一定的意义。

【诊断要点】

1. 诊断 根据患者急性或亚急性起病，病前1～4周有感染病史，表现为四肢对称性弛缓性瘫痪，末梢性感觉障碍及脑神经损害，脑脊液有蛋白 – 细胞分离现象，肌电图检查神经传导速度减慢，诊断可明确。

2. 鉴别诊断 常需与以下疾病相鉴别（表9-6）。

表9-6 三种常见疾病鉴别要点

疾病名称	病史	运动障碍	感觉障碍	脑神经受损	脑脊液检查	其他
吉兰 – 巴雷综合征	病前1～4周有感染史	四肢对称性弛缓性瘫痪	末梢型	有	蛋白 – 细胞分离现象	
急性横贯性脊髓炎	病前1～2周有发热病史	截瘫，受损平面以下运动障碍	传导束型	无	正常	
低钾性周期性瘫痪	急性起病，可反复发作	四肢弛缓性瘫痪	无	无	正常	血清 K^+ 低

【治疗】

1. 病因治疗 清除血浆中抗体和免疫复合物等有害物质，以减轻神经髓鞘的中毒性损伤，促进髓鞘的修复和再生。①血浆置换（PE）。每次交换血浆量按30～50mL/kg体重或1～1.5倍血浆容量计算，5～8次为1个疗程，GBS发病后7天内使用PE疗效最佳。②静脉注射人免疫球蛋白（IVIG）。可获得与血浆置换相接近的效果。成人剂量0.4g/（kg·d），连用5天。血浆置换和静脉IgG不必联合应用，联合应用并不增效。无条件行PE和IVIG治疗者，可行大剂量甲泼尼龙500mg/d或地塞米松10mg/d静脉滴注。

2. 对症治疗 本病主要死亡原因是呼吸肌麻痹，保持呼吸道通畅、维持呼吸功能是增加治愈率、降低死亡率的关键。若血氧饱和度降低、动脉血氧分压低于70mmHg时，可行气管插管或气管切开，呼吸机辅助呼吸。

3. 支持治疗 加强营养，不能进食者应及早鼻饲。

【护理诊断/问题】

1. 低效性呼吸形态 与呼吸肌麻痹有关。

2. 躯体移动障碍 与四肢肌肉进行性瘫痪有关。

3. 吞咽障碍 与脑神经受损所致延髓麻痹、咀嚼肌无力及气管切开等有关。

【护理措施】

1. 安全与舒适管理 ①协助患者选择合适的体位，呼吸困难时取半卧位。②向患者及家属说明翻身及肢体运动的重要性，每2小时翻身1次，预防压疮的发生。③注意保暖，避免受凉，以防感冒。

2. 疾病监测 ①常规监测。密切观察患者呼吸的频率、节律和深度，呼吸音及肺部啰音，咳嗽、咳痰情况，以及生命体征、意识状态等，以便及时发现病情变化。②加重期的监测。若发现患者呼吸费力、口唇紫绀，肺活量降至20～25mL/kg体重，动脉血氧分压低于70mmHg，应立即报告医生，配合医生及早使用人工呼吸机。③并发症的观察。若患者出现发热、咳嗽、咳痰，肺部听诊有湿啰音，说明合并肺部感染。应鼓励患者深呼吸和有效咳嗽，给予翻身、拍背，雾化吸入和吸痰，以保持呼吸道通畅。

3. 用药护理 护士应熟悉疾病常用药物的使用时间、方法、副作用，密切观察药物的疗效和副作用。①糖皮质激素。密切观察有无消化道出血及感染征象，慎用安眠药、镇静药。②大剂量免疫球蛋白静脉输注时，可出现发热和面红等副作用，需减慢输液速度。

4. 饮食护理 如有吞咽困难，可予鼻饲高蛋白、高维生素、高热量且易消化的流质饮食，保证机体每天所需的热量、蛋白质，维持正氮平衡。

5. 康复护理 详见本章第一节。

第三节 脊髓疾病

脊髓病变的主要临床表现是运动障碍、感觉障碍及自主神经功能障碍。脊髓节段性损害包括脊髓前角病变、脊髓后角病变、脊髓灰质前连合病变。传导束损害包括后索损害、脊髓丘脑束损害、皮质脊髓束损害、脊髓半侧损害、脊髓横贯损害。

一、急性脊髓炎

急性脊髓炎是指各种感染后引起自身免疫反应所致的急性横贯性脊髓炎性病变，又称急性横贯性脊髓炎，是临床上最常见的一种脊髓炎，以病损平面以下肢体瘫痪、传导束性感觉障碍和大小便障碍为特征。本病可发生于任何年龄，以青壮年多见；各种职业均可发病，以农民较多见；全年散在发病，以冬春及秋冬相交季节较多见；男、女发病率无明显差异。

【病因及发病机制】

病因未明，外伤、劳累、受凉等均可为发病诱因。约半数患者发病前1～2周有上呼吸道、消化道感染的病史，但脑脊液中并未检出病毒抗体，推测本病的发生可能是病毒感染后所诱发的自身免疫性疾病。部分患者于疫苗接种后发病，可能为疫苗接种引起的异常免疫反应。病变可累及脊髓的任何节段，但以胸3～5节段最多见，其次是颈段和腰段，骶段少见。肉眼可见受累节段脊髓肿胀、质地变软，软脊膜充血或有炎性渗出物。

【临床表现】

急性起病，约半数患者发病前 1～2 周内有上呼吸道感染或消化道感染病史，或有疫苗接种史。首发症状多为双下肢麻木、无力，病变相应部位的背痛、病变节段有束带感。多在 2～3 天内症状进展至高峰，同时出现病变平面以下肢体瘫痪、感觉障碍及膀胱、直肠括约肌功能障碍。亦可无其他任何症状，而突然发生瘫痪。

1. 运动障碍 急性起病，进展迅速。以胸髓受损害后引起的截瘫最常见，如颈髓受损则出现四肢瘫，并可伴有呼吸肌麻痹。早期常为脊髓休克阶段，病变水平以下呈弛缓性瘫痪、肌张力降低、腱反射消失，病理征阴性。脊髓休克期可持续 3～4 周，如并发肺部感染或泌尿道感染，时间可延长。肌力的恢复常始于下肢的远端，然后逐步上移。肌张力及腱反射逐渐升高。

2. 感觉障碍 损害平面以下深浅感觉均消失，感觉消失区上缘常有感觉过敏带或束带感，系双侧脊髓丘脑束和后索受损所致。随病情恢复感觉平面逐步下降，但较运动功能的恢复慢且差。

3. 自主神经功能障碍 脊髓休克期由于骶髓排尿中枢及其反射机能受到抑制，出现尿潴留，膀胱充盈感消失，呈无张力性神经源性膀胱，膀胱充盈过度时需注意及时导尿。脊髓休克期尚有大便秘结、损害平面以下躯体无汗或少汗及皮肤干燥、苍白、发凉、立毛肌不能收缩等症状。

【并发症】

常因长期卧床而并发压疮、肺炎和尿路感染。

【医学检查】

1. 脑脊液检查 压力正常，外观无色透明。白细胞数正常，也可增高，以淋巴细胞为主。蛋白含量可轻度升高，糖与氯化物含量正常。

2. MRI 检查 显示病变脊髓节段水肿、增粗及异常信号等改变。

3. 电生理检查 视觉诱发电位正常，下肢体感诱发电位波幅可明显减低，运动诱发电位异常，可作为判断病变部位、疗效和预后的指标。

【诊断要点】

根据急性起病，病前有感染或预防接种史，迅速出现脊髓横贯性损害的临床表现，结合脑脊液和 MRI 检查，诊断可确立。

【治疗】

1. 药物治疗 ①糖皮质激素。为减轻脊髓水肿，控制病情发展，急性期可采用大剂量甲基泼尼松龙短程冲击治疗，500～1000mg 静脉滴注，每日 1 次，连用 3～5 天。以后改用泼尼松口服，成人每日剂量 60mg 或每千克体重 1mg，随病情好转可逐渐减量停药。②大剂量免疫球蛋白。成人每次用量每千克体重 0.4g，静脉滴注，每日 1 次，连用 3～5 天为 1 个疗程。③B 族维生素。有助于神经功能恢复，常用维生素 B_1、B_{12} 肌注。此外，感染患者可选用抗生素。

2. 康复期治疗 主要目的是促进肌力恢复，防止肢体痉挛及关节挛缩。早期应将瘫痪侧肢体置于功能位，进行被动运动、按摩、针灸、理疗等康复治疗。

【护理诊断 / 问题】

1. 躯体移动障碍 与脊髓病变所致截瘫有关。

2. 感知紊乱 与脊髓病变致感觉障碍有关。

【护理措施】

1. 安全与舒适管理 卧气垫床或按摩床，指导患者取舒适体位。做好皮肤护理，每 2 小时翻身 1 次。对于大小便失禁患者，及时清理排泄物，保持局部皮肤的清洁、干燥。

2. 疾病监测 ①常规监测。密切观察患者的呼吸频率、节律和深度，注意感觉障碍和运动障碍的性质、程度、范围。②加重期监测。评估感觉障碍和运动障碍的平面有无上升；观察患者是否存在呼吸费力、吞咽困难和构音障碍，一旦有呼吸困难，应及时通知医生。③并发症的观察。注意观察患者受压部位的皮肤情况，有无发热、咳嗽、咳痰，有无尿频、尿急、尿痛等症状，以及早发现压疮、肺部感染及泌尿道感染等并发症。

3. 用药护理　急性期大剂量使用糖皮质激素时，注意观察有无消化道出血等副作用的发生，加强保护性隔离，避免交叉感染。

4. 康复护理　急性期应指导患者维持肢体功能位，及时变换体位，预防肢体挛缩畸形，促进机能恢复。患者仰卧时宜将其瘫痪侧的髋、膝部置于外展伸直位，避免固定于内收半屈位过久。足底勿放置硬物，并可协助患者间歇地取俯卧位，以促进躯体的伸长反射。早期进行肢体的被动运动和主动运动，并积极配合按摩、理疗和体疗等。

二、压迫性脊髓病

压迫性脊髓病是一组椎骨或椎管内占位性病变引起的脊髓受压综合征。病变呈进展性发展，最终导致不同程度的脊髓横贯性损害和椎管阻塞。

【病因及发病机制】

1. 病因　①肿瘤。最为常见，占1/3以上。②炎症。脊髓非特异性炎症、结核性脑脊髓膜炎等。③脊柱外伤。如骨折、脱位及椎管内血肿形成。④脊柱退行性病变。如椎间盘突出、后纵韧带钙化等。⑤先天性疾病。如脊髓血管畸形、颅底凹陷症等。急性脊髓压迫症多见于脊柱旁或硬膜外病变，慢性脊髓压迫症多见于髓内或硬膜下病变。

2. 发病机制　主要与以下几方面有关：①脊髓机械受压。脊柱骨折、肿瘤等直接压迫脊髓和脊神经根，可出现脊髓受压、移位和神经根刺激或麻痹症状。②浸润性改变。脊柱和脊髓的转移癌、脓肿、白血病等浸润脊膜、脊神经根和脊髓，导致脊髓充血、水肿，出现脊髓受压。③缺血性改变。由于供应脊髓的血管被肿瘤等占位性病变所挤压，引起相应节段脊髓的缺血性改变，而致脊髓肿胀、坏死、软化等，出现脊髓受压。

【临床表现】

1. 急性脊髓压迫症　发病急，进展快，常于数小时至数日内脊髓功能完全丧失。多出现脊髓休克，表现为病变平面以下弛缓性瘫痪、各种感觉消失、反射消失、大小便潴留。

2. 慢性脊髓压迫症　进展慢，常分为3期：①早期根痛期，出现神经根痛及脊膜刺激症状；②脊髓部分受压期，表现为脊髓半切综合征；③脊髓完全受压期，出现脊髓完全横贯性损害。3期表现并非孤立，常互相重叠。

3. 主要症状与体征

（1）神经根症状　主要表现为根痛或局限性运动障碍，疼痛部位固定，局限于受累神经根分布的皮节区域。疼痛剧烈难忍，表现为电击样、烧灼样、刀割样或撕裂样疼痛，咳嗽、排便和用力可使疼痛加剧。

（2）感觉障碍　脊髓丘脑束受累产生对侧躯体较病变水平低2～3个节段以下的痛觉减退或缺失，压迫平面高者症状明显。髓外病变感觉障碍自下肢远端向上发展至受压节段；髓内病变早期出现病变节段支配区分离性感觉障碍，累及脊髓丘脑束时感觉障碍自病变节段向下发展；后索受累产生病变水平以下同侧深感觉减弱或消失；晚期出现脊髓横贯性损害，病变水平以下各种感觉缺失。

（3）运动障碍　一侧锥体束受压引起病变以下同侧肢体痉挛性瘫痪，肌张力增高，腱反射亢进，出现病理反射。双侧锥体束受压初期双下肢呈伸直样痉挛性瘫痪，晚期呈屈曲样痉挛性瘫痪。脊髓前角及前根受压引起病变节段支配肌群弛缓性瘫痪。

（4）反射异常　受压节段后根、前根或前角受累时出现病变节段腱反射减弱或消失，腹壁反射和提睾反射缺失；锥体束受损时出现受损平面以下腱反射亢进，并出现病理反射阳性。

（5）自主神经症状　表现为尿潴留、便秘或尿失禁等。

【医学检查】

1. 脑脊液检查　脑脊液常规、生化检查及动力学变化对确定脊髓压迫症和脊髓受压程度很有价值。椎管严重梗阻时，脑脊液蛋白 - 细胞分离，即细胞数正常，蛋白含量明显增高。压颈（Queckenstedt）试验可显示椎管部分或完全阻塞。

2. 脊柱 X 线平片　可见脊柱骨折、脱位、错位、结核、骨质破坏及椎管狭窄等。

3. CT 及 MRI　可显示脊髓受压，MRI 能清晰显示椎管内病变的性质、部位和边界。

【诊断要点】

急性脊髓压迫症常表现为脊髓横贯性损害。慢性脊髓压迫症的特点是病灶从脊髓一侧开始，早期为单侧神经根刺激症状，逐渐出现脊髓部分受压症状，最终发展为脊髓横贯性损害症状。结合脑脊液检查、CT、MRI 等表现可以确诊。

【治疗】

1. 病因治疗　尽快去除病因，可行手术治疗者应及早进行，如切除椎管内占位性病变。

2. 减压及抗炎治疗　急性脊髓压迫症更需抓紧时机，要求在起病 6 小时内减压。硬脊膜外脓肿应紧急手术并给予足量抗生素，脊柱结核在手术同时给予抗结核治疗。

【护理】

同"急性脊髓炎"。

第四节　脑血管疾病

脑血管疾病（cerebral vascular disease，CVD）是指在脑血管病变或血流障碍的基础上引起的局限性或弥漫性脑功能障碍。依据神经功能缺失症状持续的时间分为短暂性脑缺血发作（＜ 24 小时）和脑卒中（＞ 24 小时）。其中脑卒中是脑血管疾病的主要临床类型，指由于急性脑循环障碍所致的局限性或全面性脑功能缺损综合征。脑血管疾病按病程发展可分为短暂性脑缺血发作、进展性卒中和完全性卒中；脑卒中根据病变性质可分为缺血性脑卒中和出血性脑卒中，前者又称为脑梗死，包括脑血栓形成、脑栓塞和腔隙性脑梗死；后者包括脑出血和蛛网膜下腔出血。

脑血管疾病好发于中老年人，具有发病率高、病死率高、致残率高、复发率高和经济负担高的特点，与心脏病、恶性肿瘤构成了人类疾病的三大死亡原因。近年来我国的流行病学资料表明，2018 年脑血管病死亡率分别列于城市和农村居民人口死因顺序的第 3 位和第 2 位。我国每年新发脑卒中患者约为 200 万人，死于脑卒中的患者约为 150 万人，在存活的患者中约有 75% 有不同程度的劳动能力丧失。另外，脑卒中的发病率与地域、年龄、性别有关，2007 ～ 2017 年中国脑卒中流行趋势及特征分析资料显示，我国脑卒中流行病学特征主要表现为发病年轻化，男性高于女性，北高南低，中部突出，农村高于城市，缺血性卒中增多，出血性卒中降低等特点。

一、短暂性脑缺血发作

短暂性脑缺血发作（transient ischemic attack，TIA）是指由于脑动脉狭窄、闭塞或血流动力学异常而引起的短暂性、局限性脑功能障碍或视网膜功能障碍，表现为供血区神经功能缺失的症状和体征。一般每次发作持续 10～20 分钟，多在 1 小时内缓解，最长不超过 24 小时；可反复发作，每次发作表现相似，不遗留神经功能缺损症状。目前国内外认可的 TIA 概念是由于局部脑或视网膜缺血引起的短暂性神经功能缺损发作，典型临床症状持续不超过 1 小时，且在影像学上无急性脑梗死的证据。TIA 是脑卒中的高危因素，为脑梗死最严重的先兆。我国 TIA 的人群患病率为每年 180/10 万，好发于 50～70 岁，男性多于女性，多伴有高血压、糖尿病、心脏病、高脂血症、动脉粥样硬化等脑血管疾病的高危因素。TIA 的发病率随年龄的增加而增加。

【病因及发病机制】

TIA 的病因和发病机制至今仍未完全清楚，但脑动脉粥样硬化是 TIA 的主要病因，微栓子和血流动力学改变是目前最主要的两种学说。

1. 微栓子学说　心源性微栓子或动脉粥样硬化斑块脱落随血液进入脑中形成微栓塞，出现局部缺血症状，但由于栓子的收缩、酶的溶解和侧支循环代偿，血流恢复，症状消失。

2. 血流动力学改变　在脑动脉粥样硬化或管腔狭窄的基础上，当发生低血压或血压波动时，脑血流量下降，出现相应脑缺血症状；当血压回升时，脑血流恢复正常，缺血症状消失。

3. 其他因素　脑血管痉挛、颈部动脉迂曲或扭结、脑动脉压迫、心功能障碍、血液成分异常等。

【临床表现】

TIA 起病急，历时短（多数持续 10～20 分钟，并在 1 小时内恢复，最长时间不超过 24 小时），受累血管不同，表现也不同。可反复发作，每次发作表现相似，不遗留神经功能缺损症状。

1. 颈动脉系统 TIA　常见表现有对侧单肢无力或不完全性偏瘫，感觉异常或减退，记忆障碍；典型表现是同侧眼球失明及对侧上、下肢体无力。优势半球缺血时可有失语。可能部分患者表现为病灶对侧同向性偏盲。

2. 椎 - 基底动脉系统 TIA　常见表现为眩晕、平衡障碍、眼球运动异常和复视等。典型表现是一侧脑神经麻痹、对侧肢体瘫痪或感觉障碍。特征性表现可见跌倒发作（由于脑干网状系统缺血所致，患者转头或仰头时下肢突然失去张力而跌倒，无意识障碍，往往在短时间内能自行起立）和短暂性全面遗忘症（患者发作时出现短时间记忆丧失，对时间、地点定向障碍，但谈话、书写和计算能力正常，持续数分至数小时）。

【医学检查】

1. 头颅 CT 或 MRI 检查　大多正常，无任何急性梗死病灶。

2. 数字减影血管造影（DSA）　可见颈内动脉粥样硬化斑块、血管狭窄等。

3. 彩色经颅多普勒（TCD）　脑血流检查可显示血管狭窄、动脉粥样硬化斑块。

4. 血液检查　常有高血脂和高血糖。

5. 其他检查　推荐对疑为心源性栓塞或 45 岁以下颈部和脑血管检查及血液学筛选未能明确病因者行相关检查，如食管超声心动图（TEE）、经胸超声心动图（TTE）等，可能发现心脏附壁血栓、房间隔异常等多栓子来源。

【诊断要点】

大多数 TIA 患者就诊时临床症状已消失，故诊断主要依靠患者及家属提供的病史。

【治疗】

治疗原则是消除病因、减少及预防复发。

1. 控制危险因素　有明确病因者，应积极进行病因治疗，如控制高血压、控制糖尿病和高脂血症、治疗心律失常和心肌病变、稳定心脏功能、治疗脑动脉炎等。控制危险因素是预防 TIA 复发的关键。

2. 药物治疗

（1）抗血小板聚集药 抗血小板治疗能显著降低既往有脑卒中或 TIA 患者再次严重血管事件的发生率，常用药物包括：①阿司匹林。每日 50 ~ 325mg，阿司匹林肠溶片宜饭前服用，主要不良反应为胃肠道反应。②氯吡格雷。每日 75mg，不良反应较阿司匹林少。服用抗血小板聚集药期间，注意观察患者有无出血症状，如口腔黏膜、皮肤瘀斑，血尿、黑便等消化道出血，或头痛、呕吐等颅内出血情况。

（2）抗凝治疗 对频繁发作、发作持续时间长、每次发作症状逐渐加重无禁忌者应及早抗凝治疗，常用的药物包括肝素、低分子肝素、华法林、达比加群、利伐沙班等。在进行抗凝治疗时应注意：①对于 70 岁以上、严重肝肾损害、有出血倾向及妊娠者，不主张抗凝治疗。②抗凝前必须行脑 CT 检查排除脑出血。③必须准备好急救药品以防发生出血。

（3）扩容治疗 纠正低灌注，适用于血流动力型 TIA。

（4）钙拮抗剂 能防止血管痉挛，增加血流量，改善循环。常用药物有尼莫地平和盐酸氟桂利嗪等。

（5）中医治疗 常用川芎、丹参、红花等。

3. 外科治疗 经血管造影确定 TIA 是由颈部动脉严重狭窄引起的，经药物治疗效果不佳者，可考虑外科手术和血管内介入治疗。

【护理诊断 / 问题】

1. 有受伤的危险 与突发眩晕、平衡失调、一过性失明等有关。

2. 潜在并发症 脑卒中。

【护理措施】

1. 安全与舒适管理 TIA 患者因一过性失明或眩晕容易跌倒和受伤，要提醒患者外出、如厕、沐浴时采取适当防护措施；发作时需卧床休息，勿用高枕（枕头高度以 15°~ 20° 为宜），以免影响脑供血；扭头或转头动作不宜过快，幅度不宜过大，避免诱发疾病。进行散步、慢跑等适当的体育运动，以改善心脑功能，增加脑部血流量。

2. 疾病监测 ①常规监测。肢体麻木、无力、头晕、头痛、复视等。②频繁发作者。注意观察和记录每次发作的持续时间、间隔时间和伴随症状，如患者肢体无力或麻木加重，有头痛、头晕或其他脑功能受损表现，警惕完全性缺血性脑卒中的发生。

3. 用药护理 坚持按医嘱服药，不可随意停药或换药，告知患者所用药物的机制和不良反应。如常用的抗血小板聚集药物如阿司匹林、氯吡格雷等主要的不良反应有恶心、腹痛、腹泻等消化道症状和皮疹，偶可引起粒细胞减少症，但停药后可恢复。抗凝药物治疗期间，应密切观察有无出血倾向，及时测定出凝血时间及凝血酶原时间，一旦出现异常情况及时报告医生。

【健康指导】

1. 预防疾病 向患者及家属介绍本病的特点、危害及影响因素。指导患者养成有益于健康的生活与行为习惯，生活起居规律，坚持适当的体育锻炼，注意劳逸结合。帮助患者寻找和去除诱发 TIA 的高危因素。给予饮食指导，进食低盐、低脂、低糖、充足蛋白质和丰富维生素的饮食，戒烟酒、戒辛辣及油炸食物，避免暴饮暴食，指导患者改变不合理的饮食习惯。

2. 管理疾病 定期门诊复查，告知患者和家属 TIA 是脑卒中的一种先兆表现，若不加以干预，约 1/3 的患者在数年内可以发展为脑卒中。告知患者按医嘱正确服药，积极治疗高血压、动脉硬化、糖尿病、高脂血症和肥胖症对疾病治疗的重要意义。

二、脑梗死

脑梗死（又称缺血性脑卒中），是指局部脑组织由于血液供应障碍而发生的缺血性坏死或脑软化，出现相应的神经功能缺损。脑梗死是脑血管疾病的最常见类型，脑梗死可分为脑血栓形成、脑栓塞和腔隙性脑梗死。临床上常见的类型有脑血栓形成和脑栓塞。

（一）脑血栓形成

脑血栓形成（cerebral thrombosis，CT）是脑血管疾病中最常见的一种，约占全部脑梗死的60%，常指在各种原因引起的血管壁病变基础上，脑血管管腔狭窄、闭塞或血栓形成，引起该血管供血范围内的脑梗死性坏死，出现相应的神经系统症状和体征。动脉粥样硬化性脑梗死多见于有动脉硬化、糖尿病、高脂血症的中老年人，而动脉炎性脑梗死以中青年多见。

【病因及发病机制】

1.病因 脑血栓形成最常见的病因为脑动脉粥样硬化，常伴有高血压，二者相互影响，使病变加重。同时高脂血症、糖尿病等也可加速动脉粥样硬化的进程。其次的病因为脑动脉炎（如结缔组织病、细菌、病毒、螺旋体感染等均可导致动脉炎症，使管腔狭窄或闭塞）、血液系统疾病等。

2.发病机制 在颅内血管病变的基础上，动脉内膜损害破裂或形成溃疡，当处于睡眠、心力衰竭、失水、心律失常、红细胞增多症等情况时，血压下降、血流缓慢，胆固醇易沉积于内膜下层，导致血管壁脂肪透明变性，进一步纤维增生、动脉变硬、迂曲、管壁厚薄不匀，血小板及纤维素等有形成分黏附、聚集、沉着，形成血栓。随着血栓的逐渐增大，动脉管腔开始变狭窄，最终完全闭塞，所供血的脑组织产生不同范围、不同程度的梗死。

血管血栓形成最好发的部位是颈内动脉和大脑中动脉，其次为大脑后动脉、椎-基底动脉和大脑前动脉。脑组织对缺血、缺氧非常敏感，但动脉闭塞后6小时内其组织改变不明显，为可逆性。急性梗死病灶有中心坏死区及周围的缺血半暗带组成。坏死区中脑细胞死亡，但缺血半暗带由于存在侧支循环，可获得部分血液供应，尚有大量存活的神经元，如果血流迅速恢复，该区脑组织损伤是可逆的，神经细胞仍可存活并恢复功能，因此该区细胞损伤的可逆性是缺血性脑卒中患者急诊溶栓的关键。治疗时间窗是指脑梗死后最有效的治疗时间，研究证实，再灌注时间窗为4.5小时或6小时。

【临床表现】

本病起病较缓，病情多在数小时内或几天内发展达到高峰。多数患者在安静休息时发病，不少病例在睡眠中发病，次晨被发现不能说话，一侧肢体瘫痪。通常意识清楚，少数患者可有不同程度的意识障碍，持续时间较短。

1.前驱症状 通常患者可有前驱症状，如头昏、头痛等，未加注意；部分患者有TIA前驱症状如肢体麻木、无力等。

2.不同脑血管闭塞的临床表现

（1）颈内动脉闭塞的表现 症状性闭塞可出现病灶侧单眼一过性黑矇、颈动脉搏动减弱等。

（2）大脑中动脉闭塞的表现 主要影响内囊区供血，出现"三偏征"，包括偏瘫（病灶对侧舌、面瘫痪，肢体瘫痪）、偏身感觉障碍（病灶对侧偏身感觉异常）和偏盲（病灶对侧同向性偏盲，伴有头、眼向病灶侧凝视）。优势半球受累时可出现失语症。

（3）椎–基底动脉闭塞的表现 主要影响脑干及小脑的功能，临床表现为眩晕、交叉性瘫痪、眼震、复视、构音障碍、共济失调、吞咽困难等。重者还可出现不同程度意识障碍及四肢瘫痪。

3. 临床类型 根据病情演变过程可分为：

（1）完全性卒中 神经功能缺失症状体征较严重、较完全，进展较迅速，常于 6 小时内病情达高峰。

（2）进展性卒中 指发病后神经功能缺失症状逐渐进展，呈阶梯式加重，可持续 6 小时或者数日。有些患者在起病 2 周以后症状仍逐渐发展，为缓慢进展型。

（3）可逆性缺血性神经功能缺损 指发病后症状体征较轻，持续 24 小时以上，但可在 1～3 周内恢复，不留任何后遗症。

【医学检查】

1. 血液检查 包括血常规、血流变、血生化等，有利于发现脑梗死的危险因素和鉴别诊断。

2. 头颅 CT 检查 最常用的检查。可以直观显示脑梗死范围、部位、血管分布、有无出血、病灶的新旧等。发病当天 CT 多无改变，一般在发病 24 小时后逐渐显示低密度影，但早期 CT 检查对排除脑出血至关重要。

3. 头颅 MRI 检查 可在数小时内检出脑梗死病灶，可为早期治疗提供重要信息。

4. TCD 检查 对判断颅内外血管狭窄或闭塞、血管痉挛、侧支循环建立程度有帮助。

5. DSA 检查 可以显示血栓形成部位、程度及侧支循环，是检查血管病变的金标准。

6. 脑脊液（CSF）检查 大多数正常。

【诊断要点】

脑血栓形成的诊断要点包括：①中年以上的动脉粥样硬化患者，可伴有高血压、糖尿病、高血脂等。②安静或休息时发病，常在晨间睡醒后发现症状，症状逐渐加重。③发病时意识清醒，而偏瘫、失语等局限性神经功能缺失比较明显。④CT 或 MRI 检查发现梗死灶即可明确诊断。

【治疗】

治疗原则是超早期溶栓治疗、个体化治疗、防治脑水肿、进行早期康复及防治并发症。常规应收入卒中单元进行治疗，卒中单元是一种多学科合作的病房管理系统，可以为卒中患者提供全面和优质的药物治疗、肢体康复、语言训练、心理康复和健康指导，尽可能使脑卒中患者受损的功能达到最大限度的改善，从而提高患者的生存能力和生活质量。

1. 急性期治疗

（1）早期溶栓 即发病 6 小时之内采用溶栓治疗，尽快恢复脑缺血区的血液供应是急性期治疗的关键。

1）常用溶栓药物 包括：①重组组织型纤溶酶原激活剂（rt-PA）。《中国急性缺血性脑卒中诊治指南 2018》推荐，对缺血性脑卒中发病 3 小时内（I 级推荐，A 级证据）和 3～4.5 小时（I 级推荐，B 级证据）的患者，应按照适应证、禁忌证和相对禁忌证严格筛选患者，尽快静脉给予 rt-PA 溶栓治疗。使用方法：rt-PA 0.9mg/kg（最大剂量为 90mg）静脉滴注，其中 10% 在最初 1 分钟内静脉推注，其余持续滴注 1 小时，用药期间及用药 24 小时内应严密监护患者（I 级推荐，A 级证据）。②尿激酶。《中国急性缺血性脑卒中诊治指南 2018》推荐，发病在 6 小时内，可根据适应证和禁忌证标准严格选择患者给予尿激酶静脉溶栓。使用方法：尿激酶 100 万～150 万 IU，溶于生理盐水 100～200mL，持续静脉滴注 30 分钟，用药期间应严密监护患者（II 级推荐，B 级证据）。③小剂量阿替普酶静脉溶栓（0.6mg/kg）出血风险低于标准剂量，可以减少病死率，但并不降低残疾率，可结合患者病情严重程度、出血风险等因素个体化确定决策（Ⅱ级推荐，A级证据）。④对发病时间未明或超过静脉溶栓时间窗的急性缺血性脑卒中患者，如果符合血管内取栓治疗适应证，应尽快启动血管内取栓治疗；如果不能实施血管内取栓治疗，可结合多模影像评估是否进行静脉溶栓治疗（Ⅱ级推荐，B级证据）。

2）适应证　①年龄 18～80 岁；②发病不超过 6 小时；③脑功能损害的体征持续存在超过1 小时，且比较严重（美国国立卫生院神经功能缺损评分 NIHSS 7～22 分），临床诊断急性缺血性卒中；④脑 CT 已排除颅内出血，且未出现低密度影改变；⑤患者或家属对溶栓治疗的益处和风险知情同意。

3）禁忌证　①既往有颅内出血、近 3 个月有头颅外伤史、近 3 周内有胃肠或泌尿系统出血、近 2 周内进行过大的外科手术、近 1 周内有不可压迫部位的动脉穿刺；②近 3 个月有脑梗死或心肌梗死史；③严重心、肾、肝功能不全或严重糖尿病者；④体检发现有活动性出血或外伤（如骨折）的证据；⑤已口服抗凝药且国际标准化比值（INR）＞1.5，48 小时内接受过肝素治疗（活化部分凝血酶时间测定 APTT 超出正常范围）；⑥血小板计数＜ $100×10^9$/L，血糖＜ 2.7mmol/L；⑦收缩压＞ 180mmHg 或舒张压＞ 100mmHg；⑧妊娠。

（2）抗凝治疗　一般急性脑梗死患者不推荐常规使用抗凝剂，使用溶栓治疗的患者，一般不推荐 24 小时内使用抗凝剂，常用抗凝药物请参照短暂性脑缺血的抗凝治疗。

（3）抗血小板聚集　常用阿司匹林、氯吡格雷和替格瑞洛。多数无禁忌证的不溶栓患者应在卒中 48 小时内尽早开始使用阿司匹林。溶栓的患者应在溶栓 24 小时后使用阿司匹林，以免增加出血风险。

（4）降纤治疗　对不适合溶栓且经过严格筛选的脑梗死患者，特别是高纤维蛋白血症患者可选用降纤治疗，可选药物有巴曲酶、降纤酶等，使用中注意观察出血并发症。

（5）脑保护治疗　可通过降低脑代谢，干预缺血引发细胞毒性机制，减轻缺血性脑损伤。脑保护剂包括自由基清除剂、阿片受体阻断剂、电压门控性钙通道阻断剂、兴奋性氨基酸受体阻断剂和镁离子等。

（6）高压氧治疗　脑血栓形成患者若呼吸正常，呼吸道没有明显的分泌物，无抽搐及血压正常者，可尽早配合使用。

（7）对症治疗

1）调整血压　使血压维持在比发病前稍高的水平，除非血压过高，一般不使用降压药。发病 24 小时内，为改善缺血脑组织的灌注，只有收缩压＞ 200mmHg 或舒张压＞ 110mmHg 时，才需要降低血压。24 小时后，如果病情平稳，对于持续存在的高血压开始恢复使用降压药物。准备溶栓及桥接血管内取栓者，血压应控制在收缩压＜ 180mmHg、舒张压＜ 100mmHg。

2）防治脑水肿　脑水肿多见于大面积梗死的患者，发病后 3～5 天达高峰，严重的脑水肿和颅内压增高是急性重症脑梗死的常见并发症和主要死亡原因。当患者出现剧烈头痛、喷射性呕吐、意识障碍等颅内压增高表现时应行降低颅内压治疗，常用 20% 甘露醇 125～250mL 快速静滴，心肾功能不全的患者可以用呋塞米静注。

3）控制血糖　急性期高血糖较常见，当血糖超过 10mmol/L 时应立即予以胰岛素治疗，并将血糖控制在 7.8～10mmol/L。开始使用胰岛素时应 1～2 小时监测血糖 1 次，注意避免低血糖。

4）控制感染　脑卒中急性期容易发生呼吸系统、泌尿系统感染，感染是导致病情加重的重要原因。一旦发生感染，应及时根据细菌培养和药敏试验应用敏感的抗生素。但不推荐预防性使用抗生素。

5）治疗上消化道出血 高龄和重症脑卒中患者急性期易发生应激性溃疡，可以常规应用静脉抗溃疡药物；对已发生消化道溃疡的患者，应进行冰盐水洗胃、局部应用止血药（如口服或鼻饲云南白药、凝血酶等）；出血量多引起休克者，必要时输新鲜全血或红细胞成分输血。

6）发热处理 脑卒中患者多因下丘脑体温调节中枢受损、并发感染或吸收热、脱水等导致发热。体温升高可增加脑代谢耗氧及自由基产生，从而增加卒中患者死亡率及致残率。对中枢性高热患者，以物理降温为主（冰帽、冰毯或酒精擦浴），必要时予以人工亚冬眠治疗。血管扩张及钙通道阻滞剂，对重症脑血栓形成急性期，生命体征不稳定时，不建议使用，因为此类药物虽然有扩血管作用，但不利于脑缺血的改善。

（8）外科治疗 脑血栓形成发生在小脑时，急性小脑梗死产生脑肿胀和脑积水者，可行脑室引流术或去除坏死组织以挽救生命；对大面积梗死所致颅内高压危象者，可行开颅切除坏死组织和去颅骨减压。

（9）血管内治疗 包括经皮腔内血管成形术和血管内支架置入术等。

（10）中医治疗 一些中药单成分或者多种药物组合如丹参、川芎嗪、三七、葛根素、银杏叶制剂等可以起到降低血小板聚集、抗凝、改善脑血流、降低血黏度等作用。

（11）康复治疗 应及早进行，遵循个体化原则。目的是减少并发症出现，提高患者的生活质量。

2. 恢复期治疗 脑血栓形成恢复期是指患者的神经系统症状体征不再加重，并发症得到控制，生命体征稳定。不同病情患者急性期长短有所不同，通常规定发病2周后即进入恢复期。此期治疗的主要目的是促进神经功能恢复。康复治疗和护理贯穿于起病至恢复期的全程。

【护理诊断 / 问题】

1. 躯体活动障碍 与运动中枢损害致肢体瘫痪有关。

2. 吞咽障碍 与意识障碍或延髓麻痹有关。

3. 语言沟通障碍 与病变累及大脑优势半球，语言中枢受损有关。

4. 感知改变 与脑卒中引起感觉功能受损有关。

5. 有失用综合征的危险 与意识障碍、偏瘫、长期卧床有关。

6. 焦虑 与偏瘫、失语或缺少家庭支持等有关。

【护理措施】

1. 安全与舒适管理 急性期患者应绝对卧床休息，对肢体偏瘫患者取良肢位摆放，留置胃管者摇高床头至少30°，避免搬动，有利于较多血液供给脑组织；头部禁用冰袋或冷敷，以免血管收缩，血流缓慢而使脑血流量减少；患者应选择宽松肥大的衣服，穿衣时先穿患侧后穿健侧，脱衣时顺序相反；对有意识障碍和躁动不安的患者，床周应加护栏，以防坠床；保持地面平整干燥，走道和卫生间等患者活动场所均应设置扶手，防止患者跌倒。

2. 疾病监测 ①常规监测。定时监测生命体征，观察意识、瞳孔、面部表情、肢体瘫痪和失语情况等。②加重期监测。如患者再次出现神经功能缺损症状或原有症状加重，可考虑是否为梗死灶扩大或合并脑出血，应立即报告医生。及时监测血压变化，若血压过高或过低，应及时通知医生并配合处理。

3. 对症护理

（1）偏瘫 注意保持瘫痪肢体功能位，防止关节变形，及早开始肢体功能锻炼。详见本章第一节"运动障碍"。

（2）失语症　详见本章第一节"言语障碍"。

（3）预防感染　患者应采取适当体位，经常翻身、叩背及防止误吸是预防呼吸道感染的重要措施。尿路感染主要继发于尿失禁及留置导尿，对排尿障碍进行早期评估和康复治疗，记录排尿日记；尿潴留者应测定膀胱残余尿，排尿时可适当在耻骨联合上方施压加强排尿，必要时可间歇性导尿或留置导尿管。

4. 用药护理　护士应指导患者遵医嘱正确用药，熟悉各类药物的用法、不良反应及使用注意事项。

（1）溶栓和抗凝药物　应严格把握药物剂量，密切观察意识和血压变化，定期进行神经功能评估，监测出凝血时间和凝血酶原时间，观察有无皮肤出血、消化道出血、颅内出血的倾向及栓子脱落引起的小栓塞。

（2）甘露醇　应选择粗大、直行的静脉给药，以保证快速静滴。如用量过大、持续时间过长易出现肾损害、水电解质紊乱，应注意观察用药后尿量及尿液颜色，准确记录24小时出入量；定时复查尿常规及肾功能，观察有无药物结晶阻塞肾小管所致少尿、血尿、蛋白尿及血尿素氮升高等急性肾损伤的表现。如脱水过快，可能有头痛、呕吐、意识障碍等低颅压综合征的表现，应注意与高颅压进行鉴别。

5. 康复护理　①康复治疗、护理要遵循个体化原则，制订短期和长期治疗计划，对患者进行针对性体能和技能训练，告知患者康复功能锻炼的具体操作方法，循序渐进，活动量应由小渐大、时间由短到长，被动与主动运动、床上与床下运动相结合，语言训练与肢体锻炼相结合。②鼓励患者增强自我照顾的意识，通过康复锻炼，尽可能恢复生活自理能力。

6. 饮食护理　①饮食宜选择低盐、低糖、低脂、低胆固醇、富含维生素及纤维素、无刺激性的食物。②吞咽障碍者。评估患者是否能经口进食，进食和饮水时有无呛咳及进食的量和速度。鼓励能吞咽的患者进食，少量多餐；吃饭或饮水时抬高床头，尽量端坐，头稍前倾；选择软饭、半流质或糊状食物，避免粗糙、干硬、辛辣等刺激性食物；给患者提供充足的进餐时间，每次进食要少，让患者充分咀嚼，有食物滞留口内，鼓励患者用舌的运动将食物后送以利吞咽。注意保持进餐环境的安静、舒适，减少进餐时环境中分散注意力的干扰因素，如电视、收音机等。告诉患者进餐时不要说话，以避免呛咳、误吸等。有面肌麻痹者，应将食物送至口腔健侧的舌根部，以利于吞咽；吞咽困难患者避免使用吸水管，进食后保持坐位30～60分钟，防止发生误吸。如患者反呛、误吸或呕吐，应注意保持呼吸道畅通和口腔清洁。床旁备吸引装置。③不能吞咽者给予鼻饲高能量、高维生素、无刺激饮食，保证患者营养。告知患者及家属鼻饲饮食的原则、方法及注意事项。

7. 心理护理　详见本章第一节"言语障碍"。

【健康指导】

1. 预防疾病　①告知患者及家属有关脑血管疾病的基本知识，积极治疗原发病，如高血压、糖尿病、风湿性心瓣膜病等，在降压治疗过程中要做到平稳降压、不宜使血压波动过大或下降过低。②生活有规律，平时保持适量体力活动，促进心血管功能，改善脑血液循环。

2. 管理疾病　严格控制血糖和血压；定期复查血糖、血脂、血液流变学及血压，坚持在医生指导下正确服药，长期服用微量阿司匹林（75～150mg），饭后服用，防止血栓形成。如出现头晕、肢体麻木、短暂脑缺血发作等先兆表现时，应及时就诊。告知患者和家属康复治疗的重要意义，帮助分析和消除不利于疾病康复的因素，完善康复计划。按计划进行功能锻炼，先在床上练习起坐，能下床后进行步行练习，进一步练习手部精细动作，逐步生活自理。

（二）脑栓塞

脑栓塞（cerebral embolism）是由各种栓子（血液中异常的固体、气体、液体）沿血液循环进入脑动脉，引起血流中断而出现相应供血区的脑功能障碍。多数患者伴有风湿性心脏病、冠心病和严重心律失常等，或存在心脏手术、长骨骨折、血管内介入治疗等栓子来源病史。脑栓塞发生率占急性脑血管病的15%～20%。脑栓塞可发生于任何年龄，风湿性心脏病引起者以中青年居多；冠心病及大动脉疾病引起者以中老年居多。安静与活动时均可发病，但以活动时突然发病较常见。无明显诱因，无前驱症状，起病急骤是其主要特征，局灶性神经体征在数秒钟或很短的时间内发展到高峰，是所有急性脑血管疾病中发病速度最快者。

【病因及发病机制】

根据栓子来源可分为心源性、非心源性和来源不明性三种。

1. 心源性脑栓塞　栓子在心内膜和瓣膜产生脱落入脑后致病，为脑栓塞最常见的病因，尤其是风湿性心脏病并发心房颤动。心房颤动时左心房收缩性降低，血流缓慢淤滞，易导致附壁血栓，栓子脱落后引起脑栓塞。其他也见于心肌梗死、心房黏液瘤、二尖瓣脱落、心脏导管检查等。

2. 非心源性脑栓塞　指源于心脏以外的栓子随血流进入脑内造成脑栓塞。常见原因有动脉粥样硬化斑块脱落、肺静脉血栓或血凝块、骨折或手术时形成的脂肪栓子、气体栓子、寄生虫虫卵栓子、癌性栓子、感染性脓栓等。

3. 不明原因性脑栓塞　少数脑栓塞病例虽经仔细检查也未能查到栓子来源。

栓子常停止在颅内血管的分叉处或其他管腔的自然狭窄部位，多见于颈内动脉系统的大脑中动脉。脑栓塞的病理改变与脑血栓形成基本相同，但由于栓塞发展较快，没有时间建立侧支循环，故脑栓塞的病变范围一般较大。

【临床表现】

不同部位血管栓塞会造成相应的血管闭塞症状，常见临床症状为局限性抽搐、偏盲、偏瘫、偏身感觉障碍、失语、眩晕、复视、共济失调等，病情波动较大，部分患者意识障碍较轻且恢复快，部分患者可突起昏迷、全身抽搐，可因脑水肿或颅内出血而发生脑疝导致死亡。有些患者同时伴有脑外栓塞的表现，如肾栓塞的腰痛和血尿，肺栓塞的气急、发绀、胸痛、咯血和胸膜摩擦音，皮肤栓塞的淤点、淤斑，肠系膜栓塞的腹痛、便血等。

与脑血栓形成比较，脑栓塞更易导致多发性梗死，并易复发和出血，病情容易波动，病初病情较重。

【医学检查】

1. 头颅 CT 检查　发病后24～48小时内可见病变部位呈低密度影。

2. 头颅 MRI 检查　可在数小时内检出脑梗死病灶。

3. 心电图检查　可发现心律失常、心肌梗死等证据。

4. 超声心动图检查　可发现心腔内附壁血栓，证实心源性栓子的存在。

【诊断要点】

1. 诊断　脑栓塞的诊断要点包括：①骤然起病，数秒至数分钟内达到高峰。②出现偏瘫、失语等局灶性神经功能缺损。③既往有栓子来源的基础疾病如心脏病、动脉粥样硬化、严重的骨折等病史。④CT 和 MRI 检查可确定脑栓塞部位。

2. 鉴别诊断　本病需与脑血栓形成、脑出血相鉴别（表9-7）。

表 9–7　脑栓塞与脑血栓形成、脑出血鉴别要点

鉴别点	脑栓塞	脑血栓形成	脑出血
常见病因	风心病、骨折史等	脑动脉粥样硬化	高血压
起病速度	急骤，数秒至数分钟内达到高峰	较缓慢	数十分钟至数小时达到高峰
发病时状况	不定	安静休息	活动或情绪激动时
头痛	无	无	多有
昏迷	多无	多无	多有
血压	正常	正常	明显增高
局灶症状（偏瘫、失语）	多见	多见	多见
头部 CT 检查	脑实质内低密度灶	脑实质内低密度灶	脑实质内高密度灶
脑脊液	多正常	多正常	有时呈血性

【治疗】

治疗原则为改善侧支循环、减轻脑水肿、防治出血、减小梗死范围和治疗原发病，如合并出血性梗死时应停用溶栓、抗凝和抗血小板药物。

1. 根据栓子性质进行处理　心源性脑栓塞可以使用血管扩张剂使栓子向远端移动，另外心源性脑栓塞易复发，所以急性期应卧床休息几周，避免活动量过大，减少再发危险；对感染性栓塞应使用足量的抗生素，禁止溶栓或抗凝治疗，防止感染扩散；对脂肪栓塞可采用肝素、5% 碳酸氢钠及脂溶剂；对气体栓子者可采用头低位，使用高压氧治疗。

2. 治疗原发病，预防栓子形成　如先天性心脏病或风湿性心脏病有手术适应证者，应积极手术治疗；有心房颤动者，积极纠正；骨折患者，减少活动，稳定骨折部位；定期监测瓣膜和心房或心室壁的血栓块，调整抗血小板或抗凝药物。

3. 抗凝和抗血小板聚集治疗　可用肝素、华法林、阿司匹林，能阻止被栓塞的血管发生逆行性血栓形成和预防复发。研究表明，脑栓塞患者抗凝治疗引起的梗死区出血很少对最终转归带来不良影响。

【护理】

同本节"脑血栓形成"的护理。

三、脑出血

脑出血（intracerebral hemorrhage，ICH）是指原发性非外伤性脑实质内出血，多在活动状态下突然发病。脑出血在我国占所有住院卒中的 18.8% ～ 47.6%，脑出血中以大脑半球出血最常见，其次为脑干和小脑出血。高血压性脑出血以 50 ～ 70 岁的高血压患者发病最常见，目前有年轻化趋势，男性较多，冬春季易发。脑出血患者的死亡率达 40%，是急性脑血管疾病中死亡率最高的疾病。

【病因及发病机制】

1. 病因　高血压合并细小动脉硬化是脑出血最常见的原因。常因情绪激动、活动过度、劳累、用力排便等引起血压骤升而发病。少数脑出血为其他原因所致，如颅内动脉瘤、脑动静脉畸形及脑动脉炎、血液病、抗凝及溶栓治疗等。

2. 发病机制　脑动脉管壁的外膜和中层比较薄弱，长期高血压可使脑细小动脉发生玻璃样变性、纤维素样坏死，或产生小动脉瘤，在此基础上，血压骤然升高时易引起血管破裂，因此高血压性脑出血最常见。此外供应基底节区的豆纹动脉从大脑中动脉呈直角发出，受高压血流冲击最大，是脑出血最好发部位，故出血多在基底核、内囊和丘脑附近发生。

高血压性脑出血以基底核的壳核和内囊区出血最多见，约占 70%，脑叶、脑干及小脑齿状核出血各占 10%。受累的血管最常见的是大脑中动脉深穿支豆纹动脉，其次是基底动脉脑桥支。病理检查可见血肿中心充满血液，周围水肿，并有炎症细胞浸润。血肿较大可因颅内高压导致脑组织受压、水肿、移位，重者形成脑疝，而引起一系列症状。脑水肿、颅内压增高和脑疝形成是导致患者死亡的主要原因。

【临床表现】

常见诱因为情绪激动、活动过度、劳累、用力排便等引起血压骤升的情况，多在白天发病，发病前常无预兆。起病急骤，临床症状常在数分钟或数小时达到高峰。临床表现的轻重取决于出血量和出血部位。出血量小的患者，可表现为单纯的某一症状或体征，全脑症状较轻或缺如；出血量大的患者，可立即昏迷，全脑症状明显，可见脑水肿或脑疝。另外，发生在脑干的出血，即使出血量较少，病情也比较凶险。急性期常见表现有头痛、呕吐（颅内压升高所致）、不同程度的意识障碍（如嗜睡或昏迷等），血压明显升高，收缩压可高达 200mmHg，颜面潮红。

出血的大脑动脉部位不同，神经系统表现也各不相同。

1. 基底核出血区　主要包括壳核出血、丘脑出血、尾状核头出血。

（1）**壳核出血**　最常见，占 ICH 病例的 50% ~ 60%，除脑出血的一般症状外，此处出血的患者可有典型的"三偏"症状，即出血灶的对侧肢体偏瘫（该侧肢体肌力减退或消失，肌张力低下，腱反射减退或消失；数天或数周后，瘫痪肢体转为张力增高或痉挛，上肢屈曲内收，下肢伸直，腱反射亢进，可引出病理反射）、对侧偏身感觉障碍（主要是痛、温觉减退）、对侧同向偏盲（即对侧视野缺损）。此类患者常有头和眼转向出血病灶侧，呈双眼"凝视病灶"状；如呕吐物为咖啡样液体时，多系丘脑下部功能障碍引起应激性溃疡而致上消化道出血。

（2）**丘脑出血**　占出血的 10% ~ 15%。常出现丘脑性失语（言语缓慢不清、重复言语、发音困难等），丘脑性感觉障碍（对侧偏身深浅感觉减退、感觉过敏或自发性疼痛），丘脑性痴呆（记忆力和计算力减退、情感障碍等）和眼球运动障碍（垂直凝视或侧视麻痹、双眼分离性斜视等），出血侵及内囊可出现对侧肢体瘫痪，多为下肢重于上肢。

（3）**尾状核头出血**　较少见。多由高血压动脉硬化和血管畸形破裂所致。一般出血量不大，多经侧脑室前角破入脑室。伴有头痛、呕吐、颈强直、精神症状，神经系统功能缺损症状不多见。临床注意与蛛网膜下腔出血相鉴别。

2. 脑干出血　绝大多数为脑桥出血。小量出血可无意识障碍，可表现为交叉瘫，即患侧周围性面瘫，对侧肢体中枢性瘫痪，头和眼转向非出血侧，呈"凝视瘫肢"状；大量出血时常破入第四脑室，患者迅速进入昏迷、双侧瞳孔缩小呈针尖样（交感神经纤维受损所致，是脑干出血的特征性体征）、呕吐咖啡色样胃内容物、中枢性高热（体温持续 39℃以上，躯干热而四肢不热）、中枢性呼吸障碍，四肢瘫痪，病情常迅速恶化，多数在 24 ~ 48 小时内死亡。

3. 小脑出血　常表现为眩晕、呕吐、枕部头痛、眼球震颤、共济失调。无肢体瘫痪是小脑出血的临床特点，头部 CT 可明确诊断。

4. 脑叶出血　脑叶出血的部位以顶叶多见，其余依次为颞叶、枕叶和额叶。顶叶出血偏瘫较轻，而偏身感觉障碍较重；颞叶出血可有 Wernicke 失语、精神症状、颞叶癫痫等；枕叶出血可有视野缺损，多无肢体瘫痪；额叶出血可有对侧偏瘫、排尿排便障碍、Broca 失语等。

5. 脑室出血 分原发性和继发性脑室出血，前者多由脉络丛血管或室管膜下动脉破裂出血所致，后者是指脑实质出血破入脑室。常有头痛、呕吐、脑膜刺激征阳性，一般无意识障碍和神经系统定位症状，严重者出现昏迷、频繁呕吐、针尖样瞳孔、四肢弛缓性瘫痪及去大脑强直等症状。临床上酷似蛛网膜下腔出血，需通过头颅 CT 扫描来确定诊断。

【医学检查】

1. 血液检查 血常规检查可发现外周血白细胞暂时性增高，超过 10×10^9/L，蛋白尿、尿糖、血液尿素氮和血糖增加。

2. 头颅 CT 检查 脑出血最有效最迅速的确诊方法，发病后 CT 图像上即可呈高密度影，显示血肿的部位、范围和出血量等。

3. 头颅 MRI 检查 对急性期脑出血的诊断 CT 优于 MRI，但 MRI 检查能更准确地显示血肿演变过程，有助于发现结构异常，明确脑出血的病因。

4. 脑脊液（CSF）检查 多为均匀血性脑脊液，压力增高，因腰穿有诱发脑疝的危险，一般颅内压升高者不做此检查。

5. 数字减影血管造影（DSA） 中青年非高血压性脑出血，或 CT 和 MRI 检查怀疑有血管异常时，应进行脑血管造影检查，脑血管造影可清楚地显示异常血管及显示造影剂外漏的破裂血管和部位。

【诊断要点】

脑出血的诊断要点包括：①急性起病，出现头痛伴或不伴意识障碍，并伴有局灶症状和体征者。②头颅 CT 证实脑内出血改变。

【治疗】

急性期治疗原则是安静卧床、控制脑水肿、降低颅内压、防治再出血、维持生命功能、防治并发症和早期康复治疗。

1. 一般治疗 卧床休息，将患肢置于功能位；保持呼吸道通畅、吸氧、预防感染、纠正水电解质平衡紊乱等。

2. 控制脑水肿，降低颅内压 脑出血后可引起脑水肿，出血后 48 小时为脑水肿发生高峰，脑水肿可使颅内压升高，并致脑疝形成，是影响脑出血死亡率及功能恢复的主要因素，因此控制脑水肿、降低颅内压是挽救患者生命的关键。

（1）甘露醇 控制脑水肿，降低颅内压的首选药物。主要用法：常用 20% 甘露醇 125～250mL 静滴，15～30 分钟滴完；每 6～8 小时 1 次，疗程 7～10 天。

（2）甘油果糖 颅内压增加有所缓解后，可采用 10% 复方甘油果糖 500mL 静脉滴注，每日 1～2 次，3～6 小时滴完，脱水降颅压作用较甘露醇缓和。

（3）利尿剂 呋塞米常用，常与甘露醇交替使用可增强脱水效果。具体用法：每次 20～40mg，每日 2～4 次，静脉注射。

3. 调控血压 急性期脑出血患者的血压一般较平时较高，是由于脑出血后颅内压升高，脑血管为保持脑血流量的稳定，常自动调节使血压升高；当颅内压下降时，血压也会随之下降，因此降低血压应首先以脱水降颅压治疗为基础。但如果血压过高，会增加再出血的风险，因此需要控制血压。一般主张当收缩压＞220mmHg 时，需用持续静脉降压药物积极控制血压；当收缩压＞180mmHg 时，可使用静脉降压药物来控制血压。根据患者临床表现调整降压速度，如果同时有疑似颅内压增高的证据，要考虑监测颅内压，保证脑灌注压＞60mmHg；如果没有颅内压增高的证据，降压目标则为 160/90mmHg。降压不能过快，在降压治疗期间严密观察血压变化，防止因血压下降过快引起脑低灌注。脑出血恢复期应积极控制高血压，尽量将血压控制在正常范围。

4. 管理血糖　血糖值可控制在 7.7～10.0mmol/L 的范围内。加强血糖监测并相应处理，血糖超过 10mmol/L 时可给予胰岛素治疗；血糖低于 3.3mmol/L 时，可给予 10%～20% 葡萄糖口服或注射治疗。控制目标是达到正常血糖水平。

5. 止血药和凝血药　脑出血为非凝血机制改变所致，因此采用止血药、凝血药往往无效。但合并有消化道出血或凝血障碍时可以使用。常用的药物有 6- 氨基己酸、对羧基苄胺、酚磺乙胺等，近年来用奥美拉唑等治疗消化道出血效果较好。

6. 并发症的防治　在治疗脑血管病的同时，应积极地防治并发症，使脑血管病的治疗达到更有效的水平。常见的并发症包括肺部感染、泌尿系统感染、脑疝、上消化道出血、深部静脉血栓形成、压疮等。

7. 亚低温疗法　局部亚低温疗法是脑出血的一种辅助治疗方法，可以减轻脑水肿，减少自由基的生成，促进神经功能恢复，改善患者预后。具体方法是在应用肌松药和控制呼吸的基础上，采用降温仪、降温毯、降温头盔等进行全身和局部降温，将患者身体温度控制在 32～35℃。研究表明，脑出血发生后越早应用亚低温效果越好。

8. 康复治疗　脑出血后，只要患者的生命体征平稳，病情不再进展，应尽早进行肢体、语言功能和心理的康复治疗，恢复患者的神经功能，提高生活质量。

9. 外科治疗　对于自发性脑出血患者手术治疗的适应证、手术方法及手术治疗的时机，目前尚无定论。手术目的主要是尽快清除血肿、降低颅内压、挽救生命；其次是尽可能早期减少血肿对周围脑组织的压迫，降低致残率。主要的手术方法包括：去骨瓣减压术、小骨窗开颅血肿清除术、钻孔血肿抽吸术和脑室穿刺引流术等。

【护理诊断 / 问题】

1. 头痛　与脑出血导致颅内压增高有关。

2. 急性意识障碍　与脑出血、脑水肿所致大脑功能受损有关。

3. 躯体活动障碍　与脑血管破裂形成的血肿使锥体束受损导致肢体瘫痪有关。

4. 语言沟通障碍　与脑出血累及舌咽、迷走神经及大脑优势半球的语言中枢有关。

5. 有受伤的危险　与脑出血导致意识障碍及感觉障碍有关。

6. 生活自理缺陷　与脑出血导致肢体瘫痪、意识障碍有关。

7. 有失用综合征的危险　与脑出血所致意识障碍、运动障碍或长期卧床有关。

8. 潜在并发症　脑疝、上消化道出血等。

【护理措施】

1. 安全与舒适管理　①急性期应绝对卧床 2～4 周，发病后 24～48 小时在变换体位时应尽量减少头部的摆动幅度，以防加重出血。可抬高床头 15°～30° 以减轻脑水肿；采取良肢位；保持呼吸道通畅，如有面神经瘫痪的患者，可取面瘫侧朝上侧卧位。②病室应保持安静，避免声、光刺激，限制亲友探视，各项护理操作如翻身、吸痰、鼻饲等动作均需轻柔。③保持患者情绪稳定，保证充足睡眠，避免情绪激动、剧烈咳嗽、打喷嚏和用力排便等，以防止颅内压和血压增高而导致进一步出血。

2. 疾病监测

（1）**常规监测**　密切观察生命体征、意识、瞳孔变化等情况，及时判断患者有无病情好转或进一步加重。

（2）并发症监测 ①脑疝。当出现剧烈头痛、喷射性呕吐、烦躁不安、血压进行性升高、脉搏加快、呼吸不规则、意识障碍加重、一侧瞳孔散大，常提示脑疝可能，应立即报告医生，保持呼吸道通畅，迅速给氧，建立静脉通路，按医嘱给予快速脱水、降颅压药物，如静滴甘露醇应在 15～30 分钟内滴完，限制每天液体摄入量（一般禁食患者以尿量加 500mL 液体为宜），备好气管切开包、脑室穿刺引流包、呼吸机、监护仪和抢救药物。②上消化道出血。注意观察患者呃逆、上腹部饱胀不适、胃痛、呕血、便血等症状与体征，鼻饲患者每天应先抽取胃液检查，腹胀者应观察肠鸣音，如患者出现呕吐或从胃管抽出咖啡色液体、解柏油样大便，同时伴烦躁不安、面色苍白、皮肤湿冷、血压下降、尿少等，应考虑上消化道出血和出血性休克，要立即报告医生，积极止血、抗休克处理；遵医嘱给予保护胃黏膜和止血的药物，如雷尼替丁、巴曲酶、奥美拉唑等，并观察用药后疗效。

3. 对症护理

（1）意识障碍 详见本章第一节。

（2）高热 如迅速出现的持续高热，常由于脑出血累及下丘脑体温调节中枢所致，应给予酒精、温水擦浴，头部置冰袋或冰帽，并予氧气吸入，提高脑组织对缺氧的耐受性。

（3）头痛 给予镇痛药，注意慎用阿司匹林等可能影响凝血功能的非甾体类消炎镇痛药物或吗啡、哌替啶等可能影响呼吸功能的药物；过度烦躁不安的患者可遵医嘱适量使用镇静药。

（4）便秘 可选用缓泻剂，但禁止大量不保留灌肠，以免引起颅内压增高。

（5）尿失禁或尿潴留 应及时留置导尿，注意预防尿路感染。

（6）痫性发作 短期可采用抗癫痫药物如安定、卡马西平或丙戊酸钠。

4. 用药护理 使用脱水剂时，应注意防止药液外渗，监测尿量、心脏功能及电解质情况；部分重症患者需要监测中心静脉压。使用雷尼替丁要注意监测肾功变化，奥美拉唑用药初期可能引起头晕。

5. 康复护理 脑出血后，若患者的生命体征平稳、病情不再进展，宜尽早进行康复治疗，详见本章第一节中"言语障碍""运动障碍"内容。

6. 饮食护理 ①急性脑出血患者因脑血液循环障碍，致使消化功能减弱，因此 24 小时内暂禁食，24 小时后生命体征平稳、无颅内压增高及严重上消化道出血，可开始流质饮食。②昏迷或有吞咽障碍者，发病第 2～3 天应遵医嘱胃管鼻饲，保证足够的蛋白质、维生素、纤维素的摄入，根据患者情况调整饮食中的水和电解质的量，一般每日 1500～2000mL。③清醒患者摄食时一般以坐位或头高侧卧位为宜，进食要慢。

【健康指导】

1. 预防疾病 向患者和家属介绍有关疾病的基本知识，告知积极治疗原发病对防止再次发生出血性脑血管疾病的重要性；避免精神紧张、情绪激动、保持心态平和；生活有规律，保证充足睡眠，适当锻炼，避免体力或脑力过度劳累和突然用力；低盐、低脂、高蛋白、丰富的维生素饮食；戒烟酒；养成定时排便的习惯，保持大便通畅。

2. 管理疾病 指导患者每日定时监测血压，发现血压异常波动或没有明显诱因的剧烈头痛、头晕、肢体麻木、乏力或语言交流困难等症状时及时就诊；指导患者重视脑卒中危险因素的干预，出院后定期门诊随访，监测血糖、血脂等。教会患者和家属自我护理的方法和康复训练技巧，使患者和家属认识到坚持主动或被动康复训练的意义。

四、蛛网膜下腔出血

蛛网膜下腔出血（subarachnoid hemorrhage，SAH）是指颅内血管破裂后血液流入蛛网膜下腔引起的一种临床综合征。本病占急性脑卒中的 10% 左右，死亡率较高，约 20% 的患者在到达医院前死亡，25% 死于首次出血后或并发症，未经外科治疗者约 20% 死于再出血。

【病因及发病机制】

1. 病因　最常见的病因是先天性脑动脉瘤破裂，其次为动静脉畸形（AVM），还可见于高血压性动脉硬化、血液病、脑动脉炎、颅内肿瘤、抗凝治疗的并发症等。

2. 发病机制　蛛网膜下腔出血的病因不同，其发病机制也不一样。一般来说，动脉瘤好发于脑底动脉环交叉处，由于 Willis 环动脉壁弹力层及中膜发育的先天性缺陷，在血液涡流的冲击下，动脉壁弹性减弱，管壁薄弱处渐向外膨胀突出，形成囊状动脉瘤；脑血管畸形的血管壁常为先天性发育不全，血管壁薄弱处于破裂临界状态；其他如肿瘤直接侵蚀血管，引起血管病变。脑血管在上述病变的基础上，由于重体力劳动、情绪变化、血压骤升等，脑底部及脑表面血管发生破裂，血液流入蛛网膜下腔。

血液流入蛛网膜下腔刺激痛觉敏感结构引起头痛，同时使颅内容积增加，导致颅内压升高，可加剧头痛，并出现呕吐；血液刺激脑膜产生脑膜刺激征。

【临床表现】

蛛网膜下腔出血的临床表现主要取决于出血量、积血部位、脑脊液循环受损程度等。轻者可没有明显症状和体征，重者可突然昏迷甚至死亡。好发于中青年，起病急骤，多数患者发病前有明显诱因（剧烈活动、情绪激动、用力排便、过度疲劳等）。常见的主要症状包括：

1. 头痛：动脉瘤性蛛网膜下腔出血的典型表现为突然发作的异常剧烈全头痛，多伴有恶心、喷射性呕吐、短暂性意识障碍。动静脉畸形破裂所致 SAH 头痛常不严重。局部头痛常提示破裂动脉瘤的部位。

2. 脑膜刺激征阳性：患者出现颈项强直、Kernig 征、Brudzinski 征等脑膜刺激征，以颈项强直最明显。

3. 眼部症状：部分患者可见玻璃体下片状出血，发病 1 小时即可出现，与急性颅内压增高和眼静脉回流受阻有关。眼球活动障碍也可提示动脉瘤的位置。

4. 一般无神经系统定位体征：有无神经系统定位体征是蛛网膜下腔出血与脑出血的主要鉴别之一，但少数患者可出现偏瘫、偏盲、感觉障碍等神经系统定位体征，主要与脑水肿、脑组织受压、脑血管痉挛等引起的脑梗死有关。

5. 老年人 SAH 临床表现常不典型，无明显头痛、呕吐、脑膜刺激征等，而精神症状及意识障碍较重，个别重症患者可很快进入深昏迷，出现去大脑强直，因脑疝形成死亡。

【并发症】

再出血是 SAH 最致命的并发症，首次出血后两周再发率最高。其他并发症还包括脑血管痉挛和脑积水等。

【医学检查】

1. 脑脊液（CSF）检查　最具有诊断价值和特征性意义的检查，其压力增高（> 200mmH₂O），肉眼观察为均匀血性，镜检可见大量红细胞。

2. 头颅 CT 检查　诊断 SAH 的首选方法，CT 显示蛛网膜下腔内高密度影可以确诊 SAH。

3. 数字减影血管造影（DSA）　诊断颅内动脉瘤最有价值的方法，可以清楚显示动脉瘤的位置、大小、有无血管痉挛等。

4.其他 经颅超声多普勒（TCD）动态检测颅内主要动脉流速是及时发现脑血管痉挛倾向和痉挛程度最灵敏的方法。

【诊断要点】

1.诊断 ①起病急骤，突然出现剧烈头痛、呕吐。②脑膜刺激征阳性，伴或不伴意识障碍，一般无局灶性神经系统体征。③脑脊液检查呈均匀血性，且压力增高。④头颅CT检查显示蛛网膜下腔内呈高密度影可确诊。

2.鉴别诊断 本病需与脑出血相鉴别（表9-8）。

表9-8 蛛网膜下腔出血与脑出血鉴别要点

鉴别点	蛛网膜下腔出血	脑出血
常见病因	动脉瘤、动静脉畸形	高血压、脑动脉粥样硬化
起病速度	急骤，数分钟症状达到高峰	数十分钟至数小时达到高峰
血压	正常或增高	通常显著增高
头痛	剧烈，极常见	较剧烈，较常见
昏迷	少见	多有
脑膜刺激征	明显	可有
局灶症状（偏瘫、失语）	无	多见
头部CT	蛛网膜下腔高密度影	脑实质内高密度影
脑脊液	均匀一致血性	有时呈洗肉水色

【治疗】

蛛网膜下腔出血的治疗要点为防治再出血、降低颅内压、防治继发性脑血管痉挛、预防复发和去除病因。

1.一般治疗

（1）绝对卧床休息4～6周，避免升高血压和颅内压的因素。

（2）密切监测生命体征和神经系统体征的变化；保持气道通畅，维持稳定的呼吸、循环系统功能。

（3）降低颅内压，适当限制液体入量。常用20%甘露醇125～250mL快速静滴，30分钟静滴完。

（4）纠正水、电解质平衡紊乱。注意液体出入量平衡。

2.止血治疗 为了防止动脉瘤周围的血块溶解引起再度出血，可用抗纤维蛋白溶解剂，以抑制纤维蛋白溶酶原的形成。常用6-氨基己酸，初次剂量4～6g溶于100mL生理盐水或者5%葡萄糖中静滴（15～30分钟）后一般维持每小时1g静滴，每日12～24g，使用2～3周或到手术前。也可用氨甲苯酸（PAMBA）、止血环酸（氨甲环酸）、巴曲酶、维生素K_3等。

3.防治脑动脉痉挛及脑缺血 能降低细胞内Ca^{2+}水平的药物均能扩张血管，解除蛛网膜下腔出血引起的血管痉挛。常用药物尼莫地平宜早期使用，每日10～20mg，静脉滴注每小时1mg，共10～14天，应控制输液速度，密切观察有无头痛、头晕、血压下降等不良反应等。

4.防治脑积水 轻度的急、慢性脑积水者应先行药物治疗，如内科治疗无效可考虑脑室穿刺脑脊液外引流术和脑脊液分流术。

448 内科护理学

5. 放脑脊液疗法　每次释放脑脊液 10～20mL，每周 2 次，可以促进血液吸收，缓解头痛，减少脑血管痉挛。但有致患者脑疝、颅内感染和再出血的危险。

6. 外科手术　多早期行手术夹闭动脉瘤或动脉瘤栓塞术等，目的是根除病因、防止复发。

【护理诊断/问题】

1. 头痛　与脑水肿、颅内高压、血液刺激脑膜或继发性脑血管痉挛有关。

2. 生活自理能力缺陷　与绝对卧床休息有关。

3. 恐惧　与担心再出血、害怕 DSA 检查、担心手术和疾病预后等有关。

4. 潜在并发症　再出血、脑血管痉挛等。

【护理措施】

1. 安全与舒适管理　指导患者绝对卧床休息 4～6 周，尽可能不搬动患者；限制探视，一切护理操作均应轻柔，可头置冰袋，防止继续脑出血；如经治疗护理 1 个月左右，患者症状好转，经头部 CT 检查证实血液基本吸收或经 DSA 检查发现没有颅内血管病变者，可遵医嘱逐渐抬高床头、床上坐位、下床站立和适当活动。

2. 疾病监测

（1）**常规监测**　应注意密切观察神志、瞳孔、生命体征等变化。

（2）**并发症监测**　再出血是 SAH 最致命的并发症，颅内动脉瘤初次出血后 24 小时内再出血率最高。应指导患者避免精神紧张、情绪波动、屏气、剧烈咳嗽及血压过高等诱发因素。如表现为病情稳定的情况下，突然再次出现剧烈头痛、恶心呕吐、意识障碍加重、原有局灶症状和体征重新出现等，考虑为再出血，应立即报告医生。

3. 对症护理　头痛的护理，详见本章第一节"头痛"。便秘时给予缓泻剂。

4. 用药护理

（1）**6- 氨基己酸**　要注意观察患者有无血栓形成情况。

（2）**尼莫地平**　应控制输液速度，密切观察有无头痛、头晕、皮肤发红、多汗、胃肠不适、血压下降等不良反应。

（3）**甘露醇**　治疗时应快速静滴，必要时记录 24 小时尿量。

【健康指导】

1. 预防疾病　合理饮食，进食低盐低脂、富含纤维素且易消化的食物，避免辛辣刺激食物，戒烟酒。

2. 管理疾病　指导患者使用放松技术，如听音乐、缓慢深呼吸及引导式想象等方法缓解疼痛。SAH 患者一般在首次出血 3 周后进行 DSA 检查，以明确病因，尽早进行手术，解除隐患或危险。

第五节　多发性硬化

多发性硬化（multiple sclerosis，MS）是一种以中枢神经系统慢性炎性白质脱髓鞘病变为主要特征的自身免疫性疾病。病变最常累及的部位是脑室周围白质、视神经、脊髓、脑干及小脑白质等处。起病年龄多在 20～40 岁，10 岁以下和 50 岁以上患者少见，男女患病之比约为 1:2。

【病因及发病机制】

多发性硬化的病因及发病机制至今尚未完全阐明，可能与下列因素有关：自身免疫反应，麻疹病毒、单纯疱疹病毒、风疹病毒、EB 病毒等引发感染，遗传因素，高纬度寒冷环境。

多发性硬化的特征性病理改变是中枢神经系统白质内多发性脱髓鞘斑块，多发生于侧脑室周围，伴反应性胶质增生，也可有轴突损伤，病变可累及视神经、脊髓、小脑和脑干的白质。脑和脊髓冠状切面肉眼可见较多粉灰色分散的形态各异的脱髓鞘病灶。镜下可见急性期髓鞘崩解和脱失，轴突相对完好，少突胶质细胞轻度变性和增生。病变晚期轴突崩解，神经细胞减少，代之以神经胶质形成的硬化斑。

【临床表现】

1. 起病情况 以亚急性较多，急性和隐匿起病少见。病前数周或数月多有疲劳、肌肉与关节隐痛；感染、外伤、手术、妊娠、分娩、精神紧张、寒冷等为本病发病诱因。

2. 临床特征 大多数患者表现为时间和空间的多发性。空间多发性指病变部位的多发；时间多发性指缓解－复发的病程。

3. 症状和体征 MS 病变可累及视神经、脊髓、脑干、小脑和大脑，故临床表现多种多样。

（1）肢体无力 最多见，约 50% 患者首发症状包括一个或多个肢体无力。一般下肢比上肢明显，可为偏瘫、截瘫、四肢瘫，以不对称瘫痪最常见。体检可见腱反射亢进、腹壁反射消失、病理反射阳性。

（2）感觉异常 可表现为肢体、躯干、面部针刺麻木感，异常的肢体发冷、蚁走感、瘙痒感及尖锐、烧灼样疼痛等。

（3）眼部症状 多为急性起病的单眼视力下降，有时双眼同时受累。眼底检查早期可见视神经盘水肿，以后出现视神经萎缩。约 30% 的病例有眼肌麻痹及复视。

（4）共济失调 30% ～ 40% 患者可出现不同程度的共济运动障碍。

（5）发作性症状 指持续时间短暂、可被特殊因素诱发的感觉或运动异常，每次可持续数秒至数分钟不等，频繁过度换气、焦虑等可诱发，为 MS 的特征性症状之一。较常见的发作性症状有强直性痉挛、感觉异常、构音障碍、共济失调、癫痫和疼痛。

（6）精神症状 较常见，多表现为易怒、抑郁；部分患者出现欣快、兴奋，也可表现为淡漠、嗜睡、智力低下、猜疑、妄想等。

（7）其他 如膀胱功能障碍，包括尿频、尿急、尿潴留和尿失禁。男性患者还可出现性功能障碍。

【医学检查】

1. 脑脊液检查 脑脊液（CSF）中单个核细胞细胞数正常或轻度增加，急性起病或恶化病例可轻至中度增高。部分病例脑脊液蛋白可轻度增加。2/3 以上患者 CSF–IgG 指数增高，IgG 指数为［（CSF IgG/ 血清 IgG）/（CSF 清蛋白 / 血清蛋白）］。CSF 寡克隆 IgG 带是诊断 MS 的 CSF 免疫学常规检查，检出率可达 85% ～ 95%。

2. 诱发电位检查 包括视觉诱发电位、脑干听觉诱发电位和体感诱发电位，50% ～ 90% 患者有一项或多项异常。

3. MRI 检查 MRI 可发现临床表现不明显的亚临床病例，使 MS 诊断不再只依赖临床标准。

【诊断要点】

诊断本病标准为：①神经系统的症状或体征显示中枢神经系统白质内存在 2 个以上病灶；②年龄 10 ～ 50 岁之间；③有缓解和复发交替的病史，两次发作的间隔至少 1 个月，每次持续 24 小时以上；或呈缓慢进展方式而病程至少 1 年以上；④神经系统损害及体征不能用其他疾病解释；⑤脑脊液中出现与血清中不一致的寡克隆带或 IgG 指数增高；⑥ MRI 显示脑白质和脊髓内 2 个或 2 个以上的脱髓鞘病灶；⑦视觉诱发电位潜伏期延长。

【治疗】

治疗原则是抑制炎症脱髓鞘病变进展，防止急性期病变恶化及缓解期复发，减轻神经功能障碍所致的痛苦。

1. 发作期治疗　急性发作时首选糖皮质激素，治疗原则为大剂量、短程疗法。常用方法为：①病情较轻者，甲基泼尼松龙 1g/d 加入 500mL 生理盐水中，静滴 3～4 小时，连用 3～5 天，然后停药；②病情较重者，甲基泼尼松龙 1g/d 连用 3～5 天，以后依次阶梯减半，每个剂量应用 2～3 天，直至停药，总疗程不超过 3 周。

2. 缓解期治疗　缓解期治疗主要为预防复发和治疗残留的症状。治疗措施包括免疫抑制剂（如硫唑嘌呤、环磷酰胺）、转移因子及丙种球蛋白、β-干扰素及对症治疗（包括运动障碍的治疗、疼痛及认知和精神障碍的治疗）。

【护理诊断/问题】

1. 生活自理能力缺陷　与肢体乏力、共济失调或视觉、触觉障碍有关。

2. 焦虑　与疾病多次缓解复发、家庭和个人应对困难有关。

【护理措施】

1. 安全与舒适管理　急性期卧床休息，保持舒适体位。保持活动范围内灯光明暗适宜，指导患者在眼睛疲劳或复视时，尽量闭眼休息或双眼交替休息。肢体运动障碍患者，护理措施详见本章第一节"运动障碍"。

2. 对症护理　督促患者落实各项治疗护理措施。吞咽障碍的患者应给予软食或糊状食物，防止误吸和窒息；视力障碍和平衡障碍的患者应防止受伤；指导尿潴留的患者观察尿液的颜色和性质，预防泌尿系统感染；尿失禁的患者应注意外阴部清洁卫生等。

3. 用药护理　指导患者了解本病常用的药物、用法及可能出现的不良反应。如糖皮质激素是多发性硬化急性发作和复发的主要治疗药物，有免疫调节和抗炎作用，可减轻水肿，改善轴索传导，缩短急性期和复发期病程。常采用大剂量短程疗法，因易出现钠潴留、低钾、低钙等电解质紊乱，应加强对血钠、血钾、血钙的监测。干扰素常见不良反应为流感样症状，持续 24～48 小时，2～3 个月后通常不再发生；部分患者可出现注射部位红肿、疼痛；严重时可致肝损害、过敏反应等。

4. 康复护理　护理措施详见本章第一节"运动障碍"。

【健康指导】

1. 预防疾病　告诉患者及家属 MS 容易在疲劳、感染、体温升高、手术、创伤、妊娠、分娩、精神紧张、预防接种、寒冷、热疗、药物过敏等因素作用下诱发或复发，应注意避免。

2. 管理疾病　指导患者遵医嘱正确服药和定期门诊检查。详细告知所用药物的名称、剂量、用法，教会观察药物疗效与不良反应，如口服激素治疗，不可随意减量或突然停药。

第六节　运动障碍疾病

运动障碍疾病（以往称为锥体外系疾病），主要表现为随意运动迟缓、不自主运动、肌张力异常及姿势步态障碍等运动症状，大多与基底核病变有关。

基底核是大脑皮质下一组灰质核团，包括纹状体（壳核和尾状核）、苍白球、丘脑底核和黑质。基底核对运动功能的调节主要通过大脑皮质-基底核-丘脑-大脑皮质环路的联系而实现。基底核病变常导致此环路活动异常。如黑质-纹状体多巴胺能通路病变将导致基底核输出增加，皮质运动功能受到过度抑制，导致以强直－少动为主要表现的帕金森综合征；纹状体、丘脑底核病变可导致基底核输出减少，皮质运动功能受到过度易化，导致以不自主运动为主要表现的舞蹈症、投掷症。

根据临床特点，运动障碍分为两大类：肌张力增高－运动减少和肌张力降低－运动过多。前者以帕金森病为典型；后者表现为舞蹈症、手足徐动症、扭转痉挛等。

一、帕金森病

帕金森病（parkinson disease，PD）又称震颤麻痹，是一种好发于中老年人的，以损害黑质纹状体通路为主的神经系统变性疾病。临床主要表现为静止性震颤、运动迟缓、肌强直和姿势步态障碍。我国 65 岁以上人群总体患病率达 1700/10 万，患病率随年龄增加而升高，男性稍高于女性。

【病因及发病机制】

1. 病因　本病的病因未明，目前认为帕金森病非单一因素引起，而为多因素共同参与所致，可能与以下因素有关。

（1）神经系统老化　本病主要发生于中老年人，65 岁以上患病率高达 1%，而 40 岁以前发病少见，提示年龄老化与发病有关。资料表明 30 岁以后，随年龄增长，黑质多巴胺能神经元开始呈退行性变，多巴胺能神经元进行性减少，但是其程度并不足以导致发病。只有当黑质细胞减少至 15%～50%，纹状体多巴胺递质减少 80% 以上，临床上才会出现 PD 症状。因此衰老只是帕金森病的促发因素。

（2）环境因素　环境中与嗜神经毒 1-甲基-4-苯基-1，2，3，6-四氢吡啶（MPTP）分子结构类似的工业毒物和某些杀虫剂、除草剂可能是本病的危险因素。

（3）遗传因素　认为 10% 帕金森病患者有家族史，目前至少发现 10 个单基因（Park1～10）与家族性帕金森病连锁的基因位点，可呈常染色体显性遗传或常染色体隐性遗传。但是多数散发性病例中并未发现上述基因突变。基因易感性如细胞色素 $P450_2D_6$ 基因等可能是帕金森病发病的易感因素之一。

2. 发病机制　黑质多巴胺（DA）能神经元通过黑质－纹状体通路将多巴胺输送到纹状体，参与基底核的运动调节。多巴胺是纹状体抑制性递质，乙酰胆碱（ACh）为兴奋性递质，两者的平衡调节基底核的运动功能。帕金森病患者的黑质多巴胺能神经元显著变性丢失，纹状体多巴胺递质浓度显著降低（> 80%）造成乙酰胆碱系统功能相对亢进，是肌张力增高、动作减少等运动症状的基础。近年来发现，中脑－边缘系统和中脑－皮质系统 DA 含量亦显著减少，可能是智能减退、行为情感异常、言语错乱等高级神经活动障碍的生化基础。

PD 主要有两大病理特征，一是黑质多巴胺能神经元及其他含色素的神经元大量变性丢失，二是在残留的神经细胞质内出现嗜酸性包涵体，即路易小体，由细胞质蛋白质所组成的玻璃样团块，其中央有致密的核心，周围有细丝晕状圈。泛素、热休克蛋白、α-突触核蛋白为形成路易小体的重要成分，阐明这些成分在 PD 发病中的作用已成为目前的研究热点。

【临床表现】

常为 60 岁以后发病，男性稍多，起病隐匿，缓慢进展，进行性加重。首发症状多为震颤（60%～70%），其次为步行障碍（12%）、肌强直（10%）和运动迟缓（10%）。

1. 静止性震颤　多从一侧上肢远端开始，呈现有规律的拇指对掌和手指屈曲的不自主震颤，类似"搓丸"样动作。大多静止时出现，情绪紧张时加剧，随意活动时减轻，入睡后消失，称为

"静止性震颤"；随病程进展，震颤可波及下颌、唇、面和四肢。少数患者无震颤，尤其是发病年龄在 70 岁以上者。

2. 肌强直　多从一侧的上肢或下肢近端开始，逐渐蔓延至远端、对侧和全身的肌肉。表现为屈肌和伸肌肌张力均增高，被动运动关节时阻力大小始终一致，类似弯曲软铅管的感觉，故称"铅管样强直"。多数患者因伴有震颤，检查时可感觉均匀的阻力中出现断续停顿，如同转动齿轮感，称为"齿轮肌强直"。

3. 运动迟缓　患者随意动作减少、动作缓慢、笨拙。早期表现为手指精细动作如解纽扣、系鞋带等动作迟缓，逐渐发展成全面性随意运动减少、迟钝，晚期因合并肌张力增高导致起床、翻身均有困难。面肌强直使面部表情呆板，双眼凝视和瞬目减少，笑容出现和消失减慢，称为"面具脸"。书写困难，写字时字越写越小，呈现"小字征"。

4. 姿势步态异常　四肢、颈肌、躯干肌强直而使患者站立时呈特殊屈曲体姿，表现为低头屈背、前臂内收、肘关节屈曲、腕关节伸直、髋及膝关节略弯曲。疾病早期走路时患侧下肢拖曳，上肢摆动幅度减小或消失。随着疾病进展，步伐逐渐变小，启动、转弯、跨越障碍时步态障碍尤为明显，由坐位、卧位起立困难。有时行走中全身僵住，不能动弹，称为"冻结"现象。有时迈步后以极小的步伐越走越快，往前冲，不能立刻止步，称为"慌张步态"。

5. 其他症状　以自主神经功能障碍较普遍，如便秘、出汗异常等。吞咽活动减少导致口水增多、流涎。部分患者伴有抑郁和睡眠障碍。15% ～ 30% 的患者在晚期发生认知障碍甚至痴呆。

【医学检查】

本病缺乏有价值的实验室及其他检查。脑脊液中多巴胺的代谢产物高香草酸含量可降低，但缺乏特异性；CT、MRI 检查亦无特征性改变。功能性影像学检查，如应用正电子发射计算机断层扫描（PET）、单光子发射计算机断层扫描（SPECT）进行脑功能显像检测，可发现脑内多巴胺转运蛋白（DAT）功能显著降低，多巴胺递质摄取减低，多巴胺受体早期超敏、后期低敏。采用基因检测技术可在部分家族性 PD 患者中发现基因突变。

【诊断要点】

中老年发病，缓慢进展性病程，必备运动迟缓及至少具备静止性震颤、肌强直或姿势步态障碍中的一项，偏侧起病，结合对左旋多巴治疗敏感即可做出临床诊断。

【治疗】

治疗原则是采取综合性治疗，包括药物治疗、手术治疗、康复治疗、心理治疗等，其中药物治疗是首选，是整个治疗过程的主要治疗手段。

1. 药物治疗　药物治疗为首选且主要的治疗方法。应从小剂量开始，缓慢递增，以较小剂量达到满意疗效。

（1）抗胆碱能药物　可协助维持纹状体的递质平衡，常用药物有苯海索（安坦），1 ～ 2mg 口服，3 次 / 天。此外，还有甲磺酸苯扎托品、丙环定等。主要适用于震颤明显且年轻患者。

（2）金刚烷胺　能促进神经末梢释放多巴胺，并阻止其再吸收。可与左旋多巴等药合用，50 ～ 100mg 口服，2 次 / 天，末次应在下午 4 时前服用。对少动、强直、震颤均有改善，对伴异动症患者可能有帮助。

（3）复方左旋多巴（苄丝肼左旋多巴、卡比多巴左旋多巴）　多巴胺不能透过血脑屏障，故需用能透过血脑屏障的左旋多巴，在脑内脱羧变成多巴胺。复方多巴制剂可增强左旋多巴的疗效和减少其外周不良反应，至今仍是治疗本病最基本、最有效的药物，对震颤、强直、运动迟缓等均有较好疗效。复方左旋多巴初始用量为 62.5 ～ 125mg，2 ～ 3 次 / 天，根据病情逐渐增加剂量至疗效满意和不出现副作用的适宜剂量维持，餐前 1 小时或餐后 1.5 小时服药。复方左旋多巴有标准片、控释片、水溶片等不同剂型。

（4）多巴胺受体激动剂 为能直接激动纹状体产生和多巴胺相同作用的药物。中晚期患者应用可改善症状和减少大剂量使用左旋多巴复方制剂带来的副作用。多巴胺受体激动剂有麦角类和非麦角类两种类型，麦角类包括溴隐亭、培高利特等；非麦角类包括普拉克索、罗匹尼罗等。

（5）单胺氧化酶抑制剂 能阻止脑内多巴胺分解，增加多巴胺浓度。与复方左旋多巴制剂合用可增加疗效，同时对多巴胺能神经元具有保护作用。常用药物有司来吉兰等。

（6）儿茶酚-氧位-甲基转移酶抑制剂 通过抑制左旋多巴在外周的代谢，使血浆左旋多巴浓度保持稳定，增加进脑量。常用药物有恩他卡朋等。

2. 外科治疗 早期药物治疗有效，而长期治疗疗效明显减退，同时出现异动症者可考虑手术治疗。但手术仅改善症状，而不能根治疾病。手术方法主要有神经核毁损术和脑深部电刺激术（DBS）。

3. 中医及康复治疗 中药、针灸和康复治疗作为辅助手段对改善症状也可以起到一定作用，如进行肢体运动、语言、进食等训练和指导，可改善患者生活质量，减少并发症。

【护理诊断/问题】

1. 躯体活动障碍 与震颤、肌强直、体位不稳、随意运动异常有关。

2. 长期自尊低下 与震颤、流涎、面肌强直等身体形象改变和言语障碍、生活依赖他人有关。

3. 营养失调：低于机体需要量 与吞咽困难、饮食减少和肌强直、震颤、机体消耗量增加等有关。

【护理措施】

1. 安全与舒适管理 鼓励患者采取主动舒适体位，保持环境安静，加强巡视，主动了解患者需要，既要指导和鼓励患者做自己力所能及的事情，又要协助患者洗漱、进食、沐浴、大小便料理和做好安全防护。注意个人卫生，保持皮肤的清洁，卧床患者垫气垫床或按摩床，预防压疮。

2. 对症护理 主要是躯体活动障碍的护理。

（1）提供生活方便 对于行动不便、起坐困难者，应配备高度适中的坐厕、沙发、床和床栏；配备手杖、室内或走道扶手等必要的辅助设施；传呼器置于患者床边；生活日用品固定放置于患者伸手可及处，以方便患者取用。

（2）运动护理 告知患者运动锻炼的目的在于防止和推迟关节强直与肢体挛缩；与患者和家属共同制订切实可行的具体锻炼计划。

1）选择运动形式 鼓励患者参加各种形式的活动，如散步、太极拳、体操等，注意保持身体和各关节的活动强度与最大活动范围。

2）指导运动方法 步行时思想放松，尽量跨大步伐；向前走时脚要抬高，双臂要摆动，目视前方；当患者感觉脚粘在地上时，可告诉患者先向后退一步，再往前走；转弯时不要碎步移动，否则易失去平衡；协助行走时不要强行拉患者。指导患者进行面肌功能训练，如鼓腮、伸舌、露齿等，以改善面部表情和吞咽困难。疾病晚期出现显著的运动障碍而卧床不起时，应帮助患者采取舒适体位，被动活动关节，按摩四肢肌肉，注意动作轻柔，勿造成患者疼痛和骨折。

3. 用药护理 告知患者本病需要长期或终身服药治疗，让患者了解常用的药物种类、用法、服药注意事项、疗效及不良反应的观察与处理。

（1）疗效观察 服药过程中要仔细观察震颤、肌强直和其他运动功能的改善程度，观察患者起坐的速度、步行的姿势，讲话的音调与流利程度，写字、梳头、扣纽扣、系鞋带及进食动作等，以确定药物疗效。

（2）药物不良反应及其处理方法

1）复方左旋多巴　①食欲减退、恶心、呕吐、腹痛、直立性低血压、失眠等不良反应，一般选择进食时服药或减小服药剂量，症状会逐渐消失。②异动症。表现为舞蹈症或手足徐动样不自主运动、肌强直、或肌阵挛，可累及头面部、四肢和躯干。异动症有3种表现形式。剂峰异动症出现在用药12小时的血药浓度高峰期，与用药过量或多巴胺受体超敏有关，可通过减少复方左旋多巴剂量并加用多巴胺受体激动剂缓解；双相异动症指剂初和剂末异动症，将复方左旋多巴控释片更换为标准片或加用多巴胺受体激动剂可缓解；肌张力障碍多发生在清晨服药之前，睡前加用复方左旋多巴控释片或起床前服用复方左旋多巴标准片可缓解。③"剂末效应"和"开关现象"。"剂末效应"指用药后的前3～5年内疗效较满意，以后越来越差以致失效，可通过增加服药次数或改用控释剂预防；"开关现象"指突然的不能活动和突然的行动自如，可在几分钟至几十分钟内交替出现，与服药时间和剂量无关，可通过减少每次剂量增加服药次数而每日总药量不变，或适当加用多巴胺受体激动剂防止和减少其发生。

2）抗胆碱能药物　常见不良反应为口干、眼花（瞳孔扩大）、少汗、便秘、排尿困难等。青光眼及前列腺肥大者忌用。

3）金刚烷胺　主要不良反应有失眠、神志模糊、下肢网状青斑、踝部水肿等，均较少见。肾功能不良、严重胃溃疡、肝病、癫痫患者慎用，哺乳期妇女禁用。

4）多巴胺受体激动剂　常见不良反应有恶心、呕吐、头晕、乏力、皮肤瘙痒、便秘；剂量过大时，可有精神症状、直立性低血压等。

5）单胺氧化酶B抑制剂　可引起恶心、呕吐、眩晕、做梦等。

6）恩他卡朋　不良反应包括腹泻、口干、多汗、转氨酶升高等。

4.康复指导　详见本章第一节"运动障碍"。

5.饮食护理　给予高热量、高维生素、高纤维素、低盐、低脂、适量优质蛋白（高蛋白饮食会降低左旋多巴类药物的疗效）的易消化饮食，并根据病情变化及时调整和补充各种营养素。鼓励患者多食新鲜蔬菜、水果、蜂蜜，及时补充水分，以保持大便通畅。

6.心理护理　与患者建立信任的护患关系；促进患者与社会的交往，为患者创造良好的亲情和人际关系氛围；指导患者保持衣着整洁，尽量保持自我形象完美。

【健康指导】

1.预防疾病　避免接触环境中与MPTP分子结构类似的工业毒物和某些杀虫剂、除草剂。加强体质锻炼，推延老化。

2.管理疾病

（1）安全指导　指导患者避免登高，不要单独使用热水器、煤气，防止意外事故。外出需有人陪伴，精神智能障碍者应随身携带"安全卡片"，注明姓名、住址、联系电话，以防走失。

（2）用药指导　药物治疗可缓解症状，但不能阻止病变的进展，需长期或终身服药；让患者学会观察药物的疗效和不良反应；定期复查肝功能、肾功能、血常规，定期监测血压变化。

二、肝豆状核变性

肝豆状核变性（hepatolenticular degeneration，HLD）又称Wilson病（WD），于1912年由Wilson首先报道，是一种遗传性铜代谢障碍导致肝硬化和基底核变性的疾病。临床主要表现为进行性加重的锥体外系症状、角膜色素环、肝硬化、精神症状等。

患病率各国报道不一，一般为（0.5～3）/10万，欧美国家罕见，我国患病率较高。

【病因及发病机制】

肝豆状核变性为常染色体隐性遗传性疾病，致病基因称为ATP7B基因，主要在肝脏表达，表达产物P型铜转运ATP酶，负责肝细胞内的铜转运。

正常人每天从饮食中摄入铜2～5mg，从肠道吸收入血的铜大部分先与白蛋白疏松结合，然后进入肝脏。在肝细胞中，铜经P型铜转运ATP酶转运到高尔基复合体，再与α_2-球蛋白紧密结合成铜蓝蛋白（CP），分泌到血液中。患者由于P型铜转运ATP酶缺陷，造成肝细胞不能将铜转运至高尔基复合体合成铜蓝蛋白，过量铜在肝细胞内聚集造成肝细胞坏死，其所含的铜进入血液，沉积在脑、肾、角膜等肝外组织而致病。脑部病变以壳核病变明显，其次为苍白球及尾状核，大脑皮层亦可受累。铜在角膜弹力层沉积产生角膜色素环（K-F环）。

病理改变主要累及肝、脑、肾和角膜等处。肝脏外表及切面均可见大小不等的结节或假小叶，肝细胞常有脂肪变性，并含铜颗粒。脑部出现壳核萎缩，岛叶皮质内陷，壳核及尾状核色素沉着，严重者可形成空洞。角膜边缘后弹力层及内皮细胞质内，有棕黄色的细小铜颗粒沉积。

【临床表现】

本病多在青少年期或儿童期发病，少数可延迟至成年期，发病年龄4～50岁。以肝脏症状起病者平均年龄约11岁，以神经症状起病者平均年龄约19岁。男女均可发生，一个家族中可有数名成员患病。若未经治疗最终都会出现肝脏和神经损害症状。起病多缓慢，少数可由于外伤、感染等诱因急性发病。

1. 神经及精神症状 典型者以锥体外系症状为主，表现为四肢肌张力强直性增高，运动缓慢，面具样脸，构音障碍，流涎，咀嚼和吞咽常有困难。不自主动作以震颤最多见，常在活动时明显，严重者除肢体外头部及躯干均可波及，此外也可有扭转痉挛、舞蹈样动作和手足徐动症等。皮质损伤可引起进行性智力减退、注意力不集中、思维迟钝，还可有情感、性格、行为异常，表现为无故哭笑、易激动、对周围环境缺乏兴趣，晚期可有幻觉等症状。小脑损害导致共济失调。锥体系损害可出现病理反射、腱反射亢进等。

2. 肝脏症状 80%左右的患者发生肝脏症状。表现为疲乏无力、食欲不振、肝区疼痛、肝大或缩小、脾大、黄疸、腹水、蜘蛛痣、食管胃底静脉曲张破裂出血及肝性脑病等。极少数患者以急性肝衰竭和急性溶血性贫血起病，多于短期内死亡。

3. 眼部症状 角膜色素环（K-F环）是本病最重要的体征。95%～98%患者有此环出现，绝大多数为双眼，个别见于单眼。此环位于角膜和巩膜交界处，呈绿褐色或金褐色，宽约1.3mm，光线斜照角膜时最清楚，但早期须用裂隙灯检查才能发现。

4. 其他 铜离子在肾小球和近端肾小管沉积，造成肾小管重吸收障碍，出现肾性糖尿、蛋白尿，少数患者可发生肾小管性酸中毒；钙、磷代谢障碍可出现骨质疏松、骨和软骨变性等。部分患者可发生面部等处皮肤色素沉着。

【医学检查】

1. 血清CP及铜氧化酶活性 血清CP＜0.2g/L（正常0.26～0.36g/L），甚至为零；血清铜氧化酶活性＜0.2光密度（正常0.2～0.532光密度）。

2. 人体微量铜 ①血清铜。正常血清铜为14.7～20.5μmol/L，90%患者血清铜降低。其水平与病情、治疗效果无关。②尿铜。多数患者尿铜含量显著增高，服用排铜药后尿铜进一步增高，待体内蓄积铜大量排出后尿铜水平降低，这些变化可作为临床排铜药物剂量调整的指标。③

肝铜量。认为是诊断本病的金标准之一。大多数患者肝铜量在 250μg/g 干重以上（正常 50μg/g 干重）。

3. 肝肾功能检查 出现肝损害可表现为血清总蛋白降低、γ-球蛋白增高等；肾损害时出现血尿素氮、肌酐增高及蛋白尿等。

4. 影像学检查 头部 CT 及 MRI 异常率高达 85%，大脑皮质萎缩，双侧豆状核区低密度灶。骨关节 X 线平片可见骨质疏松、骨关节炎或骨软化等。

5. 基因检测 本病突变位点和突变方式复杂，因此基因诊断不能取代常规筛查方法。利用常规手段不能确诊的病例可考虑基因检测。

【诊断要点】

诊断此病主要根据四条标准：①肝病史或肝病征/锥体外系表现；②血清铜蓝蛋白显著降低和（或）肝铜增高；③角膜 K-F 环；④阳性家族史。符合①、②、③或①、②、④可确诊。

【治疗】

1. 饮食治疗 避免食用含铜量过多的食物，如坚果类、菌类、贝类、蟹类、螺类、虾类、各种动物肝血等。

2. 药物治疗 目前唯一可用药物治疗的遗传性疾病，但必须终身服用。

（1）D-青霉胺 为本病首选药物。D-青霉胺不仅能络合血液及组织中过量的游离铜从尿中排出，还可在肝中与铜形成无毒复合物，消除游离状态铜的毒性。由小剂量开始（0.25g/d），逐渐加量，成人可达每日 1.0～2.0g，儿童每日 30mg/kg，分数次口服。

（2）硫酸锌 竞争性抑制铜在肠道的吸收，促进粪铜排泄。尿铜排泄也有一定增加。100～300mg/d，每日 3 次。

（3）二巯丁二酸钠（Na-DMS） 可与血液中游离铜、组织中已与酶系统结合的铜离子结合，形成解离及毒性低的硫醇化合物经尿液排出。溶于 10% 葡萄糖液 40mL，每次 1g，缓慢静注，1～2 次/d，5～7 天为 1 个疗程，可间断使用数疗程。

（4）苯海索（安坦） 改善强直、流涎、震颤症状。

3. 手术治疗 目前认为 Wilson 病的遗传缺陷在肝脏，因此对极严重病例可行肝移植手术；严重脾功能亢进患者也可考虑脾切除。

【护理诊断/问题】

1. 个人应对无效 与病情进行性加重或精神智力障碍有关。

2. 有受伤的危险 与肢体活动障碍及精神、智力障碍有关。

3. 营养失调：低于机体需要量 与肝功能减退、食欲不振、吞咽困难所致进食减少等有关。

4. 潜在并发症 肝衰竭。

【护理措施】

1. 安全与舒适的管理 急性期或肝、肾损害严重者，应指导患者卧床休息，并为患者提供安全、舒适、安静的休养环境。对于步行不稳、肢体抖动厉害或精神障碍者，要加强防护，避免单独行走或外出，防止烫伤、跌伤或走失。缓解期鼓励患者适当进行床旁、室内、户外或公共场所活动，避免从事精神紧张和高度刺激性的工作或游戏，以免加重病情。

2. 疾病监测 ①常规监测构音障碍、四肢肌张力、运动、疲乏无力、食欲不振等病情变化；②如黄疸加深，肝区疼痛、肝脾肿大、腹水、水肿等，表示肝损害的表现加重；③皮下出血、牙龈和鼻出血、消化道出血及意识障碍，血清电解质与尿铜变化，需警惕急性肝衰竭或肝性脑病的发生。

3. 用药护理　指导患者和家属遵医嘱正确服药，并告知药物的不良反应与服药注意事项。①D- 青霉胺。首次使用应做青霉素皮试，阴性才能使用。不良反应有发热、白细胞减少、血小板减少、肾病、狼疮样综合征、肌无力。有时减量后毒性反应消失而仍有疗效。此药具抗维生素 B_6 作用，故长期或终身服药者应注意补充维生素 B_6。②硫酸锌。早期治疗效果较好，不良反应偶见恶心、呕吐等消化道症状和嘴唇麻木等。③二巯丁二酸钠。容易导致牙龈出血、鼻出血及转氨酶升高，部分患者可有口臭、恶心、头痛、乏力、肢体酸痛等；应用过程中应注意观察有无出血倾向，严重肝脏损害的患者禁用，1～2 周复查肝功能。

4. 康复护理　肢体活动障碍、言语障碍患者，护理措施详见本章第一节"言语障碍""运动障碍"。

5. 饮食护理　应给予低铜、高蛋白、高热量、高维生素、低脂、易消化饮食。高氨基酸和高蛋白饮食能促进肝细胞修复，还可促进尿铜排泄。避免食用坚果类、菌类、贝类、蟹类、螺类、虾类、各种动物肝血等含铜量过多的食物。有食管静脉曲张者应给予少渣饮食，进食时应注意细嚼慢咽，不宜食用粗纤维、油腻、油炸食物。

【健康指导】

1. 预防疾病　指导低铜饮食，避免使用铜制食具和炊具。生活规律，保证充足睡眠，坚持适量运动，避免疲劳和过度紧张。患者应保持心情愉快和情绪稳定。

2. 管理疾病

（1）婚育指导　长期服药者应避孕。未育妇女应在妇产科和神经科医生指导下选择生育子代。

（2）用药指导　遵医嘱长期不间断正确用药，定期检测尿铜和肝、肾功能，血清铜、铜蓝蛋白含量，24 小时尿铜等。

（3）亲属体检　家庭近亲成员应定期进行血清 CP、血清铜、尿铜检查，以便早发现患者。

第七节　发作性疾病

一、癫痫

癫痫是多种病因导致的脑部神经元高度同步化异常放电所致的临床综合征，具有发作性、短暂性、重复性、刻板性的特点。异常放电涉及部位和放电扩散范围不同，癫痫发作表现为不同程度的运动、感觉、意识、行为、自主神经功能障碍，或兼而有之。

癫痫为神经系统最常见的疾病之一，严重影响人类健康和生活质量。流行病学资料显示癫痫的年发病率为（50～70）/10 万，患病率约为 5‰。我国约有 900 万以上癫痫患者，每年新发癫痫患者 65 万～70 万，30% 为难治性病例。

【病因及发病机制】

1. 病因

（1）病因分类

按照病因分为特发性癫痫、症状性癫痫、隐源性癫痫三大类。

1）特发性癫痫　也称原发性癫痫，病因不明，未发现脑部有足以引起癫痫发作的结构性损伤或功能异常，多数患者在儿童或青年期首次发病，与遗传因素密切相关。

2）症状性癫痫　由各种明确的中枢神经系统结构损伤或功能异常所致，如脑部先天性疾病、颅脑外伤、颅内感染、脑血管病、颅内肿瘤、脑缺氧、高热、中毒、心血管疾病等。

3）隐源性癫痫　临床表现为症状性癫痫，但未找到明确病因。占全部癫痫的 60% ～ 70%。

（2）影响癫痫发作的因素

1）年龄　特发性癫痫与年龄密切相关。如婴儿痉挛症多在 1 岁内起病，6 ～ 7 岁为儿童失神发作的发病高峰，肌阵挛发作多在青春期前后发病。各年龄阶段癫痫的发病原因也不同。

2）遗传因素　特发性癫痫的近亲中，癫痫患病率为 1% ～ 6%；症状性癫痫的近亲中，癫痫患病率为 1.5%，均高于普通人群。有报告单卵双胎儿童失神和全面强直 – 阵挛发作一致率为100%。

3）睡眠　癫痫发作与睡眠觉醒周期密切相关，如婴儿痉挛症多在睡前和醒后发作；全面强直 – 阵挛发作常在晨醒后发生。

4）环境因素　内分泌失调、电解质紊乱、代谢等异常均可影响神经元放电阈值，诱发癫痫发作。如少数患者仅月经期或妊娠早期发作，为月经期癫痫和妊娠性癫痫。疲劳、睡眠不足、饥饿、便秘、饮酒、感情冲动、闪光等均可诱发癫痫发作。

2. 发病机制　癫痫的发病机制复杂，迄今尚未完全阐明。神经系统具有复杂的兴奋和抑制调节机制，通过反馈活动，任何一组神经元的放电频率不会过高，也不会无限制地影响其他部位，以维持神经细胞膜电位的稳定。各种原因引起的癫痫，其电生理改变均为发作时大脑神经元出现异常、过度的同步性放电。异常放电可能因为各种病因引起离子的通道蛋白、神经递质或调质异常，离子通道结构和功能改变，引起离子异常跨膜转运。直接导致癫痫发作的为致痫灶而不是癫痫病理灶。不同类型癫痫的发病机制可能与异常放电的传播有关，异常放电局限于某一脑区，表现为局灶性发作；异常放电波及双侧脑部，表现为全面性癫痫；异常放电的起始部分在丘脑和上脑干，并仅扩及脑干网状结构上行激活系统，出现失神发作；异常放电在边缘系统扩散，则引起复杂部分性发作。

癫痫病理灶指直接或间接导致痫性放电或癫痫发作的脑组织形态或结构异常，是癫痫发作的病理基础。致痫灶是脑电图出现的一个或数个最明显的痫性放电部位，病灶挤压、局部缺血等使局部皮质神经元减少和胶质增生导致痫性放电。

【临床表现】

癫痫发作是癫痫的特征性临床表现。癫痫发作形式多样，但都具有短暂性、刻板性、间歇性和反复发作的特征。

目前癫痫发作国际分类主要根据发作的临床表现及脑电图特点。一侧大脑半球部分神经元受累为部分性发作；双侧大脑半球同时受累为全面性发作；由于资料不充足或不完整而不能进行分类或无法归类于上述发作的均属于不能分类的发作。国际抗癫痫联盟（1981）制定的癫痫发作分类见表 9-9。

表 9-9　国际抗癫痫联盟（ILAE，1981 年）癫痫发作分类

分类	表现
部分性发作	单纯性：无意识障碍，可分为运动、感觉（体感或特殊感觉）、自主神经、精神症状性发作 复杂性：有意识障碍，可为起始的症状，也可由单纯部分性发作发展而来，并可伴有自动症 部分性发作继发泛化：由部分性发作起始发展为全面性发作
全面性发作	包括强直 – 阵挛、强直、阵挛、肌阵挛发作（抽搐性）；失神（典型失神与非典型失神）、失张力发作（非抽搐性）
不能分类的癫痫发作	

1. 痫性发作

（1）部分性发作　源于大脑半球局部神经元异常放电。包括单纯部分性发作、复杂部分性发作、部分性继发全面性发作3类。前者为局限性发作，无意识障碍；后两者放电从局部扩展至双侧脑部，出现意识障碍。

1）单纯部分性发作　发作时程短，一般不超过1分钟，起始与结束均较突然，无意识障碍。可分为4个类型：①部分运动性发作。表现为身体某一局部不自主抽动，多见于一侧眼角、口角、手指或足趾，也可波及一侧面部或肢体。如放电从局部开始，沿大脑皮层运动区移动，临床表现为抽搐自手指–腕–前臂–肘–肩–口角–面部扩展，称为Jackson发作；严重部分运动性发作患者发作后可遗留短暂性肢体瘫痪，称为Todd麻痹。②部分感觉性发作。常表现为一侧肢体麻木感和针刺感，多发生在口角、舌、手指或足趾等；特殊感觉性发作可表现为视觉性（如闪光和黑蒙）、听觉性、嗅觉性、味觉性发作。眩晕性发作表现为飘落感或飘动感等。③自主神经性发作。如多汗、面部及全身潮红、苍白、呕吐、瞳孔散大等，很少是痫性发作的唯一表现。④精神性发作。表现为各种类型的记忆障碍、情感异常、错觉、幻觉等。虽可单独出现，但常为复杂部分性发作的先兆，也可继发全面强直–阵挛发作。

2）复杂部分性发作　又称精神运动性发作。以精神症状和自动症为特征，伴有意识障碍。自动症表现为反复咂嘴、咀嚼、吞咽、解扣、摸索、搓手、拍手等，也可表现为游走、奔跑、无目的的开门关门，还可出现自言自语、唱歌、叫喊，或机械重复发作前正在进行的活动。精神症状可表现为错觉、幻觉等。

3）部分性继发全面性发作　单纯部分性发作可发展为复杂部分性发作，单纯或复杂部分性发作均可泛化为全面强直–阵挛发作。

（2）全面性发作　痫性放电源于双侧大脑半球，发作时伴有意识障碍。

1）全面强直–阵挛发作（GTCS）　为最常见的发作类型之一，过去称为大发作，以意识丧失和全身肌肉强直后出现阵挛为特征。发作分为3期：①强直期。全身骨骼肌呈现持续性收缩。患者突然意识丧失；头转向一侧或后仰；双眼球上蹿；喉肌痉挛发出尖叫；口先张随后猛烈闭合，可咬破舌尖；颈部和躯干先屈曲后反张，上肢自上举后旋转为内收前旋，下肢先屈曲后猛烈伸直，常持续10～20秒转入阵挛期。②阵挛期。全身肌肉节律性抽搐，阵挛频率逐渐减慢，松弛期逐渐延长，最后一次强烈痉挛后，抽搐突然终止，所有肌肉松弛。此期持续30～60秒。强直期与阵挛期两期，均可发生舌咬伤，并伴心率增快，血压升高，汗、唾液和支气管分泌物增多，瞳孔扩大、光反射消失等自主神经征象。③发作后期。阵挛期后尚有短暂的强直痉挛，造成牙关紧闭和大小便失禁。呼吸首先恢复，随后心率、血压和瞳孔恢复正常。肌张力松弛，意识逐渐清醒。从发作开始至恢复经历5～10分钟。醒后感觉头痛、疲劳，对发作过程不能回忆。

2）强直性发作　多见于弥漫性脑损害儿童，睡眠中发作较多，表现为全身骨骼肌强制性收缩，常伴有自主神经症状，如面色苍白、潮红等。如发作时处于站立位可剧烈跌倒。发作持续数秒至数十秒。

3）阵挛性发作　几乎都发生于婴幼儿，特征是重复阵挛性抽动伴意识丧失，之前无强直。持续时间1分钟至数分钟。

4）肌阵挛发作　为快速、短暂、触电样肌肉收缩，累及全身，也可仅限于某个肌群或某个肢体，常成簇发生，声光等刺激可诱发。

5）失神发作　儿童期起病，青春期前停止发作。表现为突然意识丧失，停止当时的活动，双眼凝视不动，手中持物可坠落，呼之不应，表情呆滞，但不跌倒，5～10秒后立即清醒，继续原有活动，对发作无记忆，每日可发作数次至数十次。

6）失张力发作 为姿势性张力丧失所致。部分或全身肌肉张力突然降低，导致垂颈、张口、肢体下垂或躯干肌张力丧失而跌倒，可有短暂的意识丧失或不明显的意识障碍，发作后立即清醒和站起。

（3）癫痫持续状态 若一次癫痫发作持续 30 分钟以上或连续多次发作，发作期间意识未完全恢复，称为癫痫持续状态。任何类型癫痫均可出现癫痫持续状态，但通常是指全面强直 - 阵挛发作持续状态。突然撤除或更换抗癫痫药物、感染、疲劳、饮酒、精神因素、孕产等为常见诱因，常伴有高热、脱水、酸中毒，如不及时终止发作，可因呼吸、循环、脑功能衰竭而死亡。

2. 癫痫综合征

（1）与部位有关的癫痫

1）特发性 多为儿童期癫痫，有部分发作和局灶性脑电图异常，无神经系统体征和智能缺陷，常有家族史，脑电图背景活动正常。痫性表现不尽相同，但患儿的症状相对固定。①伴中央 - 颞部棘波的良性儿童癫痫。起病多在 3～13 岁间，9～10 岁为发病高峰，男性较多。部分患者有遗传倾向。表现为口角和一侧面部短暂的运动性发作，常伴躯体感觉症状，发作常在夜间，使患儿惊醒。发作有泛化倾向。发作频率稀疏，每月或数月 1 次，少有短期内发作频繁者。②伴有枕叶阵发性放电的良性儿童癫痫。好发年龄 1～14 岁，发作先有视觉症状如视力模糊、闪光、幻觉等，常继以眼肌阵挛、偏侧阵挛发作或自动症。③原发性阅读性癫痫。由阅读诱发，阅读时出现下颌阵挛，常伴有手臂痉挛，如继续阅读会出现全面强直 - 阵挛发作。

2）症状性 不同的病灶部位可出现不同类型的发作。如大多数癫痫患者，起源于海马、杏仁核，表现为复杂部分性发作，病因多为海马回硬化、血管畸形和良性肿瘤等。各种症状性部分性癫痫均可继发为 GTCS。

（2）全面性癫痫和癫痫综合征

1）特发性 发病与年龄有关，临床症状和脑电图变化开始即为双侧对称，无神经系统阳性特征。①良性婴儿肌阵挛癫痫。1～2 岁发病，表现为短促的全身肌阵挛。脑电图示阵发性棘 - 慢波。青春期时可能发生大发作。②儿童期失神癫痫。6～7 岁发病，女性较多。表现为频繁失神发作，常有家族史。少数青春期后并发或转化为大发作。③青少年失神癫痫。青春期发病，发作也远较稀疏。80% 以上伴有全面强直 - 阵挛发作。脑电图见棘 - 慢复合波。预后良好。④青少年肌阵挛癫痫。好发于 8～18 岁，表现为肢体的阵挛性抽动，多伴有全面强直 - 阵挛发作和失神发作，常为光敏性。脑电图示全面性不规则的棘 - 慢波和多棘 - 慢波。

2）症状性 根据有无特异性病因分为：①无特异性病因。如早期肌阵挛脑病，于出生后 3 个月内发病，有肌阵挛发作和肌强直发作，伴智能障碍，预后不良。②有特异性病因的特殊综合征。癫痫发作可并发许多疾病，如畸形（脑回发育不全等）和先天性代谢异常的疾病（苯丙酮尿症等）。

3）隐源性或症状性 推测其为症状性，但通过病史及现有检测手段未能发现病因。① West 综合征，也称婴儿痉挛症。发病皆在出生后 1 年内，3～7 个月婴儿为多，男婴多见。肌阵挛性发作、智力低下和脑电图高度节律失调为特征。典型肌阵挛发作表现为快速点头状痉挛、双上肢外展，下肢和躯干屈曲，下肢偶可为伸直。症状性多见，一般预后不良。② Lennox–Gastaut 综合征。1～8 岁多见，少数出现在青春期。患儿多伴有智能发育障碍。发作是多形式的，包括不典型失神发作、强直性发作、失张力性发作、肌阵挛发作、GTCS 等。

【医学检查】

1.脑电图检查（EEG） 对诊断本病有重要价值。典型表现是棘波、尖波、棘-慢波等。常规头皮脑电图仅能记录到49.5%的患者痫性放电，重复3次阳性率提高至52%，过度换气、闪光等刺激可进一步提高阳性率。

2.影像学检查 头颅CT、MRI可确定脑结构异常或损害，有助于寻找病因，但不能作为诊断依据。

【诊断要点】

详细询问病史和发作时目击者描述，临床表现有发作性、短暂性和间歇性等特点，有时有意识障碍；发作时伴有舌咬伤、跌伤、尿失禁等；EEG检查有异常表现。根据以上资料首先确定是否为癫痫，其次是哪种类型的癫痫，最后借助于辅助检查明确发病的原因。

【治疗】

治疗原则是目前癫痫的治疗仍以药物治疗为主，药物治疗的目的应达到三点：控制发作或最大限度地减少发作次数；长期治疗无明显不良反应；使患者保持或恢复其原有的生理、心理和社会功能状态。

1.病因治疗 有明确病因者首先进行病因治疗，如对脑寄生虫、脑瘤等尽可能彻底治疗。

2.发作时治疗 立即让患者就地平卧，注意保持呼吸道通畅，吸氧，防止外伤及其他并发症，应用安定、苯妥英钠等药物防止再次发作。

3.发作间歇期治疗 服用抗癫痫药物。

（1）常用的抗癫痫药物 见表9-10。

表 9-10 常用抗癫痫药物适应证和不良反应

药物	适应证	不良反应
苯妥英钠	GTCS，部分性发作	胃肠道症状，毛发增多，齿龈增生，面容粗糙，小脑征，粒细胞减少，肝损害
卡马西平	部分性发作，GTCS	眩晕，共济失调，粒细胞减少，胃肠道症状，复视，嗜睡，体重增加
苯巴比妥	GTCS，单纯或复杂部分性发作	复视，嗜睡，认知与行为异常，小脑征
丙戊酸钠	全面性发作（尤其GTCS合并失神发作），部分性发作	肥胖，毛发减少，嗜睡，震颤，踝肿胀，血小板减少，肝损害
乙琥胺	单纯失神发作	胃肠道反应，嗜睡，小脑症状，精神异常
拉莫三嗪	部分性发作，GTCS	头晕，嗜睡，恶心，精神症状
托吡酯	部分性发作，GTCS	震颤，头痛，头晕，小脑征，肾结石，胃肠道反应，体重减轻，认知或精神症状
奥卡西平	部分性发作，GTCS	疲劳，困倦，复视，头晕、共济失调、恶心、低钠血症

（2）抗癫痫药物治疗的一般原则

1）确定是否用药 半年内发作2次以上者，明确诊断后即应用药。

2）正确选择药物 根据癫痫的类型、年龄、对药物治疗的反应等合理选择药物。

3）尽量单药治疗 尽量使用单一药物治疗，大部分患者可用单药治疗取得疗效。药物从小剂量开始，逐渐增加至有效控制发作而无明显毒副作用的剂量。一种药物增加到最大且已达有效血药浓度，而仍不能控制发作者，再加第二种药物。

4）增减药物、停药及换药原则　增减药物剂量时，应做到增量可适当地快，减量要慢；换药应在第 1 种药逐渐减量时逐渐增加第 2 种药物的剂量，至发作控制或达到最大耐受剂量后逐渐减掉原有的药物，转换为单药，换药期间应有 5 ～ 7 天的过渡期；停药应遵循缓慢和逐渐减量的原则，GTCS、强直性发作、阵挛性发作完全控制 4 ～ 5 年后，失神发作停止半年后可考虑停药，停药前应有一个缓慢减量的过程，一般 1 ～ 1.5 年。有自动症者可能需要长期服药。

4.癫痫持续状态的治疗　癫痫持续状态是神经科危急症之一，迅速控制发作是关键，否则可危及生命。

（1）控制发作：①地西泮为首选药物，成人 10 ～ 20mg 静注，注射速度不超过 2mg/min，半小时内可重复注射 1 次；儿童 1 次静注量为 0.25 ～ 0.5mg/kg，不超过 10mg。也可予地西泮100 ～ 200mg 溶于 5% 葡萄糖 500mL，12 小时内缓慢静滴。必要时可重复使用。如出现呼吸抑制，则需停止注射。② 10% 水合氯醛 20 ～ 30mL 保留灌肠。③异戊巴比妥钠 0.5g 溶于注射用水10mL 静注，每分钟不超过 0.1g。

（2）保持呼吸道通畅，给氧，必要时可行气管切开。

（3）其他：做好安全防护，预防受伤；保持水电解质平衡；有脑水肿者，给予甘露醇静脉滴注；高热时给予物理降温。

【护理诊断 / 问题】

1.有窒息的危险　与癫痫发作时意识丧失、喉头痉挛、口腔和支气管分泌物增多有关。

2.有受伤的危险　与癫痫发作时肌肉抽搐、突然意识丧失或精神失常有关。

3.知识缺乏　缺乏长期正确服药的知识。

4.社交孤立　与害怕在公共场合发病引起的窘迫有关。

5.潜在并发症　脑水肿、酸中毒、水电解质紊乱。

【护理措施】

1.安全与舒适管理　保持环境安静，避免过度疲劳、睡眠不足、情绪波动及强光刺激等；适当参加体力和脑力活动，劳逸结合，出现先兆应立即卧床休息。

2.疾病监测　①观察发作的类型，记录发作的时间与频率；观察发作停止后患者是否意识完全恢复，有无头痛、疲乏及行为异常。②如发作过程中心率增快、血压升高、呼吸减慢或暂停、瞳孔散大、牙关紧闭、大小便失禁，多为全面强直 - 阵挛发作，需严密监测生命体征及神志瞳孔变化，准备好抢救物品，如吸痰器、鼻导管、气管插管和气管切开包等。③若患者出现烦躁不安或神志不清、面色紫绀、大汗、咽喉部明显痰鸣音，应警惕窒息发生，及时通知医生，积极配合抢救。

3.发作时护理

（1）防止外伤　告知患者有前驱症状时立即平卧，避免摔伤。发作时切勿用力按压抽搐身体，以免发生骨折、脱臼。将压舌板或筷子、纱布、手绢等置于患者口腔一侧上下臼齿之间，防止舌、口唇和颊部咬伤。对精神运动性发作患者，应注意防护，防止患者伤人、自伤或走失。

（2）防止窒息　GTCS 和癫痫持续状态的患者，应取头低侧卧或平卧头侧位，下颌稍向前，松开领带、衣扣和裤带，取下活动性义齿，及时清除鼻腔和口腔分泌物；立即放置压舌板，必要时用舌钳将舌拖出，防止舌后坠阻塞呼吸道。不可强行喂水、喂食，以免误入气管窒息或引起肺炎。

4.用药护理　根据癫痫发作的类型遵医嘱服药；从小剂量开始；尽量单一用药；坚持长期服

药，疗程一般 4 ～ 5 年；停药遵循缓慢和逐渐减量的原则，切不可突然停药、间断、不规则服药；服药期间定期抽血做血常规与生化检查，必要时做血药浓度测定，以防药物毒副作用。指导患者掌握药物疗效及不良反应的观察（具体内容见癫痫的药物治疗）。

5. 癫痫持续状态的护理

（1）保持呼吸道通畅，吸氧，必要时做气管切开。

（2）立即遵医嘱给予地西泮 10 ～ 20mg 缓慢静脉推注，用药中密切观察呼吸、血压、心率的变化，如出现呼吸变浅、昏迷加深、血压下降应暂停注射。

（3）保持病室安静，避免各种刺激，设专人守护，床周加设护栏。

（4）密切注意病情变化，及时发现高热、脑水肿等并发症。

（5）积极查找并去除癫痫持续状态的诱因。

【健康指导】

1. 预防疾病　告知患者及家属诱发癫痫发作的因素，应尽量避免，以减少发作。包括疲劳、饥饿、过饱、睡眠不足、便秘、饮酒、情感冲突等；此外，过度饮水可诱发强直性阵挛发作，过度换气可诱发失神发作；一些反射性癫痫还应避免惊吓、强烈的声光刺激、阅读、下棋、玩牌等特定因素。癫痫持续状态的诱发因素常为突然撤除或更换抗癫痫药物、感染、疲劳、饮酒、精神因素、孕产等。

2. 管理疾病

（1）安全指导　告知患者有前驱症状时应立即平卧，避免摔伤。禁止从事有危险的工作和活动，如攀高、游泳、驾驶车辆、带电作业等。随身携带个人信息卡，注明姓名、住址、病史、联系电话等，以备发作时得到及时有效的处理。

（2）用药指导　向患者及家属说明严格遵医嘱用药，不可随意增减药物剂量，不能随意停药或换药，要坚持长期、正规、按时服药，注意观察药物的不良反应，定期门诊复查。

（3）婚育指导　特发性癫痫且有家族史的女性患者不宜生育；双方均有癫痫或一方患癫痫，另一方有家族史，不宜婚配；发作频繁、病情较重的女性患者不宜生育，因癫痫发作可导致全身缺氧，影响胎儿发育；服用的抗癫痫药物可能导致胎儿畸形。

3. 康复指导　对癫痫患者予以必要的心理干预，提高其对疾病的信心，鼓励患者参加社会活动，增强自我意识及独立能力，扩大兴趣范围，培养乐观情绪，改善人际关系，促进身心健康。

关爱癫痫患者，促进身心健康

世界卫生组织将癫痫列为全球重点防治的五种神经、精神疾病之一。2006 年 10 月第二届"北京国际癫痫论坛"上，中国抗癫痫协会发起了创办"国际癫痫关爱日"的倡议，得到了国际抗癫痫联盟和国际癫痫病友会的支持，与会者选定 6 月 28 日为"国际癫痫关爱日"。每年的"国际癫痫关爱日"都有一个主题。2020 年 6 月 28 日是第十四个国际癫痫关爱日，我国宣传主题为"5G 时代，关爱癫痫"，旨在通过 5G 网络和各种现代化手段来呼吁社会关注癫痫人群及其家属，提高公众对癫痫病的认识，规范行业诊疗行为，提醒癫痫人群通过正规途径正确治疗，消除社会对癫痫的误解和歧视。作为医护工作者，应立足于关爱患者，借助多元化和现代化的手段，通过直接指导、课堂教育、媒体、网络、科普书籍等途径，加强癫痫相关知识的宣教，增强患者对病情的了解和重视程度，让社会公众更好地了解及正确认识癫痫疾病，对癫痫患者给予更多的关爱和支持，消除社会上的误解和歧视。帮助患者消除心理障碍，更好地融入家庭和社会，为促进癫痫患者的身心健康贡献力量。

二、偏头痛

偏头痛是一种常见的血管－神经功能障碍性疾病，临床特征为反复发作的一侧或双侧搏动性头痛，而间歇期完全正常。近年的流行病学资料显示，全球偏头痛的发病率为14.7%，我国偏头痛的发病率为9.3%。偏头痛是全球第七大致残原因，也是心脑血管等疾病的危险因素，可与多种疾病共患，如癫痫、抑郁症及情感性精神疾病。多起病于儿童期和青春期，中青年期达发病高峰，女性多见，男女比例为1：（2～3），常有遗传背景。

【病因及发病机制】

偏头痛的病因和发病机制尚不十分清楚，目前认为是多种环境因素和遗传因素相互作用的结果。

1. 病因

（1）内因　偏头痛具有遗传易感性，约60%的患者具有家族史。本病好发于女性，且多于月经前期和月经期发作，妊娠期和绝经后发作减少或停止，提示内分泌和偏头痛的发病有关。

（2）外因　偏头痛发作可由某些食物和药物所诱发，如含酪胺的奶酪、含亚硝酸盐的肉类和腌制食品、口服避孕药等。另外，强光、过劳、应激及应激后的放松、睡眠过度或过少、紧张等也是偏头痛的诱发因素。

2. 发病机制　目前有以下几种学说。

（1）血管源学说　认为偏头痛是原发性血管疾病，先兆症状与颅内血管收缩有关，随后颅内、外血管的扩张导致搏动性偏头痛。但新近的多个影像学研究证实，偏头痛发作时不一定存在血管扩张，血管扩张只是偏头痛发生的伴随现象，而非必要条件。

（2）神经学说　认为偏头痛是原发性神经功能紊乱性疾病，其先兆由皮质扩散性抑制引起。皮质扩散性抑制导致脑血量发生改变，表现为血管先充血而后血流减少。皮质扩散抑制向前移动到感觉区时便出现感觉异常。此机制启动了偏头痛的发作。

（3）三叉神经血管学说　认为三叉神经节损害可能是偏头痛的神经基础。

【临床表现】

临床上以有先兆的偏头痛和无先兆的偏头痛两种类型常见。

1. 有先兆偏头痛　即典型偏头痛，此型约占全部偏头痛的10%。发病前数小时至数日可有倦怠、注意力不集中和打哈欠等前驱症状。在头痛之前或头痛发生时常有先兆表现，以视觉先兆最常见，如视物模糊、亮光、暗点、异彩、视物变形等。先兆症状一般在5～20分钟，不超过60分钟。先兆同时或之后出现剧烈头痛，表现为一侧或两侧额颞部或眶后搏动性头痛，常伴有恶心、呕吐、畏光、畏声、精神萎靡、易激怒、疲劳等。头痛可持续4～72小时，1～2日后好转。

2. 无先兆偏头痛　为最常见偏头痛类型，约占80%。先兆不明显，临床表现为反复发作的一侧或双侧额颞部疼痛，呈搏动性，常伴有恶心、呕吐、畏光、畏声、出汗、头皮触痛、全身不适等症状。本型持续时间长，发作频率高，可严重影响生活和工作。

3. 特殊类型偏头痛

（1）偏瘫性偏头痛　临床少见。为常染色体显性遗传，有家族史。多于儿童和青少年期起病。特点为偏头痛的同时或之后，出现同侧或对侧肢体不同程度的瘫痪，以上肢明显，并可在头痛消退后持续一段时间。

（2）基底型偏头痛　先兆症状明显源自脑干和 / 或两侧大脑半球，包括眩晕、复视、眼球震颤、耳鸣、构音障碍、双侧肢体麻木及无力、共济失调等。在先兆的同时或先兆 60 分钟内出现符合偏头痛特征的头痛，常伴恶心、呕吐。

（3）视网膜性偏头痛　为反复发作的完全可逆的单眼视觉障碍，表现为闪烁、暗点或失明，并伴发偏头痛，发作期间眼科检查正常。

（4）慢性偏头痛　每月偏头痛发作超过 15 天，连续 3 个月或以上，并排除药物过量所致头痛。

【医学检查】

偏头痛无特异性检查结果。

【诊断要点】

据长期反复发作一侧或两侧额颞部或眶后搏动性头痛及家族史，一般不难诊断。脑部 CT、MRI 检查排除脑血管病、颅内动脉瘤等器质性疾病。

【治疗】

偏头痛的治疗目的是减轻或终止头痛发作，缓解伴随症状，预防复发。

1. 发作时的治疗　为了取得最佳疗效，通常应在症状起始时立即服药。轻症者可用阿司匹林、布洛芬、吲哚美辛等非甾体抗炎药；头痛较重者可直接选用偏头痛特异性治疗药物以尽快改善症状，包括麦角碱类药物如麦角胺和双氢麦角胺、曲普坦类如舒马曲普坦等。

2. 预防发作　适应证：发作频繁者，尤其是每周发作 1 次以上严重影响生活和工作的患者；急性期治疗无效者；可能导致永久性神经功能缺损的特异变异型偏头痛。临床上用于预防偏头痛的药物有：β – 肾上腺素能受体阻滞剂，如普萘洛尔、美托洛尔；钙离子拮抗剂，如氟桂利嗪、尼莫地平；抗癫痫药，如丙戊酸、托吡酯；抗抑郁药，如阿米替林；5–HT 受体拮抗剂，如苯噻啶等。

【护理诊断 / 问题】

1. 偏头痛　与发作性神经 – 血管功能障碍有关。

2. 焦虑　与偏头痛长期、反复发作有关。

【护理措施】

1. 安全与舒适管理　病情严重时嘱患者卧床休息，采取舒适的体位，精神放松，保持病室的安静，光线柔和。

2. 用药护理　严格遵医嘱用药并监测长期用药可能的不良反应（表 9–11、表 9–12）。

表 9–11　偏头痛发作期常用药物与不良反应

类型	常用药物	不良反应
非甾体类抗炎药（NSAIDs）	对乙酰氨基酚 布洛芬	恶心、呕吐、出汗、面色苍白、腹痛 消化道出血、皮疹、氨基转移酶升高
麦角类	双氢麦角胺 麦角胺	恶心、呕吐、周围血管收缩 恶心、呕吐、周围血管收缩
曲普坦类	琥珀酸舒马普坦	恶心、呕吐、心悸、烦躁、焦虑

表 9-12　偏头痛预防性治疗常用药物

类型	常用药物	不良反应	注意事项
β- 肾上腺素能受体阻滞剂	普萘洛尔	抑郁、低血压、阳痿等	哮喘、房室传导阻滞者禁用
	美托洛尔	抑郁、低血压、阳痿等	哮喘、房室传导阻滞者禁用
钙离子拮抗剂	氟桂利嗪	疲劳、体重增加、抑郁、锥体外系症状	有锥体外系疾病者禁用
	尼莫地平	面红、头晕、皮肤瘙痒、口唇麻木、皮疹等	
抗癫痫药	丙戊酸	嗜睡、脱发、肥胖、震颤、肝功能损害	妊娠者禁用
	托吡酯	意识模糊、感觉异常、认知障碍、体重减轻、肾结石	
抗抑郁药	阿米替林	嗜睡	
5-HT 受体拮抗剂	苯噻啶	嗜睡、体重增加	

【健康指导】

1.预防疾病　适度活动，劳逸结合，生活规律。情绪乐观，有效地转移对疾病的注意力；女性患者在月经前或月经期，应特别注意避免情绪紧张，以减少发作。合理饮食，避免过饱或过饥，忌食高脂肪食物和酒类，避免奶酪、巧克力、红酒、柑橘、熏鱼等诱发和加重头痛的食物。注意气候变化，避免闪电、强光、噪声等刺激。

2.管理疾病　嘱患者遵医嘱正确用药，注意观察药物的疗效和不良反应。如发现病情变化及时就医。

第八节　神经 - 肌肉接头和肌肉疾病

神经 - 肌肉接头疾病是指神经 - 肌肉接头间传递障碍所引起的疾病。肌肉疾病是指骨骼肌本身病变所引起的疾病。主要临床表现为肌无力、肌张力低下或强直、肌萎缩或肥大、腱反射减弱或消失，不伴感觉障碍和肌束震颤。

骨骼肌受运动神经支配，一根运动神经发出一根轴突，在到达肌纤维之前分为许多神经末梢支，每根终末到达一根肌纤维形成神经肌肉接头。神经 - 肌肉接头由突触前膜（突入肌纤维的神经末梢）、突触后膜（肌膜的终板）和突触间隙组成。突触前膜内含乙酰胆碱（ACh）；突触后膜表面分布着乙酰胆碱受体（AChR）。当神经冲动抵达神经末梢时，电压门控钙通道开放，钙离子内流使突触囊泡和突触前膜融合，囊泡中的 ACh 释放入突触间隙。约 1/3 的 ACh 与 AChR 结合，另 2/3 被突触间隙的胆碱酯酶破坏或被突触前膜重新摄取。ACh 与 AChR 结合后引起突触后膜对钾、钠离子通透性的改变，Na^+ 内流，K^+ 外溢，导致肌膜去极化产生终板电位，达到一定幅度时产生动作电位引起肌肉的收缩。与 AChR 结合的 ACh 迅速被突触间隙的胆碱酯酶水解，肌膜的离子通透性与膜电位相继恢复正常，肌肉舒张。上述任何一个环节的异常均可导致肌肉收缩与舒张障碍，从而导致神经肌肉疾病。

一、重症肌无力

重症肌无力（myasthenia gravis，MG）是乙酰胆碱受体抗体（AChR-Ab）介导的，细胞免疫依赖及补体参与的神经 - 肌肉接头处（NMJ）传递障碍的自身免疫性疾病。临床主要表现为部分或全身骨骼肌无力和极易疲劳，休息或胆碱酯酶抑制剂治疗后减轻。

一般人群中年发病率为（8～20）/10万，患病率约为50/10万。我国南方发病率较高。

【病因及发病机制】

1. 病因

（1）遗传因素　本病可能与遗传因素有关。4%以上的患者有家族史，单卵双生子的遗传一致性是36%。

（2）免疫因素　本病是一种与胸腺异常有关的自身免疫性疾病，临床研究发现80%的MG患者有胸腺肥大，淋巴滤泡增生，10%～20%的MG患者有胸腺瘤。胸腺切除后70%患者的临床表现可得到改善或痊愈。

2. 发病机制　在特定的遗传素质下，长期慢性病毒感染或其他特异因子感染胸腺后，可使胸腺的上皮细胞变成具有新抗原决定簇的肌样细胞，这些新抗原决定簇的抗原性与骨骼肌上AChR的抗原性之间有交叉，刺激胸腺B细胞产生AChR-Ab并进入体循环。AChR-Ab直接或间接封闭AChR，通过激活补体使AChR结构改变和降解，AChR数目减少，神经冲动到达时不能够产生足够的终板电位，导致突触后膜传递功能障碍而发生肌无力。此外，细胞免疫也起一定作用，患者血液中辅助性T淋巴细胞增多，抑制性T淋巴细胞减少，导致B淋巴细胞活性增强而抗体产生增多。

3. 病理　①胸腺：80%患者胸腺重量增加，淋巴滤泡增生，生发中心增多，10%～20%合并胸腺瘤；②神经–肌肉接头：突触间隙增宽，突触后膜皱褶变浅且数量减少。电镜下可见突触后膜崩解，AChR明显减少，IgG-C3-AChR免疫复合物沉积；③肌纤维：肌纤维本身变化不明显，有时可见肌纤维凝固、坏死、肿胀。

【临床表现】

任何年龄均可发病，在40岁之前，女性发病率高于男性；40～50岁男女发病率相当；50岁之后，男性发病率略高于女性，多伴胸腺瘤。发病诱因多为感染、精神创伤、过度疲劳、妊娠、分娩等，甚至可诱发重症肌无力危象。

1. 一般表现　表现为受累骨骼肌病态疲劳，症状多于下午或傍晚劳累后加重，晨起或休息后减轻，呈规律的"晨轻暮重"波动性变化。肌无力往往是一组肌群首先受累，缓慢进行性发展，逐渐累及其他肌群。首发症状多为眼外肌无力，如上眼睑下垂、斜视、复视，重者眼球固定，但瞳孔括约肌不受累。面肌受累时皱纹减少，表情动作无力；咀嚼肌、咽喉肌受累出现咀嚼无力、吞咽困难、饮水呛咳、构音不清；颈肌受累表现为屈颈抬头无力；四肢肌肉受累，以近端无力为重，表现为抬臂、梳头、上楼梯困难，腱反射通常不受影响，感觉正常。

2. 重症肌无力危象　指呼吸肌受累时出现呼吸困难甚至呼吸衰竭，是本病致死的主要原因。诱发因素多为感染、精神创伤、过度疲劳、妊娠、分娩等。通常有3种：

（1）肌无力危象　为最常见的危象，由抗胆碱药物剂量不足所致。表现为呼吸微弱、发绀、烦躁、吞咽困难、语言低微直至不能出声，最后呼吸完全停止。注射腾喜龙（依酚氯铵）后症状减轻。

（2）胆碱能危象　由抗胆碱酯酶药物过量所致，患者肌无力加重同时有毒蕈碱样症状（多汗、恶心、呕吐、流涎、气管分泌物增多、腹痛和瞳孔缩小、心率减慢等）和烟碱样症状（肌束震颤、痉挛等），静注腾喜龙无效或症状加重。

（3）反拗危象　由于患者对抗胆碱药物不敏感所致，腾喜龙试验无反应。

3. 临床分型　分为成年型、儿童型、少年型，以成年型多见。应用Osserman分型法将成年型分为以下 6 种类型。

（1）Ⅰ眼肌型（15%～20%） 病变仅限于眼外肌，出现眼睑下垂和复视。对药物治疗的敏感性较差，但预后好。

（2）ⅡA 轻度全身型（30%） 可累及眼、面、四肢肌肉，生活能自理，无咽喉肌受累，无危象。

（3）ⅡB 中度全身型（25%） 四肢肌群中度受累，伴或不伴眼外肌受累，还有较明显的咽喉肌受累，表现为咀嚼、吞咽及构音困难。但呼吸肌受累不明显。

（4）Ⅲ急性重症型（15%） 发病急，多于 6 个月内达高峰，常出现延髓支配肌肉瘫痪和肌无力危象，死亡率高。

（5）Ⅳ迟发重症型（10%） 病程达 2 年以上，由Ⅰ、ⅡA、ⅡB 型发展而来，有危象，常合并胸腺瘤，预后差。

（6）Ⅴ肌萎缩型 少数患者肌无力伴肌萎缩。

【医学检查】

1. 肌疲劳试验（Jolly 试验） 令受累肌肉在较短时间内重复收缩，如果出现无力或瘫痪，休息后又恢复正常者为阳性。

2. 抗胆碱酯酶药物试验

（1）依酚氯铵试验 静注依酚氯铵 5～10mg，30 秒内观察肌无力改善，并持续约 5 分钟，症状迅速缓解者为阳性。

（2）新斯的明试验 肌注新斯的明 0.5～1mg，20 分钟症状明显减轻者为阳性。

3. 重复电刺激 为常用的具有确诊价值的检查方法。必须在停用新斯的明 24 小时后进行，否则可出现假阳性。以低频（2～3Hz）和高频（10Hz 以上）重复刺激尺神经、面神经等运动神经，记录远端诱发电位及衰减程度，如低频刺激时递减幅度大于 10% 或高频刺激递减 30% 以上者称为阳性。约 90% 病例低频刺激出现阳性。

4. 单纤维肌电图 通过特殊的单纤维针电极测量同一运动单位内肌纤维产生动作电位时间是否延长，以判断神经 – 肌肉接头处功能。

5. 血清抗体检查

（1）AChR–Ab 对重症肌无力的诊断有特征性意义。85% 以上全身型 MG 患者该抗体滴度增高，但眼肌型 MG 患者升高不明显，且抗体滴度与病情严重程度不完全一致。

（2）MuSK–Ab 在部分 AChR 抗体阴性的全身型 MG 患者血中可检测到抗 MuSK 抗体，抗 MuSK 抗体阳性率欧美国家患者较亚洲国家患者高。

（3）抗横纹肌抗体 包括抗 titin 抗体、抗 RyR 抗体等。抗横纹肌抗体可以作为提示和筛查胸腺瘤的标志物。抗横纹肌抗体阳性则可能提示 MG 患者伴有胸腺肿瘤。

6. 胸腺 CT、MRI 检查 可发现胸腺增生和肥大。

【诊断要点】

根据病变主要累及骨骼肌，活动后加剧，休息后减轻，晨轻暮重的特点，一般不难做出诊断。对症状不典型者可做疲劳试验、抗胆碱酯酶药物试验、重复电刺激和 AChR–Ab 测定等试验帮助确诊。

【治疗】

1. 药物治疗

（1）抗胆碱酯酶药物 通过抑制胆碱酯酶活性，使释放至突触间隙的 ACh 存活时间延长而发挥效应。常用药物有溴吡斯的明、溴新斯的明等。同时辅用氯化钾、麻黄碱等，可加强抗胆碱酯酶药物的疗效。

（2）糖皮质激素　抑制 AChR 抗体的生成，增加突触前膜 ACh 的释放量及促使终板再生、修复，改善神经 – 肌肉接头的传递功能。常选用泼尼松 60 ～ 80mg/d 口服，当症状持续好转后逐渐减量维持（5 ～ 15mg/d）。对较危重的患者，特别是已采用呼吸机辅助呼吸的患者可用大剂量冲击疗法，即甲泼尼龙 1000mg/d，连续静脉滴注 3 天，然后改为 500mg/d，静脉滴注 2 天；或者地塞米松 10 ～ 20mg/d，静脉滴注 1 周；冲击治疗后改为醋酸泼尼松或者甲泼尼龙，晨顿服。症状基本消失后，逐渐减量至 5 ～ 15mg 长期维持，至少 1 年以上。

（3）免疫抑制剂　适用于不能耐受大剂量激素或疗效不佳的 MG 患者。硫唑嘌呤口服每次 50 ～ 100mg，2 次 / 天。亦可选用环磷酰胺、环孢素、他克莫司、吗替麦考酚酯、利妥昔单抗等。

2. 血浆置换法　应用正常人血浆或血浆代用品置换重症肌无力患者血浆，以去除患者血液中抗体。虽然起效快，但持续时间短，仅维持 1 周至 2 个月。

3. 免疫球蛋白　外源性 IgG 可以干扰 AChR 抗体与 AChR 结合，从而保护 AChR 不被抗体阻断。IgG 0.4g/（kg·d），静脉滴注，连用 3 ～ 5 天。

4. 胸腺摘除和放射治疗　胸腺摘除对于有胸腺增生的患者效果较好，对胸腺瘤也有一定疗效。年龄较大或因其他原因不适合胸腺摘除者可行放射治疗。

5. 危象的处理　肌无力危象者应加大新斯的明的用量；胆碱能危象和反拗危象者应暂停抗胆碱酯酶药物的应用，并对症治疗。危象是重症肌无力最危急的状态，病死率为 15.4% ～ 50%。上述处理同时，应注意保持呼吸道通畅，积极控制感染，应用糖皮质激素。

【护理诊断 / 问题】

1. 生活自理能力缺陷　与眼外肌麻痹、肢体无力有关。

2. 恐惧　与呼吸肌无力、呼吸麻痹、濒死感或害怕气管切开有关。

3. 潜在并发症　重症肌无力危象。

【护理措施】

1. 安全与舒适管理　保持环境安静，使患者得到充分休息。活动宜选择清晨、休息后或肌无力症状较轻时进行，且应自我调节活动量，以省力和不感到疲劳为原则。肌无力症状明显时，应协助做好生活协助，详见本章第一节"运动障碍"；防止外伤和皮肤并发症。

2. 疾病监测　①观察病情变化，如肌张力、呼吸频率、呼吸节律改变等；②若突然出现肌无力加重，特别是肋间肌、膈肌和咽喉肌无力，可导致患者呼吸困难、发绀，患者咳嗽无力、痰无法排出，易造成窒息、缺氧而死亡。一旦出现上述情况应立即报告医生，配合抢救。

3. 用药护理　①注射抗胆碱药后 15 分钟再进食或在饭前 30 分钟服药，抗胆碱药宜从小剂量开始，以防发生胆碱能危象。如患者出现呕吐、腹泻、出汗、流涎、支气管分泌物增多等副作用，可遵医嘱用阿托品拮抗，在患者出现感染、处于月经前或其他应激溃疡时，常需增加给药剂量，故应及时发现并报告医生。②遵医嘱正确服用抗胆碱酯酶药，避免漏服、自行停药和更改药量，防止因药物不足或过量导致危象发生。③避免使用影响神经 – 肌肉接头的药物，如氨基糖苷类抗生素（如庆大霉素）、氯丙嗪等，以免加重病情。④长期使用糖皮质激素，应密切观察有无消化道出血、骨质疏松等并发症；服用免疫抑制剂，应定期检查血象和肝肾功能。

4. 重症肌无力危象的护理

（1）保持呼吸道通畅　鼓励患者咳嗽和深呼吸，抬高床头，及时吸痰，清除口鼻分泌物，遵医嘱给予氧气。备好气管切开包、气管插管和呼吸机，必要时配合行气管插管、气管切开和人工辅助呼吸。

（2）疾病监测 密切观察病情，注意呼吸频率、节律的改变，如呼吸困难加重、发绀、咳嗽无力、腹痛、瞳孔变化、出汗、唾液或喉头分泌物增多等，为病情加重，需及时报告医生。

（3）用药指导 遵医嘱调整抗胆碱酯酶药物的应用，积极控制感染，注意观察糖皮质激素的疗效和不良反应。

（4）消除诱因 尽可能避免感染、疲劳、过度紧张等诱因。

5.饮食护理 给予高热量、高蛋白的营养饮食，指导患者在用药后30分钟药效较强时进餐；咀嚼无力者嘱患者缓慢进食，进食呛咳、吞咽动作消失、气管插管、气管切开患者应给予鼻饲流食，必要时遵医嘱给予静脉补充足够的营养。

【健康指导】

1.预防疾病 告知患者及家属过劳、感染、精神创伤、手术、妊娠、分娩等可使病情恶化甚至诱发肌无力危象，应尽量避免。

2.管理疾病 遵医嘱正确服药，注意病情变化，当患者出现肌无力症状加重、呼吸困难、恶心、呕吐、大汗、瞳孔缩小时可能为肌无力危象或胆碱能危象，应立即就诊。

二、周期性瘫痪

周期性瘫痪是以反复发作的骨骼肌迟缓性瘫痪为特征的一组疾病，其发作多与血钾代谢有关。根据发病时血清钾的水平，将本病分为低钾型、高钾型和正常钾型三型，临床上以低钾型最多见。由甲状腺功能亢进、醛固酮增多症、肾衰竭、代谢性疾病所致低钾而瘫痪者称为继发性周期性瘫痪。本节主要介绍低钾型周期性瘫痪。

【病因及发病机制】

低钾型周期性瘫痪为常染色体显性遗传，多呈散发性。致病基因位于1号染色体长臂（1q$^{31-32}$），基因编码肌细胞二氢吡啶敏感的L型钙离子通道蛋白，通过调控肌质网钙离子的释放而影响肌肉的兴奋–收缩偶联。肌无力在饱餐、剧烈运动后最易发作，能促使钾离子转入细胞内的因素如注射胰岛素或大量葡萄糖也能诱发。

具体发病机制尚不清楚，可能与骨骼肌细胞内、外钾离子浓度的波动有关。正常情况下钾离子浓度在肌膜内高，肌膜外低，钾离子浓度在肌膜两侧保持正常比例时，肌膜才能维持正常的静止电位，为ACh的去极化产生正常的反应。而周期性瘫痪患者的肌细胞内膜常处于轻度去极化状态，且很不稳定，电位稍有改变即产生钠离子在膜上的通道受阻，导致电活动的传播障碍。发作期间病肌对所有电刺激都不起反应，处于瘫痪状态。

病理改变主要表现为肌肉肌浆网空泡化，空泡内含透明的液体和少数糖原颗粒，位于肌纤维中央甚至占据整个肌纤维，另外可见肌小管聚集。电镜下可见空泡由肌浆网终末池和横管系统扩张所致。

【临床表现】

1.发病年龄和诱因 任何年龄均可发病，但以20～40岁的青壮年居多，男性多于女性。常见诱因包括疲劳、寒冷、饱餐、酗酒、精神刺激等。

2.症状 多在饱餐后夜间睡眠中或清晨起床时发现肢体对称性不同程度无力或完全瘫痪，肌无力症状以肢体为主，一般从双下肢开始，逐步累及上肢、躯干和颈部肌肉，极少累及脑神经支配的肌肉与呼吸肌，肢体近端重于远端，下肢重于上肢。查体肌张力降低，腱反射减弱或消失。少数病例可发生呼吸肌麻痹、尿便潴留、心率改变、心律失常、血压下降等情况，甚至危及生命。

3.持续时间和发作频率　发作持续时间自数小时至数日不等，最先受累的肌肉最先恢复。发作频率不等，一般数周或数月发作 1 次，个别患者每天均有发作，也有数年甚至终身发作 1 次者。发作间期一般正常。

【医学检查】

1.血清钾　发作时血清钾浓度往往低于 3.5mmol/L，间歇期正常。

2.心电图　U 波出现、P-R 间期与 Q-T 间期延长、QRS 波群增宽、T 波平坦、ST 段降低等。

3.肌电图　电位幅度降低，数量减少；完全瘫痪时运动单位电位消失，电刺激无反应，静息电位低于正常。

【诊断要点】

1.诊断　根据常染色体显性遗传、散发；突发四肢迟缓性瘫痪，近端为主，无意识障碍和感觉障碍，无脑神经支配肌肉损害，数小时至 1 日内达高峰；血钾降低，心电图改变；经补钾治疗症状迅速缓解等不难诊断。

2.鉴别诊断

（1）高钾型周期性瘫痪　一般于 10 岁前发病，白天运动后易发作。肌无力症状持续时间短，发作时血钾升高，心电图可见高血钾改变，可自行缓解或降低血钾治疗后好转。

（2）正常血钾型周期性瘫痪　10 岁前发病，常于夜间发作，肌无力持续时间较长。血钾正常，服钠后症状减轻，补钾后症状加重。

（3）继发性低血钾　除低血钾表现外，还有原发病的其他特殊症状。

（4）重症肌无力　可累及四肢及脑神经支配的肌肉，晨轻暮重。血钾正常，疲劳试验、新斯的明试验阳性，抗乙酰胆碱受体抗体阳性可帮助鉴别。

【治疗】

急性发作时，以 10% 氯化钾或 10% 枸橼酸钾溶液 40 ～ 50mL 顿服，24 小时内总量为 10g，分次口服。也可静脉滴注氯化钾溶液以纠正低血钾状态。发作间期应避免各种诱发因素，口服氯化钾 1g，3 次 / 日；乙酰唑胺 250mg，2 次 / 日，或螺内酯 20mg，3 次 / 日，可能有助于减少发作。

【护理诊断 / 问题】

活动无耐力　与钾代谢紊乱所致肌无力有关。

【护理措施】

1.安全与舒适管理　发作期患者卧床休息，肌力恢复初期应避免过急、过猛的活动，防止跌伤；发作间期鼓励患者正常工作和生活，有明显心功能损害症状时应限制活动量。

2.疾病监测　密切观察患者运动障碍的程度、范围；注意血清钾浓度变化与肢体肌力改善的情况。注意呼吸、脉搏变化，如呼吸困难加重，需警惕呼吸肌无力的发生。

【健康指导】

1.预防疾病　指导患者避免诱发因素，以减少发作次数。患者宜进食低钠、高钾的食物，多食蔬菜水果，忌高糖和高碳水化合物饮食，避免饱餐和酗酒；避免寒冷刺激、过劳、感染和创伤。发作频繁者遵医嘱补钾或口服乙酰唑胺等药物预防发作。

2.管理疾病　告知患者如出现口渴、出汗、肢体酸胀、麻木感、疼痛及恶心、嗜睡、恐惧等前驱症状时，应及时就诊。本病随年龄增长，发病频率会逐渐减少，让患者减轻心理压力，树立治疗信心。

第九节 神经系统常用诊疗技术及护理

一、腰椎穿刺术的护理

腰椎穿刺术（lumbar puncture，LP）是将腰椎穿刺针通过第 3 ～ 4 腰椎或第 4 ～ 5 腰椎间隙进入蛛网膜下腔，抽取脑脊液和注射药物的一种临床诊疗技术。其目的在于检查脑脊液的性质、测定脑脊液的压力、检查蛛网膜下腔有无阻塞、向鞘内注射药物实施临床治疗。

【操作】

1. 体位 受术者去枕侧卧，背齐床沿，屈颈抱膝，使腰椎后突，以增加椎间隙宽度。

2. 选定穿刺点 一般选择第 3 ～ 4 腰椎棘突间隙或第 4 ～ 5 腰椎棘突间隙。两侧髂嵴最高点连线与脊柱中线相交处为第 4 腰椎棘突，其上为第 3 ～ 4 腰椎间隙，其下为第 4 ～ 5 腰椎间隙。

3. 消毒麻醉 穿刺部位严格消毒（以穿刺点为中心，呈螺旋式消毒，范围 10cm×10cm），术者戴无菌手套，铺洞巾，以 1% 普鲁卡因或 2% 利多卡因 1 ～ 2mL，在穿刺点做皮内、皮下至椎间韧带的浸润麻醉。

4. 穿刺 将腰椎穿刺针沿腰椎间隙垂直进针，推进 4 ～ 6cm（儿童 2 ～ 4cm）深度或感到阻力突然降低时，提示针尖已进入蛛网膜下腔，此时慢慢拔出针芯（以防脑脊液迅速流出，造成脑疝），可见脑脊液流出。

5. 留取标本 取所需数量脑脊液于无菌试管中送检，若需做细菌培养，试管口及棉塞应用酒精灯火焰灭菌。

6. 拔针 术毕将针芯插入后一起拔出穿刺针，针孔用碘酒消毒后覆盖无菌纱布，胶布固定。

【护理】

1. 术前护理

（1）术前评估 ①适应证：中枢神经系统炎症，如脑膜炎和脑炎；疑有颅内出血，如蛛网膜下腔出血；中枢神经系统恶性肿瘤；脊髓病变和多发性神经根病变的诊断和鉴别诊断；怀疑颅内压异常；中枢神经系统疾病需椎管给药治疗者；治疗性穿刺如鞘内药物注射。②禁忌证：颅内压升高伴有明显的视神经盘水肿者和怀疑后颅窝肿瘤者；穿刺部位皮肤和软组织有局灶性感染或有脊柱结核者；开放性颅脑损伤或有脑脊液漏者；脊髓压迫症的脊髓功能处于即将丧失的临界状态；明显出血倾向或病情危重不宜搬动。

（2）术前指导（或准备） ①应向受术者说明穿刺目的、过程、特殊体位要求及注意事项，消除受术者的紧张、恐惧心理，取得充分合作；②备好穿刺包、压力表包、无菌手套、所需药物、氧气等；③指导受术者排空大小便，静卧 15 ～ 30 分钟。

2. 术中护理 ①指导和协助受术者保持腰椎穿刺的正确体位，防止乱动，以防断针、软组织损伤及穿刺部位污染。②腰椎穿刺后见脑脊液流出，如需测定脑脊液压力，在放液前先协助接上测压管测量压力。连接测压管后让受术者放松身体、缓慢伸直头及下肢。正常脑脊液压力为 80 ～ 180mmH$_2$O（0.78 ～ 1.77kPa），超过 200mmH$_2$O（1.96kPa）为颅内压升高，低于 80mmH$_2$O（0.78kPa）为低颅压。如脑脊液压力显著高于正常，则一般不放脑脊液，防止发生脑疝。观察受术者呼吸、脉搏及面色变化，询问有无不适感。③若需了解椎管内有无梗阻，可协助医生做压颈试验。即测定初压后协助医生先压迫一侧颈静脉约 10 秒，然后再压另一侧，最后同时按压双侧颈静脉。正常压迫颈静脉后，脑脊液压力迅速升高 1 倍左右，解除压迫 10 ～ 20 秒后，迅速恢复正常水平，称为梗阻试验阴性，表明蛛网膜下腔通畅；如压迫颈静脉后，脑脊液压力不升高，则为梗阻试验阳性，表明蛛网膜下腔完全阻塞；如压迫后压力缓慢上升，放松后又缓慢下降，表明有不完全阻塞。颅压升高或疑有后颅窝肿瘤者禁忌此实验，以防发生脑疝。④协助医生留取脑脊液标本。

3. 术后护理　①指导受术者去枕平卧 4～6 小时，卧床期间不可抬高头部，可适当转动身体。②观察受术者有无头痛、腰背痛、感染、脑疝等并发症。其中头痛最常见，多发生在穿刺后1～7天，可能为脑脊液放出较多导致颅内压降低所致。应指导受术者多进饮料、多饮水，延长卧床时间至 24 小时，遵医嘱静滴生理盐水等。③保持穿刺部位的纱布干燥，观察有无渗液、渗血，24 小时内不宜淋浴。

二、脑室穿刺和持续引流术

脑室穿刺术是对某些颅内压增高患者进行急救和诊断的措施之一。其目的在于通过穿刺放出脑脊液以抢救脑危象和脑疝；同时有效地减轻肿瘤液、炎性液、血性液对脑室的刺激，缓解症状，为继续抢救和治疗赢得时间。

【操作】

脑室穿刺引流的方法有额入法（穿刺侧脑室前角）、枕入法（穿刺侧脑室三角区）、侧入法（穿刺侧脑室下角或三角区）和经眶穿刺法（穿刺侧脑室前角底部），小儿采用经前囟侧角脑室穿刺，一般不置管。下面介绍通常使用的额入法。

1. 剃光头发。

2. 体位及穿刺点：仰卧位，选定穿刺点，穿刺点选在冠状缝前方 1cm，中线旁开 2～2.5cm（或前额部，发际上 2cm，矢状线旁开 2～2.5cm）。头皮常规消毒，2% 利多卡因局麻。

3. 颅骨钻孔：用脑室穿刺针穿刺，穿刺方向与矢状面平行，垂直于两侧外耳道假想连线方向进行穿刺，深度一般不超过 5cm。

【护理】

1. 术前护理

（1）术前评估　①适应证：肿瘤和其他颅内病变引起的脑积水；自发性或外伤性脑室内出血，或颅内血肿破入脑室系统；开颅术中或术后安放引流管，可监测颅内压，引流血性脑脊液以降低颅内压；自引流管注入药物控制颅内感染。②禁忌证：穿刺部位有明显感染者；有明显出血倾向者；脑水肿患者不主张用脑室引流，因引流脑脊液可导致脑室塌陷；脑室狭小者。

（2）术前指导（或准备）　①指导受术者及家属了解脑室穿刺引流的目的、方法和术中、术后可能出现的意外与并发症，消除思想顾虑，征得家属的同意和受术者的积极配合。躁动者遵医嘱使用镇静剂。②准备好消毒剂、麻醉剂、颅骨钻、脑室穿刺引流包、无菌引流袋、硅胶导管及抢救药品等，按需要备颅内压监测装置。

2. 术中护理　①受术者应平卧，保持安静，减少头部活动。对于烦躁不安、有精神症状及小儿患者应特别注意防止自行拔除引流管，必要时使用约束带加以固定。②严密观察神志、瞳孔及生命体征变化，尤其注意呼吸改变。③在严格无菌操作下接上引流管、引流瓶，各接头部位用消毒纱布包裹，保持整个引流系统清洁无菌。引流系统需在高于侧脑室 10～15cm 的位置，保持正压引流脑脊液，防止低颅压。④注意引流速度。一般应缓慢引流脑脊液，使脑内压平缓降低。快速引流可导致脑室塌陷。颅内压降得过快，将会使脑组织与硬脑膜分离，撕裂静脉引起硬膜下血肿；颅内压突然降低可导致小脑幕切迹疝。

3. 术后护理　①注意观察引流脑脊液的性质与量。正常脑脊液无色透明，如术后出现血性脑脊液或原有的血性脑脊液颜色加深，提示有脑室内继续出血；如果脑脊液浑浊，呈毛玻璃状或有絮状物，提示发生感染；准确记录 24 小时引流量。引流量以不超过每日 500mL 为宜。②定时观察引流管是否通畅。如发现无脑脊液流出，应查明原因，及时处理。③及时拔除引流管。脑室持续引流一般不超过 1 周，拔管前需夹闭引流管 24 小时，密切观察手术者有无头痛、呕吐等症状，以便了解是否有再次颅压升高表现。④拔管后应加压包扎伤口处，指导受术者卧床休息和减少头部活动，注意穿刺伤口有无渗血和脑脊液漏出，严密观察有无意识、瞳孔变化或意识障碍加重等。

三、数字减影脑血管造影

数字减影脑血管造影（digital subtraction cerebral anglography，DSA）是将传统的血管造影与电子计算机相结合而派生的新型技术，具有重要的实用价值。DSA 经股动脉或肱动脉插管，在颈动脉和椎动脉注入含碘造影剂，分别在动脉期、毛细血管期、静脉期摄片，即可显示颅内血管的形态、分布和位置。原理是将 X 线投照人体所得到的光学图像，经影像增强视频扫描及数模转换，最终经数字化处理后，骨骼、脑组织等影像被减影除去，而充盈造影剂的血管图像保留，产生实时动态的血管图像。

【操作】

经股动脉插管 DSA 操作步骤如下：

1. 选择穿刺点　与耻骨联合 – 髂前上棘连线的中点、腹股沟韧带下 1 ～ 2cm 股动脉搏动最强点进行穿刺。

2. 局部麻醉　络合碘消毒皮肤，利多卡因局部麻醉。

3. 穿刺　将穿刺针与皮肤呈 30°～ 45°刺入股动脉，将导丝送入血管 20cm 左右，撤出穿刺针，迅速沿导丝置入导管鞘或导管，撤出导丝。在电视屏幕监护下将导管送入各个头臂动脉。

4. 造影　进入靶动脉后注入少量造影剂后确认动脉即行造影。

【护理】

1. 术前护理

（1）术前评估　①适应证：脑血管疾病，如颅内动脉瘤、动静脉畸形、动脉狭窄闭塞、颅内静脉系统血栓形成等；自发性脑内血肿或蛛网膜下腔出血病因检查；观察颅内占位病变的血供与邻近血管的关系及某些肿瘤的定性。②禁忌证：有严重出血倾向或出血性疾病者；对造影剂和麻醉剂过敏；严重心、肝、肾功能不全者；脑疝晚期、脑干功能衰竭者，穿刺部位感染。

（2）术前指导（或准备）　①指导受术者及家属了解脑血管造影的目的、注意事项、造影过程中可能发生的危险与并发症，征得家属的签字同意和受术者的合作。儿童与烦躁不安者应使用镇静药或在麻醉下进行。②完善各项检查，如肝肾功能，出、凝血时间，血小板计数等；做普鲁卡因和碘过敏试验。③按外科术前要求在穿刺侧腹股沟部位备皮。④备好造影剂、麻醉剂、生理盐水、肝素钠、动脉穿刺包、无菌手套、沙袋及抢救药物等。⑤术前 4 ～ 6 小时禁食、禁水，术前 30 分钟排空大小便，必要时建立静脉通道和留置导尿管等。

2. 造影后护理　①密切观察血压、脉搏、呼吸、意识、瞳孔变化，发现异常及时报告医生处理。②穿刺部位按压 30 分钟，采用沙袋加压压迫 6 ～ 8 小时，24 小时后拆除加压绷带；穿刺侧肢体继续制动 2 ～ 4 小时；穿刺后 8 小时可侧卧位；24 小时内卧床休息；24 小时后如无异常可下床活动。③术后 2 小时内每 15 分钟观察 1 次双侧足背动脉搏动和肢体远端皮肤颜色、温度等；

2 小时后每 2 小时监测 1 次。注意穿刺局部有无渗血、血肿；如受术者咳嗽或呕吐时，应协助患者按压穿刺伤口，避免增加腹压，防止出血。④受术者卧床期间协助各项生活护理。⑤指导受术者多饮水，以促进造影剂排泄。

四、脑血管介入性治疗

脑血管介入性治疗是指在 X 线荧光屏透视下，经血管途径借助导引器械（针、导管、导丝）递送特殊材料进入神经系统的血管病变部位，以达到治疗目的的一种治疗方法。治疗技术分为血管成形术（对狭窄的血管行球囊扩张、支架置入）、血管栓塞术、血管内药物灌注术等。与开颅手术相比，脑血管介入性治疗具有创伤小、恢复快、疗效好的特点。

【操作】

1. 血管成形术 经股动脉穿刺，放入导管和导丝，使其通过脑血管中的狭窄病变，沿导丝将球囊置于病变处加压，扩张狭窄血管。

2. 血管内支架置入术 如血管成形术效果不满意，可在病变处置入支架，使血管完全复通。

3. 溶栓治疗 脑血栓形成脑动脉闭塞时，可将导管直接置入病变前或病变中，注入溶栓药物，使血管复通。

4. 血管内栓塞治疗 对脑血管畸形和动脉瘘，在病变处注入栓塞剂，将动脉瘘或畸形血管栓塞。

【护理】

1. 术前护理

（1）术前评估 ①适应证：颅内动脉瘤；颅内动、静脉瘘；脑动静脉畸形者；动脉粥样硬化性脑血管病，如颈动脉狭窄＞70%，患者有相应的神经系统症状；双侧椎动脉开口狭窄＞50%，或一侧椎动脉开口狭窄＞70%、另一侧发育不良或完全闭塞等。②禁忌证：有严重出血倾向或出血性疾病者；对造影剂过敏者；有严重心、肝、肾功能不全者；脑疝晚期，脑干功能衰竭者。

（2）术前指导（或准备） ①耐心做好解释说明工作，介绍治疗的必要性、治疗前准备的措施、治疗基本方法、治疗后的注意事项及治疗的效果等，以取得受术者的配合。②遵医嘱做好血型、血常规、出凝血时间等各项化验检查。③手术一般采用局部麻醉，应向受术者介绍术中配合的方法，如何时屏气、治疗时不能咳嗽等。因为治疗后需绝对卧床 24 小时以上，所以治疗前应指导受术者在床上进行大小便的锻炼。④做好碘过敏实验。通知受术者禁食 4～6 小时（全麻患者 9～12 小时）。穿刺区域备皮（备皮范围：双侧腹股沟、会阴部、大腿上 1/3 处），并交代受术者在治疗前半小时排空小便，必要时导尿。同时备好沙袋、术前 CT、造影剂等入导管室。

2. 术中护理 ①遵医嘱调节和记录给药时间、剂量、速度与浓度，根据受术者血管情况及时更换所需器械。②密切观察受术者意识状态、瞳孔变化及全身情况，若术中出现烦躁不安、意识障碍或意识障碍程度加重，一侧瞳孔散大等情况，常提示受术者脑部重要功能区血管栓塞或病变血管破裂，必须立即抢救。③遵医嘱吸氧和心电监测。④保持各种管道通畅。

3. 术后护理 ①监测生命体征 1 次 / 小时，24 小时后根据病情改为 2 次 / 日，按医嘱控制血压。严密观察受术者神经系统症状，观察意识、瞳孔、有无失语、肢体活动情况，有无头痛，及时发现是否出现栓子脱落引起的脑梗死。②穿刺部位加压包扎制动 24 小时，观察有无出血及血肿，注意观察足背动脉搏动和远端皮肤颜色、温度，避免增加腹压的动作。③使用肝素和华法林时主要监测凝血功能，注意有无皮肤、黏膜、消化道出血，有无发热、皮疹、哮喘、恶心、腹泻等药物不良反应。④指导手术者多饮水，有利于造影剂的排出，24 小时内尽量不食用高蛋白饮食，预防造影剂肾病。术后休息 2～3 天，避免情绪激动、精神紧张及剧烈运动，以防球囊或钢圈脱落移位。

五、高压氧舱治疗

高压氧舱治疗是指让患者在密闭的加压装置中吸入高压力（2～3 个大气压）、高浓度的氧，使氧大量溶解于血液和组织，从而提高血氧含量，加速侧支循环形成，目的在于降低颅内压，减轻脑水肿，纠正脑广泛缺血后所致的乳酸中毒或代谢产物积聚，改善脑缺氧，促进觉醒反应及神经功能恢复。

【护理】

1. 治疗前护理

（1）治疗前评估　①适应证：一氧化碳中毒；缺血性脑血管病；脑炎、中毒性脑病；多发性硬化、脊髓及周围神经外伤；神经性耳聋。②禁忌证：恶性肿瘤，尤其是已发生转移的患者；颅内病变诊断不明者；出血性疾病，如颅内血肿、椎管或其他部位有活动性出血可能者；严重高血压，心力衰竭；原因不明的高热、急性上呼吸道感染、急慢性鼻窦炎、中耳炎、咽鼓管通气不良；肺部感染、肺气肿、活动性肺结核；妇女月经期或怀孕期；有氧中毒和不能耐受高压氧者。

（2）入舱前护理　①详细了解病情及治疗方案，协助医生做好入舱前的各项准备工作。②给受术者详细介绍高压氧治疗的目的、过程和治疗环境，以及升压过程的正常反应，以消除受术者的恐惧心理与紧张情绪。③进舱前指导受术者了解预防气压伤的基本知识，掌握调节中耳气压的具体方法及要领，如咀嚼法、捏鼻鼓气法、吞咽法等。④告诉受术者进舱前勿饱餐、饥饿和酗酒，不宜进食产气的食物和饮料，一般在餐后 1～2 小时进舱治疗。⑤高压氧治疗是在密闭的舱室内进行，且舱内氧浓度较高，故应高度重视防火、防爆，确保安全。不将手表、钢笔、保温杯等带入舱内，以防损坏；进舱人员必须按要求更换治疗室准备的全棉服装入舱。⑥首次进舱治疗的受术者及陪舱人员进舱前用 1% 麻黄碱滴鼻，发热、血压过高、严重疲劳及妇女月经期应暂停治疗。⑦进舱前指导受术者及陪舱人员排空大小便，特殊情况下将大小便器放入舱内备用。⑧向受术者介绍舱内供氧装置及通信系统使用方法，教会手术者正确使用吸氧面罩，掌握间歇吸氧方法。⑨治疗前检查有关阀门、仪表、照明、通信、供氧等设备，确认系统正常。指导患者不可随意搬弄或扭动舱内设备。⑩严格执行治疗方案，备好抢救物品及药物。

2. 治疗中护理

（1）加压过程的护理　①加压开始应通知舱内人员做好相应准备，治疗过程中舱内、外必须随时联系，互通情况，密切配合。②控制加压速度，初期应缓慢加压。边加压边询问受术者有无耳痛等不适，如耳痛明显，应减慢加压速度或暂停加压，督促受术者做好调压动作，并向鼻内滴 1% 麻黄碱，疼痛消除后方可继续加压。若经过各种努力调压仍不成功，应减压出舱。③加压时关闭各种引流管，对密封式水封瓶等装置须密切观察、调整，防止液体倒流入体腔。④调节好舱内温度。调节舱内温度夏季为 24～28℃，冬季为 18～22℃，舱内相对湿度不超过 75%。⑤加压过程中注意观察血压、脉搏、呼吸变化。如出现血压增高，心率、呼吸减慢，系正常加压反应，告诉受术者不要惊慌。若发现受术者烦躁不安、颜面或口周肌肉抽搐、出冷汗或突然干咳、气急，或患者自诉四肢麻木、头晕、眼花、恶心、无力等症状时，可能为氧中毒，应立即报告医生，停止吸氧，改吸舱内空气；出现抽搐时，应防止外伤和咬伤。

（2）稳压过程的护理　①当舱压升到所需要的治疗压力并保持不变，称为稳压，也称高压下停留。在整个稳压期间，应使舱压保持恒定不变，压力波动范围不应超过 0.005MPa。②稳压时指导手术者戴好面罩吸氧，指导手术者在安静状态下吸氧，吸氧时不做深呼吸。③吸氧时应随时观察手术者有无氧中毒症状，如出现应立即摘除面罩停止吸氧。④空气加压舱供氧压力一般为稳压压力 +0.4MPa，供氧量一般为 10 ～ 15L/min 即可。注意通风换气，使舱内氧浓度控制在 25% 以下，二氧化碳浓度低于 1.5%。

（3）减压过程的护理　①减压过程中必须严格执行减压方案，不得随意缩短减压时间。②减压前应告知舱内人员做好准备后才能开始减压。③减压时应指导受术者自主呼吸，不能屏气。因为屏气时肺内膨胀的气体无法经呼吸道排出，当肺内压力超过外界压力 10.67 ～ 13.33kPa 时，肺组织即可被撕裂造成严重的肺气压伤。④输液应采用开放式。因为减压时莫菲滴管内的气体发生膨胀，导致瓶内压力升高，气体可进入静脉，有造成空气栓塞的危险。⑤减压时各种引流管都要开放，如胃管、导尿管、胸腔引流管、腹腔引流管、脑室引流管等；气管插管的气囊在减压前应打开，以免在减压时因气囊膨胀压迫气管黏膜而造成损伤。⑥减压过程中因气体膨胀吸热，舱内温度急剧下降，舱内会出现雾气，这是正常物理现象，适当通风，并控制减压速度，可以减少或避免这种现象发生。应提醒患者注意保暖。⑦减压初期，由于中耳室及鼻窦中的气体发生膨胀，耳部可有胀感，当压力超过一定程度后，气体即可排出，胀感很快缓解或消失。⑧减压时受术者出现便意、腹胀等现象，这是由于减压时胃肠道内气体膨胀，胃肠蠕动加快所致。⑨减压出舱后，应询问手术者有无皮肤瘙痒、关节疼痛等不适，以便及早发现减压病症状并及时处理。

复习思考题

1. 简述吉兰－巴雷综合征的临床表现。
2. 简述脑疝的先兆表现。
3. 压迫性脊髓病的主要症状和体征有哪些？

参考答案

题 1：
（1）运动障碍：首发症状为四肢远端对称性无力，很快加重并向近端发展，或自近端开始向远端发展。
（2）感觉障碍：一般较轻或缺如，表现为肢体远端感觉异常，如烧灼、麻木、刺痛和不适感等。
（3）脑神经损害：半数以上患者有脑神经损害，而且多为双侧，以双侧面神经麻痹最常见。
（4）自主神经损害：如心律失常、心肌缺血、体位性低血压等，也可出现皮肤潮红、多汗、皮肤干燥、手足肿胀及营养障碍等。
题 2：
脑疝的先兆表现有剧烈头痛，喷射性呕吐，躁动不安，血压进行性升高，脉搏加快，呼吸不规则，意识障碍加重，一侧瞳孔散大。
题 3：
神经根症状、感觉障碍、运动障碍、反射异常、自主神经症状。

扫一扫，查阅本章数字资源，含PPT、音视频、图片等

第一节 概　述

传染病是指由病原微生物（如病毒、衣原体、立克次体、支原体、细菌、真菌、螺旋体等）和寄生虫（如原虫、蠕虫、医学昆虫）感染人体后产生的具有传染性、在一定条件下可造成流行的疾病。

我国政府十分重视传染病防治管理，许多传染病（如脊髓灰质炎、乙型脑炎、麻疹、白喉、百日咳、新生儿破伤风等）的发病率已明显下降或被消灭，目前仍有许多传染病广泛存在（如病毒性肝炎、狂犬病、肾综合征出血热等），另有一些已被消灭的传染病（如结核病、霍乱等）又死灰复燃，新发现的传染病（如新型冠状病毒肺炎、艾滋病、传染性非典型肺炎、人感染高致病性禽流感、埃博拉等）不断出现，对人类的健康和生命及社会经济的发展构成了严重的威胁。随着医学科学的进步和新技术的应用，医院内感染机会增加，目前传染病的防治工作仍任重而道远。

【感染与免疫】

感染指一定环境下，病原体突破机体防御功能侵入机体，生长繁殖、释放毒性物质，与机体相互作用引起不同程度的病理过程。

1. 感染过程　感染后受病原体的致病力、机体免疫力和外界干预等因素的影响，产生了感染过程的不同表现，即病原体被清除、隐性感染、显性感染、病原携带状态及潜伏性感染5种表现形式。不同传染病可有所不同，一般而言以隐性感染最常见，病原携带状态次之，显性感染最少。5种形式可在一定条件下相互转化。

2. 病原体的致病作用　病原体致病作用包括其侵袭力、毒力、入侵数量及是否发生变异。

3. 机体的防御功能　病原体侵入后人体是否发病，取决于病原体的致病能力和机体防御功能。机体免疫应答可分为非特异性免疫和特异性免疫两种。前者又称先天性免疫，是机体对进入体内异物的一种清除机制，通过遗传获得，无抗原特异性。包括：①天然屏障，如皮肤黏膜、血－脑屏障、胎盘屏障等可阻止或减少病原体的侵入；②吞噬细胞的作用，如单核－吞噬细胞系统；③体液因子，包括各种补体、溶菌酶及多种细胞因子，可直接或通过免疫调节作用清除病原体。后者是指对抗原识别后所产生的针对该抗原的特异性免疫应答，是通过后天获得的一种主动免疫，包括由T淋巴细胞介导的细胞免疫和由B淋巴细胞介导的体液免疫。

【传染病的流行过程及影响因素】

1. 传染病流行的基本条件

（1）传染源　指体内有病原体生长繁殖，并能将其排出体外的人或动物。包括患者、隐性感

染者、病原携带者和受感染的动物。

（2）传播途径 指病原体离开传染源后，到达易感者所经过的途径。包括：①空气、飞沫、尘埃传播；②水、食物传播；③接触传播，分为直接传播（狂犬病、性病等）和间接传播（通过污染的手或日常用品）；④虫媒传播；⑤血液、血制品、体液传播；⑥土壤传播。

（3）易感者 易感者是指对某一传染病缺乏特异性免疫力的人。人群易感性取决于易感者在某特定人群中所占比例。人群易感性越高，越容易发生流行。

2. 影响流行过程的因素

（1）自然因素 主要包括地理、气候和生态环境等，可直接影响病原体的生存、人体抵抗能力及接触后受感染的机会。

（2）社会因素 包括社会制度、经济发展、文化水平、生活与生产条件等。

【传染病的基本特征和临床特点】

1. 基本特征

（1）病原体 每种传染病都是由特异性病原体所引起，病原体检查在诊断上具有重要意义。

（2）传染性 这是传染病与其他感染性疾病的主要区别。病原体从宿主排出体外，经过一定途径，到达新的易感染者体内，这种特性称为传染性。其传染强度与病原体种类、数量、毒力、易感者的免疫状态等有关。传染病患者有传染性的时期称为传染期，传染期是决定患者隔离期的重要依据。

（3）流行病学特征 包括流行性、季节性、地方性。①流行性指在一定条件下，传染病能在人群中广泛传播蔓延的特性。按其强度可分散发、流行、大流行、暴发。②季节性指某些传染病的发生和流行受季节的影响，在每年一定季节出现发病率升高的现象。③地方性指由于受地理气候等自然因素或人们生活习惯等社会因素的影响，某些传染病仅局限在一定地区发生，这种传染病称为地方性传染病。

（4）感染后免疫 人体感染病原体后，均可产生针对病原体及其产物的特异性免疫。

2. 临床特点

（1）病程发展的阶段性 ①潜伏期，即自病原体侵入人体到开始出现临床症状的时期，它是确定传染病检疫期的重要依据，对部分传染病的诊断有一定参考意义。②前驱期，即从起病至出现该病的明显症状时的一段时间。该期症状多无特异性，多数传染病在本期已具较强的传染性。③症状明显期，即不同传染病各自出现所特有的症状、体征和实验室检查结果的时期。此期易产生并发症。④恢复期，机体免疫力增强至一定程度，体内的病理生理过程基本终止，患者的症状、体征逐渐消失。此期体内可有残余的病理损伤或生化改变，有些传染病此期病原体还未完全清除，传染性仍可持续一段时间，部分传染病在此期还可出现复发或再燃。

（2）常见的症状和体征 大多传染病可出现发热、皮疹及全身中毒症状，也可出现单核 – 吞噬细胞系统反应，表现为肝、脾及淋巴结肿大。

（3）临床类型 按临床表现可分为典型、非典型；按起病性质及病程经过可分为急性、亚急性、慢性；按病情轻重可分为轻型、普通型、重型、暴发型。

【传染病的预防】

1. 管理传染源

（1）对患者的管理 尽量做到早发现、早诊断、早报告、早隔离、早治疗。对疑似和确诊患者应按《中华人民共和国传染病防治法》的规定及时上报。法定传染病分为甲、乙、丙 3 类。甲类为强制管理的传染病，包括鼠疫、霍乱 2 种，乙类为严格管理的传染病，共 27 种，丙类为监测管理的传染病，共 11 种。甲类传染病和乙类传染病中的新型冠状病毒肺炎、传染性非典型肺炎、肺炭疽、脊髓灰质炎、人感染高致病性禽流感或疑似患者，城镇发现后 2 小时内上报，农村不超过 6 小时。乙类传染病，城镇要求发现后 6 小时内上报，农村不超过 12 小时。丙类传染病，城镇要求发现后 24 小时内上报。

（2）对接触者的管理 可根据情况采取检疫、医学观察、预防接种或药物预防等措施。

（3）对病原携带者的管理 在人群中，尤其是从事餐饮服务行业及托幼机构的工作人员应定期检查。发现病原携带者应予以登记、管理、治疗及观察，并调整工作。

（4）对动物传染源的管理 对具经济价值且非烈性传染病的家畜、家禽，应尽可能加以隔离、治疗；对无经济价值的感染动物予以杀灭。

2. 切断传播途径 根据传染病的不同传播途径，采取相应的防御措施。如经消化道传播者做好"三管一灭"（管水源、管饮食、管粪便，灭苍蝇、老鼠和蟑螂），注意个人卫生；呼吸道传播者保持室内空气流通，必要时进行空气消毒，戴口罩等；虫媒传染病应做好消毒和杀虫工作，以消除环境中的病原体及传播媒介；血源性传染病应加强血源和血制品的管理、防止医源性传播。

3. 保护易感人群 可通过改善生活和居住条件、养成良好的生活习惯、改善营养、加强体育锻炼、保持心情愉快等措施增强非特异性免疫力。也可以采取预防接种和预防服药等方法。预防接种包括人工主动免疫（接种疫苗、菌苗、类毒素）和人工被动免疫（注射丙种球蛋白、抗毒素、特异性高效免疫球蛋白等）。

【**传染病的隔离与消毒**】

1. 隔离

（1）定义 将传染病患者、病原携带者安置于指定地点，与健康人和非传染病患者分开，进行集中治疗和护理，防止病原体扩散和传播。

（2）原则 ①单独隔离传染源，明确隔离标志，避免与周围人群不必要的接触，接触时做好防护措施；严格执行陪伴和探视制度。②根据传播途径采取不同的隔离措施。③对隔离患者或疑似患者产生的医疗废物，应严格执行医疗废物管理条例。④已满隔离期、连续多次病原体检测阴性者，确定不再排出病原体，即可解除隔离；患者经淋浴更衣后方可离开，病室内所有用物须进行终末消毒。

（3）种类与要求 隔离种类在标准预防的基础上，根据传染病传播途径的不同而选择隔离种类。包括严密隔离、呼吸道隔离、消化道隔离、接触隔离、血液 / 体液隔离、昆虫隔离等（详见《护理学基础》相关章节）。

2. 消毒 指清除或杀灭传播媒介上的病原微生物，使其达到无害化的处理，是切断传播途径的重要手段。①预防性消毒：对可能受病原体污染的场所、物品和人体进行的消毒。②疫源地消毒：对有传染源存在或曾经有传染源存在的地区进行的消毒，可分为随时消毒和终末消毒。

【**常见症状与体征的护理**】

1. 发热 发热是传染病共有的、最常见的症状。常见的热型有稽留热、弛张热、间歇热、回归热等。发热过程分体温上升期、高热持续期和体温下降期 3 个阶段。

（1）护理评估

1）病史 接触史、发热原因及诱因，起病缓急、热程、热型、发热程度及伴随症状，治疗过程及效果。

2）身体状况 ①体温上升期。体温逐渐升高或骤然升高，皮肤苍白、畏寒、寒战、皮肤干燥。②高热持续期。体温维持在一个较高水平，机体产热和散热保持相对的平衡，皮肤潮红、灼热，口唇、皮肤干燥，呼吸深而快，心率加快，头痛、头晕、食欲不振、全身不适、软弱无力。③体温下降期。体温逐渐下降或骤然下降，大量出汗，皮肤潮湿，严重者可有血压下降、脉搏细数、四肢厥冷。

3）心理-社会状况　评估发病后患者的心理反应，观察患者有无焦虑、抑郁、沮丧、悲伤、恐惧等不良情绪；评估家人和朋友对患者的关怀程度，所在社区是否能提供完善的医疗保健服务等。

4）医学检查　血常规检查、粪便常规检查和病原学检查。另外，结合病史还可进行脑脊液检查、血清学检查，必要时行活体组织病理检查、X线检查、B超检查、CT检查等。

（2）护理诊断/问题　体温过高：与病原体感染后引起体温中枢功能紊乱有关。

（3）护理措施

1）对症护理　常采用物理降温，如用冰帽、冰袋敷头部及大动脉处，可用 32～35℃温水或 25%～50% 乙醇擦浴，亦可用冷（温）盐水灌肠，高热惊厥者应用人工冬眠或亚冬眠疗法治疗。降温时应注意：①避免持续长时间在同一部位冷敷，以防冻伤；②注意周围循环情况，如患者有面色苍白、脉搏细数、四肢厥冷，禁用冷敷和酒精擦浴；③对全身发疹或有出血倾向的患者禁忌温水或乙醇擦浴；④应用药物降温时，不可在短时间内将体温降得过低，以免大汗导致虚脱；⑤应用冬眠疗法前，应先补充血容量，用药过程中避免搬动患者，观察生命体征，特别是血压的变化，并保持呼吸道通畅。

2）疾病监测　严密监测患者体温的变化。注意观察发热的程度、过程、热型、持续时间及伴随症状。根据病情确定体温测量的间隔时间，及时评价降温效果，观察降温过程中患者有无虚脱等不适。

3）用药护理　主要采用抗感染和对症治疗。

①抗菌药物：根据病情遵医嘱给予抗菌治疗。抗菌药主要分为 β-内酰胺类、氨基糖苷类、四环素类、氟喹诺酮类、叶酸途径抑制剂类、氯霉素、糖肽类、大环内酯类八大类。抗菌作用主要包括干扰细菌细胞壁的合成、损伤细菌的细胞膜、影响细菌蛋白质的合成、抑制细菌核酸的合成、影响细菌叶酸的合成等。②解热镇痛药物：主要包括水杨酸类、苯胺类、吲哚衍生物及类似物、丙酸类衍生物、选择性环氧酶-2抑制剂等。主要通过抑制前列腺素合成酶的活性，减少前列腺素合成。当体温过高（39℃以上）或对人体有严重危害时选用。③中药：传染性疾病发热多属中医温病学范畴，总体来说，温热病忌辛温发汗，湿温初起治疗"三禁"（汗、下、润）等。如卫分，宜辛凉解表（忌辛温），不过早用、过用寒凉。具体应根据患者的辨证进行相应的用药护理。

4）安全与舒适管理　保持病室适宜的温湿度，定期通风换气，保持空气清新和流通。发热患者应注意休息，高热者应绝对卧床休息以减少耗氧量。饭后、睡前漱口，病情危重者给予口腔护理，保持皮肤清洁、干燥，预防感染。

5）饮食营养　给予高热量、高蛋白、高维生素、易消化的流质或半流质饮食，注意补充足够的液体，保证每天 2000mL 的液体入量，必要时静脉输液。

2. 皮疹　皮疹是一种临床上常见的皮肤损害，在许多传染病发热的不同时期可出现皮疹。传染病皮疹的出现时间、形态、分布及先后顺序因病种不同而异，对传染病的诊断和鉴别诊断具有重要参考价值。常见形态有斑疹、丘疹、斑丘疹、出血疹、疱疹或脓疱疹、荨麻疹。

（1）护理评估

1）病史　皮疹出现的时间、初发部位、发展情况、损害性质及伴随症状。食物或药物过敏史、皮疹治疗过程及效果，传染病接触史及预防接种史。

2）身体状况　皮疹分布、形态，患者生命体征、神志、面色，浅表淋巴结、心肺、腹部及全身情况等。

3）心理－社会状况　评估患者的需求、心理反应及社会支持系统。

4）医学检查　血常规、粪便常规及病原学、血清学检测。

（2）护理诊断／问题　皮肤完整性受损：与病原体和（或）其代谢产物引起皮肤（黏膜）发疹有关。

（3）护理措施

1）对症护理　注意保持皮肤清洁，每日用温水轻擦皮肤，避免刺激性的肥皂与化妆品，禁用酒精擦拭皮肤。保持衣被清洁、平整、干燥、柔软。翻身时动作轻柔，避免拖、拉、扯、拽等动作，以免损伤皮肤。严重瘙痒者可擦抹止痒剂，也可口服抗组胺药。及时修剪指甲，避免搔抓使皮肤破损，已有破损者应保持局部清洁、干燥，预防感染。必要时可转移患者注意力以减轻皮肤瘙痒。

2）疾病监测　观察生命体征，意识状态，皮疹性质、数量、部位的变化，伴随症状，治疗及护理效果等，注意出疹的进展和消退情况，皮疹消退后有无脱屑、脱皮、结痂、色素沉着等。如水痘的皮疹主要集中在躯干，呈向心性分布；麻疹和猩红热均是从颈部、耳后开始，而后遍及全身，但麻疹首先出现特征性的黏膜斑，猩红热在皮肤皱褶处皮疹密集，因压迫摩擦出血而呈紫红色线状，称为"帕氏线"。斑疹见于斑疹伤寒、猩红热；丘疹常见于麻疹，伤寒可出现玫瑰疹；出血疹可见于败血症、登革热、流行性脑脊髓膜炎、肾综合征出血热等；疱疹可见于水痘、单纯疱疹等病毒性传染病；荨麻疹多见于病毒性肝炎、血清病等。

3）用药护理　了解药物的作用、用法、剂量、时间和不良反应等，严格按规定用药。中药治疗皮疹，一忌用辛温发表升提药，恐助热动血；二忌壅补，以免恋邪；三忌在皮疹初透之际，过用寒凉，以致邪热遏伏，发生变证。具体应根据患者的辨证进行相应的用药护理。

4）安全与舒适管理　应保持病室安静整洁，定时通风，避免强光刺激及对流风。皮疹较重、伴有发热等症状者应卧床休息。

5）饮食营养　应避免进食辛辣、刺激性食物。

6）口腔黏膜疹及眼部护理　每日常规用温水或朵贝液漱口，进食后用清水漱口，以保持口腔清洁、黏膜湿润。出现溃疡者，可用 3% 过氧化氢溶液清洗口腔后，涂以冰硼酸。观察有无结膜充血、水肿，可用 4% 硼酸水或生理盐水清洗眼睛，滴 0.25% 氯霉素眼药水或涂抗生素眼膏以防继发感染。

第二节　病毒感染性疾病

一、流行性感冒

流行性感冒简称流感，是由流感病毒引起的急性呼吸道传染病。临床表现为急起高热，明显的头痛，全身乏力、酸痛，或伴轻度呼吸道症状。该病潜伏期短，传染性强，传播迅速，并有季节性，是人类面临的主要公共健康问题之一。

【病因及发病机制】

1. 病原学　流感病毒属正黏液病毒科有包膜的 RNA 病毒。根据核蛋白（NP）抗原性，分为甲、乙、丙三型。流感病毒不耐热、酸和乙醚，对甲醛、乙醇与紫外线等均敏感，但对干燥及寒冷相当耐受,能在真空干燥环境或 –20℃以下长期保存。抗原变异是流感独特而显著的特征,导致了流感的反复流行。甲型流感病毒变异性极强,常引起流感大流行,乙型次之,丙型流感病毒的抗原性非常稳定。

2. 流行病学

(1)传染源 流感患者和隐性感染者是本病的主要传染源,从潜伏期末到发病的急性期均有传染性。患者自潜伏期末到发病后 7 天内均可从鼻涕、口涎、痰液等分泌物排毒,以病初 2 ～ 3 日传染性最强。

(2)传播途径 经呼吸道空气飞沫传播,也可通过口腔、鼻腔、眼睛等处黏膜直接或间接接触传播。接触患者的呼吸道分泌物、体液和病毒污染的物品也可能引起感染。

(3)人群易感性 人群普遍易感,感染后对同一抗原型可获不同程度的免疫力,同型免疫力通常不超过 1 年,但各型之间无交叉免疫性。

(4)流行特征 突然暴发,迅速扩散。我国北方地区流行高峰一般发生在冬、春季,南方地区全年流行,高峰多在夏、冬季。甲型流感病毒常以流行形式出现,能引起世界性流感大流行;乙型流感病毒常常引起局部暴发;丙型流感病毒主要以散发形式出现,主要侵袭婴幼儿。

3. 发病机制 主要发病机制是病毒复制导致细胞病变。流感病毒侵入呼吸道表面纤毛柱状上皮细胞后,在细胞内复制繁殖,并不断释放病毒颗粒引起上皮细胞变性、坏死、溶解或脱落,产生炎症反应,出现上呼吸道症状。

【病理】

主要表现为呼吸道纤毛上皮细胞呈簇状脱落、上皮细胞化生、固有层黏膜细胞充血、水肿伴单核细胞浸润等病理变化。致命的流感病毒性肺炎则以出血、严重气管支气管炎症和肺炎为主。

【临床表现】

流感潜伏期一般为 1 ～ 3 天,最短数小时。

1. 单纯型流感 此型最常见。患者起病突然,高热,体温达 39 ～ 40℃,可有畏寒、寒战,多伴头痛、全身肌肉关节酸痛、极度乏力、食欲减退等全身症状,常有咽喉痛、干咳,可有鼻塞、流涕、胸骨后不适等。颜面潮红,眼结膜外眦轻度充血。如无并发症呈自限性过程,多于发病 3 ～ 4 天后体温逐渐消退,乏力及咳嗽可持续两周以上,其余症状随之减轻或消失。

2. 肺炎型流感 多发于老年人、婴幼儿、慢性病患者及免疫力低下者。起病与单纯型相似,但于发病 1 ～ 2 天内病情迅速加重,出现高热不退、全身衰竭、剧烈咳嗽、血性痰液、呼吸急促、发绀等肺炎表现。

3. 其他类型 伴呕吐、腹泻等消化道症状的称胃肠型;表现为意识障碍、脑膜刺激征等神经系统症状的称脑膜脑炎型;若病变累及心肌、心包,分别为心肌炎型和心包炎型。此外,尚有以横纹肌溶解为主要表现的肌炎型,仅见于儿童。

4. 肺外表现 ①心脏损害:心脏损害不常见。主要有心肌炎及心包炎,可见肌酸激酶水平增高,心电图异常,而肌钙蛋白异常少见,多可恢复,重症病例可出现心力衰竭。②神经系统损伤:包括脑脊髓炎、横断性脊髓炎、无菌性脑膜炎、局灶性神经功能紊乱及急性感染性脱髓鞘性多发性神经根神经病(吉兰 – 巴雷综合征)。③肌炎和横纹肌溶解征:在流感中罕见,主要症状有肌无力及肾衰竭,肌酸激酶水平升高。危重症患者可发展为多器官功能衰竭(MODS)和 DIC 等,甚至死亡。

【并发症】

可并发急性鼻窦炎、急性化脓性扁桃体炎、气管炎、支气管炎、细菌性肺炎及肺外并发症如雷耶（Reye）综合征、中毒性休克、心肌炎等。

【医学检查】

1. 血常规检查　白细胞计数正常或减少，分类正常或淋巴细胞相对增多。若白细胞显著增多，常合并继发性细菌感染。

2. 病原学检查　①鼻黏膜印片检查：可在上皮细胞内查见包涵体。②病毒分离：确定诊断的重要依据。③核酸检测：用反转录 PCR 直接检测呼吸道分泌物中的病毒 RNA，快速、敏感、特异性高。

3. 血清学检查　病后 3 天内和 2～4 周后双份血清做补体结合试验或血凝抑制试验，抗体滴度效价升高 4 倍或以上者可以确诊。

【诊断要点】

在流行季节同一地区，1～2 天内出现大量上呼吸道感染患者，应考虑流感。具有临床表现及以下 1 种或 1 种以上的病原学检测结果呈阳性者可确诊：①流感病毒核酸检测阳性；②流感病毒快速抗原检测阳性，需结合流行病学史做综合判断；③流感病毒分离培养阳性；④急性期和恢复期双份血清的流感病毒特异性 IgG 抗体水平呈 4 倍或 4 倍以上升高。

【治疗】

根据病情给予抗感染及对症支持治疗。

1. 对症治疗　高热者可用解热镇痛或镇静药物，酌情选用安乃近、苯巴比妥等。必要时使用止咳祛痰药物。

2. 抗病毒治疗　①神经氨酸酶抑制剂：奥司他韦能特异性抑制甲、乙型流感的神经氨酸酶，从而抑制病毒的释放。每次 75mg，每天 2 次，疗程 5 天。②离子通道 M_2 阻滞剂：金刚烷胺和甲基金刚烷胺对甲型流感病毒有效，可阻断病毒吸附于宿主细胞，抑制病毒复制。金刚烷胺每次 200mg，每天 2 次，疗程 3～5 天。③三氮唑核苷（利巴韦林）对各型流行性感冒均有疗效，每 2 小时口含 2mg，热退后减至每天 4 次，连续 2 天。

3. 抗生素的应用　应积极防治继发性细菌感染。对继发细菌感染、有风湿病史、抵抗力差的幼儿、老人（尤其是慢性心、肺疾病患者），可考虑应用抗生素。

4. 中医治疗　中医治疗流感的方法较多，疗效较好，可提升免疫力并杀灭病毒和细菌。临床常用银翘散、荆防败毒散、连花清瘟胶囊、藿香正气散等。

【护理诊断/问题】

1. 体温过高　与病毒感染有关。

2. 气体交换障碍　与病毒性肺炎或合并细菌性肺炎有关。

3. 头痛　与病毒感染导致的发热等有关。

【护理措施】

1. 安全与舒适管理　急性期应卧床休息，协助患者做好生活护理。

2. 疾病监测　①常规监测：观察患者的发热、头痛、全身乏力酸痛等流感症状及体温、呼吸等的变化。②重症监测：若出现高热不退、神志改变、剧烈咳嗽、呼吸困难和（或）呼吸频率加快、SaO_2 下降、严重呕吐或腹泻、少尿、动脉血氧分压（PaO_2）< 60mmHg 或氧合指数（PaO_2/FiO_2）< 300mmHg、肌酸激酶（CK）及肌酸激酶同工酶（CK-MB）等酶水平迅速增高、胸片显示双侧或多肺叶浸润影或入院 48 小时内肺部浸润影扩大 ≥ 50%、脏器功能不全或衰竭等，立即报告医生。

3. 对症护理　体温过高者护理参考本章第一节"发热"的护理措施。鼻塞者给予局部热敷或麻黄碱滴鼻液滴鼻，咽痛、声嘶者可含服西瓜霜等。患者若有咳嗽、咳痰、胸闷、气急、发绀等肺炎症状时，应协助其取半卧位，予以排痰、吸氧，并报告医生及时处理。

4. 用药护理　服用金刚烷胺时应注意以下不良反应：①头晕、嗜睡、失眠、共济失调等中枢神经系统副作用。②恶心、呕吐、腹痛、食欲减退等消化系统表现。

5. 饮食护理　鼓励患者多饮水，特别是发热期，多吃新鲜的水果和蔬菜，进食高热量、高蛋白、高维生素、易消化的流质、半流质。伴呕吐、腹泻严重者，应适当增加静脉营养的供给。

【健康指导】

1. 预防疾病　加强身体锻炼，增强机体抵抗力。同时注意劳逸结合，根据天气变化增减衣服。在流感流行期间应尽可能避免人群聚集，少去人群集中的公共场所，室内经常通风换气，外出时戴口罩进行防护。也可接种疫苗。

2. 管理疾病　实行呼吸道和接触隔离，室内每天开窗通风或空气消毒；患者使用过的食具应煮沸消毒，衣物、手帕等可用含氯消毒液消毒或阳光下曝晒 2 小时，对患者住过的房间应用过氧乙酸熏蒸或其他方法进行终末消毒。

二、传染性非典型肺炎

传染性非典型肺炎（又称严重急性呼吸综合征，SARS）是由一种新的冠状病毒（SARS 相关冠状病毒）引起的急性呼吸道传染病。临床以发热、头痛、肌肉酸痛、乏力、干咳少痰、腹泻等为特征，严重者出现气促或呼吸窘迫。本病是一种新的呼吸道传染病，具有很强的传染性。

永远的白衣战士——广东省中医院护士长叶欣

2003 年春节前后，一种病因未明的非典型肺炎开始在广东省一些地区流行。随着"非典"患者的急剧增多，广东省中医院紧急抽调护士增援。身为护士长的叶欣身先士卒，哪里危险她就往哪里上，面对危险和死亡，同事们总能听到叶欣斩钉截铁的话语："这里危险，让我来吧！"叶欣做出一个个真情无悔的选择——尽量包揽对危重患者的抢救和护理工作，没有休息没有周末。这是一场艰难的阻击战，当一批批患者从死亡线上被拉回来时，持续作战的叶欣被确诊为非典型肺炎，倒在了她最热爱的岗位上。2003 年 3 月 25 日，叶欣永远离开了她依依不舍的战斗岗位。在她工作的办公桌上，留下了一本本厚厚的用废弃的化验单背面写的工作记录，点点滴滴都记载着她在这场没有硝烟的战斗中拼搏的足迹，凝聚着她对护士职业永恒的热爱与追求。

"大医精诚"正是叶欣一生的写照，"精"于专业，"诚"于品德。

2003 年 5 月 12 日，红十字国际委员会授予叶欣南丁格尔奖。叶欣，用她的生命践行了南丁格尔的名言："在可怕的疾病与死亡中，我看到人性神圣英勇的升华。"

【病因及发病机制】

1. 病原学　SARS 相关冠状病毒（SARS-CoV，以下称 SARS 病毒）属于冠状病毒科，是一种单股正链 RNA 病毒。对外界环境的抵抗力和稳定性较其他冠状病毒强，在干燥物体表面或腹泻患者粪便中可存活 4 天，在 4℃培养可存活 21 天，于 -80℃保存稳定性佳。但对温度敏感，随温度升高抵抗力下降，56℃ 90 分钟或 75℃ 30 分钟即可灭活。其对乙醚、甲醛、含氯消毒剂和紫外线等也敏感。

2. 流行病学

（1）传染源　现症患者为重要的传染源，传染性主要在急性期，尤以发病初期较强。部分重症患者因为频繁咳嗽或需气管插管、呼吸机辅助呼吸等，呼吸道分泌物多，传染性强；隐性感染者未能确定其传播作用。从果子狸等野生动物体内可分离出与人 SARS 病毒基因序列高度同源的冠状病毒，但是否为本病传染源有待确定。

（2）传播途径　①呼吸道传播：短距离飞沫传播是本病最主要的传播途径。②接触传播：通过直接接触患者呼吸道、消化道分泌物或其他体液，或接触被患者污染的物品而导致感染。③消化道传播可能是传播途径之一。

（3）人群易感性　人群普遍易感，发病者以青壮年居多，儿童和老人少见。患者的密切接触者如家庭成员、医护人员、探视陪护者等属于高危人群。患病后可获得一定程度的免疫。

（4）流行特征　本病首发于我国，迅速波及 32 个国家和地区。发病季节为冬春季节；男女之间发病无差异，各年龄组均可发病，以青壮年（20 ～ 49 岁）为主（约 80%），死亡病例中老年人比例较大（60 岁以上约占 41%）；医护人员为高发人群（发病 1725 例，约占 20%），具有明显家庭和医院聚集现象，社区发病以散发为主。

3. 发病机制　目前尚不清楚，认为主要与 SARS 病毒感染诱导机体免疫损伤有关。

【病理】

肺部病理改变表现为双肺明显肿胀，镜下弥漫性肺泡损伤、间质性肺炎病变为主，肺水肿及透明膜形成。病程 3 周后肺泡内机化及肺间质纤维化，造成肺泡纤维闭塞，还可见小血管内微血栓和肺出血、散在的小叶性肺炎、肺泡上皮脱落、增生等病变。肺门淋巴结多充血、出血及淋巴组织减少。肝、肾、心、胃肠道和肾上腺实质细胞可见退行性病变和坏死。

【临床表现】

潜伏期 1 ～ 16 天，常为 3 ～ 5 天。

1. 轻型　临床症状轻，病程短，多见于儿童或接触时间较短的病例。

2. 普通型　病情多于 10 ～ 14 天达到高峰，病程约 2 ～ 4 周。典型患者起病急，以发热为首发和主要症状，体温常超过 38℃，热型不定，热程为 1 ～ 2 周；可伴畏寒、头痛、关节酸痛、肌肉酸痛、食欲减退、全身不适、乏力、腹泻等感染中毒症状；常无鼻塞、流涕等上呼吸道卡他症状。起病 3 ～ 7 天后出现干咳、少痰，偶有血丝痰，可有胸闷，肺部体征不明显，部分患者可闻及少许湿啰音。于 10 ～ 14 天达到高峰，患者发热、乏力等感染中毒症状加重，频繁咳嗽、气促、呼吸困难，动则气喘、心悸、胸闷，被迫卧床休息，此期易继发呼吸道感染。2 ～ 3 周后，发热渐退，其他症状、体征减轻乃至消失，肺部炎症的恢复和吸收较为缓慢，体温正常后仍需 2 周左右才能完全吸收、恢复正常。

3. 重型　病情重，进展快，易出现急性呼吸窘迫综合征（ARDS）。符合下列情况之一者即为重型：①呼吸困难，呼吸频率 ≥ 30 次 / 分；②低氧血症，吸氧 3 ～ 5L/min 条件下，$SaO_2 < 93\%$，或氧合指数（PaO_2/FiO_2）$< 300mmHg$；③胸片示肺部多叶病变范围超过双肺总面积的 1/3 或 48 小时内病灶进展 > 50% 且占双肺总面积的 1/4 以上；④出现休克或多器官功能障碍综合征。

【并发症】

可并发肺部继发感染、肺间质改变、纵隔气肿、皮下气肿和气胸、胸腹病变、心肌病变、骨质缺血性改变等。

【医学检查】

1. 血常规检查 病程初、中期白细胞计数正常或下降，中性粒细胞可增多，晚期并发细菌感染时白细胞计数可增高；部分病例血小板减少；多数重症患者白细胞计数减少，CD_4^+、CD_8^+ 淋巴细胞均明显减少。

2. 血液生化检查 多数患者出现肝功能异常，丙氨酸氨基转移酶（ALT）、乳酸脱氢酶（LDH）、肌酸激酶（CK）升高。

3. 血气分析 可见低氧血症和呼吸性碱中毒，重者出现 I 型呼吸衰竭。

4. 血清学检测 应用 IFA 和 ELISA 检测 SARS 特异性抗体，双份血清抗体有 4 倍或以上升高者，可作为确诊的依据；RT-PCR 检测 SARSV-RNA 单份或多份标本 2 次以上阳性及患者呼吸道分泌物、排泄物、血液等进行病毒分离阳性者可明确诊断。阴性不能排除本病。

5. 影像学检查 胸部 X 线、CT 检查见肺部以间质性肺炎为主要特征。绝大部分患者早期即见胸部 X 线检查异常，多呈斑片或网状改变。初期常呈单灶病变，短期内病灶迅速增多、进展迅速，常可累及单侧或双侧肺叶，部分患者呈大片状阴影。CT 检查以玻璃样改变最多见。

【诊断要点】

根据流行病学资料、症状与体征、实验室检查、肺部影像学检查、抗菌药物治疗无效进行综合判断，排除其他表现类似的疾病（上呼吸道感染、流行性感冒、肺炎），可以做出 SARS 的诊断。

【治疗】

目前尚缺少特异性治疗，临床上主要以对症支持治疗和针对并发症的治疗为主。应避免多种药物长期、大剂量地联合应用。早发现、早诊断、及时治疗有助于控制病情发展。主要的治疗措施如下：

1. 一般治疗 加强休息，适当补充液体及维生素。

2. 病情监测 密切观察病情变化，根据病情需要，监测血氧饱和度或动脉血气分析、血常规、血电解质、肝肾功能、心肌酶谱及胸片等。

3. 对症治疗 体温超过 38.5℃者，可使用解热镇痛药（儿童忌用阿司匹林），或予冰袋冷敷、酒精擦浴等物理降温。咳嗽、咳痰者给予镇咳、祛痰药物。腹泻患者应注意补液及纠正水、电解质失衡。缺氧症状明显者应及早给予持续鼻导管吸氧。

4. 糖皮质激素 目的在于抑制异常的免疫病理反应，减轻全身炎症反应状态，从而改善机体的一般状况，减轻肺的渗出、损伤，防止和减轻后期的肺纤维化。应用激素的指征为有严重中毒症状，高热 3 天不退；48 小时内肺部阴影面积扩大超过 50%；有急性肺损伤（ALI）或成人呼吸窘迫综合征（ARDS）。可选用甲泼尼松 80 ～ 320mg/d，并根据病情调整剂量。

5. 抗病毒治疗 目前尚无针对 SARS-CoV 的特异性抗病毒药物。早期可试用蛋白酶抑制剂类药物，如洛匹那韦及利托那韦等。利巴韦林的疗效仍不确切。

6. 预防和治疗继发感染 主要用于治疗和控制继发细菌或真菌感染。根据临床情况，可选用喹诺酮类、抗真菌药物等抗感染。若为耐药球菌感染，可选用（去甲）万古霉素等。

7. 中医按温病卫、气、营、血和三焦辨证论治 以早预防、早治疗、重祛邪、早扶正、防传变为治疗原则，适当的中医药治疗对本病控制具有积极的作用。

8. 重症患者的处理和治疗 动态监测，加强监护，及时给予呼吸支持，如使用无创正压通气或有创机械通气治疗。合理使用糖皮质激素，加强营养支持和器官功能保护，注意水、电解质和酸碱平衡，预防和治疗继发感染，及时处理合并症。发展成 ARDS 或 MODS 时，参照相关章节治疗。

【护理诊断 / 问题】

1. 体温过高　与 SARS 病毒感染有关。

2. 气体交换受损　与肺部病变导致有效呼吸面积减少、气道分泌物增加有关。

3. 焦虑 / 恐惧　与隔离、担心疾病的预后有关。

4. 潜在并发症　休克、呼吸衰竭、ARDS、MODS。

【护理措施】

1. 隔离措施　严格呼吸道隔离。患者不得离开病区，不设陪护，不得探视。如出现患者病情危重等特殊情况，确需探视的，探视者必须按规定做好个人防护。工作人员进入隔离室必须做好个人防护，保证无体表暴露于空气中。

2. 安全与舒适管理　嘱患者卧床休息，协助做好患者的生活护理，减少机体的耗氧量，防止肺部症状加重。

3. 疾病监测　①常规监测：多数患者在发病后 14 天内都可能属于进展期，密切监测患者自觉症状、体温、呼吸频率及节律、气道通畅情况等；了解血常规、动脉血气分析、心、肝、肾功能等情况；定期复查胸片（早期复查间隔不超过 2 ～ 3 天）。②重症监测：重症患者必须严密动态观察，加强监护，及时给予呼吸支持，加强营养支持和器官功能保护，注意水、电解质和酸碱平衡，预防和治疗继发感染，及时处理并发症。必要时使用呼吸机辅助通气，一旦出现休克或MODS，及时给予相应的处理。

4. 对症护理　①体温超过 38.5℃，全身酸痛症状明显者，可遵医嘱使用退热药物，高热者采取物理降温。②痰液黏稠者给予祛痰剂，鼓励患者咳出痰液，必要时予雾化吸入。③低氧血症者及时吸氧，保持呼吸道通畅。④呼吸困难者根据患者病情和耐受情况，选择氧疗或无创正压机械通气，必要时予以气管切开或插管，呼吸机给氧，但应注意医护人员的防护。

5. 用药护理　治疗采用糖皮质激素，注意药物不良反应，如继发真菌感染、血糖升高、血压升高和骨质疏松症等。

6. 饮食护理　鼓励患者进食高热量、高蛋白、高维生素、易消化的流质或半流质饮食。不能进食或高热者应静脉补充营养。注意维持水、电解质平衡，补充液体，以利于咳嗽、排痰。

7. 心理护理　患者因被严密隔离而产生孤独无助感，对 SARS 病情的恐惧可产生焦虑、抑郁、烦躁等心理。护理人员应鼓励患者积极配合治疗，树立战胜疾病的信心，消除其焦虑、恐惧的情绪。

【健康指导】

1. 预防疾病　本病为法定乙类传染病，但其预防、控制措施按甲类传染病的方法执行。对SARS 患者或疑似患者的家庭成员及密切接触者，应行隔离观察，为期 14 天；医务人员及职业暴露者做好个人防护，须戴 N95 口罩，戴帽子和眼防护罩及手套、鞋套等，穿好隔离衣，避免体表暴露。

2. 管理疾病　按呼吸道传染病隔离和治疗，将患者收治在专门隔离区，住院期间应戴口罩，不得离开病房。疑似病例与临床病例分开收治。同时具备下列 3 个条件方可考虑出院：①体温正常 7 天以上；②呼吸系统症状明显改善；③ X 线胸片有明显吸收。嘱患者出院后继续休息 1 ～ 2 周，避免与他人密切接触；注意营养，保证睡眠；每天上、下午各测量体温 1次，发现体温异常及时就诊。并定期检查肺、心、肝、肾及关节等功能，若发现异常，应及时治疗。

3. 康复指导　出院后患者可患有抑郁症，应及时进行心理调适，加速康复；注意均衡饮食，增强营养；康复期可练习太极拳等利于心肺功能康复的运动，但应避免过于疲劳。

附：新型冠状病毒肺炎

新型冠状病毒肺炎（COVID-19）是由新型冠状病毒引起的一种急性呼吸道传染病，临床特征主要为发热、干咳、乏力，严重者可快速进展为急性呼吸窘迫综合征、脓毒症休克、难以纠正的代谢性酸中毒、出凝血功能障碍、多器官功能衰竭甚至死亡。本病为新发急性呼吸道传染病，主要通过飞沫和接触传播，具有很强的传染性。

【病因及发病机制】

1. 病原学　新型冠状病毒属于 β 属冠状病毒，有包膜，颗粒呈圆形或椭圆形，直径 $60 \sim 140nm$。有 5 个必需基因，分别针对核蛋白（N）、病毒包膜（E）、基质蛋白（M）和刺突蛋白（S）4 种结构蛋白及 RNA 依赖性的 RNA 聚合酶（RdRp）。对紫外线和热敏感，56℃ 30 分钟、乙醚、75% 乙醇、含氯消毒剂、过氧乙酸和氯仿等脂溶剂均可有效将其灭活，但对氯己定不敏感。

2. 流行病学

（1）传染源　主要为新型冠状病毒感染者，潜伏期即具传染性，发病 5 天内传染性较强。

（2）传播途径　主要经呼吸道飞沫和密切接触传播；其次为接触病毒污染物品、经气溶胶传播；粪便及尿液致环境污染也可造成传播。

（3）人群易感性　人群普遍易感，感染后或接种新型冠状病毒疫苗后可获得一定免疫力，但持续时间尚不明确。

3. 发病机制　目前尚不清楚。

【病理】

主要病理改变在肺，出现不同程度的实变，表现为弥漫性肺泡损伤和渗出性肺泡炎。支气管黏膜部分上皮脱落，小支气管和细支气管黏液血栓形成；肺组织灶性出血、出血性梗死。病程较长的病例，可见肺泡腔渗出物机化（肉质变）和肺间纤维化。脾、心、肝、胆、肾、脑等脏器也可受累，主要表现为细胞变性、坏死，组织充血、水肿及微血栓形成，从而出现相应临床症状。

【临床表现】

1. 一般表现　潜伏期 1 ~ 14 天，多为 3 ~ 7 天。

主要以发热、干咳、乏力为主要表现，部分患者以嗅觉、味觉减退或丧失等为首发症状，少数患者伴有鼻塞、流涕、咽痛、结膜炎、肌痛和腹泻等。

2. 分型　根据疾病严重程度可分为 4 型。

（1）轻型　低热、轻微乏力、嗅觉及味觉障碍，少数患者无症状，预后良好。老年人、有慢性基础疾病者、晚期妊娠和围产期女性、肥胖人群等可转病危。

（2）普通型　发热、呼吸道等症状，影像学可见肺炎表现。

（3）重型　低热，甚至无明显发热。多在发病 1 周后出现呼吸困难和（或）低氧血症，严重者可快速进展为急性呼吸窘迫综合征、脓毒症休克、难以纠正的代谢性酸中毒、出凝血功能障碍及多器官功能衰竭等。极少数患者还有中枢神经系统受累及肢端缺血性坏死等表现。符合下列情况之一者即为重型：①出现气促，呼吸频率 ≥ 30 次 / 分；②静息状态下，$SaO_2 \leqslant 93\%$；③氧合指数（PaO$_2$/FiO$_2$）≤ 300mmHg；④临床症状进行性加重，肺部影像学显示 24 ～ 48 小时内病灶明显进展＞ 50%。

（4）危重型 低热，甚至无明显发热。符合以下情况之一者即为危重型：①出现呼吸衰竭，且需要机械通气；②出现休克；③合并其他器官功能衰竭，需 ICU 监护治疗。

【并发症】

应激性胃黏膜病变、静脉血栓栓塞症、应激性心肌病、急性肾损伤、导管相关性血流感染。

【医学检查】

1. 一般检查 早期可见外周血白细胞总数正常或减少，淋巴细胞计数减少，多数患者 C 反应蛋白（CRP）和血沉升高，重型、危重型患者可见 D- 二聚体升高、外周血淋巴细胞进行性减少，炎症因子升高。

2. 病原学检查 采用 RT-PCR 和（或）NGS 方法在鼻咽拭子、痰和其他下呼吸道分泌物、血液、粪便、尿液等标本中可检测出新型冠状病毒核酸。

3. 血清学检查 可见新型冠状病毒特异性 IgM 抗体、IgG 抗体，因发病 1 周内阳性率低而不单独以此为诊断依据。

4. 影像学检查 早期胸部 X 线、CT 检查见多发小斑片影及间质改变，以肺外带明显。进而发展为双肺多发磨玻璃影、浸润影，严重者可出现肺实变，胸腔积液少见。MIS-C 时，心功能不全患者可见心影增大和肺水肿。

【诊断要点】

根据流行病学资料、症状与体征、实验室检查、肺部影像学检查等进行综合判断，排除其他表现类似疾病（上呼吸道感染、流行性感冒、肺炎），可以做出诊断。

【治疗】

目前尚缺少特异性治疗，临床上主要以对症支持治疗和并发症治疗为主，早发现、早诊断、及时治疗有助于控制病情发展。

1. 一般治疗 卧床休息，加强支持治疗，保证热量摄入；维持水、电解质平衡及内环境稳定。

2. 对症治疗 及时给予有效氧疗措施，包括鼻导管、面罩给氧和经鼻高流量氧疗。

3. 抗病毒治疗 目前尚无针对新型冠状病毒的特异性抗病毒药物，早期患者、重症高危因素及有重症倾向患者可试用 α - 干扰素、洛匹那韦 / 利托那韦等抗病毒药物。

4. 糖皮质激素 对于氧合指标进行性恶化、影像学进展迅速、机体炎症反应过度激活状态的患者可酌情短期使用糖皮质激素，同时采用抗生素治疗。

5. 中药治疗 本病属于中医"疫"病范畴，病因为感受"疫戾"之气，经辨证论治主要以清肺排毒汤加减，适用于轻型、普通型、重型患者等。医学观察期患者，如乏力伴胃肠不适可口服藿香正气胶囊，乏力伴发热可口服金花清感颗粒、连花清瘟胶囊（颗粒）、疏风解毒胶囊（颗粒）等。

6. 重型、危重型患者的治疗 积极治疗基础疾病，预防继发感染，防治并发症。可用免疫治疗，如输入血浆、静注 COVID-19 人免疫球蛋白等；也可采用器官功能支持，如呼吸、循环支持，抗凝治疗，急性肾损伤和肾替代治疗，血液净化治疗等。其他治疗措施可考虑使用血必净、肠道微生态调节剂，预防继发细菌感染等。妊娠合并重型或危重型患者应积极终止妊娠，剖腹产为首选。

【护理诊断/问题】

1. 体温过高　与 COVID-19 病毒感染有关。

2. 气体交换障碍　与肺部病变导致有效呼吸面积减少、气道分泌物增加有关。

3. 焦虑/恐惧　与隔离、担心疾病的预后有关。

4. 潜在并发症　脓毒症休克、消化道出血、呼吸衰竭、心功能衰竭、ARDS、MODS 等。

【护理措施】

1. 隔离措施　严格呼吸道隔离，医务人员采取标准预防的基础上严格执行三级防护。患者不得离开病区，不设陪护，不得探视。医疗废物严格按照甲类传染病的管理要求处理。

2. 安全与舒适管理　每日开窗通风 1～2 小时，保持室内空气新鲜；保持室温约 25℃，湿度 50%～60% 为宜。嘱患者卧床休息，保证充足睡眠，降低耗氧量，防止病情加重。

3. 疾病监测　①常规监测：监测患者血常规、尿常规、CRP、生化指标（肝酶、心肌酶、肾功能等）、凝血功能、动脉血气分析、胸部影像学等。②重症监测：重型患者多在 1 周后出现呼吸困难和（或）低氧血症，需密切观察呼吸频率、血氧饱和度、动脉血氧分压及氧合指数的变化，及早发现肺功能进展情况；如患者心率突发增加大于基础值的 20% 或血压下降大于基础值的 20% 以上，伴有皮肤灌注不良和尿量减少等，应密切观察是否存在脓毒症休克、消化道出血或心力衰竭等情况。

4. 对症护理　呼吸困难者，给予氧疗，保持血氧饱和度在 95% 以上；必要时予以气管切开或插管，呼吸机给氧，但应注意医护人员的防护。高热者予以退热等处理。

5. 用药护理　使用糖皮质激素者，注意药物不良反应。

6. 饮食护理　鼓励患者进食高热量、高蛋白、高维生素、易消化的流质或半流质饮食。不能进食或高热者应静脉补充营养。注意维持水、电解质平衡，补充液体，以利于咳嗽、排痰。

7. 心理护理　鼓励患者积极配合治疗，树立战胜疾病的信心，消除其焦虑、恐惧的情绪。

【健康指导】

1. 预防疾病　本病为我国法定乙类传染病，但其预防、控制措施按甲类传染病的方法执行，对患者或疑似患者的家庭成员及密切接触者，应行 14 天隔离观察。

2. 管理疾病　按呼吸道传染病隔离和治疗，将患者收治在专门隔离区，住院期间应戴口罩，不得离开病房。疑似病例与临床病例分开收治。同时具备下列 4 个条件方可考虑出院：①体温恢复正常 3 天以上；②呼吸道症状明显好转；③肺部影像学显示急性渗出性病变明显改善；④连续 2 次呼吸道标本核酸检测阴性（采样时间至少间隔 24 小时）。嘱患者出院后继续进行 14 天隔离管理和健康状况监测，佩戴口罩，有条件者居住在通风良好的单人房间，减少与家人的近距离密切接触，分餐饮食，做好手卫生，避免外出活动。出院后第 2 周、第 4 周到医院随访、复诊。出现呼吸道症状时应及时到发热门诊就医。

3. 康复指导　出院后采用居家观察 14 天，保持良好的个人及环境卫生，均衡营养、适量运动、充足休息，避免过度疲劳。积极开展康复训练，以不劳累为宜，尽可能恢复患者体能、体质和免疫能力；及时进行心理调适，促进身心康复。

三、病毒性肝炎

病毒性肝炎简称肝炎，是由多种肝炎病毒引起的以肝脏损害为主的一组全身性传染病。目前确定的肝炎有甲型、乙型、丙型、丁型及戊型，各型病原不同，但临床表现基本相似，临床上以疲乏、食欲减退、肝大、肝功能异常为主要表现，部分病例可出现黄疸。

甲型及戊型主要表现为急性肝炎，乙型、丙型及丁型可演变为慢性肝炎，少数病例可发展为肝硬化或肝细胞癌。

【病因及发病机制】

1. 病原学　①甲型肝炎病毒（HAV）。属小 RNA 病毒科嗜肝病毒属。感染后在肝细胞内复制。HAV 直径为 27～32nm，无包膜。甲型肝炎仅有一个抗原 - 抗体系统，感染后可产生 IgM 和 IgG 抗体。对外界抵抗力较强，耐酸碱，室温下可生存 1 周，加热至 60℃ 30 分钟、80℃ 5 分钟或 100℃ 1 分钟才能完全灭活，对紫外线、甲醛等敏感。②乙型肝炎病毒（HBV）。属嗜肝 DNA 病毒科。在电镜下可见 Dane 颗粒、小球形颗粒、管状颗粒 3 种病毒颗粒。抵抗力很强，65℃ 10 小时、100℃ 10 分钟或高压蒸汽消毒可灭活。③丙型肝炎病毒（HCV）。属黄病毒科丙型肝炎病毒属，基因组为线状单股正链 RNA。HCV 的形态为球形病毒颗粒，内为核心蛋白及核酸组成的核衣壳，外有脂质外壳、囊膜和棘突结构。HCV 是多变异的病毒。④丁型肝炎病毒（HDV）。HDV 是一种缺陷病毒，在血液中由 HBsAg 包被，必须有 HBV 或其他嗜肝 DNA 病毒辅助才能复制增殖。HDV 为直径 35～37nm 的球形颗粒，内部含 HDAg 和基因组 HDV–RNA，外壳为 HBsAg。⑤戊型肝炎病毒（HEV）。属萼状病毒科，基因组为单股正链 RNA。免疫电镜下为球形颗粒，无包膜。对高热、氯仿等敏感。

2. 流行病学

（1）传染源　①甲型与戊型肝炎。急性肝炎患者和亚临床感染者。患者在发病前 2 周和起病后 1 周，从粪便排出 HAV 的数量最多，传染性最强。亚临床感染者由于数量多且不易识别，是最重要的传染源。②乙、丙、丁型肝炎。包括急性、慢性肝炎患者和病毒携带者，其传染性贯穿整个病程。急性患者的传染性可从起病前数周开始，并持续于整个急性期；其中慢性患者和慢性 HBsAg 携带者，是乙型肝炎最主要的传染源，其中以血中 HBeAg、HBV–DNA、DNA 多聚酶阳性者传染性最大；HCV 携带者在我国相对较少，但献血员携带率高达 10%～20%，是重要的传染源之一。丁型肝炎患者发生于 HBV 感染的基础上，也以慢性患者和携带者为主要传染源。

（2）传播途径

1）甲型和戊型肝炎　粪 - 口传播是主要传播途径。日常生活接触为最常见的传播方式，主要通过污染的手、用具、玩具等污染食物或直接经口传播。水源、食物污染（如毛蚶、生蚝等贝壳类食物）可引起暴发流行。此外，苍蝇和蟑螂亦可造成传播。

2）乙型、丁型、丙型肝炎　①血液传播。如输注含肝炎病毒的血液和血制品、疫苗接种、药物注射和针刺等。②日常生活接触传播。主要与各种体液和分泌物的接触有关，如唾液、精液和阴道分泌物等。③母婴传播。由母亲传给婴儿，主要经胎盘、产道分娩、哺乳和喂养方式等传播。

（3）易感性与免疫力　①甲型肝炎。初次接触 HAV 的儿童最为易感，以学龄前儿童发病率最高，其次为青年人；成人甲型肝炎抗体阳性率达 90%，感染后可获终身免疫。②乙型肝炎。新生儿普遍易感，发病多见于婴幼儿及青少年；随年龄的增长，我国 30 岁以上的成人抗 –HBs 阳性率达半数。③丙型肝炎。各个年龄组均普遍易感。④丁型肝炎。普遍易感；目前仍未发现对 HDV 的保护性抗体。⑤戊型肝炎。普遍易感，感染后免疫力不持久。多见于中老年人。孕妇易感性较高，感染后易发展为重型肝炎。

3. 发病机制　①甲型肝炎。HAV 引起肝功能损伤的机制尚未完全明了，可能和免疫反应有关。②乙型肝炎。本病的发生主要取决于机体的免疫状态，即机体在清除 HBV 的过程中通过免疫应答造成肝细胞损伤,而乙型肝炎的慢性化则与免疫耐受有关。③丙型肝炎。目前认为 HCV 致肝细胞损伤与病毒的直接杀伤作用、宿主免疫因素、自身免疫、细胞凋亡等因素有关,其中免疫应答作用更重要。④丁型肝炎。其发病机制类似乙型肝炎,但一般认为 HDV 对肝细胞有直接致病性。⑤戊型肝炎。目前认为其发病机制与甲型肝炎相似。

【病理】

1. 黄疸 以肝细胞性黄疸为主,其原因有:①肝细胞对胆红素的摄取、结合、排泄等功能障碍;②肝细胞坏死,小胆管破裂导致胆汁反流入血窦;③小胆管受压导致胆汁淤积;④肝细胞膜的通透性增加。

2. 肝性脑病 多见于肝衰竭和晚期肝硬化。发生肝性脑病的有关学说及诱因见第四章"肝性脑病"相关内容。

3. 出血 肝功能严重受损时,引起出血的主要原因有:①肝脏合成凝血因子减少是最重要的原因。某些凝血因子如 I、II、V、VII、IX、X 因子在肝内合成,肝功能衰竭时,导致上述凝血因子缺乏。②重型肝炎出现应激性溃疡。③肝硬化伴脾功能亢进、血小板减少。④ DIC 导致凝血因子减少和血小板消耗。

4. 腹水 主要见于重型肝炎和失代偿期肝硬化。早期主要与钠潴留有关,后期与门脉高压、低蛋白血症和淋巴回流障碍及并发自发性腹膜炎有关。

5. 肝肾综合征 表现为急性肾功能不全,主要见于重型肝炎和晚期肝硬化,由于肝脏解毒功能下降及合并感染导致内毒素血症、肾血管收缩、肾缺血、有效血容量下降等导致肾小球滤过率下降。多为功能性,但晚期亦可发展为急性肾小管坏死。

【临床表现】

潜伏期为甲型肝炎 5～45 天,平均 30 天;乙型肝炎 30～180 天,平均 70 天;丙型肝炎 15～150 天,平均 50 天;丁型肝炎 28～140 天;戊型肝炎 10～70 天,平均 40 天。

甲、戊型肝炎主要表现为急性肝炎。乙、丙、丁型肝炎除出现急性肝炎外,慢性肝炎更常见。

1. 急性肝炎 急性肝炎分为两型:急性黄疸型肝炎和急性无黄疸型肝炎。

(1)急性黄疸型肝炎 典型临床经过分 3 期:①黄疸前期。本期平均 5～7 天。主要表现为畏寒、发热、疲乏、消化道症状及全身不适等症状,部分乙型肝炎患者可出现荨麻疹、斑丘疹及关节痛等,本期末出现尿黄。②黄疸期。本期可持续 2～6 周。发热消退,尿色加深如浓茶样,巩膜和皮肤黄染,而黄疸前期的症状好转,1～2 周达到高峰。部分患者可有大便颜色变浅、皮肤瘙痒、心动过缓等。肝脏多肿大,质地软,有压痛及叩击痛。部分患者可见轻度脾大。③恢复期。本期持续平均 1 个月。黄疸逐渐消退,症状减轻至消失,肝脾回缩,肝功能逐渐恢复正常。

(2)急性无黄疸型肝炎 较黄疸型肝炎多见,因不易被发现而成为重要的传染源。主要表现为消化道症状,多较黄疸型肝炎轻。

2. 慢性肝炎 多见于乙、丙、丁型肝炎。病程超过半年者称为慢性,根据症状可分为轻、中、重 3 级。①轻度。反复出现疲乏、消化道症状、肝区不适、肝大,可有轻度脾大,肝功能反复或持续出现血清转氨酶升高。②中度。症状、体征、实验室检查介于轻度和重度之间。③重度。明显或持续的食欲减退、腹胀、乏力、面色灰暗、蜘蛛痣、肝掌或肝脾大。实验室检查血清丙氨酸氨基转移酶(ALT)反复或持续升高,清蛋白(A)低、球蛋白(G)高,A/G 比值异常,胆红素升高。

3. 重型肝炎 主要表现为肝衰竭,是一种最为严重的临床类型,病死率高。

（1）临床表现　①黄疸迅速加深，血清胆红素高于 171μmol/L。②肝脏进行性缩小，出现肝臭。③出血倾向，凝血酶原活动度（PTA）低于 40%。④迅速出现腹水、中毒性鼓肠。⑤肝性脑病时出现精神神经系统症状。早期可出现计算能力下降、定向障碍、精神行为异常、烦躁不安、嗜睡和扑翼样震颤等，晚期可发生昏迷，深反射消失。⑥肝肾综合征。出现少尿甚至无尿，电解质、酸碱平衡紊乱及血尿素氮升高等。

（2）重型肝炎分型　①急性重型肝炎。起病急，病后 10 日内出现上述重型肝炎主要临床表现。较早出现Ⅱ度以上肝性脑病、肝脏明显缩小、肝臭等。②亚急性重型肝炎。指起病 10 日以上出现上述重型肝炎主要临床表现。易转化为肝硬化，病程可长达数月。③慢性重型肝炎。指在慢性肝炎或肝硬化基础上发生的重型肝炎。此型以慢性肝病的症状、体征和实验室检查及重型肝炎的临床表现为特点。

（3）重型肝炎发生的诱因　①病后未适当休息；②合并各种感染；③长期大量嗜酒或在病后嗜酒；④服用对肝脏有损害的药物；⑤合并妊娠。

4. 淤胆型肝炎　又称毛细胆管型肝炎，病程持续时间较长，可长达 2～4 个月或更长时间。主要表现为：①黄疸具有"三分离"的特征。黄疸深，但消化道症状轻，ALT 升高不明显，PTA 下降不明显。②黄疸具有"梗阻性"的特征。在黄疸加深的同时，伴全身皮肤瘙痒，大便颜色变浅或灰白色；血清碱性磷酸酶（ALP）、谷氨酰转肽酶（γ-GT）和血胆固醇显著升高；尿胆红素增加、尿胆原明显减少或消失、直接胆红素升高。

【并发症】

可并发肝硬化、肝性脑病、上消化道出血、肝肾综合征、感染、肝细胞癌、脂肪肝、胆道炎症、胰腺炎、糖尿病等。

【医学检查】

1. 肝功能检查　①血清酶。肝脏损害时，丙氨酸氨基转移酶（ALT）和天门冬氨酸氨基转移酶（AST）升高；急性黄疸型肝炎常明显升高，慢性肝炎可持续或反复升高，重型肝炎时出现胆-酶分离现象。②血清蛋白。慢性肝炎及肝硬化时可出现清蛋白下降，球蛋白升高，A/G 比值下降或倒置。③血胆红素检测。黄疸型肝炎时，直接和间接胆红素均升高。但淤胆型肝炎以直接胆红素升高为主。

2. 凝血酶原活动度（PTA）检查　此项检查对重型肝炎临床诊断有重要意义。重型肝炎时PTA 小于 40%，PTA 越低，预后越差。

3. 肝炎病毒标志物检测

（1）甲型肝炎　血清抗-HAV-IgM 是 HAV 近期感染的指标，是确诊甲型肝炎最主要的标记物。血清抗-HAV-IgG 为保护性抗体，见于甲型肝炎疫苗接种后或既往感染 HAV 的患者。

（2）乙型肝炎　①表面抗原（HBsAg）与表面抗体（抗-HBs）。HBV 感染 3 周后血中首先出现 HBsAg，HBsAg 阳性见于 HBV 感染者。抗-HBs 阳性见于过去感染 HBV 恢复后或预防接种乙型肝炎疫苗后产生的免疫力。②e 抗原（HBeAg）与 e 抗体（抗-HBe）。HBeAg 一般只出现在 HBsAg 阳性的血清中，是 HBV 复制过程中产生的一种可溶性蛋白抗原，HBeAg 阳性提示HBV 复制活跃，传染性较强。抗-HBe 在 HBeAg 消失后出现。抗-HBe 阳性临床上存在两种可能性：一是 HBV 复制的减少或停止，传染性较弱；另一则是 HBV 前 C 区基因发生变异，此时HBV 仍然复制活跃，有较强的传染性。③核心抗原（HBcAg）与其抗体（抗-HBc）。HBcAg 主要存在于受感染的肝细胞核内，也存在于血液中 Dane 颗粒的核心部分，如检测到 HBcAg，表明 HBV 有复制。抗-HBc 出现于 HBsAg 出现后的 3～5 周，当 HBsAg 已消失，抗-HBs 尚未出现，只检出抗 –HBc，此阶段称为"窗口期"。抗 –HBc–IgM 型存在于急性期或慢性乙型肝炎急性发作期；抗 –HBc–IgG 型是过去感染的标志，可保持多年。④乙型肝炎病毒脱氧核糖核酸（HBV–DNA）和 DNA 多聚酶（HBV–DNAP）。位于 HBV 的核心部分，是反映 HBV 感染最直接、最特异和最灵敏的指标，若两者阳性提示 HBV 的存在、复制，传染性强。

（3）丙型肝炎 丙型肝炎病毒核糖核酸（HCV–RNA）在病程早期即可出现，治愈后很快消失。丙型肝炎病毒抗体（抗 –HCV）是具有传染性的标记，不是保护性抗体。

（4）丁型肝炎 血清或肝组织中的 HDAg 和（或）HDV–RNA 阳性有确诊意义。抗 –HDV–IgG 阳性是现症感染的标志。

（5）戊型肝炎 抗 –HEV–IgM 及抗 –HEV–IgG 阳性均可作为近期感染的指标。

【诊断要点】

发病前有进食未煮熟的海产品（尤其是贝壳类食物），或饮用受污染的水，或食用其他不洁食物史，有助于甲、戊型肝炎的诊断；而有不洁注射史、手术史、输血和血制品史、肝炎密切接触史等，则有助于乙、丙、丁型肝炎的诊断。临床表现为食欲减退、恶心、呕吐等消化道症状，黄疸，肝脾大，肝功能损害应考虑本病。确诊有赖于肝炎病原学的检查。

【治疗】

病毒性肝炎目前仍无特效治疗。治疗原则为综合性治疗，以休息、营养为主；辅以适当药物治疗；避免使用损害肝脏的药物等。

1. 急性肝炎

（1）一般治疗及支持疗法：急性期应进行隔离，症状明显及有黄疸者应卧床休息，恢复期可逐渐增加活动量，但要避免劳累。给予清淡易消化食物，适当补充维生素，热量不足者应静脉补充葡萄糖。避免饮酒和应用损害肝脏药物。辅以药物对症及恢复肝功能，药物不宜太多，以免加重肝脏负担。

（2）护肝药物：护肝药物种类繁多，基础代谢类药物（维生素及辅酶类）、解毒保肝药物（葡醛内酯）等。病情轻者口服维生素类、葡醛内酯（肝泰乐，每次 0.1 ~ 0.2g，每日 3 次）等；重者进食少或胃肠症状明显，如呕吐、腹泻，可静脉补充葡萄糖及维生素 C 等。

（3）抗病毒治疗：急性甲、戊型肝炎为自限性疾病，不需要抗病毒治疗；成人乙型肝炎多数可以恢复，不需抗病毒治疗。急性丙型肝炎容易转为慢性，早期应用抗病毒药能显著降低转慢率，近期疗效可达 70%。用法：干扰素 300 万 U，皮下注射，隔天 1 次，疗程 3 ~ 6 个月。

（4）中医认为黄疸肝炎多由湿热引起，可用清热利湿辨证施治。

2. 慢性肝炎

（1）一般护肝药物和支持疗法 补充 B 族维生素（如复合维生素 B）；促进解毒功能药物（如还原型谷胱甘肽、葡醛内酯等）；促进能量代谢药物（肌苷、ATP、辅酶 A 等）；促进蛋白代谢药物（如复方氨基酸注射液 15AA）；改善微循环药物（可选用山莨菪碱、低分子右旋糖酐等）；输注人血白蛋白或血浆。

（2）降转氨酶药物 五味子类药物（北五味子核仁干粉、联苯双脂滴丸）；垂盆草冲剂；山豆根类（苦参碱等），甘草提取物（甘草酸苷等）。

（3）免疫调控药物 特异性免疫增强剂可试用抗 –HBV 免疫 RNA；非特异性免疫增强剂可选用胸腺素、猪苓多糖等。

（4）抗病毒药物

1）干扰素 α（IFN–α） 主要通过诱导宿主产生细胞因子起作用，多个环节抑制病毒复制。

慢性乙型肝炎患者使用指征：①HBV 复制 HBeAg 阳性及 HBV–DNA 阳性；②血清 ALT 异常。治疗方案（成年）：普通干扰素每次 3 ～ 5MU，推荐剂量为每次 5MU，每周 3 次，皮下或肌内注射，疗程 4 ～ 6 个月。慢性丙型肝炎患者使用指征：①血清 HCV RNA（＋）和（或）抗 –HCV（＋）；②血清 ALT 升高（除外其他原因），或肝活检证实为慢性肝炎。治疗方案：每次 3MU 或组合干扰素每次 9 ～ 15μg，每周 3 次，疗程 4 ～ 6 个月，有效者可继续治疗至 12 个月。联合利巴韦林可提高疗效。

2）核苷类药物　该类药物可分为核苷类似物（如拉米夫定、替比夫定等）和核苷酸类似物（如阿德福韦酯、替诺福韦等）。

（5）中医治疗　可用活血化瘀的药物，如丹参、赤芍、毛冬青等，以及抗纤维化治疗，如丹参等。

3. 重型肝炎

（1）一般治疗及支持疗法　实施重病监护；减少饮食中蛋白质的摄入；保持水和电解质平衡，防止和纠正低血钾；静脉输注清蛋白、血浆等；静滴葡萄糖；补充维生素 B、C、K。禁用对肝、肾有损害的药物。

（2）促进肝细胞再生的措施　可选用肝细胞生长因子或胰高血糖素 – 胰岛素（G–I）疗法等。

（3）对症治疗　防治出血、继发感染、肝性脑病及肾衰竭等。

（4）人工肝支持系统（ALSS）和肝移植　目前国内外已应用 ALSS 治疗重型肝炎，目的是替代已丧失的肝功能，清除血中的毒性物质，延长患者的生存时间。肝移植已取得了一定的进展，用于晚期肝硬化及重型肝炎患者。

（5）中医治疗　可用茵栀黄注射液辅助治疗，内含有茵陈、大黄、郁金、栀子、黄芩、毛冬青等。

【护理诊断 / 问题】

1. 活动无耐力　与肝功能受损、能量代谢障碍有关。

2. 营养失调：低于机体需要量　与食欲减退、呕吐、腹泻、消化和吸收功能障碍有关。

3. 潜在并发症　出血、肝性脑病、肾衰竭、继发感染、干扰素治疗的不良反应等。

4. 有感染的危险　与免疫力低下有关。

5. 有皮肤完整性受损的危险　与胆盐沉着刺激皮肤神经末梢引起瘙痒、肝衰竭大量腹水形成、长期卧床有关。

【护理措施】

1. 隔离措施　①甲、戊型肝炎。按肠道传染病隔离 3 ～ 4 周。②乙、丙、丁型肝炎。采取血液、体液隔离。③为阻断乙肝母婴传播，对新生儿最适宜的预防方法是应用乙肝疫苗加高效价乙肝免疫球蛋白注射。

2. 安全与舒适管理　急性肝炎、重型肝炎、慢性肝炎活动期、ALT 升高者应卧床休息。待症状好转、黄疸消退、肝功能改善后，可逐渐增加活动量，以不感疲劳为度。肝功能正常 1 ～ 3 个月后可恢复日常活动及工作，避免过度劳动。

3. 疾病监测　①观察患者生命体征、神志状态、黄疸、出血及 24 小时出入液量、电解质、酸碱平衡等。②观察是否存在感染，如口腔、呼吸道；出血征兆，如皮肤黏膜的淤点、淤斑、牙龈出血、鼻出血、呕血、便血等；肝性脑病的早期表现；肾功能不全表现，如厌食、恶心、呕吐等。早期发现和防治出血、肝性脑病、肾衰竭、继发感染等是抢救成功的关键。

4. 对症护理 如出血、肝性脑病、肾衰竭、感染的护理参照有关章节的内容。

5. 用药护理 大部分药物需在肝脏代谢，为减轻肝脏负担，禁用损害肝脏的药物。遵医嘱使用抗病毒药物，并向患者解释应用干扰素治疗的目的和注意事项。不良反应可有：①类流感综合征。多在注射后 2～4 小时发生，出现发热、寒战、乏力、肝痛、背痛和消化系统症状，如恶心、食欲不振、腹泻及呕吐。治疗 2～3 次后逐渐减轻，可于注射后 2 小时给予扑热息痛（对乙酰氨基酚）解热镇痛剂等对症处理，不必停药，或将注射时间安排在晚上。②骨髓抑制。出现粒细胞及血小板计数减少，一般停药后可自行恢复。当白细胞计数＜ $3.0×10^9$/L 或中性粒细胞计数＜ $1.5×10^9$/L，或血小板计数＜ $40×10^9$/L 时，需停药。血象恢复后可重新恢复治疗，但需密切观察。③神经精神症状。如焦虑、抑郁、兴奋、易怒、精神病等。出现抑郁及精神症状应停药。④出现失眠、轻度皮疹、脱发时，根据情况对症治疗，可不停药，出现少见的不良反应如癫痫、肾病综合征、间质性肺炎和心律失常等时，应停药观察。⑤诱发自身免疫性疾病。如甲状腺炎、血小板减少性紫癜、溶血性贫血、风湿性关节炎和 1 型糖尿病等，亦应停药。⑥应用大剂量皮下注射时，少数患者会出现局部触痛性红斑，一般 2～3 日可自行消失，用药时适当增加溶媒量，并缓慢推注，以减轻或避免上述反应的发生。此外，应用拉米夫定等药物时，应注意有无停药反跳及骨髓抑制等现象。

6. 饮食护理 ①肝炎急性期进食清淡、易消化、低脂、富含维生素的流质或半流质饮食。黄疸消退、食欲好转后，应避免暴饮暴食。恢复期可逐渐过渡至普通饮食。②慢性肝炎患者适当增加蛋白质摄入，量为 1.5～2.0g/（kg·d），以优质蛋白为主，如牛奶、鸡蛋、瘦猪肉等；碳水化合物每日 300～400g，以保证足够的热量；脂肪以耐受为限，每日 50～60g；多进食水果、蔬菜等维生素丰富的食物。③并发肝性脑病、血氨升高者，应限制或禁食蛋白质，每日蛋白质摄入＜ 0.5g/kg。合并腹水、少尿者，应低盐或无盐饮食，钠限制在每日 500mg（氯化钠每日 1.2～2.0g），进水量每日不超过 1000mL。④各型肝炎患者均不宜长期高糖高热量饮食，尤其合并糖尿病倾向和肥胖者，以防诱发糖尿病和脂肪肝；戒烟和禁饮酒。

【健康指导】

1. 预防疾病 根据各型病毒性肝炎的流行病学特点，宣传各型病毒性肝炎的预防知识，并行预防接种和必要的隔离。

2. 管理疾病 执行消化道、血液（体液）隔离制度。向患者及家属说明休息和营养的重要性，宣传病毒性肝炎的家庭护理和自我保健知识。发病期间卧床休息，避免过度劳累，保证足够的营养摄入，禁烟酒，避免感染等。向患者介绍所用药物的名称、剂量、方法及不良反应，并严格遵医嘱用药，禁用损害肝脏的药物。一旦发病，应合理治疗，规则用药。

3. 康复指导 向患者及家属解释坚持治疗的重要性，帮助患者及家属建立良好的心态，争取患者及家属的积极配合，树立疾病康复的信心，促进疾病早日康复。

四、肾综合征出血热

肾综合征出血热（hemorrhagic fever with renal syndrome，HFRS）又称流行性出血热（epidemic hemorrhagic fever，EHF），是由汉坦病毒（HV）引起的以鼠类为主要传染源的一种自然疫源性传染病，本病的主要病理变化是全身小血管广泛性损害，临床以发热、休克、出血倾向及肾脏损害为主要特征。

【病因及发病机制】

1. 病原学 汉坦病毒属布尼亚病毒科，为负性单链 RNA 病毒，呈球形或卵圆形，有双层包膜，包膜上有微突。根据抗原结构的差异，汉坦病毒至少分为20个以上的血清型。我国所流行的主要是Ⅰ型、Ⅱ型病毒。汉坦病毒不耐热、不耐酸，对紫外线及一般消毒剂如乙醇、碘酊敏感。

2. 流行病学

（1）传染源 以小型啮齿动物为主，这些动物既是宿主又是传染源。据国内外不完全统计，我国已发现53种动物携带本病毒，如黑线姬鼠、大林姬鼠、褐家鼠等。其他动物包括家兔、猫、犬等。

（2）传播途径 可经多种传播途径传播。①呼吸道传播。含病毒的鼠类排泄物（尿、粪、唾液等）污染尘埃形成的气溶胶颗粒经呼吸道感染人体。②消化道传播。食入被鼠类排泄物直接污染的食物而受到感染。③接触传播。被携带病毒的鼠类咬伤或经皮肤伤口接触含病毒的鼠类血液或排泄物可致感染。④母婴传播。孕妇感染本病后，病毒经胎盘感染胎儿。⑤虫媒传播。国内有学者认为带病毒的螨类可通过叮咬人而导致感染。

（3）人群易感性 普遍易感，Ⅰ型病毒感染后特异性IgG抗体可维持1～30年，Ⅱ型病毒有部分交叉免疫。Ⅱ型病毒感染后特异性IgG抗体多在2年内消失，且对Ⅰ型病毒免疫力不强。

（4）流行特征 ①地区性。HFRS疫区主要分布于亚洲，目前已有50多个国家发现HRFS，其中我国疫情最重。②季节性。全年均可发病，但有明显高峰季节，姬鼠传播者以11月至次年1月为高峰，家鼠传播者以每年3～5月为高峰，林区姬鼠传播者以夏秋季为流行高峰。③周期性。本病发病率有一定周期性波动，可相隔数年有一次较大流行。以男性青壮年农民和工人发病较多（约80%）。

3. 发病机制 至今仍未完全清楚，大多认为是病毒直接损伤和病毒感染诱发免疫损伤共同作用的结果。本病毒入血后，与内皮细胞、单核细胞和血小板表面表达的受体 β_3 整合素相结合，然后进入细胞内及骨髓、肺、肾、肝、脾、淋巴结等组织，进一步增殖并释放入血从而引起病毒血症。主要病理表现为全身小血管和毛细血管的广泛性损害，内皮细胞肿胀、变性和坏死。以脊髓质、右心房内膜、脑垂体前叶、肾上腺皮质最明显。

【临床表现】

潜伏期4～46天，一般为7～14天。典型病例的临床经过可分为5期，表现为发热、出血和肾损害三类症状。

1. 发热期 ①体温。上升急骤，1～2天内可达39～40℃，以稽留热和弛张热多见，一般持续3～7天。体温越高、热程越长则病情越重。②全身中毒症状。全身酸痛乏力，患者常有因组织水肿引起的"三痛"，即头痛、腰痛及眼眶痛。多数患者出现消化道症状如食欲减退、恶心、呕吐、腹痛、腹泻等，部分患者可有嗜睡、烦躁、谵妄等。③毛细血管损伤表现。颜面、颈及上胸部充血潮红（皮肤三红），眼结膜、软腭与咽部充血（黏膜三红），颜面和眼睑可见浮肿，球结膜水肿，似酒醉貌。起病后2～3天，软腭充血明显，可有出血点或出血斑，腋下、上胸部、肩、背部可出现淤点、淤斑，典型者呈搔抓状或条索状。少数患者出现呕血、便血、咯血或注射部位大片淤斑。④肾损害主要表现。蛋白尿、血尿和尿量减少，重者可见管型。于起病后的2～4天出现。

2. 低血压休克期 一般于病程第4～6天出现，主要表现为低血容量休克。体温下降过程中病情反而加重是本期的主要特点。患者面色苍白、四肢厥冷、尿量减少、脉搏细弱或不能触及。轻者仅为一过性低血压，重者可出现顽固性休克，易并发DIC、ARDS、急性肾损伤、脑水肿等。本期一般持续1～3天。

3. 少尿期 多于病程第5～8天出现，是本病具有特征性的一期，亦为本病的极期。患者出现少尿或无尿，血压升高，脉压增大为进入本期的标志。主要表现为尿毒症、酸中毒、水和电解质平衡紊乱，严重者出现高血容量综合征。患者出血症状进一步加重，常有多脏器出血。本期一般持续 2 ～ 5 天。

4. 多尿期　病程第 9 ～ 14 天肾小球滤过功能逐渐恢复，但肾小管重吸收功能仍差而出现多尿。每日尿量可达 2000 ～ 3000mL，即进入多尿期，可出现失水和电解质紊乱，特别是低钾血症。在此期患者全身症状明显好转，但易并发继发感染，也可发生出血。

5. 恢复期　随着肾功能的逐渐恢复，尿量减至 2000mL 以下时，即进入恢复期。患者精神、食欲逐渐好转，体力逐渐恢复。一般需经 1 ～ 3 个月恢复正常。

临床可分轻型、中型、重型及危重型四型，轻型病例多有"越期"现象，重症患者发热、休克、少尿期可互相重叠。

【并发症】

并发症有内脏出血、肺水肿（ARDS、心源性肺水肿）、肾脏破裂、中枢神经系统并发症（脑膜炎、脑炎）、继发感染等。

【医学检查】

1. 血常规检查　早期白细胞计数正常或偏低，3 ～ 4 天后即明显增高，可达（15 ～ 30）×10⁹/L，中性粒细胞增多；重型、危重型患者出现幼稚细胞类白血病反应；淋巴细胞在起病 4 ～ 5 天后增多，并出现较多的异型淋巴细胞。血小板从起病第 2 日即有不同程度下降。

2. 尿常规检查　显著蛋白尿是本病主要特征之一。病程第 2 天可出现尿蛋白，第 4 ～ 6 天尿蛋白常达（+++）～（++++）。尿中可有红细胞、管型或膜状物。

3. 血液生化检查　血尿素氮、血肌酐多在低血压休克期开始上升；休克期及少尿期可出现代谢性碱中毒；血钾在发热期、休克期降低，少尿期升高，多尿期又降低，也可有少尿期低血钾。

4. 特异性血清学检查　采用 ELISA、IFA 检测尿沉渣及血清特异性抗原和特异性抗体 IgM、IgG，IgM 1 ∶ 20 为阳性、IgG 1 ∶ 40 为阳性，相隔 1 周双份血清滴度 4 倍以上升高即有诊断价值。

5. 病原学检查　血清、血细胞可行病毒分离或 RT-PCR 法检测汉坦病毒 RNA。

【诊断要点】

根据流行病学资料，疫区及流行季节，临床出现三大症状（发热、出血、肾脏损害）及五期经过（发热期、低血压休克期、少尿期、多尿期和恢复期），实验室检查白细胞计数增加、血小板减少、出现异性淋巴细胞及大量蛋白尿等可初步诊断。血清特异性 IgM 抗体阳性，恢复期血清中的特异性 IgG 抗体滴度比急性期升高 4 倍以上者，或从患者血液、尿液中检查到出血热病毒抗原，可以进一步确诊。

【治疗】

本病尚无特效治疗。"三早一就"仍为本病治疗原则，即早期发现、早期休息、早期治疗和就近治疗。救治重点把好"四关"，即休克关、出血关、肾衰竭关、继发感染关。

1. 发热期　①控制感染。抗病毒治疗用利巴韦林，1g/d 加入 10% 葡萄糖液 500mL 中静滴，连用 3 ～ 5 天。②减轻外渗。应早期卧床休息；每日静脉滴注平衡盐溶液或葡萄糖盐水 1000mL 左右，给予芦丁、维生素 C 等以降低血管通透性；发热后期给予 20% 甘露醇以提高胶体渗透压。③对症治疗。高热者以物理降温为主，中毒症状重者可短程予以激素。④预防 DIC。适当给予丹参注射液或低分子右旋糖酐，以降低血液黏滞性。有 DIC 指征者，可予肝素治疗。

2. 低血压休克期　①补充血容量。治疗低血压、休克的关键性措施。补液应早期、快速、适量。液体应晶体液、胶体液相结合，先晶后胶，以平衡盐为主，如复方醋酸钠液、低分子右旋糖酐等。②纠正酸中毒。首选 5% 碳酸氢钠，根据血气分析结果及时调整用量。③血管活性药物与肾上腺皮质激素的应用。经补液、纠正酸中毒后，血压仍不稳定者可选用血管活性药物。亦可使用地塞米松 10～20mg。④强心剂的应用。适用于伴有心功能不全者，可选用毛花苷 C（西地兰）等强心药。

3. 少尿期 治疗原则为"稳、促、导、透"，即稳定机体内环境、促进利尿、导泻和透析治疗。①稳定内环境。严格控制补液量，即前一日尿量和呕吐量再加 500～700mL；维持水、电解质和酸碱平衡。②促进利尿。常用利尿药物为呋塞米（速尿），副作用小。亦可应用血管扩张剂如酚妥拉明、山莨菪碱。③导泻。可用甘露醇、硫酸镁、中药大黄、番泻叶等口服。④透析疗法。对明显氮质血症、高钾血症或高血容量综合征患者及时应用血液透析或腹膜透析。

4. 多尿期 应积极补充水、电解质，尤其是补充钾。防止继发感染，忌用肾毒性抗菌药物。

5. 恢复期 需加强营养，继续休息 1～2 个月。

【护理诊断 / 问题】

1. 体温过高 与病毒血症有关。

2. 组织灌流量改变 与全身广泛小血管损害、血浆外渗、出血、后期合并 DIC 有关。

3. 体液过多 与肾损害有关。

4. 潜在并发症 心力衰竭、急性肺水肿、继发感染、出血。

【护理措施】

1. 隔离措施 采取严密隔离，隔离期为 10 天。多尿期前患者的血、尿及被排泄物污染的用具均应消毒处理。

2. 安全与舒适管理 患者应严格卧床休息，避免随意搬动。帮助患者翻身时不宜粗暴推拉，以免损伤皮肤；测血压时袖带绑扎不宜过紧或时间过长，防止加重皮下出血；注意患者皮肤、床单位等的清洁卫生，避免引起感染。

3. 病情监测 ①发热期密切观察生命体征的变化，注意尿液、粪便及痰液改变和出血现象；低血压休克期及少尿期还应注意尿量及 24 小时出入液量、神志、皮肤等变化；注意观察毛细血管损伤的表现，如皮肤黏膜充血、出血情况；多尿期应注意监测水、电解质的情况。②观察皮肤黏膜和内脏出血征象，注意休克早期表现，检查肾功能变化，及时发现并发症。

4. 对症护理 ①高热的护理。以物理降温为主，如应用冰袋等。忌酒精擦浴，禁用强效退热药。②组织灌流量改变的护理。患者绝对卧床休息，置于抗休克体位，切忌随意搬动，并注意保暖。严密观察病情变化，若出现面色苍白、四肢湿冷、脉细速、血压下降、尿少等休克表现，应迅速建立静脉通路，协助抢救。遵医嘱及时、足量补液以扩充血容量，应用血管活性药物时应注意滴速，切勿引起血压的急剧变化。③体液过多的护理。严格记录 24 小时出入液量，坚持"量出为入"的原则，严格控制入量，做到"三控"（经口入量、静脉入量、静脉滴速），及时观察肾功能和电解质的变化。④出血的护理。严密观察出血情况，注意有无呕血、咯血、便血；观察有无剧烈头痛、视力模糊、血压增高；及时了解患者的血液检查，以便及时采取措施。如有异常，报告医生并协助处理。⑤此外，可采用中医护理技术如耳穴贴压等，以提高疗效。

5. 用药护理 高热禁用发汗退热药，如吲哚美辛、阿司匹林等，以防大汗而促发休克。DIC 应用肝素治疗应观察有无出血加重的情况，一旦发现立即停用，并报告医生。

6. 饮食护理 应给以清淡易消化流质或半流质饮食。高热期、低血压休克期宜予高热量、高维生素饮食；少尿期应给予低蛋白饮食；多尿期给予富含钾的食物，氮质血症消失后，可逐渐增加富含蛋白质的食物。

7. 心理护理   本病病情较为凶险，患者及家属极易产生紧张、恐惧的情绪。护理人员应关心体贴患者，密切观察病情变化，及时解决患者的困难，鼓励患者克服负面情绪，积极配合治疗和护理。

【健康指导】

1. 预防疾病   应使群众了解灭鼠、防鼠是预防本病的关键。野外作业或疫区工作时应加强防护，不要用手直接接触鼠类的排泄物，动物实验时防止被鼠咬伤。注意饮食卫生，尤其怀疑鼠类污染过的食物，严禁食用。重点人群应指导其接种沙鼠肾细胞疫苗。

2. 管理疾病   严格探视制度，减少交叉感染的机会。指导患者出院后应休息 1 ～ 3 个月，休息期间要保证生活规律和足够的睡眠，安排力所能及的体力活动，不宜感到劳累。并定期复查肾功能，以了解其恢复情况。

五、艾滋病

艾滋病（acquired immunodeficiency syndrome，AIDS）又称获得性免疫缺陷综合征，是由人类免疫缺陷病毒（human immunodeficiency virus，HIV）所引起的一种致命性慢性传染病。HIV主要侵犯并破坏辅助性 T 淋巴细胞（CD_4^+T 淋巴细胞），使机体细胞免疫功能受损，最后并发各种严重的机会性感染和恶性肿瘤。本病传播迅速、发病缓慢、病死率高。

【病因及发病机制】

1. 病原学   HIV 属逆转录病毒科，为单链 RNA 逆转录病毒。目前已知 HIV 有两个型，即HIV–1 和 HIV–2，均可引起艾滋病。HIV 具有高度的变异性，广泛的细胞和组织嗜性，感染人体后能刺激人体产生抗体，但中和抗体很少，病毒和抗体可同时存在，故仍有传染性。

其在外界的抵抗力不强，对热较为敏感，56℃ 30 分钟能使 HIV 在体外对人的 T 淋巴细胞失去感染性，但不能完全灭活；100℃ 20 分钟、75% 乙醇、0.2% 次氯酸钠和漂白粉均可将 HIV 完全灭活。

2. 流行病学   根据中国疾控中心、联合国艾滋病规划署、世界卫生组织联合评估，截至2018 年年底，我国估计存活艾滋病感染者约 125 万。截至 2018 年 9 月底，我国报告存活感染者85.0 万，死亡 26.2 万例。全人群感染率约为 9.0/ 万，参照国际标准，与其他国家相比，我国艾滋病疫情处于低流行水平，但疫情分布不平衡。

（1）传染源   患者和 HIV 无症状携带者是本病的传染源，后者尤为重要。病毒主要存在于血液、精液、子宫和阴道分泌物中，其他体液如唾液、眼泪和乳汁也具有传染性。

（2）传播途径   ①性接触传播。为艾滋病的主要传播途径。2017 年报告感染者中异性传播为 69.6%，男性同性传播为 25.5%。②血源传播。输注含病毒的血液及血制品，使用了被血液污染而又未严格消毒的注射器、针灸针、拔牙工具等。③母婴传播。感染 HIV 的孕妇可通过胎盘、产程和哺乳传给婴儿。④其他途径。应用 HIV 感染者的器官移植或人工授精，及破损皮肤意外受污染。

（3）高危人群   男性同性恋者、多个性伴侣者、药瘾者、血制品使用者、HIV 感染母亲所生的婴儿为本病的高危人群。

（4）流行特征   无季节性，其流行与经济状况、人员交往、人文习俗、卫生知识、采用预防措施等因素有关。

3. 发病机制   HIV 侵入人体后，可直接侵犯并破坏 CD_4^+T 淋巴细胞及单核 – 吞噬细胞，或间接作用于 B 细胞和自然杀伤细胞（NK 细胞）等，使机体多种免疫细胞受损，最后发生各种严重的机会性感染和恶性肿瘤。

【病理】

AIDS 的病理特点是组织炎症反应少，机会性感染病原体多。主要病理变化是淋巴结和胸腺等免疫器官病变。淋巴结病变，一为反应性病变，包括滤泡增殖性淋巴结肿；二为肿瘤性病变，如卡波西肉瘤和其他淋巴瘤。胸腺可有萎缩性、退行性或炎性病变。中枢神经系统病变如神经胶质细胞的灶性坏死、血管周围炎性浸润、脱髓鞘改变等。

【临床表现】

本病潜伏期长，2～10 年可发展为艾滋病。

1. 艾滋病分期

（1）急性感染期　感染 HIV 后，部分患者出现血清病样症状，如发热、全身不适、头痛、畏食、肌肉关节疼痛、淋巴结肿大等。检查可见血小板减少，CD_4^+T 升高，HIV 抗原阳性。持续 1～2 周后自然消失。

（2）无症状感染期　此期由原发感染或急性感染症状消失后延伸而来，无任何症状。可持续 2～10 年或更长。血清学检查可有 HIV 阳性及抗 –HIV 抗体。

（3）艾滋病前期　出现与艾滋病有关的症状和体征。此期患者已具备了艾滋病的最基本特点，即细胞免疫缺陷。主要的临床表现有：①淋巴结肿大。浅表淋巴结肿大是此期最主要的临床表现之一。②全身症状。患者常有病毒性疾病的全身不适、肌肉疼痛等。约 50% 的患者有疲倦无力及周期性低热，约 30% 的患者体重减轻 10% 以上。③各种感染。包括口腔念珠菌病、特发性口疮、牙龈炎；皮肤真菌感染、带状疱疹、皮炎等。

（4）艾滋病期　此期临床表现复杂，机会性感染及恶性肿瘤可累及全身各系统及器官，常与多种感染、肿瘤并存。可有以下 5 种表现：①体质性疾病。发热、乏力不适、盗汗、体重下降、畏食、慢性腹泻、肝脾大。②神经系统症状。头痛、癫痫、下肢瘫痪、进行性痴呆等。③机会性感染。原虫、真菌、病毒和抗酸菌感染。④继发肿瘤。卡波西肉瘤和非霍奇金淋巴瘤。⑤继发其他疾病如慢性淋巴性间质性肺炎。

2. 常见各系统的临床表现　①呼吸系统。常见的机会性感染有肺炎、肺结核等，其中以肺孢子菌肺炎最为常见，是本病因机会性感染而死亡的主要原因，表现为间质性肺炎。②消化系统。以念珠菌、疱疹和巨细胞病毒引起口腔和食管炎症或溃疡最常见。胃肠黏膜常受到疱疹病毒、隐孢子虫、鸟分枝杆菌和卡波西肉瘤的侵犯，可引起腹泻和体重减轻，肝大及肝功能异常。③中枢神经系统。机会性感染如脑弓形虫病、隐球菌脑膜炎、巨细胞病毒脑炎等；机会性肿瘤如脑淋巴瘤等；HIV 直接感染引起艾滋病痴呆综合征、无菌性脑炎。临床表现为头晕、头痛、癫痫、进行性痴呆、脑神经炎等。④皮肤黏膜。肿瘤性病变如卡波西肉瘤可引起红色浸润或结节；机会性感染可有白色念珠菌或疱疹病毒所致口腔感染等。⑤眼部。巨细胞病毒、弓形虫引起视网膜炎，眼部卡波西肉瘤等。

【医学检查】

1. 血液常规　不同程度贫血，白细胞及淋巴细胞减少，血小板减少，血沉加快。

2. 免疫学检查　T 淋巴细胞亚群检查，T 细胞绝对计数下降，CD_4^+T 淋巴细胞下降，$CD_4/CD_8 < 1.0$。

3. 血清学检查　① HIV 抗原检查。可用 ELISA 法检测 P24 抗原，P24 抗原的检测有助于 HIV/AIDS 的诊断，尤其能缩短抗体"窗口期"和帮助早期诊断。② HIV-1 和 HIV-2 抗体检测是 HIV 感染诊断的金标准。包括筛查试验和补充试验。HIV-1 和 HIV-2 抗体筛查方法包括酶联免疫吸附试验（ELISA）、化学发光或免疫荧光试验、快速检测（斑点 ELISA 和斑点免疫胶体金或胶体硒快速试验、明胶颗粒凝集试验、免疫层析试验）等。补充试验常用的方法是免疫印迹法（WB）。

4. HIV–RNA 定量检测　判断疾病进展、临床用药、疗效和预后的重要指标。可用免疫印迹法或 RT–PCR 法。定量检测既有助于诊断，又可判断疗效和预后。

【诊断要点】

根据流行病学资料，如多个性伴侣者、同性恋者、静脉药瘾者、血友病和多次输血等高危因素，结合临床表现，HIV 抗体或抗原的检查及 HIV RNA 的检测有助于明确诊断。

【治疗】

目前尚无特效药物，早期抗病毒治疗是关键。它既可缓解病情，又能预防和延缓艾滋病相关疾病的出现，减少机会性感染和肿瘤的发生。

1. 抗病毒治疗　目前抗 HIV 的药物种类包括以下几类，主张联合用药。①核苷类逆转录酶抑制剂，如齐多夫定（AZT）、拉米夫定等。②非核苷类逆转录酶抑制剂，如奈非雷平。③蛋白酶抑制剂，如沙奎那韦、英地那韦等。④整合酶抑制剂（INSTIs），如拉替拉韦、埃替拉韦等。⑤ CCR5 拮抗剂，如马拉维若。

2. 免疫疗法　应用免疫调节剂，如干扰素（IFNα）、胸腺素、白细胞介素 –2 等。

3. 并发症的治疗　针对各种机会性感染和不同类型的肿瘤，选择相应的药物治疗。如肺孢子菌肺炎可用戊烷咪（喷他脒）；卡波西肉瘤可用 AZT 与 IFNα 联合应用；隐孢子虫感染和弓形虫病可用螺旋霉素或克林霉素；巨细胞病毒可用阿昔洛韦；隐球菌脑膜炎目前主张用氟康唑或两性霉素 B。

4. 支持及对症治疗　输血、补充维生素及营养物质，明显消瘦者可用药物改善患者食欲。

5. 中医治疗　以辨证论治和辨病论治相结合法则，可给予方药银翘散合玉屏风散、泻白散合麻杏石甘汤、六君子汤等，可改善机体免疫功能，减轻症状。

【护理诊断 / 问题】

1. 体温过高　与不同病原体所致的继发性感染及肿瘤有关。

2. 腹泻　与胃肠道机会菌感染有关。

3. 恶心 / 呕吐　与胃肠道机会菌感染、肿瘤有关。

4. 皮肤 / 黏膜受损　与肿瘤、口腔 / 生殖器疱疹、真菌感染、细菌感染有关。

5. 精神状态改变　与中枢神经系统感染 HIV 有关。

6. 知识缺乏　对艾滋病及传播方式的知识不了解。

7. 低效性呼吸形态　与肺孢子菌肺炎、肺结核有关。

8. 感知改变：视力减退　与巨细胞病毒、视网膜炎有关。

【护理措施】

1. 隔离措施　艾滋病患者应执行血液 / 体液隔离和保护性隔离，以防发生各种机会性感染。

2. 安全与舒适管理　急性感染期和艾滋病期应卧床休息，并协助做好生活护理，症状减轻后可逐步起床活动。无症状感染期可正常工作，但应避免劳累。

3. 病情监测　①定时评估患者生命体征、神志、体重、营养状况等；观察有无口腔、食管炎症或溃疡，腹部压痛及肝脾情况；注意有无肺部湿啰音；观察有无瘫痪、癫痫发作、进行性痴呆等神经系统受累表现。②疾病后期出现机会性感染和恶性肿瘤等各种并发症，应详细记录病情变化，密切观察有无肺部、胃肠道、皮肤黏膜、中枢神经系统等感染的表现；观察皮肤黏膜有无卡波西肉瘤；并及时与医生联系，采取相应的治疗护理措施。

4.用药护理　注意观察抗肿瘤药物的疗效、不良反应，如头痛、恶心、呕吐等；观察抗病毒药物如 AZT，该药的不良反应主要是骨髓抑制，应定期检查血象，中性粒细胞 $< 0.5 \times 10^9/L$ 时，应报告医生。

5.饮食护理　给予高热量、高蛋白、高维生素、易消化饮食，以改善营养，增强机体抗病能力。若出现呕吐，在饭前 30 分钟给止吐药。若有腹泻，应鼓励患者多饮水或给肉汁、水果汁等，少量多餐。不能进食者给予鼻饲或静脉高营养。

6.心理护理　目前由于艾滋病缺乏特效治疗，加之疾病本身的折磨，患者易有焦虑、抑郁、恐惧、社交孤立感等心理反应，部分患者可出现报复、自杀等行为。护士首先要多与患者沟通，了解患者的心理状态，以正确的态度对待患者，真正关心体谅患者，了解患者的需要，满足合理要求，解除患者孤独、恐惧感。同时动员其亲属朋友给患者以关怀、同情、支持，鼓励患者珍爱生命，充分利用社会资源和信息，积极地融入社会。

【健康指导】

1.预防疾病　广泛宣传艾滋病的预防知识。本病目前仍以预防为主。应使群众了解艾滋病的传播途径、临床表现和预防方法，以采取自我防护措施进行预防，尤其应加强性道德的教育，严禁卖淫、嫖娼、吸毒；防止医源性感染；注意个人卫生，避免共用针头、注射器、牙具、刮面刀等。已感染 HIV 的育龄妇女应避免妊娠，已受孕者应中止妊娠；建立艾滋病监测网络，加强对高危人群的监测及国境检疫，及时隔离治疗；对 HIV 无症状携带者，可 3 ～ 6 个月做 1 次临床及免疫学检查，出现症状随时就诊。

2.管理疾病　对 HIV 感染者和患者应实施管理，如定期或不定期的医学观察及访视；血液、排泄物和分泌物应消毒处理；严禁献血，捐献器官、精液，性生活应使用避孕套；已感染 HIV 的育龄妇女应在专业机构人员指导下做好预防母婴传播的干预措施；出现症状、并发感染或恶性肿瘤者，应住院治疗。生活上，建议患者每日做好个人清洁卫生，不吸烟饮酒，每日刷牙 2 次，每日至少吃 2 次水果、蔬菜，加强锻炼。

3.康复指导　早期抗病毒治疗能缓解病情，减少机会性感染和肿瘤，又能预防或延缓相关疾病的发生。

六、狂犬病

狂犬病又称恐水病，是由狂犬病毒感染所引起的，以侵犯中枢神经系统为主的急性人畜共患传染病。人多因被病兽咬伤而感染。临床以恐水、怕风、恐惧不安、咽肌痉挛、进行性瘫痪为特征。迄今为止，病死率几乎 100%。

【病因及发病机制】

1.病原学　狂犬病毒属弹状病毒科，为单股负链 RNA，具有明显的嗜神经性。狂犬病毒易被紫外线、甲醛、季胺化合物、碘酒、乙醇及加热 100℃ 2 分钟灭活，但耐低温。

2.流行病学　近年来，由于养犬数量的增加及宠物热的出现，我国狂犬病的疫情有上升趋势，其病死率居传染病之首。

（1）传染源　带狂犬病毒的动物是本病的传染源。在我国，主要为狂犬，其次为猫、猪、牛、马等；野生动物如狐狸、狼、浣熊、臭鼬、食血蝙蝠等也能传播本病。

（2）传播途径　主要通过咬伤传播，也可由含有病毒的唾液污染伤口、黏膜而引起感染。少数可通过对病犬宰杀、剥皮、切割等过程中感染。

（3）人群易感性　人群普遍易感。被带毒的病兽咬伤而未做预防接种者，发病率为15%～30%，若及时伤口处理、狂犬血清封闭注射和接种狂犬疫苗后，发病率可降为0.15%。被狂兽咬伤后发病与否取决于咬伤部位、病兽种类、伤口的大小及程度、伤口局部处理情况、伤后处理是否及时等因素。

（4）流行特征　以春、夏季发病率为高，患者以青少年为多。一旦机体获得免疫则终身保护。

3. 发病机制　狂犬病毒对神经组织具有强大的亲和力，致病过程可分三个阶段：①组织内病毒小量增殖期。病毒自皮肤或黏膜破损处侵入人体后，先在入侵处及其周围横纹肌细胞内缓慢繁殖，4～6天侵入周围的末梢神经。②侵入中枢神经系统期。病毒沿周围神经的轴索上行至中枢神经系统，主要侵犯脑干和小脑等处的神经细胞。③向各器官扩散期。从中枢神经沿传出神经扩散，侵入各器官、组织，尤以唾液腺的病毒数量最多。由于迷走神经、舌咽及舌下神经受损，导致吞咽及呼吸肌痉挛，故出现恐水、吞咽困难等症状。交感神经受累时可发现唾液和出汗增多。而迷走神经节、交感神经和心脏神经节受损时可引起心血管功能紊乱或猝死。

【病理】

主要病理改变为急性弥漫性脑脊髓膜炎。镜下特征性病变为神经细胞质内可见嗜酸性包涵体（内基小体），是具有特征性诊断价值的病变。

【临床表现】

潜伏期长短不一，大多在3个月内发病，最长可达10年以上。病程一般不超过6天。狂犬病在临床上可表现为狂躁型（大约2/3的病例）或麻痹型。由犬传播的狂犬病一般表现为狂躁型，而吸血蝙蝠传播的狂犬病一般表现为麻痹型。狂躁型患者以意识模糊、恐惧痉挛，以及自主神经功能障碍（如瞳孔散大和唾液分泌过多等）为主要特点。麻痹型患者意识清楚，但有与吉兰－巴雷综合征（GBS）相似的神经病变症状。GBS是脊神经和周围神经的脱髓鞘疾病，又称急性特发性多神经炎或对称性多神经根炎，临床主要表现为进行性、上升性、对称性麻痹，四肢软瘫，以及不同程度的感觉障碍。与GBS不同的是，狂犬病患者一般伴有高热、叩诊肌群水肿（通常在胸部、三角肌和大腿）和尿失禁，而不伴有感觉功能受损。典型临床经过分为3期。

1. 前驱期　常有低热、头痛、倦怠、恶心、全身不适，继而烦躁不安、惊恐，对风、声、光刺激敏感，并有咽喉部紧缩感。已愈合的伤口及其附近有麻木、发痒、疼痛及蚁走感等异常感觉，为最有价值的早期症状。本期持续2～4天。

2. 兴奋期　患者逐渐进入高度兴奋状态，临床特点为：①高度兴奋，表情极度恐惧，发作性咽肌痉挛和呼吸困难，可为多种刺激加重，又恐水、怕风、怕光、怕声，其中恐水为本病特征，典型表现为口渴不敢饮水，甚至闻水声、见水或提及饮水均可引起咽肌严重痉挛，严重发作时可出现全身肌肉阵发性抽搐，因呼吸肌痉挛致呼吸困难和发绀。②体温可升至38～40℃。③交感神经兴奋，表现为大汗、流涎、瞳孔散大、对光反应迟钝、心率增快、血压升高等。多数患者神志清晰，部分可出现精神障碍。本期1～3天。

3. 麻痹期　痉挛发作停止，进入全身弛缓性瘫痪，由兴奋躁动转为安静，随后进入昏迷状态。最终因呼吸、循环衰竭而死亡。本期持续6～18小时。

【并发症】

可并发肺炎、气胸、纵隔气肿、呼吸衰竭、脑水肿、心律失常、心功能衰竭、动静脉栓塞、上消化道出血、急性肾损伤等。

【医学检查】

1. 血常规及脑脊液检查 白细胞总数轻至中度增多，中性粒细胞占80%以上。脑脊液细胞数及蛋白可稍增多，糖及氯化物正常。

2. 免疫学检查 取脑脊液、唾液直接涂片、角膜印片或咬伤部位皮肤组织或脑组织等标本，应用IFA检测抗原，阳性率可达98%；也可用ELISA检测血清中病毒抗原。检测血清中狂犬病毒抗体可用中和试验或补体结合试验。如曾接种过疫苗，中和抗体效价超过1∶5000者为阳性。

3. 病毒分离 取患者的唾液、脑脊液、皮肤或脑组织进行细胞培养，或用乳小白鼠接种法分离出病毒，即可确诊。

4. 内基小体检查 取患者死后的脑组织做切片染色，镜检在神经细胞内找到内基小体可确诊。

【诊断要点】

根据过去被病兽或可疑病兽咬伤、抓伤史，出现典型的临床症状，即可做出临床诊断。确诊有赖于病原学检测或尸检发现脑组织内基小体。

【治疗】

治疗要点是以综合、对症、支持治疗为主，目前尚无特效疗法。

1. 对症治疗 躁狂使用镇静剂；加强监护治疗、吸氧，保持呼吸道通畅，必要时行人工呼吸器辅助呼吸；维持内环境平衡，有脑水肿时给予脱水剂治疗。

2. 抗病毒治疗 临床曾用α-干扰素、阿糖腺苷、大剂量人抗狂犬病免疫球蛋白进行治疗，均未获成功。还需进一步研究有效的抗病毒药物。

【护理诊断/问题】

1. 皮肤完整性受损 与病犬、病猫等动物咬伤或抓伤有关。

2. 有窒息的危险 与病毒损害中枢神经系统功能致呼吸肌痉挛有关。

3. 体温过高 与患者高度兴奋、交感神经功能亢进、感染有关。

【护理措施】

1. 隔离措施 严格接触隔离，患者住单间，防止唾液污染。

2. 安全与舒适管理 尽量保持患者安静，避免风、光、声的不良刺激。患者应卧床休息，狂躁患者应注意安全，加防护栏或适当约束，避免坠床或外伤，必要时给予镇静治疗。

3. 病情监测 ①注意有无高度兴奋、恐水、怕风的表现；监测生命体征；观察患者的意识状态，有无痉挛发作或弛缓性瘫痪，发作时有无出现幻觉和精神异常等。②麻痹期应密切观察呼吸与循环衰竭的进展情况，定时记录神志、面色及生命体征，注意心率、血压、呼吸频率及节律的改变，记录24小时出入量。

4. 对症护理 ①避免刺激。有计划安排医疗与护理操作，集中在使用镇静剂后，动作应轻快；避免水、风、光、声的刺激，尤其与水相关的刺激，如避免让患者闻水声、不在病室内放水容器、不在患者面前提及"水"、适当遮挡输液装置等。②发热的护理。具体措施见第十章第一节"发热的护理措施"。③防止窒息的护理。保持呼吸道通畅，及时清除口腔及呼吸道分泌物，给予氧气吸入及镇静剂，必要时行气管切开或人工呼吸机辅助呼吸。④循环衰竭的护理。遵医嘱静脉补液，维持水、电解质及酸碱平衡；及时应用血管活性药物、强心剂等。

5. 用药护理 因苯巴比妥等镇静剂有抑制呼吸作用，在遵医嘱应用时，应注意观察患者有无呼吸抑制。为避免马血清的过敏反应，在注射前必须做皮肤过敏试验，过敏者可脱敏注射。

6. 饮食护理 给予鼻饲高热量流质饮食，若插鼻饲管有困难时，插管前可在患者咽喉部喷涂可待因溶液；必要时静脉输液补充营养，维持水、电解质平衡。

7. 伤口护理　伤口应尽快用20%肥皂水或0.1%苯扎溴胺（新洁尔灭）反复冲洗伤口至少半小时，力求去除狗涎，挤出污血；冲洗后用75%乙醇或2%碘酒涂拭。伤口一般不予缝合或包扎，以便排血引流。若咬伤部位为头、面、手、颈部或严重咬伤者，还需应用抗狂犬病毒免疫血清和免疫球蛋白在伤口底部及其周围行局部浸润注射。此外，尚需注意预防破伤风及细菌感染。

8. 心理护理　多数患者神志清醒，但因恐水、怕风，担心病情而异常痛苦，恐惧不安，应关心患者，尽量使其有安全感。

【健康指导】

1. 预防疾病　宣传狂犬病对人的危害和预防措施，严格犬的管理，捕杀野犬，管理和免疫家犬。高危人群如兽医、动物管理人员、山洞探险者和从事狂犬病毒研究的实验人员，应做暴露前的疫苗接种，接种3次，每次2mL，肌内注射，于0、7、21日进行，1～3年加强注射1次；被犬咬伤后应立即、彻底进行伤口处理，并做暴露后预防接种，接种5次，每次2mL，肌内注射，于0、3、7、14和30日完成；如严重咬伤，可全程注射10次，于当时至第6日每日一针，随后10、14、30、90日各一针。

2. 管理疾病　实施接触隔离，防止唾液污染，将患者安置于单人房间内，由专人护理。

第三节　细菌感染性疾病

一、伤寒

伤寒是由伤寒杆菌引起的急性肠道传染病，临床特征为持续发热、表情淡漠、相对缓脉、肝脾肿大、玫瑰疹及白细胞减少等，有时出现肠出血、肠穿孔等严重并发症。

【病因及发病机制】

1. 病原学　伤寒杆菌为沙门菌属D群，革兰染色阴性，短杆状，有鞭毛，能运动。具有脂多糖胞壁抗原（O抗原）、鞭毛抗原（H抗原）和多糖毒力抗原（Vi抗原），感染后机体可产生相应抗体。伤寒杆菌在自然界中生命力强，耐低温，在水中可存活2～3周，在粪便中能生存1～2个月，在牛奶、肉类、蛋类中能生存并繁殖，但对光、热及一般消毒剂较敏感，日光照射数小时、加热至60℃15分钟或煮沸均可灭活。

2. 流行病学　患者和带菌者均为伤寒的传染源。患者自潜伏期末即可排菌，在病程2～4周传染性最强。恢复期排菌期限达3个月以上者称为慢性带菌者，是本病不断传播和流行的主要传染源。经粪－口途径传播，其中水源被污染是本病最重要的传播途径，常可引起暴发流行；而进食被污染的食物则是最主要的传播途径。人群普遍易感，且病后免疫力持久。本病终年可见，但以夏、秋季多见。

3. 发病机制　伤寒杆菌进入人体后是否发病取决于摄入细菌的数量、毒力和机体的免疫能力。正常情况下胃酸可以杀灭伤寒杆菌，人体不发病；当胃酸稀释、胃酸缺乏或侵入的细菌数量较多时，未被胃酸杀灭的细菌进入肠道后，通过肠黏膜，进入淋巴组织中繁殖，释放入血导致第一次菌血症；接着伤寒杆菌随血流进入各组织器官内继续生长繁殖，再次入血流释放内毒素，形成第二次菌血症，约在病程的第1～3周，影响多脏器的功能并出现相应的临床症状；第5周开始，病程进入恢复期。

【病理变化】

伤寒的主要病理特点是由伤寒杆菌释放脂多糖内毒素而激活单核-吞噬细胞产生的增生性反应，以回肠下段的集合淋巴结及孤立淋巴滤泡病变最具特征性。病理上分为增生、坏死、溃疡形成和溃疡愈合4期，每期约1周。巨噬细胞吞噬伤寒杆菌、红细胞、淋巴细胞及细胞碎片，称为"伤寒细胞"。伤寒细胞聚集成团，形成小结节，称为"伤寒小结"或"伤寒肉芽肿"，具有病理诊断意义。

【临床表现】

潜伏期3～60天，大多7～14天。

1. 临床分期 典型病例临床经过可分为四期。

（1）初期 为病程第1周，发热是伤寒的首发症状，发热前可伴畏寒，寒战少见；体温呈阶梯状逐步升高，在3～7天后逐步达到高峰，可达39～40℃。起病时可伴有全身不适、食欲减退、腹胀、轻度咳嗽等症状，右下腹可有轻压痛。

（2）极期 病程第2～3周，出现伤寒的特征性表现。①发热。持续高热，多呈稽留热型。②消化系统症状。患者食欲不振、腹胀明显，右下腹部多有压痛。③神经系统表现。患者精神恍惚，表情淡漠，反应迟钝，听力下降，严重者可出现谵妄、抽搐、昏迷等。④循环系统症状。常出现相对缓脉（脉搏与发热不成比例上升，体温每升高1℃，每分钟脉搏增加少于15～20次），部分患者可有重脉（桡动脉触诊时，每一次脉搏感觉有两次搏动的现象）。⑤肝、脾肿大。第1周末即可出现肝、脾肿大，质软，有压痛，其中脾脏肿大比肝脏肿大更多见。⑥玫瑰疹。多见于病程第7～14天，直径2～4mm，压之褪色，多在10个以下，分批出现，2～4天内变暗淡、消退，多见于胸、腹及肩背部。

（3）缓解期 病程第4周，体温逐渐下降，食欲好转，中毒症状缓解，腹胀减轻至消失，肿大的肝脾开始回缩。

（4）恢复期 病程第5周时，体温恢复正常，神经、消化系统症状消失，肝脾恢复正常。

部分患者进入缓解期，体温尚未降至正常时又重新上升，持续5～7天后退热，称为再燃。少数伤寒患者已经进入恢复期，在退热1～3周后临床症状再现，称为复发。

2. 临床类型 根据临床特点伤寒可分为普通型、轻型、逍遥型、迁延型和暴发型等。

【并发症】

常见的并发症包括肠出血和肠穿孔，其中肠出血最常见，多于病程第2～3周出现；肠穿孔最严重，多发生于病程的第2～3周，部位多在回肠末段。偶可见中毒性肝炎、中毒性心肌炎、溶血性尿毒综合征等。

【医学检查】

1. 血、尿常规检查 白细胞减少，一般在（3～5）×10^9/L之间，中性粒细胞减少，嗜酸性粒细胞减少或消失（其消长情况对诊断和评估病情有参考价值）。可有轻度蛋白尿及少量管型。

2. 病原学检查 发病第1～2周血培养阳性率最高，是最常用的确诊方法；骨髓培养阳性率比血培养高，阳性持续时间长；粪便培养发病第3～4周阳性率最高，常用于判断带菌情况。尿培养在病程第3～4周的阳性率仅为25%左右。

3. 血清学检查 常用肥达反应对伤寒进行辅助诊断，通常"O"抗体凝集效价在1∶80及"H"抗体在1∶160或以上时，可确定为阳性，具有辅助诊断价值。

【诊断要点】

综合流行病学资料，临床表现，白细胞总数减少，嗜酸性粒细胞减少或消失，结合血和骨髓培养阳性可确立诊断。血清肥达反应阳性对本病有辅助诊断价值。

【治疗】

治疗要点是综合病原治疗与并发症治疗。

1. 病原治疗　①喹诺酮类药物。第三代喹诺酮类药物是治疗伤寒的首选药物。可选用诺氟沙星每次 0.2～0.4g，每日 3～4 次口服；氧氟沙星 0.2g，每日 3 次口服；环丙沙星 0.5g，每日 2 次口服；左旋氧氟沙星 0.2g，每日 2 次口服。②氯霉素。对氯霉素敏感者可选用本药，用药期间应密切注意血象变化。③头孢菌素类。用于孕妇、小儿和重症伤寒的治疗，可选用头孢噻肟、头孢哌酮、头孢他啶等。

2. 并发症治疗　①肠出血。如患者烦躁不安，可适当应用地西泮等镇静剂；大出血者应禁食，立即补充血容量，应用止血药物，维持水、电解质平衡，内科止血治疗无效时应考虑手术治疗。②肠穿孔。一旦确诊尽快手术治疗。

3. 慢性带菌者的治疗　根据细菌的药物敏感试验结果选用有效抗生素，如氧氟沙星、左氧氟沙星或环丙沙星等。

【护理诊断/问题】

1. 体温过高　与伤寒杆菌感染有关。

2. 营养失调：低于机体需要量　与高热、食欲不振、腹胀、腹泻有关。

3. 便秘　与肠蠕动减弱、活动量减少有关。

4. 潜在并发症　肠出血、肠穿孔。

【护理措施】

1. 安全与舒适管理　绝对卧床休息至热退后 1 周，恢复期无并发症者可逐渐增加活动量。

2. 疾病监测　①常规监测。密切观察患者的生命体征、神志、面色变化；观察大便颜色、性状。②并发症监测。如患者出现血便、体温突然下降、头晕、口渴、恶心和烦躁不安等症状提示肠出血；如患者出现腹胀、腹壁紧张、全腹压痛和反跳痛、移动性浊音阳性等，提示患者出现肠穿孔，应及时通知医生并配合处理。

3. 对症护理　发热患者可以适当用温水、乙醇擦浴等；便秘时忌过分用力，必要时用开塞露，忌用泻药和高压灌肠；对严重腹胀患者应慎用肾上腺皮质激素和新斯的明，以免诱发肠出血、肠穿孔。

4. 用药护理　喹诺酮类药物应注意给药剂量、用法、间隔时间及观察不良反应，如环丙沙星可引起头痛、腹痛、呕吐、皮疹等；氯霉素使用期间注意骨髓抑制的不良反应，必须监测血象变化，尤其是防止粒细胞减少症的发生；头孢菌素类要注意过敏反应；一旦发现异常应及时通知医生。

5. 饮食护理　发热期间应给予营养丰富、清淡、流质饮食；热退 1 周后，可进食低渣或无渣半流质或软饭；恢复期患者食欲好转，可逐渐过渡至正常饮食，但应避免粗纤维、多渣饮食，避免暴饮暴食。

6. 心理护理　针对患者及其家属的心理状况，关心体贴患者，鼓励患者树立战胜疾病的信心，消除不良心理反应，使患者主动积极地配合治疗和护理。

【健康指导】

1. 预防疾病　对患者及家属讲解本病的病因及传染性，增强预防意识。加强对饮水、食物、粪便的卫生管理，消灭苍蝇，养成良好的个人卫生与饮食卫生习惯。易感人群注射疫苗，以预防伤寒的发生。

2. 管理疾病　绝对卧床至退热后 1 周，患者和带菌者实施接触隔离措施，其排泄物及用具严格消毒处理，体温正常后的第 15 天或间隔 5～7 天粪便培养 1 次，连续 2 次阴性后解除隔离。若粪便或尿液培养呈阳性持续超过 1 年，不可从事饮食服务，且需要继续服用抗生素治疗。居家治疗者需随时消毒被污染的厕所、地面、食具、衣物、用品等，对可能污染的物品可使用焚烧、阳光直射、煮沸、消毒灵浸泡等方法消毒，患者排泄物也需严格消毒。

【预后】

伤寒的预后与患者体质、治疗早晚及有无并发症有很大关系。一般情况下，如不发生并发症，则预后良好。

二、细菌性食物中毒

细菌性食物中毒是因进食被细菌或细菌毒素所污染的食物而引起的急性感染中毒性疾病。临床上可分为胃肠型与神经型两类，其中胃肠型最多见，本节主要阐述胃肠型食物中毒。临床特征为恶心、呕吐、腹痛、腹泻等。

【病因及发病机制】

1. 病原学　引起胃肠型食物中毒的常见菌有沙门菌、副溶血性弧菌（嗜盐杆菌）、变形杆菌、大肠埃希菌、蜡样芽孢杆菌和金黄色葡萄球菌等。沙门菌广泛存在于家畜、家禽肠道中，不耐热，60℃ 10～20 分钟可被杀灭，5% 苯酚 5 分钟亦可被杀灭；副溶血性弧菌主要污染海产品及肉禽类腌制品，对酸及热敏感，普通食醋中 3～5 分钟，或加热至 56℃ 5～10 分钟、90℃ 1 分钟可将其灭活；变形杆菌广泛存在于腐败的有机物、污水、人和动物的肠道中，加热至 55℃ 后 60 分钟可被灭活；大肠埃希菌为正常肠道菌群，加热至 60℃ 15～20 分钟可被灭活；蜡样芽孢杆菌存在于土壤、垃圾、水、草和腐败物中，也存在于人、畜的肠道中，繁殖型加热至 80℃ 后 20 分钟可被灭活，但其芽孢耐热，煮沸至少 20 分钟以上方可灭活；金黄色葡萄球菌存在于人的皮肤、鼻咽部、指甲和化脓性感染灶中，加热至 80℃ 后 30 分钟可被杀死，但其肠毒素耐热，在 218～248℃ 的油中 30 分钟才能破坏。

2. 流行病学　本病主要传染源为被致病菌感染的人和动物，副溶血性弧菌的传染源主要是海产品。传播途径主要经消化道传播，通过进食污染的食物而致病。人群普遍易感，病后无明显免疫力。多发生在夏秋季，发病比较集中，多以暴发和集体发病的形式出现。

3. 发病机制　根据发病机制可分为毒素型、感染型和混合型三类。病原菌在污染的食物中大量繁殖，并产生肠毒素类物质，或菌体裂解释放内毒素，可引起人体剧烈的胃肠道反应。沙门菌进入肠道后繁殖造成菌血症和释放内毒素，导致呕吐和腹泻，属于感染型食物中毒；金黄色葡萄球菌食物中毒主要由于细菌肠毒素致病，属于毒素型食物中毒。病理上可有胃和小肠黏膜充血、水肿，重者可出现糜烂、出血及溃疡等变化。

【临床表现】

本病起病急，主要由于进食不洁食品引起。病程多在 1～3 天内，临床表现以急性胃肠炎为主，如恶心、呕吐、腹痛、腹泻等，部分患者可有畏寒、发热、头痛、乏力等感染中毒症状，但不同细菌引起的中毒症状也不完全相同：①沙门菌感染患者多出现呕吐、腹泻，大便呈水样、伴腥臭，有时可有黏液血便；②副溶血性弧菌感染患者腹痛较明显，具有血水样大便；③金黄色葡萄球菌、蜡样芽孢杆菌感染患者呕吐最明显，呕吐物含胆汁，有时带血和黏液，腹泻频繁，多为黄色稀便和黏液便；④变形杆菌感染患者可发生颜面潮红、头痛、荨麻疹等过敏症状。

【并发症】

胃肠型食物中毒主要并发症有急性肾损伤、肺炎、急性血脑循环障碍、心肌梗死、肠系膜血管血栓形成、休克等。

【医学检查】

将患者呕吐物、粪便及可疑食物等做细菌培养，如分离到相应细菌即可确诊。

【诊断要点】

根据可疑饮食史（共餐者短期内集体发病），急性胃肠炎症状，结合病原学检查分离到相应的细菌即可诊断。

【治疗】

治疗要点：以对症治疗为主，抗菌治疗为辅。

1. 对症治疗 吐泻、腹痛剧烈者暂禁食，可肌注阿托品 0.5mg 或山莨菪碱 10mg；脱水明显者应予以静脉注射葡萄糖盐水；及时纠正电解质及酸碱失衡。

2. 抗菌治疗 细菌性食物中毒多为自限性，病情不重者通常不用抗菌药物。伴有高热的严重患者应及时根据细菌培养及药物敏感试验选用有效的抗菌药物，如喹诺酮类药物、头孢菌素类药物等。

【护理诊断 / 问题】

1. 有体液不足的危险 与呕吐、腹泻引起大量体液丢失有关。

2. 疼痛：腹痛 与肠痉挛、肠道炎症有关。

3. 营养失调：低于机体需要量 与呕吐、腹泻、吞咽困难有关。

4. 潜在并发症 酸中毒、电解质紊乱、休克。

【护理措施】

1. 安全与舒适管理 急性期卧床休息，减少体力消耗。

2. 疾病监测 密切监测生命体征；观察呕吐及腹泻的次数、量及性状；观察大便的颜色、性状及是否有隐血；观察是否有畏寒、发热、腹痛等伴随症状；注意监测有无脱水、电解质及酸碱平衡失调等表现。

3. 对症护理 呕吐、腹泻有助于清除消化道内残留的毒素，故一般不予止吐处理，早期也不用止泻剂。腹痛者可局部热敷。

4. 用药护理 使用敏感抗生素者，注意疗效和不良反应。阿托品用后可出现口干、心动过速、瞳孔变大、视物模糊等表现，应留意观察。

5. 饮食护理 呕吐及严重腹泻者应暂禁食，呕吐停止宜多饮淡盐水，腹泻减轻后给予流质饮食，忌食多脂肪、多纤维食物，腹泻停止后改为普通饮食。进食不足者给予静脉营养，注意维持水、电解质及酸碱平衡。

6. 心理护理 胃肠型食物中毒往往起病急，病情较严重，且多人发病。因此，患者常常出现恐惧、焦虑等情绪。应注意评估患者的心理反应和应对方式，进行心理疏导，树立其战胜疾病的信心。

【健康指导】

1. 预防疾病 指导患者及家属了解本病的基本知识，做好饮食卫生的宣传教育，避免暴饮暴食，禁食不洁和变质的食物，不饮生水。消灭苍蝇、鼠类、蟑螂等传播媒介等。对从事服务性行业的人员定期体检，及时发现和治疗带菌者。

2. 管理疾病 对患者实施接触隔离。指导患者急性期卧床休息，减少体力消耗；识别病情变化；遵循饮食治疗计划，遵医嘱用药。

【预后】

胃肠型食物中毒预后大多良好，病程较短，多在 1 ～ 3 天恢复。

三、细菌性痢疾

细菌性痢疾简称菌痢，是由痢疾杆菌引起的肠道传染病，临床特征为腹痛、腹泻、排黏液脓血便及里急后重等。严重者可发生感染性休克和中毒性脑病，死亡率极高。

【病因及发病机制】

1.病原学　痢疾杆菌属肠杆菌科志贺菌属，革兰染色阴性，可分为 4 个血清群（A 群痢疾志贺菌、B 群福氏志贺菌、C 群鲍氏志贺菌及 D 群宋内志贺菌）47 个血清型或亚型。国内流行菌群以 B 群为主，D 群次之。本菌各型均可产生内毒素，是引起全身发热、毒血症及休克的主要因素；志贺菌还可产生外毒素（志贺毒素），有神经毒性、细胞毒性和肠毒性，引起更严重的临床表现。本菌存在于患者及带菌者的粪便中，在外界环境中生存力较强，但对各种消毒剂均敏感。

2.流行病学　以急、慢性菌痢患者和带菌者为主要传染源。主要经粪 – 口途径传播，还可通过日常生活接触传播。人群普遍易感，且易反复感染。以学龄前儿童和青壮年为多。流行具有明显的季节性，8 ～ 9 月达高峰。

3.发病机制　痢疾杆菌侵入结肠黏膜上皮细胞后进行繁殖，并释放毒素，引起肠黏膜的炎症、坏死及溃疡，临床表现为腹痛、腹泻和黏液脓血便。中毒型菌痢发生机制除内毒素的作用外，还可能与患者的过敏反应有关。内毒素入血后，可作用于肾上腺髓质、兴奋交感神经系统、刺激网状内皮细胞等引起急性微循环障碍，进而导致感染性休克、DIC 及重要脏器功能衰竭，尤其在脑组织比较明显，出现昏迷、抽搐与呼吸衰竭等。

【病理变化】

菌痢的病变主要发生于乙状结肠与直肠。基本病理变化是肠黏膜弥漫性纤维蛋白渗出性炎症，早期黏膜分泌亢进、充血水肿，进一步发展使肠黏膜形成浅表坏死，表面形成特征性的假膜；1 周左右，假膜脱落后形成大小不等、形状不一的"地图状"溃疡。慢性菌痢肠黏膜水肿和肠壁增厚，肠黏膜溃疡不断形成和修复，导致瘢痕和息肉形成。

【临床表现】

潜伏期为数小时至 7 天，一般为 1 ～ 4 天，根据病程长短和病情轻重可分为下列临床类型。

1.急性菌痢　根据毒血症及肠道症状轻重，可分为 4 型。

（1）普通型（典型）　起病急，畏寒高热，伴头痛、乏力、食欲减退；继之出现腹痛、腹泻和里急后重；大便性状初为稀水便、后为脓血便，大便量少，次数增多，每日十余次至数十次；常伴左下腹压痛及肠鸣音亢进。多数患者可自行恢复，亦可转为慢性。

（2）轻型（非典型）　全身症状轻微，无明显发热。急性腹泻，通常每日数次，稀便有黏液但无脓血。病程短，3 ～ 7 天可痊愈，但亦可转为慢性。

（3）重型　多见于老年、体弱、营养不良者，急起发热，每日腹泻 30 次以上，为稀水样血便，可出现片状假膜，甚至大便失禁，腹痛及里急后重明显。后期可出现严重腹胀、中毒性肠麻痹、外周循环衰竭等。部分以中毒性休克为突出表现者可无发热。

（4）中毒性菌痢　多见于 2 ～ 7 岁儿童。起病急骤，突然高热，有严重的全身毒血症状，可迅速发生循环及呼吸衰竭。按其临床表现可分为 3 型。①休克型（周围循环衰竭型）。较多见，以感染性休克为主要表现。患者可出现面色苍白，四肢发冷，指甲发白，心率快，脉细速，血压下降或测不出。晚期表现为意识障碍、心、肾功能不全的症状。②脑型（呼吸衰竭型）。最严重，早期出现颅内压增高和脑水肿，表现为剧烈头痛、频繁呕吐、生命体征不稳定，伴意识障碍；严重者出现中枢性呼吸衰竭，表现为反复惊厥、血压下降、脉细速、呼吸节律不齐、瞳孔不等大，直至昏迷。③混合型。同时具有上述两型的临床表现，病情最为凶险（病死率达90%以上）。

2. 慢性菌痢 病程反复发作或迁延不愈达2个月以上，即为慢性菌痢。①急性发作型。半年内有菌痢史，常因进食生冷食物或受凉、劳累等因素诱发，可再次出现急性菌痢的表现，发热常不明显。②慢性迁延型。最为多见。急性菌痢发作后，迁延不愈，常有腹痛、腹泻、稀黏液便或脓血便，长期腹泻导致营养不良、贫血、乏力等，大便常间歇排菌。③慢性隐匿型。1年内有菌痢史，无明显临床症状，大便培养可检出痢疾杆菌。

【并发症】

并发症和后遗症都少见。并发症包括菌血症、溶血性尿毒综合征、关节炎、赖特综合征等。后遗症主要是神经系统后遗症，可产生耳聋、失语及肢体瘫痪等症状。

【医学检查】

1. 血、粪常规 急性期白细胞总数增高，中性粒细胞增高，慢性患者可有轻度贫血。粪便外观多为黏液脓血便，镜检有大量脓细胞或白细胞及红细胞，如有巨噬细胞则有助于诊断。

2. 病原学检查 粪便细菌培养检出痢疾杆菌可确诊。

3. 免疫学检查 大便涂片进行荧光抗体检查大便中的抗原，采用抗酸染色或聚合酶链反应（PCR），直接检查粪便中的志贺菌属核酸，可早期快速诊断。

【诊断要点】

1. 诊断 依据流行病学资料，临床表现，粪便镜检有大量脓细胞或白细胞及红细胞，即可初步诊断，确诊依赖于粪便培养检出痢疾杆菌。

2. 鉴别诊断 急性细菌性痢疾需与急性阿米巴痢疾相鉴别（见表10-1）。

表 10-1 急性细菌性痢疾与急性阿米巴痢疾的鉴别要点

鉴别要点	急性细菌性痢疾	急性阿米巴痢疾
病原体	志贺菌	溶组织内阿米巴
潜伏期	数小时至7日	数周至数月
发热	多有	多无
毒血症状	明显	少见
胃肠道症状	腹痛重，左下腹多见，有里急后重，腹泻每日10多次或数十次	腹痛轻，右下腹多见，无里急后重，腹泻每日数次
粪便检查	量少，黏液脓血便，镜检可见大量红细胞及白细胞，粪便培养有志贺菌生长	量多，暗红色果酱样便，有腥臭，镜检白细胞少，红细胞多，可找到溶组织内阿米巴滋养体

【治疗】

治疗要点：综合一般治疗、病原治疗和对症治疗。

1. 急性菌痢 ①病原治疗。喹诺酮类药物目前为成人首选药物，首选环丙沙星，其他如诺氟沙星、氧氟沙星等可酌情选用，儿童、孕妇及哺乳期妇女不宜使用。②对症治疗。凡有水和电解质丢失，均应口服补液；高热以物理降温为主，必要时适当使用退热药；腹痛剧烈者可用颠茄片或阿托品等解痉止痛；毒血症状严重者，在抗菌治疗的基础上，给予小剂量肾上腺糖皮质激素。

2. 中毒型菌痢 ①病原治疗。药物选择基本与急性菌痢相同，但应先静脉给药，好转后改为口服。可选用环丙沙星或氧氟沙星，亦可用头孢菌素如头孢噻肟。②对症治疗。对于休克型应积极抗休克治疗，早期快速输液以扩充血容量、纠正酸中毒；采用山莨菪碱解除微血管痉挛；保护重要脏器功能；短期内应用肾上腺糖皮质激素。对于脑型用 20% 甘露醇改善脑水肿；应用血管活性药物以改善脑部微循环；呼吸衰竭者保持呼吸道通畅，及时吸痰，给氧，必要时应用呼吸兴奋剂及机械通气。高热者给予物理降温及退热药；如高热伴躁动及惊厥者可用亚冬眠疗法；反复惊厥者可予镇静剂，如地西泮、水合氯醛等。

3. 慢性菌痢 ①病原治疗。根据病原菌药敏结果选用有效抗菌药物，可联合应用两种不同类型的抗菌药物，疗程宜长，需重复 1～3 个疗程。亦可应用药物保留灌肠疗法。②对症治疗。肠功能紊乱可用镇静、解痉药物；出现肠道菌群失调，可用微生态制剂如乳酸杆菌或双歧杆菌制剂；积极治疗可能并存的慢性消化道疾病。

【护理诊断/问题】

1. 腹泻 与胃肠道炎症、溃疡形成导致胃肠蠕动增强，肠痉挛有关。

2. 组织灌注无效 与内毒素导致微循环障碍有关。

3. 体温过高 与志贺菌属内毒素血症有关。

4. 疼痛：腹痛 与细菌毒素致肠蠕动增强、肠痉挛有关。

5. 潜在并发症 中枢性呼吸衰竭、惊厥、脑疝。

【护理措施】

1. 安全与舒适管理 急性期患者应卧床休息，中毒型患者应绝对卧床，专人监护，安置患者平卧位或休克体位（头部和下肢稍抬高），并注意保暖。

2. 疾病监测 ①常规监测。监测生命体征、神志、面色、瞳孔等；记录大便的次数、量及性状；记录 24 小时出入量；观察脱水征象及电解质紊乱表现。②危重症的监测。休克型患者应严密监测生命体征、神志、尿量，观察有无面色苍白、四肢湿冷、血压下降、脉细速、尿少、烦躁等休克征象，一旦出现异常应通知医生，配合抢救。当出现频繁惊厥、昏迷加深、口唇发绀、呼吸不规则时应考虑脑水肿、脑疝和呼吸衰竭，应及时通知医生，配合抢救。

3. 对症护理 高热患者积极采取物理降温，如冰袋冷敷、温水擦浴等，惊厥患者应注意安全，防止跌伤或舌咬伤；保持病室安静，避免刺激，以免诱发惊厥。腹泻患者需加强肛周皮肤护理，每日用 1:5000 高锰酸钾溶液坐浴或肛周涂以凡士林，防糜烂；伴明显里急后重者，嘱患者排便时不要过度用力，以免脱肛。循环衰竭患者取休克卧位，吸氧保暖；建立两条或两条以上有效静脉通道，保证输液通畅及药物及时使用。呼吸衰竭患者保持呼吸道通畅，及时吸痰吸氧。如呼吸停止者，应配合气管切开、气管插管，给予机械通气。

4. 用药护理 喹诺酮类药物应注意给药剂量、用法、间隔时间及观察不良反应，如环丙沙星可引起头痛、腹痛、呕吐、皮疹等；应用扩血管药物时要注意药物浓度、滴速及不良反应。

5. 饮食护理 严重腹泻伴呕吐者，可暂禁食，静脉补充所需营养；能进食者可给予高蛋白、高维生素、少渣、易消化、清淡流质或半流饮食，忌食生冷、多渣、油腻或刺激性食物，少量多餐，多饮淡糖盐水；病情好转逐渐过渡至正常饮食。

6. 心理护理 急性菌痢患者往往因症状重，慢性菌痢患者由于病程迁延经久不愈，患者往往表现为焦虑、情绪不稳等。要针对患者及其家属的心理状况，做好宣传解释工作，消除不良心理反应。

【健康指导】

1. 预防疾病 向患者及家属宣讲菌痢的发病原因和预防知识，指导患者建立良好的个人卫生习惯；慢性菌痢患者可因进食生冷食物、暴饮暴食、过度紧张和劳累、受凉、情绪波动等诱发急性发作，应注意避免。在痢疾流行期间，易感者可口服多价痢疾减毒活菌苗，提高机体免疫力。

2. 管理疾病　患者应及时隔离治疗，自觉配合休息、饮食、饮水要求，遵医嘱规律服药。排泄物、分泌物随时消毒，直至临床症状消失，粪便培养连续 2 次阴性方可解除隔离。

【预后】

大部分急性菌痢属于自限性疾病，患者于 1～2 周内痊愈，只有少数患者转为慢性或带菌者；年老体弱、婴幼儿或免疫功能低下者，并发症多，预后较差；中毒性菌痢病死率高，尤其是呼吸衰竭型。

四、霍乱

霍乱是由霍乱弧菌引起的烈性肠道传染病。发病急骤，临床特征为剧烈腹泻、呕吐，并排泄大量"米泔样"肠内容物，水、电解质及酸碱失衡，周围循环衰竭和急性肾损伤。

【病因及发病机制】

1. 病原学　霍乱弧菌为革兰染色阴性菌，呈弧形或逗点状，有鞭毛，能运动。该菌产生的霍乱肠毒素是主要的致病因素。霍乱弧菌有耐热的菌体（O）抗原和不耐热的鞭毛（H）抗原；H抗原为霍乱弧菌所共有，O 抗原特异性高，是霍乱弧菌分群和分型的基础。WHO 腹泻控制中心根据弧菌的生化特性、O 抗原的特异性和致病性不同，将霍乱弧菌分为三群：① O_1 群霍乱弧菌。霍乱的主要致病菌。②非 O_1 群霍乱弧菌。一般不致病，少数血清型可引起散发性腹泻。③不典型 O_1 群。本群在体内外不产生肠毒素而无致病性。霍乱弧菌在自然环境中存活时间较长，但对加热、干燥和消毒剂均敏感。

2. 流行病学　患者和带菌者是霍乱的主要传染源。主要通过水、食物、生活密切接触和苍蝇媒介而传播，其中经水传播最为重要。人群对霍乱弧菌普遍易感，病后可获得一定的免疫力。我国主要以夏季和秋季为流行季节，7～10 月是流行高峰期，霍乱的分布具有以沿江沿海为主的地理特点。

3. 发病机制　霍乱弧菌经口进入胃后，多被胃酸杀死。但当胃酸分泌减少或侵入细菌数量较多、未被胃酸杀灭时，该菌可通过胃进入小肠，黏附于肠黏膜上皮细胞表面并在此大量繁殖；同时产生霍乱肠毒素，使小肠黏膜上皮细胞分泌增强，吸收减少，导致严重的水样腹泻；腹泻导致失水，使胆汁分泌减少，大便可呈"米泔水"样。

【病理变化】

严重脱水引起的一系列改变为本病的主要病理改变。由于剧烈泻吐导致严重脱水、电解质紊乱，使血容量骤减、血液浓缩、周围循环衰竭，进一步引起急性肾损伤。钾、钠、钙及氯化物的丧失，可发生肌肉痉挛，低钾、低钙血症；碳酸氢盐的丧失，导致代谢性酸中毒；由于脑供血不足，脑缺氧而出现意识障碍。本病死亡的主要原因是低血容量性循环衰竭和急性肾损伤。

【临床表现】

1. 临床特征　潜伏期最短 3～6 小时，最长 7 天，一般为 1～3 天。典型霍乱的病程可分为三期。

（1）泻吐期　腹泻为首发症状。腹泻特点为无里急后重感，多不伴腹痛；大便初为稀便、后为黄水样或清水样便、少数为米泔样或洗肉水样，无粪臭味，每天排便数次至数十次；继之为呕吐，呈喷射状，呕吐物初为食物残渣、继为水样，与大便性质相仿。

（2）脱水期　由于严重泻吐引起水和电解质丧失，此期一般为数小时或 2～3 天。①脱水。

轻者引起口渴、皮肤弹性稍差；中度缺水者可见皮肤弹性差、眼窝凹陷、血压下降和尿量减少；重度缺水则出现皮肤干瘪、声音嘶哑、霍乱病容（眼窝内陷、两颊深凹、神志淡漠或不清等）。②循环障碍。由严重失水致低血容量性休克，出现脉搏细弱、四肢厥冷、血压下降或不易测出，继而出现意识障碍。③电解质紊乱及酸碱平衡失调。严重泻吐使大量电解质丢失，低钠血症可引起腓肠肌及腹直肌痉挛（表现为肌肉的疼痛和呈强直状态），低钾血症可引起肌张力减弱、心律失常等，碳酸氢根离子大量丧失可产生代谢性酸中毒。

（3）恢复期或反应期 脱水纠正后，大多数患者症状消失，逐渐恢复正常。少数患者出现低热，以儿童居多，可能与循环改善后残留于肠腔的内毒素被吸收有关，发热持续1～3天可自行消退。

2.临床类型 临床上根据脱水程度、血压、脉搏及尿量等可分为轻、中、重三型。此外，尚有一种罕见的特殊临床类型"干性霍乱"，起病急骤，未见腹泻，常死于循环障碍。

【并发症】
本病最常见的严重并发症为急性肾损伤，也可出现急性肺水肿、低钾综合征及酸中毒。

【医学检查】
1.血、尿常规检查 血浆比重和血细胞比容增加，白细胞、中性粒细胞增高；尿液呈酸性，尿中可见少量蛋白、红细胞、白细胞或管型。

2.病原学检查 ①粪便涂片染色。可见到排列呈鱼群状的革兰阴性弧菌。②粪便悬滴镜检。可见到呈穿梭状快速运动的细菌。③粪便培养。用1%碱性蛋白胨水增菌培养6～8小时后，在培养液的表面形成菌膜，取菌膜做涂片染色或悬滴标本检查，有助于快速诊断。

3.血清学检查 霍乱弧菌的感染者可产生抗菌抗体和抗肠毒素抗体，若抗凝集素抗体出现双份血清抗体效价4倍以上增长，即有追溯性诊断意义。

【诊断要点】
1.诊断 符合以下三项中一项者，可诊断为霍乱。①有泻吐症状，粪便培养有霍乱弧菌生长者；②流行区人群，有典型症状，但粪便培养无霍乱弧菌生长者，经血清凝集抗体测定效价呈4倍或4倍以上增长；③流行病学调查中发现首次粪便培养阳性，且在粪检前后各5日内曾有腹泻表现，并有密切接触史者，可诊断为轻型霍乱。

2.临床分型 临床上根据脱水程度将霍乱分为轻、中、重三型（表10-2）。

表10-2 霍乱临床分型

表现	轻型	中型	重型
大便次数	10次以下	10～20次	20次以上
神志	清	不安或呆滞	烦躁、昏迷
皮肤	稍干，弹性稍差	弹性差	弹性消失，干瘪
眼窝	稍凹陷	明显下凹	深凹，目不可闭
声音	正常	轻度嘶哑	嘶哑或失声
尿量	正常	少尿	无尿
血压	正常	轻度下降	出现休克

【治疗】
治疗要点：包括补液、抗菌和对症治疗。

1. 及时补液 补充液体和电解质是治疗本病的关键。①静脉补液。适合于中、重型患者或轻型患者但有呕吐不能口服者。常用的液体包括 541 溶液（每升含氯化钠 5g、碳酸氢钠 4g、氯化钾 1g，另加 50% 葡萄糖液 20mL）或 3∶2∶1 溶液（5% 葡萄糖 3 份、生理盐水 2 份、1.4%碳酸氢钠或 11.2% 乳酸钠 1 份）。成年患者根据失水程度在前 24 小时的补液量分别为轻型3000～4000mL、中型 4000～8000mL 和重型 8000～12000mL。②口服补液。对轻型患者或中、重型患者经静脉补液情况改善、血压回升、呕吐停止者均可口服补液。WHO 推荐使用常用口服补液盐（ORS）液（葡萄糖 20g，氯化钠 3.5g，碳酸氢钠 2.5g，氯化钾 1.5g，溶于 1000mL 可饮用水内）。

2. 抗菌治疗 有效的抗菌药物治疗可减少吐泻量、缩短吐泻期和排菌期。常用的药物有多西环素、环丙沙星、诺氟沙星等。可选择其中一种，连服 3 日，但仅作为液体疗法的辅助治疗。

3. 对症治疗 出现急性肺水肿及心力衰竭时应放慢补液速度或暂停补液，给予镇静剂、利尿剂及强心剂；对急性肾损伤者应纠正酸中毒及电解质紊乱，严重氮质血症者应做血液透析；严重低血钾症者应静脉滴注氯化钾。如补足液体后血压仍低者，可能存在中毒性休克，选用肾上腺皮质激素、血管活性药物等。

【护理诊断 / 问题】

1. 腹泻 与霍乱肠毒素作用于肠道引起大便次数增多有关。

2. 组织灌注无效 与剧烈频繁的腹泻、呕吐导致大量水分丢失有关。

3. 潜在并发症 急性肾损伤、急性肺水肿、电解质紊乱。

4. 焦虑 / 恐惧 与突然起病、病情发展迅速、严重脱水导致极度不适，以及实施严格接触隔离有关。

5. 活动无耐力 与频繁吐泻导致电解质丢失致低钾有关。

【护理措施】

1. 安全与舒适管理 患者严格卧床休息；呕吐时取头侧位，呕吐后协助患者用温水漱口；协助其床边排便，做好臀部及肛周皮肤护理；及时更换污染的床单，创造清洁舒适的环境。

2. 疾病监测 ①常规监测。严密观察病情，如生命体征、神志、皮肤黏膜弹性、尿量改变等；评估水、电解质和酸碱平衡情况；观察记录呕吐物及排泄物的颜色、性状、次数、量，并严格消毒后弃去；及时采集吐泻物送检。②并发症监测。如患者表现为少尿、无尿和氮质血症应警惕急性肾损伤的发生；此外在快速补液的过程中，如不注意纠正酸中毒，则易导致急性肺水肿，表现为胸闷、呼吸困难或端坐呼吸、发绀、咳粉红色泡沫状痰、颈静脉怒张及肺底湿啰音等，一旦发生，及时报告医生，并采取必要的急救措施。

3. 对症护理 ①脱水的护理。遵医嘱补液治疗。补液原则为早期、快速、足量、先盐后糖、先快后慢、纠酸补钙，见尿补钾。②肌肉痉挛。应按医嘱给予药物治疗，局部可采用热敷、针灸、按摩等方法解除肌肉痉挛。

4. 用药护理 患者快速输液过程中，必须有专人守护，以防输液反应的发生，并及时根据血压、脉搏、尿量的变化，随时调整输液量和输液速度。观察输液效果，患者的血压是否回升、皮肤弹性是否好转、尿量是否正常等。

5. 饮食护理 剧烈呕吐者暂禁食，症状缓解后可给温热、低脂流质饮食，少量多次，缓慢增加饮食量。鼓励患者补充水分，常用 ORS 液口服补液。

6. 心理护理 霍乱必须实施严密的隔离，加上剧烈的泻吐症状，给患者带来极度焦虑和恐惧。护士应帮助患者树立治疗的信心，解除患者的顾虑，降低其恐惧感。

【健康指导】

1.预防疾病　开展霍乱预防知识宣传，改善环境卫生，加强饮水和食品的消毒管理。建立肠道门诊，发现患者及疑似患者立即隔离治疗，对接触者行隔离检疫5日，留粪培养并预防性服药。

2.管理疾病　介绍本病的临床过程及治疗方法，使患者积极配合治疗，迅速补充液体和电解质，以尽快控制病情。患者按照甲类传染病进行严格隔离，及时上报疫情。待临床症状消失后，粪便隔日培养1次，连续2次阴性方可解除隔离。

【预后】

本病预后与所感染的霍乱弧菌的生物型的不同、临床类型的轻重、治疗是否及时有关。年老体弱、婴幼儿、孕妇及有合并症者预后差，治疗不及时者预后差。出现循环衰竭者和酸中毒者，如不及时抢救，可危及患者生命。

五、钩端螺旋体病

钩端螺旋体病简称钩体病，是由致病性钩端螺旋体引起的急性人畜共患传染病。临床特征早期为钩端螺旋体败血症，中期为各脏器损害和功能障碍，后期为各种变态性反应后发症，重症患者有明显的肝、肾、中枢神经系统损害和肺弥漫性出血，危及生命。我国绝大部分地区有本病的散发或流行。

【病因及发病机制】

1.病原学　钩端螺旋体呈细长丝状、革兰阴性、需氧，体端有钩，能做扭转运动，穿透力强。我国较常见的有19个血清群、75个血清型。其中最常见的有黄疸出血型、波摩那群、犬群、伤寒流感型和七日热群等，波摩那群分布最广，而黄疸出血型毒力最强、临床表现最重。钩体抵抗力弱，对干燥、寒冷和各种消毒剂均敏感。

2.流行病学　野鼠和猪是钩端螺旋体的主要传染源。黑线姬鼠是我国南方稻田型钩体病的主要传染源；北方以猪为主要传染源，引起洪水型或雨水型流行。患者尿中排出钩体的数量非常少，作为传染源造成人传人的意义不大。主要传播途径是皮肤黏膜接触被污染的外在环境（水和土壤等）；饲养或屠宰家畜过程中，可因接触患病动物的皮毛、排泄物、脏器等而感染；也可因进食被鼠尿污染的食物和水，经口腔和食管黏膜感染。人群普遍易感，病后对同型钩体有较强的免疫力，但对不同型钩体仍易感。多于夏秋季（6～10月）发病，南方以稻田型（收稻季节）为主，北方以洪水型（洪水多雨季节）为主。

3.发病机制　钩体经黏膜或受损的皮肤侵入人体后，首先形成钩体败血症，内脏损害轻；至发病中期时出现各器官损害和功能障碍；恢复期可出现免疫病理反应，引起眼及中枢神经等的后发症。本病基本病理变化是全身毛细血管感染中毒性损伤。其突出特点是功能障碍严重而组织结构损害轻微，故经治疗后可完全恢复。

【临床表现】

潜伏期一般7～14天，平均10天。整个病程可分为三期。

1.早期（钩体败血症期）　起病3天内出现钩体败血症表现，主要表现为发热（稽留热为主）、全身乏力（腿软明显）、肌肉酸痛（腓肠肌最严重，为本病的特征性表现）、眼结膜充血、浅表淋巴结肿大等。

2.中期（器官损伤期）　起病后3～10天，进入症状明显期，依临床特点的不同分为以下五型。

（1）流感伤寒型（感染中毒型）　此型最多见，仅有早期钩体败血症表现，无明显器官损害，病程一般 5 ～ 10 天。

（2）肺出血型　此型病情最重、病死率最高，经早期败血症 3 ～ 5 天后，病情加重，出现不同程度的肺出血。①轻度肺出血型。咳嗽、痰中带血，肺部少许湿啰音，X 线胸片仅见散在小片状阴影，经及时治疗较易痊愈。②肺弥漫性出血型。以迅速发展的广泛肺微血管出血为主要特点。早期患者有面色苍白、气促、心慌、烦躁，呼吸、脉搏加快，X 线胸片可见点片状阴影；若未及时治疗，患者出现面色极度苍白、烦躁加重、发绀、呼吸和心率显著加快，X 线胸片可见双肺广泛点片状阴影或大片融合；病情继续进展，患者出现神志不清、高度发绀、大量咯血、双肺闻及粗大的湿啰音，可立即因肺泡充满血液而窒息死亡。

（3）黄疸出血型　于病程 4 ～ 8 天后出现进行性加重的黄疸，出血和肝肾功能损害。轻型病例以黄疸为主，无明显出血倾向及肾功能损害，一般在短期内痊愈恢复；严重病例可迅速因肾衰竭、肝衰竭、大出血而死亡，其中急性肾损伤是该型最主要的死亡原因。

（4）肾衰竭型　各型钩体病都可有不同程度肾损害的表现，肾衰竭常与黄疸出血型合并存在。

（5）脑膜脑炎型　为流行中少见的类型。患者发热 3 ～ 4 天后出现剧烈头痛、频繁呕吐、神志不清、颈项强直等脑膜炎及脑炎的表现。单纯脑膜炎患者预后良好，伴有脑炎者病情较重，可因脑水肿、脑疝、呼吸衰竭而死亡。

3. 后期（恢复期或后发症期）　少数患者在发热消退的恢复期可再次出现发热、眼部和中枢神经系统症状，称为后发症。①后发热。多在病情缓解 1 ～ 5 天后，再次出现发热 38℃左右，持续 1 ～ 3 天自行退热。②反应性脑膜炎。少数患者在后发热期同时出现脑膜炎症状与体征，但培养无钩体生长，预后良好。③眼后发症。退热后 1 周至 1 个月出现，主要为虹膜睫状体炎，脉络膜炎或葡萄膜炎。④闭塞性脑动脉炎。病后半个月至 5 个月出现，表现为偏瘫、失语或反复出现的肢体短暂性瘫痪，预后较差。

【医学检查】

1. 血、尿常规检查　血白细胞总数和中性粒细胞轻度增高或正常；轻度蛋白尿，尿中可见红、白细胞或管型。

2. 病原学检查　①血培养：阳性率 20% ～ 70%，缺点是培养时间过长，对临床早期诊断帮助不大。②核酸检测：聚合酶链反应（PCR）可特异、敏感、快速地检测出血清、脑脊液或尿液中的钩体 DNA。

3. 血清学检查　①显微凝集试验：目前国内最常用，特异性和敏感性均较高，起病第 7 ～ 8 天出现阳性，抗体效价大于 1 ∶ 400，或早、晚期两份血清比较，效价增加 4 倍即有诊断价值。②酶联免疫吸附试验（ELISA）：灵敏性和特异性均高于显微凝集试验和培养，国外广泛应用。

【诊断要点】

依据流行病学资料（在流行地区、夏秋季节，病前 28 天内接触疫水或病畜史），临床表现（急性起病，发热，全身酸痛，腓肠肌疼痛，乏力、眼结膜充血、淋巴结肿大及腓肠肌压痛，出现明显的多器官损害等）结合血清学检查或病原学检查阳性可明确诊断。

【治疗】

治疗要点是"三早一就"：早期发现、早期诊断、早期治疗及就地治疗。

1. 一般治疗　绝对卧床休息，减少搬动。给予易消化、高热量饮食，维持水、电解质平衡。

2. 病原治疗　①青霉素为首选药物。常用剂量为40万U肌注，每6～8小时给药1次，用至热退后3天，一般全疗程5～7天。②其他抗生素。对青霉素过敏者可考虑选用庆大霉素8万U，肌注，每8小时1次；四环素0.5g，每天4次；多西环素100mg，每天2次，连用5～7天。

3. 对症治疗　主要针对各种类型的重型钩体病患者。①肺出血型。强调及早使用镇静剂及激素。②黄疸出血型。加强护肝、解毒、止血等治疗。③肾衰竭型。注意维持水、电解质及酸碱平衡，及时采取透析治疗。④脑膜脑炎型。酌情予以甘露醇降低颅内压。

【护理诊断／问题】

1. 体温过高　与钩端螺旋体败血症有关。

2. 疼痛：肌肉酸痛　与钩端螺旋体败血症和肌肉损害有关。

3. 潜在并发症　出血、呼吸衰竭、肝衰竭、急性肾损伤、脑水肿。

【护理措施】

1. 安全与舒适管理　急性期各型患者均应严格卧床休息；不宜随意搬动患者，以缓解疼痛，同时避免诱发大出血、休克；恢复期不宜过早活动，直至临床症状体征完全消失后再下床活动，逐渐增加活动量和延长活动时间。

2. 疾病监测　密切观察体温、脉搏、呼吸、血压、神志等；观察皮肤、黏膜有否出血点及淤斑等出血倾向；观察黄疸、尿量、意识变化情况及肾衰竭的早期征象。

3. 对症护理　若体温超过39℃，需进行物理降温，如有皮肤出血者避免酒精擦浴；严重头痛伴全身肌肉酸痛者，可遵照医嘱给予镇静剂；一旦出现肺出血应注意：①绝对静卧，避免一切不必要的检查、操作或搬动，并立即遵医嘱给予哌替啶、苯巴比妥钠等镇静剂。②保持呼吸道通畅，防止窒息。③遵医嘱使用止血药、氢化可的松等。

4. 用药护理　应用青霉素治疗时，使用前应做皮试，阴性者方可使用。尤其首剂用药后必须严密观察患者体温、脉搏及血压变化，用药6小时内加强监护。一旦发生赫氏反应（为首剂青霉素注射后0.5～4小时内，因大量钩体被杀死后释放毒素所致。症状为突然寒战、高热、继之体温骤降，头痛、全身痛，心率及呼吸加快，可有血压下降、四肢厥冷和休克等），应积极配合医生采取镇静、降温、给氧等抢救措施，遵医嘱给予静滴或静注氢化可的松。

5. 饮食护理　给予患者清淡、易消化的高热量、高维生素、适量蛋白、低脂肪饮食，摄入足够的水，维持水、电解质平衡。

6. 心理护理　钩端螺旋体病大多预后较好，部分严重患者可能会有严重危险，及时做好患者及家属的思想工作，耐心解释病情，既要认识到疾病的重要性，又要认识到疾病的可治性，树立战胜疾病的信心，消除不良心理反应。

【健康指导】

1. 预防疾病　宣传钩体病的预防知识，加强田间灭鼠，加强疫水、粪便管理，减少不必要的疫水接触，在常年流行地区采用多价钩体菌苗接种。

2. 管理疾病　介绍本病的早期表现、病情进展、治疗及预后的知识，指导患者及家属配合治疗，恢复期一旦发现有视力障碍、发音不清、肢体运动障碍等应及时就诊。

【预后】

与病情轻重、治疗早晚和正确与否有关。轻症者预后良好；起病2天内接受抗生素和对症治疗，恢复快，病死率低。重症者，如肺弥漫性出血型，肝、肾衰竭或未得到及时、正确处理者，其预后不良；病死率高。

第四节　原虫与蠕虫感染性疾病

一、疟疾

疟疾是由疟原虫感染引起的寄生虫病，临床特征为反复发作的间歇性寒战、高热，继之出大汗后缓解。疟疾主要在热带和亚热带多见，本病在全球致死的寄生虫病中居第 1 位。

【病因及发病机制】

1. 病原学　疟疾的病原体为疟原虫，可感染人类的疟原虫共有 4 种，即间日疟原虫、卵形疟原虫、三日疟原虫和恶性疟原虫。疟原虫的生活周期包括人体内和按蚊体内两个阶段（图 10-1）。寄生于雌性按蚊体内的感染性子孢子于按蚊叮人吸血时随其唾液进入人体，经血液循环进入肝细胞，发育成裂殖体。肝细胞破裂，释放出裂殖子，进入红细胞。在红细胞内经过环状体、滋养体、不成熟裂殖体等无性繁殖阶段发育为成熟裂殖体。红细胞破裂时，释放出裂殖子及代谢产物，引起临床上典型疟疾的发作；裂殖子再次进入红细胞开始新的无性繁殖，形成临床上周期性发作。裂殖子经过几代繁殖后发育为雌性和雄性配子体。雌雄配子体趁按蚊吸血时进入按蚊体内，开始有性繁殖期，经过雌雄配子、合子、动合子阶段，最后发育为含有感染性子孢子的囊合子，子孢子逸出主动移行到按蚊的唾液腺，随按蚊吸血进入人体，开始新一轮的生活周期。因各种

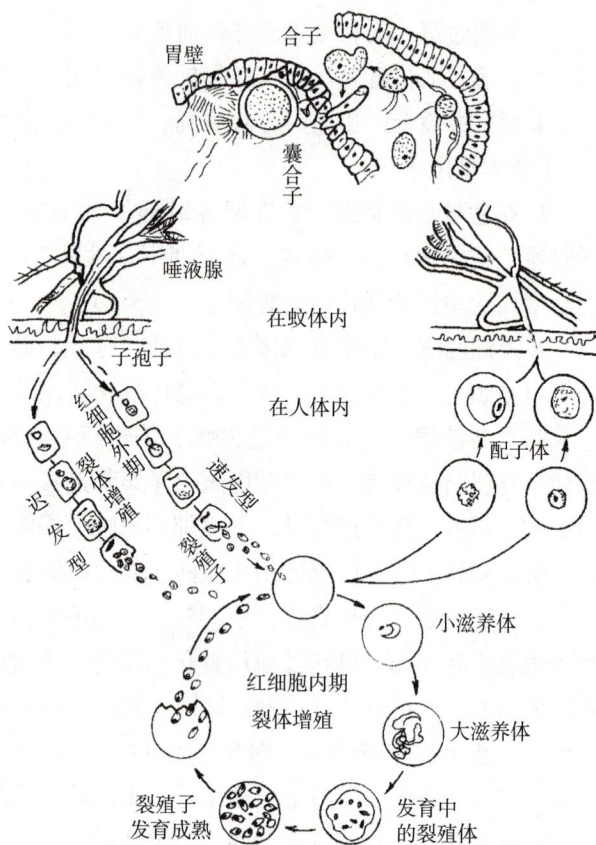

图 10-1　疟原虫生活史

疟原虫裂殖体成熟所需时间不同，故发作的周期性也随之而异。

2. 流行病学　疟疾患者和带疟原虫者是本病的传染源。主要通过含有子孢子的雌性按蚊叮咬人体传播。人群对疟疾普遍易感，可反复感染。主要在热带和亚热带流行。在我国，恶性疟主要见于南方，一般夏季和秋季发病较多。

3. 发病机制　恶性疟原虫在红细胞内繁殖时，可使受感染的红细胞体积增大成球形，胞膜出现微孔，彼此较易黏附成团，并较易黏附于微血管内皮细胞上，引起微血管局部管腔变窄或堵塞，使相应部位的组织细胞发生缺血、缺氧而引起变性、坏死。

【病理变化】

疟疾的病理变化主要是单核 - 吞噬细胞系统增生，引起肝、脾肿大，以脾肿大为主，骨髓也有增生。

【临床表现】

潜伏期：间日疟和卵形疟 13 ~ 15 天，三日疟 24 ~ 30 天，恶性疟 7 ~ 12 天。

1.典型症状体征 ①症状。突发寒战，常持续 20 ~ 60 分钟。高热，体温迅速上升至 39 ~ 40℃，常持续 2 ~ 6 小时，伴头痛、全身酸痛、乏力，但神志清楚。随后大量出汗，体温骤降，患者自觉症状明显缓解，但有乏力、口干，持续 30 ~ 60 分钟。②体征。可有不同程度的肝脾肿大和贫血。

2.不同疟原虫的临床特征 ①间日疟和卵形疟。间歇期为 48 小时。②三日疟。间歇期为 72 小时。③恶性疟。间歇期为 36 ~ 48 小时。起病急缓不一，热型多不规则，每日或隔日发作，但常无明显的缓解间歇，严重者可出现脑型，表现为剧烈头痛、呕吐、发热，常伴有意识障碍。过高热型，表现为持续高热可达 42℃，患者出现烦躁不安、谵妄，继之昏迷、抽搐。厥冷型，表现为肛温在 38 ~ 39℃，出现休克症状，频繁呕吐、水样腹泻，循环衰竭。胃肠型，伴有腹泻、血便、全腹痛，重者死于休克和肾衰竭。

3.再燃和复发 再燃是由于血液中残存的疟原虫引起的，多见于病愈后的 1 ~ 4 周，可多次出现；复发是由寄生于肝细胞内的迟发性子孢子引起的，只见于间日疟和卵形疟，多见于病愈后的 3 ~ 6 个月。

4.输血疟 由输入带疟原虫的血液引起，潜伏期 7 ~ 10 天，长者 30 天。症状与蚊传疟疾相似，因只有红细胞内期疟原虫，治疗后一般无复发。

【并发症】

可并发黑尿热，是由于并发急性溶血所致，主要临床表现为急起寒战、高热、腰疼、进行性贫血和黄疸，尿量骤减，呈酱油色。尿中有大量血红蛋白和管型、上皮细胞等。严重者可发生急性肾功能不全，其他并发症有急性肾损伤和肾病综合征。

【医学检查】

1.血象 红细胞与血红蛋白在多次发作后可下降，恶性疟贫血尤明显。

2.疟原虫检查 血液涂片（薄片或厚片）染色后检查疟原虫，是确诊的依据，厚片可增加阳性率，薄片可鉴定疟原虫的种类。

3.血清学检查 抗疟抗体在感染后 3 ~ 4 周才出现，4 ~ 8 周达到高峰，仅用于流行病学调查。

【诊断要点】

有流行地区居住史、疟疾发作史或被蚊虫叮咬史等流行病学资料；临床表现为典型的间歇性寒战、高热、大汗应考虑本病的诊断。血涂片找到疟原虫可明确诊断。

【治疗】

治疗要点：抗疟原虫治疗和对症治疗。

1.抗疟原虫治疗 目前临床一般需分别应用下列两类药物。

（1）杀灭红细胞内裂体增殖期疟原虫的药物 ①氯喹。用于对氯喹敏感的疟原虫感染治疗。成人用法为磷酸氯喹 1g（基质 0.6g）口服，6 ~ 8 小时后再服 0.5g（基质 0.3g），第 2、3 日再各服 0.5g，3 日总量 2.5g。服药后 24 ~ 48 小时热退，48 ~ 72 小时血中疟原虫消失。②青蒿素及其衍化物。如双氢青蒿素片、蒿甲醚、青蒿琥酯，抗疟疗效显著、不良反应轻，适用于孕妇和脑型疟疾患者的治疗。③其他常见药物。甲氟喹、奎宁、磷酸咯萘啶等。

（2）杀灭红细胞内疟原虫配子体和迟发型子孢子的药物 目前磷酸伯氨喹最常用，成人 13.2mg（基质 7.5mg），口服，每日 3 次，连服 8 日，可防止疟疾的传播与复发。

团结协作，攻坚克难

早在我国东晋时期，葛洪的《肘后备急方》就有青蒿治疗疟疾的记载。科学家屠呦呦受此启发，提取出青蒿素，并进一步合成双氢青蒿素，对耐药疟原虫的治疗做出了突出贡献，荣获2015 年诺贝尔生理学或医学奖。这体现了中医药是中华民族的瑰宝。同时，在从青蒿提取青蒿素的研究过程中，屠呦呦团队经历了 190 次失败才获得了重大突破。虽然屠呦呦是中国本土自然科学领域问鼎诺贝尔奖第一人，但获奖背后是几千人参与的"523"项目的整体付出，展现了我国科学家为攻坚克难所具备的团队协作精神，以及创新思维能力和献身科学精神。我们应学习他们坚忍不拔、迎难而上的精神，也要懂得同学间的友好相处，相互帮助，共同进步。

2. 对症治疗　①脑型疟疾。常出现脑水肿与昏迷，应及时给予脱水治疗；高热患者可用肾上腺糖皮质激素；监测血糖；改善脑循环。②黑尿热。停用可能诱发溶血的抗疟药物；控制溶血反应，包括补充液体，碱化尿液，应用肾上腺糖皮质激素；少尿或无尿者按肾衰竭处理。

【护理诊断／问题】

1. 体温过高　与疟原虫感染、大量致热原释放入血有关。

2. 活动无耐力　与红细胞大量破坏导致贫血有关。

3. 潜在并发症　脑水肿、脑疝、黑尿热。

【护理措施】

1. 安全与舒适管理　急性发作期应卧床休息，减少活动。并发黑尿热时应减少不必要的搬动，避免诱发心衰。

2. 疾病监测　①常规监测。定时监测患者生命体征的变化，尤其注意体温的变化；观察贫血表现及意识的变化；注意尿色改变等。②并发症监测。患者一旦出现腰痛、酱油色尿，应警惕黑尿热的发生；对初次进入疟疾区域受感染患者及年龄较小的恶性疟疾病患应予以重点监测，注意有无神经病变，有无头痛、呕吐、抽搐等颅内压增高或脑膜刺激征的表现，一旦出现应警惕惊厥、脑疝的发生。

3. 对症护理　发冷时注意保暖，出汗后给予温水擦浴，及时更换内衣裤及床单，防止着凉；出现黑尿热表现时，立即停用可能诱发溶血反应的药物，严格记录 24 小时出入量，保证尿量每天不少于 1500mL，遵医嘱用药；贫血严重者，可少量多次输新鲜全血，输血过程中注意防止输血反应。

4. 用药护理　口服氯喹可引起纳差、恶心、呕吐、腹泻、头晕及皮肤瘙痒等，嘱患者饭后服用，以减少对胃肠道的刺激；联合应用伯氨喹应注意观察有无贫血、发热、黄疸、血红蛋白尿等急性血管内溶血反应，一旦发现，应立即报告医生停药，并嘱患者多饮水或静脉补液以促进药物排泄。静脉应用抗疟药时，应严格掌握药物的浓度与滴速；抗疟药加入液体后应摇匀。静脉点滴氯喹和奎宁时应有专人看护，发生不良反应应立即停止滴注。因上述两种药物均可导致心律失常。

5. 饮食护理　同钩虫病患者的饮食护理，同时注意补充铁剂，纠正贫血。

6. 心理护理　护理人员主动与患者或家属交流，介绍疾病的相关知识，建立良好的护患关系，对其提出的问题耐心解释，教会家属必要的护理措施，以缓解患者紧张、恐惧、焦虑心理。

【健康指导】

1. 预防疾病　宣传预防疟疾的知识，主要是消灭按蚊，清除按蚊幼虫孳生场所及广泛使用杀虫药物，个人防护可应用驱蚊剂或蚊帐等，防止被按蚊叮咬；对高疟区的健康人群及外来人群，可给予预防性服药以防止发生疟疾。

2.管理疾病　采取虫媒隔离。发作期卧床休息。现症患者常用氯喹与伯氨喹联合治疗，应坚持服药，以求彻底治愈。出院后仍应避免劳累，以后每 3 个月随访 1 次，直至 2 年内无复发为止。如有寒战、发热、大汗消退后反复发作者，应速到医院复查。

【预后】

强调现症患者在控制发作后，必须服用抗复发的药物，以彻底根治。

二、阿米巴病

阿米巴病是由溶组织内阿米巴感染所引起的疾病，按其病变部位可分为肠阿米巴病（阿米巴痢疾）和肠外阿米巴病（主要为肝阿米巴病）。肠阿米巴病的病变部位主要在近端结肠和盲肠，临床特征为腹痛、腹泻、排暗红色带有果酱样的粪便。肝阿米巴病又称阿米巴肝脓肿，是肠阿米巴病最常见的并发症，以长期发热、肝区痛、肝大伴有压痛为主要临床表现。

【病因及发病机制】

1.病原学　溶组织内阿米巴的生活周期可分为滋养体和包囊 2 个阶段。其生活史需先后经历囊后滋养体（即小滋养体，活动力不强，无明显侵袭力）、大滋养体（有伪足，运动活跃，有致病力，能吞噬红细胞，对外界环境的抵抗力弱，易被胃液杀灭）、囊前滋养体（形成包囊前过渡阶段的形态）和包囊（包囊呈圆形，具有感染性，抵抗力强，不被人体胃液杀灭，但对热和干燥较敏感，加热至 50℃几分钟即死）。

2.流行病学　传染源主要是粪便中持续排出包囊的人群，包括慢性患者、恢复期患者及无症状包囊携带者，以无症状包囊携带者最重要。主要传播途径为粪-口传播，通过进食被包囊污染的水和食物等传播。人群普遍易感，并可反复感染。该病高发于热带、亚热带和温带地区，我国近年来仅个别地区有病例散发。发病率农村高于城市，男性高于女性。夏秋季发病率较高。

3.发病机制　包囊被吞食后，被小肠液消化，在小肠下段释放出小滋养体，寄生于回盲部，被感染者免疫力低下时，发育为大滋养体，侵入肠组织，吞噬红细胞及组织细胞，损伤肠壁，形成溃疡性病灶。

【病理变化】

病变主要在结肠，典型的病变为肠壁口小底大的烧瓶样溃疡，溃疡腔内充满棕黄色的坏死物质。溃疡底部病变可破坏血管引起出血，穿透肠壁导致肠穿孔、腹腔脓肿或弥漫性腹膜炎。

【临床表现】

潜伏期一般为 3 周。临床类型可分为以下几型。

（1）**急性阿米巴痢疾**　①轻型。本型临床症状较轻，间歇出现腹痛、腹泻、食欲减退。粪检可发现包囊。②普通型。起病大多缓慢，常无发热，全身症状较轻。以腹痛、腹泻开始，大便每日 3～10 次，量中等，呈暗红色果酱样的黏液血便，有腥臭味，内含滋养体，多无里急后重；腹痛和腹部压痛常限于右下腹。③重型。起病急骤，高热；大便次数迅速增多至每日 10 次以上，大便呈黏液血性或血水样，粪便量多，奇臭；伴呕吐、剧烈腹痛、里急后重、腹部压痛；患者可以出现不同程度的脱水、电解质紊乱甚至休克，易出现肠穿孔及肠出血等并发症。此型少见，多见于体弱或营养不良者。

（2）**慢性阿米巴痢疾**　急性阿米巴痢疾病程迁延超过 2 个月即转为慢性，多表现为食欲不振、贫血、乏力、腹痛、腹泻或便秘交替出现，常因疲劳、饮食不当、饮酒、受凉等诱因而发作。

【并发症】

肠内并发症包括肠出血、肠穿孔、阑尾炎、结肠阿米巴瘤和肛周瘘管等。肠外并发症多以阿米巴肝脓肿最为常见，其次可出现阿米巴肺脓肿、阿米巴脑脓肿、阿米巴胸膜炎等。

【医学检查】

1. 血常规检查　重型与普通型伴细菌感染时周围血白细胞总数和中性粒细胞比例增高，其余患者周围血白细胞总数和分类均正常。

2. 粪便检查　典型粪便呈暗红色果酱样，含血及黏液，腥臭味浓。生理盐水涂片镜检，可见较多的红细胞和少量的白细胞，找到活动的、吞噬红细胞的滋养体或慢性患者直接涂片找到包囊可以确诊。

3. 血清学检查　酶联免疫吸附试验、间接荧光抗体试验等，可检测出血清中特异性的 IgG 抗体，有助于诊断。

4. 结肠镜检查　可见大小不等的散在溃疡，表面覆有黄色脓液，溃疡间的黏膜正常。溃疡边缘部分涂片及活检可查到滋养体。

【诊断要点】

结合患者发病前有不洁食物进食史或密切接触慢性腹泻患者史；典型的临床表现（腹痛、腹泻、排果酱样大便、腥臭味浓等）；粪便镜检发现阿米巴滋养体或包囊或血清阿米巴 IgG 抗体阳性等可确诊本病。

【治疗】

治疗要点：综合一般治疗、病原治疗、对症治疗为一体，加强并发症的治疗。

1. 病原治疗　①硝基咪唑类。对各个部位、各型阿米巴原虫都有较强的杀灭作用，是治疗本病的首选药物。甲硝唑，成人口服 0.4g，每日 3 次，10 日为 1 个疗程。还可应用替硝唑、奥硝唑等。②糠酯酰胺。主要用于轻症及无症状带包囊者的治疗，有较强的清除包囊的作用。成人每次口服 0.5g，每日 3 次，10 日为 1 个疗程。③抗菌药物。可用巴龙霉素或喹诺酮类抗菌药等。

2. 并发症治疗　①肠出血和肠穿孔。给予止血、输血、手术等，并在抗阿米巴药物的基础上加用抗生素。②阿米巴肝脓肿。除常规应用抗阿米巴药物以外，还可采用肝穿刺引流，伴有细菌感染者应选用有效的抗菌药物治疗。

【护理诊断 / 问题】

1. 腹泻　与溶组织阿米巴感染导致肠道病变有关。

2. 疼痛：腹痛　与肠道阿米巴感染导致肠壁受损有关。

3. 潜在并发症：肠出血、肠穿孔　与肠壁组织坏死，溃疡形成有关。

4. 营养失调：低于机体需要量　与进食减少、肠道吸收功能下降、腹泻有关。

【护理措施】

1. 安全与舒适管理　急性期卧床休息。病室内通风换气，空气新鲜，保持适当的温湿度，室内光线不宜过强，以防强光对患者眼睛造成刺激。

2. 疾病监测　①常规监测：观察生命体征，尤其是体温的变化；观察大便的次数、性状、量、气味及是否伴有出血等。②并发症监测：严密观察生命体征、排便情况，注意有无突然发生的腹痛、腹肌紧张、腹部压痛、便血等肠穿孔、肠出血表现；重症患者由于频繁腹泻，应注意观察有无脱水甚至休克的表现。

3. 对症护理　①频繁腹泻：腹泻严重时，遵医嘱静脉输液，维持水、电解质平衡。伴明显腹痛者，遵医嘱予阿托品肌注，或局部热敷以减轻疼痛。便后以温水清洁肛周皮肤，局部涂以植物油，以防止皮肤阿米巴病或溃烂。②肝穿刺引流：术前向患者介绍穿刺抽脓的目的、方法及注意事项；术中严格无菌操作，严密观察患者的生命体征及反应，记录脓液的性质、颜色、量、气味等，并及时送检；术后指导患者禁食 2 小时，卧床休息 6～8 小时，密切观察，发现异常及时通知医生。

4.用药护理 指导患者遵照医嘱使用抗阿米巴药物，并注意观察药物的副作用。甲硝唑主要以胃肠道反应为主，可有恶心、腹痛、腹泻、口中金属味等。注意服用本药前后不能饮酒。

5.饮食护理 急性期给予易消化流质饮食；急性发作控制后，逐渐增加热量以防止营养不良，可给予高热量、高蛋白质、高维生素、少渣饮食，避免刺激性食物。

6.心理护理 护理人员主动与患者或家属交流，介绍疾病相关知识，建立良好护患关系，对其提出的问题耐心解释，教会家属必要的护理措施，以缓解患者紧张、恐惧、焦虑的心理。

【健康指导】

1.预防疾病 宣传阿米巴病的相关知识，注意饮食卫生，加强粪便管理，消灭苍蝇和蟑螂。注意个人卫生，饭前便后洗手。

2.管理疾病 加强休息，症状明显时卧床休息。患者应坚持用药，严格执行接触隔离措施，在症状消失后连续 3 次粪检滋养体或包囊阴性，方可解除隔离。出院后 3 个月内应每月复查大便 1 次，以追踪有无复发。

【预后】

本病预后一般较好，有肠道并发症或治疗不彻底者，易复发或转为慢性。重型患者和有严重并发症者预后差，病死率高。

三、日本血吸虫病

日本血吸虫病是指由日本血吸虫寄生在门静脉系统所引起的疾病。急性期临床特征为发热、肝大、腹泻或痢疾样大便、血中嗜酸性粒细胞显著增多，慢性期以肝脾肿大为主，晚期可发展为肝硬化、巨脾和腹水。寄生于人体的血吸虫有 5 种，我国流行的仅有日本血吸虫病。

【病因及发病机制】

1.病原学 日本血吸虫的成虫是雌雄异体，常寄生于肠系膜下静脉交配产卵，虫卵内含毛蚴，大部分虫卵滞留于肝脏、结肠等部位可引起相应的改变。部分虫卵破坏肠黏膜而进入肠腔，随粪便排出。含卵粪便入水后在适宜温度下孵化出毛蚴，毛蚴又侵入中间宿主钉螺体内，经母胞蚴和子胞蚴两代发育产出许多尾蚴。尾蚴不断从螺体逸出，漂浮在水面。人畜接触疫水时，尾蚴迅速从皮肤和黏膜钻入体内转变为童虫。童虫随血液循环到达肝，30 天左右在肝内发育为成虫，再逆行到肠系膜下静脉中产卵。从尾蚴经皮肤感染至成虫交配产卵一般为 30 天左右。人是终宿主，钉螺是唯一中间宿主。

2.流行病学 以受感染的人及动物，如牛、羊、猪、马、犬、猫、鼠类等为传染源。人和动物主要通过皮肤或黏膜接触含尾蚴的疫水而受染。人群普遍易感，以男性青壮年农民和渔民最多，感染后有部分免疫力。造成传播需具备三个环节：带虫卵的粪便入水、钉螺的存在、人畜接触疫水。血吸虫病在我国主要是长江流域及其以南地区流行，发病季节多为夏秋季。

3.发病机制 血吸虫尾蚴、幼虫、成虫、虫卵对宿主均可引起一系列免疫反应。尾蚴钻入皮肤可引起局部速发与迟发两型变态反应，引起尾蚴性皮炎；幼虫到达肺可引起出血性肺炎；成虫肠道及器官的分泌物和代谢产物可引起免疫复合物病变。虫卵肉芽肿反应是本病的基本病理表现，以肝脏和结肠最为显著，严重感染时，童虫可达异常部位（肺和脑），成熟产卵，产生异位损害。

【临床表现】

潜伏期一般平均 40 天。临床表现主要分为四类。

1. 急性血吸虫病　起病较急，以全身症状为主。半数患者在接触疫水后出现尾蚴性皮炎（尾蚴侵入皮肤可见粟粒大的红色丘疹或疱疹，奇痒，2～3 天内自行消退）。①发热。患者均有发热，以间歇热和弛张热最多见，体温早晚波动大，在下午或晚上较高，可达 39～40℃，发热前少有寒战，重者常有消瘦、贫血、营养不良等表现。②消化道症状。多有食欲减退、腹部不适、腹痛、腹泻；腹泻 3～5 次 / 天，个别可达 10 次以上，大便初为稀水便，继则出现脓血便，粪检易找到虫卵。③腹部体征。肝大伴压痛，以左叶明显。50% 以上有轻度脾大。④过敏反应以荨麻疹多见。

2. 慢性血吸虫病　是指急性症状消退而未经治疗或疫区反复轻度感染而获得部分免疫力者，病程半年以上。多数患者无症状，在普查时或因其他疾病就医而被发现。部分患者表现为慢性腹泻、黏液脓血便、消瘦、贫血、乏力等，可出现肝脾肿大。

3. 晚期血吸虫病　为慢性血吸虫病的继续和发展，主要分为四型，各种类型可单独或合并存在。①巨脾型。此型最常见。脾脏进行性肿大，可达脐下甚至盆腔，质硬，表面光滑，可伴压痛，常伴有脾功能亢进。②腹水型。是肝功能失代偿的表现。腹水可长期停留在中等量以下，也可进行性加剧，患者常感腹胀、乏力、腹部膨隆，常见脐疝，下肢高度水肿，呼吸困难。易并发消化道出血、感染、肝性脑病而死亡。③结肠肉芽肿型。以结肠病变为突出表现。常有腹痛、腹泻、便秘或二者交替出现，有时水样便、血便、黏液脓血便，有时出现腹胀、肠梗阻。左下腹可触及肿块，有压痛。④侏儒型。极少见，为幼年慢性反复感染所致。患者除有慢性或晚期血吸虫病的其他表现外，还有身材矮小，面容苍老，生长发育低于同龄人，无第二性征，但智力正常。

4. 异位血吸虫病　①肺型血吸虫病。是异位损害中最常见的一种。多见于急性血吸虫病患者，表现为轻度咳嗽与胸部隐痛，咯血罕见。②脑型血吸虫病。临床可分为急性和慢性两型，多见于病程早期，以青壮年患者为多。临床表现酷似脑膜脑炎，常与肺部病变同时出现，症状为意识障碍、脑膜刺激征、瘫痪、抽搐、腱反射亢进、锥体束征等。慢性型的主要症状为癫痫发作，尤以局限性癫痫为多见。③其他。如胃、胆囊、肾、阑尾、卵巢等也可发生血吸虫病，出现相应症状。

【并发症】

晚期常见并发症有上消化道出血和肝性脑病，其他还多见感染、肠道并发症。

【医学检查】

1. 血象　急性期以嗜酸性粒细胞显著增高为主要特点，晚期可因脾功能亢进，有全血细胞减少。

2. 病原学检查　粪便中查到虫卵或孵出毛蚴可确诊血吸虫病，急性期患者阳性率高，晚期患者阳性率低。

3. 免疫学检查　包括皮内试验、环卵沉淀试验、ELISA 试验等，其敏感性和特异性高，适宜于现场应用。

4. 肝功能检查　急性血吸虫病患者血清中球蛋白显著增高，血清丙氨酸转氨酶也轻度增高。晚期患者血清白蛋白明显降低，并常有白蛋白 / 球蛋白比值下降或倒置。

5. 结肠镜及直肠黏膜活组织检查　慢性血吸虫病乙状结肠镜检查见肠黏膜充血水肿，并可见黄斑、息肉、溃疡及瘢痕，自病灶处取米粒大小黏膜压于两玻片之间，在显微镜下可查找到血吸虫卵。

【诊断要点】

结合患者有血吸虫疫水接触史；具有急性或慢性、晚期血吸虫病症状和体征；粪便中查到虫卵或孵化出毛蚴，或结肠镜及直肠黏膜活组织检出活虫卵可确诊，免疫学检查有助于本病的诊断。

【治疗】

治疗要点：采用内外科结合、病原治疗与对症治疗相结合。

1. 病原治疗 首选药物是吡喹酮，本药具有高效、低毒、可口服、疗程短等优点，可用于各期各型血吸虫病患者。①急性血吸虫病。成人总剂量为 120mg/kg（超过 60kg 者按 60kg 计算），6 天分次服用，其中一半的药物必须在前 2 天服。②慢性血吸虫病。成人总剂量为 60mg/kg（超过 60kg 者按 60kg 计算），2 日内分 4 次服完。③晚期血吸虫病。肝功能代偿尚好者，可按慢性血吸虫病治疗；若肝功能差、年老体弱或有并发症者，可适当减少总剂量或延长疗程。④预防性服药。目前有推广价值的预防药物为青蒿素及其衍生物。

2. 对症治疗 急性期血吸虫病高热、中毒症状严重者给予补液，保证水和电解质平衡，增强营养及全身支持疗法。合并其他寄生虫感染者应先驱虫治疗，合并伤寒、痢疾、败血症者均应先抗感染，后用吡喹酮治疗。慢性和晚期血吸虫病除一般治疗外，应及时治疗并发症，改善体质，加强营养，巨脾、门静脉高压、上消化道出血等患者可考虑选择适当时机手术治疗。有侏儒症时可短期、间隙、小量给以性激素和甲状腺制剂。

【护理诊断 / 问题】

1. 体温过高 与血吸虫急性感染后虫卵和毒素作用有关。

2. 腹泻 与虫卵在肠道沉积有关。

3. 营养失调：低于机体需要量 与结肠、肝脏病变致营养吸收、合成障碍有关。

4. 活动无耐力 与长期发热、肝脏病变有关。

5. 体液过多 与晚期血吸虫病致肝硬化门脉高压、腹水有关。

【护理措施】

1. 安全与舒适管理 急性期应注意卧床休息，慢性期患者可以适当活动，避免劳累。肝硬化失代偿期患者以卧床休息为主。

2. 疾病监测 急性期应注意观察体温变化、粪便的次数、性状、皮疹形态、部位等；晚期注意观察腹水的情况、肝脾的大小等；注意警惕有无消化道出血、肝性脑病等并发症的发生。

3. 对症护理 发热、腹泻等参照本书前面内容所述；反复出现皮疹者，可按医嘱给抗组胺类药物口服，局部涂止痒剂；有并发症者给予相应的护理。腹水者应严格控制钠盐的摄入，给予无盐或低盐饮食；定期测量体重、腹围，记录 24 小时出入液量；遵医嘱给予利尿治疗；大量腹水者应抬高床头，采取半坐卧位，以改善患者呼吸困难的症状。

4. 用药护理 应指导患者按时、按量、坚持服用吡喹酮，并观察可能出现的副作用；若出现轻微的头晕、头痛、腹痛、恶心等，一般不需处理；少数患者出现心律失常应积极处理。有明显头晕、嗜睡等神经系统反应者，治疗期间及停药后 24 小时内勿进行驾驶、机械操作等工作。哺乳期女性于服药期间直至停药 72 小时内不宜哺乳。

5. 饮食护理 急性期患者进食高热量、高蛋白、高维生素、易消化的清淡饮食。高热中毒症状的患者要补充足够的水分，维持水、电解质平衡。慢性患者可少量多餐，给予营养丰富、易消化的清淡饮食。晚期有肝硬化腹水患者应给予低盐饮食，肝性脑病倾向者限制蛋白质饮食。

6. 心理护理 护理人员主动和患者或家属交流，介绍疾病相关知识，建立良好的护患关系，对其提出的问题耐心解释，教会家属必要的护理措施，以缓解患者紧张、恐惧、焦虑心理。

【健康指导】

1. 预防疾病　积极进行血吸虫知识的宣传，以查灭钉螺与治疗患者、病畜为重点，防止人粪与畜粪污染水源。加强个人防护，在流行区尽量避免与疫水接触，必须接触时应涂搽防护剂，或穿长筒靴、防护裤、戴手套等，必要时预防性服药。

2. 管理疾病　急性患者应及早就医，争取急性期彻底治愈，加强休息；慢性患者应注意安排规律生活，保证充分的睡眠，防止合并感染，增加饮食营养，定时复查，一旦发生并发症应及时就医。

【预后】

本病预后与感染程度、病程长短、年龄、有无并发症、异位损害及治疗是否及时、彻底有明显关系。急性患者经及时有效抗病原治疗后多可痊愈。慢性早期患者接受抗病原治疗后绝大多数症状消失，体力改善，粪及血清学检查转阴，并可长期保持健康状态。晚期患者虽经抗病原治疗，但肝硬化难以消除，预后较差。

四、钩虫病

钩虫病是由十二指肠钩虫和（或）美洲钩虫寄生于人体小肠所引起的肠道寄生虫病。主要临床特征是贫血、胃肠功能紊乱、营养不良等。

【病因及发病机制】

1. 病原学　钩虫寄生于小肠的上段，雌虫产卵。卵随宿主粪便排出体外，在温暖、潮湿的土壤中经 24 ～ 48 小时发育为杆状蚴，杆状蚴在 5 ～ 7 天内经两次蜕皮发育为具感染性的丝状蚴，其生命力强，可生存数周，与人体皮肤接触时可侵入人体。感染性幼虫经血流由右心至肺，穿破肺微血管进入肺泡，沿支气管上行至咽部，随吞咽活动经食管、胃而达小肠，经 3 ～ 4 周发育为成虫，并附着于肠黏膜。从感染至粪便中排出钩虫卵，一般需 4 ～ 7 周。

2. 流行病学　传染源是患者及带虫者。由钩虫的幼虫（丝状蚴）经皮肤或黏膜侵入人体，也可因生食蔬菜经口感染。人群普遍易感，在高流行区，儿童感染率高于成人。在我国，感染率约为 17.6%，农村感染率高于城市，可达 30% ～ 40%，感染者以青壮年男性农民为多。夏秋季为主要感染季节。

3. 发病机制　丝状蚴从皮肤侵入人体，可导致局部皮肤充血、水肿及嗜酸性粒细胞浸润等炎性反应。幼虫移行至肺部可引起肺部点状出血及炎性病变。成虫借口囊和切齿咬附在肠黏膜上并分泌抗凝物质，使被咬附的黏膜伤口不断渗血，终因慢性失血而导致贫血。

【临床表现】

临床表现包括幼虫和成虫两个阶段。

1. 幼虫引起的临床表现　①钩蚴性皮炎。最常见的早期临床症状。多发生于手指或足趾间、足背、足踝部位。丝状蚴侵入人体皮肤时，局部可有烧灼感或针刺感，继之出现充血性斑点或丘疹，有奇痒，于 1 ～ 2 日后变成疱疹，俗称"粪毒、粪疙瘩"或"地痒疹"等，一般 4 ～ 10 日症状消失，皮损愈合。②钩蚴性肺炎。感染后 1 周内出现，可有咽部发痒、咳嗽、咳痰等症状。可持续数日至 1 个月。X 线检查可见肺纹理增粗或肺门阴影增生，偶尔可发现短暂的肺浸润性病变。

2. 成虫寄生引起的临床表现　①贫血症状。钩虫病的主要特征。表现为面色苍白、四肢乏力、精神不振、劳动力减退和不同程度的头昏等。②消化系统症状。可有上腹隐痛不适、食后腹胀、腹泻和消瘦等，少数患者出现喜食生米、泥土等"异食癖"。

【医学检查】

1. 血象　常有不同程度贫血，属小细胞低色素性贫血。红细胞数减少，网织红细胞增加，嗜酸性粒细胞可轻度增多。

2. 骨髓象　可见造血旺盛，中幼细胞显著增多。

3. 粪便检查　隐血试验常呈阳性反应。常用涂片法和饱和盐水漂浮法检测钩虫虫卵，或用钩蚴培养法孵出钩蚴，可确定诊断。

【诊断要点】

根据患者在流行区有赤足下田和"粪毒史"；有贫血、营养不良及"异食癖"等临床表现；粪便检出虫卵或钩虫蚴培养阳性，即可确诊。

【治疗】

治疗要点：包括驱虫治疗和对症治疗。

1. 驱虫治疗　常用阿苯达唑和甲苯咪唑，阿苯达唑（肠虫清）剂量为 400mg，每天 1 次，连服 2～3 天。甲苯咪唑为 100mg，每日 2 次，连服 3 日。

2. 局部治疗　治疗钩蚴性皮炎，可用左旋咪唑涂搽剂或 15% 噻苯咪唑软膏，涂搽患处，连用 2 日，每日 3 次，可快速消肿、止痒。

3. 对症治疗　主要是补充铁剂，改善贫血，常口服硫酸亚铁。

【护理诊断/问题】

1. 活动无耐力　与钩虫所致贫血、食欲减退、营养吸收障碍有关。

2. 皮肤完整性受损　与丝状蚴侵入皮肤有关。

3. 营养失调：低于机体需要量　与长期慢性失血、胃肠功能紊乱有关。

4. 潜在并发症　心力衰竭、儿童生长发育障碍、肺炎。

【护理措施】

1. 安全与舒适管理　贫血较轻者可从事轻体力活动，注意劳逸结合；重度贫血者要卧床休息，注意口腔、皮肤护理，以防感染。

2. 疾病监测　观察皮疹情况及患者进食情况，有无恶心、呕吐，每日大便次数、性质；观察有无呼吸系统症状；观察贫血所致的症状、体征、治疗效果等，如面色苍白，严重者可出现心脏扩大，甚至心力衰竭等。

3. 对症护理　皮肤瘙痒者可嘱咐患者涂止痒剂，避免搔抓皮肤，以免继发感染。重度贫血者应卧床休息，加强生活护理，以防感染。

4. 用药护理　遵医嘱使用驱虫药物，苯咪唑类药物作用较缓慢，一般于治疗后 3～4 天才排出钩虫，仅少数患者出现头昏、恶心、腹痛等。应用铁剂治疗贫血时，应加服维生素 C 有利于铁剂吸收，饭后服用可避免胃肠道反应，贫血纠正后，仍需继续服用 2～3 个月，以彻底治疗贫血。

5. 饮食护理　给予高蛋白、高热量、高维生素、易消化、含铁丰富的食物。驱虫期间宜给予半流质饮食，忌食油腻及粗纤维食物。

6. 心理护理　钩虫病患者多为农民，是家庭的主要劳动力，严重贫血或并发心力衰竭时，活动耐力很差，导致患者焦虑、无奈和抑郁。护理人员应多与患者或家属交流，鼓励其说出自己的想法和感受，对其提出的问题耐心解释，说明用药注意事项和治疗效果，树立其战胜疾病信心。

【健康指导】

1. 预防疾病　开展预防钩虫病的卫生宣传工作，介绍钩虫病的感染过程，加强粪便管理和个人防护，避免赤足下田劳动，应穿胶鞋或局部涂搽防护药物，如 1% 碘酊或明矾水。

2. 管理疾病 指导患者及其家属配合驱虫治疗，解释铁剂的服用方法和注意事项；在家治疗的患者，家属应督促患者按时服药，给予补充营养，保证休息。嘱患者于治疗后 1 个月内复查大便，如仍有钩虫卵，可重复驱虫 1 次。

【预后】

该病预后良好，无后遗症。

五、肠绦虫病

肠绦虫病是各种绦虫寄生于小肠所致疾病的总称，其临床特征为轻微的胃肠道症状及大便排出白色带状节片。我国以猪带绦虫病和牛带绦虫病为主，通过进食含有活囊尾蚴的猪肉或牛肉而感染。

【病因及发病机制】

1. 病原学 病原体为猪带绦虫和牛带绦虫。绦虫为雌雄同体，成虫扁长如带状，分节，寄生于人体小肠上部，其妊娠节片中充满虫卵，随粪便排出体外，被牛或猪等中间宿主吞食后，经消化液的作用孵出六钩蚴。逸出的六钩蚴钻破肠壁，随血流播散至全身，在骨骼肌发育为囊尾蚴。人进食生的或未煮熟的含有活囊尾蚴的牛肉或猪肉（俗称"米猪肉"）后，囊尾蚴进入小肠，吸附于肠壁并逐渐伸长，经 10～12 周发育为成虫（图 10-2）。

2. 流行病学 绦虫病患者是唯一传染源。人吃生的或未煮熟的含囊尾蚴的牛肉或猪肉而受感染。且人群普遍易感，以青壮年为多，男多于女。在我国分布较广。牛带绦虫病主要流行于西藏、四川、广西、新疆、宁夏等少数民族地区。东北、华北地区及河南、云南、内蒙古等地区则猪带绦虫病多见。

3. 发病机制 猪带绦虫与牛带绦虫均以头节的小钩或吸盘钩挂或吸附在小肠黏膜上，引起局部损伤及炎症。多条绦虫寄生还可导致不完全性肠梗阻。猪肉绦虫对肠黏膜损害较重，可穿过肠壁致腹膜炎。

【临床表现】

各绦虫病潜伏期不一，猪或牛带绦虫为 8～12 周，短膜壳绦虫病为 2～4 周。大多症状轻微且无特异性。粪便中

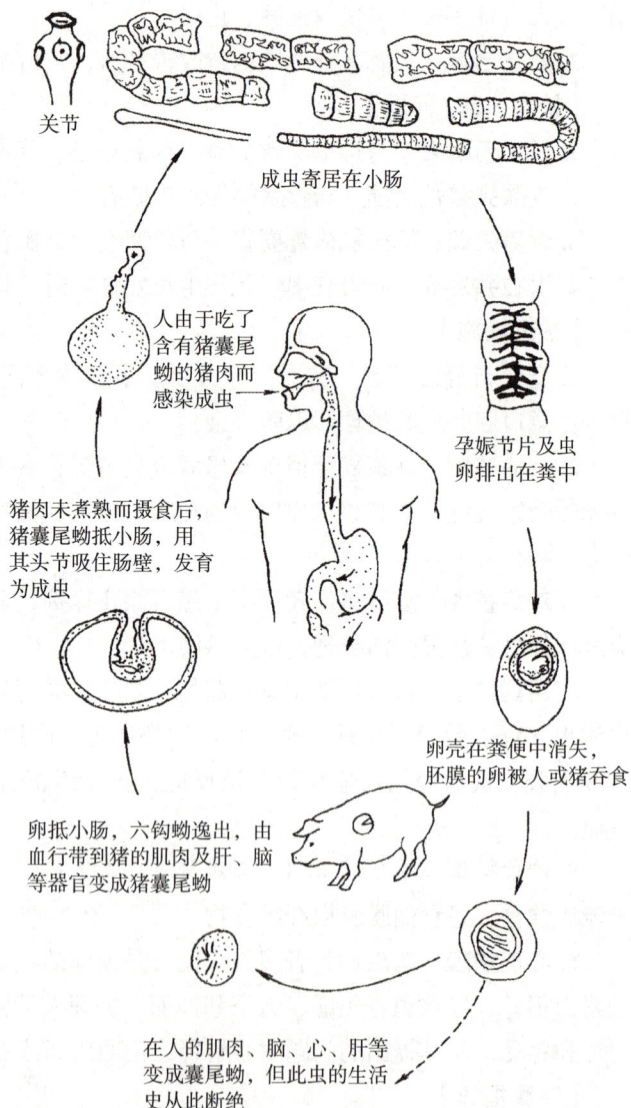

图 10-2 猪带绦虫生活史

发现白色带状节片或节片自肛门逸出常为最初和唯一症状。部分患者常有上腹隐痛、恶心、纳差、肛门瘙痒，偶有头痛、头晕、磨牙、失眠、贫血等症状。

【并发症】

猪带绦虫病主要并发症为囊尾蚴病，牛带绦虫病主要并发症为肠梗阻和阑尾炎。

【医学检查】

1. 血象 病程早期嗜酸性粒细胞可轻度增加。

2. 粪便检查 可用直接涂片或集卵法查绦虫卵，查获虫卵可确诊绦虫病；采用压片法检查妊娠节片，可鉴别绦虫种类。

3. 其他 近来免疫学和分子生物学检查用于绦虫病的诊断，具有较高的灵敏性和特异性。

【诊断要点】

根据流行地区、生食或进食半生牛肉或猪肉史；粪便中有排白色带状节片者可临床诊断本病。粪便中找到妊娠节片或虫卵可确诊。

【治疗】

主要是驱虫治疗。首选吡喹酮，剂量为 10～20mg/kg，清晨空腹顿服，无须导泻，疗效可达 95% 以上。此外，尚可选用甲苯咪唑等药物。

【护理诊断/问题】

1. 疼痛：腹痛 与绦虫寄生于小肠，导致胃肠功能障碍有关。

2. 营养失调：低于机体需要量 与绦虫长期寄生于肠道有关。

3. 潜在并发症 肠梗阻、阑尾炎。

【护理措施】

1. 安全与舒适管理 合理休息，注意日常生活卫生，养成良好的卫生习惯。对患者使用的便盆与检查粪便的用具均应彻底消毒，防止虫卵污染水、食物及手而感染自身或他人。

2. 疾病监测 观察粪便中有无白色带状节片；是否常有上腹隐痛、恶心、纳差、肛门瘙痒等；如患者出现全腹膨隆、腹痛、腹胀等症状提示肠梗阻的发生。若出现典型的麦氏点压痛或脐周痛，应警惕阑尾炎的发生。

3. 用药护理 ①服药前一天晚餐进流质饮食，避免油腻食物，服药当日早晨禁食。②驱猪肉绦虫前先按医嘱给以氯丙嗪，以防止恶心、呕吐反应导致绦虫孕节片反流至十二指肠或胃，引起内源性感染囊尾蚴病。③服药后多饮水，保持排便通畅，排便中不要拉扯虫体，以免拉断，天冷时便盒应加温水，防止绦虫遇冷回缩。④服用吡喹酮后，偶有头晕、乏力等不适，数日内可自行消失。⑤驱虫后均应留取 24 小时全部粪便，淘洗检查头节以确定疗效。⑥驱绦后及时更换内衣、内裤、被褥，并及时洗澡。⑦治疗后观察 3 个月，再次排节片或虫卵者应复治。

4. 饮食护理 鼓励患者多进食高热量、高蛋白、营养丰富的饮食，以保证足够的营养摄入。

5. 心理护理 护理人员应多与患者或家属交流，让其了解病情及症状和体征出现的原因，对治愈该病树立信心。从而减轻恐惧与不安的不良情绪。

【健康指导】

1. 预防疾病 开展预防绦虫病的卫生宣传教育，尤其在流行区，宣传教育的重点是改变不良饮食习惯，不吃生猪肉或牛肉，烹饪生、熟食物应分开。加强肉类检疫，禁止出售含囊尾蚴的肉类。

2. 管理疾病 绦虫病患者应自觉配合治疗，教育患者注意卫生，防止虫卵污染水、食物及手而感染自身或他人，增加营养，纠正贫血。对驱虫时大便中未找到头节者，应定时复治，告知患者半年内无节片排出，虫卵转阴，即为痊愈。

第五节 人工肝技术与护理

人工肝技术是利用肝脏的强大再生能力，通过体外的机械、理化和生物装置，清除体内的有害物质并补充必需成分，稳定内环境，为肝脏的再生及肝功能恢复创造有利的条件，为进行肝移植创造机会。由于人工肝以体外支持和功能替代为主，故又称为人工肝支持系统（artificial liver support system，ALSS）。

【人工肝脏分型】

人工肝脏有三大类型，包括：非生物型人工肝（non-bioartificial liver，NBAL）、生物型人工肝（bioartificial liver，BAL）和混合型人工肝（hybrid artificial liver，HAL）（表10-3）。

表10-3 人工肝脏的分型

分型	主要技术和装置	功能
非生物型	系统地应用和发展了血浆置换、血浆灌流、白蛋白透析、血液滤过、血液透析等血液净化技术的Li-NBAL、MARS和普罗米修斯系统等	以清除有害物质为主，其中血浆置换还能补充凝血因子等必需物质
生物型	以体外培养肝细胞为基础所构建的体外生物反应装置，主要有Li-NBAL系统、ELAD系统、BLSS系统、RFB系统等	具有肝脏特异性解毒、生物合成及转化功能
混合型	Li-NBAL系统、HepatAssist系统、MELS系统、AMC系统等	兼具非生物型人工肝脏高效的解毒功能和生物型人工肝脏的代谢功能

【操作】

①向受术者说明操作过程，签署知情同意书。②开机和参数的设置。③安装管道、冲洗管路、抗凝、连接监护。④血管穿刺和连接管路，并行自血循环。⑤开启置换泵，进行血浆置换等。⑥术中观察病情变化，监护生命体征。⑦拔管、回血，整理用物并做好记录。

【护理】

1. 术前护理

（1）评估是否适宜行术 ①适应证为重型病毒性肝炎，原则上以早、中期为佳，凝血酶原活动度控制在20%～40%，血小板＞5×10⁹/L者为宜；其他原因引起的肝功能衰竭（包括药物、毒物、手术、创伤、过敏等）；晚期肝病肝移植围术期治疗；各种原因引起的高胆红素血症（肝内胆汁淤积、术后高胆红素血症等）经内科治疗无效者。②禁忌证为疾病晚期，出现难以逆转的呼吸衰竭、重度脑水肿伴有脑疝等濒危症状者；严重活动性出血和DIC患者；对治疗过程中所用药品如血浆、肝素、鱼精蛋白等过敏者；休克、全身循环功能衰竭者；心肌梗死和脑梗死非稳定期患者；对严重全身感染、晚期妊娠及其他并发症或合并症的患者，应慎重应用；临床医生认为不能耐受治疗的其他情况患者。③治疗前详细询问病史，有无出血史，有无肝性脑病前期表现，检测肝、肾功能，凝血酶原时间、血小板计数、血型等。

（2）术前指导 向受术者及家属解释检查目的、过程、方法等，减轻受术者心理紧张和焦虑。嘱受术者治疗前尽量少饮水，配备高质量早餐，避免低血糖、低血压的发生。术前应逐步训练在床上大、小便，以防治疗中、治疗后不能适应床上大小便。

2. 术中护理 ①医护人员进入治疗室前必须戴口罩、帽子，更换工作鞋，穿好隔离衣，操作时戴无菌手套。②分离器的冲洗。体外循环的管路及分离器需无菌装接，予38℃生理盐水1000mL冲洗管路，再用500mL生理盐水加肝素20mg冲洗管路。充分去除分离器或灌流器中的微泡。治疗结束后治疗仪用0.5%过氧乙酸液进行表面擦洗，回路及分离器行污物处理或用20%戊二醛严格消毒后废弃，不得重复应用。③室温的调节。治疗时因补充大量的血浆和液体，受术者常易感畏寒、寒战，因此要注意室温的调节，保持夏天26～28℃，冬季28～30℃，补充的血浆及液体应先存放37～38℃的水温中预热，治疗仪温度调为38～39℃。④正确保存和融化血浆，蛋白制品，冰冻血浆应在37℃水温中摇动融化，水温不宜过高，否则引起蛋白凝固。备好的血浆应在6小时内应用，天气炎热时为4小时。⑤严格执行"三查七对"，应以同种血型为原则，并查对血浆标签上的时间，包装是否破损。⑥及时处理过敏反应，轻者皮肤瘙痒，可口服阿司咪唑片4mg，重者如血压下降、恶心、呕吐、畏寒，应立即停止输注血浆，改输清蛋白，给予吸氧，地塞米松5mg静脉推注或盐酸异丙嗪片12.5mg肌内注射，经处理无效则停止治疗。

3. 术后护理

（1）监测病情变化、防止感染

监测生命体征（特别是体温）的变化；口腔护理，用0.02%甲硝唑液漱口，每日4～6次，保持口腔清洁湿润；皮肤护理，每日用温水擦浴，保持皮肤黏膜清洁、干燥；最好设单人房间，病室内保持空气清新、温湿度适宜，减少陪护人员，使用0.5%过氧乙酸擦拭桌面、地面；操作时严格按照无菌原则，留置插管处需严密观察创口是否出血，敷料是否干燥，大小便后创口有否污染，有无留置管外脱。定期监测血生化全套及凝血酶原时间，及时发现并给予相应处理，可避免受术者出现不必要的并发症。

（2）血管通路的护理

①血管通路是人工肝受术者的第二生命线，是顺利进行人工肝治疗的保证。抗生素封管法能够有效预防或配合治疗导管相关菌血症，在每次行人工肝治疗结束后采用敏感抗生素封管，使抗生素溶液保留在导管腔内。②防止导管脱出，导管与皮肤处用缝针固定，由于牵拉或留置时间较长易产生缝线与皮肤脱离现象，接管操作时动作要轻，对出现肝性脑病者，留置插管处加强包扎，以免受术者烦躁时拔出导管。③减少导管腔内污染，留置双腔导管避免作其他用途（输液、采血等），以减少螺旋肝素帽的开放次数。

（3）术后并发症处理

1）出血 ①插管处出血。表现为插管处渗血、皮下出血或血肿，严重者可危及生命。原因有插管时误伤动脉或误伤深静脉，留置导管破裂或开关失灵，留置管与皮肤结合部松动、脱落等。一旦发现应加压包扎，必要时使用止血剂。②消化道出血。表现为呕血、便血等，术前常规应用预防性制酸剂治疗，出血倾向明显或大便潜血阳性患者术中少用或不用肝素，或采用体外肝素化。一旦发生，应及时给予处理。③皮肤黏膜出血。临床可表现为鼻出血、皮肤淤点、淤斑。④颅内出血。最严重的出血性并发症，往往出血量大，受术者易出现脑疝而死亡。

2）凝血 灌流器凝血应采取等渗盐水冲洗，加大肝素用量或更换灌流器。留置管凝血在留置封管时，肝素用量要适当大些，并根据留置管的长度给足剂量。

3）低血压 术前做好对症处理，术中需密切观察血压、心率变化；一旦发现血压较低或临床症状明显，予以补充血容量，必要时使用升压药物；血液灌流综合征者，可预先服用抗血小板聚集药物如潘生丁（双嘧达莫）、阿司匹林，或改用血浆灌流可减少其发生概率。

4）继发感染 ①与治疗管路有关的感染。放置临时性插管（锁骨下或颈内静脉、股静脉）的受术者出现发热，若找不到明显的感染灶，应做血培养并及时将留置管拔掉，同时给予抗生素治疗。②血源性感染。人工肝治疗包括血液透析、血液滤过、血液（血浆）灌流、血浆置换及生物人工肝等，尤其是血浆置换，需要大量的异体血浆，易发生血源感染。

5）过敏反应　常为血浆代用品、鱼精蛋白、新鲜冰冻血浆等的过敏反应，可表现为低血压、休克，应迅速开放静脉通路，补充血容量，并予以对症处理。

6）失衡综合征　指在透析过程中或透析结束后不久出现的以神经、精神系统为主要症状的症候群，常持续数小时至 24 小时后逐渐消失。轻者仅有头痛、焦虑、恶心、呕吐，严重时可有意识障碍、癫痫样发作、昏迷甚至死亡。治疗可予 50% 葡萄糖 40～60mL 静脉注射，以及降低颅内压、镇静、降压、纠正心律失常等。

复习思考题

1. 患者，女，25 岁。患者 1 周前感冒，发热 2 天，体温 38.6℃，之后逐日感觉乏力、厌油、食欲减退，伴尿色逐日加深，如浓茶色，大便正常。

实验室检查：ALT1456U/L，AST768U/L，总胆红素 112μmol/L，直接胆红素 75μmol/L，间接胆红素 37μmol/L，白蛋白 41g/L，球蛋白 33g/L。

问题：

（1）该患者的临床诊断是什么？

（2）目前存在的主要护理诊断 / 问题是什么？

（3）主要的护理措施是什么？

2. 患者，男，35 岁，无业，3 个月来持续低热，偶有干咳，体重下降，自诉有静脉注射吸毒史。查体：体温 38.5℃，全身淋巴结均有肿大，舌的两侧见粗厚的白色突起，血 HIV 抗体阳性，CD_4^+T 淋巴细胞 0.18×10^9/L，总淋巴细胞数 0.8×10^9/L。

问题：

（1）患者可能的临床诊断是什么？

（2）该患者确定诊断还需要做哪些辅助检查？

（3）该患者可能会发生哪些主要机会性感染？

（4）依据患者目前情况制定相应的护理措施。

3. 患者，男，53 岁，于 2020 年 1 月 24 日出现发热、乏力、气短等不适。流行病学提示：曾于 1 月 18 日有聚餐史。1 月 29 日于武汉某医院查胸部 CT 提示：双肺感染，疑似病毒性肺炎，新型冠状病毒核酸检测：阳性。2 月 1 日出现干咳、气短、口干、咽痒，2 月 2 日复查 CT：双肺有多发磨玻璃影；实验室检查：C 反应蛋白（CPR）12mg/L，血沉（ESR）25mm/h，两次鼻咽拭子新型冠状病毒核酸检测均为阳性。2 月 4 日收住湖北省某医院住院治疗。

问题：

（1）该患者的临床诊断是什么？

（2）目前存在的主要护理诊断 / 问题是什么？

（3）主要的护理措施是什么？

4. 患者，男，35 岁，持续发热 10 天伴乏力、厌食入院。护理体检：体温 39.4℃，P92 次 / 分，肝肋下 2cm，脾肋下 1cm。血常规：WBC 4.0×10^9/L，N0.62，L0.35，M0.33，血培养伤寒杆菌生长，经氯霉素治疗 5 天后体温正常，发病第 20 天解黑便 1 次。

问题：

（1）该患者可能的诊断是什么？

（2）该疾病最严重而较常见的并发症是什么？

（3）此并发症的主要护理措施有哪些？

参考答案

题 1：

（1）结合患者病史、临床表现和实验室检查，考虑患者最有可能的诊断是急性黄疸型肝炎。

（2）主要护理诊断：①活动无耐力与肝功能受损、能量代谢障碍有关。②营养失调：低于机体需要量与食欲减退、呕吐、腹泻、消化和吸收功能障碍有关。③体温过高与病毒血症有关。④潜在并发症：出血、肝性脑病、肾衰竭、继发感染、干扰素治疗的不良反应等。

（3）护理措施：①安全与舒适管理：急性肝炎、ALT 升高者应卧床休息。待症状好转、黄疸消退、肝功能改善后，可逐渐增加活动量，以不感疲劳为度。肝功能正常 1 ～ 3 个月后可恢复日常活动及工作，避免过度劳动。②疾病监测：a. 观察患者生命体征、神志状态、黄疸、出血及 24 小时出入液量、电解质、酸碱平衡等。b. 观察是否存在感染，如口腔、呼吸道；出血征兆，如皮肤黏膜的瘀点瘀斑、牙龈出血、鼻出血、呕血、便血等；肝性脑病的早期表现；肾功能不全表现，如厌食、恶心、呕吐等。早期发现和防治出血、肝性脑病、肾衰竭、继发感染等是抢救成功的关键。③对症护理：高热以物理降温为主。④用药护理：大部分药物需在肝脏代谢，为减轻肝脏负担，禁用损害肝脏的药物。遵医嘱使用抗病毒药物，并向患者解释应用干扰素治疗的目的和注意事项。⑤饮食护理：肝炎急性期进食清淡、易消化、低脂、富含维生素的流质或半流质饮食。黄疸消退、食欲好转后，应避免暴饮暴食。恢复期可逐渐过渡至普通饮食。

题 2：

（1）结合患者病史、临床表现和实验室检查，考虑患者最有可能的诊断是艾滋病。

（2）还需要做 HIV-RNA 定量检测，定量检测既有助于诊断，又可判断疗效和预后。

（3）患者可能会出现的机会性感染：有肺炎、肺结核以及因念珠菌、疱疹和巨细胞病毒引起口腔和食管炎症或溃疡，其中以肺孢子菌肺炎、孢子虫肺炎最为常见，是本病因机会性感染而死亡的主要原因，表现为间质性肺炎。

（4）护理措施：①应执行血液 / 体液隔离和保护性隔离，以防发生各种机会性感染。②休息与饮食：给予高热量、高蛋白、高维生素、易消化饮食，以改善营养，增强机体抗病能力。③加强心理护理，理解、同情、关心、体贴患者，同时动员其亲属朋友给患者以关怀、同情、支持，鼓励患者珍爱生命，充分利用社会资源和信息，积极地融入社会。④根据医嘱使用药物，注意观察药物的疗效、不良反应。⑤病情观察：评估患者生命体征、神志、体重、营养状况，详细记录病情变化，密切观察有无肺部、胃肠道、皮肤黏膜、中枢神经系统等感染的表现；观察皮肤黏膜有无卡波济肉瘤；并及时与医师联系，采取相应的治疗护理措施。⑥做好对症护理及健康宣教。

题 3：

（1）结合患者病史、临床表现和实验室检查，考虑患者最有可能的诊断是新型冠状病毒肺炎。

（2）主要护理诊断：

1）体温过高　与 COVID-19 病毒感染有关。

2）气体交换障碍　与肺部病变导致有效呼吸面积减少、气道分泌物增加有关。

3）焦虑 / 恐惧　与隔离、担心疾病的预后有关。

（3）主要护理措施：①隔离措施：严格呼吸道隔离。患者不得离开病区，不设陪护，不得探视。确诊患者可集中隔离，床间距应不小于 1.2m。医务人员在采取标准预防的基础上严格执行三级防护。进入病房医务人员穿防护服、隔离衣、胶靴，戴 N95 口罩、手套、帽子、护目镜防护，严格按照七步洗手法洗手。②安全与舒适管理：保持室内干净、整洁；保持室温约 25℃，湿度 50% ～ 60% 为宜；每日须定时开窗通风 1 ～ 2 小时，保持室内空气新鲜，通风时注意避免患者直接受风。建议患者注意卧床休息，降低患者耗氧量，保证充足睡眠，防止疲劳导致病情加重。③疾病监测：密切监测生命体征、血氧饱和度、精神状态，做好交接班并记录。根据患者病情监测血常规、大小便常规、C 反应蛋白（CRP）、生化指标（肝酶、心肌酶、肾功能等）、动脉血气分析、肺部 CT。④对症护理：加强体温管理，遵医嘱给予物理或药物降温，观察用药后反应，如有大汗，及时擦干，更换衣物，保持皮肤干燥、清洁。⑤用药护理：予抗病毒、抗感染、免疫支持等对症治疗，注意药物不良反应。⑥饮食护理：鼓励患者多饮温水，每天至少 2000 ～ 2500mL；保证蛋、奶、豆制品等高蛋白饮食、富含维生素食物摄入，清淡饮食，适当增加热量，蔬菜、水果每餐 300g，忌过硬、冰冷、辛辣、粗糙的食物，以防口腔黏膜损伤。注意饮食卫生，餐前洗手，及时为患者加热饭菜，禁烟酒。⑦心理护理：患者易产生疾病恐慌或逃避心理，以及隔离后的失落、孤独，如未经及时干预容易引起心理障碍。护理人员每天与患者交流，做到聆听、陪伴，了解其心理变化及需求，给予必要的情绪疏导，减轻患者心理压力，增强其战胜疾病的勇气及信心；鼓励患者寻找合适的途径宣泄情绪，比如大声唱歌或倾诉；教会患者呼吸调节的方法，尽快平复心情，也有助于呼吸功能恢复；通过多媒体等途径接收新冠肺炎防控专业建议，减轻患者因信息过载所致的心理负担；为患者提供与家人、朋友或专家电话、微信视频沟通的条件，接受亲情支持和专业疏导。

题 4：

（1）伤寒。

（2）伤寒患者最严重且较常见的并发症是肠穿孔。

（3）主要护理措施：①禁食，经鼻胃管减压；②静脉输液维持水、电解质平衡与热量供应；③密切观察病情变化，做好手术前的准备工作。

第一节 概 述

理化因素所致疾病是指周围环境中对人体有害的物理、化学因素等所致的疾病。随着社会对毒理研究的深入、工业和军事发展的需求不断增加，人们发现环境中理化因素所致疾病时刻危害着人类健康，对可预测环境中理化有害致病因素进行预防、诊断、治疗和护理很有必要。

中毒（指有毒物质进入人体达到中毒量而产生损害的疾病，根据病因可分职业性中毒和非职业性中毒，根据进入人体时间长短分急性中毒与慢性中毒，气体中毒如一氧化碳中毒）、中暑（热痉挛、热衰竭、热射病）、淹溺、电击等均在《急救护理学》等课程分述。本章仅阐述冷损伤、高原病、电离辐射损伤。

【病因与致病特点】

1. 病因

（1）物理因素 高温、低温；高压、低压；噪声、高频、震动；电磁辐射、电离辐射和光辐射；等等。

（2）化学因素 工业中的"三废"（即废水、废气和废渣）、有机溶剂、清洁剂、刺激性气体、重金属离子、毒物（窒息性与腐蚀性）、药物等。

2. 致病特点 理化因素所致疾病在一定环境与条件下发生，都有其作用的靶器官和部位，病情严重程度与在暴露环境中的停留时间、接触毒物的量及患者原来身体状况密切相关，常有一个或多个器官损伤或衰竭，缺乏特异性临床表现。同一时间可有多人发病。

【常见症状体征的护理】

1. 意识障碍

（1）意识障碍评估 详见第九章第一节。

（2）护理诊断/问题 急性意识障碍：与脑组织受损、功能障碍有关。

（3）护理措施

1）对因与对症护理 迅速脱离有害环境和危险因素是处理理化因素所致疾病的首要措施。急性中毒时，尽快中断接触毒物和清除体内或皮肤上的毒物，如洗胃、处理局部污染，对吸收入血的毒物采用血液净化疗法等。发现中暑或电击伤患者，立即转移到安全环境，再施行急救复苏护理。中暑高热时降温；冻僵时复温；急性高原病者需迅速给氧以缓解症状；减压病者应进入高压氧舱重新加压再缓缓减压。

2）疾病监测 理化因素所致疾病患者易出现意识障碍、呼吸和循环衰竭。应加强生命体征及意识、瞳孔的监护，观察有无恶心、呕吐及呕吐物的性状与量，准确记录出入水量，及时记录病情变化，随时做好急救准备。

2. 疼痛　疼痛是一种与实际或潜在组织损伤相关的不愉快的感觉和情感体验，或与此相似的经历。强烈、持久的疼痛可导致生理功能紊乱，甚至休克。温度、气压、电离辐射等理化因素均可导致患者疼痛。重点是加强疼痛原因和诱因的去除及对症处理。评估疼痛的部位、时间、程度、性质、伴随症状；判断导致疼痛的原因，如高温、低温、化学物质刺激、电离辐射等；评估患者对疼痛的耐受程度，以及疼痛对患者生理功能及生活等方面的影响。及时采取措施，尽快让患者脱离导致疼痛的有害环境，如高温、低温、低气压等，并及时对症处理。高温者宜给予降温处理，如冰袋、冰毯等；低温导致的肢体疼痛宜进行复温处理，抬高患肢，按摩健侧肢体，必要时应用镇痛药物；低气压导致的头痛可进行氧疗提高氧分压，必要时服用药物缓解，也可采用中医特色技术如针灸等治疗。同时注意做好疼痛患者的心理护理。

第二节　冷损伤

冷损伤是低温寒冷侵袭后所引起的损伤。根据机体所处不同低温环境分为非冻结性冷伤与冻结性冷伤。前者为机体长时间处于 $0 \sim 10℃$ 的低温潮湿所致，包括冻疮、战壕足、浸渍足；后者为机体暴露于 $0℃$ 以下的低温环境所致，包括冻伤（局部冷伤）和冻僵（全身冷伤）。本节主要阐述冻伤。

冻伤是由于肢体短时间暴露于极低气温或较长时间暴露于 $0℃$ 以下的低温而导致组织冻结引起的冻结性冷损伤。常发生在手指、足趾、耳郭和鼻，亦可发生在腕、前臂、足、面、肘、踝等部位，如长时间浸泡水中或陷于雪中，冻伤还可发生在臀部、腹壁和外生殖器官。它是冬季作战、科学探险、登山运动及野外工作等情况下的常见病，是造成部队非战斗减员及削弱劳动力的重要原因。

【病因及发病机制】

1. 病因　寒冷、潮湿、大风、暴风雪是冻伤发生的主要环境因素。此外，低温下接触金属或低温冷却剂及严寒条件下接触柴油和汽油等液体亦可导致严重冻伤；低温环境下个体因素也可增加本病易感性，如肢体活动量少，静止不动或局部受压迫、醉酒和精神异常、迷路、饥饿与疲劳、营养不良、疾病等。

2. 发病机制　人体局部受到冰点以下低温侵袭时可发生强烈的血管收缩反应，如果接触时间过久或温度极低，组织逐渐进入冻结阶段，在细胞外液甚至内液形成冰晶。而冻伤损害则主要发生在复温冻融之后，局部血管扩张、充血、渗出，并有微栓或血栓形成；组织内冰晶及其融化过程造成组织破坏和细胞坏死，促使炎症介质和细胞因子释放，引起炎症反应；加之组织缺血－再灌注造成细胞凋亡，使组织损害进一步加剧。

【临床表现】

1. 反应前期　受冻初期局部寒冷感，继之痒感、隐痛感或针刺样疼痛，皮肤呈粉红色。然后因血管收缩，皮肤变白（苍白或蜡样白）发凉，局部麻木或感觉丧失。最后出现僵硬，冻区完全失去知觉。

2. 反应后期　当冻伤患者脱离冷环境，因复温后肢体软化、血管舒张，出现反应性充血，渐现典型炎症反应。

【医学检查】

通过微波测温、激光多普勒流量测定、血管造影或磁共振检查可了解周围循环状况。

【诊断要点】

1.诊断 根据接触寒冷史及临床表现，可对局部冻伤做出诊断，但在冻结状态或融化复温早期确定冻伤程度是比较困难的。

2.分度 根据受冻程度、损伤范围、反应轻重、临床表现及结局的不同，冻伤通常分为四度（表 11-1）。

表 11-1 冻伤分度

分度	主要症状	预后
Ⅰ度冻伤（红斑性冻伤）	①皮肤浅层冻伤；②冻后 3 小时内皮肤开始肿胀、发红，压之变白，皮温增高；③有麻木感，复温后出现针刺样疼痛、痒感、灼热感；④无水疱	1 周内局部表皮剥脱，不治自愈。有时在冻伤部位可遗留出汗过多或冷感等症状，并可持续数周或数月
Ⅱ度冻伤（水疱性冻伤）	①真皮层冻伤；②皮肤红或粉红色，压之变白；③疼痛过敏，深部感觉存在，血管迅速充血，高度肿胀；④ 12～24 小时出现大量浆液性水疱，疱液多为橙黄色，疱底呈鲜红色，少数呈血性水疱，水疱大而往往连成片	如无感染，则在 5～7 天后水肿减轻、水疱逐渐吸收，而后结痂、干燥、剥脱。2 周内自愈，愈后可遗留瘢痕或无瘢痕，局部常有异常感觉
Ⅲ度冻伤	①皮肤全层冻伤并累及皮下组织；②皮肤呈青紫、紫红或青蓝色；③皮温下降，感觉存在，水肿明显；④多个水疱，疱内液体多为血性渗出液，疱底呈暗红色，局部明显疼痛	创面愈合后遗留瘢痕
Ⅳ度冻伤	①除皮肤、皮下组织外，冻伤深达肌肉和骨髓；②皮肤呈苍白色、青灰色、蓝紫色甚至紫黑色，指（趾）甲床灰黑色；③肿胀常不明显或无肿胀，复温后出现剧痛，而后感觉丧失，皮温低于正常；④严重者可无水疱或有小水疱，孤立而分散，疱液呈暗红色、咖啡色或深紫色	无并发感染者呈干性坏疽，2～3 周内受损组织呈木乃伊化；如并发感染则呈湿性坏疽，组织坏死，产生恶臭分泌物，逐渐变为干性坏死组织而脱落，2～3 个月内创面肉芽组织形成和上皮生长，治愈过程需要 3～6 个月

【并发症】

本病可并发残疾、肢体感觉障碍等。

【治疗】

治疗要点：复温，综合治疗。

1.复温 根据患者情况，选择适当复温技术。复温主要包括主动复温和被动复温。主动复温即将外源性热传递给患者，被动复温即通过机体产热自动复温。

2.综合治疗 严重冻伤者将同时采取综合治疗措施，改善微循环、防治休克；维持水、电解质酸碱平衡、防止代谢性酸中毒；当复温后组织水肿、组织压增高和由此引起疼痛时，给予吗啡或哌替啶止痛，给予降低血管通透性的药物和适当应用利尿剂等消肿；预防局部冻伤感染，双氯芬酸消毒，加强冻伤的各期处理，最大限度地保留有活力的组织和患肢，把伤残降到最低限度。

【护理诊断/问题】

疼痛 与冻伤所致肢体损伤和缺血有关。

【护理措施】

1.现场救护 ①尽快脱离冷冻环境和物体。脱掉或剪掉潮湿衣服和鞋袜，若潮湿衣物冻结在肢体上，应立即浸入 40℃温水中，待融化后解脱以免强脱损伤皮肤。②保暖复温。③转运。搬运时适当包扎损伤的皮肤；伤口不要脱衣包扎或包扎过紧；对一般出血者，尽量不用止血带，以免影响局部血运和再次受冻，合并骨折者，固定器材必须裹一层较厚棉花并缚在衣服和皮鞋外面，夹板或绷带不可包扎过紧。

2. 病情监测　①局部组织冻伤情况。局部（如肢端）疼痛及局部皮肤温度、湿度、颜色等末梢循环与皮肤组织感染等。②冻伤者常因胃肠运动功能减弱发生胃扩张或肠麻痹，遵医嘱行胃肠减压，观察引流液的情况；呕吐患者应预防误吸。

3. 对症处理　①伤口感染处理。一般用生理盐水、氯己定、苯扎溴铵、呋喃西林液体加温到 40℃浸洗，每日 1～2 次，连续 7 天。亦可将损伤组织裸露于室温环境（25℃）。Ⅰ度冻伤者注意保持创面干燥，数日后可治愈。Ⅱ度冻伤经消毒后用软干纱布包扎，有小水疱者可不予处理，大水疱则行无菌穿刺抽液后予无菌纱布包扎或涂冻伤膏后暴露；水疱破裂或有感染迹象，应将疱皮剪掉，使创面暴露，涂抗感染、消炎、止痛的特制外用药。严重指（趾）水肿应分开指（趾），避免挤压。②坏疽组织处理。Ⅲ度以上冻伤多用暴露疗法，保持创面清洁干燥；坏疽者应使其转为干性坏疽。若坏疽伴感染，则按外科换药处理。③疼痛护理。对手、足和肢体冻伤患者，抬高患肢与心脏平齐或者高于心脏，促进伤处静脉回流，从而减轻胀痛；下肢受伤需卧床。按摩周围健康组织或活动健康肢体，分散注意力，提高痛阈。在复温过程中或复温后，如患者出现剧烈疼痛，立即遵医嘱以准确剂量、准确途径合理使用镇静、止痛药物，观察止痛效果并记录。

4. 用药护理　①改善微循环。遵医嘱应用低分子右旋糖酐或活血化瘀中药，因冻伤常继发肢体血管改变，从而加重肢端损害、延迟创面愈合时间。②补充循环容量。遵医嘱给予输注液体以恢复血容量，总量为 20mL/kg。通常不用乳酸林格液静脉输注，因低温患者的肝脏不能有效代谢乳酸。若经补充血容量和复温后血压无变化，应遵医嘱静滴多巴胺 2～5μg/（kg·min），维持平均动脉压≥60mmHg，也可遵医嘱输注小剂量硝酸甘油改善冻僵患者重要器官的血液灌注。③对Ⅲ度以上冻伤者，应遵医嘱注射破伤风抗毒素。意识障碍者应给予纳洛酮和维生素 B_1 等药物。

5. 饮食护理　①复温期可饮用温热饮料，如温开水、糖盐水、热茶水、咖啡、牛奶、姜汤或食用巧克力等。②能进食者可给予营养丰富、容易消化的温热食物。

【健康指导】

1. 预防疾病

（1）适时更衣，增进营养　根据天气温度情况选择衣物。气温低于 -10℃时，风速＞1m/s 时需戴棉帽和风雪帽保护耳部和颜面。在寒冷环境中应改进膳食结构，增加脂肪、蛋白质、维生素的摄入量，每日摄入热量应不低于 3200kcal，中、晚餐均应增加热汤，并保证饭、菜、水三热，避免饥饿现象。

（2）耐寒训练　①寒冷季节勤活动手脚和揉搓面部耳鼻，保护易冻伤部位，避免过度疲劳、大量出汗，有效提高身体耐寒能力。②一般体质者冷水洗手、脸，1～2 次/天，每次 3～5 分钟，增强机体代谢和皮肤血管反应；体质较好者可于冬季行 5 分钟冷水擦身，按上肢、胸、腹、背、下肢顺序进行，后用干毛巾摩擦皮肤至局部发红为止。注意在避风处进行，室温不宜过低，以防皮肤皲裂。头痛、头晕或感冒时应暂停。

2. 管理疾病　对有冻伤史者加强防冻知识教育。如避免长时间静止不动，不要穿潮湿过小鞋袜，不要无防冻准备就单独外出，不要赤手接触金属，不要冻伤后用火烤、雪擦、冷水浸泡和捶打患处等。冻伤急性期，避免伤肢运动，以防加重损伤，诱发感染。急性炎症一旦消退，应尽可能早期活动手指、足趾和各关节，防止关节僵直，促进功能恢复。

第三节　高原病

　　由平原移居到高原或短期在高原逗留者，因对高原低氧环境适应能力不足引起以缺氧为突出表现的一组疾病称为高原病（或称高原适应不全症、高山病）。它是高原旅行者的常见死亡原因。高原病分急性和慢性两种。急性高原病泛指由低海拔地区进入高海拔地区（尤其超过 3000m 地区）者在两周内因代偿功能失调而出现的一类不适应表现，若离开高原环境则病情可缓解或痊愈的疾患总称。慢性高原病指低海拔地区者移居高原停留 3 个月或更长时间出现与低氧有关的症候群并伴有多种器官功能障碍者，可表现为慢性高原反应、高原红细胞增多症、高原血压改变、高原心脏病。本节叙述急性高原病，它占高原病发病率的 60% ～ 90%。

　　【病因及发病机制】

　　1. 病因　低压性低氧血症是急性高原病的主要原因。高原环境空气稀薄，大气压和氧分压降低，易致人体缺氧。其发病快慢、严重程度与所处高原海拔高度（表 11-2）、活动强度、停留时间成正比。在海拔 3000 米以内一般人能较快适应，3000 ～ 5330 米开始出现症状，部分人需较长时间适应，5330 米为人的适应临界高度，是人们能长期生活的最高海拔高度，但本病也与个体易感性有关，部分人在海拔 3000 米以下地区也可发病。

表 11-2　不同海拔高度的气压、吸入气及肺泡气氧分压、动脉血氧饱和度

高度 （km）	气压 （mmHg）	吸入气氧分压 （mmHg）	肺泡气氧分压 （mmHg）	动脉血氧饱和度 （Hb 氧饱和百分比 %）
0	760	159	105	95
1	674	141	90	94
2	596	125	77	92
3	530	111	68	90
4	463	97	58	85
5	405	85	50	75
6	355	74	40	70
7	310	65	35	60
8	270	56	30	50

　　2. 发病机制　人体为适应高原低氧环境，将做出维持毛细血管内血液与组织间必要压力阶差的适应性改变。若过度缺氧则将出现高原适应不全症状。

　　（1）神经系统　最初脑血管扩张、血流量增加和颅内压升高，大脑皮质兴奋性增强，出现头痛、多言、失眠和步态不稳；随着缺氧加重，脑细胞无氧代谢增强，ATP 生成减少，脑细胞膜钠泵功能障碍，细胞内钠、水潴留，发生高原脑水肿。

　　（2）呼吸系统　急性缺氧致肺小动脉痉挛，持续小动脉痉挛致平滑肌层增厚，肺循环阻力增高，肺毛细血管压明显升高，血管壁通透性增强，血浆渗出增多，发生高原肺水肿。

　　（3）心血管系统　因缺氧刺激颈动脉窦和主动脉体化学感受器出现心率增快，心排血量增加等代偿性反应；体内血液重新分布以保证重要器官的血液供应。当严重和持久性缺氧致冠状动脉代偿性扩张超过一定限度时可引起心肌损伤，当损伤肾上腺皮质功能时可出现收缩压降低和脉压

变小。

（4）造血系统　氧解离曲线右移，氧与血红蛋白亲和力降低，组织得以供氧。低氧还可促进红细胞生成素分泌刺激骨髓造血，使红细胞数量及血红蛋白含量增加，以提高血液携氧能力。

【临床表现】

1. 急性高原反应　较为常见。高原未适应者多于 6～24 小时内出现前额和双颞部跳痛，夜间或晨起时疼痛加重。伴有心悸，胸闷，气短，乏力，厌食，睡眠障碍。重者可出现恶心、呕吐、发绀、尿少、外周水肿或血压明显升高等。一般在 24～48 小时后即缓解，1～2 周内痊愈，少数可发展成高原肺水肿和（或）高原脑水肿。

2. 高原肺水肿　起病急、发病快、病情重。多于 2～4 天内发病。先有急性高原反应，继之头痛剧烈，伴呼吸困难、难以平卧、干咳加重、咳白色或粉红色泡沫样痰，肺部可闻及干、湿啰音。既往有高原肺水肿者更易发病。

3. 高原脑水肿　又称神经性高山病，罕见且严重。多于 1～3 天后发病，表现为剧烈头痛伴呕吐、精神错乱、共济失调、幻听幻视、言语和定向力障碍，随之嗜睡、木僵，或昏迷或有惊厥。首次进入高原者更易发生。

（1）昏迷前期　剧烈头痛、严重头昏、意识模糊、剧烈呕吐四项症状突出，具有较强特异性，常分三型：①渐进型。以抑制表现为主。初期萎靡不振、表情淡漠，进而嗜睡，可被唤醒，但频繁哈欠、凝视片刻旋即鼾睡，询问良久仅摇头点头或简单应答。持续时间可达 32 小时以上。②急发型。以兴奋表现为主。初期情绪高亢、欣快多语，随之精神恍惚、定向力障碍，进而烦躁不安、易激惹、拒绝治疗、时哭时笑、寻衅滋事，甚或打人毁物。持续时间多在 24 小时以内，迅速进入昏迷期。③暴发型。进驻高原后无前驱表现，常在急剧活动中突然倒地、四肢抽搐、颈项强直、大小便失禁，此型约占 15.8%。

（2）昏迷期　分为浅昏迷和深昏迷两型。浅昏迷最为多见，可见谵语、阵发性抽搐和惊厥。深昏迷者可见口唇发绀、被动体位、颈项强直、有阵发性抽搐或惊厥，伴牙关紧闭、腱反射消失，多有视盘水肿或出血。

（3）恢复期　一般情况下经治疗或脱离高原环境后恢复，不留明显后遗症。若发生大脑皮质功能障碍则部分病例可出现数小时或数天智能低下甚至不同程度痴呆现象。临床称此阶段为恢复痴呆。

【医学检查】

1. 血液检查　轻度白细胞增多。

2. 胸部 X 线检查　高原肺水肿患者胸片显示双侧肺野弥散性斑片或云雾状模糊阴影。高原心脏病者胸片显示肺动脉段明显突出，右心室增大。

3. 动脉血气分析　高原肺水肿患者表现低氧血症、低碳酸血症和呼吸性碱中毒；高原心脏病者表现为高碳酸血症和低氧血症。

【诊断要点】

结合登山史、临床表现、辅助检查以诊断高原病。①进入海拔较高或高原地区后发病；②其症状与海拔高度、攀登速度及有无适应明显相关；③除外类似高原病表现的相关疾病；④氧疗或易地治疗明显有效。

【治疗】

治疗要点：及时采取氧疗及对症药物治疗，防治各类并发症。

1. 急性高原反应　①休息：一旦发生急性高原反应，症状未改善前，应终止攀登，适当下降高度，平躺休息和补充液体。②氧疗：给予鼻导管或面罩吸氧，氧流量 1 ～ 2L/min。有条件时可采用便携式高压气囊或者进行高压氧舱治疗。③药物治疗：头痛者亦可给予布洛芬；恶心呕吐时，肌注丙氯拉嗪；手足发麻或抽搐时，可静脉注射 10% 葡萄糖酸钙 10mL；心悸、气促者予氨茶碱，重者予地塞米松或联合应用地塞米松和乙酰唑胺。④其他：必要时可配合中医中药技术，如针灸等。

2. 高原肺水肿　①休息：绝对卧床休息，采取半卧位或高枕卧位，注意保暖。②给予面罩高流量吸氧（6 ～ 12L/min），可有效缓解呼吸急促和心动过速。有条件者可进行高压氧舱治疗。③药物治疗：可给予地塞米松 10 ～ 20mg 稀释后缓慢静脉注射，每日 1 ～ 2 次，可减少肺毛细血管渗出。舌下含化或口服硝苯地平，以降低肺动脉压和改善氧合作用；出现快速房颤时，应用洋地黄和抗血小板药物等对症处理。

3. 高原脑水肿　①易地治疗：立即将患者转送至海拔较低的地区，应尝试下降至少 1000m 或直到症状消失。②氧疗：给予面罩吸氧，氧流量 2 ～ 4L/min，不能转送者应行便携式高压气囊治疗，条件许可行高压氧舱治疗。③药物治疗：静脉给予甘露醇溶液和呋塞米降低颅内高压，地塞米松静脉注射；恢复脑细胞功能和改善脑部血液循环。④保持呼吸道通畅：昏迷患者注意保持呼吸道通畅，必要时行气管插管或呼气末正压通气。

4. 高原心脏病　降低肺动脉高压、强心、利尿、改善血液循环。

高原医学发展助推世界之巅珠穆朗玛峰"身高"的历史性更新

2020 年 12 月 8 日，我国国家主席习近平同尼泊尔总统班达里互致信函，共同宣布珠穆朗玛峰最新高程——8848.86 米。

1960 年新华社记者郭超人的报道《红旗插上珠穆朗玛峰》向世界宣告中国登山队员穿越了被国外登山者称为"鸟都飞不过"的"死亡地带"，实现了人类首次从珠穆朗玛峰北坡登顶，让五星红旗在世界之巅飘扬。如今，珠峰登山队再次站上珠穆朗玛峰进行最新雪面高程测量，珠穆朗玛峰"身高"又堆高了 70 多厘米。登山队员冒着高原反应和牺牲的危险负重前行，他们热爱祖国、忠诚事业、不畏艰险、顽强拼搏、团结协作、勇攀高峰的登山精神在世界之巅绽放出新的光芒。在成功登顶测量过程中，高原医学的飞跃发展和技术创新起到了重要助力和保障作用。

近年来，我国在高原病的防治方面研究成果丰硕，尤其在低氧习服和适应机制研究、高原低氧的损伤机制及其干预措施研究、高原脑科学及脑疾病研究，以及藏医藏药研究等方面，部分工作已经达到国内外先进水平。其中，我国高原药学领域专家破解了高原低氧特征用药难题，高原病防治水平达到国际领先水平；在慢性高原病诊断标准方面确立了国际通用的"青海标准"；基于信息化的可穿戴生理感知技术对急性高原病的实时监测和辅助决策发挥了重要作用；我国自主研发的保温方舱、防寒保暖衣服等可保障高原地区医疗活动的正常开展。此外，中医技术和藏医藏药在高原病缺氧损伤中保护作用的研究和成功实践也为高原病的预防和治疗起到重要辅助作用。

作为医学生，我们应该学习登山队员不畏艰险、知难而上的登山精神，让自己的知识像珠穆朗玛峰一样不断增高，同时也要肩负起高原医学的神圣使命，充分利用青藏高原得天独厚的地域优势、资源优势和群体优势，瞄准医学科学前沿，打造世界一流的高原医学学科，为捍卫"祖国之巅"再做贡献。

【护理诊断／问题】

1. 气体交换障碍 与低氧环境致动脉血氧饱和度下降有关。

2. 体液过多 与低氧致血管通透性增强、细胞水肿有关。

3. 思维过程改变 与低氧所致脑功能障碍有关。

【护理措施】

1. 安全与舒适管理 脱离高原地区，加强休息。①急性高原反应。轻者一般不需特殊治疗可自行好转；重者应尽快将其移至海拔3000m以下使症状改善。②高原肺水肿。绝对卧床休息，取半坐位或高枕卧位，注意保暖。

2. 病情观察 成功救治取决于早期识别。若夜间睡眠中出现频繁咳嗽、气促和痰多等症状，可协助早期做胸部X线检查，排除肺水肿；若已有高原反应者，出现欣快多语、哭笑无常、寻衅滋事、嗜睡等应注意判断意识障碍程度；若突然倒地、脉搏缓慢、血压升高、抽搐等可能发生脑水肿，应密切观察瞳孔、尿量等变化。

3. 氧疗护理 可选择鼻导管、面罩及高压氧给氧。症状较轻者可经鼻管或面罩吸氧。根据缺氧程度选择给氧流量，低流量用于头痛、头晕明显者，给吸纯氧或混合氧（加入3%二氧化碳）缓解症状；中等流量用于并发肺水肿患者；大流量用于重者肺水肿患者，至水泡音消失后改间断吸氧。病情较轻或初发病例，氧疗无效时，应立即转送到海拔3000m以下地区；严重患者给予高流量面罩吸氧或行便携式高压气囊治疗；昏迷患者注意保持气道通畅，必要时气管插管；手足发麻或抽搐时示呼吸性碱中毒者不宜过度通气。

4. 用药护理 观察用药后症状缓解情况，乙酰唑胺或醋酸甲羟孕酮，可改善氧饱和度。对重症不能及时转运者，舌下含化或口服硝苯地平，以降低肺动脉压和改善氧合作用；出现快速房颤时，应用洋地黄和抗血小板药物等对症处理。

5. 饮食护理 饮食原则为高热量、高蛋白、高糖、高维生素、低脂肪、易消化食物。①提高机体对低气压和高原环境的耐受力和抵抗力。初入高原者避免剧烈运动或重体力劳动，热能供给量一般按平原地区轻度或中等体力劳动的标准进行。②适当摄入动物性蛋白质，如瘦肉和乳制品。③增加富含糖类的食物可提高味觉敏感度，又可使机体动脉血中氧含量增加，提高机体的换气能力。主食宜多用米食可抑制恶心呕吐，反之面食易致恶心呕吐。④供给丰富的维生素。食物中增加新鲜蔬菜和水果，每日以较大剂量补充多种维生素。⑤适当摄入矿物质。限制食盐的摄入量，每日4～6g为宜，以预防急性高原反应。补充铁剂如硫酸亚铁有利于血红蛋白、含铁蛋白质和酶的合成，补充钾的摄入量，有利于增强高原适应能力。⑥补充足够水分。督促初入高原者大量饮水，供给酸甜饮料，以酸甜鲜果汁最好，或用柠檬酸、维生素C和糖调制饮料，并经常观察皮肤弹性，防止脱水，浓茶还有抑制恶心呕吐和腹泻的作用，可适量饮用。⑦少量多餐。每日3～5餐，避免暴饮暴食，减轻胃肠负担，餐间补充糖食和酸甜饮料，晚餐更宜少吃，以免诱发腹痛、腹泻等消化道症状影响睡眠而加重高原反应。⑧促进食欲。食物品种多样，注意色香味，以刺激食欲，必要时口服健胃药。⑨戒烟、戒酒。

6. 心理护理 高原反应可导致人精神紧张，初上高原者尤为明显，并伴不同程度恐惧、焦虑心理。因此，需及时发现和处理各种高原心理反应，与进入高原者经常进行心理交流，一方面让其进行负面情绪宣泄，另一方面给予其安全感。

【健康指导】

避免各种诱因，禁止饮酒、吸烟、过劳。

1. 疾病预防 ①进入高原前，进行有关高原环境特点、生活常识及高原病防治知识教育，让其做好心理准备与适应性锻炼，掌握急性高原病的自我判定方法和初级救护常识。②进入高原中，坚持阶梯升高原则。如果不能阶梯上升，于攀登前24小时预防性服用乙酰唑胺（250mg，每8小时1次）和（或）地塞米松（4mg，每6小时1次）。③进入高原后，避免剧烈运动，适应后逐渐增加活动量；注意防冻保暖，避免烟酒和服用镇静催眠药，保证供给充足的液体。④对初次进入高原的人应先进行体格检查，做好易感人群筛选，曾患高原肺水肿、脑水肿者，不能进入高海拔地区。⑤高原地区的工作人员在高原作业期间应定期体检（3～6个月1次），并采取轮换制度。

2. 管理疾病　坚持血氧饱和度测定，根据其降低程度采取不同措施，如吸氧、药物治疗及转移至低海拔地区等。对高原群体居住者，解决其所处环境的通风、居住人口密度、室内吸烟等问题。

"智能化可移动式多功能方舱医院"落户高原边防

据人民网2020年11月16日消息：由中国船舶集团和解放军总医院等单位联合研制生产的"智能化可移动式多功能方舱医院"在高原边防安装调试并投入使用。医学专家认为，方舱医院在高原的投入使用，将为人类在高原地区的医疗救治提供全新的医疗保障模式。该方舱医院由门诊、急救、手术、病房、检验和ICU等模块组成，设置了自我供水、供电、供暖、供氧和医疗无害化处理等系统，应用了自动化物流管理和智能化指挥决策等先进技术，是全球首个能同时满足"战时批量伤员救治、生化突发事件应急救援、非战争军事行动、传染病防控、自然灾害救援和国际人道主义救援"等六种功能的智慧型医院。这座方舱医院可在温度-40℃、海拔4800m以上区域正常运行，超过90%以上的设备及部件都能重复使用，具有生产、安装快捷等优势。

这一在新冠肺炎期间庇护了广大人民生命安全的"方舱医院"再次在雪域高原发挥了重要作用，可见我国医学保障技术的飞速发展已经跃居世界前列，充分展示出了现代科技和文化自信的完美融合。因此，我们医学生要坚定"四个自信"，积极面对当今医学科学的转变及挑战，创新超越，开创医学科学崭新的未来，携手共建健康中国。

第四节　电离辐射损伤

电离辐射是一切能引起物质电离的辐射总称。电离能力决定于粒子或射线所带的能量，而不是其数量。电离辐射存在于自然界，现人造辐射也广泛应用于工业、医学等领域。在接触电离辐射的环境中，如违反操作规程或防护措施不当，受照剂量超过一定限度则可引起放射病。全球发生数起反应堆意外泄漏大量辐射事故，如1979年宾夕法尼亚州三里岛的事故、1986年乌克兰切尔诺贝利事故及2011年日本福岛的核电站事故等，迄今在大部分东欧、部分西欧和美国等地区仍能测到显著的放射性，日本福岛核电站事故影响也将持续存在很长时间。

电离辐射所致病变分急性和慢性两类，分类依据为辐射源大小、受照时间及组织敏感性不同。急性电离辐射剂量大、时间很短，一般由放射事故或特殊医疗过程产生。慢性电离辐射低水平剂量、时间长或断断续续。本节主要叙述急性电离辐射。

【发病机制】

电离辐射引起人体损害十分复杂，它可直接或通过继发反应损害组织。分外辐射和内辐射。外辐射途径为穿透一定距离被组织吸收而损伤机体，内辐射经呼吸道吸入、皮肤伤口及消化道吸收进入体内引起。小剂量电离辐射并不会造成人体伤害，但高剂量照射可导致细胞损伤或死亡，它主要是通过降低有丝分裂率，减缓 DNA 合成而干扰细胞的增殖。

【病理生理】

不同器官对辐射敏感性不同，损伤机制亦有异，其中胚胎组织的辐射敏感性很高（表 11-3）。

表 11-3　不同器官的相对辐射敏感性及损伤机制

器官	辐射敏感性	损伤主要机制
淋巴组织、胸腺、骨髓、造血和胃肠道系统、性腺	高	实质细胞破坏，特别是具有生长和分化能力的细胞
皮肤、角膜、眼晶体、胃肠道上皮	较高	皮层具有生长和分化能力的细胞破坏
生长中的骨、软骨和血管	中等	增生性的成骨和软骨细胞破坏、内皮损伤、结缔组织细胞核损伤
成骨或软骨、肺、肾、肝、胰、肾上腺、唾液腺	较低	再生不良继发微细血管和结缔组织成分损害
肌肉、脑	低	再生不良继发微细血管和结缔组织成分损害

造血细胞对急性电离辐射非常敏感，受照后血液系统迅速发生形态、功能、数量、特性的改变，造血细胞增殖能力丧失和抑制，血细胞明显减少和出血。远后效应可发生贫血与白血病，诱发感染、出血。

【临床表现】

1. 肠型　起病急、进展快、恶化迅速。极期突出表现为反复恶心、呕吐、严重腹泻、腹胀、腹痛等胃肠道症状，可导致严重脱水和血容量降低。常出现坏死性肠炎、腹膜炎等。

2. 骨髓型　造血损伤贯穿疾病始终（表 11-4）。

表 11-4　骨髓型不同分期症状

分期		症状
轻度		①数天内出现疲乏、头晕、失眠、食欲减退和恶心等。②白细胞 1～2 天内一过性升高达约 10×10^9/L，后渐下降，50～60 天后恢复正常。③预后良好，两个月内自行恢复
中度	初期	①数十分钟至数小时出现乏力、头昏、恶心、呕吐、食欲降低，还可有心悸、出汗、口渴、发热、失眠或嗜睡。②白细胞在短暂升高后便开始下降，淋巴细胞在照射后 12～24 小时内明显减少
	假愈期	①2～4 天初期症状消失或明显减轻，略有疲乏感，精神食欲基本正常，机体免疫功能开始降低。②白细胞和血小板进行性下降，假愈期末，白细胞常低于 2×10^9/L。③假愈期末皮肤黏膜出血和脱发
重度	极期	①体温升高、食欲下降、呕吐、腹泻和全身衰竭。②造血功能障碍、物质代谢紊乱，继发出血（脑出血、肾上腺严重出血）和感染
	恢复期	①4～5 周骨髓开始恢复造血，出血停止并逐渐吸收，体温恢复正常。②照射后 2 个月，头发开始再生。贫血和免疫功能恢复较慢，易继发感染
极重度		①进展快、症状重、恢复慢、治疗难度大，死亡率高。②1 小时内出现呕吐、腹痛、腹泻、高热、拒食、出血，重者可见严重脱水和电解质紊乱而发生全身衰竭。③外周血象变化明显，红细胞、白细胞和血小板均可降低

3. 脑型　致死剂量照射后患者迅速出现恶心和呕吐，数小时内出现呼吸困难、血压降低、脉搏先快后慢、结膜充血、眼球震颤、皮肤发绀和中枢神经系统功能紊乱症状并进入脑性昏迷，1 天左右死亡。

【医学检查】

1. 外周血象 常为红细胞、白细胞、血小板减少，嗜中性粒细胞减少较缓慢，3～4周内血小板减少明显，外周血网织红细胞的变化早。白细胞下降速度和最低值可以反映病情的严重程度。

2. 外周血淋巴细胞 淋巴细胞计数随辐射剂量增多而下降，下降速度能反映病情严重程度。照射后早期淋巴细胞立即减少，高剂量照射淋巴细胞可降至正常值的 50%，超致死剂量照射 48小时内淋巴细胞为 0。

3. 骨髓象 骨髓检查可测知骨髓损伤程度。正常男性骨髓细胞分裂指数为 8.8‰左右。轻度3～4天仍高于 1.9‰；中度，下降至 1.8～1.9‰；重度，下降至 0.8～0.2‰；极重度，下降至 0 者。

4. 生化检查 24 小时尿可见牛磺酸、肌酸、脱氧胞嘧啶核苷、β–氨基异丁酸等排出量增多，排出量与照射剂量大小有关。

5. 其他检查 放射性测量；染色体和基因变异检查等。

【诊断要点】

根据患者受照射剂量、临床特点、基本病理改变、淋巴细胞计数及剂量测定有助于对辐射损伤分类，并对预后提供帮助。

【治疗】

原则：去除辐射源，对症支持处理。

1. 去除辐射源 对核事故现场处置重点是去除放射性物质污染，减少放射性物质吸收，然后进行放射损伤分类，并针对不同病期进行院内救治。若患者合并危及生命的复合伤，则必须首先处理，且所有手术应在照射后 36～48 小时内完成。

2. 控制出血和感染 它是中等剂量辐射损伤治疗关键。根据粒细胞计数为免疫损伤患者使用细胞因子或应用抗生素、抗病毒和抗真菌的药物。消化道出血者可予止血药；输入血小板治疗血小板缺乏性出血；输全血纠正贫血。严重肠道放射性溃疡或癌变者亦需外科切除病灶和整形修复，以控制出血。此外，根据血液生化检查指标及时静脉补液，以纠正水电解质酸碱平衡紊乱，并可保证有效循环血容量。

3. 对症治疗 ①止吐药。减轻腹部放射治疗所致的放射病症状，若预先给药还有预防作用，丙氯拉嗪 5～10mg 口服或肌内注射每日 4 次，遵医嘱使用昂丹司琼和格兰西隆。②抗休克、缓解疼痛、给予镇静剂控制抽搐等。

4. 恢复造血功能 造血干细胞移植以重建造血功能。

【护理诊断／问题】

1. 体液不足 与辐射所致频繁恶心、呕吐及不同器官组织坏死、出血有关。

2. 急性意识障碍 与辐射所致中枢神经系统功能紊乱有关。

3. 体温升高 与辐射所致内源性或外源性感染引起正常粒细胞减少有关。

4. 疼痛 与辐射所致局部组织不同程度损伤而出现水肿、变性、坏死有关。

【护理措施】

1. 安全与环境管理

（1）脱离或排除放射性污染物 ①外污染处理。脱去患者衣物等用污物袋包裹后特殊处理。体表去除污染可用机械除污染法（用清洁温水、中性肥皂、软毛刷刷洗 2～3 遍）、物理除污染法（用表面活性剂通过产生泡沫、降低表面张力去除污染物）、化学除污染法（用洗消剂、络合剂与放射性物质发生化学作用，达到去污目的）。以上除污法可清除 90% 以上污染量。护士在协助洗消时用力不宜过重，亦不要过多地反复刷洗，以免破坏皮肤的保护层。医护人员在帮助患者去除外放射性污染物时应加强自身防护。②内污染处理。采取催吐、洗胃、服沉淀剂、服泻剂及针对不同核素应用特异性阻止吸收药，如用炭、褐藻酸钠、碳酸铝凝胶、硫酸铁，加速放射性核素的排出；络合剂二乙烯三胺五醋酸钙钠盐和锌钠盐用于 ^{140}La、^{144}Ce、^{147}Pm 等核素的排出；氯化铵可用于 ^{90} 锶内污染；摄入或吸入大量放射性碘时，可给患者服含大量碘的 Lugol 溶液或饱和碘化钾溶液数日或数周，以封闭甲状腺对放射性碘的摄取，对碘过敏的患者不应该用 Lugol 溶液，同时应用利尿剂，鼓励患者多饮茶水加速其排出或促进已吸收的放射性核素排出体外。

（2）保护性隔离　照射剂量 1 ~ 2Gy 者可同住一病房；照射剂量 2 ~ 4Gy 者住一人一室；照射剂量 4 ~ 6Gy 者病房应空气消毒，防交叉感染。对重度骨髓型的放射病，严密保护性隔离措施，住层流洁净病房进行全环境保护，一切接触患者的药品、物品、医护人员等均应严格执行无菌技术。根据粒细胞计数情况，可为免疫损伤患者使用细胞因子，或应用抗生素、抗病毒和抗真菌的药物。造血干细胞移植术护理参见第六章第七节。

（3）其他　脑型急性放射病患者应保持环境安静、光线柔和；有条理地集中安排各项护理操作，以减少各种刺激，防止抽搐。先处理合并危及生命的复合伤，所有手术应在照射后 36 ~ 48 小时内完成。

2. 病情观察　密切观察生命体征和呕吐物及排泄物的量、色、性状。如体温升高可示感染。如出现频繁恶心、呕吐、血性腹泻、喷射状腹泻，可引起脱水、电解质紊乱和酸碱平衡失调。精神错乱提示病情凶险。若有大量出血将会加重造血障碍和促进感染，并可成为致死的直接原因之一。

3. 对症护理　①出血。患者应绝对卧床休息，及时进行压迫止血，如牙龈出血用吸收性明胶海绵压迫止血或用去甲肾上腺素盐水含漱止血。嘱患者不挖鼻孔等防止损伤鼻黏膜出血，鼻出血者用冷敷和肾上腺素棉球压迫止血，后鼻孔出血可用凡士林油纱条填塞压迫止血。消化道出血时，遵医嘱予去甲肾上腺素冰盐水及凝血酶口服或凝血酶保留灌肠。为预防外周静脉穿刺致血管的损伤，应选较大的血管，拔针后延长局部按压时间；腰穿、骨穿后加压包扎。避免局部热敷和乙醇擦浴，防止血管扩张导致出血。②口腔感染。若牙龈红肿、溃疡、疼痛剧烈时，可用 0.1% 的丁卡因漱口减轻疼痛，用重组人粒细胞集落刺激因子（M-CSF）漱口也有很好的疗效；口唇用消毒后的液状石蜡每日涂抹 3 ~ 6 次，以防溃疡、干裂出血及造成感染；进食后或呕吐后必须及时用漱口液漱口，使用软毛牙刷刷牙，不要用牙签剔牙。遵医嘱深部肌内注射长效维生素 B_2 一支（150mg）可预防口腔黏膜溃疡。③肛周皮肤感染。患者腹泻次数多易并发肛周皮肤感染。便后以氯己定液清洗肛周或高锰酸钾坐浴 2 次 / 日，如有痔疮脱出，可在清洗肛周后用液状石蜡纱布将痔疮轻轻送回，避免发生嵌顿痔，还可在清洗肛周后用红外线治疗仪照射 30 分钟，以保持肛周干燥，防止肛周糜烂。④体温升高。嘱患者多卧床休息，以减少耗氧量。全身照射后患者可有反应性低热，一般在 38℃左右，不超过 38.5℃，无须特殊处理，若在 39℃以上，应按高热护理；合并感染时遵医嘱使用抗生素。⑤呼吸困难。保持呼吸道通畅，给予面罩吸氧，注意吸入气体的温度和湿度，根据血气分析结果和临床表现调节氧浓度和流量，必要时给予呼吸机加压给氧。

4. 给药护理　①抗辐射药物。遵医嘱尽早使用有效的抗辐射药物，如 408 片、523 片、碘化钾片口服、肌注雌三醇等。照后早期应用抗辐射药物对骨髓型急性放射病患者有减轻辐射损伤作用。②止血药。消化道出血者可予止血药口服或保留灌肠。③脱水药与镇静药。脑水肿者定时快速静脉滴入 20% 的甘露醇 200 ～ 500mL，若出现惊厥或抽搐时，遵医嘱给予苯巴比妥 100mg 或氯丙嗪 100mg 肌注镇静。④其他。输全血可纠正贫血，血小板过低，遵医嘱输注血小板；此外，根据血液生化检查指标及时静脉补液，以纠正水、电解质酸碱平衡紊乱，并可保证有效循环血容量。

5. 饮食护理　根据患者胃肠道的情况给予高热量、高蛋白、高维生素、易消化软食、半流食或流质饮食。胃肠道反应剧烈不能进食者给予肠外营养。恢复期，鼓励患者进食，如米汤、面片汤、鸡蛋羹、牛奶等，不必限定次数。辐射损伤致患者出现肠道溃疡，甚者出现肠坏死，故应避免过热、过硬、刺激性的食物，如辛辣油炸的食物、浓茶咖啡等，防止消化道出血。摄入富含膳食纤维食物，以保持大便通畅，并养成按时排大便的习惯，避免大便时过度用力，防止便秘致肛裂出血。

6. 心理护理　电离辐射损伤会给患者带来巨大的心理压力，应给予正向心理支持，减轻患者恐惧心理，促进疾病康复。

【健康指导】

1. 预防疾病　①从事放射性工作人员应做好防护，第一是时间防护，尽量缩短连续从事放射性工作的时间，以达到减少受照剂量的目的。第二是距离防护，在工作中要尽量远离放射源，使用遥控操作工具，减少皮肤污染。第三是屏蔽防护，在人与辐射源之间设置防护屏障。②有效规避日常生活中的电离辐射源，如空气、水、食物等均可为电离辐射源；宣传控制放射性物质向环境排放。③对于置入粒子进行治疗的患者，患者应穿铅衣，其他人员特别是婴幼儿应避免近距离接触。

2. 管理疾病　由于辐射剂量率随环境改变而改变，故对从事放射性工作人员及受过辐射损伤幸存者，应在各种条件下进行个人剂量监测，以了解病情变化。

第五节　快速复温技术及护理

快速复温是指在较短时间内对在低温作用下的机体进行全身或局部的体温恢复方法。

【操作】

1. 温水浸泡复温法　根据全身浸泡或局部浸泡要求准备浸泡桶等，桶内灌满 1/3 ～ 2/3 容量的 34 ～ 35℃温水，将患者伤肢或全身全部没入水中（全身浸泡时应先浸泡躯干后再浸泡四肢），逐渐提升水温并保持水温 40 ～ 42℃，使局部在 20 分钟、全身在 30 分钟内复温。复温后迅速擦干全身，用毛毯或棉被包裹保温。

2. 吸入温热空气复温法　将湿化瓶用水浴法保温，灌入 45℃ 湿化水，并通过外套保温设施或更换的方法保持湿化水温度。通过氧气装置吸入。一般每分钟吸入 45℃的热空气 20L，每小时供热 30kCal，可使体温每小时升高 0.5℃。它通过上呼吸道温暖肺泡组织，以加温回流左心房的血液，是有效复温方法之一。

3. 腹膜透析复温法　配置 2L 标准等渗透析液（可根据检查结果适当加入钾离子，调整酸碱度，以纠正低血钾和酸中毒，并在透析液中加入抗生素，以防止腹腔感染），将液体加温到 45 ～ 54℃，按临床腹膜透析法透析。每小时可使直肠温度升高 2.9 ～ 3.6℃。是比较安全而有效的复温方法之一。

4. 静滴温热液体复温法　将输入静脉的液体加温，根据液体性质可采用液体直接热水浸泡加温或热水袋毛巾裹压加温，或使用输液加温仪，输注液体温度最低 37℃，建议 40 ～ 42℃。静脉滴注 37℃ 的 10% 葡萄糖液体，也可提高中心温度，并有助于改善微循环。

5. 手术低体温患者   可使用加温设备如充气式加温毯，也可选用输液输血加温仪，建议液体加温温度 37℃，特别是输液量大于 1000mL 者，手术冲洗液建议使用加温液体（38 ～ 40℃）。

6. 自然复温法   通过机体产热自动复温。将患者置于 30℃ 温暖环境中，用较厚棉毯、棉被覆盖或包裹患者，同时应用热水袋、产热袋等保温措施，复温速度为每小时 0.3 ～ 2℃。

【护理】

1. 适用于冻伤和冻僵患者。其中，温水浸泡复温法、吸入温热空气复温法适用于一般患者；腹膜透析复温法适应于伴有急性肾损伤的患者；自然复温法适应于小儿、老年人、轻度冻伤者。

2. 掌握复温温度，一般温度呈逐渐上升，最高可达 42℃，超过 45℃ 对组织有害。注意复温优先部位为组织重要脏器，不得优先四肢，以防休克和室颤的发生。复温后继续用毛毯、电热毯或电褥子保暖。

3. 复温过程中严密观察患者生命体征，尤其是对体温及局部冻伤情况的监测，待直肠温度上升至 34℃、皮温达 36℃ 左右，或恢复有规律的呼吸和心跳，出现寒战、知觉恢复、指（趾）端皮肤转为红润和肢体发热时，方可停止加温。患部严禁用火烤、雪搓、冷水浸泡或捶打，以免皮肤损伤导致感染。

4. 若患者有心肾功能减退采用静滴温热液体复温法，应注意输液不宜过多，速度不宜过快。

复习思考题

患者，男，36 岁，从平原地区乘车进入高原地区。途中因受凉出现头痛、阵发性咳嗽，自服感冒药后坚持乘车，于次日晚抵达海拔 3400m 处，出现极度呼吸困难，口唇、指甲发绀，咳少量血性泡沫痰。

体格检查：体温 38.2℃，脉搏 122 次 / 分，呼吸 25 次 / 分，血压 130/80mmHg。急性病容，不能平卧，双肺呼吸音降低，满布湿啰音。

辅助检查：白细胞计数 14.0×10^9/L，中性粒细胞百分比 72%。X 线胸片示双肺野有边缘不清的云絮状阴影。

问题：

（1）该患者目前最可能的医疗诊断是什么？有何诊断依据？

（2）请提出该患者最主要的护理诊断及其护理措施。

（3）应对该患者进行怎样的健康指导？

参考答案

（1）高原性肺水肿。

诊断依据：

1）急速上到海拔 3000m 以上。

2）上呼吸道感染伴发热。

3）X 线片示双肺野有边缘不清的云絮状阴影。

4）双肺呼吸音降低，满布湿啰音。

（2）护理诊断：气体交换受损，与低氧环境致动脉血氧饱和度下降有关。

护理措施：

1）绝对卧床休息，取半卧位。

2）吸氧：以 6 ～ 7L/min 鼻导管或面罩给氧，并通过 50% ～ 70% 酒精湿化。

3）保暖：防治上呼吸道感染，青霉素 640 万 U 静滴，1 次 / 天。

4）用药护理：氨茶碱缓慢静注，1 次 / 天，严禁大量饮水；有烦躁不安时，可使用少量镇静剂，在无休克、昏迷和呼吸功能受抑制禁忌证的情况下，必要时使用吗啡；有心力衰竭时可用毒毛花苷 K 或西地兰；肾上腺皮质激素可增加机体的应激机能，可用地塞米松；有条件时可高压氧舱治疗。

（3）健康指导：

1）进入高原前，进行有关高原环境特点、生活常识及高原病防治知识教育，做好心理准备和适应性训练。

2）进入高原中，坚持阶梯升高原则。如果不能阶梯上升，于进入前 24 小时预防性服用乙酰唑胺和（或）地塞米松。

3）进入高原后避免剧烈运动，适应后逐渐增加活动量；注意防冻保暖，避免烟酒和服用镇静催眠药，保证供给充足的液体。

4）出现高原病后再次上升时需要评估患者的病情，严重者应在治疗后症状完全缓解并且在休息和轻度运动时能保持稳定的氧合，且无需吸氧和（或）使用血管扩张剂治疗时，才可以考虑进一步上升至更高的高度或重新上升。

5）易感人群的筛选和保护，身体不适的人群暂缓进入高原地区。

主要参考文献

［1］葛均波，徐永健，王辰．内科学［M］.9 版.北京：人民卫生出版社，2018.

［2］尤黎明，吴瑛．内科护理学［M］.6 版.北京：人民卫生出版社，2017.

［3］中华医学会.急性气管 – 支气管炎基层诊疗指南（2018 年）［J］.中华全科医师杂志，2019，18（4）：314-317.

［4］迟春花，汤葳，周新.支气管哮喘基层诊疗指南（2018 年）［J］.中华全科医师杂志，2018，17（10）：751-762.

［5］中华医学会.成人社区获得性肺炎基层诊疗指南（2018 年）［J］.中华全科医师杂志，2019（2）：117-126.

［6］李秀华.重症专科护理［M］.北京：人民卫生出版社，2020.

［7］Leanne Aitken. ACCCN 重症护理［M］.北京：人民卫生出版社，2019.

［8］中华医学会心血管病学分会、中国心肌炎心肌病协作组.中国扩张型心肌病诊断和治疗指南［J］.临床心血管病杂志，2018，34（5）：421-434.

［9］郭爱敏，周兰姝.成人护理学［M］.3 版.北京：人民卫生出版社，2019.

［10］中华医学会糖尿病学分会.中国 2 型糖尿病防治指南（2017 年版）［J］.中华糖尿病杂志，2018，10（1）：4-67.

［11］Li Y，Teng D，Shi X，et al. Prevalence of diabetes recorded in mainland China using 2018 diagnostic criteria from the American Diabetes Association：national cross-sectional study［J］.BMJ，2020：m997.

［12］纪立农，郭晓蕙，黄金，等.中国糖尿病药物注射技术指南（2016 年版）［J］.中华糖尿病杂志，2017，9（2）：79-105.

［13］郭晓蕙.中国胰岛素泵治疗护理管理规范［M］.天津：天津科学技术出版社，2017.

［14］中华医学会内分泌学分会.嗜铬细胞瘤和副神经节瘤诊断治疗专家共识（2020 版）［J］.中华内分泌代谢杂志，2020，36（9）：737-750.

［15］中华医学会内分泌学分会肾上腺学组.嗜铬细胞瘤和副神经节瘤诊断治疗的专家共识［J］.中华内分泌代谢杂志，2016，32（3）：181-187.

［16］中国垂体腺瘤协作组.中国库欣病诊治专家共识（2015）［J］.中华医学杂志，2016，96（11）：835-840.

［17］中华医学会，中华医学会杂志社，中华医学会全科医学分会，等.肥胖症基层诊疗指南（2019 年）［J］.中华全科医师杂志，2020，19（2）：95-96.

［18］万学红，卢雪峰.诊断学［M］.9 版.北京：人民卫生出版社，2018.

［19］王庭槐.生理学［M］.9 版.北京：人民卫生出版社，2018.

［20］孙玉梅，张立力．健康评估［M］．4版．北京：人民卫生出版社，2017.

［21］中华医学会，中华医学会杂志社，中华医学会全科医学分会．甲状腺功能亢进症基层诊疗指南（2019年）［J］．中华全科医师杂志，2019（12）：1118-1128.

［22］中华医学会神经病学分会，中华医学会神经病学分会脑血管病学组．中国急性缺血性脑卒中诊治指南2018［J］．中华神经科杂志，2018，51（9）：666-682.

［23］马四清，罗勇军．高原急性呼吸窘迫综合征诊断与治疗进展［J］．第三军医大学学报，2019，41（8）：729-733.

［24］孙林利，刘文军，桂婧娥，等．2019版《荒野医学协会冻伤预防和治疗实践指南》解读［J］．中华烧伤杂志，2020，36（7）：631-635.

［25］孙占鳌，张修航，薛岩，等．重组人粒细胞巨噬细胞集落刺激因子凝胶对手足部Ⅲ度冻伤创面的治疗效果［J］．中华烧伤杂志，2020，36（2）：117-121.

［26］姜娜，孙林．2017年ADQI急性肾脏病和肾脏恢复的专家共识解读［J］．中华肾病研究电子杂志，2017，6（6）：278-281.

［27］刘峘，谢雁鸣，陈耀龙，等．《中医药单用／联用抗生素治疗常见感染性疾病临床实践指南·单纯性下尿路感染》的研制［J］．中国中医基础医学杂志，2019，25（10）：1383-1386.

［28］王文丽，朱政，彭德珍，等．长期留置导尿管患者导管相关性尿路感染预防护理的最佳证据总结［J］．护士进修杂志，2019，34（16）：1473-1477.

［29］于国泳，谢雁鸣，高宁，等．《中医药单用／联合抗生素治疗单纯性下尿路感染临床实践指南》临床应用评价研究［J］．中国中药杂志，2018，43（24）：4746-4752.

［30］李平，谢院生，吕继成，等．中成药治疗慢性肾脏病3～5期（非透析）临床应用指南（2020年）［J］．中国中西医结合杂志，2021，41（3）：261-272.

［31］彭飞．导尿管相关尿路感染防控最佳实践——《导管相关感染防控最佳护理实践专家共识》系列解读之一［J］．上海护理，2019，19（6）：1-4.

［32］赵鹤龄，任珊．危重型新型冠状病毒肺炎救治：注重并发症和基础病的防治［J］．实用休克杂志（中英文），2020，4（2）：71-74.

［33］隗冰芮，胡翠环．轻症新型冠状病毒肺炎病人家庭护理策略研究［J］．护理研究，2020，34（6）：953-955.

［34］解超英，阳成英，屈芳，等．1例慢性再生障碍性贫血合并新型冠状病毒感染肺炎病人的护理［J］．护理研究，2020，34（8）：1490-1492.

［35］刘鑫，吕俭霞，张萱，等．32例重症新型冠状病毒肺炎患者的护理［J］．护士进修杂志，2020，35（13）：1215-1218.

教材目录（第一批）

注：凡标☆号者为"核心示范教材"。

（一）中医学类专业

序号	书 名	主 编		主编所在单位	
1	中国医学史	郭宏伟	徐江雁	黑龙江中医药大学	河南中医药大学
2	医古文	王育林	李亚军	北京中医药大学	陕西中医药大学
3	大学语文	黄作阵		北京中医药大学	
4	中医基础理论☆	郑洪新	杨 柱	辽宁中医药大学	贵州中医药大学
5	中医诊断学☆	李灿东	方朝义	福建中医药大学	河北中医学院
6	中药学☆	钟赣生	杨柏灿	北京中医药大学	上海中医药大学
7	方剂学☆	李 冀	左铮云	黑龙江中医药大学	江西中医药大学
8	内经选读☆	翟双庆	黎敬波	北京中医药大学	广州中医药大学
9	伤寒论选读☆	王庆国	周春祥	北京中医药大学	南京中医药大学
10	金匮要略☆	范永升	姜德友	浙江中医药大学	黑龙江中医药大学
11	温病学☆	谷晓红	马 健	北京中医药大学	南京中医药大学
12	中医内科学☆	吴勉华	石 岩	南京中医药大学	辽宁中医药大学
13	中医外科学☆	陈红风		上海中医药大学	
14	中医妇科学☆	冯晓玲	张婷婷	黑龙江中医药大学	上海中医药大学
15	中医儿科学☆	赵 霞	李新民	南京中医药大学	天津中医药大学
16	中医骨伤科学☆	黄桂成	王拥军	南京中医药大学	上海中医药大学
17	中医眼科学	彭清华		湖南中医药大学	
18	中医耳鼻咽喉科学	刘 蓬		广州中医药大学	
19	中医急诊学☆	刘清泉	方邦江	首都医科大学	上海中医药大学
20	中医各家学说☆	尚 力	戴 铭	上海中医药大学	广西中医药大学
21	针灸学☆	梁繁荣	王 华	成都中医药大学	湖北中医药大学
22	推拿学☆	房 敏	王金贵	上海中医药大学	天津中医药大学
23	中医养生学	马烈光	章德林	成都中医药大学	江西中医药大学
24	中医药膳学	谢梦洲	朱天民	湖南中医药大学	成都中医药大学
25	中医食疗学	施洪飞	方 泓	南京中医药大学	上海中医药大学
26	中医气功学	章文春	魏玉龙	江西中医药大学	北京中医药大学
27	细胞生物学	赵宗江	高碧珍	北京中医药大学	福建中医药大学

序号	书 名	主 编		主编所在单位	
28	人体解剖学	邵水金		上海中医药大学	
29	组织学与胚胎学	周忠光	汪 涛	黑龙江中医药大学	天津中医药大学
30	生物化学	唐炳华		北京中医药大学	
31	生理学	赵铁建	朱大诚	广西中医药大学	江西中医药大学
32	病理学	刘春英	高维娟	辽宁中医药大学	河北中医学院
33	免疫学基础与病原生物学	袁嘉丽	刘永琦	云南中医药大学	甘肃中医药大学
34	预防医学	史周华		山东中医药大学	
35	药理学	张硕峰	方晓艳	北京中医药大学	河南中医药大学
36	诊断学	詹华奎		成都中医药大学	
37	医学影像学	侯 键	许茂盛	成都中医药大学	浙江中医药大学
38	内科学	潘 涛	戴爱国	南京中医药大学	湖南中医药大学
39	外科学	谢建兴		广州中医药大学	
40	中西医文献检索	林丹红	孙 玲	福建中医药大学	湖北中医药大学
41	中医疫病学	张伯礼	吕文亮	天津中医药大学	湖北中医药大学
42	中医文化学	张其成	臧守虎	北京中医药大学	山东中医药大学

（二）针灸推拿学专业

序号	书 名	主 编		主编所在单位	
43	局部解剖学	姜国华	李义凯	黑龙江中医药大学	南方医科大学
44	经络腧穴学☆	沈雪勇	刘存志	上海中医药大学	北京中医药大学
45	刺法灸法学☆	王富春	岳增辉	长春中医药大学	湖南中医药大学
46	针灸治疗学☆	高树中	冀来喜	山东中医药大学	山西中医药大学
47	各家针灸学说	高希言	王 威	河南中医药大学	辽宁中医药大学
48	针灸医籍选读	常小荣	张建斌	湖南中医药大学	南京中医药大学
49	实验针灸学	郭 义		天津中医药大学	
50	推拿手法学☆	周运峰		河南中医药大学	
51	推拿功法学☆	吕立江		浙江中医药大学	
52	推拿治疗学☆	井夫杰	杨永刚	山东中医药大学	长春中医药大学
53	小儿推拿学	刘明军	邰先桃	长春中医药大学	云南中医药大学

（三）中西医临床医学专业

序号	书 名	主 编		主编所在单位	
54	中外医学史	王振国	徐建云	山东中医药大学	南京中医药大学
55	中西医结合内科学	陈志强	杨文明	河北中医学院	安徽中医药大学
56	中西医结合外科学	何清湖		湖南中医药大学	
57	中西医结合妇产科学	杜惠兰		河北中医学院	
58	中西医结合儿科学	王雪峰	郑 健	辽宁中医药大学	福建中医药大学
59	中西医结合骨伤科学	詹红生	刘 军	上海中医药大学	广州中医药大学
60	中西医结合眼科学	段俊国	毕宏生	成都中医药大学	山东中医药大学
61	中西医结合耳鼻咽喉科学	张勤修	陈文勇	成都中医药大学	广州中医药大学
62	中西医结合口腔科学	谭 劲		湖南中医药大学	

（四）中药学类专业

序号	书 名	主 编		主编所在单位	
63	中医学基础	陈 晶	程海波	黑龙江中医药大学	南京中医药大学
64	高等数学	李秀昌	邵建华	长春中医药大学	上海中医药大学
65	中医药统计学	何 雁		江西中医药大学	
66	物理学	章新友	侯俊玲	江西中医药大学	北京中医药大学
67	无机化学	杨怀霞	吴培云	河南中医药大学	安徽中医药大学
68	有机化学	林 辉		广州中医药大学	
69	分析化学（上）（化学分析）	张 凌		江西中医药大学	
70	分析化学（下）（仪器分析）	王淑美		广东药科大学	
71	物理化学	刘 雄	王颖莉	甘肃中医药大学	山西中医药大学
72	临床中药学☆	周祯祥	唐德才	湖北中医药大学	南京中医药大学
73	方剂学	贾 波	许二平	成都中医药大学	河南中医药大学
74	中药药剂学☆	杨 明		江西中医药大学	
75	中药鉴定学☆	康廷国	闫永红	辽宁中医药大学	北京中医药大学
76	中药药理学☆	彭 成		成都中医药大学	
77	中药拉丁语	李 峰	马 琳	山东中医药大学	天津中医药大学
78	药用植物学☆	刘春生	谷 巍	北京中医药大学	南京中医药大学
79	中药炮制学☆	钟凌云		江西中医药大学	
80	中药分析学☆	梁生旺	张 彤	广东药科大学	上海中医药大学
81	中药化学☆	匡海学	冯卫生	黑龙江中医药大学	河南中医药大学
82	中药制药工程原理与设备	周长征		山东中医药大学	
83	药事管理学☆	刘红宁		江西中医药大学	
84	本草典籍选读	彭代银	陈仁寿	安徽中医药大学	南京中医药大学
85	中药制药分离工程	朱卫丰		江西中医药大学	
86	中药制药设备与车间设计	李 正		天津中医药大学	
87	药用植物栽培学	张永清		山东中医药大学	
88	中药资源学	马云桐		成都中医药大学	
89	中药产品与开发	孟宪生		辽宁中医药大学	
90	中药加工与炮制学	王秋红		广东药科大学	
91	人体形态学	武煜明	游言文	云南中医药大学	河南中医药大学
92	生理学基础	于远望		陕西中医药大学	
93	病理学基础	王 谦		北京中医药大学	

（五）护理学专业

序号	书 名	主 编		主编所在单位	
94	中医护理学基础	徐桂华	胡 慧	南京中医药大学	湖北中医药大学
95	护理学导论	穆 欣	马小琴	黑龙江中医药大学	浙江中医药大学
96	护理学基础	杨巧菊		河南中医药大学	
97	护理专业英语	刘红霞	刘 娅	北京中医药大学	湖北中医药大学
98	护理美学	余雨枫		成都中医药大学	
99	健康评估	阚丽君	张玉芳	黑龙江中医药大学	山东中医药大学

序号	书　名	主　编		主编所在单位	
100	护理心理学	郝玉芳		北京中医药大学	
101	护理伦理学	崔瑞兰		山东中医药大学	
102	内科护理学	陈　燕	孙志岭	湖南中医药大学	南京中医药大学
103	外科护理学	陆静波	蔡恩丽	上海中医药大学	云南中医药大学
104	妇产科护理学	冯　进	王丽芹	湖南中医药大学	黑龙江中医药大学
105	儿科护理学	肖洪玲	陈偶英	安徽中医药大学	湖南中医药大学
106	五官科护理学	喻京生		湖南中医药大学	
107	老年护理学	王　燕	高　静	天津中医药大学	成都中医药大学
108	急救护理学	吕　静	卢根娣	长春中医药大学	上海中医药大学
109	康复护理学	陈锦秀	汤继芹	福建中医药大学	山东中医药大学
110	社区护理学	沈翠珍	王诗源	浙江中医药大学	山东中医药大学
111	中医临床护理学	裘秀月	刘建军	浙江中医药大学	江西中医药大学
112	护理管理学	全小明	柏亚妹	广州中医药大学	南京中医药大学
113	医学营养学	聂　宏	李艳玲	黑龙江中医药大学	天津中医药大学

（六）公共课

序号	书　名	主　编		主编所在单位	
114	中医学概论	储全根	胡志希	安徽中医药大学	湖南中医药大学
115	传统体育	吴志坤	邵玉萍	上海中医药大学	湖北中医药大学
116	科研思路与方法	刘　涛	商洪才	南京中医药大学	北京中医药大学

（七）中医骨伤科学专业

序号	书　名	主　编		主编所在单位	
117	中医骨伤科学基础	李　楠	李　刚	福建中医药大学	山东中医药大学
118	骨伤解剖学	侯德才	姜国华	辽宁中医药大学	黑龙江中医药大学
119	骨伤影像学	栾金红	郭会利	黑龙江中医药大学	河南中医药大学洛阳平乐正骨学院
120	中医正骨学	冷向阳	马　勇	长春中医药大学	南京中医药大学
121	中医筋伤学	周红海	于　栋	广西中医药大学	北京中医药大学
122	中医骨病学	徐展望	郑福增	山东中医药大学	河南中医药大学
123	创伤急救学	毕荣修	李无阴	山东中医药大学	河南中医药大学洛阳平乐正骨学院
124	骨伤手术学	童培建	曾意荣	浙江中医药大学	广州中医药大学

（八）中医养生学专业

序号	书　名	主　编		主编所在单位	
125	中医养生文献学	蒋力生	王　平	江西中医药大学	湖北中医药大学
126	中医治未病学概论	陈涤平		南京中医药大学	